W0255482

HANDBUCH DER HAUT- UND GESCHLECHTSKRANKHEITEN

BEARBEITET VON

A. ALEXANDER · G. ALEXANDER · J. ALMKVIST · K. ALTMANN · L. ARZT · J. BARNEWITZ · C. BECK F. BERING · S. BETTMANN · H. BIBERSTEIN · A. BIEDL · K. BIERBAUM · G. BIRNBAUM · A. BITTORF B. BLOCH · F. BLUMENTHAL · H. BOAS · R. BRANDT · C. BRUCK · C. BRUHNS · ST. R. BRÜNAUER A. BUSCHKE · F. CALLOMON · E. CHRISTELLER · H. v. DECHEND · E. DELBANCO · O. DITTRICH J. DÖRFFEL · S. EHRMANN † · J. FABRY · O. FEHR · J. v. FICK · E. FINGER · H. FISCHER · F. FISCHL P. FRANGENHEIM · W. FREI · W. FREUDENTHAL · M. v. FREY · R. FRÜHWALD · D. FUCHS H. FUHS · F. FÜLLEBORN · E. GALEWSKY · O. GANS · C. GAUSS · A. GIGON · H. GOTTRON A. GROENOUW · K. GRÖN · C. GROUVEN · O. GRÜTZ · M. GUMPERT · R. HABERMANN L. HALBERSTAEDTER · F. HAMMER · L. HAUCK · H. HAUSTEIN · H. HECHT · J. HELLER · G. HERXHEIMER · K. HERXHEIMER · W. HEUCK · W. HILGERS · R. HIRSCHFELD · C. HOCHSINGER H. HOEPKE · C. A. HOFFMANN · E. HOFFMANN · H. HOFFMANN · V. HOFFMANN · E. HOFMANN J. IGERSHEIMER · F. JACOBI · E. JACOBSTHAL · J. JADASSOHN · F. JAHNEL · M. JESSNER · S. JESSNER W. JOEL · A. JOSEPH · F. JULIUSBERG · V. KAFKA · C. KAISERLING · PH. KELLER · W. KERL E. KLAUSNER · L. KLEEBERG · W. KLESTADT · V. KLINGMÜLLER · A. KNICK · A. KOLLMANN H. KÖNIGSTEIN · P. KRANZ · A. KRAUS · C. KREIBICH · O. KREN · H. KROÓ · M. KRUSPE L. KUMER · L. KÜPFERLE · E. KUZNITZKY · E. LANGER · R. LEDERMANN · C. LEINER · F. LESSER A. v. LICHTENBERG · P. LINSER · B. LIPSCHÜTZ · H. LÖHE · S. LOMHOLT · O. LÜNING W. LUTZ · P. MANTEUFEL · H. MARTENSTEIN · H. MARTIN · E. MARTINI · R. MATZENAUER M. MAYER · J. K. MAYR · E. MEIROWSKY · L. MERK † · G. MIESCHER · C. MONCORPS G. MORAWETZ · A. MORGENSTERN · F. MRAS · V. MUCHA · ERICH MÜLLER · HUGO MÜLLER RUDOLF MÜLLER · P. MULZER · O. NAEGELI · G. NOBL · F. W. OELZE · M. OPPENHEIM E. PASCHEN · B. PEISER · A. PERUTZ · E. PICK · W. PICK · F. PINKUS · H. v. PLANNER F. PLAUT · A. POEHLMANN · J. POHL · R. POLLAND · C. POSNER · L. PULVERMACHER P. RICHTER · E. RIECKE · G. RIEHL · H. RIETSCHEL · J. H. RILLE · H. DA ROCHA LIMA · K. ROSCHER · O. ROSENTHAL · G. A. ROST · W. ROTH · ST. ROTHMAN · A. RUETE P. RÜSCH · E. SAALFELD · U. SAALFELD · H. SACHS · O. SACHS · F. SCHAAF · G. SCHERBER H. SCHLESINGER · E. SCHMIDT · S. SCHOENHOF · W. SCHOLTZ · W. SCHÖNFELD · H. TH. SCHREUS R. SIEBECK · C. SIEBERT · H. W. SIEMENS · E. SIGERIST · G. SOBERNHEIM · W. SPALTEHOLZ R. SPITZER · O. SPRINZ · R. STAEHELIN · R. O. STEIN · G. STEINER · A. STÜHMER G. STÜMPKE · P. TACHAU · L. TÖRÖK · K. TOUTON · K. ULLMANN · P. G. UNNA · P. UNNA jr. E. URBACH · F. VEIEL · R. VOLK · C. WEGELIN · W. WEISE · J. WERTHER · L. WERTHEIM · P. WICHMANN · F. WINKLER · M. WINKLER · R. WINTERNITZ · F. WIRZ · W. WORMS · H. ZIEMANN F. ZINSSER · L. v. ZUMBUSCH · E. ZURHELLE

IM AUFTRAGE
DER DEUTSCHEN DERMATOLOGISCHEN GESELLSCHAFT

HERAUSGEGEBEN GEMEINSAM MIT

G. ARNDT · B. BLOCH · A. BUSCHKE · E. FINGER · E. HOFFMANN
C. KREIBICH · F. PINKUS · G. RIEHL · L. v. ZUMBUSCH

VON

J. JADASSOHN

SCHRIFTLEITUNG: O. SPRINZ

FÜNFZEHNTER BAND   ERSTER TEIL

SPRINGER-VERLAG BERLIN HEIDELBERG GMBH

1927

MORPHOLOGIE UND BIOLOGIE DER SPIROCHAETA PALLIDA EXPERIMENTELLE SYPHILIS

BEARBEITET VON

ERICH HOFFMANN · EDMUND HOFMANN
PAUL MULZER

MIT 272 MEIST FARBIGEN ABBILDUNGEN

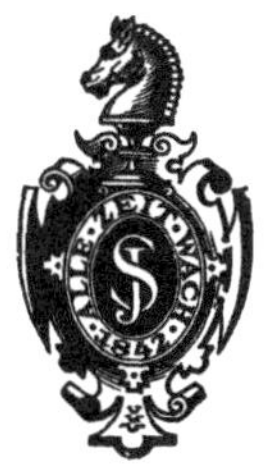

SPRINGER-VERLAG BERLIN HEIDELBERG GMBH
1927

ISBN 978-3-642-89047-5 ISBN 978-3-642-90903-0 (eBook)
DOI 10.1007/978-3-642-90903-0

URSPRÜNGLICH ERSCHIENEN BEI JULIUS SPRINGER IN BERLIN IN 1927
SOFTCOVER REPRINT OF THE HARDCOVER 1ST EDITION 1927

Inhaltsverzeichnis.

Morphologie und Biologie der Spirochaeta pallida.

Von Professor Dr. Erich Hoffmann-Bonn a. Rh. und Privatdozent Dr. Edmund Hofmann-Frankfurt a. M. Mit 47 Abbildungen.

Experimentelle Syphilis.

Von Professor Dr. Paul Mulzer-Hamburg. Mit 225 Abbildungen.

Erster Teil.

Seite

Zweiter Teil.

Seite

Dritter Teil.

Inhalt des zweiten Teiles.

Syphilis, Ätiologie und allgemeine Pathologie II.

Morphologie und Biologie der Spirochaeta pallida.

Von

Erich Hoffmann-Bonn a. Rh.

und

Edmund Hofmann-Frankfurt a. M.

Mit 48 Abbildungen.

I. Einleitung.

1. Geschichte der Entdeckung des Syphiliserregers.

Die Syphilis, die man wegen ihrer ungemein wechselvollen Erscheinungen nicht mit Unrecht den Proteus unter den Krankheiten nennt, zeigt ihre hierdurch ausgedrückte bunte und rätselvolle Vielgestaltigkeit auch in der Geschichte ihres Ursprungs und ihrer ätiologischen Forschung. Wie das Geheimnis ihrer Herkunft stets umstritten blieb und gerade heute gegen die Theorie ihrer Einschleppung aus Amerika immer wieder Sturm gelaufen wird, konnte auch das Dunkel ihrer Ursache trotz aller durch das Genie Louis Pasteurs und Robert Kochs geschaffenen Methoden und Erkenntnisse lange Zeit nicht gelichtet werden, obschon klinische und experimentelle Erfahrungen die Anwesenheit eines belebten Virus im Sekret des harten Schankers und anderer Absonderungen unzweifelhaft machten. Die lange und wechselvolle, an Irrungen so reiche Geschichte dieser fruchtlosen Bemühungen, die von G. Herxheimer, E. Hoffmann u. a. eingehend dargestellt worden ist, soll hier nur kurz gestreift, der Hergang der Entdeckung des Syphiliserregers (Spirochaeta pallida F. Schaudinn und E. Hoffmann 1905) aber mit einigen neuen Ergänzungen geschildert werden.

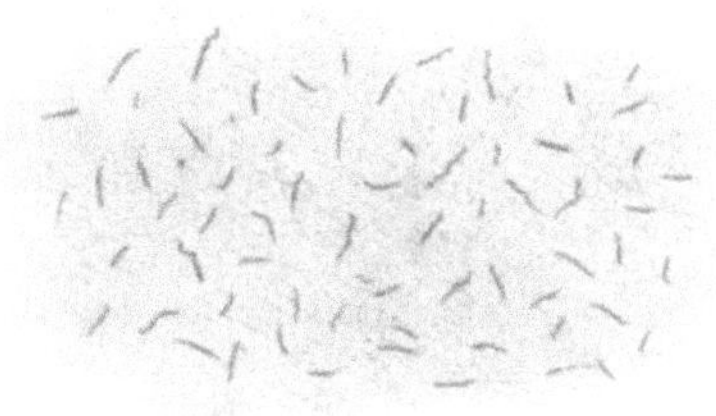

Abb. 1. Vibrio lineola (Donné) im eitrigen Schanker. (Aus Recherches microscopiques sur la nature des mucus sécrétés par les organes génito-urinaires.)

Der erste Forscher, der im Schankersekret belebte Mikroorganismen im Mikroskop nachwies, war A. Donné, der Entdecker des Trichomonas vaginalis; die von ihm auch abgebildete, in Abb. 1 wiedergegebene Vibrio lineola (Müller) dürfte der Schaudinn-Hoffmannschen Spirochaeta refringens entsprechen und verdient deshalb besonders hervorgehoben zu werden. Erst gut 30 Jahre später, in der bakteriologischen Ära, begann eine Fülle von falschen Entdeckungen, die von Pilzbefunden Halliers (Coniothecium 1869) über die Lostorferschen

Körperchen (1872), verschiedene Bacillen und Kokken (KLEBS 1878, BIRCH-HIRSCHFELD 1882, MARTINEAU und HAMONIC 1882, LUSTGARTEN 1884, v. NIESSEN 1896 u. a.) bis zu angeblichen Protozoen (DÖHLE 1892, CLARKE, SCHÜLLER, HORAND u. a.) immer wieder auftauchten, um mehr oder weniger bald der Vergessenheit anheimzufallen. Unter all diesen falschen Erregern hat der säurefeste LUSTGARTENsche Bacillus das größte Aufsehen hervorgerufen, bis sich zeigte, daß der im normalen Smegma vorkommende Smegmabacillus, abgesehen vom KOCHschen Bacillus selbst, zu dieser Täuschung Anlaß gegeben hatte.

So sind alle diese mühevollen Arbeiten bis zum Beginn des 20. Jahrhunderts ganz vergeblich geblieben und haben uns auch nicht einen Schritt der wirklichen Erkenntnis des Syphilisvirus näherzubringen vermocht; deshalb bemächtigte sich der auf diesem Gebiete arbeitenden Forscher mit der Zeit eine tiefe Resignation und zugleich die Überzeugung, daß mit unseren optischen und kulturellen Hilfsmitteln der Syphiliskeim nicht auffindbar sei. Dann kamen aber zwei neue Funde, die geeignet waren, den Mut wieder zu beleben, und es ist wohl kein Zufall, daß sie der Entdeckung des wirklichen Syphiliserregers kurz vorausgingen. Zunächst räumten E. METSCHNIKOFF und ROUX mit dem lange Zeit herrschenden Dogma, daß die Lues lediglich auf den Menschen übertragbar sei, gründlich auf und wurden 1903 die Begründer der experimentellen Syphilis, und 1904 wiesen KLINGMÜLLER und BAERMANN nach, daß das Syphilisvirus nicht filtrierbar sei und daher wohl nicht zu den submikroskopischen Keimen gehören könne. Und endlich war es nochmals ein falscher Befund, die angebliche Entdeckung des „Cytorrhyctes luis" durch JOHN SIEGEL (1905), der wenigstens äußerlich den Anlaß zu F. SCHAUDINNs und E. HOFFMANNs gemeinsamer, so bald von Erfolg gekrönter Arbeit gab.

Über SIEGELs Befunde findet sich eine mit Abbildungen versehene, ausführliche Darstellung in E. HOFFMANNs früherer Bearbeitung der Ätiologie der Syphilis (1912), so daß hier eine kurze Skizzierung genügt.

Der Weg, den SIEGEL einschlug, war ihm durch SCHAUDINNS Protozoenarbeiten vorgezeichnet. SIEGEL hatte bei SCHAUDINN in Rovigno gearbeitet und sich zum Teil dessen Ideengänge zu eigen gemacht. Nicht nur bei Syphilis, auch bei Pocken, Maul- und Klauenseuche und Scharlach suchte er im Blut und in Organen nach flagellatenähnlichen Protozoen und glaubte diese zum Teil als kleinste drehrunde, kokkenähnliche und größere, mehr abgeplattet birnförmige, manchmal eine deutliche Geißel tragende Gebilde von 0,5—2,5 μ Durchmesser gefunden zu haben; diese sollten sich durch stärkere Lichtbrechung und lebhafte stoß- oder sprungweise oder auch schleudernde Bewegung als echte Parasiten erkennen lassen; 2—4—8—16 stärker lichtbrechende Kerne oder auch Sporen sollten in regelmäßiger Anordnung im älteren Präparat hervortreten, und mit bei Protozoen bewährten Färbemethoden wollte er sie in Ausstrich- und Schnittpräparaten auch deutlich gefärbt haben. Diese im Anschluß an GUARNIERI Cytorrhyctes benannten Parasiten fand er angeblich im Sklerosensaft und Blut syphilitischer Menschen regelmäßig, noch zahlreicher aber im Blut und Nierensaft mit Syphilis geimpfter Affen und Kaninchen; auch in Schnitten wollte er sie in Sklerosen, Papeln, Gummen, ferner in den inneren Organen kongenital-syphilitischer Foeten und geimpfter Tiere nachgewiesen haben, besonders in der Kaninchenіris nach okularer Verimpfung.

Am 11. 2. 1905 demonstrierte J. SIEGEL im Berliner Zoologischen Institut seine Befunde, die großes Aufsehen erregten, da ein Zoologe vom Rang eines FR. E. SCHULZE die fraglichen Gebilde mit aller Bestimmtheit für Protozoen erklärte.

Mit der Nachprüfung dieser Befunde wurde vom Reichsgesundheitsamt F. SCHAUDINN in Gemeinschaft mit E. HOFFMANN beauftragt. Bei dem gemeinsam entworfenen Arbeitsprogramm wurde die Entnahme des Materials und ein Teil der mikroskopischen Untersuchung speziell in Schnitten E. HOFFMANN, die Lebenduntersuchung und Färbung der Ausstriche vornehmlich F. SCHAUDINN, die Tierimpfung in erster Linie NEUFELD übertragen.

Die genaueren Einzelheiten über die Aufeinanderfolge der Ereignisse hat E. HOFFMANN in einem Vortrag zum 20. Jahrestag der Pallidaentdeckung dargestellt.

Schon am 3. 3. 1905 erregten im Gewebssaftabstrich einer genitalen Papel zunächst grobe, daneben aber auch sehr feine schwach lichtbrechende Spirochäten SCHAUDINNS Aufmerksamkeit, während anderseits die SIEGELschen Gebilde in Ausstrichen und Schnitten, sowie im frischen Präparat als körpereigene Pseudoparasiten erkannt wurden. Alsbald gelang SCHAUDINN auch die Färbung der größeren und feineren Formen nach ROMANOWSKY und am 28. 3. war die Zahl der rein entnommenen Präparate, die dann lediglich die feine blasse Spirochäte enthielten, schon so groß, daß SCHAUDINN die feinere Form als für Lues, die gröbere als für Papillome bedeutsam ansehen wollte. Durch ganz einwandfreie Entnahme des Materials aus geschlossenen Primäraffekten und Papeln, sowie exstirpierten indolenten Drüsen gelang der Nachweis der feinen Spirochäte regelmäßig und ohne Beimengung gröberer Formen. Nachdem dann unter R. GONDERS Mithilfe noch eine Reihe von Kontrolluntersuchungen gemacht worden war, konnte bereits am 1. 4. 1905 in einer Sitzung im Reichsgesundheitsamt die Veröffentlichung beschlossen werden.

Infolge literarischer und weiterer mikroskopischer Befunde — stets negatives Ergebnis bei nicht feuchten spitzen Kondylomen und Verrucae! — wurde die ursächliche Bedeutung der gröberen Spirochäte für Papillome fallen gelassen. Am 10. 4. wurde dann die Form der ersten Publikation festgesetzt, und unter dem Titel: „Vorläufiger Bericht über das Vorkommen von Spirochäten in syphilitischen Krankheitsprodukten und bei Papillomen“ erschien die grundlegende Arbeit zwischen 23. und 25. April 1905 in den „Arbeiten aus dem Kaiserlichen Gesundheitsamt“. Hierin wurde eine genaue Beschreibung der Form und Bewegungen der groben und blassen Spirochäte gegeben, eine Färbemethode angeführt und die Tatsache festgestellt, daß nicht nur an der Oberfläche syphilitischer Papeln und Primäraffekte, sondern auch in der Tiefe des Gewebes und in indolenten charakteristisch geschwollenen, sonst von Erregern freien Leistendrüsen bei klinisch unverkennbarer Syphilis die blasse Spirochäte in frischen und gefärbten Präparaten regelmäßig nachweisbar ist. Diese bisher unbekannte Form wurde von SCHAUDINN Spirochaete pallida (Sp. pall.), die gröbere an der Oberfläche schmarotzende Spirochaete refringens (Sp. refr.) genannt.

Heute, da es mit der Dunkelfeldbeleuchtung so leicht gelingt, die Sp. pall. zu erkennen, werden die Schwierigkeiten der Auffindung und Beobachtung der lebenden Pallida im Hellfeld oft unterschätzt; nur ein so scharfäugiger und geübter Mikroskopiker wie SCHAUDINN aber vermochte es, diesen stets übersehenen Mikroorganismus zum ersten Male zu erkennen.

Bald hat dann HOFFMANN mit Hilfe einer zugleich mit Massage verbundenen *Drüsenpunktion* — auf deren Ergebnisse bei Trypanomiasis hatte Präsident KÖHLER aufmerksam gemacht — in weiterer gemeinsamer Arbeit mit SCHAUDINN den Nachweis der Sp. pall. im Drüsensaft auch im frühen Primärstadium erbringen können; der positive Nachweis gelang, wenn an der konvexen Seite der Drüse im Bereich der Lymphsinus sorgsam an mehreren Stellen kräftig aspiriert wurde; schon am 25. 4. konnte HOFFMANN die zweite Arbeit niederschreiben, die nun schon deutlich auf die Frühdiagnose hinzielte. In dieser Publikation, welche unter dem Titel „Über Spirochätenbefunde im Lymphdrüsensaft Syphilitischer“ am 4. Mai in der Deutschen medizinischen Wochenschrift erschien, wurden die Unterschiede zwischen Sp. pall. und refr. noch schärfer hervorgehoben und die große Feinheit des Fadens und die Korkzieherform der Windungen als charakteristisch betont; ferner wurde über weitere Befunde im Punktionssaft indolenter Drüsen berichtet und auf Grund der bisherigen Feststellungen die Tatsache betont, daß die blasse Form (Sp. pall.) *regelmäßig* in syphilitischen Primäraffekten, Genitalpapeln und indolenten Leistendrüsen vorkommt. Diese Arbeit erregte nunmehr ungeheures Aufsehen und verursachte soviele Nachfragen, daß eine *Demonstration* der Befunde unter Bekanntgabe weiterer Untersuchungen und Bestätigungen erforderlich erschien. Am 17. Mai haben daher SCHAUDINN und HOFFMANN die Ergebnisse ihrer Untersuchungen der Berliner medizinischen Gesellschaft vorgelegt, die Unterschiede der Sp. pall. von allen früher gekannten Arten genau präzisiert und außer dem regelmäßigen Vorkommen in völlig *geschlossenen Primäraffekten, Sekundärpapeln* und *indolenten Leistendrüsen* auch ihre Anwesenheit im *Milzblut*, das einen Tag vor Ausbruch der Roseola von einem syphilitischen Manne durch Punktion gewonnen wurde, dargetan. Hierbei wies HOFFMANN auch schon auf die naheliegende Analogie zur *Rekurrens-Spirochätose* hin.

Trotzdem es also gelungen war, die Spirochaeta pallida im Primäraffekt, in Lymphdrüsen, in durch Metastase entstandenen Sekundärpapeln und im Blut nachzuweisen, haben SCHAUDINN und HOFFMANN, obwohl sie von der ätiologischen Bedeutung schon damals wegen der Konstanz der Befunde auch in *geschlossenen, histologisch ganz charakteristischen Krankheitsherden* überzeugt sein durften, sich doch damit begnügt, lediglich die Ergebnisse ihrer Untersuchungen mitzuteilen und zu Nachprüfungen aufzufordern, und sich in Anbetracht der Schwierigkeit des Problems und der vielen vorausgegangenen Irrungen absichtlich eines abschließenden Urteils über die ätiologische Bedeutung noch enthalten.

So hat die gemeinsame Arbeit des Protozoenforschers und des mikroskopisch erfahrenen Klinikers schnell zur Lösung eines bis dahin schier unlösbar erscheinenden Problems geführt. Nicht nur die Entdeckung des Syphiliserregers selbst ist die Folge dieser Arbeit gewesen, sondern auch die erfolgreiche Überwindung aller Schwierigkeiten und Angriffe und die gesicherte Beweisführung, daß die Sp. pall. tatsächlich die Ursache der Syphilis darstellt. Wie schwer es zunächst erschien, die Zweifler zu überzeugen und ihre Einwände zu entkräften, ergibt

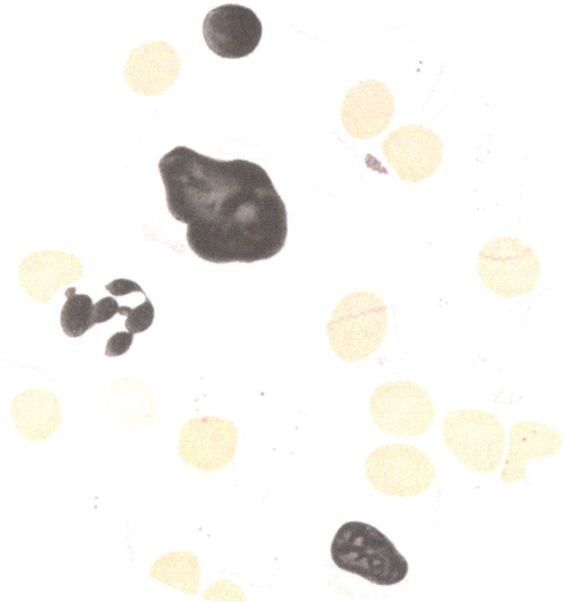

Abb. 2. Spirochaeta pallida im Ausstrich eines geschlossenen menschlichen Primäraffektes der Penishaut. Giemsafärbung. 1:1000. (Aus ERICH HOFFMANN: Atlas der ätiologischen und experimentellen Syphilisforschung. Berlin: Julius Springer 1908.)

die Bemerkung, mit der der Vorsitzende der Berliner medizinischen Gesellschaft, E. v. BERGMANN, die Diskussion über den Demonstrationsvortrag von SCHAUDINN und HOFFMANN schloß: „Damit ist die Diskussion geschlossen, bis wieder ein anderer Syphiliserreger unsere Aufmerksamkeit in Anspruch nimmt."

Trotzdem folgten nun sehr schnell die Bestätigungen und Erweiterungen der neuen Entdeckung, und weitere, für die ätiologische Bedeutung der Sp. pall. wichtige Tatsachen wurden in schneller Folge aufgefunden. Die Eigenschaften der Sp. pall. im lebenden und gefärbten Zustande, ihre Unterscheidbarkeit von anderen schmarotzenden Formen, ihre Anwesenheit in Primäraffekten, Lymphdrüsen, Sekundärpapeln und im Milzblut hatten SCHAUDINN und HOFFMANN bei erworbener Syphilis konstatiert; ihr Vorkommen in den inneren Organen, im Blut, in Lymphdrüsen und Hautefflorescenzen kongenital-syphilitischer Kinder haben dann BUSCHKE und FISCHER, LEVADITI, SALMON und HOFFMANN dargetan; ihre Gegenwart in den Impfaffekten der Affen, also bei experimenteller Syphilis, wurde von METSCHNIKOFF und ROUX festgestellt; alle Kontrolluntersuchungen waren negativ ausgefallen.

Die große Zahl der Bestätigungen, welche die Zeit nach der Entdeckung brachte, soll hier nur in Form einer kurzen Übersicht erwähnt werden.

Offene und geschlossene, genitale und perigenitale Primäraffekte (SCHAUDINN und HOFFMANN), extragenitale Primäraffekte (HOFFMANN).

Offene und geschlossene, genitale und perigenitale Sekundärpapeln (SCHAUDINN und HOFFMANN).

Regionäre Lymphdrüsen (SCHAUDINN und HOFFMANN).

Metastatische Lymphdrüsen bei Lues congenita (E. HOFFMANN), bei akquirierter Lues (LEWANDOWSKY).

Papulöses Exanthem (METSCHNIKOFF und ROUX, WECHSELMANN und LOEWENTHAL).

Varicelliformes und pustulöses Syphilid (E. HOFFMANN).

Blut, akquirierte Lues (SCHAUDINN und HOFFMANN), kongenitale Lues (BUSCHKE und FISCHER).

Roseola (BANDI-SIMONELLI, ZABOLOTNY).

Plaques im Munde (E. HOFFMANN, RILLE u. a.).

Zehenpapeln (ROSCHER).

Ulceröses Frühsyphilid (EHRMANN, LIPSCHÜTZ).

Innere Organe bei Lues congenita (BUSCHKE und FISCHER, LEVADITI).

Pemphigus syphiliticus (LEVADITI).

Rhypia (SIEBERT).

Venenblut (WOLTERS), Fingerblut (RECKZEH).

Kopfsyphilid (RILLE, VOCKERODT).

Frühgummen bei kongenitaler Lues (E. HOFFMANN).

Macerierte Foeten (BRÖNNUM und ELLERMANN).

Liquor bei Lues congenita (SCHRIDDE), bei Lues acquisita (DOHI und TANAKA).

Iritis (KRÜCKMANN).

Paralyse und Tabes (NOGUCHI).

Placenta (DOUTRELEPONT).

Gummöse Hautlues (DOUTRELEPONT-GROUVEN).

HELLERsche Aortitis (REUTER und SCHMORL).

Nerven im Primäraffekt (EHRMANN, E. HOFFMANN).

Dorsaler Lymphstrang (EHRMANN, E. HOFFMANN).

Arteriitis cerebri (BENDA).

Meningomyelitis syphilitica (STRASSMANN).

Haarwurzeln (PASINI).

Zahnkeime (PASINI).

Affensyphilis (METSCHNIKOFF).

Kaninchensyphilis (BERTARELLI und VOLPINO).

Man könnte die Zahl der Befunde noch weiter vermehren, doch mag die angeführte Menge der Bestätigungen genügen, um zu zeigen, wie sehr schon in der ersten Zeit nach der Entdeckung die ätiologische Bedeutung der Pallida sich Anerkennung verschaffte.

Die Vervollkommnung der Untersuchungsmethodik, die Angabe verschiedener Färbeverfahren, später die Auffindung der *Dunkelfelduntersuchung*, dann die *Imprägnationsmethoden* zur Darstellung der Spirochäten im Schnitt (VOLPINO und BERTARELLI) trugen wesentlich dazu bei, die Pallidaentdeckung binnen kurzem zum Allgemeingut der ärztlichen Welt zu machen. Alles Wissenswerte über Reihenfolge dieser Befunde und die Literatur hierüber findet sich in E. HOFFMANNs Ätiologie der Syphilis (1907 und 1912).

Aber noch war die Kette der Beweise, daß die Pallida wirklich der Syphiliserreger sei, nicht geschlossen, noch waren nicht sämtliche KOCHschen Postulate erfüllt, die dieser für den untrüglichen Nachweis eines Lebewesens als Krankheitserreger aufgestellt hatte. Diese mögen, da diese Frage nun schon der Geschichte angehört, hier noch kurz besprochen werden.

2. Beweise für die ätiologische Bedeutung.

Die ätiologische Bedeutung der Sp. pall. konnte im Prinzip als bewiesen gelten, nachdem ihre regelmäßige Anwesenheit in Primäraffekten, Drüsen, Sekundärpapeln usw. und im Blut bei akquirierter Syphilis, ihr Vorkommen in großen Massen in den inneren Organen und im Blut bei kongenitaler Syphilis, ihr Vorhandensein bei der experimentellen Syphilis der Affen und endlich ihr

Fehlen bei Gesunden oder an anderen Krankheiten Leidenden schon im Juni 1905 (Vortrag E. Hoffmann, Berl. klin. Wochenschr. Nr. 32) festgestellt worden war. Blickt man aber auf die an Irrungen so reiche Geschichte der ätiologischen Syphilisforschung zurück, so versteht man den dieser Entdeckung teilweise entgegengebrachten Skeptizismus sehr wohl, zumal wenn man berücksichtigt, daß eine kleine Gruppe von Autoren den Kampf gegen die Sp. pall. ganz systematisch betrieb und allenthalben Mißtrauen gegen sie auszusäen suchte.

In den ersten Monaten und Jahren nach der Entdeckung ist im Anschluß an die Schaudinn-Hoffmannschen Befunde ein so großes Material an klinischen, mikroskopisch-biologischen, experimentellen und schließlich auch chemotherapeutischen Tatsachen von einer großen Zahl von Forschern mit unermüdlichem Fleiß zusammengetragen worden, daß schon bald von einem Zweifel an der ätiologischen Bedeutung der Sp. pall. nicht ernstlich mehr die Rede sein konnte. Auch das letzte Glied der Beweiskette, nämlich die Reinzüchtung und Erzeugung der Krankheit durch den rein kultivierten Erreger ist inzwischen gelungen und durch Noguchi auch bei Tabes und Paralyse der Spirochätennachweis im Zentralnervensystem erbracht worden.

Die Kochschen Postulate verlangen bekanntlich 1. den regelmäßigen Nachweis des Erregers in den Krankheitsprodukten, 2. das Fehlen bei Gesunden oder anderweitig Erkrankten, 3. die Reinkultur und 4. Erzeugung der Krankheit durch den rein gezüchteten Keim.

Im Frühstadium gelingt der Spirochätennachweis mit *beweisender Konstanz*. Schwierigkeiten liegen fast stets an Fehlern der Technik, die entsprechend gewechselt werden muß. Auch in allgemeinen Exanthemen (Roseola, Papeln, Pusteln) sind die Pallidae mit einiger Sicherheit zu finden und ebenso in geschwollenen Drüsen. Daß sie im Blut so schwer darzustellen sind, entspricht ganz dem Charakter der Krankheit und den Ergebnissen der Impfexperimente, die nur selten und bei Verwendung größerer Mengen Blutes positiv ausgefallen sind (E. Hoffmann). Fehlresultate im Gewebsschnitt sind auf die ungleichmäßige Verteilung im Gewebe und oft beträchtliche Differenz in der Affinität zu Silbersalzen zurückzuführen.

Nicht ganz so klar schien zuerst die Erfüllung der zweiten Kochschen Forderung zu liegen. Wie wir in dem Abschnitt über die Differentialdiagnose noch des Näheren dartun werden, gibt es eine ganze Reihe von Spirochätenformen, die der Pallida außerordentlich ähnlich sehen, die aber gar nichts mit dem Erreger der Syphilis zu tun haben. Zwar gelingt es meist, wie wir sehen werden, die saprophytischen Spirochäten von der Sp. pall. zu unterscheiden, aber anderseits wissen wir auch, daß der Begriff der *Pseudopallidae* (E. Hoffmann und P. Mulzer) eingeführt werden mußte, um Formen abzutrennen, die, nach morphologischen Gesichtspunkten beurteilt, nicht immer von der Pallida zu differenzieren sind. Ferner sei an die Sp. pallidula erinnert, den Erreger der Framboesie, und an die verschiedenen Arten der pallidaähnlichen feinen Formen, die im Mund und bei Balanitis vorkommen. Wir müssen uns, wie in manchen anderen Zweigen der Naturwissenschaft, daran gewöhnen, daß die Art keineswegs immer einen morphologisch eng umgrenzten Begriff darstellt, sondern daß auch andere Charakteristica zur Differenzierung zuweilen nötig sind. Bei den Spirochäten hat uns die Kultivierung gezeigt, daß wir nur bestimmte Kulturbedingungen herstellen müssen, um die verschiedenen Formen voneinander trennen zu können. Es müssen aber auch biologische und immunisatorische Effekte zur Unterscheidung der Pallida von den ihr ähnlichen Verwandten herangezogen werden.

Wenn wir dies alles berücksichtigen, stellen wir fest, daß die Pallida ein Organismus ist, der durchaus von seinen Verwandten geschieden werden kann. Auch das zweite Kochsche Postulat ist danach also erfüllt.

Die Reinkultur und die Verimpfung dieser Kulturen auf Versuchstiere hat der Forschung am längsten Schwierigkeiten gemacht. Zunächst bildete die Tatsache einen gewissen Ersatz, daß die Pallida in beliebig vielen Generationen von Tier zu Tier weitergeimpft werden konnte und dabei konstant in den Impfprodukten gefunden wurde. Ein Experiment von fast zwingender Beweiskraft war z. B. folgendes: es gelang E. HOFFMANN mit unter allen Kautelen entnommenem, reinem Venenblut rezent-syphilitischer Menschen mehrfach geschlossene Impfpapeln bei Affen zu erzeugen und in diesen charakteristische Sp. pall. reichlich nachzuweisen (einmal auch mit Liquor spinalis eines Sekundärsyphilitischen).

Reinkulturen der Sp. pall. sind, wie wir sehen werden, einer ganzen Reihe von Autoren geglückt, nachdem das von E. HOFFMANN aus ihrem Verhalten

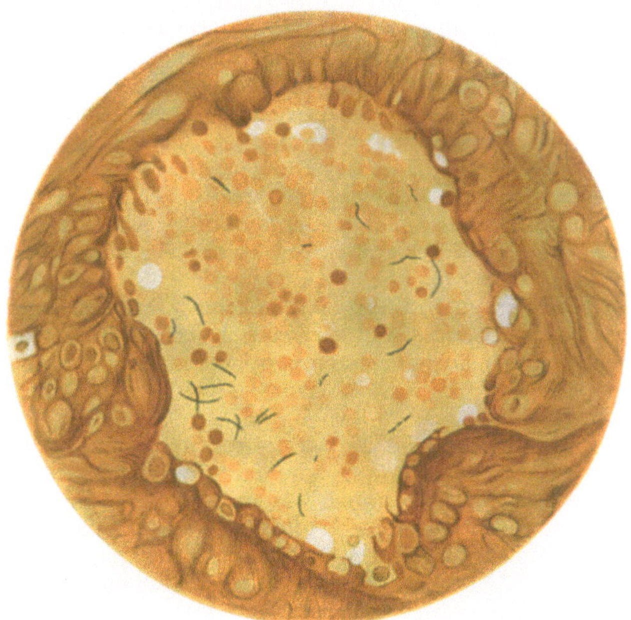

Abb. 3. Vene am Grunde eines genitalen Primäraffektes $5\,^1/_2$ Wochen nach der Infektion. LEVADITI-Schnittfärbung. 1:500. (Aus ERICH HOFFMANN: Atlas der ätiologischen und experimentellen Syphilisforschung.)

im Organismus erschlossene anaerobe Wachstum sorgsam berücksichtigt worden war.

Die Übertragung reingezüchteter Spirochäten auf Affen, Kaninchen und andere Tiere hat dann die Kette des Beweises geschlossen.

Schließlich ist noch der Nachweis der Sp. pall. bei Paralyse durch NOGUCHI zu erwähnen, der erst den Beweis der wirklich syphilitischen Natur der sog. metasyphilitischen Nervenerkrankungen lieferte.

Die Sp. pall. kann also 1. in allen Fällen von menschlicher Syphilis nachgewiesen werden; 2. sie fehlt bei Gesunden und anderweitig Erkrankten; 3. ihre Lagerung und Verteilung in den Krankheitsherden ist vielfach charakteristisch; 4. sie kann bei experimenteller Syphilis auch nach zahlreichen Passagen in derselben Regelmäßigkeit wie bei der menschlichen Krankheit nachgewiesen werden; 5. ihre Reinkultur ist einer Anzahl von Autoren gelungen und 6. die Übertragung der reingezüchteten Spirochäten auf Kaninchen und Affen hat mit Erfolg stattgefunden; 7. durch Antiluetica und besonders Salvarsan wird sie in schneller Weise beeinflußt und vernichtet.

II. Bau der Spirochaeta pallida.

Die Syphilisspirochäte ist ein *korkzieherartig aufgewundener, fadenförmig dünner Organismus* und unterscheidet sich durch die *Gleichmäßigkeit und Steilheit ihrer zahlreichen Spiralwindungen* und die im allgemeinen große *Konstanz ihrer Gestalt* von ähnlichen Formen. Ihre Enden sind zugespitzt und häufig in *Endfäden* auslaufend. In der Ruhelage nimmt sie gern einen geraden Verlauf unter Beibehaltung ihrer wie präformiert aussehenden Windungen. Gerade die Einheitlichkeit und Regelmäßigkeit im Aufbau hat ihren so bedeutungsvoll gewordenen diagnostischen Nachweis ermöglicht. Die Schilderung, die SCHAUDINN und HOFFMANN von ihrer äußeren Gestalt in ihren ersten Publikationen geben, trifft noch immer das Wesentliche.

Spätere Untersuchungen, vor allem die Kultivierung der Pallida, haben gezeigt, daß die Konstanz der Form sehr wohl Ausnahmen zeigen kann, wenn die Lebensbedingungen andere Entwicklungsreize bieten. Die Kultur verändert den Organismus der Sp. pall. im Laufe der Passagen so, daß er von dem zierlichen, gedrechselten Aussehen der Gewebsspirochäte beträchtlich abweicht. Ebenso wie schlechte Lebensbedingungen in der syphilitischen Efflorescenz bewirkt die Kultur das Aufgeben der starren Spirale; die Windungen werden unregelmäßiger, einzelne können wohl auch ganz verstreichen, so daß ein Bild zustande kommen kann, das den groben Spirochäten nicht allzu fern ist (vgl. Abb. 10).

Die *Zahl der Windungen* beträgt durchschnittlich etwa 8—12, doch ist das Vorkommen beträchtlich längerer Exemplare bis zu 20 Windungen und mehr auch unter normalen Verhältnissen keine Seltenheit, vielmehr gerade oft charakteristisch.

GOLDHORN gibt als Maximum 29 Windungen an, SOBERNHEIM und TOMASCZEWSKI 6—20—30, SELENEW 4—28, um nur einige wenige Angaben herauszugreifen. Andere Autoren haben auch wesentlich kürzere Formen gesehen. So hat K. HERXHEIMER Spirochäten von 1—2 Windungen mit endständigen Körperchen beobachtet, HERXHEIMER und OPIFICIUS geben die Variationsbreite der Windungszahl von 3—17 an und HERXHEIMER und LÖSER haben 2, 3 oder 4 bis 24 Windungen gefunden. LÖWY hat besonders kurze Spirochäten von 1—2 bis 6 Windungen in Papeln gesehen und WECHSELMANN und ROSENTHAL geben ebenfalls aus Papelsekret 2—4 Windungen an. Es ist interessant, daß diese ganz kleinen Maße besonders aus Papelsekret angegeben werden; im Gegensatz dazu steht die Beobachtung, die OELZE zum erstenmal zahlenmäßig zu belegen versucht hat, daß nämlich die durchschnittliche Länge der Spirochäten im Primäraffekt geringer ist als die derjenigen Formen, welche aus sekundärluetischen Efflorescenzen stammen.

Noch längere Formen, die sich evtl. durch ein ganzes Gesichtsfeld des Mikroskopes erstrecken, pflegen zuweilen unter abnormen Bedingungen beobachtet zu werden.

Entsprechend der Windungszahl schwankt auch die absolute Länge in beträchtlichen Grenzen.

In ihrer ersten Mitteilung geben SCHAUDINN und HOFFMANN die *Länge* der Spirochäte auf 4—10 μ, den Durchschnitt etwa auf 7 μ an. Später dehnt SCHAUDINN die Angabe der Länge auf 6—15 μ, ja auf 16—25 μ aus. In diesem Rahmen etwa halten sich die meisten Angaben der Autoren. Besonders kurze Exemplare sind von LOEWENTHAL und WECHSELMANN u. LOEWENTHAL gesehen worden (3—4 μ). ZETTNOW gibt als Maße 4—20 μ an, unter Umständen aber hat er das

3—5 fache der normalen Länge gesehen. LOEWY beschreibt Riesenspirochäten, die sich durch das ganze Gesichtsfeld hinziehen, und CIANDA hat aus syphilitischen Krusten besonders große Formen erhalten (bis zu 80 μ). An kultivierten Spirochäten sind erheblich das Normalmaß überschreitende Längenwerte häufiger beobachtet worden, wenngleich die Autoren zum Teil betonen, daß sie auch in Schankern überragend lange Exemplare gesehen haben. ARNHEIM fand die Kulturspirochäten 3 mal länger als den Durchschnittstyp.

Alle diese verschiedenen Formen finden sich in E. HOFFMANNs Atlas bereits abgebildet, wo ganz kurze und sehr lange, ferner auch eingerollte Exemplare,

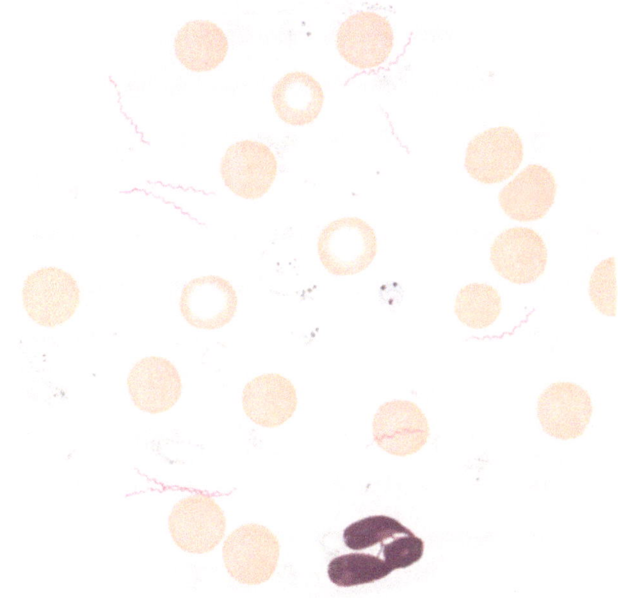

Abb. 4. Spirochaeta pallida im Leberausstrich bei kongenitaler Lues. Giemsafärbung. 1:1000. (Aus ERICH HOFFMANN: Atlas der ätiologischen und experimentellen Syphilisforschung.)

die nur 1—3 Windungen noch als Anhängsel zeigen, in allen Übergangsgestaltungen zu sehen sind.

Weitere Einzelangaben finden sich bei EDMUND HOFMANN, „Untersuchungen an Kulturspirochäten".

10—15 μ kann man also etwa als durchschnittliche Gesamtlänge des Spirochätenkörpers ansehen.

Die Dicke des Fadens der Sp. pall. beträgt etwa 0,25 μ. Diese *große Feinheit im Vergleich zur Länge des Fadens* ist neben der *Tiefe und Regelmäßigkeit der Windungen* eines der *wesentlichsten Charakteristica* des Syphiliserregers (E. HOFFMANN).

Aber auch bezüglich der Fadendicke ist natürlich ein gewisser Spielraum vorhanden, abgesehen übrigens von den Breitenunterschieden, die z. B. auf die verschiedene Färbetechnik zurückzuführen sind. Die Imprägnation mit Silbersalzen (Schnittfärbung) verursacht eine Anlagerung kleinster Teilchen und damit eine Verbreiterung des Spirochätenkörpers, z. B. im Vergleich zur Giemsafärbung, welche besonders zarte und feine Formen gibt. Von den Negativmethoden eignet sich das Kongorotverfahren gut zur Dickenmessung des Fadens.

Viele Angaben der Literatur beschränken sich ganz allgemein auf Bezeichnungen wie „breiter", „dünner" usw. SCHAUDINN selbst hat die Pallida von „unmeßbar dünn" bis „$^1/_2$ μ breit" bezeichnet. Nach SELENEW soll dieses Maß in einzelnen Fällen überschritten werden. SCHÜTZ hat Exemplare von besonderer Feinheit neben dicken in demselben Präparat gesehen. KRANTZ fand Exemplare von beträchtlicher Dicke in kongenital-luetischen Lebern, im Gegensatz zu den feinen Formen des Primäraffektes. Andere wieder sahen auch bei der Lues congenita verschiedene Dickenverhältnisse (ENTZ). Für Kulturspirochäten wird mehrfach größere Dicke (bis zu $^1/_2$ μ) angegeben als für Gewebsspirochäten (SHMAMINE, LEVADITI und MC INTOSH, VOLPINO und FONTANA). Nach NAKANO wechselt die Breite der Organismen je nach Alter, Generation und Nährboden.

NOGUCHI hat bei seinen von menschlicher Syphilis gezüchteten Spirochätenstämmen Differenzen in der Dicke festgestellt und unterscheidet einen dünnen Typ, der konstant 0,2 μ mißt, von einem mittleren von 0,25 μ und einem dickeren von 0,3 μ Durchmesser. Er glaubt auch bezüglich der biologischen Wirkungsweise, nämlich der Art und Größe der bei Kaninchen erzeugten Primäraffekte usw. deutliche Unterschiede dieser verschiedenen Formen gefunden zu haben; seine Befunde werden aber angezweifelt und bedürfen der Nachprüfung.

Die *Länge der Einzelwindung* beträgt im Durchschnitt 1,0—1,2 μ, unter der Voraussetzung, daß die Messungen an mit Osmium fixierten und giemsagefärbten Präparaten und an typischen Exemplaren vorgenommen sind. Die Windungstiefe (über die genaue Definition aller dieser Begriffe vgl. F. W. OELZE und EDMUND HOFMANN) zeigt gleichfalls Werte, die zwischen 1,0 und 1,5 μ liegen (E. HOFFMANN, HARTMANN und MÜHLENS).

Das von den Genannten angegebene *Verhältnis zwischen Länge und Tiefe der Windungen* $\left(\frac{1-1,2}{1-1,5}\right)$ ist zum Unterschied von anderen Spirochätenformen für die Pallida charakteristisch. Der dünne in auffallend tiefe und steile Windungen gelegte Faden zeigt das Bild einer „wie gedrechselt" aussehenden Spirale von Korkzieherform.

Hier seien einige Worte über die Methodik der Spirochätenmessungen eingefügt.

Um mit den uns zur Verfügung stehenden Instrumenten die Dicke und Länge der Spirochäten messen zu können, bedarf es einer beträchtlichen Vergrößerung. Leider ist es nicht möglich, bei Projektionen des Präparates selbst durch das Diaskop brauchbare Bilder zu erhalten, weil die übliche Lichtquelle dieser Apparate nicht ausreicht. OELZE, der zuerst in größerem Umfange Messungen veröffentlicht hat, hat die Spirochäten auf der Mattscheibe der Kamera des mikrophotographischen Apparates gemessen, wenn es sich um die Feststellung der Länge handelte. EDM. HOFMANN hat seine Messungen — wie übrigens zum Teil auch OELZE — unter Zuhilfenahme der photographischen Platte gemacht, indem jede zu messende Spirochäte photographiert und mittels des Episkops auf eine etwa 20 000 fache Größe gebracht wurde. Auch Differenzen in der Dicke lassen sich dann ziemlich leicht abtasten und feststellen. Es sei aber darauf aufmerksam gemacht, daß die gewonnenen Maße, die an durchaus in gleicher Weise gefärbtem und sonstwie behandeltem Material gewonnen sein müssen, nur Vergleichswert besitzen und nicht als absolute gelten können.

Wenn man voraussetzt, daß die Pallida eine präformierte, ganz gleichmäßig aufgerollte Spirale besitzt, dann müßte man einfach die Länge der Spirochäte von dem einen bis zu dem anderen Ende messen und diese Zahl durch die Anzahl der Windungen dividieren können, um die Länge der Einzelwindung zu erhalten. Nun zeigt sich aber, daß die Spirochäte keineswegs so gleichmäßig aufgerollt ist wie man gewöhnlich annimmt. Die Rechnung wird auf diese Weise häufig unmöglich. Die wirkliche Länge, d. h. diejenige, die man durch Abtasten oder Nachfahren mit einem entsprechenden Instrument erhält, ist von der geraden Verbindung der beiden Spirochätenenden beträchtlich verschieden.

Ebenso hat das Messen der Einzelwindung den Gedanken an eine Fehlerquelle nahegelegt, wenn man sich vorstellt, daß die Windung ja keine Welle, sondern tatsächlich eine im Raum liegende Spirale darstellt. ACHITOUV hat diesen Gedanken verfolgt und sich die Pallida über einen Zylinder aufgewickelt vorgestellt. Auf Grund einer mathematischen Überlegung errechnet er die Formel des Verhältnisses dieser wahren Windungslänge zur

Windungslänge der in einer Ebene gedachten Spirochätenwindung. Praktische Vorteile vor der sonst üblichen Angabe des Verhältnisses von Windungstiefe zu Windungslänge hat die komplizierte Formel aber nicht.

Was die Windungsrichtung angeht, so sei die Angabe OELZES zitiert, welcher zu der Überzeugung der *Rechtswindung* der Spirochäte kommt. Er hat eine Linksaufwindung nicht beobachtet, hält aber ihr Vorkommen für möglich.

Wie wir uns den Begriff der Rechts- oder Linksdrehung bei diesen Organismen zu denken haben, findet sich bei EDM. HOFMANN ausgeführt.

Im lebenden Zustand, bei Beobachtung im Hellfeld zeichnet sich die Syphilisspirochäte durch ihre blasse Beschaffenheit aus (pallida = bleich). Im Dunkelfeld leuchtet sie weiß auf und wird so auch dem weniger geübten Auge ohne weiteres deutlich. Im Leuchtbild, d. h. bei Dunkelfeldbetrachtung eines z. B. nach GIEMSA gefärbten Präparats, fällt ihr grünlich-weißer Farbton auf. Ihre rötliche Färbung im Giemsapräparat unterscheidet die Pallida von den intensiver und mit mehr bläulichem Ton sich färbenden gröberen Spirochätenarten. Der rote Farbenton, der zum Teil wohl auf dem Vorwiegen chromatischer Substanz über das Endoplasma (und Lipoide?) beruhen mag, ist also einigermaßen charakteristisch. Die Färbung mit einer Reihe anderer Farbstoffe gelingt gleichfalls, doch werden die Bilder meist weniger typisch als mit Giemsalösung (vgl. Färbemethoden). Die Syphilisspirochäte ist nach GRAM negativ.

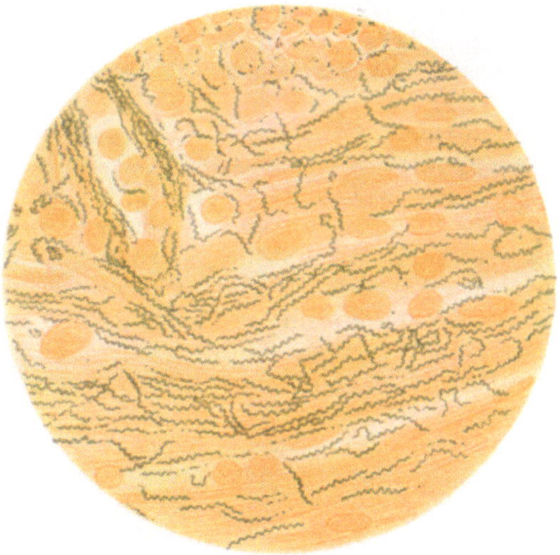

Abb. 5. Milz eines macerierten Fetus mit zahlreichen Spirochaetae pallidae. Knötchen- und Hantelformen. Imprägnation nach LEVADITI. 1:1000. (Aus ERICH HOFFMANN: Atlas der ätiologischen und experimentellen Syphilisforschung.)

Verschiedenheiten zwischen einer Innensubstanz des Spirochätenleibes und ihrer Hülle sind im allgemeinen nicht wahrzunehmen, wenn wir von Punkten und Körnelungen absehen wollen, die in ihrer Bedeutung später zu würdigen sind.

Die feinere Organisation der Leibessubstanz des Syphiliserregers und seiner Organelle ist besonders schwer zu ergründen. Richtige Beobachtungen haben mit falschen längere Zeit ein unklares und umstrittenes Bild des Spirochätenaufbaues gegeben. Das liegt vor allem an der Schwierigkeit der Untersuchung, die es infolge der Kleinheit des Organismus fast unmöglich macht, Struktureinzelheiten darzustellen und zu erkennen und das Gesehene zu deuten, ohne vorgefaßte Ideen über Zugehörigkeits- und Verwandtschaftsverhältnisse unbewußt mit zu verarbeiten. Infolgedessen haben Theorien und Analogieschlüsse und vergleichende Beobachtungen an größeren Spirochätenarten in Verbindung mit direkten Untersuchungen ein Bild von diesen Dingen zu gestalten versucht.

Die Frage nach der Abgrenzung von Leibessubstanz und Hülle, nach dem Vorhandensein von Achsenstab und undulierender Membran, das Vorkommen von Geißeln und die chemische Natur des ganzen Organismus, alles das ist oft mehr im kurzen Vergleich mit verwandten Formen und evtl. auch unter vergleichender Berücksichtigung ferner stehender Organismengruppen betrachtet und besprochen worden.

Hartmann und Schilling sagen in ihrem Lehrbuch von den Spirochätoideen: „Sie besitzen nicht, wie die Bakterien eine feste Hülle, eine Zellmembran, durch die hindurch die Osmose erfolgt, sondern eine zarte Haut: Pellikula oder Periplast.“ Damit über diesen Begriff Klarheit herrscht, sei die Definition nach Schaudinns Schüler, v. Prowazek, angeführt: „Unter Periplast versteht man die membranartige, nach Giemsa rot färbbare, mit Trypsin und Pepsin unverdauliche Hülle der Trypanosomen und Spirochäten, die mit der Pellicula der Ciliaten zu vergleichen ist, und die vielleicht zum Teil aus Lipoiden besteht. Ektoplasma ist die äußere, breitere Differenzierung des Zelleibes, die oft unmerklich in das Endoplasma übergeht, rein plasmatischer Natur ist und manchmal nach der Peripherie zu eine alveolare Struktur (Alveolarsaum) besitzt. Tinktionen gegenüber verhält sich das Ektoplasma nie so different wie die eigentlichen Membranen, Pelliculae usw.“

Die Ansichten über das Vorkommen und die Art dieser Hülle sind recht verschieden. Während z. B. Schellack im Anschluß an Schaudinns und Prowazeks Lehren einen fibrillären Periplast als vorhanden annimmt, bestreitet Gross sein Vorkommen und will keine wesentlichen Unterschiede zur Membran der Bakterien erkennen. Nach Fanthams Untersuchungen an Rekurrensspirochäten ist die zarte Membran (Periplastscheide oder Cuticula), die den protoplasmatischen Inhalt des Körpers dicht umgibt, im Leben und bei Färbungen meist unsichtbar und kann nur mit viel Schwierigkeiten losgelöst werden. Sie setzt sich aus Myonemen zusammen (Ward und Fantham). Auch nach Gonder sind die pathogenen Spirochäten (Spironemaceen) von einem fibrillären Periplast umscheidet. Da sie ja flexibel sind, besitzen sie keine starre Membran. Kraus beobachtete im Deckglaspräparat an der Pallida Auffaserungen, denen später körnchenartiger Zerfall folgte, als Degenerationserscheinungen. Ähnliche Befunde ergeben sich aus den Untersuchungen von Dietrich an Spirochäten der Weilschen Krankheit (s. später).

Andere Beobachtungen wieder, die oft und von vielen Autoren an der Pallida und ihren Verwandten gemacht worden sind, weisen darauf hin, daß ein deutlicher Unterschied zwischen der Inhaltsmasse der Spirochäte und ihrer Umhüllung besteht. Gar nicht so selten sieht man Exemplare, die bei sonst ganz kontinuierlichem Verlauf plötzlich eine Lücke, eine helle Stelle, aufweisen. Während hier der Plasmafaden deutlich unterbrochen ist, lehrt genauere Betrachtung, daß die Konturen erhalten sind und die Lücke im Faden seitlich genau wie die übrigen mit Inhalt gefüllten Teile begrenzen. Das Endoplasma schneidet scharf ab und setzt sich jenseits der Unterbrechung ebenso scharf beginnend fort. Nach Angabe von Gleitsmann sahen Balfour und Hindle doppelt konturierte Spirochäten als zurückgelassene Scheiden an, deren Inhalt bereits durch irgendeinen Auflösungsprozeß verschwunden ist. Ein Analogon zu den erwähnten Protoplasmalücken findet sich, wie besonders E. Hoffmann erwähnt hat, an der Spitze der Spirochäten, indem dort dadurch helle Stellen entstehen, daß das Plasma geschrumpft ist bzw. sich zurückgezogen hat. Eine Abbildung dieser Art (von Sp. buccalis) findet sich in der Arbeit von Hoffmann und v. Prowazek über Balanitis- und Mundspirochäten[1]).

Die für die Syphilisbehandlung so fruchtbar gewordene Hypothese der Protozoennatur der Spirochäten hat Schaudinn veranlaßt, ein Homologon zur *undulierenden Membran* der Trypanosomen zu suchen. Voraussetzung für diese Verbreiterung des Zelleibes, die an einer durch erhöhte Lichtbrechung ausgezeichneten scharfen Linie (Geißelsaum) erkennbar sein sollte, ist ein platt band-

[1]) Lipschütz bildet in seinem Bakteriol. Atlas d. Geschlechtskrankh. auf Tafel 23 (Abb. 37—41) Balanitis- und Mundspirochäten ab, in denen durch hellere Lücken getrennte Chromatinkörner dargestellt sein sollen.

förmiger Zellkörper. Nun ist aber der Körper der Pallida, wie auch SCHAUDINN bald erkannte, im Gegensatz zu anderen Formen rund, so daß von einer seitlichen Verdickung oder einer Umschlagsfalte bei ihr keine Rede sein kann. Die unzureichende optische Apparatur aber zur Zeit der Pallidaentdeckung war die Veranlassung, daß optische Eindrücke (Wellenspiel einer undulierenden Membran) als morphologisch bedingt angesehen wurden. Bald aber wurde die zuerst behauptete undulierende Membran wieder fallen gelassen, als die verbesserte Technik die Verhältnisse sicherer erkennen ließ. Ebenso zeigte sich das Vorhandensein einer undulierenden Membran auch bei der Sp. balanitidis (HOFFMANN und v. PROWAZEK) mit verbesserter Technik als unrichtig. Auch SWELLENGREBEL will die undulierende Membran nicht mehr als prinzipielles Unterscheidungsmerkmal zwischen Spirochäten und Spirillen anerkennen, da die kleineren Spirochätenformen keine solche besitzen. Jedenfalls haben sich heute die meisten Autoren zu der Auffassung bekannt, daß die undulierende Membran den Spirochäten, insbesondere der Pallida nicht zukommt (E. HOFFMANN, HERXHEIMER und LÖSER, NAKANO, MEIROWSKY, W. H. HOFFMANN, KRZYSZTALOWICZ und SIEDLECKI, SCHELLACK, GROSS, um nur einige der bekanntesten herauszugreifen). FOREST ist durch Quellung das Sichtbarmachen der undulierenden Membran nicht gelungen, LEVADITI spricht die Meinung aus, daß die von v. PROWAZEK durch Zusatz von Medikamenten deutlich gemachte undulierende Membran durch Schädigung des Spirochätenleibes selbst bedingt sein könnte. Auch NOGUCHI findet weder bei Treponemen noch bei Sp. refringens eine solche Membran.

An einem oder beiden Enden trägt der Spirochätenleib feine fadenförmige Ausläufer, die ursprünglich von SCHAUDINN als Geißeln oder Flagella bezeichnet worden sind, aber besser den Namen *Periplastfortsätze* (v. PROWAZEK) oder *Endfäden* (HOFFMANN) verdienen, da sie sich von den echten Geißeln der Bakterien grundsätzlich unterscheiden. Sie stellen eine außerordentlich zarte und keineswegs immer vorhandene Verlängerung des sich verjüngenden Spirochätenendes dar, haben eine Länge von etwa 3—6 Windungen und zeigen bisweilen ähnliche Wellungen wie der Spirochätenleib selbst. Die Größenangaben der einzelnen Autoren variieren nicht unbeträchtlich; so gibt FONTANA 1—7, LEVADITI gar 8—10 Windungen des Endfadens an, die als sehr eng und tief beschrieben werden. An der Spitze des Endfadens und in seinem Verlauf können sich körnchenartige Verdickungen finden, wie sie auch im Spirochätenkörper selbst vorkommen und später zu besprechen sind. Der Name Periplastfortsatz gründet sich auf die Vorstellung, daß die Endfäden aus einer Verlängerung des Periplasts, also der Hüllsubstanz des Spirochätenleibes, bestehen.

Zuweilen findet sich ein solcher Endfaden an jedem Ende; oft aber gelingt es nur, das Fädchen nur an einem Pol nachzuweisen, aber genaue Betrachtung bringt doch in vielen Fällen auch am scheinbar unbegeißelten Ende den Endfaden zum Vorschein. Mehrfach sind Doppelbildungen der Endfäden an einem, selten an beiden Spirochätenenden beschrieben worden (SCHAUDINN, E. HOFFMANN, HERXHEIMER u. a.). Aber diese Doppelbildungen, ebenso wie das vermeintliche Vorkommen von Geißelbüscheln an der Längsseite, das zuweilen von einzelnen Autoren beschrieben wird, werden durch Maceration erklärt. Diese Macerationsmöglichkeit würde also darauf hindeuten, daß die Endfäden sich aus feinsten Fäserchen, wie der übrige Periplast zusammensetzen müssen. Und in der Tat sprechen auch einzelne Autoren die Meinung aus, daß die Myophane des Periplasts sich bis in die Endfäden hinein fortsetzen. So diskutiert z. B. auch FOREST die Möglichkeit dieser in die Endfäden fortgesetzten Fibrillen.

Die vorher erwähnte und von mehreren Autoren gemachte Beobachtung von zwei „Geißeln“ an einem Ende ist als Stütze für die Annahme der Längsteilung benutzt worden. Heute erscheint uns die Vorstellung der Macerationsmöglichkeit, die dazu führt, als Ursache der Endfadenverdoppelung eine Schädigung des Periplastfortsatzes und damit eine Aufspaltung in 2 Fibrillen anzunehmen, plausibler.

Die ursprüngliche SCHAUDINNsche Meinung, daß diese am besten durch die LÖFFLERsche Geißelfärbung darstellbaren Endfäden für die Pallida charakteristisch seien, mußte aufgegeben werden, als die gleichen Organelle bei verschiedenen anderen Spirochätenarten beschrieben wurden (zuerst von E. HOFFMANN und v. PROWAZEK an Sp. balanit. und Mundspirochäten). NOGUCHI weist die gleichen Endfäden an Sp. macrodentium, microdentium, refringens und anderen nach.

Eine Methode, auch die durch die Färbung weniger gut hervortretenden Endfäden der Pallida sichtbar zu machen, haben wir seit kurzem in der als Leuchtbildmethode beschriebenen Betrachtungsweise gefärbter Ausstrichpräparate im Dunkelfeld, die sie bei geeigneter Abblendung gut erkennen läßt.

Auch an Kulturspirochäten gelang es mehrfach, die Endfäden an einem oder beiden Polen des Individuums zu Gesicht zu bringen, sowohl im Dunkelfeld wie im gefärbten Präparat. Meist handelt es sich um mehr oder weniger lose gewundene, ganz dünne Fortsätze von 3—4 Windungen, die auch hier mit LÖFFLERscher Geißelfärbung besonders deutlich gemacht werden können. Die Vielgestaltigkeit der Endfäden, insbesondere die verschiedene Länge und Dicke, ist sicherlich nicht nur von zufälligen Färbeeigentümlichkeiten abhängig, sondern steht wahrscheinlich mit der Art der Bildung dieser Fortsätze in Zusammenhang. Sie werden heute als Effekt der Dehnung betrachtet, welche die Trennungsstelle der Spirochäte bei der *Teilung* erfährt; in dem darüber handelnden Abschnitt sollen diese Vorgänge eingehend erörtert werden. Die wechselnde Schnelligkeit, mit der die Querteilung sich vollzieht, kann wohl auf die Länge des entstehenden Endfadens von Einfluß sein, indem langsamerer Verlauf ein Längerziehen des Zwischenfadens zur Folge hat, während schnelle Trennung zu kürzeren Fäden führen müßte. Exakte Beobachtungen darüber scheinen noch nicht bekannt zu sein.

Wenn die Sp. pall. in die Gattung Spirochaeta EHRENBERG einzuordnen ist, muß die Übereinstimmung mit dem Bau der Spirochaeta plicatilis gefordert werden (ZUELZER). Es müßte also ein *Achsenfaden* vorhanden sein, der das spiralig aufgewundene Protoplasma durchzieht. Schon 1906 hat LÖWY einen hellrot färbbaren Achsenfaden bei der Pallida beschrieben, der von einer stark lichtbrechenden Spirale umgeben sein soll. Unseres Wissens konnte der axiale Kernstab bei der Pallida später aber nicht wieder deutlich und unverkennbar dargestellt werden, während er bei anderen Angehörigen der Spirochätengruppe nachgewiesen ist. Trotzdem wird dieser auf technische Schwierigkeiten, insbesondere die Kleinheit des Organismus zurückzuführende Mangel keine Veranlassung einer systematischen Abtrennung der Pallida von anderen Formen sein. Ganz neuerdings hat NOGUCHI (1926) das Cytoplasma der Spirochäte durch Galle aufgelöst (vgl. später). Den zurückbleibenden Rest faßt er als Achsenstab auf. Er zeigt, daß sich dieser Rest mitsamt den „Geißeln“ färberisch anders verhält als die nicht vorbehandelte Pallida. Die Ähnlichkeit beider Elemente (Achsenfaden + Flagellum) mit den Geißeln der Bakterien veranlaßt NOGUCHI eine Homologie zu diesen Organellen anzunehmen.

Anhang: Chemische Struktur des Spirochätenleibes.

Über den chemischen Aufbau des Spirochätenleibes läßt sich entsprechend der Kompliziertheit dieses Gebietes nur einiges wenige aussagen, das auf

Grund des Verhaltens Reagentien und Farbstoffen gegenüber erschlossen werden konnte.

MARGARETE ZUELZER hat derartige Untersuchungen u. a. an Sp. plicatilis gemacht und kommt zu dem Resultat, daß die Löslichkeit des Spirochätenleibes auf seiner Zusammensetzung aus Eiweißkörpern, und zwar aus Albuminoiden oder Lipoideiweißverbindungen beruhe. Das Blaßwerden der Spirochäten nach SAPONIN spricht für das Vorhandensein einer lipoiden Membran (Plasmamembran), die nicht morphologisch nachweisbar zu sein braucht. Daß übrigens die einzelnen Spirochätenarten keineswegs gleichmäßig zusammengesetzt sind, ergibt sich aus der verschiedenen Reaktionsfähigkeit auf Farblösungen und aus der verschiedenen Sichtbarkeit der Spirochäten im Mikroskop. Die Pallida färbt sich bekanntlich nach GIEMSA mehr rötlich, im Gegensatz zu anderen Formen, die mit der gleichen Färbung einen bläulicheren Ton ergeben. Dies beruht nach SCHUMACHER auf dem basischen Eiweiß der Pallida, während andere Spirochätenarten sich aus sauren Eiweißverbindungen aufbauen. Aus dem Wechsel des Farbtons — Kulturspirochäten z. B. nehmen oft einen bläulicheren Ton an — und aus der auch bei Färbung von Gewebsspirochäten oft deutlich zu beobachtenden Differenz in der Aufnahmefähigkeit der Farbe läßt sich erkennen, daß der Chemismus der Spirochätenzelle Wandlungen unterworfen ist, und daß der Nucleinsäuregehalt wechselt. An anderer Stelle erwähnt SCHUMACHER gleichfalls die Lipoproteidnatur der Syphilisspirochäte. Wenn SCHUMACHER aber der Meinung ist, daß die Pallida deswegen den Protozoen näher stünde, während die Mundspirochäten wie Bakterien reagierten, so sind diese Schlüsse wohl zu weitgehend, zumal er ja die große Zahl der den verschiedensten Typen angehörigen Mundspirochäten nicht differenziert.

Die Lichtbrechung der Spirochäten hängt mit ihrem Gehalt an Nucleinsäure oder Nucleoproteiden zusammen (ZUELZER). Die blasse Pallida soll im Gegensatz zu den groben Formen von Nucleinsäure frei sein, insbesondere soll das Unvermögen, die Pallida mit Kernfärbemitteln zu färben, für den Mangel an Nucleoproteiden sprechen.

Im Anschluß an ihre chemischen Betrachtungen über das Viktoriablau betonen SCHUMACHER und MÜHLPFORDT gleichfalls die Nucleinsäurefreiheit des Pallidaleibes, die auch aus anderen Gründen schon erschlossen worden ist.

Die Versuche über das Neosalvarsan-Silberbild haben KRANTZ zu der gleichen Überzeugung von den Nucleinkörpermangel der Syphilisspirochäte geführt. Unsere Kenntnisse auf diesem Gebiete sind aber der Kleinheit des Objekts entsprechend noch recht unsicher und ergänzungsbedürftig.

III. Die Lebensäußerungen der Spirochaeta pallida.

1. Bewegung.

Wenn wir es unternehmen, die Bewegungen der Spirochäten darzustellen, müssen wir auf die Schwierigkeiten hinweisen, die sich der einwandfreien Beurteilung der Eigenbewegung in den Weg stellen. Falsche Urteile über die Lebensdauer der Spirochäten im Präparat — und die Lebensdauer ist ja dem Auge lediglich durch das Vorhandensein von Bewegungen wahrnehmbar — sind oft, insbesondere vor der Dunkelfeldzeit, durch den Mangel geeigneter Kriterien über Eigenbewegungen und passives Bewegtwerden zustande gekommen. Die Flüssigkeitsströmungen, die unter jedem Deckglas leicht sich bilden, reißen die schon starr gewordenen Spirochäten mit sich fort und drehen sie um sich selbst, so daß manchmal geringe Beugungen und Rotationsbewegungen vorgetäuscht werden. Und doch lehrt genaue Betrachtung, daß der Spirochätenleib zuweilen nur durch andere Organismen bewegt wird, wobei auch begeißelte Bakterien und selbst kleinste, passiv bewegte Molekularteilchen mitwirken können. Die Umrandung des Deckglaspräparates mit Wachs verhindert die gröbsten Flüssigkeitsströme, insbesondere wenn darauf geachtet wird, daß das Deckglas fest auf den Objektträger aufgepreßt wird (NEWTONsche Farbenringe). OELZEs Verdienst ist es, in seiner von Zeiß hergestellten Beobachtungskammer ein Instrument geschaffen zu haben, welches es ermöglicht, das geschliffene Deckglas so fest und unverschieblich auf den Objektträger zu bringen, daß die Entstehung irgendwelcher Störungen vermieden wird. Vermittels zweier in den Objektträger eingelassener Klemmen wird ein Druck auf das genau eingepaßte Deckglas ausgeübt. Die mit dieser Methodik angestellten Untersuchungen ermöglichen in vielen Fällen erst die notwendige Sicherheit in der Beurteilung.

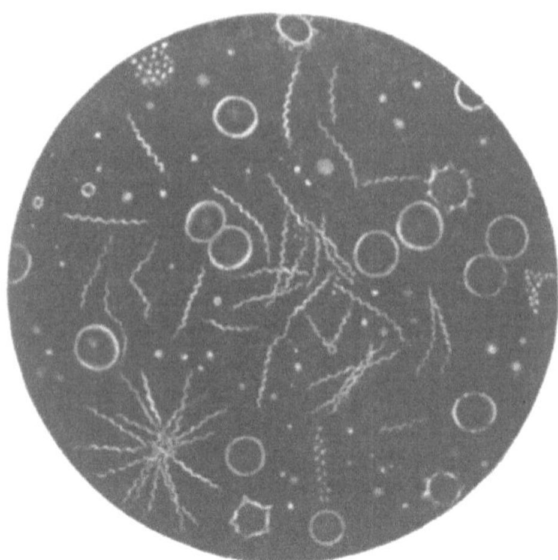

Abb. 6. Spirochaeta pallida in einem Primäraffekt des Zahnfleisches. Agglomerationssterne. Dunkelfeld. Häufchenbildung 16–17 Std. n. d. Entnahme. Originalpräparat E. HOFFMANNS.

Der Luftabschluß des wachsumrandeten Präparates reicht oft nicht aus, die Beweglichkeit der Formen so gleichmäßig lebhaft zu erhalten, wie es wünschenswert wäre. Untersuchungen, die längere Beobachtungszeit erfordern, ganz besonders solche an Kulturspirochäten, sind daher besser im Wärmeschrankmikroskop auszuführen.

Die Bewegung der Spirochäten ist sogleich von SCHAUDINN und HOFFMANN klar umrissen worden: „Die Bewegungen im Leben sind die für die Gattung Spirochäte gegenüber Spirillen charakteristischen 3 Arten: Rotation um die Längsachse, Vor- und Rückwärtsgleiten und Beugebewegungen des ganzen Körpers."

Noch eingehender hat HOFFMANN die ganze Bewegungsweise der Pallida dargestellt: „Durch Rotation um die Längsachse und eigenartig pendelnde Beugebewegungen, welche sie von den lebhaft sich aalartig schlängelnden groben Spirochäten leicht unterscheiden lassen, kann die Sp. pall. sich vor- und rückwärts bewegen, steht aber, wenn sie mit einem Ende an einer Zelle sich angeheftet hat, oft lange an demselben Orte stille, während sie rotiert und leichte seitliche Bewegungen ausführt."

Diese Beschreibungen scheinen uns auf den ersten Blick immer noch alles zu umfassen, was zur Charakterisierung der Pallidabewegung gehört. Und doch verbergen sich eine ganze Reihe Fragen hinter ihr, die gelöst werden müssen, wenn wir die Art der Bewegung, die Organe des Antriebs, ihre Mechanik analysieren wollen.

Die Bewegungen der Syphilisspirochäte sind am lebhaftesten kurz nach der Entnahme aus dem Körper. Durch Rotation um die Längsachse und eigenartige pendelnde Beugebewegungen, welche sie von den viel lebhafteren gröberen Spirochäten deutlich auszeichnen, kann die Sp. pall. sich leicht vor- und rückwärts bewegen. Nach einiger Zeit pflegt sie sich mit einem Ende festzusetzen, und zwar häufig an Erythrocyten, um nun, ohne jede Veränderung des Ortes, nur noch Rotations- und Beugebewegungen auszuführen. Auch die Beugebewegungen sind *anfangs* am häufigsten und können zu kranzartigem Zusammenlegen, völliger Aufrollung und Wiederentwicklung und starken, ruckweise wurmartigen Krümmungen führen, die mit der Zeit geringer werden. Die Bewegung kann manchmal so lebhaft sein, daß sie den Eindruck einer Vibration des ganzen Treponemakörpers macht, während bei langsamen Bewegungen eine Welle über den Körper hinzulaufen scheint. Gerade nach lebhaften Bewegungen steht die Pallida plötzlich still; bei Wiederbeginn laufen dann die Wellen in umgekehrter Richtung. Alle Bewegungen gehen besonders im ganz frischen Präparat so konstant vor sich, daß es kaum einen Moment Ruhe gibt.

Das eigentümlich starre, gedrechselte Aussehen der Sp. pall. beruht nach SCHAUDINN darauf, daß die *Spirale* bei ihr *präformiert* ist. Diese Eigenschaft ist also das hervorstechendste Merkmal, welches Gleichheit der Windungen in der Ruhe sowohl wie bei Bewegungen bedingt. Nur wenn irgendwelche Schädigungen den Organismus treffen, wird die Starrheit aufgegeben. Im Gegensatz zu vielen anderen Spirochätenformen bleibt die mit engen Windungen versehene Spirale auch im Zustand der Ruhe bestehen, während andere Formen, die ein aufgelockertes Aussehen haben, bei schneller Drehung des Körpers einen vorübergehend enggewundenen Eindruck machen können. Nach BUSCHKE und FISCHER weisen übrigens die Spirochäten im Gewebe oft abgeflachte Windungen auf.

Dauerbeobachtungen im Dunkelfeld zeigen besonders gut die Veränderungen, die mit der Pallida vor sich gehen können. Auch die Beobachtungen anderer Autoren aus den letzten Jahren haben noch klarer erwiesen, daß die *präformierte Starrheit* der Plasmaspirale nichts ganz Stabiles ist. Und zwar ändert sich das Aussehen ebenso wie die Bewegungsweise der Spirochäte je nach dem Medium. Das haben sowohl Beobachtungen an Gewebs- (OELZE), wie auch an Kulturspirochäten (EDM. HOFMANN) dargetan. Die Änderungen betreffen Höhe und Weite der Windungen; und besonders im festen Substrat mehr noch als im flüssigen verändert die Spirochäte ihre Einzelwindungen; sie nimmt für Augenblicke gestrecktere Gestalt an, um sich dann aber wieder in regelmäßigere Windungen zu legen und zu der starren, korkzieherartigen Form zurückzukehren. Indessen kommt es nicht vor, daß die Sp. pall. dabei, solange sie noch lebhaft beweglich ist, sich in einen gestreckten stabähnlichen Faden verwandelt, wie das nach E. HOFFMANN und KRANTZ für die *Sp. minima recta* oder *celerrima* im Mund oder balanitischen Sekret bei schnellster Ortsbewegung charakteristisch ist.

Im einzelnen stellt OELZE die Bewegung der Gewebsspirochäte folgendermaßen dar: Bei Beobachtung der Rotation des Organismus hat man den Eindruck, als ob ein elastisches Doppelpendel hin- und herschwinge; dieses Schwingen mit den Enden soll für die Pallidadiagnose wichtig sein. Dies Bild kommt dadurch zustande, daß die Pallida keine ganz gerade Spirale, sondern leicht gebogen ist. Bei der Rotation beschreiben also die gebogenen Enden Kreise, und wir sehen die Enden besonders scharf, wenn sie in der Einstellungsebene liegen. Dadurch kommen wir zu dem Eindruck des Schwingens in einer Ebene. Die neben der Rotation beobachteten Knickbewegungen, welche $^1/_5$—$^2/_5$ Sekunden dauern, erfolgen meist in der Mitte des Körpers und nach der Seite hin, die etwas eingebogen ist. OELZE faßt die Knickbewegungen als das Bestreben des Organismus auf, einen geeigneten Punkt zum Eindringen zu suchen. Sie werden nur in dünnem, flüssigem Substrat gesehen. Das unaufhörliche Einknicken im dünnen Medium scheint ihm ein Zeichen beginnender Degeneration zu sein. Die Ortsveränderung, die durch die Knick- und Drehbewegungen hervorgerufen wird, ist fast gleich Null. Es kann höchstens sein, daß die Enden der Spirochäte sich um einige μ verschieben. Bei hinreichender Auswirkungsmöglichkeit, z. B. im hängenden Tropfen — findet eine Lageveränderung der Pallida insofern statt, als sie bald senkrecht, bald wagerecht stehend ihre Achse im Raum verändern kann. Alle diese Bewegungen haben mit eigentlicher Ortsbewegung nichts zu tun.

Auch andere Autoren haben schon die geringe Fähigkeit der Pallida, sich fortzubewegen, beobachtet (MÜHLENS, MUCHA). Den gleichen Mangel nennenswerter Ortsbewegung haben FORSTER und TOMASCZEWSKI bei Syphilisspirochäten festgestellt, die aus Paralysegehirn gewonnen waren. Sie schildern die sehr lebhaften Bewegungen, Drehungen um die Längsachse, zappelnde und peitschende Bewegungen, wie sie auch sonst bei den Syphilisspirochäten als charakteristisch bekannt sind. Dagegen zeigten Pallidae aus dem Kaninchenhoden und dem Blut besonders lebhafte Ortsbewegungen.

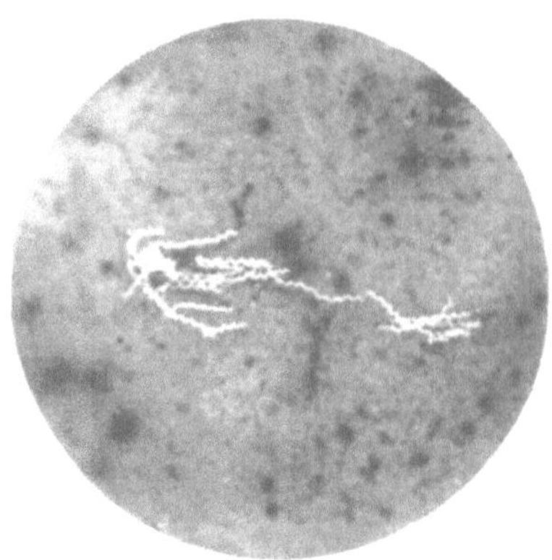

Abb. 7. Spirochaeta pallida aus Kultur von MÜHLENS. (Tuschepräparat.)

Der natürliche Aufenthaltsort der Syphilisspirochäte ist ein mehr oder weniger festes Substrat. So hat OELZE 5%iges Gelatinegel als optimales Medium gefunden und diese Feststellung deckt sich mit eigenen (EDM. HOFMANN) Erfahrungen an Kulturmaterial. In seinem Substrat hat OELZE die Fortbewegung in der Sekunde auf 3—20 μ festgestellt und zwar mit häufiger Richtungsänderung oder zum mindesten häufigen kleinen Pausen zwischen zwei Bewegungsetappen. Mehr als 48 μ sind nicht als nach einer Richtung hin zurückgelegter Weg beobachtet worden.

Gerade durch die Feststellung ähnlicher Befunde an Kulturspirochäten erscheint es notwendig, diese unter so ganz anderen Bedingungen lebenden Formen zum Vergleich zu besprechen, weil die Pallida, angepaßt an andere Lebensverhältnisse, gewissermaßen in ihrer Mechanik zu einem anderen Organismus geworden sein und die Analyse der Bewegungen in den verschiedenen Kulturmedien unsere Kenntnis vom Mechanismus der Bewegungsweise erweitern kann.

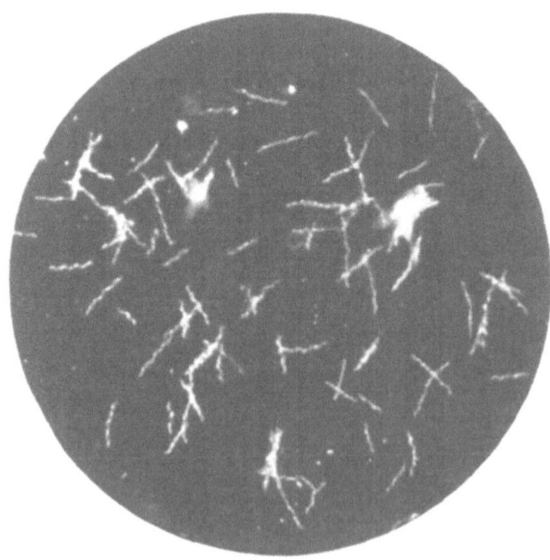

Abb. 8. Dunkelfeldphotogramm lebender Kulturspirochäten (Sp. pall.), mit Gelatinezusatz zur Hemmung der Bewegungen, von Prof. REITER. 1:1000.

Die Beobachtung der außerordentlichen Variabilität in der Art der Bewegung haben seit SCHERESCHEWSKYs ersten Kulturen viele Autoren gemacht.

Auf den ersten Blick scheint uns diese Bewegungsweise der Kulturspirochäten nicht von irgendwelchen Regeln abhängig zu sein, indem uns die eine Kultur lebhaft bewegliche Formen zeigt und die andere im Gegensatz dazu kaum irgendwelche Äußerungen der Lebenstätigkeit erkennen läßt. Näheres Zusehen aber lehrt uns, daß die Intensität und Art der Bewegung von verschiedenen greifbaren Momenten abhängig ist. Die Konsistenz des Kulturmediums ist dafür ebenso wesentlich, wie das Alter der Kultur die biologischen Eigenschaften beeinflußt.

In ganz jungen Kulturen finden wir keine Unterschiede in der Form des Organismus und der Art ihrer Bewegungsäußerungen von der Gewebspallida (SOWADE, MÜHLENS, NOGUCHI) auch in bezug auf die Zartheit der korkzieherartig aufgewundenen Spirale. Nach einer Anzahl von Tagen oder Wochen wird die Beweglichkeit geringer.

Nach NOGUCHI wohnen übrigens den verschiedenen Rassen verschiedene biologische Eigentümlichkeiten inne; so zeigen die dünnen Formen konstant eine größere Beweglichkeit als die dicken. Aber auch die dickeren Kulturformen ARNHEIMS wiesen lebhafte Beweglichkeit auf.

Je älter die Kultur oder je größer die Zahl der Passagen wird, um so mehr verändert sich

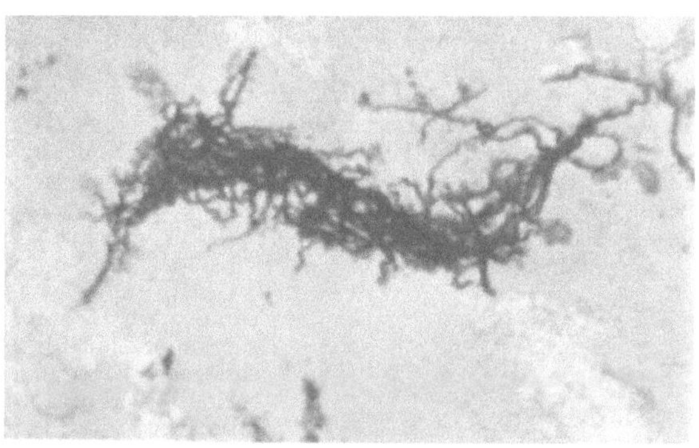

Abb. 9. Umfangreicher Agglomerationshaufen. Wenige Tage nach Überimpfung einer Passagekultur. (Aus EDM. HOFMANN: Untersuchungen an Kulturspirochäten.)

das Bild und unterscheidet sich von dem virulenten Syphiliserreger, der im menschlichen oder tierischen Körper lebt. Das gedrechselte, korkzieherartig gewundene Aussehen der Pallida mit ihrer konstanten Windungsstarre hat einem variableren Typ Platz gemacht mit loseren und weiteren Windungen, welche imstande sind, sich wechselvoll und abweichend zu formen.

Wohl können wir im flüssigen Medium eine gewisse Ortsbewegung feststellen, aber die für die Gewebspallida typische Rotation, und damit die Korkzieherbewegung scheint zurückzutreten oder zu fehlen. Für die Kulturspirochäte hat es gewissermaßen keine Bedeutung mehr, sich in etwas hineinzuschrauben und auf diese Weise vorwärts zu dringen.

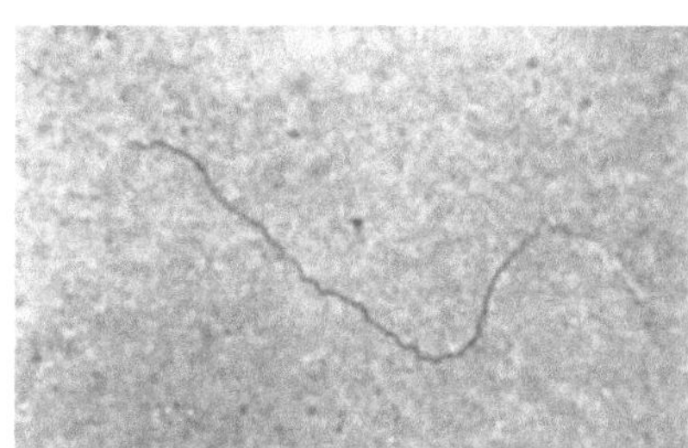

Abb. 10. Ein langes zartes Pallidaexemplar aus flüssiger Kultur.

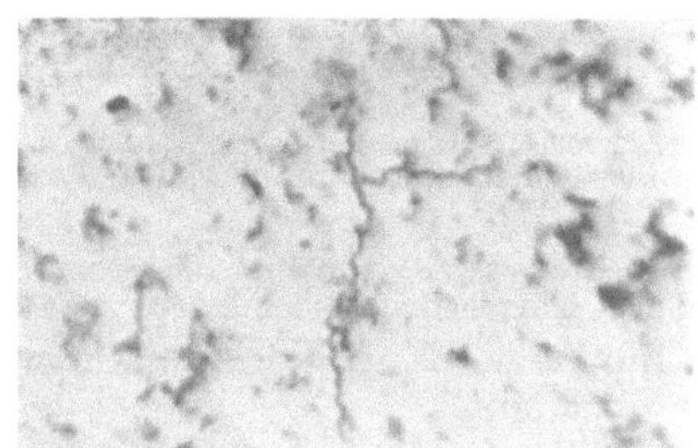

Abb. 11. Kulturspirochäten, die so aneinandergelagert sind, daß Astbildung vorzuliegen scheint.

(Aus EDM. HOFMANN: Untersuchungen an Kulturspirochäten.)

Das hervorstechendste Merkmal der an den Kulturspirochäten wahrgenommenen Bewegungsmöglichkeiten ist das Schlagen mit den Enden des Körpers, und zwar nicht nur mit dem Endfaden, sondern noch mit einigen terminalen Windungen des Spirochätenleibes. Diese Bewegungsart ist immer wieder bei allen Kulturen anzutreffen, wenn überhaupt noch Äußerungen des Lebens vorhanden sind, wie sie übrigens auch bei Gewebsspirochäten oft das letzte Bewegungsphänomen darstellt (E. HOFFMANNS Dauerbeobachtungen im gut abgeschlossenen Dunkelfeldpräparat; von OELZE für Gewebsspirochäten auch in festem Medium als tastende Bewegung bestätigt). Hierbei machen die Endwindungen rotierende Bewegungen in dem Sinne, daß die Spitze der Spirochäte etwa einen Kreis beschreibt, welcher die Basis eines Kegels darstellt, d. h. also Lageveränderungen in allen 3 Richtungen des Raumes vornimmt.

Wenn Drehungen des ganzen Organismus um die eigene Längsachse in alten Kulturen auch nicht so charakteristisch wie bei der Gewebspallida sind, können wir sie doch oft genug wahrnehmen. Im Gegensatz zu dem unablässigen und gleichmäßigen Rotieren der fein und elegant gewundenen Gewebsspirochäte machen sie einen mehr passiven Eindruck.

Sehr lebhafte Bewegungen können bis zu etwa einem Monat nach Beschickung eines flüssigen Kulturröhrchens gesehen werden, später verringert sich die Lebenstätigkeit zu nur noch spärlichen und trägen Bewegungen einiger Individuen, während die Mehrzahl bereits regungslos dem Spiele der Submikronen und Flüssigkeitsströmungen preisgegeben ist.

Die Bewegung der Sp. pall. im *festen* Substrat geht gewöhnlich etwas langsamer vor sich. Die Spirochäte schlägt unregelmäßig mit den Enden, gewissermaßen tastend, wo für sie der Ort des geringsten Widerstandes liegt. Wir begegnen oft Formen, die an Länge weit über das normale Maß hinausgehen; diese Individuen sind oft vollkommen bewegungslos, dagegen zeigen kürzere Spirochäten die bedeutendste Beweglichkeit.

Bezüglich der Lebensdauer — korrekter müßte man sagen: Erhaltung der Beweglichkeit, denn bekanntlich geht mit dem Aufhören der Bewegung noch keineswegs jede biologische Wirksamkeit verloren — ist wie beim flüssigen Nährboden der Unterschied in der Lebensintensität in den einzelnen Röhrchen auffällig.

In den ersten Tagen nach der Überimpfung sind nur spärliche Spirochäten erkennbar, die mehr oder weniger beweglich sind. Immer wieder sehen wir zahlreiche Agglomerationsformen und Zöpfe ineinander verknäuelter Formen auftreten, deren Einzelindividuen oft intensivste und voneinander unabhängige Bewegungen ausführen. Diese Bilder sind für die ersten Tage nach der Überimpfung charakteristisch. Die volle Lebhaftigkeit kann schon vom 4. Tage ab vorhanden sein.

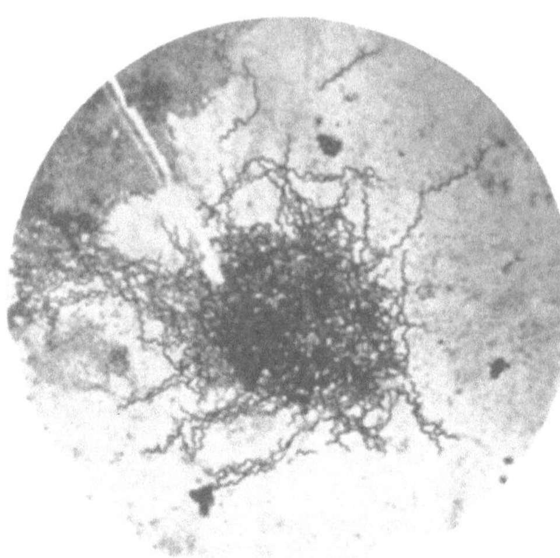

Abb. 12. Großer Spirochätenzopf im dicken Tropfen (Sp. pallida). (Originalpräparat von MÜHLENS.)

Lebensäußerungen lassen sich zuweilen noch recht lange nachweisen, so konnten 3 und auch $6^1/_2$ Monate nach der Überimpfung noch geringe zuckende Bewegungen, besonders der kurzen Formen, erkannt werden.

Das Optimum der Lebensbedingungen hat die Pallida in einem Nährboden mittlerer Konsistenz; hier zeigt sie Bewegungen, die denen der Gewebspallida sehr nahe kommen. Die Spirochäten schrauben sich durch den Nährboden hin, indem sie Rotationsbewegungen um die eigene Längsachse ausführen und dadurch ihren Standort bald nach dieser, bald nach jener Richtung hin verändern. Daneben finden lebhafte Tast- oder Pendelbewegungen mit einem oder beiden Enden statt und Einknickungen des Spirochätenleibes.

Zum Vergleich sei kurz die Bewegungsweise einiger anderer Spirochätenarten angeführt.

Nach HOFFMANN sind die Mittelformen des Mundes in ihren Bewegungen der Pallida ähnlich, doch weniger steif. NOGUCHI, der die einzelnen Pallidaverwandten ganz besonders genau analysiert hat, findet in der Art, sich zu bewegen, keine Charakteristica. So beschreibt NOGUCHI die Bewegung des Treponema calligyrum als Rotation, zuweilen Undulation, selten peitschenartiges Schlagen. Während der Rotation verändern sich Tiefe und Weite der Windungen. Treponema mucosum bewegt sich in gleicher Weise. Im gleichen Sinne erwähnt MÜHLENS, daß Unterschiede in den Bewegungen zwischen der Sp. pall. und dem Erreger der Framboesie, der Sp. pallidula, nicht berichtet sind. Die neue Sp. cuniculi ist nach KOLLE, RUPPERT und MÖBUS durch schrauben- und korkzieherartige und außerdem durch weit ausholende, peitschende Bewegungen ausgezeichnet, wobei die eng gewundene Spirale fast unverändert bleibt. Zwichen der Pallida und der Spirochaeta dentium (KOCH) sind einige, wenn auch schwer zu erkennende Unterschiede festzustellen. E. HOFFMANNS Schüler ODERMANN sagt: „Charakteristisch für die Pallida sind die Rotation und seitlichen steifen Beugungen, die Bewegungen der Dentium sind ähnlich, es fehlen die zusammenschnellenden Streck- und Beugebewegungen.“ Die starke Flexibilität ist auch bei diesen Formen wie bei der Pallida so in die Augen fallend, daß sie ein Charakteristicum der ganzen Gruppe darstellt.

Die Bewegungsweise der Sp. plicatilis als Prototyp der ganzen Spirochätengruppe gibt am besten die Beschreibung ZUELZERs wieder: Tasten, Zittern und ruheloses Sichvorwärtsbohren, blitzschnelles Zusammenzucken, schraubiges Kriechen mit plötzlicher Umkehr und Richtungswechsel sind das Charakteristische der Bewegungen. Dabei sind die Körperspiralen stabil und werden bei den Bewegungen gleichmäßig erhalten. Doch streckt sich die Sp. plicatilis niemals so gerade aus wie z. B. die Sp. refringens, deren Windungen sich mehr oder weniger stark verändern können. Neben den kleinen stabilen Windungen kommen wechselnde große, unregelmäßige Spiralen zustande.

Ein beträchtlicher Unterschied in der Bewegungsweise tut sich uns dar, wenn wir mit den geschilderten Formen die Saprophyten der menschlichen Mundhöhle oder die im Blut lebenden Spirochäten vergleichen. Die groben Mundspirochäten und jene Formen, die bei der PLAUT-VINCENTschen Angina, bei ulcerösen Munderkrankungen oder auch bei Balanitiden gefunden werden, zeichnen sich durch ihr außerordentlich lebhaftes Durchschwimmen des Gesichtsfeldes mit aalartigen Schlängelungen aus, so daß das Auge dem Organismus oft kaum zu folgen vermag. Hier unterliegt es keinem Zweifel, daß es sich um aktive Fortbewegung handelt. Durch aktive, schlangenartige Wellenbewegungen vermögen sie ihren Körper vor- und rückwärts zu bewegen. Ein ähnliches Bild geben die menschlichen Blutspirochäten oder die Erreger der Hühnerspirochätose.

Die Bewegungsweise der Leptospiren besteht in Drehung um die Achse, korkzieherartiger Rotation, peitschender und drehender Bewegung mit den Enden, lebhafter Vorwärtsbewegung neben plötzlichem Verharren an der gleichen Stelle und schlagartigen Bewegungen, bei denen gleichsam wie die Kontraktionswelle eines Muskels eine feine Welle über den Leib läuft (INADA, IDO, NOGUCHI, E. HOFFMANN, BACH). Bei ihnen tritt die treibende Bewegung der Endorganellen, die sehr schnell und kegelmantelartig schlagen, sehr viel deutlicher in Erscheinung, wie man das an der *Sp. trimerodonta* (E. HOFFMANN) im Zahnbelag zum Unterschied gegen Sp. pall. und Mund- und Zahnspirochäten gut feststellen kann. Eine derartige kegelmantelartige schnelle Schwingung und Drehung der Endfäden oder Endwindungen, wie sie den Leptospiren eigen ist, kommt der Sp. pall. nicht zu.

Auf Grund besonders auch der genaueren Verfolgungsmöglichkeit der verlangsamten Bewegung von Kulturspirochäten drängt sich der Gedanke auf, daß in den Endfäden bzw. dem terminalen Windungsabschnitt ein Organ zum Antrieb zu suchen ist. Die Rotation der Spirale der an das Gewebe angepaßten Pallida bedarf zur Erklärung keines besonderen Antrieborgans, zumal wir ja gesehen haben, daß die Starrheit der Spirale zu der Konsistenz des Nährmediums in Korrelation steht. Auch NOGUCHI faßt Achsenfaden und ,,Geißel“, die seiner Meinung nach ja genetisch möglicherweise das gleiche darstellen, als Bewegungsorgane auf.

Die Dunkelfelduntersuchung zum Zwecke der Syphilisdiagnose hat der verschiedenartigen Bewegungsweise der einzelnen Spirochätenformen diagnostischen Wert verliehen, indem die Mehrzahl der menschlichen Saprophyten schon auf Grund ihrer Bewegungen von der Pallida deutlich unterschieden werden kann.

2. Haufenbildung der Spirochäten.

Anhäufungen von Spirochäten hat man schon in der ersten Zeit nach der Entdeckung des Syphiliserregers beschrieben, so MULZER 1905. Lange aber ist über die Bedeutung dieses Phänomens diskutiert worden und über die Bedingungen, welche zu seinem Zustandekommen erforderlich sind.

Die Zahl der Spirochäten, die sich zu einem Haufen zusammenballen, kann sehr verschieden groß sein. Zuweilen sieht man große Mengen von Einzelwesen unter lebhaftem Hin- und Herschlagen der freien Enden und Zittern der Körper konzentrisch wie Speichen eines Rades in einer Mitte zusammenhängen. Viel häufiger ist zu beobachten, daß eine geringe Anzahl, oft nur einige wenige Exemplare, miteinander verbunden sind. Ob schon 2 oder 3 aneinander haftende Spirochäten als im gleichen Sinne zu verwertende Haufenbildung aufzufassen sind, läßt sich im Einzelfall oft kaum feststellen, da ja Mehrfachteilungen vorliegen können, deren Einzelglieder etwas länger aneinander haften. HERXHEIMER und LÖSER haben bereits 1906 diese Möglichkeit diskutiert.

Im normalen, durch kein Medikament beeinflußten Deckglaspräparat von Gewebsspirochäten sind gar nicht so selten Haufenbildungen zu beobachten, die aus mehr oder weniger zahlreichen Individuen zusammengesetzt sein können. Die Annahme einiger Bakteriologen, daß es sich hierbei um reguläre Agglutination handle, hat sich nicht ohne weiteres als richtig erwiesen. Die Feststellung, daß solche Anhäufungen reversibel sind, daß sie unter geeigneten Umständen sich wieder auflösen und in die Einzelindividuen trennen können, hat die Haufenbildung oft als Agglomerations- und nicht als Agglutinationsvorgang klar dargetan.

Anders liegen die Dinge, wenn durch Seren (Syphilitikerserum) versucht wird, eine als regelrechte Agglutination zu deutende, also irreversible Haufenbildung zu erzeugen.

E. HOFFMANN und v. PROWAZEK beschrieben zuerst nach Zusatz von Syphilitikerserum zum Spirochätenpräparat größere Neigung zu Haufenbildung. Nach ZABOLOTNY tritt diese auf Zusatz des Serums von Spätluetikern ein, während nach KISSMEYER das Syphilitikerserum in spezifischer Weise (wenn auch nicht konstant) in allen Stadien die Sp. pall. agglutinieren kann. ZABOLOTNY und MASLAKOWETZ beschreiben den Vorgang (1907) sehr ausführlich: die Spirochäten nähern sich, kleben mit den Enden, ähnlich Trypanosomen, zusammen, indem sie sternartige, strahlenförmige Figuren bilden. Die weitere Anhäufung führt zu Knäueln. Die Beweglichkeit an der Peripherie nimmt allmählich ab, nach 3—4 Stunden ist die Agglutination vollständig. Bei weiterem Verweilen im agglutinierenden Serum verwandeln sich die Knäuel in körnige Klumpen. Einzelne Spirochäten färben sich blasser und zerfallen in Reihen von Körnern. Die Schilderung der Autoren trifft wohl den Vorgang der Degeneration im allgemeinen, bei dem die Haufenbildung nur ein Stadium darstellt.

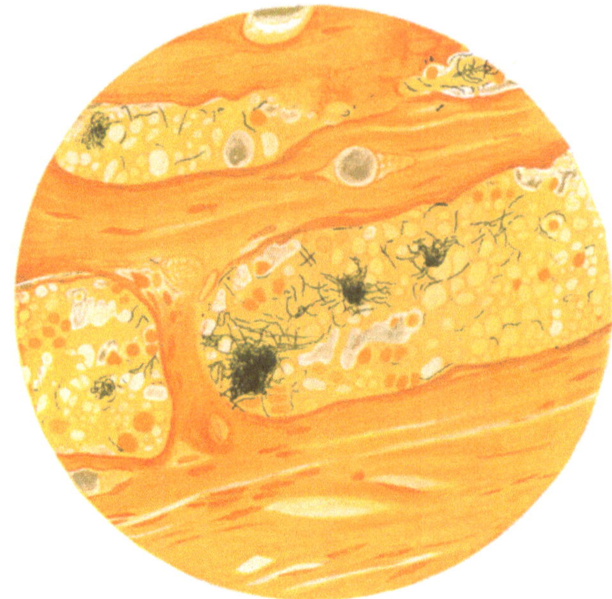

Abb. 13. Agglomerierte Spirochätenhaufen in subcutanen Venen des Ohrs eines zwei Monate alten kongenital-syphilitischen Kindes. Imprägniert nach LEVADITI (ältere Methode). 1:500. (Aus ERICH HOFFMANN: Atlas der ätiologischen und experimentellen Syphilisforschung.)

MÜHLENS faßt in seinen vergleichenden Spirochätenstudien den von ihm beobachteten Prozeß als Agglomeration auf.

Im menschlichen Organismus selbst sind Anhäufungen von Spirochäten beschrieben. Hier soll nur auf die von FORSTER und TOMASCZEWSKY veröffentlichte Beobachtung hingewiesen werden, die in Paralytikergehirnen mehrfach 2—3 Spirochäten im Verband und einmal ein ganzes Büschel von Spirochäten fanden. Sehr gut demonstriert diesen Vorgang die Abb. 13, die große Agglomerationshaufen in Venen darstellt.

Die Stoffe, welche die Zusammenballungen der Spirochäten bedingen, finden sich im Serum von Kaninchen, die mit Syphilisspirochäten vorbehandelt sind, ebenso wie bei den luetischen Menschen. Aber auch das normale Kaninchenserum soll solche agglutinierenden Substanzen enthalten (ZINSSER und HOPKINS). SIEMENS und BLUM konnten mit Extrakten aus Paralytikerhaut keine Agglutination von Spirochäten erzielen.

In der Literatur ist darauf hingewiesen worden, daß Haufenbildungen von Spirochäten oftmals in Kulturen zu sehen sind. Eigene Untersuchungen an Kulturpallidae (EDM. HOFMANN) haben gelehrt, daß diese Spirochätenhaufen wenige Tage nach der Überimpfung auf ein neues Kulturröhrchen auftreten und als Anhäufung in besonders lebhafter Teilung sich befindlicher Spirochäten aufgefaßt werden müssen, da am 2.—6. Tag nach der Überimpfung im festen Kulturmedium ständig zunehmende zahlreiche Zopf- und Haufenbildungen auftreten (Abb. 9). Offensichtlich ist zu verfolgen, wie wenige Tage später die Haufenbildung geringer wird und die schon vorhandenen Haufen sich zu entwirren beginnen.

Ebenso wie bei der Pallida sind solche Haufenbildungen auch bei anderen Spirochätenarten beobachtet worden, so z. B. von STERLING-OKUMIERSKY an Rekurrensspirochäten und von REITER in 4tägigen Kulturen seiner Spirochaeta forans. Auch INADA und seine Mitarbeiter geben Agglomeration von Leptospiren an, die wir und auch andere beobachtet haben.

Es muß, obwohl sich die Prozesse, die auch an unseren saprophytären Spirochäten zu verfolgen sind, nicht immer einwandfrei trennen lassen, darauf hingewiesen werden, daß möglicherweise zwei ganz verschiedene Dinge dem Auge als Haufenbildung imponieren. Einmal haben wir es mit wirklicher, reversibler Agglomeration zu tun, und auf der andern Seite können Prozesse vorkommen, die mit Auflösung und Degeneration der Organismen einhergehen und wohl wirkliche Agglutination darstellen.

Ganz kürzlich hat BLUM über die Erzeugung agglutinierender Substanzen durch Einspritzung spirochätenhaltigen Materials in Kaninchen geschrieben und in seiner Arbeit die Literatur über dieses Thema ausführlich zusammengestellt. Einzelheiten in der Art des Auftretens der Agglutination interessieren hier nicht; uns genügt die Feststellung, daß in Seren syphilitischer Individuen Stoffe auftreten können, welche als Agglutination zu bezeichnende Haufenbildung bedingen können.

3. Teilung.

Bei Erörterung der Vermehrung der Sp. pall. müssen wir den eigentlichen Teilungsvorgang trennen von der Frage nach dem Vorkommen eines Entwicklungszyklus und einer Kopulation.

So einfach auf den ersten Blick die Lösung des ersteren Problems, nämlich des Teilungsmodus selbst, zu sein scheint, so viel Schwierigkeiten haben sich ihr doch bis zu seiner einwandfreien Klärung in den Weg gestellt. Denn der Hergang der Teilung ist bei der Kleinheit des Objektes nicht leicht und keineswegs häufig unter dem Mikroskop zu beobachten. Infolgedessen sind zahlreiche

Zustandsbilder in der verschiedensten Weise gedeutet worden, und noch heute sind die Meinungen über den Teilungsvorgang nicht gänzlich aufgeklärt.

Die Frage nach der Teilungsart ist deshalb besonders anfangs so lebhaft umstritten worden, weil sie nach der Meinung mancher Autoren für die der Sp. pall. und den Spirochätoiden im System anzuweisende Stellung zugleich entscheidend ist; galt doch Längsteilung — neben dem Vorkommen eines Entwicklungszyklus — als charakteristisch für die Zugehörigkeit zu den Protozoen. Hatte doch SCHAUDINN selbst, geleitet von dem Gedanken ihrer Protozoen-

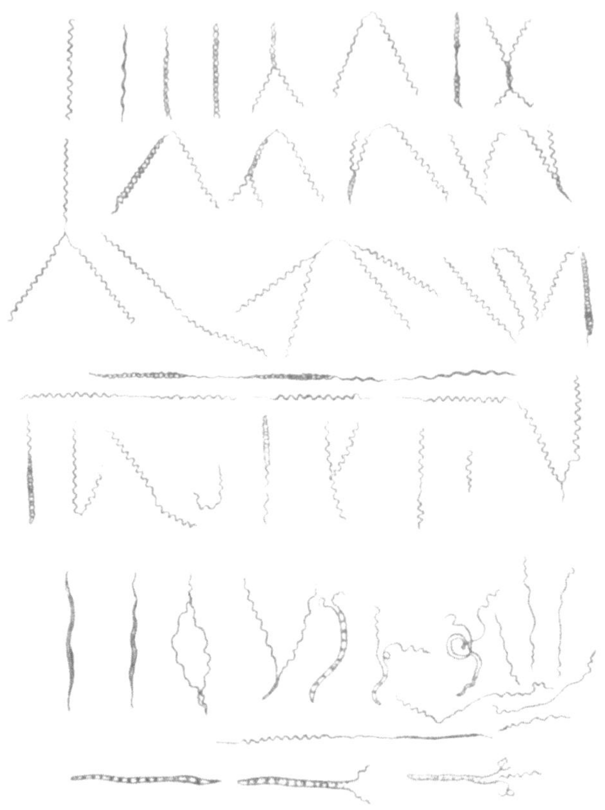

Abb. 14. Schematische Wiedergabe verschiedener Teilungsstadien von Kulturspirochäten (festes Medium), von NOGUCHI als Längsteilung gedeutet. Symmetrische Teilung, unsymmetrische Teilung und unregelmäßige Formen.
(Aus NOGUCHI: The direct cultivation of Treponema pallidum pathogenic for the monkey.)

zugehörigkeit, geglaubt, die Längsteilung von Anfang bis zu Ende an der lebenden Pallida beobachtet zu haben, wobei sich erst der Endfaden, dann der Körper der Spirochäte von einem zum anderen Ende sehr schnell nach Art der Trypanosomen teilen sollte. Besonders waren es die von vielen Autoren beobachteten Y-Formen, welche zunächst diese Annahme zu bestätigen schienen, zumal da die durch einen Zwischenfaden verbundenen Exemplare als letztes Stadium dieser Längsteilung angesehen werden konnten. SCHAUDINNs Autorität und seine bestimmte Behauptung, den ganzen Vorgang mehrmals im Hellfeld — also vor Auffindung der Dunkelfeldbeleuchtung — verfolgt zu haben, veranlaßten zeitweise HOFFMANN, v. PROWAZEK, KRZYSZTALOWICZ, SIEDLECKI, BERTARELLI,

MÜHLENS, HARTMANN, KEYSSELITZ, LOEWY, GONDER u. a. diesen Modus anzunehmen; auch GLEITSMANN rechnet mit der Möglichkeit einer Längsteilung. SIEBERT beschreibt eine Längsteilung, die sich bis zur V-Form schnell ausbildete, in diesem Zustand aber längere Zeit verharren konnte. Die während des Teilungsvorganges flacher gewordenen Windungen legten sich bald wieder in die typischen des Pallidatypus. Auch HÖLLING glaubt noch an der Längsteilung der Spirochäten festhalten zu müssen, wenn er auch schon die Querteilung für den gewöhnlichen Hergang erklärt.

Daß SCHAUDINNS *Beobachtung an sich richtig* und nur die Deutung falsch war, läßt sich durch Beobachtungen an Leptospiren und Sp. pall. im Dunkelfeld erweisen; kann man doch bei stundenlanger Verfolgung Spirochäten sich so eng ineinanderwinden sehen, daß der Eindruck eines *einzigen, sich deckenden, wenig dickeren Fadens* auch im Dunkelfeld entsteht, der sich nun mehr oder weniger schnell unter Durchlaufen aller von SCHAUDINN gesehener Stadien (doppelter Endfaden, schnelle Spaltung über Y- und V-Figuren) wieder in 2 Exemplare trennen und so eine echte Längsteilung vortäuschen kann (E. HOFFMANN). Auch das Bild der Abb. 15 ist wohl durch solche Überlagerung zu erklären; eine Y-förmige Zusammenlagerung ohne völlige Deckung zeigt Abb. 4 sehr deutlich bei Giemsafärbung. Demgegenüber haben sehr gewichtige Autoren wie ROB. KOCH und ZETTNOW auf Grund von Beobachtungen an der Rekurrensspirochäte eine *Querteilung* nach Art der Bakterien — mit Bildung eines queren Spalts — angenommen und für die Spirochäten überhaupt und somit auch für die Sp. pall. als einzigen Teilungsmodus hingestellt; eine Auffassung, der sich auch C. FRAENKEL, METSCHNIKOFF, LEVADITI, BORREL, SOBERNHEIM, SCHELLACK, GROSS, GOLDHORN u. a. anschlossen. Indessen mußte dieser Annahme von E. HOFFMANN und S. v. PROWAZEK nach ihren Befunden, besonders auch an Mund- und Balanitisspirochäten, widersprochen werden, die an den Teilungsstellen einen mehr oder weniger langen und dünnen Zwischenfaden nachwiesen und deutlich photographierten und somit die tatsächliche Beobachtung SCHAUDINNS unzweifelhaft bestätigten. So mußte zum mindesten eine *eigenartige mit Ausziehung eines mehr oder weniger langen Zwischenfadens einhergehende Querteilung* festgehalten werden, auch wenn man die Längsteilung fallen ließ.

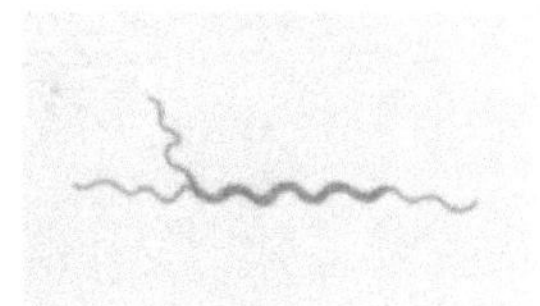

Abb. 15. Vorgetäuschte Astbildung durch zwei ineinandergedrehte Spirochäten. (Aus EDM. HOFMANN: Untersuchungen an Kulturspirochäten.)

Auch die Beobachtungen an größeren Spirochäten brachten uns nicht viel weiter; einige Autoren nahmen daher, wie z. B. MACKINNON und FANTHAM nach Beobachtungen an Rekurrensspirochäten sowohl *Längs- wie Querteilung* an und erklärten beide Fortpflanzungsarten für möglich. Mit ihnen haben dann auch andere Autoren die Meinung ausgesprochen, daß Längsteilung und Querteilung bei der Sp. pall. (wie auch bei anderen Spirochäten) nebeneinander vorkommen, und daß das Vorkommen so verschieden langer Individuen nebeneinander dafür zu sprechen scheine. Dieser Grund ist aber nach v. PROWAZEK nicht stichhaltig, da nicht nur durch Querteilung, sondern auch sicher durch Längsteilung entstehende Mikroorganismen, wie die Trypanosomen zeigen, sehr verschieden lang sein können. Zur Klärung dieser strittigen Frage hatte man von dem Studium der großen Muschelspirochäten Aufklärung erhofft. Gerade bei diesen sind unzweifelhafte Querteilungsbilder von SCHELLACK, GROSS u. a. konstatiert worden (so z. B. bei Spirochaeta anodontae), für welche von SCHAUDINN und seinen Anhängern die Fortpflanzung durch Längsteilung ebenfalls angenommen worden war.

Daß die Beobachtungen der Querteilung am lebenden Objekt tatsächlich noch als Seltenheit bei der Sp. pall. gelten, sieht man daraus, daß noch immer wieder neue Beispiele publiziert werden (so Poleck, Leipold u. a.). Die Schwierigkeiten der Feststellung werden dadurch so groß, daß einmal die Dauer des Teilungsvorganges nicht übersehen werden kann, und ferner Individuen sich voneinander trennen können, die vorher erst durch Zufall (Agglomeration und Umeinanderrollen von zweien) sich ineinander gewunden haben. Größere Klarheit über den Teilungsvorgang erwartete man durch die Beobachtung zahlreicher Pallidae in Kulturen; und doch sind wir auch nach Ausbildung zahlreicher Kulturverfahren in der Kenntnis des Teilungsvorganges nicht sehr wesentlich gefördert worden. Die oben erwähnten Beobachtungsschwierigkeiten sind ja für die Kulturspirochäten in gleicher Weise vorhanden.

Nakano hat in Kulturen und zwar 2—4 Tage (auch 7—8 Tage) nach der Überimpfung feine kurze Spirochäten gefunden, die mit zugespitzten Enden aneinandergeheftet waren und sich um den Berührungspunkt lebhaft bewegten. Auch die Trennung dieser zwei Organismen voneinander hat er dann verfolgen können. Volpino und Fontana rechnen mit der Möglichkeit einer Längsteilung, Sowade dagegen, der einen Teilungsvorgang nicht beschreibt, deutet das oft schnelle Verschwinden langer Formen als Querteilung.

Dauerbeobachtungen im Dunkelfeld haben uns nie eine zweifellose Längsteilung erkennen lassen, wohl aber — und zwar bei Sp. pall., Mundspirochäten

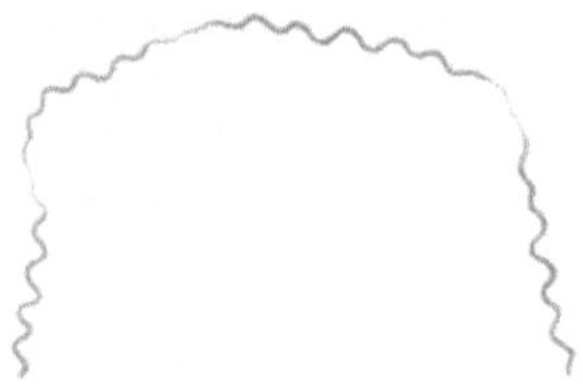

Abb. 16. Schematisierte Darstellung eines mehrfachen Teilungsvorganges. An den Knickstellen sind die verbindenden Glieder fadenartig dünn.

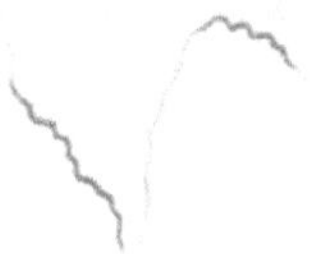

Abb. 17. Kulturspirochätenpaar, das durch einen Zwischenfaden von 17,6 μ Länge verbunden ist.

(Aus Edm. Hofmann: Untersuchungen an Kulturspirochäten.)

und Leptospiren — die allmähliche Streckung und Verdünnung des Spirochätenfadens etwa in seiner Mitte an einer Knickstelle, die sich dann bis fast, selten bis ganz zur Trennung verfolgen ließ. Während der eine von uns (Erich Hoffmann) diesen Vorgang bei vom Menschen stammenden Spirochäten — und bei Leptospiren auch in der Kultur — in mühseligen Dauerbeobachtungen verfolgen konnte, hat der andere (Edm. Hofmann) ihn in Kulturen der Sp. pall. genauer beobachtet. Dabei fand er nicht selten die Endpartien der Spirochäte vollkommen ruhig liegend und ohne Zeichen jeglicher Eigenbewegung, während in der Mitte ein oder mehrere Bezirke durch mehr oder weniger lebhafte Eigenbewegung auffielen. So entstehen gewissermaßen zwei feste Pole, die zwischen sich eine pendelnde bzw. rotierende Zone fassen. Von diesen Bewegungspunkten aus laufen oft Wellen über den ganzen Körper gleichmäßig nach beiden Seiten hin, bis sie an den Enden des Individuums ausklingen. Eine Welle löst in unablässiger Folge die andere ab, und das Spiel kann lange währen, ohne daß eine Veränderung eintritt. Ein solches Zentrum der wahrnehmbaren Lebenstätigkeit eines Spirochätenindividuums ist in der Einzahl vorhanden, wenn die Längenverhältnisse des Organismus den gewöhnlichen etwa entsprechen. Sehen wir diese Vorgänge aber bei Individuen auftreten, die an Länge den Durchschnitt überragen, so können 2, ja 3 und 4 besonders lebhaft in Bewegung befindliche Partien als Ausgangszonen für die Wellen vorhanden sein.

Häufig gehen die Zonen lebhafter Bewegung mit einer Verdünnung des Spirochätenleibes an dieser Stelle, einer Abflachung der Windungen und fast immer mit Winkelstellung der beiden Schenkel einher. Daraus resultieren die bekannten Knickbewegungen, die an der Gewebspallida oft leicht zu beobachten sind und auch an der Kulturpallida als charakteristisch für einen Querteilungsvorgang angesehen werden können. Wir haben Bilder vor uns, wie sie die schematische Abb. 16 zeigt. Die verdünnten Partien an den Knickstellen bewegen sich besonders lebhaft.

Die Länge der Spirochäten, die sich teilen, kann außerordentlich verschieden sein. Ganz kurze Formen werden ebenso im Zustand der Teilung angetroffen, wie außerordentlich in die Länge gewucherte. Gerade diese letzte Feststellung ist von einigem Interesse, da sie zeigt, daß die Fähigkeit des übermäßigen Längenwachstums durchaus nicht immer im Gegensatz zum Teilungsvermögen steht. Die großen Formen lassen ferner erkennen, daß ihre Teilungsfähigkeit gleichfalls von der Art des Mediums der Kulturspirochäten unabhängig ist; denn die Spirochäten sowohl von festen wie von flüssigen Nährböden zeigen gleichermaßen Teilungstendenz.

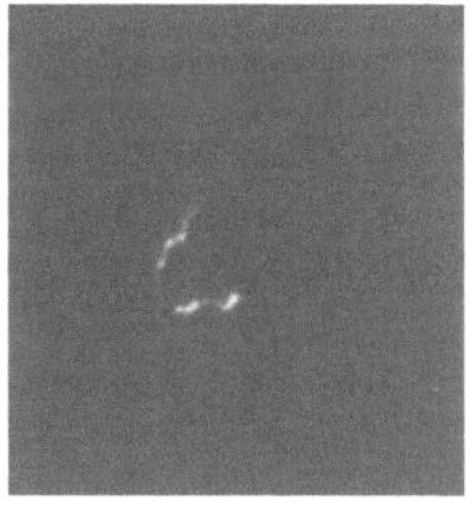

Abb. 18. Querteilung der Spirochaeta pallida. (Kurze Kulturspirochäte.) Originalphotogramm nach der Leuchtbildmethode.

Die Länge der Teilungsprodukte weist ebenfalls keine konstanten Relationen auf.

Nur in 10 von 37 Exemplaren fanden sich etwa gleiche Teilstücke, in 12 Fällen betrug die Länge des kürzeren Stückes $^2/_3$ des größeren; bei 7 Spirochäten war das kleinere Teilstück nur halb so lang wie das größere. Außerdem konnten einige wenige Befunde erhoben werden, in denen das kleinere Teilstück $^3/_4$ (4 mal), $^1/_3$ (2 mal), $^1/_4$ (2 mal) des größeren betrug. Eine Gesetzmäßigkeit kann also aus diesen Zahlen kaum abgeleitet werden (Edm. Hofmann).

Wie mannigfaltig aber die Bilder sein können, zeigt am besten Noguchis hier wiedergegebene Abbildung (Abb. 14), der übrigens die von ihm gefundenen Bilder noch als Stadien der Längsteilung auffaßte. Es handelt sich hier keineswegs um Beobachtungen, die nur für die Pallida charakteristisch sind, sondern um Befunde, die in gleicher Weise bei anderen Spirochätenarten gemacht werden können. Wie lang und fein die Zwischenfäden wohl infolge eines in die Länge gezogenen Teilungsvorganges werden können, zeigt die Abb. 17. Ganz besonders deutlich wird der Zwischenfaden in dem nach der Leuchtbildmethode photographierten Querteilungsakt (Abb. 18).

Auch Beobachtungen an Gewebsspirochäten, z. B. menschlicher Primäraffekte, ließen diese Querteilungsknickstellen gut erkennen (vgl. auch Leipold) und den Vorgang immer wieder als Querteilung mit Ausziehen eines Zwischenfadens deuten. Teilungsstadien sind von Zurhelle verhältnismäßig häufig in den peripheren Randsinus der Lymphdrüsen von Kaninchen festgestellt worden, einmal schon 24 Stunden nach der Infektion.

Unzweifelhaft bedarf dies Problem noch weiterer gründlicher Untersuchungen; denn wenn es schon bei den großen Spirochäten lange strittig bleiben konnte, dann ist es ganz natürlich, daß bei einem so kleinen Mikroorganismus, wie der Sp. pall., die Entscheidung noch weit schwieriger sein muß.

Jedenfalls dürfen wir heute wohl annehmen, daß die Teilung mit der Verdünnung und Ausziehung des Spirochätenkörpers in der Mitte von der Querteilung der Bakterien wesentlich abweicht und eine für die Spirochätoideen charakteristische Art der Querteilung — Zwischenfadenbildung — darstellt, während für eine daneben vorkommende Längsteilung sichere Beweise fehlen.

Die wechselnde Länge der Spirochäten wird zur Teilungsintensität in Beziehung gesetzt (Zuelzer).

An Kulturspirochäten liegt hierfür eine ganze Reihe von Beobachtungen vor, aus denen sich über die einzelnen Tage der Spirochätenentwicklung recht Verschiedenes ergibt. Nach W. H. HOFFMANN werden am 1. und 2. Tage Spirochäten von 8—10 facher Länge gefunden; in älteren Kulturen finden sich dann wieder kürzere Formen und am 15. Tage werden Exemplare von Durchschnitts- oder doppelter Durchschnittslänge gesehen. NOGUCHI beobachtete in 2 Wochen alten Kulturen die normale Länge von 8—12 Windungen, später längere Formen, und NAKANO am 2.—3. und 7.—8. Tage der Kultur feine kurze Spirochäten mit Verbindungsfäden. Lange Exemplare hat er besonders in flüssigen Nährmedien gesehen. Andere Autoren haben keine beträchtlichen Größenunterschiede in den Kulturen gefunden (VOLPINO und FONTANA, SOWADE). In eigenen Untersuchungen (EDM. HOFMANN) an Kulturspirochäten konnte aus der Länge der Spirochäten an den einzelnen Tagen eine Kurve aufgestellt werden, die von größerer Länge direkt nach der Übertragung zu weniger als 13 μ herabging, dann in mehreren Etappen bis 17 μ aufstieg (am 12. Tage) und von da ab wieder beträchtlich sank. Diese Befunde sind an festen Nährböden gewonnen. In flüssigen Medien ist die Teilungsintensität eine andere. Die beobachtete durchschnittliche Länge war hier etwa 23 μ.

Die Frage der *Konjugation* der Sp. pall. ist weit mehr in Dunkel gehüllt als der Teilungsvorgang selbst. Es finden sich in der Literatur nur einige wenige Notizen, die dies Thema behandeln, und zwar sind es natürlicherweise nur Vermutungen und Deutungen von Spirochätenbewegungen, die auch andere Erklärungen zulassen. Das Sichfinden und Ineinanderrollen zweier Spiralen, ihr Verschmolzensein für kurze Zeit und schließlich ihre Trennung voneinander hat mehrfach den Gedanken an eine Konjugation nahegelegt, ohne daß aber eindeutige oder irgendwie beweisende Beobachtungen bisher als vorliegend angesehen werden könnten.

Über die Befunde, welche für einen *Entwicklungszyklus* geltend gemacht worden sind, wird später berichtet.

4. Knötchen- und Schleifenbildungen.

(Degenerationsformen.)

Neben den normalen Exemplaren der Sp. pall. kommen solche zur Beobachtung, die sowohl bezüglich ihrer Form als auch ihres Baues sich abweichend verhalten. Stärker färbbare knotige Anschwellungen des Leibes hat zuerst K. HERXHEIMER beschrieben und sie im Anschluß an SCHAUDINN als Kerne und Centrosomen gedeutet; zugleich hat er auf das Vorkommen eigenartiger Endkörperchen hingewiesen, die auch den Entdeckern der Sp. pall. aufgefallen waren, zumal SCHAUDINN ja Ruheformen nach seinen Studien an Rekurrensspirochäten von vornherein voraussetzte. In der Tat kommen im Faden der Sp. pall. mitunter *knotige Anschwellungen* vor und verraten sich oft auch schon im frischen Präparat, zumal im Dunkelfeld, als stärker lichtbrechende Punkte.

K. HERXHEIMER selbst hat zugegeben, daß die Körnchen auch der Spirochäte angelagert sein können. Und zumal bei GIEMSA- und LÖFFLERscher Geißelfärbung mußte dieser Einwand die Frage nahelegen, ob es sich um Farbstoffpartikelchen oder angeklebte dichte Eiweißklümpchen handeln könne; der Umstand, daß diese dunkleren Punkte manchmal in gleichem Abstande von beiden Enden vorhanden sind (besonders bei Sp. pallidula), läßt es aber doch als möglich erscheinen, daß präformierte Bildungen dieser Art, die vielleicht als dichtere Ansammlungen der gewöhnlich diffus verteilten chromatischen Substanzen zu deuten sind, zuweilen vorkommen. Diese Gebilde hat auch MEIROWSKY bei seiner vitalen Färbung beobachtet. In Reinkulturen will NOGUCHI runde, nach GIEMSA rot färbbare, aber auch im Dunkelfeld sichtbare, sporenähnliche Körperchen beobachtet haben und gibt Abbildungen davon.

KRZYSZTALOWICZ und SIEDLECKI beschrieben ferner in der Leibessubstanz der nach GIEMSA gefärbten Sp. pall. helle Punkte, die von stärker gefärbten Körnchen umlagert sein können, und möchten diese bei anderen Spirochäten bereits bekannten hellen Lücken als Teil des Kernapparates (Achromatin von chromatischen Körnchen umgeben) auffassen. Sie und andere Autoren (z. B. BERGER) haben sich auch mit den Endkörperchen näher beschäftigt und dieselben als kugelig, schleifen- oder ringförmig beschrieben.

Als einer der ersten hat J. F. SELENEW das ringförmige Stadium der Sp. pall.

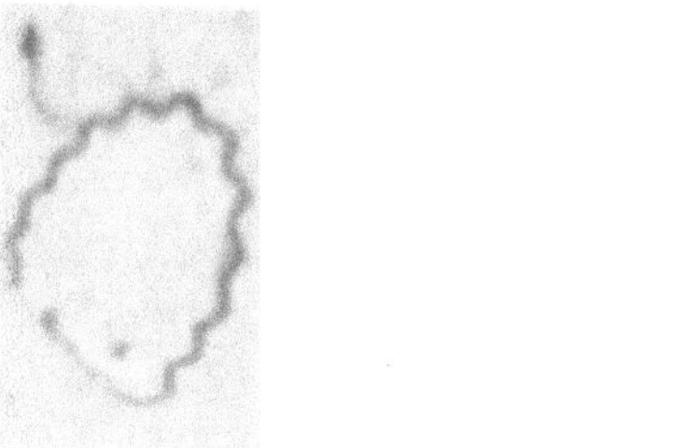

Abb. 19. Spirochäten mit Knospen aus dem Primäraffekt. 1:4500. (Aus MEIROWSKY: Über Sprossungsvorgänge an den Spirochäten des Primäraffektes.)

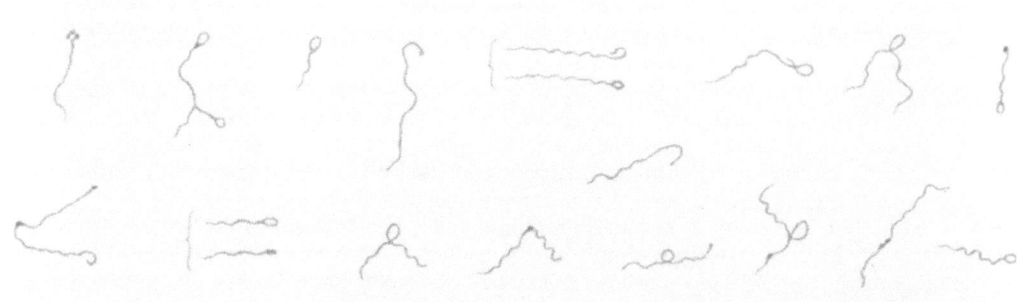

Abb. 20. Die Abbildung gibt eine Anzahl im Dunkelfeld gesehener Spirochätengestalten wieder, die der Natur der Sache nach als Degenerationsformen angesprochen werden können. Kreise, Verzweigungen, punktförmige Verdickungen im Verlaufe des Spirochätenleibes oder an seinen Enden; daneben Schleifenbildungen. Die 5. Abb. der oberen Reihe erklärt die Entstehung mancher Endkreise. Das obere Exemplar läßt ein deutlich zurückgebogenes Ende erkennen. Eine kurze Drehung der Spirochäte liefert das — falsche — Bild eines Kreises. Abb. 2 der unteren Reihe zeigt oben ein Exemplar mit einem Endkreis, während das untere nur wenig gedrehte, den Kreis von der Schmalseite her als Punkt erkennen läßt. (Aus EDM. HOFMANN: Untersuchungen an Kulturspirochäten.)

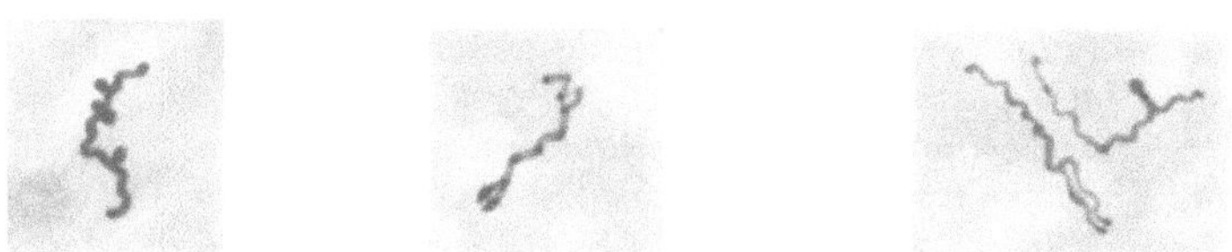

Abb. 21. Verschiedene Formen von Knospen und Doldenbildungen. 1:3000. (Aus SAPHIER: Zur Morphologie der Spirochaeta pallida.)

bekannt gegeben. Neben der klassischen schraubenförmigen Form, neben einer loser gewundenen und geradlinigen Spirochätengestalt kommen ring-, biskuit- und sternförmige Formen vor; in den Ringen hat er öfters Chromatinpunkte, die er für Involutionsformen hielt und die sich zu atypischen und typischen Individuen regenerieren sollten, beobachtet. Alle erdenklichen Kombinationen solcher Formen stießen ihm auf, die, wie z. B. die Sterne, Schutzformen gegen Bakterien sein sollten.

Endschleifen, Verschlingungen, Endhaken, Bogen und hufeisenartige Bildungen beschrieben auch HERXHEIMER und OPIFICIUS; neuerdings fand sie ZURHELLE gleichfalls in Lymphdrüsen.

Kugelartige Verdickungen hat FONTANA als häufigen Befund am Ende der Pallida erhoben, so daß der Faden dort keulenartig angeschwollen erscheint. Diese Anschwellung kann nach FONTANA entweder nur zu gewissen Zeiten des Lebenszyklus erscheinen; sie vermag aber auch eine degenerative Entartungserscheinung darzustellen. Derartige Bildungen hat später MEIROWSKY als Knospenbildung besonders eingehend beschrieben und bewertet.

Ebenso wie SCHAUDINN und HOFFMANN, v. PROWAZEK, SOBERNHEIM und TOMASCZEWSKI hat EDM. HOFMANN an Kulturspirochäten die Endknöpfe, die sich auch an beiden Enden finden können, durch *schleifenförmige Umbiegung* und *Einrollung* der Spirochätenenden erklärt. Deutlich wird das z. B. aus HOFMANNs Dunkelfeldbeobachtung (Abb. 20), bei der eine zufällige Drehung der Spirale den einen Knoten vortäuschenden Haken klarlegte, aber auch aus älteren Atlasbildern E. HOFFMANNs. SIEBERT beschreibt besonders zahlreiche Schleifen- und Ösenbildungen, die während des Lebens entstanden und rasch wieder verschwanden. Exemplare mit 2 Endkörperchen, die einen mehr oder weniger gestreckten Faden besitzen, hat E. HOFFMANN als „hantelförmige Spirochäten" bezeichnet (vgl. Abb. 20). Diese Bildungen sind nicht nur in Giemsa- und Silberpräparaten, sondern mitunter auch in mehrere Tage alten ungefärbten Präparaten bei Dunkelfeldbeleuchtung zu erkennen. Über ihre Bedeutung ist nichts Sicheres bekannt. Möglicherweise ist die Leuchtbildmethode imstande, auf die Frage der Körnchen und Granula ein neues Licht zu werfen; so zeigen z. B. nach OELZE die Granula eine von dem übrigen Spirochätenkörper abweichende Färbung. Sie ähneln übrigens sehr Gebilden, die man auch in Präparaten von nichtsyphilitischen Efflorescenzen beobachten kann (OELZE).

Natürlich kommen Knoten und Ringe auch im Verlaufe des Spirochätenfadens infolge von Verschlingung vor. Zuweilen werden annuläre Formen durch 2 eingerollte Spirochäten gebildet (SÉZARY), die noch dazu knotig verdickt sein können. Besonders zahlreich zeigen ältere Kulturen eine große Mannigfaltigkeit in knötchenartigen Verdickungen, Endknötchen, Granulabildungen usw. im Verlauf des Spirochätenleibes (z. B. MÜHLENS).

Aber auch in Präparaten aus frisch-luetischen Efflorescenzen lassen sich bei Dauerbeobachtung im Dunkelfeld kranzförmiges Zusammenlegen zu einem Kreis, Y-förmiges Ineinanderwinden zweier Exemplare bis zur völligen Deckung gut verfolgen. Eingerollte Exemplare können sich wieder völlig strecken. Zeitweise Glättung der Windungen läßt sich ebenfalls deutlich feststellen, besonders an den mittleren Windungen, die gleichsam von den stärker beweglichen, endständigen gestreckt werden.

Unter den vom normalen Typus abweichenden Exemplaren sind besonders noch die geradlinigen „formes rectilignes" zu erwähnen, welche nach Ansicht mancher Autoren (FOUQUET u. a.) in der Spätperiode der Syphilis häufiger sein sollen; in straffem Bindegewebe, z. B. fibrösen Prozessen und bei Aortitis sind sie tatsächlich öfter vorhanden (vgl. HOFFMANNs Atlas, Tafel 20, Abb. 3).

Auch Individuen, deren Faden zum Teil gestreckt, zum Teil noch gewunden ist, kommen vor; nicht selten ist der mittlere Teil gestreckt, während die endständigen Windungen gut erhalten sind. Wichtig sind ferner Exemplare, die *fast ganz zu einem dichten Knoten eingerollt* sind, aus dem nur eine bis wenige Windungen noch hervorragen, und die wie kugelige Körperchen mit korkzieherartig gewundener Geißel aussehen (vgl. E. HOFFMANNs Atlas, Taf. 32, Abb. 26, wo der Faden aber noch länger ist).

Bei der Entstehung dieser Formen spielt die Art der Präparation (Zerrung im Ausstrich, Fixierung usw.) wohl die Hauptrolle; wenigstens finden sich bei guter Fixierung (Osmiumsäure) und sorgsamer Entfärbung des Untergrundes (durch Tannin) solche Exemplare seltener als in gewöhnlichen Ausstrichen.

Häufiger als in Ausstrichen begegnet man in Silberpräparaten Exemplaren, welche in kürzere Segmente oder in Körnchen zerfallen sind. Gerade dieser Vorgang ist wohl sicher als ein Degenerationsprozeß anzusehen. Besonders aber spricht der Befund in alten Kulturen, wie auch ihr häufiges Vorkommen bei macerierten Feten für das Vorliegen eines Degenerationsprozesses, den man auch an intracellulär gelegenen Parasiten beobachten kann (Phagocytose — Levaditi). Kurze, nur aus wenigen Windungen bestehende Exemplare sind zuerst von Wechselmann und Loewenthal beschrieben und von ihnen und anderen (z. B. Roscher) in trockenen Hautpapeln gefunden worden, und zwar besonders in solchen, die spontan oder durch Hg-Behandlung in Rückbildung begriffen waren. Auch in Kulturen finden sie sich anfangs häufig (Noguchi).

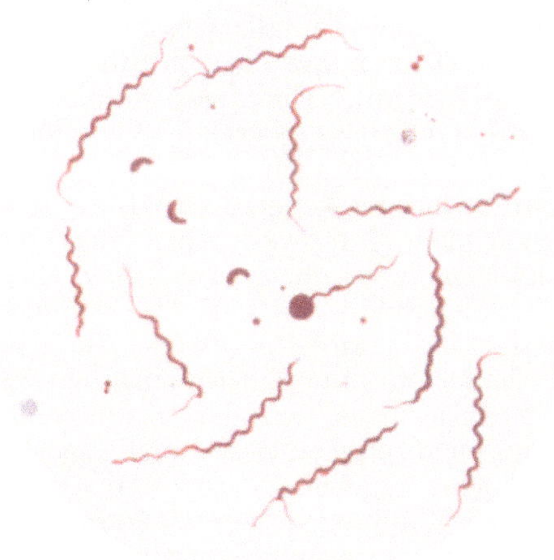

Abb. 22. Spirochaeta balanitidis mit Endfäden (z. T. doppelt) und Knospen. Löfflersche Geißelfärbung. 1:1000. (Aus Erich Hoffmann: Atlas der ätiologischen und experimentellen Syphilisforschung.)

Die Körperchen besitzen nach diesem Autor einen Durchmesser von 0,75 μ und sind dem Spirochätenperiplast angeheftet oder kommen frei vor. Daneben beschreibt Noguchi stark lichtbrechende Körner, die kleiner sind (0,2—0,3 μ) und mit vorschreitender Degeneration zunehmen. Er erklärt diese zweite Art der Körnchen als Fragmente des Periplasts, in die sich die Hülle des Spirochätenleibes im Verlaufe des Degenerationsprozesses umwandelt.

Loewy führt die zahlreichen unregelmäßigen Formen, Bogen- und Schleifenbildungen und die rosettenförmige Lagerung auf äußere, mechanische Einflüsse zurück. Die außerhalb des Spirochätenleibes liegenden Körnchen sind oft als Kunstprodukte mehr oder weniger bestimmt zu erklären; abgesehen von Anlagerung von Farbstoffpartikeln und Schleifenbildungen könnte man sie durch Klebrigwerden der Hüllsubstanz entstanden denken, wodurch stark färbbare fremde Eiweißpartikelchen u. dgl. mit oder ohne kurze Fadenbildung dem Spirochätenleib angefügt und zugehörig erscheinen könnten (Abb. 19—21).

Mit dem vielsagenden Wort Degeneration ist das Problem, wie man sieht, nicht erschöpft. Wieweit die andere Erklärung, daß nämlich diese Gebilde, oder doch wenigstens ein Teil von ihnen, im Dienste der Entwicklung stehen, begründet erscheint, soll daher im folgenden Abschnitt näher besprochen werden.

5. Entwicklungszyklus.

Auf Grund seiner Untersuchungen an Rekurrensspirochäten, deren Veröffentlichung sein früher Tod verhindert hat, hatte Schaudinn von vornherein auch für die Sp. pall. *Ruhestadien* vermutet. Im Anschluß an seine Theorie von der Protozoennatur der Spirochäten hat dann Prowazek den bereits beschriebenen dicht eingerollten und schließlich kugeligen Formen als „Depressionsformen“

eine Rolle im Entwicklungszyklus der Sp. pall. zuschreiben wollen, während er andere Entwicklungsstadien einstweilen für hypothetisch erklärte. Diese Formen sind in der Tat mitunter in größerer Zahl anzutreffen und, wie schon erwähnt, von E. HOFFMANN z. B. in der Milz macerierter Feten sehr zahlreich gesehen und abgebildet worden (Atlas, Taf. 23, Abb. 2); an ihrer Spirochätennatur kann kaum ein Zweifel sein, da Übergangsformen mit wenigen noch deutlich hervorragenden Windungen sich finden und ferner schnell vorübergehende Gebilde, die sich bald wieder zur Spirale entrollen, von E. HOFFMANN in frischen Präparaten öfters konstatiert und z. B. im Blute kongenital-syphilitischer Kinder mittels Dunkelfeld verfolgt worden sind. Bei ihrer Deutung als Ruhestadien würden sich natürlich die langen Latenzperioden am besten erklären lassen. Als andere Entwicklungsformen wurden zuweilen auch die schon erwähnten „formes rectilignes" angesehen, die FOUQUET bei Spätsyphilis fand und andere Autoren ebenfalls gehäuft und zum Teil körnig zerfallen bei tertiärer Lues antrafen (DOUTRELEPONT), mitunter auch mit Endkörperchen und in frischen Fällen (RITTER). Eine besondere Mannigfaltigkeit morphologisch veränderter Spirochätenformen (Spiralen, Rosetten, Knötchen) stellte CIARLA bei fetaler Syphilis fest, wo auch die Längenvariabilität eine besonders große war. Auch SAPHIER hat an kongenitaler Lues Befunde erhoben, die mit den gleich darzustellenden MEIROWSKYschen Ergebnissen weitgehend übereinstimmen (Verdickungen, Knöspchen, zum Teil in Längsteilung, frei und am Spirochätenleib und Doldenbildungen). Ferner schildert BERTARELLI das Vorkommen zugespitzter und geknöpfter Formen im Knochenmark.

Nach NOGUCHIs Entdeckung der Sp. pall. im paralytischen Gehirn wurde noch eifriger nach veränderten Spirochätenformen gefahndet. BERTOLUCCI z. B. sah neben atypischen Gestalten hierbei häufig granuläre Auflösung und SPRENGER fand kleine kugelige Körperchen, die kurzen dicken Spirochäten mit nur angedeuteten Windungen besonders zahlreich anlagen und als Dauerformen angesehen wurden. Daneben beobachtete er zahlreiche Spirochäten, die aus vielen kleinen Teilstücken bestanden, deren Färbbarkeit (JAHNELsche Methode) herabgesetzt war, ferner Einrollungen und Knöpfe an einem oder beiden Enden, Ring- und Sternformen. Eine besonders gute Übersicht der Formveränderungen, die in paralytischen Gehirnen gefunden werden können, gibt JAHNEL. Er beschreibt Schleifen und Ringe, Einrollungsstadien neben knötchenartigen Anschwellungen (den sphärischen Körperchen NOGUCHIs) und bildet sie in Photogrammen ab. E. HOFFMANNs Schüler ARMUZZI hat ähnliche Gebilde in Primäraffektstücken, die wochenlang in physiologischer NaCl-Lösung aufbewahrt wurden, in ähnlicher Form neben noch wohlgeformten Sp. pall. versilbern können, wie sie auch in älteren Kulturen vorkommen (NOGUCHI, GRÜTZ u. a.). Aber es ist zur Zeit ungemein schwer, diese Formen von Degenerationsformen zu unterscheiden, zumal in allen Krankheitsstadien immer wieder die Sp. pall. selbst gefunden worden ist, auch in der Latenz und in Residuen abgelaufener Prozesse.

Man könnte sich vorstellen, daß die Sp. pall. durch *Einrollung zu einer Kugel*, ihre Oberfläche verkleinernd, sich gegen Schädigungen auch von seiten der Abwehrkräfte des Organismus besser schützen kann und sie so überdauert, aber ein Beweis hierfür, wie überhaupt für das Bestehen eines Entwicklungs- oder Ruhestadiums, das regelmäßig oder häufig durchlaufen wird, ist nicht erbracht und bei der Kleinheit des Objektes auch außerordentlich schwierig.

Die Annahme von KRZYSZTALOWICZ und SIEDLECKI, daß die Sp. pall. neben der Teilung noch eine *geschlechtliche* Fortpflanzung aufweise (Mikro- und Makrogameten, später „forme hélicoide" und „ramollie") ist von SCHELLACK und GROSS als gänzlich unbewiesen und haltlos erklärt und von kaum einem Autor anerkannt worden.

Eine Reihe anderer Autoren haben sich gleichfalls unbewiesene Vorstellungen über die Entwicklungsart der Pallida gemacht und zum Teil Beziehungen der Sp. pall. zum Cytorrhyctes luis SIEGELs herzustellen versucht, so z. B. LEURIAUX und GEETS. Ferner haben LOEWENTHAL und WECHSELMANN die Ansicht ausgesprochen, daß Stäbchen und wurstförmige, kernhaltige Gebilde als Entwicklungsstadien in Betracht kämen. VON NIESSEN betrachtet die Spirochäten nur als eine besondere Wuchsform des kokkenartigen Syphiliserregers. Zur selben

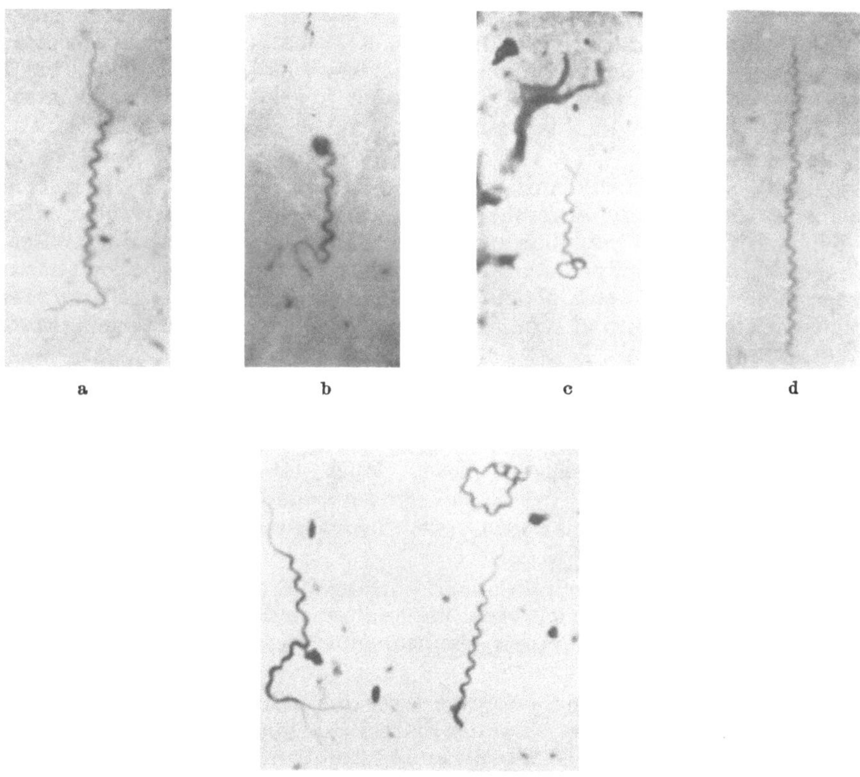

Abb. 23. a Spirochaeta pallida mit Endfäden. b Spirochaeta pallida mit Endfaden und Knospe. c Spirochaeta pallida mit Verdickung und Verschlingung des Endteiles. d Sehr langes Exemplar mit nahe der Mitte ausgeglichenen Windungen und geringeltem Endfaden oben. e Ein Exemplar mit zwei Endfäden an einer Seite und mit einer durch einen Stiel verbundenen Knospe. 1:1900 bzw. 1:2200. (Aus SCHAUDINNS Nachlaß: Arb. a. d. Kaiserl. Gesundheitsamte. Bd. 26. Herausgegeben von M. HARTMANN und S. v. PROWAZEK. Nach ERICH HOFFMANN: Atlas der ätiologischen und experimentellen Syphilisforschung.)

Zeit veröffentlichte MAX SCHÜLLER seinen Entwicklungskreislauf des Syphiliserregers, der sich aus geschlechtlicher und ungeschlechtlicher Vermehrung, Dauersporen, aus Cysten und Kugeln usw. zusammensetzt. MACLENNAN erklärt besonders die Verzweigungsformen der Sp. pall. zugleich mit Kreisen und Kugeln, die in Zusammenhang mit ihnen gefunden wurden, als diejenigen Gebilde, aus denen die typischen Spirochäten ihren Ursprung nehmen.

Erwähnt seien hier die Veröffentlichungen von ROSS und die von MC DONAGH, die die Sp. pall. gleichfalls nur als ein besonderes, kleines Glied in der Entwicklung des eigentlichen Syphiliserregers ansahen.

ROSS fand im Innern von weißen Blutkörperchen Gebilde, die den KURLOFFschen Körperchen ähnlich waren. Ähnliche Körper beschrieb er auch zwischen den Erythrocyten. An diese Beobachtungen knüpfen sich dann seine Anschauungen über Mikro- und Makrogameten und das Entstehen der Pallidae aus Knospen. JENNINGS, MOOLGAWKAR und HARRY stimmten dieser Auffassung zu. CLARKE betonte im Anschluß an sie, daß er schon 10 Jahre vor SCHAUDINN Zelleinschlüsse bei Lues gesehen habe, während von anderer Seite sehr bald auf das Unzulängliche und Unbewiesene der ROSSschen Behauptung hingewiesen wurde.

Im gleichen Sinne baute MC DONAGH seine Hypothese vom „*Leukocytozoon syphilidis*" und dem komplizierten Generationswechsel, welcher ganz wie bei Protozoen verlaufend dargestellt wird, auf kugeligen und kokkenartigen Gebilden auf, die mit der Sp. pall. zusammen — evtl. in einem Schnitt — gefunden werden.

Schließlich sei noch die Auffassung von CARL SPENGLER erwähnt, der die Syphilisspirochäte als die anaerobe Wuchsform und als vegetative Grundform des Syphilisvirus, ein „Syphilisgranulum" auffaßt. Aus dem Granulum sollen bei Sauerstoffmangel Spirochäten und bei deren Zerfall wieder sporoide Granula, bei Aerobiose und auf stark alkalischer Nährbodengrundlage partiell säurefeste Syphilistertiärstäbchen und weitgewundene Syphilisfäden entstehen (FUCHS-v. WOLFRING, OELZE).

Nach QUÉRY ist der Syphiliserreger ein gramnegatives Stäbchen, das außerordentlich polymorph ist; aus diesem sollen sporentragende Fäden, die schließlich zu Spirochäten werden, entstehen; alle diese Verwandlungen sollen auf gewöhnlichen Nährböden sich abspielen. Auch GASTOU betont neuerdings wieder den Polymorphismus des Syphiliserregers, indem er Sporen, Schlingen, kreisförmige und granulierte Formen in Nährböden, im Blut und in den Organen syphilitischer Feten nachweist.

Die vielen Autoren können hier nicht alle angeführt werden, die aus irgendwelchen theoretischen Gründen ein Ruhestadium und das Vorhandensein der Sporulation annehmen zu müssen glauben, ohne eigene Beobachtungen aufzuweisen.

Eine nähere Besprechung erfordern aber die Arbeiten von MEIROWSKY, der seit Jahren die *pflanzliche Natur* der Spirochäten und ihre Vermehrung durch *Knospen*- und Doldenbildung behauptet und sowohl an Kultur- wie auch an Gewebspallidae beobachtet hat. Dabei verwahrt er sich ausdrücklich gegen die Identifizierung seiner Körperchen mit Aufrollungen oder Schleifenbildungen u. dgl. Vielmehr beschreibt er sie „als solide, stark färbbare Körperchen, die durch ihr starkes Lichtbrechungsvermögen auffallen, solange sie noch ungefärbt sind". Diese Spirochätenknospen kommen end- wie seitenständig vor und lassen unter Umständen sogar eine gewisse Innenstruktur erkennen (vier dunkler gefärbte Knötchen im Protoplasma). Aus Halbierungsformen der Knospen und Mehrfachbildungen von Knospen an derselben Stelle schließt MEIROWSKY auf die Teilungsfähigkeit dieser Gebilde. Entweder sitzen seine Knospen dem Spirochätenleib direkt auf oder stehen durch einen evtl. korkzieherartig gewundenen Stiel mit dem Leib der Spirochäte in Verbindung. Methylviolett und Panchrom färben die Knospen und Dolden dunkler als den helleren Spirochätenleib. Die Tatsache, daß ähnliche Gebilde in der Nähe von Spirochäten gefunden werden, verwendet MEIROWSKY gleichfalls in seinem Sinne. Sowohl die gestielten oder ungestielten, mit dem Spirochätenfaden verbundenen, wie die abgelösten freien Knospen sind nach ihm die Träger der freien Entwicklung. Sie sollen also neue Spirochäten bilden, die aus

Knötchen und Knospen als Dauerformen hervorwachsen, so daß die Spirochätenknospe gewissermaßen das Keimplasma der Sp. pall. darstellt. MEIROWSKY stützt seine Anschauungen auf gefärbte wie ungefärbte Präparate von Kultur- und Gewebsspirochäten.

Im Sinne MEIROWSKYs deuten auch PLOEGER und ANTONI derartige in ihren Präparaten vorkommende Bildungen. Auch auf NOGUCHIs bereits erwähnte kugelförmige Körperchen in Reinkultur beruft sich MEIROWSKY; und GRÜTZ stimmt ihm auf Grund von Silberpräparaten eigener Reinkulturen darin bei, daß diese Knospen einem „fruktifizierenden“ Formenkreis angehören können. Neuerdings beschreibt LEIPOLD Knospenbildungen, die er nach der Einwirkung von Salvarsan auftreten sah.

Das Vorkommen und die Darstellbarkeit derartiger Knötchen wird nicht in Abrede gestellt; auch werden sie, wie oben gesagt, nicht nur als Degenerationsformen und Fremdkörper angesehen, wie MEIROWSKY jüngst meinte. Aber die Deutung dieser Gebilde, die durch Plasmaquellung und Verdichtung, Auflockerung der Hülle, aber auch durch Verklebung und Überkreuzung — ganz abgesehen von der früher geschilderten Einrollung — zustande kommen können, machen bei der Kleinheit der Organismen größte Vorsicht im Urteil notwendig. Dazu kommt, daß lange Dauerbeobachtungen an Sp. pall. und anderen Spirochäten uns nie *dafür beweisende* Bilder im Leben ergeben und auch gefärbte und versilberte Exemplare in Präparaten mit recht reinem Grund (Tannin nach Osmiumfixierung) uns nicht Bilder geliefert haben, die MEIROWSKYs Deutung *zu beweisen* vermögen (seine „Dolden“ erinnern übrigens sehr an SIEGELs ovale und birnförmige Cytorrhyctesform).

Jedenfalls können wir *diesen Entwicklungszyklus nicht als erwiesenen biologischen Vorgang* ansehen und müssen hier noch mehr als bei dem Teilungsphänomen eindeutige Befunde an größeren Spirochäten abwarten, ehe eine solche Annahme bei der kleinen Sp. pall. in Frage kommt.

6. Verhalten der Spirochaeta pallida im menschlichen Organismus.

Die Verteilung der Syphilisspirochäten in den erkrankten Geweben und Organen wird in anderen Kapiteln geschildert werden; deshalb soll hier nur kurz auf das allgemeine Verhalten zu Geweben und Zellen eingegangen werden.

Ihre nachweisliche *erste Ansiedlung* und Vermehrung erfolgt bei mit Stückchen geimpften Tieren schon ganz früh, während der *ersten Inkubationsperiode* vom 1.—2. Tage an; bereits zwei Tage nach der Impfung finden sie sich schon ziemlich zahlreich auf der Wanderung aus dem ungeheure Sp. pall.-Massen zeigenden Stück und können durch Versilberung dargestellt werden, wie nach Befunden von ARMUZZI und STREMPEL Abb. 24 deutlich zeigt. Außer den Lymphspalten werden schon früh Endothelien und Gefäßwände besonders bevorzugt, lange bevor ein deutliches Infiltrat erkennbar ist. Am 7. Tage sind die Capillar- und Gefäßwände der Cutis und ihre Umgebung schon mit ungeheuren Massen von Sp. pall. durchwuchert (Abb. 25); neugebildete Capillarsprossen und Gefäße in der Umgebung des Stückes treten dadurch deutlich hervor. Bald ist auch das Bindegewebe von großen dichten Spirochätenzügen durchwachsen (Abb. 26) und erst ganz langsam folgt eine dichtere Infiltration. Auch im Lumen der Blutgefäße kommen einzelne Exemplare verhältnismäßig früh vor. Ihre *Verteilung in den erkrankten Geweben* ist beim Menschen keine gleichmäßige, schon in primären und sekundären Syphiliden nicht, noch weniger bei Spätprodukten. Daß die Sp. pall. schon sehr früh in die Lymphdrüsen eindringt, hat neuerdings KOLLE bewiesen, indem er schon *5 Minuten* nach der Impfung eines Kaninchens dessen regionäre Drüsen mit Erfolg weiterimpfen konnte. BROWN und PEARCE haben Spirochäten 48 Stunden post infectionem in Lymphdrüsen festgestellt. Und ZURHELLE ist der Nachweis gelungen, daß die Syphilisspirochäten bereits 24 Stunden nach der Impfung von Kaninchen in den peripheren Randsinus vorkommen, und zwar ist dieser Befund an Gewebsschnitten mittels der ARMUZZIschen Versilberungsmethode erhoben worden. Es finden sich dabei verhältnismäßig häufig Teilungsstadien, so daß angenommen werden darf, daß diese Lymphsinus den Parasiten zunächst günstige Entwicklungs-

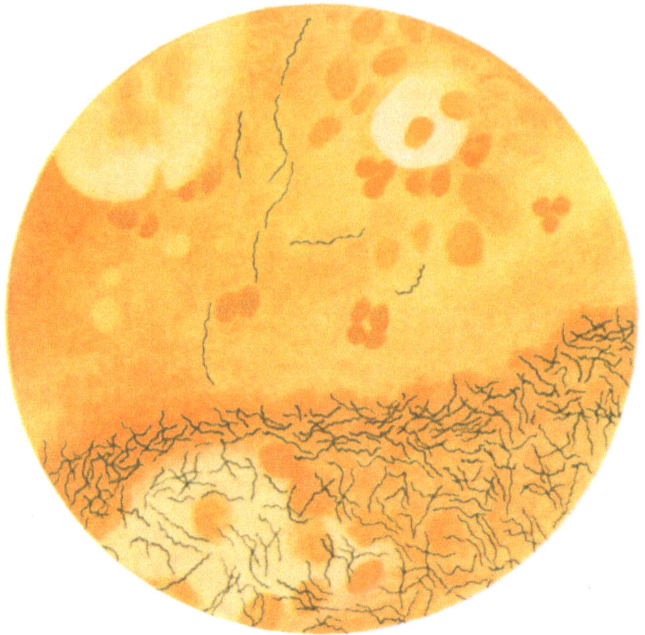

Abb. 24. I. Inkubationsperiode der experimentellen Kaninchensyphilis; 48 Stunden nach der Infektion. Einwanderung einzelner, z. T. auffallend langer Spirochäten in das umgebende Cutisgewebe. 1 : 1000. (Aus STREMPEL u. ARMUZZI: Histobiologie der ersten Inkubationsperiode der Kaninchensyphilis.)

bedingungen darbieten, die Sp. pall. mithin nicht nur ein Gewebs-, sondern auch ein *Lymphparasit* (E. HOFFMANN) ist.

Auch bei der *Lues asymptomatica*, wie sie KOLLE neuerdings durch Überimpfung der Lymphdrüsen von Kaninchen, bei denen eine Infektion sich nicht als Primäraffekt manifestiert hat, sondern symptomlos eingedrungen ist, hat nachweisen können, lassen sich die Sp. pall. an der Impfstelle finden und im Dunkelfeld nachweisen (vgl. STREMPEL-ARMUZZI).

Im allgemeinen kann gesagt werden, daß die Sp. pall. in Randzonen und in der nächsten Umgebung vorhanden sind, während sie an den am stärksten und längsten erkrankten Stellen spärlicher werden und ganz verschwinden können; dabei bevorzugen sie zunächst das Lumen und die Wände der Lymphbahnen, das Bindegewebe, aber auch die Wandungen der Blutcapillaren und Venen; die interepithelialen Spalträume suchen sie mit Vorliebe auf und gelangen, das Epithel durchwandernd, an die Oberfläche der Schleimhaut oder der von der Hornschicht entblößten Haut, wo sie sich den Sekreten und Exkreten beimischen. In großer Zahl finden sie sich in den interspinalen Spalten des Rete

Malpighii, zumal in den tieferen Schichten; und auch in den Schweißdrüsen, Talgdrüsen, Haarwurzelscheiden und Haarpapillen kommen sie vor. Im Bindegewebe können sie sehr zahlreich sein; hier liegen sie zwischen den kollagenen Fasern und verlaufen in deren Richtung, wobei sie in straffem Gewebe abgeflachte Windungen zeigen können. In den Gefäßwänden der Blut- und Lymphbahnen bilden sie nicht selten dichte Netze und Filze.

Besonders bemerkenswert ist ihr *Verhalten zu den Zellen.* Gewöhnlich liegen sie extracellulär und in den Gewebsspalten, wo sie dem Faserverlauf sich anpassen (z. B. in der Cornea); aber auch im Innern verschiedenartiger Zellen finden sie sich mitunter, z. B. in gewissen Parenchymzellen, Leber-, Nieren-, Nebennieren- und Schweißdrüsenzellen (LEVADITI), Ovula bei Lues congenita (HOFFMANN, WOLTERS, LEVADITI u. a.). Ob es sich hierbei um ein aktives Eindringen der Spirochäten in die Zellen handelt, läßt sich nicht sicher entscheiden, ist aber nach analogen Beobachtungen wahrscheinlich (Zellenparasitismus nach BANDI und SIMONELLI).

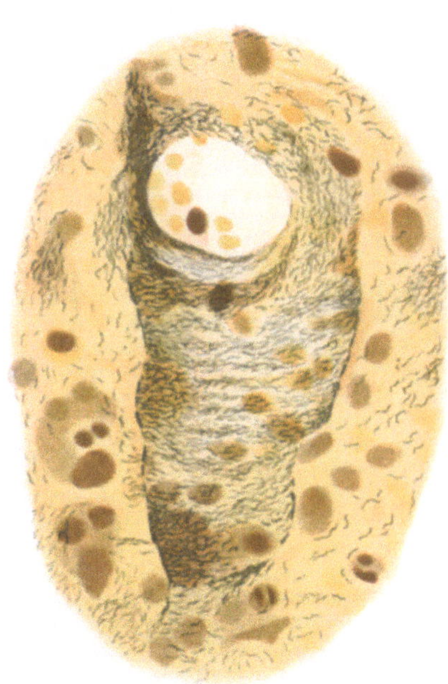

Abb. 25. Sp. pallida in der I. Inkubationsperiode beim Kaninchen. 7. Tag nach Einbringung eines spirochätenreichen Stückchens unter die Scrotalhaut. Neugebildete Capillare in der obersten Cutisschicht. 1:385. (Aus: STREMPEL und ARMUZZI: Histobiologie der ersten Inkubationsperiode der Kaninchensyphilis.)

Dem Anscheine nach spielt aber die *Phagocytose* bei der Vernichtung der Spirochäten eine gewisse Rolle, wie aus Befunden LEVADITIs an Makrophagen der Lunge und GIERKEs an polynucleären Leukocyten desselben Organs mit körnig zerfallenen bzw. verklumpten Parasiten hervorgeht. An menschlichen Sklerosen, Lymphsträngen und Sekundärefflorescenzen hat EHRMANN die Erscheinungen der Phagocytose genauer verfolgt und den Zerfall der Sp. pall. in Leuko- und Lymphocyten, Fibroblasten und Endothelien, sowohl einzeln wie in Büscheln bis zum Zerfall in Körnchen und Krümel beobachtet. Die gleichen Befunde hat PIRILÄ erhoben, der die Phagocytose der Spirochäten in Primäraffekten genauer untersucht und gelapptkernige Leukocyten, Polyblasten, Übergangsformen zwischen Lymphocyten und Polyblasten, Fibroblasten und schließlich die Endothelien von Blut und Lymphgefäßen als phagocytierende Elemente festgestellt hat. Ähnliche Bilder wie EHRMANN sahen zuweilen auch SCHAUDINN und E. HOFFMANN, letzterer gelegentlich auch innerhalb von Plasmazellen und riesenzellartigen Gebilden, ferner in Lymphdrüsen und einem tuberösen Spätsyphilid. Wieweit die Vernichtung der Sp. pall. eine Rolle spielt, wieweit dabei immunisierende Stoffe bzw. lipolytische Fermente, wie sie BERGEL für die Lymphocyten annimmt, in Frage kommen, bedarf nach neuesten Untersuchungen von STREMPEL und ARMUZZI noch eingehenderer Prüfung.

Das Blut bietet der Sp. pall. keine günstigen Existenzbedingungen; sie ist vielmehr ein an die Gewebsspalten und das bei Syphilis zunächst und mit Vorliebe betroffene *Lymphgefäßsystem angepaßter Parasit* und jedenfalls *anaerob.* Für diese von E. HOFFMANN schon ganz früh geäußerte Auffassung spricht ihre starke Vermehrung in macerierten Feten, ihre Vorliebe für die Venen und

Lymphbahnen, ihre geringe Zahl im Blut und der sauerstoffreichen Placenta, ihre reichliche Anhäufung in den intraepithelialen Spalten, zwischen den kollagenen Fibrillen und in der gefäßlosen Cornea und endlich das Verhalten in Reinkulturen. Dementsprechend ist der erste Ansiedlungsort der Sp. pall. wohl das Lymphspaltennetz, später auch die tieferen Epithelschichten; hier vermehrt sie sich und wandert schon sehr früh in den Lymphgefäßen, deren Wand sie zugleich angreift, bis zu den regionären Drüsen; Capillarsprossen, Bindegewebsbündel und Blutgefäßwandungen (Capillaren und Venen) werden auch beim Menschen früh bevorzugt. Die Reaktion von seiten des Organismus folgt dem Vordringen der Sp. pall. erst nach längerer Zeit und „hinkt ihr beträchtlich nach“ (HOFFMANN); hieraus erklärt sich die trotz früh einsetzender Vermehrung so lange dauernde erste Inkubationszeit und das Vorkommen von Spirochätenschwärmen in noch unverändertem Gewebe.

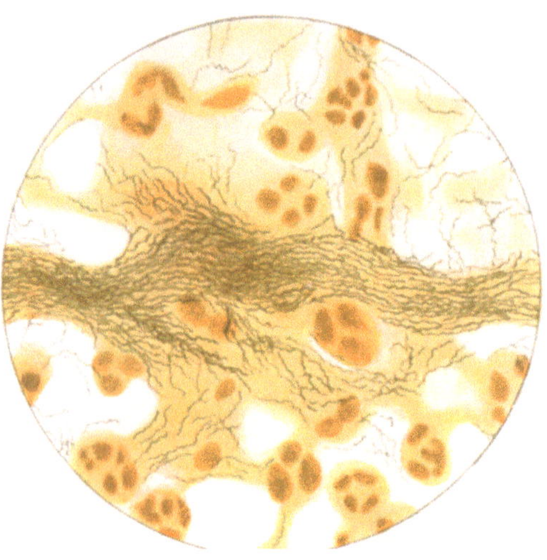

Abb. 26. Spirochaeta pallida in der ersten Inkubationsperiode beim Kaninchen in der Umgebung des implantierten Stückchens. Dichte Spirochätenzüge, besonders in der Richtung der kollagenen Gewebsfasern. 11 Tage nach der Überimpfung. 1:1000. (Aus: STREMPEL und ARMUZZI: Histobiologie der ersten Inkubationsperiode der Kaninchensyphilis.)

Bei den sekundären Syphiliden, deren hauptsächlichste anatomische Veränderungen an die Blutgefäße gebunden sind, ist ihre Lagerung dementsprechend charakteristisch. In den nässenden Papeln, die als wichtigste Infektionsquellen in Betracht kommen, findet sie sich in *fischzugartigen dichten Scharen* innerhalb der Lymphspalten des Rete, so daß sie mit dem Sekret reichlich herausgeschwemmt wird und neue Infektionen vermitteln kann.

Wichtig ist auch ihr Verhalten zum Hautpigment, da nach Befunden von HOFFMANN und LIPSCHÜTZ sie sich gerade dort anhäuft, wo eine Depigmentierung, wie sie das Leucoderma syphiliticum charakterisiert, sich einstellt.

In Gummen und vielen Spätsyphiliden ist sie sehr spärlich und nur sehr schwer und vereinzelt in deren Randzone von SCHAUDINN, HOFFMANN, DOUTRELEPONT, TOMASCZEWSKI u. a. nachgewiesen worden, ebenso bei der frühulcerösen oder malignen Lues, wo sie anfangs vermißt, später aber ebenfalls in den Randpartien bisweilen gefunden wurde, was wohl Immunitätsvorgängen (Allergie) zuzuschreiben ist.

Zum Nerven- und Gefäßsystem bestehen eigenartige Beziehungen entsprechend der klinischen Erfahrung, daß an ihnen sich die wichtigsten Spätfolgen abspielen. Befunde bei der Arteriitis cerebralis (BENDA u. a.) und HELLERschen Aortitis (REUTER, SCHMORL u. a.) zeigen ihr wechselndes Vorkommen, indem sie zuweilen zahlreich, zuweilen sehr spärlich sind und auf größeren Bezirken fehlen. Noch wechselnder ist ihre Zahl und Verteilung bei Paralyse und im Nervensystem überhaupt, in das sie schon früh eindringen und sich ansiedeln — EHRMANN und HOFFMANN fanden sie schon in Nerven bei menschlichen Primäraffekten, und WATANABE beschreibt sie neuerdings in den Endkörpern und Nerven der Cutis der Umgebung des Primäraffektes — und trotz völliger Hautimmunität in ungeheueren Mengen bei Paralytikern im Gehirn wuchern können. Hier zeigen sich noch nicht klar übersehbare Unregelmäßigkeiten, die durch besondere Zustände des betroffenen Terrains wohl bedingt sein müssen.

Im strömenden Blut sind die Sp. pall. selten und selbst bei frischer Lues, ja auch bei angeborener, daher nur schwer mikroskopisch darzustellen; für den Liquor gilt ähnliches, indessen sind sie auch hier im zentrifugierten Koagulat durch Versilberung — Agarsilbermethode von WARTHIN und STARRY und WILE — gefunden worden; auch ARMUZZI bestätigt das mit seiner Methode.

Daß die Syphilisspirochäten schon sehr früh nicht nur in die Lymphbahnen und Drüsen, sondern auch in das strömende Blut und die inneren Organe gelangen, geht aus schönen Versuchen von E. ZURHELLE und STREMPEL hervor, die mit Milzbrei eines Kaninchens bereits gut $1^1/_2$ Tage (42 Stunden) nach der Infektion einen positiven Impferfolg erzielen konnten. Auch beim Menschen dürfte daher die Überwanderung der Sp. pall. vom Orte der ersten Ansiedlung in die Lymphwege und das Blut wohl früher erfolgen, als man heute noch allgemein annimmt.

Daß ähnlich, wie in Residuen von Primäraffekten, Papeln usw., auch in ganz unveränderter Haut am Orte einer Superinfektion bei Kaninchen Sp. pall. gefunden werden können, hat STREMPEL neuerdings experimentell durch Weiterimpfung nachgewiesen.

Weiteres hierüber muß in den Kapiteln über allgemeine und spezielle Pathologie und Histologie nachgelesen werden.

IV. Die Beeinflussung der Spirochaeta pallida durch chemische und physikalische Agenzien.

Zahlreiche Versuche über die Einwirkung irgendeines Agens auf die Sp. pall. sind in verschiedener Versuchsanordnung angestellt worden, je nachdem die Pallida im menschlichen Körper, in der Kultur, im Deckglaspräparat oder in Glascapillaren untersucht werden sollte.

Austrocknung, Anisotonie, Oxydation, Erwärmung, Abkühlung und Belichtung (s. u. a. SCHERESCHEWSKY und WORMS) vermögen schon an und für sich schädigend in Deckglaspräparaten und Capillaren einzuwirken und bis zu einem gewissen Grade wohl auch im menschlichen oder tierischen Organismus, da nach OELZE schon der Luftsauerstoff die Spirochäten an der Oberfläche syphilitischer Geschwüre schädigen soll.

Die kritische Unterscheidung aktiver Lebensäußerung der Spirochäten von passiven Bewegungen durch Flüssigkeitsströmungen, schlagende Bakteriengeißeln usw. ist, wie bereits früher bemerkt, besonders bei der Pallida oft schwierig.

Jedenfalls geben die festen und flüssigen Bestandteile ein und desselben Präparates oft ganz verschiedene Bilder. Auch klingen die Lebenserscheinungen der Spirochäten je nach der Konsistenz des Mediums verschieden schnell ab, indem z. B. im festen Medium oder in der Nähe von Gewebsbröckeln die Spirochäten länger beweglich bleiben, was E. HOFFMANN schon bei Mund- und Balanitisspirochäten gesehen hat. Schließlich sind Lebensdauer und Bewegungsfähigkeit keineswegs identisch, vielmehr können Spirochäten noch virulent sein, wenn ihre Bewegungen bereits erloschen sind. Die Bewegungsfähigkeit ist nur die einzig sichtbare Äußerung des Lebens und darum für die Beurteilung heranziehbar.

Dazu schwanken die Angaben der Autoren über das Erhaltenbleiben der Bewegung in außerordentlich weiten Grenzen, insbesondere geben die früheren Untersuchungen ohne Dunkelfeld oft viel zu hohe Werte infolge der schwierigen Beurteilung an. Anderseits mag die intensive Belichtung und Erwärmung durch die Dunkelfeldlampe auch ihrerseits die Lebhaftigkeit der Spirochäten beeinflussen. Die differenten Ergebnisse der Untersuchungen sind zum Teil sicher auch auf die Verschiedenartigkeit der Untersuchungsbedingungen zurückzuführen.

Im Deckglaspräparat werden als höchste Beoachtungsdauer schwacher Bewegungen 50 Tage (BEER), 4 Wochen (ARNING und KLEIN) angegeben. MEIROWSKY (1913) sah 12 Tage lang Bewegungen, HERTMANNI 4 Tage, MUCHA und LANDSTEINER 2 Tage, E. HOFFMANN 24—48, EITNER 5—6 Stunden. ZINSSER und HOPKINS, die im Dunkelfeld bei Zimmertemperatur und Tageslicht nur einige Stunden Beweglichkeit sahen, fanden bei Aufbewahrung von Spirochäten in nassen Handtüchern unter den gleichen Bedingungen eine Lebensdauer von $11^1/_2$ Stunden. REASONER konstatierte im mit destilliertem oder Leitungswasser vermischten Hodensaft syphilitischer Kaninchen bei Tageslicht und Zimmertemperatur 4 Stunden lang Beweglichkeit. RUBIN und SZENTKYSALY geben die Erhaltung der Lebensfähigkeit zwischen Deckglas und Objektträger auf 20—30 Stunden an, während sie in hängendem Tropfen 5 Tage lang Beweglichkeit beobachtet haben wollen.

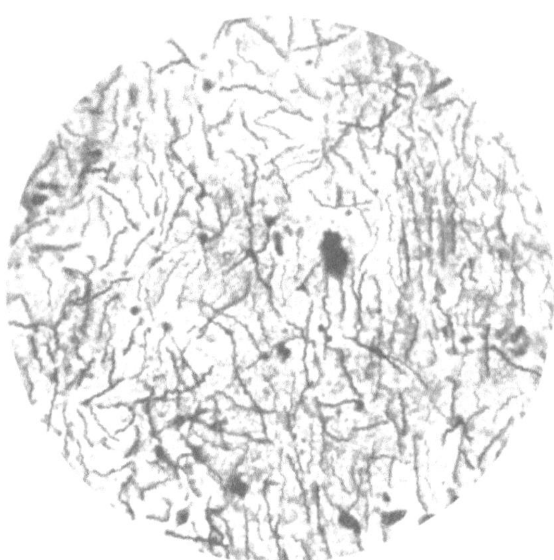

Abb. 27. Spirochaeta pallida in einem 110 Tage alten in physiologischer NaCl-Lösung aufbewahrten Stück eines Kaninchen-Primäraffektes. Versilberung nach ARMUZZI. (Orig.-Präparat von Dr. ARMUZZI aus: G. ARMUZZI und R. STREMPEL: Über das Verhalten der Spirochaeta pallida in totem Gewebe.) Photogr. 1:1000.

Eigene Beobachtungen zeigen Nachlaß lebhafter Bewegungen schon einige Stunden nach der Abnahme, dann ein langsames Erlahmen der Rotation und der Achsenknickung und das Erhaltenbleiben geringerer Zuckungen im günstigsten Falle nur bis zu etwa $2-2^1/_2$ Tagen. Dabei wurde ein Nachlassen der Ortsbewegung schon bald, der dreh- und ruckweisen Beugebewegungen nach 6—12 Stunden beobachtet und nur unbedeutende Bewegungen, besonders an den Enden, die von passiven aber noch deutlich zu unterscheiden waren, noch länger (meist etwa 36—40 Stunden) beobachtet.

Salvarsanresistente Spirochaetae pallidae, denen Spirochaetae recurrentes enthaltendes Mäuseblut zugesetzt war, zeigten einmal noch am 6. bis 7. Tage geringe Zuckungen an den Endwindungen (E. HOFFMANN).

Ähnlich verschieden lauten die Angaben über spirochätenhaltiges Material, das in Glascapillaren (nach RIEHL u. a.) aufbewahrt wurde. Sie schwanken zwischen mehreren Wochen (SCHERESCHEWSKY, LACY und HAYTHORN, ANTONI, THOMS), 14 Tagen (RIEHL), 2—3 Tagen (REUTER, LOEWENBERG). Wir selbst fanden — ähnlich wie bei der Beobachtung der Deckglaspräparate — die Spirochäten in Capillaren einige Stunden lebhaft beweglich. Bald läßt die Intensität der Bewegungen nach, so daß eine Verwendung solcher Pallidae zu diagnostischen Zwecken bedeutungslos wird. Zuckungen, die aber in keiner Weise die typischen Charaktere der Pallidabewegung erkennen lassen, werden auch hier etwa 1—2 Tage beobachtet (EDM. HOFMANN).

Von Interesse sind Versuche, die Fortdauer des Lebens der Spirochäten in excidierten Gewebsstücken festzustellen, eine Methodik, die noch mehr als die mit Gewebsbröckeln durchsetzten, abgeschlossenen Deckglaspräparate zu Kultivierungsversuchen überleitet.

REASONER beobachtete im excidierten Kaninchenhoden bis zu 56 Stunden, HAYTHORN und LACY gleichfalls in excidierten Hodenschankern nur 24 Stunden, bei Aufbewahrung in einer Gefrierkammer aber 58 Tage lang bewegliche Sp. pall. Bei einem totgeborenen Kinde konnten sie noch nach 26 Stunden lebende Spirochäten nachweisen und sogar mit Erfolg überimpfen, was 3 Tage nach dem Tode eines kongenital-syphilitischen Kindes schon früher einmal M. KOCH gelungen war.

Bei anderer Versuchsordnung hat KRATZEISEN, der syphilitische Leberstücke trocken oder in Wasser, Kochsalzlösung, Bouillon und Galle bebrütete, nach 48 Stunden im Silberpräparat bei einem Teil der Spirochäten Zerfallserscheinungen feststellen können, welche nach 72 Stunden alle Exemplare betrafen, wobei Form und Zahl in den mit Galle bebrüteten Leberstückchen am besten waren.

Auch einige ältere Beobachtungen, die in gleicher Richtung liegen, sind hier noch anzuführen: NEISSER fand bei einem totgeborenen Fetus bis 50 Stunden nach der Geburt Spirochäten. GASTOU sah die Spirochäten in luetischen Kinderlebern bis zu 10 Tagen und TRUFFI wies Spirochäten noch 52 Stunden nach dem Tode des Patienten in einem Primäraffekt nach. WERTHER konnte wiederholt Spirochäten in den Lebern syphilitischer Feten lebend nachweisen, die 11 Tage lang im Eisschrank gelegen hatten.

Für die Praxis der *Leicheninfektion* mit Syphilis sind diese Befunde außerordentlich wichtig. Sicher geht es heute nicht mehr an, eine Übertragbarkeit der Lues in den ersten 24 Stunden nach dem Tode abzulehnen. Das einschlägige Material findet sich in der Arbeit von TRYB zusammengestellt, die auch die Resultate einer von E. HOFFMANN an Dermatologen und Pathologen gestellten Rundfrage verwertet. Die Überschwemmung macerierter Feten mit Syphilisspirochäten spricht sehr dafür, daß eine Vermehrung derselben nach dem Tode manchmal in erheblichem Grade möglich ist. Ganz besonders aber geben die neuesten Untersuchungen von ARMUZZI über die Erhaltung der Syphilisspirochäten in Kaninchenprimäraffekten, die in physiologischer Kochsalzlösung tage- und wochenlang aufgehoben wurden, zu denken. Zuweilen fand ARMUZZI selbst noch 110 Tage nach der Entnahme der Stücke sehr zahlreiche Pallidae, die durch Versilberung nachgewiesen wurden. Auch hier scheint es sich um eine postmortale Anreicherung zu handeln, indem hierbei eine Vermehrung der Spirochäten in Gestalt auffallend großer Zöpfe und Schwärme besonders um die Gefäße herum zu sehen ist.

Neuerdings hat E. HOFFMANN die wichtige Frage der *Leicheninfektionen* auf Grund aller vorliegenden Erfahrungen und neuer Ermittelungen in 2 Arbeiten eingehend behandelt und 16 sichere oder doch sehr wahrscheinliche Ansteckungen von der Leiche feststellen können, wozu inzwischen noch zwei weitere Fälle hinzugekommen sind (E. HOFFMANN, PÜRCKHAUER). Impfexperimente haben bestätigt, daß Übertragungen exstirpierter Schanker beim Kaninchen noch bis 96 Stunden nach der Herausnahme gelingen (ZURHELLE und STREMPEL); die Sp. pall. bleibt demnach auch in der Leiche noch 1—2 Tage und zuweilen länger lebend und übertragbar, wie auch die Impfungen mit Organen von kongenitalsyphilitischen Kindern beweisen (M. KOCH). Eisschranktemperatur schädigt sie nicht, sondern begünstigt sogar ihre Erhaltung; denn so gelang die Überimpfung noch nach vier Tagen und auch die Beweglichkeit hielt sich länger. Die einst herrschende Ansicht, wonach Leichenvirus ungefährlich sei, ist damit endgültig widerlegt.

Dem Ziele, die Lebensfähigkeit festzustellen und evtl. zu erhöhen, dienen die Untersuchungen, bei denen das betreffende Medikament oder Nährsubstrat einfach zu dem Deckglaspräparat gegeben wurde.

Physiologische Kochsalzlösung und Serum Gesunder beeinflussen die Bewegungen nicht (SCHAUDINN, E. HOFFMANN, BEER), während das Serum von Menschen mit 6—8 Monate alter Syphilis zuweilen hemmende Einwirkung auszuüben scheint (HOFFMANN, v. PROWAZEK); auch EITNER und MASLAKOWETZ sahen von physiologischer Kochsalzlösung keinen besonderen Einfluß. Höherprozentige Kochsalzlösung (10—20%ige) bewirkt nach SIEBERT mehr Aufquellung als Auflösung des Spirochäteninhaltes. Wiederholt wurde Auffaserung in einzelne Fibrillen gesehen; das Plasma kann sich dabei zusammenziehen, so daß nur der

Periplast übrig bleibt. MUCHA und LANDSTEINER haben den bewegungshemmenden Einfluß von Normalserum, luetischem Serum, Kaninchenserum. Meerschweinchenserum, Wasser, physiologischer Kochsalzlösung und Hydrocelenflüssigkeit festgestellt. Nach LAUERBACH zeigen mit Normosallösung versetzte Dunkelfeldpräparate 132 Stunden Bewegung, während Kochsalzlösung sie schon nach 120 Stunden unbeweglich macht. MÜHLENS und LÖHE stellten in Affenleberbouillon-Serum noch nach 15 Tagen Bewegung fest.

Temperaturunterschiede erträgt die Pallida in gewissen Grenzen, ohne sichtbare Beeinflussung der Lebenserscheinungen.

Bei Eisschranktemperatur von 8° C bleibt sie am Leben (LOEWENBERG). MUCHA und LANDSTEINER wollen sogar eine Verlängerung der Lebensdauer neben Verlangsamung der Bewegung im Eisschrank beobachtet haben, obwohl 37° die optimale Temperatur für die Pallida darstellt. Kulturspirochäten ertragen Temperaturerhöhung nach ARNHEIM bis zu 60° (5 Minuten lang). ZETTNOW fand ähnliche Werte, und eigene Versuche (EDMUND HOFMANN) ergaben, daß ein Erhitzen der Kulturröhrchen (20 Minuten lang) auf 60° das Leben abtötete, bei 50° aber noch Bewegungen festgestellt werden konnten.

Auch gegen Kälte sind Kulturspirochäten verhältnismäßig wenig empfindlich.

Nach KRANTZ ergab 4 tägiger Aufenthalt im Eisschrank positive Subkulturen, wenn auch keine Bewegung mehr zu erkennen war. Eine Kältewirkung bis —20° (1 Stunde lang) zeigte nach 2 Tagen bewegliche Spirochäten. KISSMEYER gelangen noch Subkulturen aus 3 Monate lang einer Kälte von —16° C ausgesetzten Röhrchen. BLUMENTHAL hat an Gewebsspirochäten festgestellt, daß die Spirochäten nach kurzem Erfrieren im Frigoapparat noch Bewegungen zeigen können, während die Virulenz (nach NEISSERS Versuchen) bei — 10° C (20 Stunden lang) schwindet. OELZE hat Deckglaspräparate mit Chloräthyl vereist und Reizserum in Capillaren in Kohlensäureschnee gesteckt und danach noch Bewegungen feststellen können.

Spirochäten von Kaninchensyphilis verhielten sich bezüglich der Temperaturerhöhung (REASONER) wie die oben erwähnten Formen vom Menschen und aus der Kultur. SCHAMBERG und RULE fanden, daß syphilitisches Impfmaterial nach einem einstündigen Aufenthalt im Wasserbade bei 40° C keine Infektion mehr ergab, und daß der Wärmetod bei 41° C und einer Aufenthaltsdauer von sechs Stunden auftrat. Durch neun heiße Bäder von 45° C, die im Verlaufe von 3—4 Tagen nach der Hodeninfektion gegeben wurden, konnten sie die Entstehung der Syphilis verhindern.

Auch andere physikalische Einflüsse, wie die Einwirkung von *Röntgen-* und *Radiumstrahlen* und ultravioletten Lichtstrahlen hat man experimentell untersucht. Nach R. C. ROSENBERGER und J. FANZ beeinflussen *Röntgen-* und *Radiumstrahlen* selbst in Erythemdosen Wachstum und Überimpfbarkeit der Kulturen von Sp. pall. nicht, was nach den Erfahrungen an anderen Mikroorganismen auch zu erwarten war. *Ultraviolette* Strahlen dagegen haben einen deutlichen Einfluß; bei kurzer Belichtung sind Sp. pall. nach Untersuchungen von D. WILKES-WEISS und CH. WEISS freilich widerstandsfähiger als Colibacillen, und Mischkulturen können auf dieser Weise evtl. gereinigt werden, da die Sp. pall. alsdann noch überimpfbar bleiben; bei größeren Dosen aber werden Pallidakulturen ebenfalls geschädigt und abgetötet.

BRONFENBRENNER und NOGUCHI haben die Wärmebeständigkeit nach einer anderen Versuchsanordnung geprüft. Aber sie haben das Absterben bei Zimmertemperatur (nach 12 Stunden), bei 45° C (nach 7—10 Minuten) nicht auf die Temperatur allein, sondern wohl auch auf schädigende Einflüsse der Ernährung, des Sauerstoffs, der Lichtwirkung, evtl. auch der Kochsalzlösung zurückgeführt. Sind die Lebensbedingungen günstig, erträgt die Sp. pall. eine Temperatur von 45° mehrere Stunden lang ohne Schaden.

Die Tabelle der Autoren macht uns einen gewissen Unterschied in der Temperaturempfindlichkeit einzelner Pallidastämme klar und zeigt, daß ein dicker Typus bei Zimmertemperatur und 45° weit empfindlicher war, als ein anderer untersuchter Pallidastamm. Dies mag an dieser Stelle als ein Hinweis auf die biologische Verschiedenheit der einzelnen Stämme in Kulturen dienen.

Die Vitalfärbung der Spirochäten wurde die Veranlassung, die Beeinflussung des lebenden Mikroorganismus durch Farbstoffe festzustellen (s. Abschnitt Untersuchungsmethoden).

Tabelle 1.

	Spirochaeta pallida dicker Typ		Spirochaeta pallida dünner Typ	
	(1)	(2)	(1)	(2)
$HgCl_2$	300 000	200 000	700 000	500 000
As_2O_3	40 000	30 000	30 000	20 000
Trikresol	750	500	750	500
Phenol	400	200	400	200
Saponin	7 500	5 000	10 000	7 000
Taurocholsaures Na	2 000	1 000	3 000	2 000
NaOH	$\frac{N}{40}$	$\frac{N}{30}$	$\frac{N}{50}$	$\frac{N}{30}$
HCl	$\frac{N}{500}$	$\frac{N}{300}$	$\frac{N}{1000}$	$\frac{N}{500}$
Gentianaviolett	500	300	500	300
Alkohol	> 10	—	> 10	—
Altsalvarsan	2 000	1 000	1 500	1000

(Die Tabelle ist modifiziert nach BRONFENBRENNER und NOGUCHI wiedergegeben.)

Ein zweites Moment für die Anwendung chemischer Stoffe war das Bestreben, die *Einwirkung von Heilmitteln* auch im Laboratoriumsversuch kennen zu lernen. Auch die Systematik gab Anlaß dazu, mit Hilfe chemischer Proben Unterschiede der einzelnen Gruppen aufzudecken (s. diesen Abschnitt).

Um den Einfluß des *Salvarsans* auf die Spirochäten im Versuch zu beobachten, hat LEE auf dem Objektträger Reizserum mit alkalischen Lösungen von Salvarsan 1:130, Neosalvarsan und Silbersalvarsan 1:125 gemischt und gesehen, daß nach 12 Stunden noch keine Abtötung erfolgt war. Zu dem gleichen Resultat gelangte KRANTZ, wenn auch auf anderem Wege, indem er den Kulturröhrchen 0,1—2 ccm einer 1‰ igen Neosalvarsanlösung zufügte und noch nach 3 Wochen lebhafte Bewegung im verflüssigten Nährboden beobachtete. Die Versuche sind gewissermaßen Vorversuche für allgemeinere Untersuchungen; denn es bleibt z. B. noch zu klären, ob das Salvarsan tatsächlich als solches wirkt oder durch chemische oder physikalische Einflüsse Umsetzungen irgendwelcher Art erfahren hat. Daraus folgt, daß die spirochätocide Wirkung des Salvarsans im Organismus wohl durch biologische Kräfte mitbedingt ist. Daß ihm auch ein den Chemismus des Spirochätenkörpers verändernder Einfluß zukommt, scheint daraus hervorzugehen, daß es die Affinität zu Farbstoffen verändert (SCHUMACHER, KRANTZ). EHRLICHS Schüler ROEHL erklärt die eben genannten negativen Ergebnisse von KRANTZ in salvarsanhaltigen Nährböden dadurch, daß unter anaeroben Bedingungen eine Oxydation des Neosalvarsans zur wirksamen Arsenoxydverbindung nicht eintreten kann. In kleinen Dosen soll es nach FREI im Körper eine vorübergehende Reizwirkung ausüben, indem es eine Zunahme der Zahl und Beweglichkeit der Spirochäten bewirkt; ob freilich bei solchen subtilen Untersuchungen alle Fehlerquellen sich ausschalten lassen, mag dahingestellt bleiben. Sicherer ist jedenfalls die spirochätenvermindernde Wirkung genügend großer Dosen (0,45—0,6 Neosalvarsan) festgestellt, die OELZE neuerdings wieder in eingehenden Versuchen bewiesen hat. LEIPOLD unterscheidet nach Salvarsanwirkung vier Stadien, die durch „beginnende Spirochätenvermehrung", „Höhepunkt der Vermehrung", „beginnende Verminderung" und „Spirochätenschwund" charakterisiert werden.

Im Gegensatz zum Salvarsan hebt das *Quecksilber* in Form des Sublimats (1‰) die Beweglichkeit der Spirochäten bei einer Einwirkungszeit von 20 Minuten auf (LEE). In Versuchen REASONERS bewirkte Zusatz derselben Lösung zu gleichen Teilen syphilitischer Hodenflüssigkeit Aufhebung der Beweglichkeit, Streckung und Körnelung der Sp. pall. unter Abnahme der Zahl (nach $^1/_2$ Stunde vollendet). Das Wismut steht bei Versuchen am Syphilitiker in der Intensität seiner Einwirkung zwischen Salvarsan und Quecksilber (v. SZENTKIRÁLYI).

Zahlenmäßig haben NOGUCHI und BRONFENBRENNER die Konzentration verschiedener Chemikalien nach ihrer Einwirkung auf 2 Pallidastämme, einen dickeren und dünneren

Typ in einer hier wiedergegebenen Tabelle (Tab. 1) dargestellt. Dabei bedeutet die erste Kolumne (1) die Konzentration, bei welcher die Organismen noch wachsen, die zweite (2) die stärkste Verdünnung, die noch sterilisierend wirkt.

Ähnliche Bestimmungen und Zahlenreihen hat auch SEINAI AKATSU für eine große Anzahl von Medikamenten aufgestellt, indem er die tödliche Verdünnung einerseits und anderseits diejenige höchste Dosis, die noch ein Überleben der Spirochäten gewährleistet, miteinander vergleicht.

Die Seltenheit von Vaginalschankern führte HERMAN GOODMAN auf den Gedanken, daß die saure Reaktion des Vaginalsekretes damit in Zusammenhang stehen könnte. Experimentell suchte der Autor dem Problem nahe zu kommen, indem er verdünnte Essigsäure mit Spirochäten mischte. Tatsächlich wurden nach wenigen Augenblicken wesentliche Veränderungen in Beweglichkeit und Form der Pallida nachgewiesen.

Schon v. PROWAZEK hat bei seinen Untersuchungen an Hühnerspirochäten festgestellt, daß 10% *Saponin* die Spirochäten immobilisiert, so daß sie gestreckt oder korkzieherartig werden. Nach Zusatz von 10—20% taurocholsaurem Natrium tritt ebenfalls zuerst Immobilisation ein; darauf werden die Organismen blasser und stellen schließlich zarte Fibrillen dar, in deren Verlauf hier und dort ein Granulum lichtbrechender Substanz aufleuchtet. NEUFELD und v. PROWAZEK kamen mit Sapotoxin zu den gleichen Resultaten und fanden, daß ebenso wie Sp. gallinarum auch die Syphilisspirochäte durch Natrium taurochol. (mit 10% Glycerin konserviert) sofort aufgelöst wird, und zwar schneller als die Erythrocyten. Bei Zuführung von Seifenlösung verloren nach REASONER die Pallidae sofort ihre Beweglichkeit, sie schwollen an und veränderten ihre Gestalt und Zahl. Die in der Mitte des Deckglases von der verdünnten Lösung getroffenen Exemplare schlängelten sich, als hätten sie die Kolik. SIEBERT hat nach 10% taurocholsaurem Natrium Aufquellung der Spirochäten gesehen und eine Zerstörung des Gesamtprotoplasmas. Es löste sich das Lipoid des Periplasts, und zusammengeschrumpfte chromatische Körnchen wurden sichtbar; später verschwand auch der Periplast, so daß also die Auflösung der Spirochäten vollkommen war. 10% Saponin bedingte ein gequollenes Aussehen der Organismen mit teilweiser Abblassung. Ein ähnliches Aufquellen wurde durch Verdauungsversuche erzeugt, die der gleiche Autor an Luesspirochäten angestellt hat, indem er spirochätenhaltiges Material unter Zusatz von Pepsin und Salzsäure 2 Stunden lang bei Körpertemperatur im Brutschrank hielt. KEYSSELITZ fand an seinen Objekten, daß nicht nur Saponin und taurocholsaures Natrium, sondern z. B. auch destilliertes Wasser und Carbolsäure zur Verquellung des Periplasts führen, während die fädigen Strukturen erhalten bleiben.

Nach NOGUCHIs Angaben widersteht die Spirochaeta pallida der Verdauung mehrere Tage; 10% Gallensalze bringen sie vollständig zum Verschwinden, während Saponin sie in kurzer Zeit auflöst. Nach seinen neuesten Angaben ist es NOGUCHI gelungen, durch Einwirkung von Galle das Plasma des Pallidaleibes zu entfernen und den Achsenstab sichtbar zu machen. Übrigens werden nach den Angaben von ZUELZER durch Natr. taurochol. auch die Spiralen von Spirochäten, die in die Gruppe des Erregers der WEILschen Krankheit gehören, aufgelöst.

Eine auf Grund von NOGUCHIs Veröffentlichungen zusammengestellte Übersicht läßt die Unterschiede der einzelnen Spirochätengruppen deutlich erkennen. Trypsinverdauung wirkt auf Spironemen ebenso deutlich wie auf Pallidae, also Treponemen. Der Achsenfaden der Gattung Spirochaeta (im engeren Sinne) ist der Verdauung gegenüber resistent. Gallensalze veranlassen ein Blasserwerden, jedoch keine Auflösung der Spirochäten dieser Gruppe; den Körper der Cristispiren greifen sie nicht an, zerstören jedoch die Crista schnell. Treponemen und Spironemen unterscheiden sich auf Zusatz von Gallensalzen nicht, sondern verschwinden vollständig. Dagegen ist ein deutliches Unterscheidungsmittel gegeben, wenn Saponin zugeführt wird. Wie schon erwähnt, werden Treponemen wiederum in kurzer Zeit vollkommen aufgelöst; Spironemen werden innerhalb $1/2$ Stunde unbeweglich, zuweilen wird der Achsenfaden bloßgelegt. Die Cristispiren werden auf Saponin unscharf, ihre Crista wird in Fibrillen zerlegt, der Körper aber nicht angegriffen. Auch die Spirochaeta plicatilis wird durch Saponin nicht aufgelöst, sie lebt etwa 30 Minuten und wird später schattenhaft. Im Gegensatz zu den meisten übrigen Formen leistet die Leptospirengruppe der Saponinwirkung besonders lange Widerstand. NOGUCHI stellt das Verhalten dieses Formenkreises gegen Saponin als besonders charakteristisch hin und gründet unter anderem auch auf diese Eigenschaft die Abgrenzung seiner neuen Gattung. Eigene Untersuchungen an Spirochäten der menschlichen Mundhöhle konnten diese Beobachtung bestätigen (EDM. HOFMANN).

Nach OELZE vermag auch die Einwirkung von Chinablau Unterschiede in der Empfindlichkeit verschiedener Spirochätenformen des Mundes aufzudecken.

Ob es angezeigt ist, auf Grund solcher Unterschiede Arten und Gattungen zu scheiden, muß allerdings noch als zweifelhaft angesehen werden.

V. Systematik und Nomenklatur.

Die Besprechung der systematischen Stellung macht ein Eingehen auf die Namengebung des Syphiliserregers notwendig. Die Unklarheit, die über die Zugehörigkeit der ganzen Spirochätengruppe zum Tier- oder Pflanzenreich lange geherrscht hat und immer noch herrscht, hat die einzelnen Autoren bald zu diesen, bald zu jenen, zum Teil schnell wieder verlassenen Benennungen veranlaßt. In den Arbeiten von GONDER und PFENDER sind die historischen Verhältnisse eingehender erörtert.

In ihrer ersten Arbeit nannten SCHAUDINN und HOFFMANN den neuentdeckten Syphiliserreger „*Spirochaete pallida*". Später, nach Klärung der ätologischen Rolle, hat E. HOFFMANN auch die Namen „*Spirochaeta luis*", „*Syphilisspirochäte*" und als deutsche Benennung „*Lustschräubchen*" gebraucht, die aber, als nicht den Prioritätsabmachungen unterliegend, nur rein praktischen Zwecken dienen.

Durch die Bezeichnung *Spirochaete pallida* wollte SCHAUDINN die nahe Verwandtschaft zu der EHRENBERGschen Spirichaeta plicatilis dokumentieren. Und in der Tat ist die Ähnlichkeit gerade des der Luesspirochäte nahestehenden Formenkreises mit der Spirochaeta plicatilis weit größer als die vieler anderer Spirochätenformen. Tatsächlich haben die Entdecker in ihren Publikationen von der Spirochaete pallida gesprochen, da diese zwar philologisch richtigere, aber nach den Nomenklaturgesetzen falsche Schreibweise des EHRENBERGschen Gattungsnamens Spirochaeta durch COHN 1872 sich in die Literatur eingeschlichen hatte (im Juli 1905 machte zuerst STILES auf das Versehen aufmerksam).

Nach Entdeckung besonderer Eigenschaften („Endgeißeln" usw.) erkannte SCHAUDINN zunächst die Gattungsbezeichnung „*Spironema*" (VUILLEMIN) an, und als sich herausstellte, daß dies Wort schon zweimal in der zoologischen Literatur vergeben war — für eine Schnecke und ein Flagellatengenus — schuf er im Oktober 1905 den Gattungsnamen *Treponema* (*τρέπειν* drehen, *το νῆμα* der Faden), während aus gleichen Gründen STILES und PFENDER den Namen „*Mikrospironema*" im Dezember 1905 vorschlugen. Damit wäre also die Bezeichnung *Treponema* die gültige.

Ähnlich liegen die Verhältnisse, wenn wir die Syphilisspirochäten im Gegensatz zu SCHAUDINN nicht für tierische, sondern für pflanzliche Organismen halten. Dann brauchte für die Verwendung der Gattungsbezeichnung Spironema zwar das Vorhandensein dieses Namens im Gebiete der Zoologie kein Hinderungsgrund zu sein, aber ihr Vorhandensein im Pflanzenreich muß gleichfalls den Gebrauch des Wortes Spironema ausschalten. Es trägt nämlich, wie DOBELL kürzlich veröffentlichte, eine Gattung der Lauraceen, eine der Commelinaceen und eine der Verbenaceen diesen Namen. Wenn wir aber, wie es heute wohl noch zweckmäßig und vorsichtig zu sein scheint, den Spirochäten eine Art Mittelstellung einräumen und ihnen weder die Verwandtschaft zu pflanzlichen noch zu tierischen Organismen ganz absprechen, werden wir besser auch bereits im Pflanzenreich vergebene Namen ebenso ablehnen müssen wie solche aus dem Tierreich.

Auf Grund solcher Erwägungen erscheint zur Zeit die SCHAUDINNsche Benennung *Treponema* als einziger der neueren Gattungsnamen zu Recht zu bestehen. Deshalb ist dieser Name auch im Ausland und in wissenschaftlichen Kreisen so weit verbreitet und gebräuchlich.

Wieder eine andere Frage allerdings ist es, ob es schon berechtigt ist, die Gruppe der Spirochätoideen in so deutlich getrennte Gattungen und Arten zu scheiden, wie es häufig geschieht, mit anderen Worten, ob es notwendig und richtig war, auf Grund der bisher vorhandenen Charakteristica Arten und Gattungen aufzustellen. Bei der Kleinheit der in Frage stehenden Lebewesen ist es sicher sehr schwierig, solche Charakteristica herauszufinden, die als Gattungs- oder Artcharakter angesprochen werden dürfen. Auch bei den verschiedenen zum Typus „Pallida" gehörenden Organismen sind wir durchaus noch nicht so weit, daß wir biologisch verschiedene Formen morphologisch in jedem Falle zu differenzieren imstande wären; dessen ungeachtet hat man sich daran gewöhnt, schon von Arten zu sprechen. Die Zukunft muß lehren, wieweit die zur Zeit übliche Einteilung richtig ist. Solche Erwägungen sind es, die uns bewogen haben, noch die alte Bezeichnung Spirochaeta beizubehalten, indem wir dabei den Gedanken unterstreichen, daß jeder dieser Organismen prinzipiell mit der Spirochaeta plicatilis übereinstimmen muß. Der Unterschiede biologischer und morphologischer Art von der EHRENBERGschen Form sind wir uns natürlich bewußt, halten es aber erst für eine sekundäre Frage, ob diese Unterschiede Art- oder Gattungscharakter tragen.

Der VUILLEMINsche Name Spironema ist dann von GROSS verwandt worden, um im Gegensatz zum Treponema diejenigen Formen zu bezeichnen, die sich

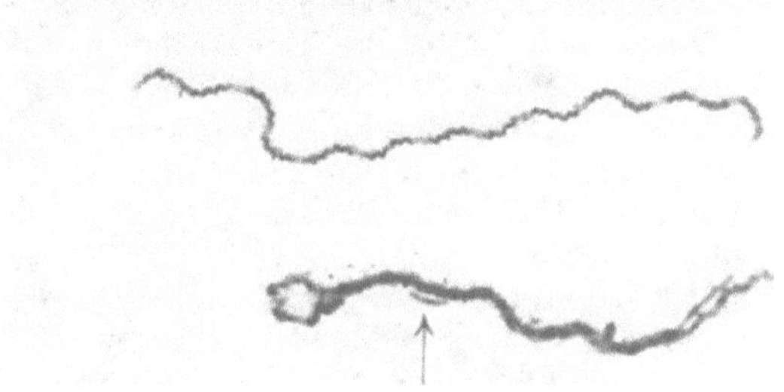

Abb. 28. Spirochaeta plicatilis.
(Aus SCHAUDINNs Nachlaß: Arb. a. d. Kaiserl. Gesundheitsamte. Bd. 26. Herausg. von M. HARTMANN und S. v. PROWAZEK. Nach ERICH HOFFMANN: Atlas der ätiolog. und exper. Syphilisforschung.) Der Pfeil deutet eine Stelle an, die SCHAUDINN für den Randfaden der undulierenden Membran hielt.

durch geringere Starrheit der Spirale auszeichnen und etwa als Recurrenstyp bezeichnen lassen. Und GROSS hat weiterhin die ganze Gruppe dieser Formen, einschließlich der Treponemen, den Cristispiren, Saprospiren und Spirochäten unter dem Namen Spironemacea gegenübergestellt. Indessen auch hierfür gilt die oben begründete Ablehnung; zu Recht würde die Bezeichnung Spironema GROSS nur unter der Voraussetzung bestehen, daß der ganze Formenkreis rein pflanzlicher Natur ist. In dieser Erkenntnis hat SCHILLING Spironema GROSS durch *Spirosoma* ersetzt. (Dahin gehören auch die Namen *Spiroschaudinnia* und *Borrelia*, auf die aber nicht weiter eingegangen werden soll.) Es ist aber wohl nicht richtig, und stimmt auch nicht mit den Angaben der meisten Autoren überein, wenn dieser Name Spirosoma nur für Blutspirochäten, die in die Gruppe der Recurrens gehören, reserviert bleibt. Wie wir später sehen werden, sind eine Anzahl beim Menschen schmarotzender Spirochäten (Sp. buccalis, balanitidis usw.) von der Pallida so wesentlich verschieden, daß es nicht angängig ist, sie mit HARTMANN und SCHILLING zu den Treponemen zu setzen.

Besonders übersichtlich hat NOGUCHI das *System* der *Spirochäten* wiedergegeben. Zu den Gruppen *Spirochaeta*, *Spironema*, *Cristispira* und *Treponema* ist durch die Entdeckung des Erregers der WEILschen Krankheit noch eine weitere Form gekommen, die NOGUCHI als *Leptospira* bezeichnet hat. Ohne daß wir im einzelnen auf die Unterschiede der verschiedenen Formen eingehen können, seien hier die Gattungsdiagnosen nach den Angaben von NOGUCHI, GONDER u. a. aufgeführt:

1. *Spirochaeta* (EHRENBERG 1835): stark flexibler, in Spiralen gewundener, einzelliger Organismus, durchzogen von einem Achsenstab, mit Volutinkörnern in den Plasmaspiralen. Fortpflanzung durch Querteilung. Resistent gegen Trypsinverdauung, Gallensalze, Saponin. Freilebend. Sp. plicatilis.

2. *Saprospira* (GROSS 1911): Große (100—120 μ) zylindrische Organismen ohne Achsenfaden, welche gekammert sind. Die mit deutlicher flexibler Membran versehenen Organismen kommen freilebend in Foraminiferen-Sanden vor und vermehren sich durch Querteilung.

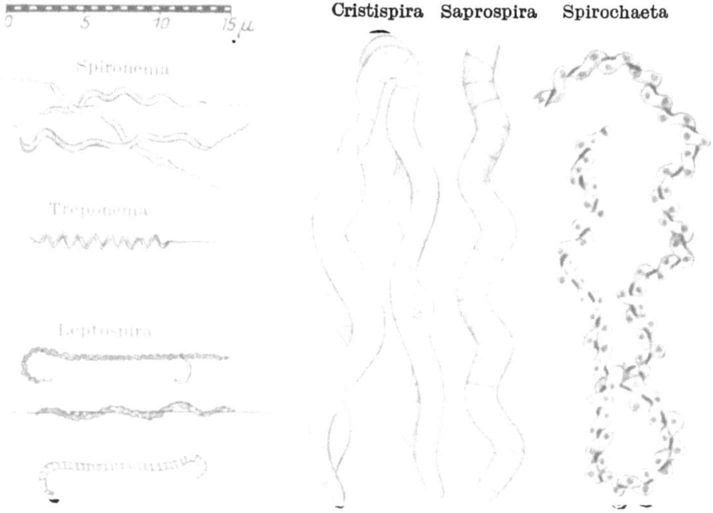

Abb. 29. Schematische Darstellung von Größe und Form der einzelnen Spirochätenarten. (Aus NOGUCHI: Morphological characteristics and nomenclature of Leptospira icterohaemorrhagiae.)

Die Gruppe steht abseits von den übrigen Spirochäten, wird aber vielfach noch in die Verwandtschaft der Spirochätoideen gerechnet, so daß sie hier erwähnt werden muß.

Ähnlich steht es mit einer weiteren Gruppe, die sich gleichfalls in ihrem Bau prinzipiell von den übrigen Spirochäten unterscheidet, nämlich der folgenden Gattung:

3. *Cristispira* (GROSS 1910): Die mit septenartigen Scheidewänden und mit einer deutlichen aus chitinartiger Substanz bestehenden Membran (Crista) versehenen Organismen zeichnen sich durch weite unregelmäßige Wellen und einen zylindrischen, bis 90 μ großen Körper aus. Gegen Trypsinverdauung ist die Membran resistent, während die Crista und die Kammerung schwindet. Durch Gallensalze wird die Crista schnell zerstört, der Körper nicht angegriffen; durch Saponin fasert sich die Crista auf. Die parasitisch besonders im Krystallstiel verschiedener Muscheln lebenden Organismen vermehren sich durch Querteilung.

Für unsere Betrachtung sind die beiden nun folgenden Gruppen die wichtigsten.

4. *Spironema* (VUILLEMIN 1905): Wellenartig gebogener, stark flexibler Körper mit lebhafter, schlängelnder und schraubenartiger Bewegung, im Mikroskop oft konturiert erscheinend. Der zylindrische oder leicht abgeplattete Körper hat zugespitzte Enden, die oft in Terminalfäden auslaufen. Vermehrung durch Querteilung. Gallensalze und Saponin bringen sie zum Verschwinden oder töten sie ab. Parasitische und saprophytische Formen: Sp. recurrentis usw., Sp. refringens, buccalis und viele andere.

5. *Treponema* (SCHAUDINN 1905): Besonders eng und korkzieherartig steil gewundener, flexibler Organismus mit wie präformiert erscheinender Spirale, schrauben- oder korkzieherartigen Bewegungen mit seitlichen Beugungen und Knickungen. Achsenfaden nicht

bekannt; fibrillärer, feiner Periplast mit Periplastfortsätzen (Endfäden). Der Trypsinverdauung widerstehen die Treponemen mehrere Tage. Unter Einwirkung von Gallensalzen und Saponin werden sie binnen kurzem aufgelöst.

Diese Unterschiede zwischen Spironema und Treponema gehen allerdings unter Kulturbedingungen oft mehr oder minder verloren und treffen nur auf Individuen, zu, die nicht durch abweichende Lebensbedingungen verändert sind.

6. *Leptospira* (Noguchi 1917): Sehr eng und sägeartig gewundener, kleiner, zylindrischer, mehr starrer Organismus mit gespitzten, lebhaft und quirlartig sich drehenden Enden (Bewegungsorganellen), oft kleiderbügelartig gekrümmt; Windungen sehr fein und wenig tief. Achsenfaden (nach Zuelzer) vorhanden. Durch Gallensalze ist sie leicht auflösbar, dagegen 10%igem Saponin gegenüber sehr widerstandsfähig. Pathogene und saprophytäre Formen. Sp. icterohaemorrhagiae [Inada und Ido[1])], Weilsche Krankheit, Sp. icteroides (Noguchi), Gelbfieber, Sp. biflexa (Wolbach und Binger), Sp. trimerodonta (Hoffmann). Noguchi begründet die Abtrennung der Gattung Leptospira besonders durch die Unveränderlichkeit der kleinen Elementarwindungen und durch die Tatsache, daß die Tiefe der Windungen nicht den Körperdurchmesser überschreitet, was bei anderen Spirochäten unbekannt ist.

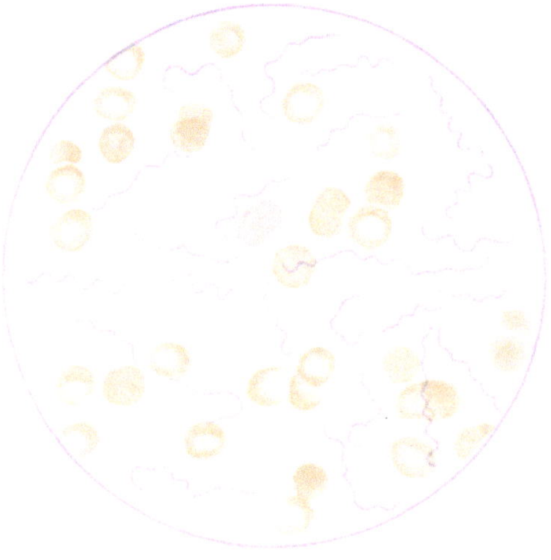

Abb. 30. Spirochaeta Duttoni aus Mäuseblut. Giemsafärbung. 1:1000. (Aus Erich Hoffmann: Atlas der ätiologischen und experimentellen Syphilisforschung.)

Nach den Untersuchungen von Sabrazès kann man die Affinität der einzelnen Spirochätenarten gegen Farbstoffe weitgehend differentialdiagnostisch verwerten.

Der Vergleich der Färbungsaffinität wird auf folgende Weise vorgenommen: Auf die lufttrockenen Ausstriche wird ein Deckglas mit einem Tröpfchen der Farbflüssigkeit, und zwar wässeriger Methylenblaulösung 1:500, Carboltoluidinblaulösung 1:100, Carbolfuchsin 1:3 gelegt. Die Sp. pall. färbt sich mit heißem Carbolfuchsin, während sie durch Methylenblau und Toluidinblau nicht tingiert wird. Die Sp. icterohaemorrhagiae ist mit den blauen Farbstoffen sehr schlecht färbbar; Carbolfuchsin nimmt sie sogar in der Kälte an. Sp. gallinarum und die verschiedenen Recurrens-Spirochäten sind gegen alle drei Farbstoffe sehr empfindlich; ebenso die Bronchitis-Spirochäte von Castellani und die Sp. Vincenti und die fusiformen Bacillen. Auch die im Munde und im Präputialsekret gefundenen Spirochätenformen verhalten sich ähnlich und genau wie die bei Typhus und Peritonitis vom Autor festgestellten Formen.

Die Besprechung der Differentialdiagnose der Pallida erfordert einmal die Kenntnis der Arten, die gleichfalls zu den Treponemen gerechnet werden, und andererseits die Darstellung und Besprechung der Formen, die gemeinsam mit der Pallida vorkommen oder an solchen Orten gefunden werden, an denen auch die Möglichkeit eines Vorkommens der Pallida besteht.

Als wichtigster Repräsentant der Treponemengruppe, welchem auch als Erreger der tropischen Framboesie eine große praktische Bedeutung zukommt, ist die *Spirochaeta pertenuis* (Castellani 1905). Die meisten Autoren, darunter Castellani selbst, halten die Differenzierung gegen die Pallida für nahezu unmöglich. Nach den Beobachtungen von v. Prowazek soll sie etwas dicker als die Pallida sein, weniger starre und regelmäßige Windungen und einen nicht

[1]) Der gleiche Organismus ist von Uhlenhuth und Fromme fast gleichzeitig mit den japanischen Autoren entdeckt und als Sp. icterogenes beschrieben worden.

so elastischen und formbeständigen Faden haben. Die Enden sind oft hakenförmig oder ösenartig umgebogen oder stumpf; Periplastfortsätze nicht so regelmäßig (s. Abb. 31).

Auch das *Treponema cuniculi*, das in den letzten Jahren als Erreger der originären Kaninchenspirochätose bekannt geworden ist, unterscheidet sich gleichfalls kaum von der Syphilisspirochäte; vielleicht ist es etwas weniger zart und fein, etwas weniger steil gewunden und von noch größerer Flexibilität. KOLLE, RUPPERT und MÖBUS betonen, „daß die Unterschiede zwischen den beiden Erregern allerdings sehr geringe sind, und daß sie nicht so charakteristisch konstant sind, daß sie eine sichere Trennung von Treponema pallidum und cuniculi ohne weiteres zulassen". Dies ist für die experimentelle Syphilisforschung ungemein wichtig und erschwerend.

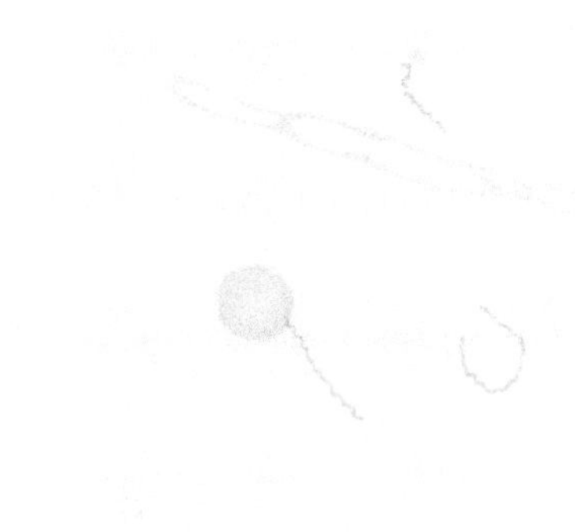

Abb. 31. Spirochaeta pallidula (CASTELLANI) im Ausstrich einer jungen geschlossenen Efflorescenz von Framboesia tropica. Giemsafärbung. 1:1000. (Aus ERICH HOFFMANN: Atlas der ätiologischen und experimentellen Syphilisforschung.)

Von großem Interesse, besonders kurz nach der Entdeckung der Syphilisspirochäte, waren diejenigen Formen, die als Saprophyten in den verschiedensten Efflorescenzen des Menschen, insbesondere in ulcerierten Carcinomen gefunden wurden (*Sp. pseudopallida* HOFFMANN-MULZER). Neuerdings spricht OELZE von einer „Sp. incertitudinis", die der Sp. pall. morphologisch ganz gleichen, sich dynamisch aber durch mehr peitschende Bewegungen unterscheiden soll (2mal ohne Lues, doch *nicht* im Drüsenpunktat gefunden). Mit dem Auffinden dieser Spirochäten schien die Unterscheidbarkeit der Pallida seinerzeit ernstlich in Frage gestellt; indessen gelang es doch, gewisse Unterschiede zwischen beiden Formen herauszufinden. Die Pseudopallida ist ein neben größeren Spirochäten auf ulcerierten Carcinomen usw. schmarotzender Parasit, der sich durch wechselndere, mannigfachere Formen sowohl im frischen als im gefärbten Präparat von der Pallida unterscheiden läßt; sie ist oft dicker und plumper, hat meist spärlichere, unregelmäßigere und etwas flachere Windungen und stumpfere Enden, eine andere Art der Bewegung und im gefärbten Präparat einen etwas anderen, bläulicheren Farbenton bei guter Giemsafärbung; auch mit verdünntem Carbolfuchsin, Carbolgentianaviolett ist sie färbbar, ebenso mit Borax-Methylenblau. Bei tierischen Carcinomen sind

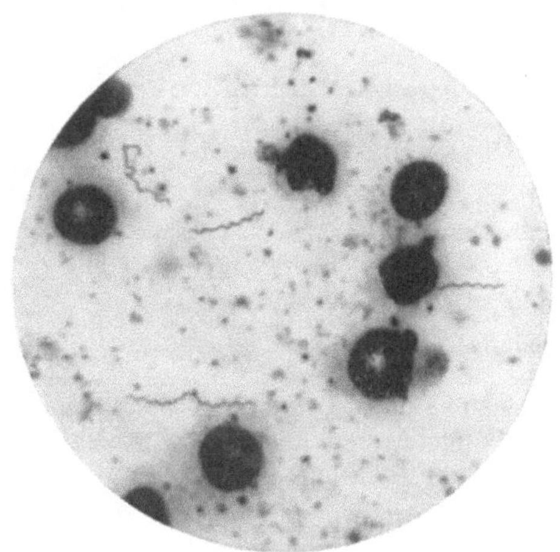

Abb. 32. Spirochaeta cuniculi im Ausstrich. (1:1000). Originalphotogramm.

die gleichen Formen beschrieben (ARNHEIM). SIMMONDS fand bei inneren Carcinomen ebenfalls Spirochäten, wenn sie im Verlauf des Magen- und Darmkanals lagen. Ferner ist der Befund von MOTTA, der bei Papillomen des Kehlkopfes der Sp. pall. ähnliche Formen nachwies, hier zu nennen.

Wie vorsichtig man auch an den Genitalien mit diesen feinen nicht nur bei Balanitis und Papillomen, sondern auch bei Carcinom der Glans und des Praeputiums vorkommenden *Pseudopallidae* sein muß, haben uns eigene Beobachtungen seit langer Zeit öfters gelehrt (E. HOFFMANN). Besonders bei alten Syphilitikern mit noch positiven Reaktionen im Blut oder Liquor können diese Formen leicht Anlaß zu Täuschungen geben, wenn die HOFFMANNsche Regel, wonach nur reine, lediglich den echten Pallidatyp enthaltende Präparate diagnostisch verwandt werden dürfen, nicht streng beachtet wird, und alle andern Hilfsmittel, auch der histologische Befund, nicht herangezogen werden.

Ferner gehört in dies Gebiet noch die *Sp. dentium* KOCH. Diese feine, sägeartig und enggewundene in der Mundhöhle vorkommende Spirochäte ist von der Sp. pall. oft etwas leichter zu unterscheiden; neben ihr will GERBER noch eine feinere Form als *Sp. denticola* abtrennen. Eine in Größe und Dicke zwischen Sp. buccalis und dentium stehende, weniger scharf umrissene Mittelform mit mehr korkzieherartigen Windungen ist die *Sp. media oris* von E. HOFFMANN und v. PROWAZEK.

Schließlich fügt sich diesen Formen noch die ziemlich enggewundene *Sp. skoliodonta* E. HOFFMANNs an, wegen ihrer ruckweise buckel- oder wurmartigen Bewegungen so benannt. Sie ist recht dünn, schwächer lichtbrechend als die Sp. dentium und daher ohne Dunkelfeld kaum sichtbar und schwer färbbar. Ob sie als besondere Art anzusehen ist, blieb aber nicht unbestritten.

Die rein morphologischen Unterschiede zwischen dem Syphiliserreger und der Spirochaeta dentium legt HOFFMANN bereits 1906 in der Ätiologie zahlenmäßig so fest:

Spirochaeta dentium:	Spirochaeta pallida:
Länge 4—12 μ, selten mehr,	Länge 10—20 μ,
Dicke bis $^2/_3$ μ bei LÖFFLERscher Färbung,	Dicke $^1/_4 \mu$, meist dünner als Spirochaeta dentium,
Windungslänge 1,2 μ,	Windungslänge 1,2 μ,
Windungstiefe $^1/_3$—$^2/_3$ μ, in maximo,	Tiefe meist 1,0—1,5 μ,
Verhältnis der Länge und Tiefe der Windungen durchschnittlich $\frac{1,0}{0,5}$,	Verhältnis der Länge und Tiefe der Windungen durchschnittlich $\frac{1}{1,0-1,5}$,
Windungswinkel fast eckig.	Winkel gerundet.

Dazu kommt, daß die Sp. dentium die zusammenschnellenden Streck- und Beugebewegungen weniger zeigt und ausgeprägte Endfäden häufig vermissen läßt (s. auch Dissertation von ERICH HOFFMANNs Schüler ODERMANN).

Heute, wo wir die große Variationsbreite der einzelnen Formen besonders unter Kulturbedingungen kennen, müssen wir unterscheiden zwischen der wissenschaftlichen Einordnung eines einzelnen Exemplars und der praktischen Diagnose der Syphilis durch den Spirochätennachweis. Daß diese letztere trotz aller Ähnlichkeit der einzelnen Formen nicht berührt wird und nach wie vor auf Grund der Morphologie weitgehend erfolgen kann, ist an anderer Stelle dargetan worden (s. auch EDM. HOFMANN).

Die mannigfaltigen Spirochätenformen, die in der Mundhöhle vorkommen, haben verschiedene Autoren in ein übersichtliches Schema einzuordnen versucht. So schlägt GERBER folgende, auch im Lehrbuch von KOLLE-HETSCH wiedergegebene, Einteilung vor:

1. Spir. undulata } Sp. buccalis,
2. Spir. inaequalis (Erstarrungsform von 1?) } Sp. buccalis,
3. Spir. dentium } Spir. dentium
4. Spir. denticola } Spir. dentium
5. Spir. tenuis } Abarten von 1 und 2, 1 oder 2 = Spir. vincenti?
6. Spir. recta } Abarten von 1 und 2, 1 oder 2 = Spir. vincenti?

Diese Aufstellung ist nicht mehr haltbar, da es sich zum Teil um irgendwie veränderte Formen der verschiedenen Mundspirochäten handelt. Statt dessen hat E. HOFFMANN ebenfalls nach morphologischen Gesichtspunkten ein Einteilungsschema aufgestellt, das die verschiedenen voneinander zu differierenden Typen enthält, ohne allerdings auf kulturelle Unterschiede Rücksicht zu nehmen. Mit einer kleinen Ergänzung sei es hier wiedergegeben.

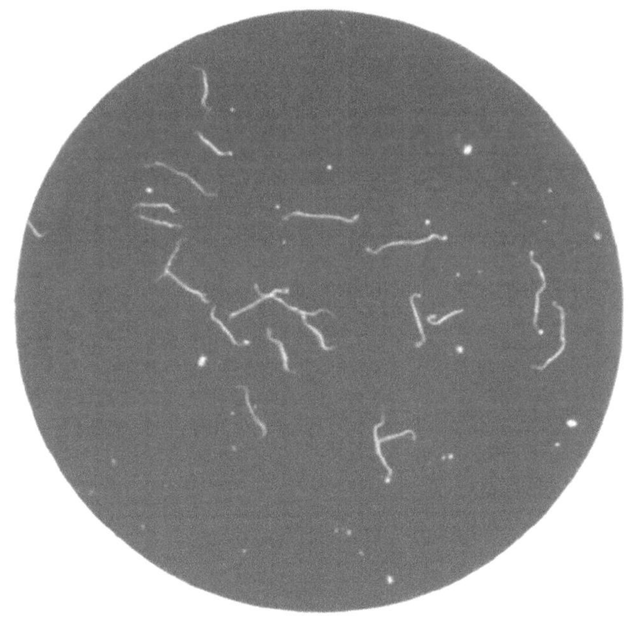

Abb. 33. Spirochaeta ictero-haemorrhagiae. (WEILsche Krankheit.) 1 : 700.

Mund- und Zahnspirochäten.

1. Spir. buccalis (COHN)
   a) crassa
   b) tenuis
   c) inaequalis (?) } gröbere Formen,
2. Spir. media oris (E. HOFFMANN und v. PROWAZEK 1906) — Mittelformen,
3. Spir. dentium (KOCH)
4. Spir. skoliodonta (E. HOFFMANN 1920)
5. Spir. trimerodonta (E. HOFFMANN 1920)
6. Spir. minima recta (E. HOFFMANN). } feine Formen.

Auch diese Aufstellung hat nur den Zweck einer besseren Orientierung, bis die von NOGUCHI u. a. gewonnenen kulturellen Ergebnisse eine bessere und vielleicht einfachere Gruppierung ermöglichen (Wachstumsart, Geruch, sonstige biologische Eigenschaften).

Die unter Ziffer 5 erwähnte Spirochaeta trimerodonta gehört in die Gruppe der Leptospiren und ist 1920 von E. HOFFMANN in der Mundhöhle normaler Menschen beschrieben worden. Die *Sp. minima recta* ist ungemein klein und in der ihr eigenen schnellen Ortsbewegung einem feinen geraden Stäbchen ähnlich; sie ist von E. HOFFMANN 1920 zuerst in einer Anmerkung seiner erwähnten Arbeit kurz skizziert und gleicht der 1923 von KRANTZ als *Spir. celerrima* benannten Form im Balanitiseiter (s. unten).

Auch die Synonymik der an den normalen wie pathologisch veränderten männlichen und weiblichen Genitalorganen vorkommenden Spirochäten bedarf noch weiterer Klärung. Auch hier finden sich neben groben Formen, die als Sp. refringens und Sp. balanitidis bezeichnet werden und zu den Spironemen zu rechnen sind, noch verschiedene Spirochäten, welche der Pallida mehr ähneln, sowie mittlere und noch feinere, ja selbst der Leptospirengruppe angehörige Formen.

Diese feinen Formen hat neuerdings W. KRANTZ näher untersucht. Er fand im Balanitiseiter neben Formen, die der Spir. trimerodonta und skoliodonta ähneln, eine als feines gerades Stäbchen schnellstens hin und her eilende Form, deren 3—5 unregelmäßige Windungen erst beim Erlahmen deutlich werden, so daß sie erst dann als Spirochäte erkannt werden kann, und nannte sie 1923 *Spir. celerrima*; sie gleicht der von E. HOFFMANN selten auch im Munde gesehenen Form. Letzterer hat sie in größerer Zahl auch bei ulceröser Balanitis (Ulc. gangraenosum) gefunden und etwa 20 Stunden lang beweglich gesehen (im wachsumrandeten Präparat). Auch H. FREUND hat sie bei Balanitis erosiva bestätigt. Die systematische Einordnung dieser *Spir. minima recta* oder *celerrima* erscheint uns noch nicht spruchreif.

NOGUCHI setzt in einer Tabelle einen kleinen, mittleren und großen Typ, welche den Tr. minutum, calligyrum und Sp. refringens entsprechen, in ihren Maßverhältnissen dem Tr. pallidum gegenüber.

Tabelle 2. Maßtabelle der beim Manne an den Genitalien gefundenen Spirochäten.

Typus	Länge		Dicke	Windungsweite und Zwischenräume	Windungstiefe	Zahl der Windungen und Wellen
	Durchmesser	äußerste Maße				
Kleine Form (Tr. minutum)	7—10 μ	3—14 μ	0,25-0,3 μ	0,9—1 μ ziemlich regelmäßig	0,2—0,5 μ (evtl. 1 μ)	7—10
Mittlere Form	9—12 μ	4—14 μ	0,35-0,4 μ	1,75 μ meist zieml. regelmäßig	0,5—1 μ	5—8
Große Form (Sp. refringens)	12—16 μ	7—22 μ	0,7 μ	2—3 μ mehr oder weniger regelmäßig	0,5—1,5 μ verändern im Leben d. Lage der Wellen	3—5 (evtl. 8) sehr variabel
Tr. pallidum	8—14 μ	6—18 μ	0,25-0,3 μ	1 μ	0,8—1 μ	8—14 (evtl. 16)

(Modifiziert nach NOGUCHI: The spirochetal flora of the normal male genitalia. Journ. of Exp. Med. June 1. 1918. Vol. 27. Nr. 6. p. 667—678.)

Auch die weiblichen Genitalien weisen die gleichen Spirochätenarten in ähnlicher Variationsbreite auf. Neuerdings hat PHILIPP im Genitalsekret von Wöchnerinnen 3 verschiedene Spirochäten nachgewiesen, die er als Sp. refringens, denticola und ictero-haemorrhagiae (Leptospira) auffaßt bzw. den Formenkreisen dieser Spirochäten einordnet.

Die von OELZE neuestens als Sp. incertitudinis in 2 Fällen, in denen Syphilis ausgeschlossen schien, beschriebene ganz pallidaähnliche Form sei hier nochmals kurz erwähnt.

Diese Übersicht zeigt, daß unsere Kenntnisse auf diesem Gebiet noch unvollkommen und trotz vieler Einzelheiten von der Möglichkeit einer systematischen Ordnung noch fern sind. Manche der genannten Formen mögen sich aus der Variationsbreite der einzelnen Arten erklären und so werden wohl auch einige der Namen noch verschwinden, wenn durch übersichtliche und sichere Kulturergebnisse erst die Identität mancher Mund- und Genitalschmarotzer sich erweisen läßt. Dazu bieten aber bisher auch NOGUCHIs Kulturergebnisse noch keine ausreichende Grundlage, und so wollen wir auf jeden Versuch einer derartigen vereinfachenden Ordnung dieser Organismengruppen verzichten. Nach NOGUCHI ist Wachstum und Gewebszusatz, wie ihn die Sp. pallida erfordert, für seine Sp. macrodentium, ohne solchen für Sp. microdentium, calligyra, refringens und mucosa bezeichnend; schwefelwasserstoffartigen Geruch zeigen Sp. microdentium und mucosa, letztere auch Schleimproduktion, während andere, wie die Sp. pall. geruchlos wachsen sollen. Die Auffindung von Lepto-

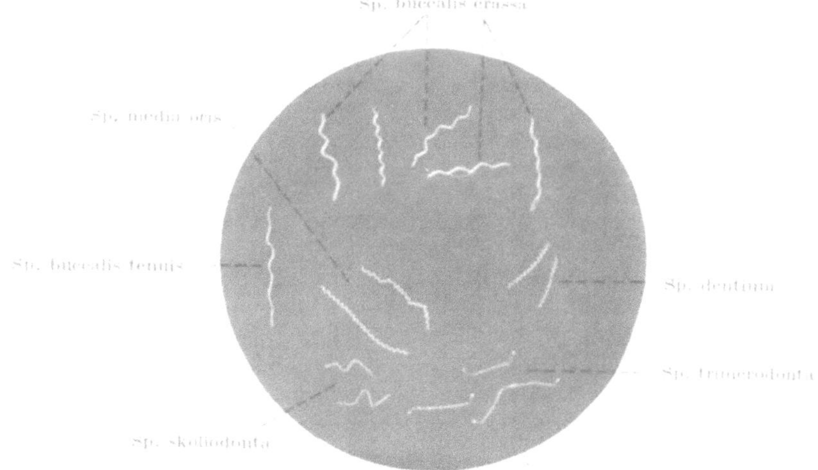

Abb. 34. Verschiedene Spirochätenformen aus der menschlichen Mundhöhle. (Aus ERICH HOFFMANN: Über eine der WEILschen Spirochäte ähnliche Zahnspirochäte des Menschen. (Spir. trimerodonta) und andere Mundspirochäten.)

spiren und anderen Spirochätenarten im Wasser (z. B. an Wasserleitungshähnen), der Umstand, daß diese Formen zum Teil in mit wenig Serum versetztem Wasser kultiviert werden können, erfordert auch Feststellungen darüber, wie weit diese Wasserschmarotzer sich an den Schleimhäuten des Mundes und der Genitalien zeitweise oder dauernd ansiedeln können. Untersuchungen ZUELZERs deuten darauf hin, daß ein solcher Übergang tatsächlich vorkommt, indem es geglückt ist, freilebende Formen der Leptospirengruppe experimentell zu Krankheitserregern zu machen. Gerade die Beobachtung zahlreicher pallidaähnlicher Spirochäten im Wasser hat die ubiquitäre Verbreitung des „Pallidatyps“ der Spirochäten besonders dargetan. Zahlreiche Übergangsformen zur Plicatilis und zu Leptospiren erschweren die Abgrenzung noch mehr.

Schließlich verdienen noch jene Gebilde kurzer Erwähnung, die durch ihr zuweilen spirochätenähnliches Aussehen immer wieder zu diagnostischen Irrtümern geführt haben und als Pseudospirochäten bezeichnet werden können. Es handelt sich um bewegliche, fließende Schlängelung zeigende, eiweißartige Fäden, die in der Hämatologie längst bekannt sind, aber auch in Gewebssaft und Reizserum, besonders in älteren und schon eine Zeitlang der Dunkelfeldlampe ausgesetzten Präparaten gesehen werden. Von ROSENTHAL ist zuerst die Aufmerksamkeit auf diese Gebilde gelenkt worden; in der englischen Literatur hat sich an die vermeintliche Entdeckung einer neuen Spirochäte im Blut durch Helen Chambers eine Polemik angeschlossen, welche die angeblichen Spirochäten als Pseudospirochäten erwies; und vermutlich sind auch die von Meesen neuerdings als Erreger der perniziösen Anämie beschriebenen Spirochäten weiter nichts als ähnliche Produkte. Meist sind die Pseudospirochäten wohl als Abscheidungsprodukte der roten Blutkörperchen aufzufassen, evtl. als Abkömmlinge der Erythrocytenhülle oder auch von Blutplättchen (?). Aber auch Fibrinfäden können spirochätenartig gewunden sein, und zu Verwechslungen Anlaß geben. Jedenfalls ist es dringend erforderlich, alle diese Gebilde zu kennen, wenn man eine Spirochätendiagnose stellen will. Übrigens sind auch im gefärbten Präparat Fibrin- und Eiweißfäden zuweilen spirochätenähnlich. Auch Zuelzer erwähnt die Pseudospirochäten, ohne allerdings ihr für uns geläufiges Vorkommen im Dunkelfeldpräparat zu betonen. Neben diesen künstlichen Gebilden können auch abgerissene Geißeln von Bakterien Anlaß zur Verwechslung geben, indem große Geißeln, die sich vom Organismus losgelöst haben, kurzen Spirochäten ähnlich sein können.

Zum Schluß seien noch einige Bemerkungen über die Stellung der ganzen Spirochätengruppe im System der Natur den bereits über ihre Zugehörigkeit zum Tier- und Pflanzenreich vorangeschickten angefügt.

Die Frage der Zugehörigkeit der Spirochätengruppe zum Tier- oder Pflanzenreich und damit die systematische Einordnung unter verwandte Gruppen ist in den ersten Jahren nach der Pallidaentdeckung ganz besonders viel diskutiert worden, und zwar zum Teil ohne die Kenntnis der Einzelheiten und den Überblick, welchen wir heute haben. Aber auch heute sind ja bekanntlich manche Gebiete immer noch so umstritten, daß von einer einheitlichen Meinung keine Rede sein kann. Während Ehrenberg seine Spirochaeta plicatilis als pflanzlichen Organismus ansah, war Schaudinn von der Zugehörigkeit der Spirochäten zu den Trypanosomen überzeugt. Seine Ansicht besteht sicher in dieser Form nicht zu Recht, aber gerade diese Hypothese ist richtunggebend für große Fortschritte auf dem Gebiete der Therapie der Syphilis geworden, und hat zur Auffindung der Arsenpräparate (Atoxyl — Uhlenhuth und Hoffmann) als Heilmittel der Lues und zu P. Ehrlichs Entdeckung des Salvarsans geführt.

Zunächst waren es morphologische Erwägungen, die neben leichterer chemotherapeutischer Beeinflußbarkeit die Verwandtschaft mit Protozoen nahelegten, insbesondere schienen die Flexibilität, die supponierte undulierende Membran und die Längsteilung, später die eigenartige Querteilung mit Zwischenfadenbildung auf nahe Beziehungen zu den Trypanosomen hinzudeuten.

Heute ist, da wir die undulierende Membran und umschriebene Kerne nicht anerkennen, die Kluft, die die Spirochäten von den Trypanosomen trennt, klarer geworden. Die gekammerte Struktur mancher Formen unterstreicht diesen Gegensatz noch mehr, während sie anderseits andeutet, daß auch innerhalb der Spirochätengruppe beträchtliche Unterschiede bestehen. Der Achsenstab der Spirochäten und die Crista der Cristispiren sind gleichfalls Organelle, welche erhebliche Unterschiede innerhalb der Gruppe bedeuten.

Die „Geißeln" der Spirochäten, die wir als Endfäden oder Fortsätze des Periplasts kennen gelernt haben, sind aber jedenfalls verschieden von den ganz anders strukturierten Bakteriengeißeln, wenn sie auch Noguchi mit dem Achsenfaden zusammen als ihre Homologa auffaßt. Der Teilungsvorgang, bei dem sie entstehen, ist viel zur Begründung einer näheren Verwandtschaft herangezogen worden, aber die Längsteilung, mit der man die Trypanosomenverwandtschaft näher begründen wollte, mußte fallen gelassen werden. Auch ist die Teilungsrichtung keineswegs geeignet, die Zugehörigkeit der Spirochätengruppe zum Tier- oder Pflanzenreich zu entscheiden, da sich herausgestellt hat, daß der Teilungsmodus keine durchgreifende Differenz bedeutet.

Besondere Schwierigkeiten bietet heute das Problem eines Entwicklungszyklus. Während die Vorstellungen verschiedener Autoren über einen Generationswechsel als rein hypothetisch und völlig unbewiesen hier übergangen werden können, bedürfen die Sporen- und Knospenbildungen, wie sie z. B. MEIROWSKY beschreibt, nochmaliger Erwähnung, da ihre Anerkennung einen wesentlichen Schritt für den Nachweis der Spirochätenzugehörigkeit zum Pflanzenreich bedeuten würde. Gerade diese Frage bedarf, da auch an typischen Bakterien, Vibrionen usw. Wuchsformen ähnlicher Art vorkommen, sicher noch eingehender Untersuchung.

Als wichtig für die systematische Einordnung muß auch die Beschaffenheit der Hülle des Spirochätenleibes im Verein mit den Funktionen (Flexibilität usw.), welche an sie geknüpft sind, gelten.

Die Flexibilität ist allerdings eine für Spirochäten außerordentlich charakteristische Eigenschaft; aber es darf doch nicht vergessen werden, daß es auch Bakterienarten gibt, die eine gewisse, allerdings geringe Flexibilität besitzen (DOBELL), und daß ferner die Oscillarien auch in ihrer Bewegungsart eine gewisse Ähnlichkeit aufweisen, indem „die Bewegung in rhythmischem Wechsel von Vor- und Rückbewegung unter gleichzeitiger Drehung um die Längsachse abläuft" (GÜNTHER SCHMID). Wenn aber auch *prinzipiell* in dieser Hinsicht eine strenge Grenze zwischen Spirochäten und pflanzlichen Organismen nicht zu ziehen ist, muß doch stark betont werden, daß die Intensität und Schnelligkeit der Bewegung eine ganz andere ist. Daher ist der von SCHAUDINN und vielen anderen hervorgehobene Unterschied zwischen Spirochäten und pflanzlichen Organismen auch heute noch auffallend und bedeutsam genug, wie ihn M. ZUELZER macht und folgendermaßen ausdrückt: „Die starke aktive Flexibilität unterscheidet die sehr elastischen Bewegungen der Spirochäten scharf von denen der pflanzlichen Organismen, wie z. B. von der Schwimmbewegung der geißeltragenden Spirillen mit ihrem stets nur nach einer Richtung uhrfederartig zusammenschnellenden Körper, und den Krümmungen und Gleitbewegungen der Oscillatorien und Beggiatoen".

Schon EHRENBERG hat bei Aufstellung seiner Artbegriffe die Unterschiede zwischen der Gattung *Spirillum* und *Spirochaeta* im wesentlichen in der Flexibilität bzw. der Starrheit der Membran gesehen. Die Gattung Spirillum (EHRENBERG 1832) wird definiert als „Animal e familia vibrioniorum, divisione spontanea imperfecta (et obliqua?) in catenam tortuosam s. cochleam *rigidam* et in cylindriformam extensam abiens". Die Gattung Spirochaeta (1835) wird folgendermaßen charakterisiert: „Animal e familia vibrioniorum, divisione spontanea imperfecta in catenam tortuosam s. cochleam filiformen *flexibilem* elongatum".

Tatsächlich ist die Differenz im System gerade dieser beiden in ganz äußerlichen Beziehungen ähnlichen Formen eine recht große, indem die Spirillen, die mit richtigen Geißeln versehen sind, zu den echten Bakterien gehören.

Über die fibrilläre Struktur des Periplasts der Spirochäten, deren gelegentliche Auffaserung nach v. PROWAZEK und SCHELLACK „seitliche Geißeln" vortäuschen kann, wurde bereits oben gesprochen; die Ansichten über seine Bedeutung für die Systematik sind noch geteilt, vor allem auch bestehen bei den einzelnen Gruppen der Spirochäten (Cristispira und Spirochaeta usw.) weitgehende Unterschiede.

Wie vielseitig und ungeklärt die Meinungen auch derjenigen Autoren, die zur Auffassung der Spirochäten als Pflanzen neigen, noch heute sind, sieht man daraus, daß die einen sie zu den Spirillen zählen (NOVY und KNAPP, SWELLENGREBEL), die anderen eine Verwandtschaft mit den Cyanophyceen annehmen (SCHELLACK) oder einen Teil — Spirochaeta — zu den Cyanophyceen und einen anderen Teil — Cristispira und Treponema — zu den Bakterien rechnen (GROSS).

Auch die Beeinflußbarkeit der Außenhülle durch Chemikalien kann wohl nur mit gewissen Einschränkungen als Beweis für die Differenz von anderen

Gruppen verwandt werden. Es sind doch auch, wie früher dargetan ist, bei den verschiedenen Spirochätenarten beträchtliche Unterschiede vorhanden.

Ebenso vermochten die Untersuchungen über die Plasmolysierbarkeit nicht eine Entscheidung herbeizuführen.

Unter Plasmolyse versteht man in der Botanik die Eigenschaft des Zellplasmas, sich von der Zellmembran zurückzuziehen, wenn ein wasserentziehendes Mittel zugesetzt wird. Es sind also als Vorbedingungen für das Zustandekommen der Plasmolyse erforderlich 1. ein Mittel, welches plasmolysierend wirkt, 2. eine Zellmembran, die permeabel ist, um die Flüssigkeit in das Innere der Zelle gelangen zu lassen, 3. eine impermeable Plasmamembran, die sich bei der Plasmolyse mit dem Plasma von der Zellmembran zurückzieht und schließlich 4. muß die Zellmembran ziemlich starr sein und nicht selbst allzusehr durch die zugesetzten Lösungen verändert werden.

Diejenigen Autoren, die den Spirochätenleib für vollkommen nackt halten, die also eine Zellmembran leugnen, schließen damit gleichzeitig die Plasmolysierbarkeit aus, während andere von den verschiedensten Spirochätengruppen eine Zellmembran und damit auch die Möglichkeit der Plasmolysierbarkeit annehmen.

Besonders an groben Spirochäten, z. B. der Sp. buccalis und refringens sieht man oft Lücken im Verlaufe oder an den Enden des Körpers. Man hat da den Eindruck, daß der Plasmaleib eine Unterbrechung erfahren hat, während die Hülle in ihren Konturen deutlich zu erkennen bleibt. Und gleiche Bilder sind beobachtet an den Enden der Spirochäten, an denen sich das Plasma zurückgezogen und ein unausgefülltes leeres Schlauchstück übriggelassen hat. Diese Bilder, die schon Hoffmann in der „Ätiologie“ erwähnt, könnten als Plasmolyse gedeutet werden. Aber auch deswegen ist die Plasmolysierbarkeit der Spirochäten nicht geeignet, ihre systematische Stellung festzulegen, weil es Bakteriengruppen gibt, bei denen sie vermißt wird (Gross), während sie doch sonst bei Bakterien vorhanden ist.

Auf die *Plasmoptyse*, bei welcher Plasmamassen aus der Umgrenzung des Organismus heraustreten und kugelförmige Hervorwölbungen bilden, soll an dieser Stelle nicht näher eingegangen werden, da über ihre Bedeutung auch unter den Botanikern die Ansichten geteilt zu sein scheinen. Wichtigkeit hat sie für uns dadurch, daß die kugelartigen Gebilde oder Anhänge des Spirochätenleibes, die von den einen als Sporen gedeutet werden, von anderen als durch Plasmoptyse entstanden gedacht werden.

Aus den Untersuchungen von F. Löhnis, die Generationswechsel, Konjunktion und sonstige mit der Fortpflanzung in Beziehung stehende Dinge behandeln, sehen wir, „daß zwischen Bakterien, Protozoen, niederen Pilzen und Algen weit mehr morphologische und biologische Analogien bestehen als nach der Lehre von der Einförmigkeit und Einfachheit der Bakterien zu erwarten war.“

Das gleiche geht aus den Betrachtungen Günther Schmids, nach welchen Spirochäten, Bakterien, Cyanophyceen und Flagellaten auf gemeinsame Wurzeln zurückzuführen sind, hervor.

Das Ergebnis aller dieser Betrachtungen, daß die für die Spirochätengruppe aufgestellten Charakteristica zwar in *entsprechender Intensität* nur hier vorhanden sind, aber doch in wechselndem Ausmaße auch bei anderen Organismen angetroffen werden können, spricht für die Verwandtschaft zu den verschiedenen Organismengruppen sowohl des Pflanzen- wie des Protozoenreichs. Daraus ergibt sich, daß wir auch heute noch in den Spirochaetaceen eine Organismengruppe sehen müssen, die zwischen niederen Pflanzen und niederen Tieren steht, die keinem der beiden Reiche zuzurechnen ist, sondern mehr ein Verbindungsglied zwischen beiden darstellt. Einen bestimmten Platz im Bereich der Bakterien oder Protozoen ihnen anzuweisen, ist heute noch nicht möglich. Auf Grund solcher Betrachtungen hat E. Hoffmann schon seit 1906 es für zweckmäßig gehalten, ihnen einstweilen eine „Mittelstellung“ zwischen Mikroorganismen des Tier- und Pflanzenreiches anzuweisen.

VI. Untersuchungsmethoden.

Der erfolgreiche Nachweis der Sp. pall. hängt nicht zum wenigsten ab von der Technik, die bei der Untersuchung angewandt wird. Vollkommene Kenntnis und Beherrschung der gebräuchlichsten Untersuchungsarten ist ebenso wichtig wie sachgemäße, dem Einzelfall anzupassende Materialentnahme. Insbesondere hat im letzten Jahrzehnt die Dunkelfeldmethode überragende Wichtigkeit bekommen, so daß wir auf sie besonders hinweisen müssen.

1. Gewinnung des Materials.

Die zweckmäßige Abnahme des Untersuchungsmaterials erfordert ebenso große Erfahrung und Sorgfalt wie die mikroskopische Untersuchung der Mikroorganismen selbst. Fehler in dieser Hinsicht führen oft zu schweren Irrtümern in der Diagnose. Primäraffekte, nässende Papeln und Schleimhautsklerosen oder Plaques sind es neben krustösen oder pemphigoiden Papeln, die in der Praxis am häufigsten zur Untersuchung kommen. Sie pflegen Sp. pall. gewöhnlich zahlreich zu enthalten.

Die Erfahrung lehrt aber, daß der Syphiliserreger erst in einer gewissen Tiefe des Gewebes mehr oder weniger optimale Lebensbedingungen findet. Es handelt sich also bei der Sekretentnahme in jedem Falle darum, aus *der* Schicht des Gewebes Material zu bekommen, die die zahlreichsten und beweglichsten Exemplare enthält. Mit anderen Worten: alle oberflächlichen Gewebspartien, ebenso wie die Auflagerungen der Efflorescenzen müssen entfernt werden, um erst einmal in die nötige Tiefe zu gelangen. Dahin führen mehrere Wege, die mehr oder weniger praktische Bedeutung gewonnen haben. Gerade die Hautoberfläche und insbesondere der Belag, der sich auf erodierten und nässenden Efflorescenzen findet, enthält oft massenhaft Organismen — Kokken, Bacillen, grobe Spirochäten —, die das Bild komplizieren und die Diagnose erschweren können. Ferner bedingen doch die im Gegensatz zu tieferen Gewebsschichten ganz anderen Sauerstoffbedingungen möglicherweise auch eine Veränderung und Schädigung derjenigen Pallidae, die sich in den oberen Schichten finden. Abgestorbene und verzerrte Formen werden also gerade hier am leichtesten gefunden werden. Zur Beseitigung dieser die Untersuchung störenden Formen genügt meist gründliche Reinigung mit physiologischer Kochsalzlösung. Zur Gewinnung des spirochätenreichen Sekrets haben sich dann zwei Verfahren gut bewährt, die den Kranken zugleich wenig belästigen; es sind dies die *Reizserummethode* (HOFFMANN) und die *Aspirationsmethode* (ZABOLOTNY). Beide bewirken reichliches Hervortreten von Gewebsflüssigkeit (Reiz- oder Saugserum) und damit eine Ausschwemmung der in den Saftspalten gelegenen Sp. pall. Erstere Methode ist die gebräuchlichere und meist ausreichende.

Zur Gewinnung des Reizserums reibt man mit einem trockenen Tupfer oder einem Platinspatel die Oberfläche der erodierten Fläche vorsichtig; auch mit einer Deckglaskante kann dies geschehen. Kurzes Betupfen mit Alkohol (THALMANN) vermehrt oft den Serumstrom. Auch vorsichtiges Auspressen (Quetschen) liefert manchmal an Sp. pall. reiches Serum. Die *Aspiration* geschieht mit einem kleinen KLAPPschen oder SCHUBERG-MULZERschen Sauger (Glasglocke mit Gummiballon) vorsichtig unter Kontrolle des Fingers, damit eine sichtbare Blutung möglichst vermieden wird[1]). Dem gleichen Zwecke dient die

[1]) Werden viele Präparate nacheinander abgenommen, so sind die ersten meist reicher an Sp. pall. als die späteren; der Parasitengehalt nimmt also ab, wohl weil die locker in den Lymphspalten befindlichen Exemplare ausgeschwemmt werden (E. HOFFMANN, OELZE, ZURHELLE u. a.).

von W. F. GILL benutzte Glasspritze, deren unteres Ende abgeschliffen ist. Kommt man auf diese Weise nicht zum Ziele, so kann man mit einem Deckglasrand oder scharfen Löffel etwas Gewebsbrei abschaben und dadurch etwas tiefere Gewebsschichten freilegen, um aus ihnen nach Stillung der Blutung Serum zu erhalten (Geschabemethode). Bei größeren Efflorescenzen hält man sich stets mehr an die *Randzone*, weil dort die Zahl der Parasiten am größten zu sein pflegt. Gute Dienste leistet hierbei auch ein von OELZE angegebener *Glasschaber*.

Besonders wichtig ist die gründliche Entfernung des oberflächlichen Belages, wenn die betreffende Efflorescenz durch irgendwelche medikamentöse Maßnahmen (Kalomel, Jodoform usw.) beeinflußt war. Gründliches Abtupfen oder kurze Umschläge mit Wasser oder physiologischer Kochsalzlösung führen meist zum Ziel, wenn auch manchmal erst nach Stunden; danach kann die *Geschabemethode* herangezogen werden.

Ist bei Papeln oder Sklerosen der Nachweis so mehrfach mißglückt, so empfiehlt sich die Excision eines Stückchens, welches dann mit dem Skalpell senkrecht zur Hautoberfläche durchschnitten wird. Hierauf streift man von der Schnittfläche etwas Gewebssaft ab und findet in dem aus der gefäßreichen Papillarschicht und den tieferen Retelagen stammenden Gewebssaft fast immer die Spirochäten (*Gewebssaftmethode* HOFFMANNS).

Krustöse Papeln, auch der Kopfhaut, und pemphigoide Efflorescenzen werden nach vorsichtiger Entfernung der Kruste oder Blasendecke ähnlich durch vorsichtiges Abstreifen mit dem Spatel untersucht; bei trockenen geschlossenen Papeln (auch Sklerosen) wird die Epitheldecke vorsichtig mit einem Skalpell abgeschabt. Verhütung störender Blutung ist auch hier besonders wichtig.

Schleimhauterosionen und Plaques werden besonders sorgsam abgetupft (wegen störender Spirochäten- und Bakterienbeimengung) und sonst ebenso behandelt; auch normale Schleimhaut (Cervix, Urethra, Tonsillen) vorsichtig abgeschabt und in zahlreichen Präparaten untersucht. Zur Feststellung primärer und sekundärer latenter Syphilis, z. B. bei Frauen syphilitischer Männer, haben sich Schabepräparate der Cervix bewährt (D. FUCHS, NOELLE). Bei unklaren oder symptomlosen frischen Fällen gibt Abkratzung einiger Partikel von den durch Abtupfung gereinigten Tonsillen nach unserer Erfahrung (E. HOFFMANN) zuweilen schnell die Entscheidung, auch wenn deutlicher Belag oder Plaques nicht bestehen; so können reine Präparate zur Dunkelfelduntersuchung gewonnen werden.

Bei inneren Organen legt man eine frische Schnittfläche an und entnimmt nach Abtupfen des Blutes etwas Gewebssaft, wenn möglich vom Rande sichtbarer Krankheitsherde. Für besondere Zwecke kann man durch Auftupfen von Gewebsstücken auf gut gereinigte evtl. eine Minute über $1^0/_0$ iger Osmiumsäurelösung gehaltene Objektträger (mehrfach nebeneinander) gute Präparate erhalten (Gewebsabklatsche HOFFMANNS). Die Untersuchung des Blutes, die beim Erwachsenen kaum und auch beim Säugling selten Erfolg hat, geschieht in gewöhnlicher Weise (evtl. aus der gestauten Cubitalvene); ein erfolgversprechendes Anreicherungsverfahren fehlt leider noch immer, um die wenigen aus dem Blut zu gewinnenden Spirochäten leichter festzustellen.

In einer Anzahl von Fällen glückt es, durch Punktion der betreffenden Efflorescenzen zum Ziel zu gelangen. Diese Punktionsmethode (über die Technik siehe Drüsenpunktion) ist u. a. in solchen Fällen angezeigt, bei denen keine Ulceration oder Erosion zutage liegt oder z. B. ein Primäraffekt am inneren Vorhautblatt mit einer Phimose kompliziert ist. Zur Feststellung der experimentellen Kaninchensyphilis (Orchitis) ist diese Methode gleichfalls gut brauchbar und empfehlenswert.

Bei tertiären Exanthemen und Gummen ist reichliche Entnahme von Gewebssaft oder Bröckchen aus der Randzone zu empfehlen; sie ist aber meist erfolglos.

Bei *kongenitaler* Syphilis werden Efflorescenzen der Haut ebenso wie beim Erwachsenen geprüft; Pemphigusblasen abgehoben und der Grund gut abgestreift.

Schwieriger aber wird die Untersuchung, wenn die Haut keine deutlichen Erscheinungen aufweist und wir genötigt sind, uns das Material anderweitig zu beschaffen. Man hat sich nun die normalen oder pathologischen Exkrete zunutze gemacht und z. B. aus Meconium (ENTZ) und Urin Spirochäten nachgewiesen. Im Urin der Erwachsenen wurden mehrfach Pallidae gefunden. Wenn man von dem Einschwemmen aus syphilitischen Läsionen im Verlaufe des Harnkanales absieht, kommen Syphilisspirochäten bei Erkrankungen der Nieren im sekundären Stadium der Syphilis im Urin vor. Meist geht der Befund mit mehr oder weniger hohem Eiweißgehalt einher. Lebhaft bewegliche und vollkommen unbewegliche Spirochäten sind beobachtet worden (E. HOFFMANN, NAKANO, VORPAHL, DREYES und TÖPEL, FIESSINGER und HUBER, MARTIN). MARCINOWSKI hat Pallidae vermischt mit Refringentes gefunden.

Übrigens wird auch über das Vorkommen von Spirochäten im Sperma berichtet (PINARD u. a.). Wichtiger ist die sorgsame Untersuchung von Geschabe der Nasenschleimhaut, zumal bei *Coryza* der Kinder (HAAVALDSEN). Der Befund ist zuweilen positiv, läßt aber gerade dann oft im Stich, wenn eine andere Möglichkeit der Diagnose fehlt. Die positiven Befunde werden von BRACKMEYER für eine Anzahl Fälle sicher mit Recht auf syphilitische Efflorescenzen im Naseninnern bezogen. Nach OELZE weist der Nasenschleim kongenital-syphilitischer Kinder manchmal sehr große Mengen von Sp. pall. auf und gibt zu Infektionen Anlaß. Über andere Schleimhäute (Urethra, Cervix, Tonsillen) ist noch nichts Hinreichendes an Neugeborenen bekannt; eigene Untersuchungen waren meist erfolglos. Nabelerosionen und Ulcera sind gegebenenfalls gut abzuschaben und geben mitunter einen positiven Befund.

Etwa vorhandene Ascitesflüssigkeit kann Sp. pall. enthalten (DOUTRELEPONT). Bei latenter Lues congenita kann das Blut schon im frischen Präparat Sp. pall. erkennen lassen (BUSCHKE-FISCHER). Künstlich gesetzte Blasen (z. B. durch Kohlensäureschnee, Vesicator, Canthariden-Kollodium) sind ebenfalls zur Ansammlung von Sp. pall. versucht worden (NOEGGERATH und STAEHELIN, LEVADITI und PETRES, SOLDIN und LESSER), doch zeigten sich positive Erfolge meist nur bei auch klinisch erkrankter Haut.

Alle diese Methoden sind aber keineswegs als sichere Wege zur Erkennung der kongenitalen Lues zu betrachten, sondern sie sollen lediglich als Hilfsmittel erwähnt werden.

Auch die Untersuchung von *Placenta* und *Nabelschnur* in Ausstrichen und histologischen Schnitten hat man diagnostisch zu verwerten gesucht (WERSILOWA, STANZIALE, SAKURANE, DELLA PORTA, LEVY-SOLAL, EDM. HOFMANN, VULOVIÇ, KLAFTEN, PHILIPP). Die Annahme, daß diese Organe eine ganz besondere Fundgrube für den Syphiliserreger sein müßten, hat sich aber nicht in dem erwarteten Umfange bewahrheitet (MANOUÉLIAN), wenn Spirochäten auch manchmal in den intervillösen Räumen der Placenta, im decidualen Gewebe, selbst bei klinisch gesunden Müttern mit negativer Wa.R. zu finden sind (BAISCH). Aber im ganzen ist die Zahl der gefundenen Erreger doch so gering, daß sie wohl einen wissenschaftlichen Wert, aber wenig praktische Bedeutung hat. Die Angabe von VULOVIÇ, daß auf diese Weise die Luesdignose in Gebäranstalten gestellt werden könne, und die etwas häufigeren positiven Befunde PHILIPPS, die wohl auf die Art der Technik — aus der vorher von Blut gereinigten Venenwand hat er abgeschabte Massen zur Untersuchung verwendet — zurückzuführen ist, sind beachtenswert. Negative Ergebnisse haben aber auch hier keine Bedeutung, wie den zu weitgehenden Schlüssen von VULOVIÇ gegenüber E. HOFFMANN ausdrücklich betont hat.

a) Die Punktion.

Die von E. HOFFMANN bereits im April 1905 angegebene, viele Jahre vernachlässigte Punktionsmethode ist bei geschlossenen und direkt nicht zulänglichen Herden sehr nützlich. Neben der Punktion geschlossener oder mit Desinficientien vorbehandelter Sklerosen, Papeln u. dgl., die seltener erforderlich wird, hat als ungleich wichtigere Methode die *Drüsenpunktion*, besonders an den regionären, dem Ort der primären Infektion benachbarten Lymphknoten, nun weitgehend Eingang gefunden und sich bei richtiger Anwendung wohl bewährt; ganz besonders wichtig wird die Drüsenpunktion dann, wenn der Primäraffekt durch die pathologisch-anatomischen Verhältnisse dem Auge verborgen ist (z. B. P. A. der Glans bei Phimose oder verborgen in Urethra, Rectum usw.).

Technik: Eine mit einer mittelstarken Platiniridiumkanüle armierte 5—10 ccm-Rekordspritze wird so in die Drüse gestoßen, daß möglichst aus den Lymphsinus, die an der konvexen Seite innerhalb der Rindenschicht liegen, und dann auch aus vielen anderen Stellen, bei Massage der Drüse gegen die Kanüle zu aspiriert wird, um wegen der ungleichmäßigen Verteilung der meist spärlichen Sp. pall. von verschiedenen Stellen Material zu erhalten. Das Punktat wird in ein Uhrgläschen gespritzt (unter Überhalten eines Deckels); darauf werden von den leicht blutigen Tröpfchen mehrere frische Präparate gemacht, die sofort zur Dunkelfelduntersuchung gelangen müssen.

Die Schichtdicke muß möglichst dünn sein, da sonst die spärlichen Sp. pall. zwischen Zellen verborgen bleiben können; daher ist Zusatz physiologischer Kochsalzlösung zuweilen empfehlenswert (SUTTON). Auch der Kunstgriff, durch Injektion weniger Tropfen physiologischer Kochsalzlösung in die Drüse und nun erst folgende Aspiration mehr Saft zu erhalten, ist empfohlen worden (EDWIN W. SCHULZ, OELZE, SHIMODA); die bereits erwähnte Massage und evtl. Punktion mehrerer Drüsen mit Ansaugen an möglichst verschiedenen Stellen ziehen wir vor. Für Punktion von Sklerosen, Papeln, phimotischem Ödem gilt dasselbe; hier ist die Randzone besonders zu berücksichtigen.

Die Punktion primärer regionärer Drüsen hat außerordentlich brauchbare praktisch wichtige Resultate ergeben und stellt jetzt ein unentbehrliches Hilfsmittel für die Frühdiagnose dar. Sie ist geeignet, in allen Fällen negativer oder zweifelhafter Spirochätenbefunde im Primäraffekt, in Papeln oder Plaques usw. die sichere Entscheidung zu bringen; denn „*Pseudopallidae*" sind noch nie in Lymphdrüsen gefunden worden, so daß man hier reines Material erwarten darf. Der Erfolg der Untersuchung hängt, abgesehen von der einwandfreien Beherrschung der Punktionstechnik und der Dunkelfeldmethodik von dem Alter der Infektion ab, und die besten Erfolge werden bei Punktionen der regionären Drüsen von Primäraffekten gefunden. Positive Ergebnisse werden je nach Übung und Erfahrung bei Primäraffekten in 40—90% erzielt. Auch die Cervical-, Submaxillar- und Submentaldrüsen kommen für die Punktion in Frage. Besonders wichtig ist die Drüsenpunktion bei Primäraffekten der Tonsille und im Munde, ferner bei Phimosen usw. Im sekundären Stadium der Lues pflegen die Prozentzahlen geringer zu sein. Neben den älteren Untersuchungen (PREISS) haben gerade die letzten Jahre zahlreiche eindringliche Bestätigungen des Wertes der Drüsenpunktion aus den verschiedensten Ländern gebracht [MAUELSHAGEN (dort siehe auch ältere Literatur), HABERMANN und MAUELSHAGEN, FEYTÖ, BAGNOLI, BRUNETTI, PODESTA, SERPER und SCHISTER, EBERSON und ENGMANN, TADDEI u. a.].

Viel weniger Bedeutung hat die Punktion sekundär-syphilitischer Drüsen, die, wie schon erwähnt, weniger positive Resultate zutage fördert; immerhin kann sie öfters berangezogen werden und OELZE hat damit an den Infraclaviculardrüsen unter 8 Fällen 5 positive Erfolge gehabt. Auch in der Frühlatenz hat man durch Punktion, z. B. der Inguinaldrüsen Sp. pall. gefunden (BUSCHKE, HOFFMANN), z. B. bei Müttern kongenital-syphilitischer Kinder.

Die Wichtigkeit der Drüsenpunktion zeigt sich aber mit ganz besonders hervorstechender Deutlichkeit, wenn es gelingt, im Stadium der Latenz beim Fehlen sonstiger Symptome in einer Drüse Spirochäten aufzufinden. Der Wert dieses Nachweises für die Beurteilung der Krankheit liegt auf der Hand. Wo trotz dringenden Verdachts mehrfache Drüsenpunktion mißlingt, führt *Exstirpation* mit Anwendung der *Gewebssaftmethode* öfter zum Ziel (E. HOFFMANN) und ist für eine so wichtige Entscheidung erlaubt und anzuraten (gute Unterbindung zur Verhütung einer Lymphorrhoe!).

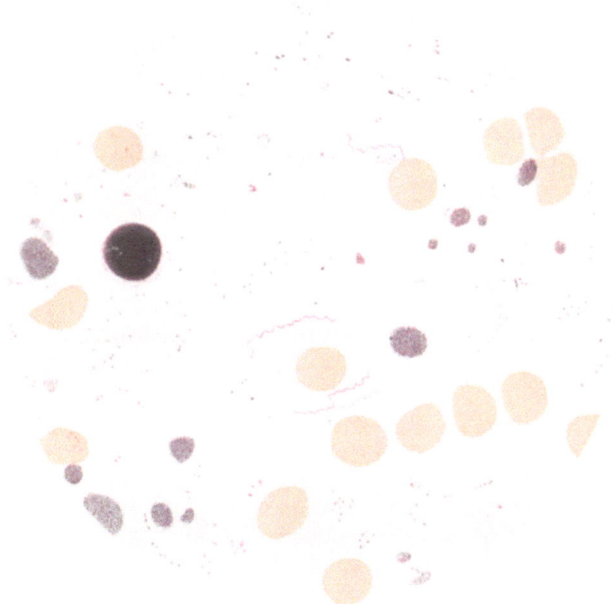

Abb. 35. Spirochaeta pallida im Punktionssaft einer syphilitischen Leistendrüse bei frischer sekundärer Syphilis. Giemsafärbung. 1: 1000.
(Aus ERICH HOFFMANN: Atlas der ätiologischen und experimentellen Syphilisforschung.)

Besonders mit Rücksicht auf die wichtige Rolle, welche die Lymphdrüsen nach KOLLEs Untersuchungen bei der Lues asymptomatica der Kaninchen spielen, sollte diesen Methoden künftig noch mehr Aufmerksamkeit geschenkt werden.

b) Versendung spirochätenhaltigen Materials.

Es ist empfohlen worden, das Reizserum syphilitischer Primäraffekte, Papeln usw. in Capillaren aufzusaugen und diese dann zugeschmolzen einem Untersuchungsamt zur mikroskopischen Weiterverarbeitung zuzusenden. Für die Praxis hat sich dies Verfahren als ungeeignet erwiesen, da gerade die sachgemäße Materialentnahme, die dem Einzelfall entsprechend modifiziert werden muß, so wichtig ist, und ohne Berücksichtigung des klinischen Befundes leichter Irrtümer vorkommen. Trotzdem sei die Technik des von autoritativer Seite (RIEHL) empfohlenen Verfahrens kurz skizziert.

Die benötigten Glascapillaren stellt man sich am einfachsten selbst her, indem man Glasröhren von etwa 3 mm Lumen über dem Bunsenbrenner so auszieht, daß eine mehrere Dezimeter lange capillare Strecke entsteht. Nach Durchtrennung in der Mitte erhält man so zwei gebrauchsfertige Röhrchen. Der stehengebliebene Rest des Glasrohres dient als Handgriff; das capillare Ende dient zum Aufsaugen des spontan aufsteigenden Reizserums. Zur schnelleren Füllung kann ein Pasteurscher Gummiball (Schereschewsky) zum Aufsaugen benutzt werden. Zu dem gleichen Zwecke hat Oelze die Rekordspritze zur Herstellung eines Vakuums nutzbar gemacht, indem er die Ansatzstücke abgebrochener Kanülen mit Glascapillaren armiert (Befestigung durch Siegellack) und so ein noch handlicheres Instrument mit dem gleichen Vorteil erzeugt. Von Riehl sind fertige Capillarröhrchen angegeben worden, deren eines Ende spitzwinkelig umgebogen ist, so daß eine gewisse Heberwirkung entstehen kann. Mit Hilfe der Capillaren kann ein Reiz auf die Efflorescenzen zu vermehrter Serumproduktion ausgeübt werden. Alsdann wird der capillare Teil an beiden Enden zugeschmolzen und das Röhrchen zur Versendung verpackt.

Die Gründe für die Ablehnung des Verfahrens in der Praxis sind schon vorher erörtert worden.

Anstatt dieser Methode kann man Reizserum usw. in *dicken Tropfen* auf Objektträgern antrocknen lassen und so zum Versand bringen. Der Untersucher hat dann nur das angetrocknete Sekret mit etwas physiologischer Kochsalzlösung zu befeuchten und ein Dunkelfeldpräparat herzustellen, oder aber nach Mühlens den angetrockneten, nicht fixierten dicken Tropfen vorsichtig nach Giemsa zu färben, dann zu trocknen und zu untersuchen, also in der für Malariaplasmodien so bewährten Weise. Dieses Verfahren verdient gewiß mehr erprobt zu werden; aber *Zusendung des Patienten selbst* an einen auch klinisch erfahrenen Untersucher ist trotzdem zur schnellen *Sicherung der Frühdiagnose* in erster Linie zu empfehlen.

2. Die Dunkelfelduntersuchung.

Da die Sp. pall., weniger wegen ihrer Kleinheit als ihrer schwachen Lichtbrechung, im Hellfeld lebend so ungemein schwer zu erkennen ist, ist die *Dunkelfelduntersuchung die Methode der Wahl*, seitdem sie von Landsteiner und Mucha empfohlen wurde. Im Laufe der Jahre hat die Dunkelfeldmikroskopie wesentlich zur Förderung unserer Kenntnisse von den Spirochäten beigetragen. Da es mehrere treffliche Spezialabhandlungen gibt, die gerade für den Dermatologen alles Wissenswerte zusammenstellen (Oelze, Untersuchungsmethoden und das mikroskopische Instrumentarium des Arztes, Arzt, Frühdiagnose und Frühtherapie der Syphilis u. a.), wollen wir nur das Wesentlichste schildern.

Als Hilfsapparate zu einem guten Mikroskop sind nötig: 1. die entsprechende Lichtquelle, 2. der Dunkelfeldkondensor und 3. die für Dunkelfeldzwecke geeignete Immersion.

Bei der Dunkelfeldbeleuchtung kommt es darauf an, daß kein direktes Licht durch Kondensor und Objektiv ins Auge gelangt. Wie die beigegebene Abbildung des Strahlenganges zeigt, wird durch Abblendung der Mitte des Kondensors das Durchtreten zentralen Lichts verhindert, so daß nur das seitlich einfallende Licht in das Präparat gelangt. Aber auch dieses erreicht infolge totaler Reflexion am Deckglas nicht die Objektivlinse. Vielmehr gelangen lediglich diejenigen Strahlen, die durch kleinste Teilchen abgebeugt werden, durch die Optik des Mikroskops in das Auge des Beschauers, und erst dadurch werden sonst unsichtbare oder — wie die Syphilisspirochäte — schwer sichtbare Teilchen auf dunklem Grunde helleuchtend wahrnehmbar. Immersionen müssen für das Dunkelfeld eine herabgesetzte Apertur erhalten.

Der Strahlengang innerhalb der von den verschiedenen optischen Firmen in den Handel gebrachten Kondensoren weicht im einzelnen voneinander ab. Für uns kommt es nur auf das Prinzip an, das am leichtesten an dem Zeißschen Paraboloidkondensor wiedergegeben werden kann (s. Abb. 36).

Die ersten Kondensoren, die eigens für die Spirochätenuntersuchung herausgebracht wurden, waren *Plattenkondensoren*, bestimmt, nach Entfernung des Beleuchtungsapparates auf den Objekttisch des Mikroskops aufgelegt zu werden. Diese geben gut brauchbare Bilder, wenn für exakte Zentrierung mittels eines in das Instrument eingeritzten Kreises gesorgt ist. Plattenkondensoren sind in verschiedenster Ausführung — mit besonderen

Klammern zum Feststellen, mit Irisblende, mit auswechselbarer Hellfeldvorrichtung usw. — von den Firmen Reichert und Leitz hergestellt worden; die Leitzschen besitzen auch eine Vorrichtung zur Korrektur des Fehlers, der durch verschiedene Dicke des Objektträgers entsteht.

Die zweite Art der Kondensoren — die *Steckkondensoren* — werden unterhalb des Objekttisches in die Kondensorenschiebhülse eingeführt; sie haben z. T. den Vorteil, daß sie immer zentriert und damit gleich gebrauchsfertig sind. Auch von diesen Kondensoren haben die einzelnen Firmen verschiedene Modelle angefertigt. Außer dem älteren Paraboloidkondensor und dem Cardioidkondensor von Zeiß sind ähnliche Systeme der oben genannten Firmen gut verwendbar.

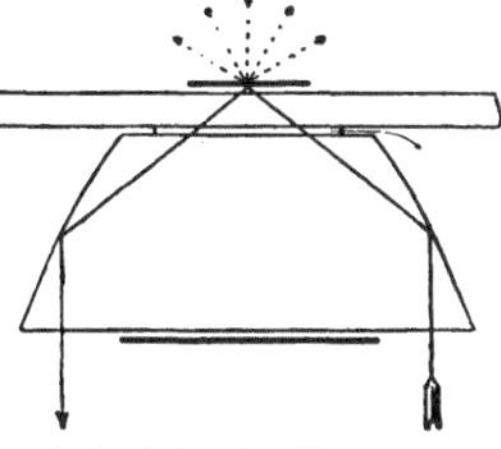
Abb. 36. Strahlengang im Paraboloidkondensor. (C. Zeiß-Jena.)

Als Objektiv eignet sich für die Spirochätenuntersuchung z. B. eine $^1/_{12}$ Ölimmersion, bei der aber eine Trichterblende eingehängt (Zeiß) oder eingeschraubt werden muß (Leitz und Reichert). Besonders geeignet hat sich uns die von Zeiß eigens für Dunkelfeldzwecke konstruierte Immersion X erwiesen.

Bei Herstellung des Präparates ist darauf zu achten, daß das zu untersuchende Sekret sich in ganz dünner — capillarer — Schicht auf dem Objektträger befindet, was durch festes Aufdrücken des Deckglases (mit Glasstab oder dgl.) zu erreichen und am Auftreten NEWTONscher Farbenringe erkennbar ist. Das auf den Objekttisch gelegte Präparat ist dann sowohl

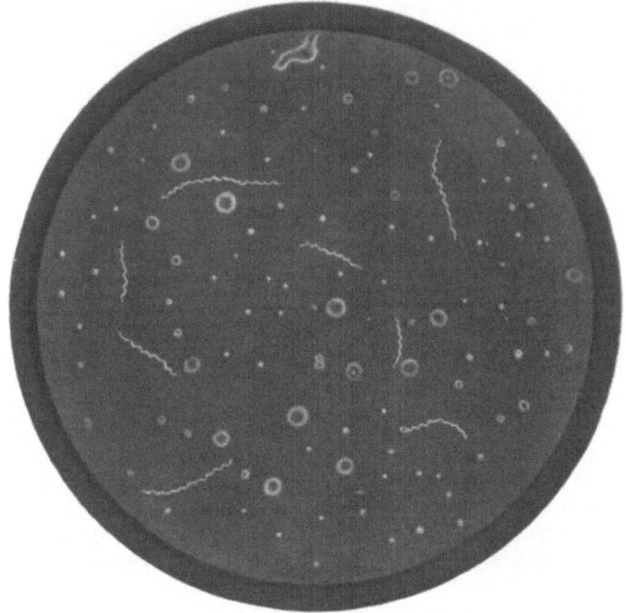
Abb. 37. Spirochaeta pallida im Leuchtbild. (Aus ERICH HOFFMANN: Leuchtbildmethode im Handbuch von KRAUS-UHLENHUTH.)

auf dem Deckglas — also zwischen Deckglas und Immersion — wie auch unter dem Objektträger —, also zwischen diesem und dem Kondensor — mit Cedernholzöl zu beschicken, damit ein homogenes, durch den gleichen Brechungskoeffizienten ausgezeichnetes Medium vorhanden ist. Insbesondere ist auf das Fehlen von Luftbläschen zu achten, da sonst der Strahlengang gestört wird und ein schlechtes Bild entsteht[1]).

[1]) Näheres über die sog. Azimutfehler findet sich bei OELZE: Zentralbl. f. Bakteriol., Parasitenk. u. Infektionskrankh., Abt. I, Orig. Bd. 87, H. 1. 1921.

Nach richtiger Zentrierung des Kondensors erfolgt die Einstellung des Planspiegels, der in voller Fläche belichtet sein muß, und zwar wird zweckmäßig erst mit schwachem Objektiv (z. B. A: Zeiß, 3: Leitz) die richtige Belichtung des Gesichtsfeldes optimal eingestellt (möglichst dunkle Fläche mit hellem Zentrum; nicht: heller Ring mit dunkler Mitte). Erst dann erfolgt die feinere Einstellung mit der Immersion und evtl. Verbesserung des dunklen Grundes durch geringe Änderung der Spiegelstellung und Einschieben einer Mattscheibe (s. unten).

Zur Beleuchtung muß eine besonders helle Lichtquelle verwandt werden. Besser als durch starke elektrische Glühlampen (Mignon und Lucifer von Leitz, Starr von Reichert und manche andere) oder durch Schusterkugel u. dgl. gesammeltes Licht sind kleine Bogenlampen, die unter dem Namen Liliputlampen von Leitz und in ähnlichen Ausführungen von Zeiß und Reichert geliefert werden. Ausgezeichnet ist die neue Punktlichtlampe (Zeiß).

Einen neuen Fortschritt bedeutet die Konstruktion von *Hell-Dunkelfeldkondensoren*; ist es doch möglich, die gleiche Stelle im Präparat abwechselnd

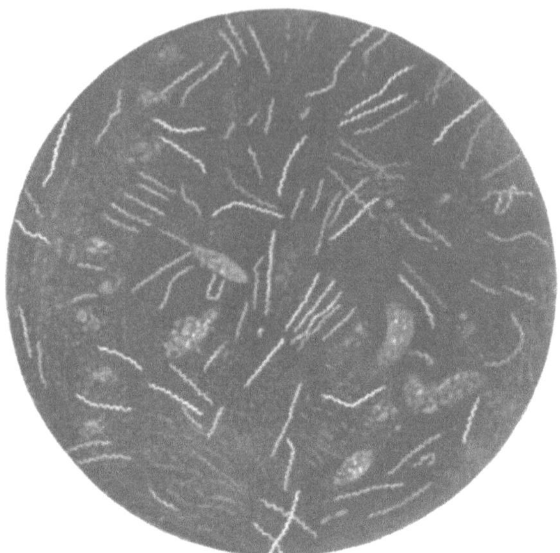

Abb. 38. Syphilisspirochäten im Schnitt durch eine Kaninchencornea. Leuchtbild.

im Hellfeld und Dunkelfeld anzusehen, indem nur ein Hebelgriff statt des Hellfeldes das Dunkelfeld herstellt. Dieser technische Fortschritt kam ganz besonders der *Leuchtbildmethode* (E. HOFFMANN) zugute, worunter die nunmehr zu schildernde Dunkelfeldbetrachtung gefärbter Ausstriche und Schnitte zu verstehen ist.

Bei geeigneter Homogenisierung des Lichtes durch eine zwischen Bogenlampe (Liliput) und Mikroskopspiegel eingeschaltete *Mattscheibe* (für Schnitte im allgemeinen nicht, für Ausstriche aber mit Cedernöl aufgehellt) [1]) gelingt es so, kleine Körperchen wie die Sp. pall., Tuberkelbacillen usw. auf dunklem Grunde zum Aufleuchten zu bringen, so daß sie wie helle Sterne am nächtlichen Himmel sofort erkennbar werden, selbst wenn sie nur schwach gefärbt sind (z. B. in alten abgeblaßten Präparaten. Dabei erscheinen die mit Giemsa rötlich gefärbten Spirochäten weißgrünlich, versilberte schwarze Spirochäten hellweiß und treten

[1]) Wir bestreichen eine in einem kleinen Stativ stehende Mattscheibe auf der mattierten Fläche zur Hälfte mit Cedernöl und benutzen z. B. die linke Hälfte (geölt) für Ausstriche, die rechte (nicht geölt) für Schnitte.

ungemein deutlich hervor, so daß das Aufsuchen mühelos gelingt und kein Exemplar der Beobachtung entgeht. Wollen wir also ein Präparat, in dem nur schwer Spirochäten nachzuweisen sind, auf Vorhandensein und Lagerung der Spirochäten untersuchen, so empfiehlt es sich, mit Hilfe des Leuchtbildverfahrens die durch ihr weißgrünliches Aufleuchten sich deutlich von allen übrigen Bestandteilen des Ausstriches abhebenden Pallidae einzustellen und evtl. danach die Einzelheiten vermittels Beleuchtung mit durchfallendem Licht zu untersuchen (vgl. Abb. 38).

Eine Art Dunkelfeldbetrachtung trockener mit Giemsa, Fuchsin usw. gefärbter Präparate mit gewöhnlichem, achromatischem Kondensor und besonderer Abblendung hat A. C. COLES im Jahre 1915 als vorteilhaft empfohlen; die Sp. pall. erscheinen dabei goldgelb auf dunklem Grund. Vor ihm hat schon ARNING gefärbte Sp. pall.-Präparate im Dunkelfeld betrachtet (ARNING, KLEIN), aber die Methodik hatte bisher keinen Eingang gefunden, da sie erst durch den Kunstgriff, eine Mattscheibe geeigneter Stärke und Beschaffenheit einzuschalten, praktisch brauchbar geworden ist. Treffliche Bilder gibt sie nur, wenn für jede Apparatur die beste Belichtung herausgefunden wird. Durch den *Wechselkondensor* hat die Methode viel gewonnen, wenn auch sein Hellfeld nicht ganz so viel leistet als das mit ABBEschem Beleuchtungsapparat hergestellte. Um den Nachteil der Einhängeblende zu beheben, hat man neuerdings (Reichert u. a.) Immersionen konstruiert, in denen durch Drehung eines Ringes eine Irisblende wechselnde Aperturbeschränkung gestattet.

3. Die Färbeverfahren.

Zur färberischen Darstellung der Sp. pall. besitzen wir zwei verschiedene Wege; entweder färben wir den *Körper der Pallida selbst* und heben ihn dadurch *positiv* vom Untergrund ab, oder wir tingieren den Grund des Präparates unter Aussparung des Spirochätenleibes (Negativmethode). Dieser letzte Weg hat eine gewisse Bedeutung erlangt, weil das darauf beruhende *Tuscheverfahren* von BURRI in sehr einfacher und schneller Weise die ungefärbte, weiß erscheinende Sp. pall. auf schwarzem Grund erkennen läßt (vgl. Abb. 39).

Die Technik ist höchst einfach: auf einen gutgereinigten Objektträger wird ein Tropfen spirochätenhaltigen Serums gebracht und mit einer bis zwei Ösen *Pelikan-* oder *Perltusche* (evtl. mit physiologischer Kochsalzlösung oder Wasser etwas verdünnt) gut gemischt und dann mit der Kante eines Deckgläschens ausgestrichen; der schnell eintrocknende schwarze Fleck kann direkt mit Ölimmersion angesehen werden. Leider gibt die Methode nicht immer deutliche und erst recht nicht diagnostisch sichere Bilder.

An Stelle der Tusche hat man eine Reihe von Farbstoffen gefunden, die in ähnlicher Weise den Untergrund färben und die Organismen — Bakterien wie Spirochäten — aussparen; dafür haben sich z. B. Kollargol, Nigrosin, ferner die Eosin-Triacidmethode von KALB und die Osmofuchsinmethode von LENARTOWICZ und POTRZOBOWSKI (vgl. Abb. 40) brauchbar erwiesen. Das Cyanochin gibt deutlich weiße Spirochätenbilder auf schön blauem Grund; und ein ausgezeichnetes Verfahren, das besonders feine und klare Spirochätenformen erkennen läßt, ist die BENIANSsche Kongorotmethode, deren Technik kurz folgende ist:

1 Tropfen 2%iger Kongorotlösung wird mit dem zu untersuchenden Sekret gemischt und schnell ausgestrichen. Den rötlich gefärbten Ausstrich färben einige Tropfen 1%igen salzsauren Alkohols tiefblau, so daß vom Untergrund die zartesten Spirochätenformen sich kontrastreich abheben.

UDASCO hat die BENIANSsche Kongorotmethode dadurch modifiziert, daß er die Kongorotlösung $2\frac{1}{2}\%$ nimmt und statt des 1% salzsauren Alkohols die Schichtseite des Objektträgers lediglich den Dämpfen von HCl oder HNO_3 für 30 Sekunden aussetzt. Die Zahl der gefundenen Spirochäten soll größer sein als bei der Originalmethode; ja der Autor will sogar bei negativem Resultat im Dunkelfeld positive Erfolge gehabt haben.

Praktische Bedeutung haben alle diese *Negativmethoden* kaum, da das Dunkelfeld ihnen vorzuziehen ist, auch weil es die Bewegungen zu erkennen und diagnostisch mit zu verwerten gestattet.

Die positiven Färbungsmethoden erfordern dünne Ausstriche, die besser auf Objektträgern als auf Deckgläschen in der für Blutpräparate gebräuchlichen Art hergestellt werden. Sind sie lufttrocken geworden, so können sie 10 Minuten in Alkohol absol. oder vorsichtig über der Flamme fixiert, aber auch unfixiert gefärbt werden. Vortreffliche Resultate gibt die Fixierung mit *Osmiumdämpfen* (HOFFMANN und HALLE), welche am besten das Erhaltenbleiben der typischen Formen gewährleisten. Die Osmiumdämpfe kann man in verschiedener Weise auf das Präparat wirken lassen; am besten, wenn auch etwas kostspieliger, ist es, ein Röhrchen der käuflichen reinen Osmiumsäure (zu 0,5) in einem gut schließenden mit paraffiniertem Glasstöpsel versehenen Gefäß zu zerbrechen und darin die Objektträger etwa 1 Minute den Dämpfen auszusetzen, nachdem man sie evtl. vor der Beschickung mit Material in gleicher Weise osmiert hat. An Stelle dieses Verfahrens kann man den Objektträger auch auf ein Schälchen mit 3—5 ccm 1—2%iger Osmiumlösung legen und osmieren (Vorsicht wegen Reizung der Augen und Schleimhäute! Überdecken mit Schutzgefäß). Zur Fixierung genügen auch einige Tropfen der 2%igen Osmiumlösung, die auf ein Stückchen Fließpapier in eine Petrischale gegossen werden (eine bequeme und billige Methode).

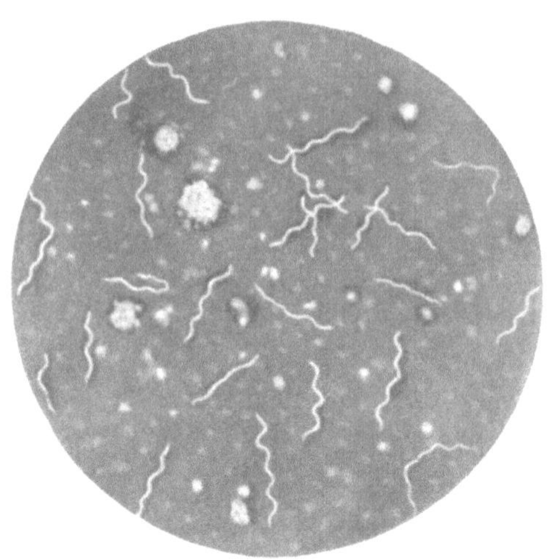

Abb. 39. Spirochaeta balanitidis. Tuschepräparat. (Orig. E. HOFFMANN.) Vergrößerung: 800.

Von den im Laufe der Zeit in großer Zahl angegebenen Färbemethoden sollen außer den historisch wichtigen nur die gut bewährten und gebräuchlichsten angeführt und ferner die Methoden erwähnt werden, die aus der allerletzten Zeit stammen und in leicht zugänglichen Handbüchern und Werken noch nicht Aufnahme gefunden haben; bezüglich vieler Einzelheiten sei auf OELZEs Buch über die Untersuchungsmethoden und den kürzlich erschienenen Artikel von W. A. COLLIER in ABDERHALDENs Handbuch der biologischen Arbeitsmethoden verwiesen.

1. Ursprüngliche *Eosin-Azurfärbung* (SCHAUDINN-HOFFMANN): Färbung 16—24 Stunden in 12 Teilen Giemsa-Eosinlösung (2,5 ccm 1% ige Eosinlösung auf 500 ccm Wasser + 3 Teile Azur I (1 : 1000) + 3 Teile Azur II (0,8 : 1000). Abspülen mit Wasser, Fließpapier, Cedernöl.

Im Anschluß an diese älteste Färbung sei erwähnt, daß E. HOFFMANN damals schon mit *Anilingentianaviolettlösung* (24 Stunden) eine lange Jahre haltbare Färbung und R. GONDER auch mit Carbolfuchsinlösung eine solche bereits erzielte.

2. *Färbung mit Giemsalösung* (SCHAUDINN und HOFFMANN): 15 Tropfen der käuflichen Giemsalösung zur Romanowskyfärbung werden unter Schütteln in ein weites, sauberes Becherglas mit 10 ccm destillierten, säurefreien Wassers geträufelt (aus einer Tropfflasche), und diese stets frisch zu bereitende Mischung wird schnell über die mit der Schichtseite nach unten gerichteten Präparate gegossen. Dauer mehrere Stunden oder über Nacht. Gutes Abspülen mit Wasser, Trocknen mit Fließpapier, Cedernöl.

Diese Färbung (Abb. 2 und 4) ist für die Differentialdiagnose die zuverlässigste.

GIEMSA selbst empfiehlt nur 1 Tropfen auf 1 ccm destillierten Wassers, weil dann bei guter Technik die Rotfärbung voll erreicht sei. Für den Ausfall der Giemsafärbung ist neutrale Reaktion des benutzten destillierten Wassers wichtig. Die Prüfung der Neutralität geschieht durch Zusatz von 2—3 Körnchen Hämatoxylin zu $^1/_2$ Reagenzglas destillierten Wassers; die schwachgelbe Lösung soll frühestens nach 1 und spätestens nach 5 Minuten in violette Färbung umschlagen; bei zu später Reaktion wird vorsichtig $1^0/_0$ Kalium carbonic. (nach OELZE empfiehlt sich $1^0/_{00}$ Natr. carbonic.) zugesetzt; zu früh reagierendes Wasser ist unbrauchbar (Berührung mit den Fingern ist dabei zu vermeiden).

Noch besser soll sich nach W. A. COLLIER die Verwendung einer Phosphatlösung bestimmter Zusammensetzung mit einer Wasserstoffionenkonzentration von 7,1 pH als Pufferlösung bewährt haben, die sogar den Gebrauch gewöhnlichen Leitungswassers gestattet.

Die Pallida erscheint mit Giemsafärbung hellrötlich und hebt sich im allgemeinen deutlich von den groben Spirochäten ab, die einen bläulich-roten Ton zeigen (vgl. Abb. 30 und 35). Kulturspirochäten weisen zuweilen einen Farbton auf, der von dem hellrötlichen der Gewebsspirochäten etwas differiert.

3. *Osmo-Giemsamethode* nach HOFFMANN und HALLE: Das Wesentliche hierbei ist Fixierung mit Osmiumdämpfen (vgl. oben). Färbung 12—24 Stunden in verdünnter Giemsalösung (5—10 Tropfen $1^0/_0$ Solut. Kal. carbon. auf 40 ccm destillierten Wassers und

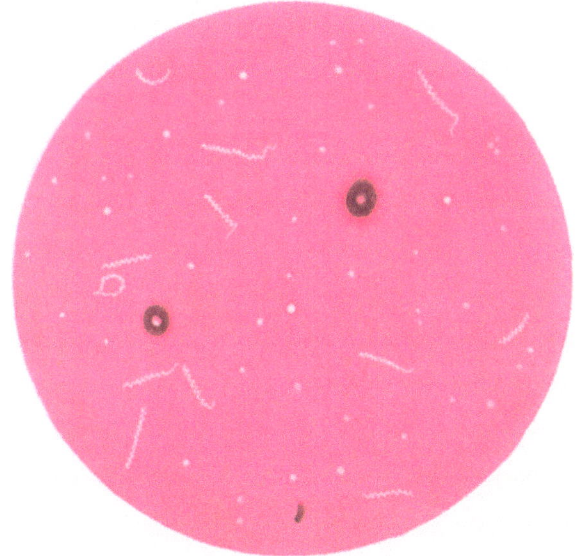

Abb. 40. Spirochaeta pallida mit Osmofuchsinfärbung dargestellt. (Methode LENARTOWICZ und POTRZOBOWSKI.)

60 Tropfen Giemsalösung). Abspülen in Wasser, Differenzieren in $25^0/_0$ Tanninlösung etwa 1 Minute, gutes Abspülen mit Wasser, Trocknen, Cedernöl. Die von A. KRAUS angegebene konzentrierte, wässerige Tanninlösung gibt eine treffliche Differenzierung und entfärbt Körnchen und störende Niederschläge. Zudem blassen mit der *Osmo-Giemsa-Tanninmethode* (E. HOFFMANN) gefärbte Präparate nicht ab und halten sich trefflich.

4. In ihrem Effekt kommt die von MEIROWSKY für Spirochäten empfohlene *Panchromfärbungsmethode* der Giemsafärbung gleich. Auch hier erhalten wir zart-rötliche Spirochäten, die sich scharf vom Untergrund abheben und ebenso wie die nach GIEMSA gefärbten zu wissenschaftlichen Untersuchungen eignen. Nach Osmiumfixierung kommen die dünnen Ausstriche für 24 Stunden in PAPPENHEIMS Panchromlösung (wie bei Giemsafärbung 1 Tropfen auf 1 ccm Wasser) und werden dann mit Aq. dest. abgespült.

5. *Schnellfärbung nach* PREIS: Dünne Ausstriche auf Objektträgern, in denen bei schwacher Vergrößerung die intakten Erythrocyten isoliert auf farblosem Grund erscheinen, werden mit einer Objektträgerklemmpinzette gefaßt und mit einer frisch bereiteten, gut geschüttelten Mischung von 20—25 Tropfen Giemsalösung und 10 ccm destilliertem Wasser reichlich übergossen und 5 cm hoch über einer mittelgroßen Bunsenflamme bis zur Dampfentwicklung unter Vermeidung von Blasenbildung erwärmt; ein mit dem Fettstift gezogener Strich verhindert die Berührung von Farblösung und Pinzette; hierauf wird die Farblösung abgegossen, von neuem aufgeschüttet und das Präparat nochmals erwärmt. Diese Prozedur muß 3—5 mal wiederholt werden, bis die roten Blutkörperchen bei schwacher

Vergrößerung intensiv rosarot erscheinen; nur dann ist man sicher, daß die Färbung wohlgelungen ist. Darauf Abspülen mit Wasser. In etwa 5 Minuten sind die Präparate fertig, Erfolg: intensiv rote Färbung der Sp. pall. Diese Methode gibt Geübten gute Resultate und ist für den Gebrauch in der Praxis geeignet. GIEMSA hat mit schwächerer Verdünnung seiner Lösung (1 Tropfen zu 1 ccm) eine ähnliche Schnellfärbemethode angegeben.

6. *Schnellfärbung nach* T. SHMAMINE: Nach Fixierung des Ausstrichs über der Flamme oder in Methylalkohol sind die Objektträger mit 1%iger Kalilauge (oder 4—5%igem Natrium carbonicum oder konzentriertem Ammoniak) zu beschicken und dann ohne vorherige Wässerung einer konzentrierten, wässerigen Krystallviolettlösung oder wässeriger Fuchsinlösung auszusetzen. Nach etwa 3 Minuten entfärbt sich die trübe gewordene Flüssigkeit. Das Präparat wird abgewaschen und zeigt sehr zart gefärbte Spirochäten, die sich deutlich von groben Spirochätenformen unterscheiden lassen.

7. *Versilberung nach* FONTANA: Auf einem anderen Prinzip beruht die Imprägniernng von Ausstrichen mit Silberlösung, die zuerst FONTANA angegeben hat.

Ursprüngliche Methode: der lufttrockene, dünne Ausstrich wird zunächst 30 Sekunden mit 5% iger Gerbsäure bis zur Dampfbildung erwärmt und nach Abspülen ebenso lange mit 5% iger Silbernitratlösung nochmals erwärmt; wichtig ist, daß letzterer Ammoniak bis zur Lösung des sich bildenden Niederschlages zugesetzt wird. Empfehlenswerter ist die *neuere Methode* von FONTANA-TRIBONDEAU, wobei das lufttrockene (nicht über der Flamme fixierte) Präparat in einer Lösung A (Acid. acet. 1,0, Formalin 20,0, Aq. dest. 100,0), die 3—4 mal in einer Minute zu erneuern ist, fixiert wird. Nach Abspülen mit fließendem Wasser wird das Präparat mit Lösung B (Acid. carbol. 1,0, Tannin 5,0, Aq. dest. 100,0) 20—30 Sekunden leicht erwärmt, bis eben Dämpfe aufsteigen und nach abermaliger Abspülung mit fließendem Wasser, ohne zu trocknen, mit Lösung C (0,25% Arg. nitr.-Lösung, der in einem Reagenzglas verdünnte Ammoniaklösung zugesetzt wird, bis eben leichte Opalescenz bestehen bleibt), 20—30 Sekunden erwärmt. Dann Abspülen, Trocknen mit Fließpapier, neutraler Xylolbalsam (nicht Cedernöl, da sonst zu schnelles Abblassen der Sp. pall. eintritt). Eine einfache Modifikation durch Neosalvarsanbeizung hat FONTANA kürzlich angegeben (s. später).

8. BECKER*sche Färbung*: Eine der Fontanamethode nachgebildete Färbungsmethode hat BECKER angegeben, der auf die lufttrockenen Ausstriche die genannte RUGEsche Lösung A (Eisessig 1,0, Formalin 20,0, destilliertes Wasser 100,0) $^1/_4$—$^1/_2$ Minute einwirken läßt, darauf mit 10% iger, mit Acid. carbol. leicht (1%) angesäuerter Tanninlösung $^1/_2$ Minute über der Flamme beizt, bis eben Dämpfe aufsteigen. Nach $^1/_2$ Minute Stehen und Abspülen mit Wasser, Färben mit verdünntem ZIEHLschem Carbolfuchsin bis zur Dampfbildung. Abspülen, Trocknen. Die Methode gibt gleichfalls gute, haltbare Bilder.

9. *Färbung nach* RUPPERT: Dünne, gut lufttrockene (bis 1 Stunde) Objektträgerausstriche werden 1—2 Minuten in RUGEscher Lösung A (s. oben) fixiert, abgespült und mit in Aq. dest. gesättigter Brillantreinblau 8-G-Extralösung oder Isaminblau R (CASELLA) überschichtet und gut aufgekocht. Abkühlen, Abspülen, dann 3 Sekunden Nachfärben mit verdünntem Carbolfuchsin (1 : 5); dann Abspülen und Trocknen. Sp. pall. violett auf rötlichem Grund.

10. LÖFFLER*sche Geißelfärbung*: Zur Darstellung der Endfäden hat sich diese für Färbung von Bakteriengeißeln angegebene Methode gut bewährt. Dünne Ausstriche von Reizserum (evtl. verdünnt) werden mit Alkohol oder Osmiumdämpfen fixiert, mit LÖFFLERscher Beize (20%ige Tanninlösung 10 ccm, kalt gesättigte Ferrosulfatlösung 5 ccm, gesättigte alkoholische Fuchsinlösung 1 ccm) dreimal vorsichtig bis zum Aufsteigen von Dämpfen erhitzt und nach Abspülen mit destilliertem Wasser unter behutsamem Erwärmen mit ZIEHLschem Carbolfuchsin gefärbt, dann abgespült, getrocknet und mit Kanadabalsam eingeschlossen. Erfolg: intensive Färbung der Sp. pall., blassere Färbung der Endfäden.

11. Zum Nachweis der Binnenkörper der Spirochäten, insbesondere auch der Pallidae, hat LENNHOFF u. a. einige Methoden angegeben, welche die blauen Binnenkörper sich deutlich von den rosagefärbten Spirochätenleib abheben lassen. Eine dieser Kontrastfärbungen besteht in Beizung mit

1%igem Tannin 11 ccm + 5%iger Oxalsäure 1 ccm 30 Minuten, darauf Abspülen mit Leitungswasser und Aq. dest.

Trocknen mit Fließpapier.

1% iges Eisenchlorid 30 Minuten.

Abspülen mit Aq. dest., Trocknen mit Fließpapier.

Carbolwasser-Äthylviolett $4^1/_2$ Teile + Carbol-Methylgrün-Pyronin 10 Teile (nach dem Zusammengießen Filtrieren) 45 Minuten. Abspülen mit Leitungswasser, Trocknen.

Ähnliche Färbungen LENNHOFFS, besonders mit Krystallviolett, gaben ihm gleichfalls gute Bilder, doch erwies sich die Krystallviolettlösung leider nicht als konstant.

12. NOGUCHI hat ein Verfahren angegeben, bei dem die Fixierung mit einer gepufferten Formalinlösung vorgenommen wird. Ein Phosphatgemisch wird mit 40% igem Formalin

zusammengegeben und 1 Tropfen dieses nach bestimmter Vorschrift zusammengesetzten Gemisches mit dem spirochätenhaltigen Material auf dem Objektträger gemischt. Die Einwirkung hat 5 Minuten unter Verhütung der Verdunstung zu erfolgen, dann erst wird ausgestrichen und nach Lufttrocknung das Präparat einige Sekunden mit einer gesättigten, alkoholischen Gentianaviolett- oder Fuchsinlösung gefärbt und sofort abgespült.

13. *Salvarsanbeizung der Spirochäten*: Von Interesse sind die Verfahren, die sich des Salvarsans gewissermaßen als Beize für Spirochätenfärbungen bedienen; so läßt KRANTZ die Spirochätenausstriche nach Lufttrocknung und Anfeuchtung mit destilliertem Wasser kurze Zeit mit LUGOLscher Lösung in Berührung. Nach Abspülen läßt er bis 5 Minuten eine Neosalvarsanlösung einwirken und färbt darauf mit $1^0/_0$iger wässeriger Methylenblaulösung nach. Statt Methylenblau können auch andere Farblösungen genommen werden. Die Spirochäten sind hellblau gefärbt. LENNHOFF verwandte schon frühzeitig (1912) das Neosalvarsan als Reduktionsmittel und wies durch die Berliner Blaureaktion und nachherige Imprägnation mit Arg. nitric. (oder Osmium-Tetroxyd) die Spirochäten nach.

14. *Salvarsan-Silberdarstellung nach* FONTANA: Da die Neosalvarsanbeizung die Versilberung begünstigt, hat sie FONTANA zu folgender einfacher Schnellfärbung geführt. Dünne lufttrockene Ausstriche auf Objektträgern werden mit $0{,}75^0/_0$ frisch bereiteter Neosalvarsanlösung 30 Sekunden über kleiner Flamme vorsichtig bis eben zum Dampfen erwärmt, dann mit Wasser abgespült und nochmals 30 Sekunden mit ammoniakalischer $1^0/_0$-Arg. nitr.-Lösung (nach FONTANA eben opalescierend! s. vorher) schwach erwärmt. Darauf folgt Abspülen, Trocknen und Einlegen in neutralen Balsam (nicht Cedernöl).

Neben den älteren, bewährten Methoden seien nun noch einige erst in letzter Zeit veröffentlichte Methoden erwähnt, über die Gutes berichtet wird, die aber noch nicht eingehend genug nachgeprüft sind, um beurteilen zu können, ob sie für die Dauer den alten Methoden gegenüber konkurrenzfähig sein werden.

15. RUTH TUNICLIFF hat für gramnegative Organismen eine auch für Spirochäten geeignete Schnellfärbung angegeben. Das 3—4 Sekunden in einer Lösung von 1,0 gesättigter alkoholischer Gentianaviolettlösung und 9,0 $5^0/_0$ iger wässeriger Carbolfuchsinlösung gefärbte Präparat wird in Wasser gewaschen, darauf mit Jod-Jodkalilösung behandelt und wieder gewaschen. Die Bilder ähneln denen der Fontanamethode.

16. T. TAKAHASHI fixiert die Ausstriche mit Alkohol-Äther und behandelt sie dann mit folgender Lösung: $5-10^0/_0$iger japanischer Tee-Extrakt 30,0, $1^0/_0$ige Solut. natr. carb. 10,0, $5^0/_0$ ige Traubenzuckerlösung 20,0 5 Minuten lang. Nach Abspülen und Trocknen wird in einer Mischung von $1^0/_0$ igem Sol. natr. carb. 30,0 und Kal. permang. 0,5 20 Minuten bis 8 Stunden gefärbt.

17. SZILVASI färbt die in absolutem Alkohol 2—3 Min. fixierten recht *dünnen* frischen Ausstriche nach Abspülen in Leitungswasser 4—5 Minuten lang in Spirsil (einem Triphenylmethan-Farbstoff), wobei der Farbstoff auf die nicht abgetrocknete, feuchte Fläche kommt; Abspülen in Leitungswasser, an der Luft trocknen. Die Spirochäten erscheinen leuchtend rot und sollen leichter zu finden sein als mit anderen Färbeverfahren. Die Angabe des Autors, daß dies Verfahren den Vergleich mit der Dunkelfeldmethode aushält, ist sicherlich zu weitgehend.

18. Nach H. KLIEWE wird das lufttrockene, kurz über der Flamme oder in Alkohol fixierte Präparat $1^1/_2-5$ Minuten mit $^1/_2-1^0/_0$ iger Kalium permang.-Lösung leicht erwärmt, mit Wasser abgespült und mit verdünnter Carbolfuchsinlösung (1 : 20) ohne Erwärmung nachgefärbt; Abspülen, Trocknen. Die Spirochäten sind leuchtend rot auf hellem Grunde.

19. Auch SABRAZÈS verwendet Carbolfuchsin (ZIEHL). Er fixiert aber nur an der Luft oder über der Flamme. Wesentlich ist ihm die absolute Sauberkeit und Fettfreiheit des Objektträgers. Nach Beschickung des Präparates mit dicken Tropfen der Lösung dreimaliges Erwärmen über der Flamme bis zur Dampfbildung. Wasserabspülung. Lufttrocknung.

20. ROLF GRIESBACH fixiert kurz über der Flamme und behandelt die Präparate 3 Minuten mit $5^0/_0$ iger Kalipermanganatlösung, wobei die Spirochäten durch ausfallendes Mangansuperoxyd braun werden. Nach Abspülen mit Wasser 2 Minuten Nachfärben mit wässeriger Carbolfuchsinlösung (1:10). Die Pallida ist rotbraun, aber schwächer als die braunen Mundspirochäten gefärbt.

21. RENAUX fixiert die lufttrockenen Ausstrichpräparate in einer Formalinessigsäurelösung 2—4 Minuten lang, spült die Präparate mit $96^0/_0$ igem Alkohol ab und bedeckt sie mit wässeriger, gesättigter Pikrinsäurelösung. Nach 10 Minuten langem Waschen in fließendem Wasser ebenso lange Einwirkung von Carbolfuchsin oder Carbolgentianaviolett.

22. MÜHLPFORDT gibt auf den lufttrockenen oder über der Flamme fixierten Ausstrich eine $3^0/_0$ ige Lösung von Viktoriablau 4 R. Nach 2—3 Minuten Abspülen mit Leitungswasser. Die Spirochäten sind tiefblau gefärbt. In Italien wurde eine Viktoriablaufärbung übrigens 1922 von RICCI angegeben, der die Ausstriche nach Fixation über der Flamme mit einer Lösung von Viktoriablau 1,0, Thymol 0,2, Methylalkohol 30,0 und Aq. dest. 70,0 unter Erwärmen färbt. Die Pallida ist etwas heller blau gefärbt als andere Spirochäten.

23. ROSENBERGER und FANZ fixieren die Spirochätenpräparate über der Flamme und tropfen auf den noch heißen Objektträger 10 Tropfen einer 1,5%igen Lösung von reinem Anilinöl in Wasser, nach 10 Minuten werden 10 Tropfen einer Mischung von konzentrierter Schwefelsäure 5,0, Kal. bichromat. 15,0, Aq. dest. 375,0 auf den Objektträger gegeben. Nach 5—6 Minuten färbt sich die Mischung mit dem Anilinöl blau-schwarz, die Spirochäten sind schwarz auf blauem Grunde.

24. TIXI verwendet die PULCHERsche Farbmischung (0,3 Acid. tannic. puriss. [KAHLBAUM], 0,15 Krystallviolett [GRÜBLER], 1 ccm Salzsäure auf 100 ccm Aq. dest.). Die einzelnen Stoffe müssen getrennt unter Erhitzen gelöst werden. Fixation der Ausstriche ist unnötig. Die heiße Lösung wirkt 20—30 Sekunden ein. Abwaschen. Canadabalsam. (Eventuell vorher Waschen mit 5% Essigsäurelösung.) Die Pallida ist blau-violett.

25. Nach SCAGLIONE wird das auf dem Objektträger eingetrocknete Reizserum mit Formoleisessig übergossen und eine gleiche Menge ZIEHLsches Carbolfuchsin 40—60 Sek. hinzugegeben. Abspülen. Die Spirochäten sind dunkelviolett gefärbt.

Alle die angegebenen Methoden, von denen als die wichtigsten die *Giemsafärbung*, die *Osmo-Giemsa-Tanninmethode* E. HOFFMANNs, die BECKERsche *Färbung* und die *ältere und neue Silbermethode* FONTANAs anzusehen sind, finden sich ausführlich dargestellt bei W. A. COLLIER im ABDERHALDENschen Handbuch der biologischen Arbeitsmethoden, wo noch viele andere Verfahren nachgelesen werden können, die anzuführen hier nicht erforderlich erscheint.

Es unterliegt keinem Zweifel, daß das *Dunkelfeldverfahren* für die Untersuchung auf Sp. pall. die *Methode der Wahl* ist. Das frische, lebende Präparat bietet für die Diagnose so augenfällige Vorteile durch die Beobachtung der *unveränderten Form* des lebenden Organismus und seiner *typischen Bewegungen*, wie sie kein Färbeverfahren zu geben vermag. Alle jene Äußerungen, die einem Färbeverfahren oder einer Negativmethode einen ähnlichen Ergiebigkeitswert beimessen wollen, verkennen die große Exaktheit, mit der die Dunkelfelduntersuchung arbeitet, und stammen wohl meist aus einer Zeit, in der dies Verfahren noch nicht Allgemeingut der Ärzte geworden war. Vor allem aber ist die *Zahl* der im *Dunkelfeld* zu Gesicht kommenden Spirochätenindividuen eine *viel größere* als bei irgend einer Färbemethode. Die Wirkungsweise eines Farbstoffes auf den Spirochätenleib hat immer eine gewisse chemische Beschaffenheit desselben zur Voraussetzung, die sich entsprechend dem jeweiligen Lebenszustand verändern kann. So sehen wir, daß nur ein Teil der im Präparat vorhandenen Exemplare nach GIEMSA färbbar ist und ein anderer Teil mit genau der gleichen Färbung nicht sichtbar gemacht werden kann. Vermutlich tritt bei Individuen, die dem Absterben entgegengehen oder aus irgend einem Grunde degenerieren, eine solche chemische Veränderung auf, daß die Affinität für den betreffenden Farbstoff gestört oder sogar vollkommen aufgehoben wird. Das zeigt auch die *Leuchtbildmethode*, die ja wenig gefärbte Exemplare sichtbar macht und dadurch der frischen Dunkelfelduntersuchung bezüglich der Ergiebigkeit nahe kommt, ohne aber den Vorteil der Beobachtung der Bewegungen zu gewähren.

OELZE hat am eingehendsten und mit exaktester Methodik die Resultate verschiedener Färbemethoden mit den Ergebnissen der Dunkelfelduntersuchung verglichen und dabei gefunden, daß unter für die Färbung günstigen Bedingungen das Giemsaverfahren in Verbindung mit Osmiumfixierung etwa $^2/_3$ der im Dunkelfeld aufgefundenen Exemplare darstellt, die übrigen Methoden aber, wie z. B. Kollargol, nur etwa $^1/_3$ des Dunkelfeldresultates ergeben. Noch schlechtere Resultate zeitigt das Tuscheverfahren, das von einigen Autoren (PLAUT) mit Unrecht gelobt wird, da es nur etwa $^1/_{12}$ der Spirochäten des Dunkelfelds sichtbar macht.

Nach KAGELMANN (Klinik LENNHOFF) wird allerdings die Giemsamethode auch unter Verwendung von Osmiumfixation durch die Färbeverfahren mit Krystallviolett (unter Alkalizusatz und nach Osmiumfixierung) bei weitem übertroffen. Fast ebenso gut, aber praktisch brauchbarer ist die gleiche Färbung ohne Osmiumfixierung, die die Pallida distinkt dunkelviolett auf blaßlila Grund erscheinen läßt.

In jüngster Zeit haben RUTH GILBERT und H. A. BARTELS einen Vergleich zwischen 12 verschiedenen Färbemethoden angestellt, indem sie nach jedem Verfahren 25 Ausstriche von vorher im Dunkelfeld festgestellten Spirochäten aus dem Kaninchenhoden gefärbt haben. Allein die Fontanamethode ergab 80% positive Ausstriche, auch die Methoden von TRIBONDEAU, BECKER und NOGUCHI ergaben gleichfalls einigermaßen gute Resultate, während die übrigen Methoden (ROSENBERGER und FANZ, LIPP, WALLENGER, MEDALLIA, BROCA und VASILESCU, OPPENHEIM und SACHS, REITMANN, BENIANS nur wenig oder gar keine positiven Erfolge aufzuweisen hatten.

Vitalfärbungen: Ein weiterer Weg, die Spirochäten deutlich zu machen, besteht in ihrer Färbung während des Lebens. Eine derartige Methodik vereint die Möglichkeit, die typische Bewegung der Pallida zur Diagnose zu benutzen, mit der Möglichkeit, sie färberisch von anderen Spirochäten zu unterscheiden. Voraussetzung aber bleibt dabei, daß das Hinzufügen einer Farblösung nicht die Lebensfähigkeit der Spirochäten beeinträchtigt. Derartige Versuche sind schon früh gemacht worden, und zwar vermochte E. HOFFMANN bereits 1906 Balanitis- und Mundspirochäten mit Methylenblau unter Erhaltung ihrer Bewegungen zu färben. Denselben Farbstoff verwandte für die Sp. pall. zuerst mit Erfolg M. MANDELBAUM (1907), der der Mischung von Serum und etwas LÖFFLERschem Methylenblau noch 1 Öse $^1/_{10}$ Normalnatronlauge zuzusetzen rät.

Außer basischen wurden auch saure Farbstoffe benutzt, so z. B. das Eosin von ANSCHÜTZ, ferner die Chinablaulösung von OELZE. Am meisten hat MEIROWSKY die Methode der Vitalfärbung ausgebildet. Er hat aus physiologischer Kochsalzlösung und Methylviolett (auch Krystallviolett) einen Farbstoffbrei frisch hergestellt und kräftig in eine offene syphilitische Efflorescenz (Sklerose oder nässende Papel) eingerieben. Das nach einigen Minuten entnommene Reizserum enthält violettgefärbte Spirochäten. Bei Krystallviolett kann die Verreibung des Reizserums mit einigen Körnchen des Farbstoffs auch auf dem Objektträger erfolgen.

Für die Praxis haben die *Vitalfärbungen* bisher keine Bedeutung erlangt.

Darstellung in Gewebsschnitten.

Die Darstellung der Syphilisspirochäte im Gewebe ist bisher nur durch Imprägnierung mit Silber gut gelungen. Alle anderen Versuche, mit Giemsalösung (SCHMORL), besonderen Hämatoxylinmethoden (GOTTBERG) die Sp. pall. in praktisch brauchbarer Weise darzustellen, sind bisher nicht erfolgreich gewesen. Die Angriffe auf die Silbermethoden, welche, wie alle Silberimprägnierungen, an einer gewissen Launenhaftigkeit kranken, haben nur noch historisches Interesse. In den ersten Jahren nach der Entdeckung der Pallida war die Literatur voll von der Polemik über die Beweiskraft der mit Silber imprägnierten Spirochäten im Gewebe, indem manche Autoren die wirklichen Spirochäten nicht von irgendwelchen feinen, gleichfalls schwarz gefärbten Gewebsfasern unterscheiden zu können meinten. Näheres darüber findet sich in E. HOFFMANNs früherem Handbuchartikel.

Die Methodik der Schnittimprägnierung hat sich inzwischen außerordentlich vervollkommnet, so daß heute die Gefahr einer Verwechslung der Spirochäten mit Gewebsfasern (geringelten Nervenfäserchen u. dgl.) gewöhnlich nicht mehr besteht.

Das Verdienst, die Darstellungsmöglichkeit der Spirochäten im Gewebe, und zwar zunächst in Schnitten entdeckt zu haben, gebührt VOLPINO, welcher in gemeinsamer Arbeit mit E. BERTARELLI die Methode praktisch erprobt und ausgestaltet hat. Bald darauf hat LEVADITI dann das Verfahren angegeben, das wohl mit Recht als Normalmethode bezeichnet worden ist. Der Zusatz von Pyridin zur Silbernitratlösung verbesserte LEVADITIS Methode weiterhin (LEVADITI und MANOUÉLIAN) für manche Zwecke. Die wichtigsten Methoden seien hier kurz und in bewährter Vorschrift wiedergegeben, ohne daß sämtliche im Laufe der Jahre veröffentlichte Verfahren erwähnt werden sollen; vielmehr können nur diejenigen Methoden, die historisches Interesse haben und ferner diejenigen, die sich für unsere Zwecke besonders eignen, hier angeführt werden.

1. Erste Methode VOLPINOS: Feine, bis 5 μ dicke Paraffinschnitte werden auf 24 bis 48 Stunden in 0,2—0,5%ige Argentum nitricum-Lösung gebracht, kurz mit destilliertem Wasser abgespült und in VAN ERMENGHEMscher Lösung (Tannin 3,0, Acid. gallicum 5,0, Natrium acet. fus. 10,0, Aq. dest. 350,0) etwa 1/4 Stunde gehalten, bis sie gelblich geworden sind, dann in der vorher genannten Argentum nitricum-Lösung so lange belassen

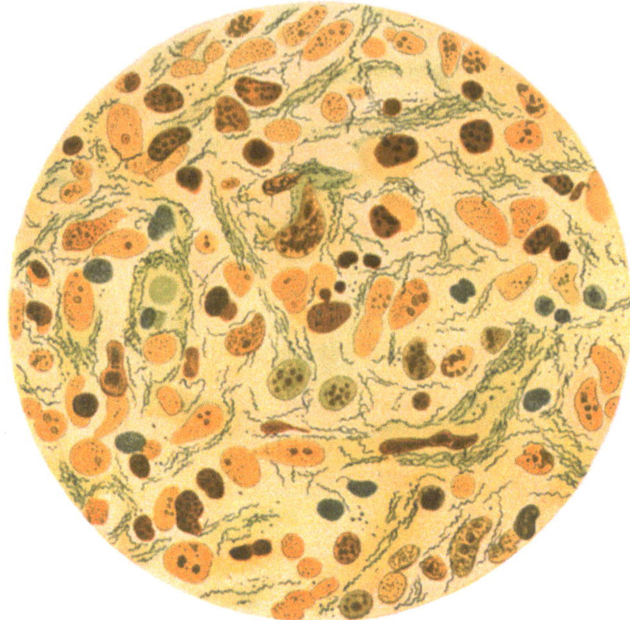

Abb. 41. Schnitt eines menschlichen Primäraffektes der Penishaut 8 Wochen nach der Infektion. Imprägniert nach LEVADITI-MANOUÉLIAN; nachgefärbt mit polychromem Methylenblau-Glycerinäther. 1:1000.
(Aus ERICH HOFFMANN: Atlas der ätiologischen und experimentellen Syphilisforschung.)

(1/4 Stunde oder länger) bis sie braun sind; hierauf Abspülen mit Aq. dest., Alkoholdurchführung, Xylol, Canadabalsam.

Diese Methode, die nur unsichere Resultate gibt, hat lediglich historisches Interesse.

Einen *großen Fortschritt* bedeutete es daher, als bald darauf LEVADITI an Stelle der Imprägnierung von Schnitten eine solche von *Gewebsstücken* im Anschluß an das Verfahren von RAMON Y CAJAL vorschlug und damit eine allgemein *brauchbare Versilberungsmethode für die Sp. pall.* schuf.

2. Ältere Methode LEVADITIS: Die Fixierung geschieht 24 Stunden oder länger in Formalin (1 + 9 Aq. dest.); kleine bis höchstens 2 mm dicke Scheiben werden zunächst über Nacht in 95%igen Alkohol gebracht; am folgenden Morgen kommen sie in destilliertes Wasser, das mehrmals gewechselt wird, bis sie zu Boden sinken (10—15 Minuten); dann werden sie in eine 100 ccm fassende weithalsige Flasche mit Glasstöpsel in 1,5—2%ige Silbernitratlösung gebracht und im Brutschrank bei 35—37° hierin 3—5 Tage belassen; von manchen Autoren wird folgende, am besten jedesmal frisch bereitete Lösung (Pyrogallol 4,0, Formalin

5 ccm, Aq. dest. 100,0) nach Abgießen der Argentumlösung über die in derselben Flasche verbleibenden Stückchen gegossen, um bei Zimmertemperatur in 24—48 Stunden die Reduktion zu vollenden. Von einigen Autoren wird geraten, sowohl die Argentumlösung als auch die Reduktionsmischung täglich, jedenfalls aber bei eingetretener Trübung, zu wechseln. Nach Vollendung der Reduktion wird kurze Zeit mit destilliertem Wasser gewaschen, dann in steigendem Alkohol entwässert und in Paraffin eingebettet.

Diese Methode ist lange Zeit die gebräuchlichste geblieben und leistet bei kongenitaler Syphilis sowie auch bei akquirierter und der schwer durchdringbaren Haut Ausgezeichnetes; sie kann auch heute noch als *Normalmethode* bezeichnet werden. Die Spirochäten erscheinen tiefschwarz auf heller oder dunkler gefärbtem, gelbbräunlichem Grund, wenn die Imprägnation gut gelungen ist. Einlegen leicht versilberbaren Materials, wie Leberstückchen von Lues congenita, ist zur Kontrolle speziell für Haut, Drüsen usw. anzuraten.

Um das Eindringen des Silbers in derbe Hautstücke (Sklerosen, Papeln, Exantheme, Drüsen usw.) zu erleichtern und gleichzeitig eine schnellere Imprägnierung zu ermöglichen, hat LEVADITI mit MANOUÉLIAN ein zweites Verfahren mit Pyridinzusatz ausgearbeitet, das sich ebenfalls bewährt, aber weniger eingebürgert hat.

3. Neuere (Pyridin-) Methode LEVADITIS *und* MANOUÉLIANS: Nach der Fixierung in Formalin (1 + 9 destillierten Wassers) und Behandlung in 95%igem Alkohol und Wässerung (wie oben) kommen die Stücke in folgende, jedesmal frisch zu bereitende Mischung von 90 ccm 1—1,5%iger Silbernitratlösung und 10 ccm reinsten Pyridins und verbleiben darin 2—3 Stunden bei Zimmertemperatur und weitere 3—5 Stunden im Paraffinschrank bei 45 bis höchstens 50° (in dunkler, gut 100 ccm fassender Flasche mit Glasstopfen). Alsdann wird diese Lösung abgegossen und am besten ohne Abspülung mit destilliertem Wasser folgende stets vor dem Gebrauch frisch anzufertigende Reduktionsmischung aufgefüllt: 90 ccm einer 4%igen Pyrogallollösung werden mit 10 ccm reinem Aceton gemischt und zu 85 ccm dieser Mischung 15 ccm Pyridin hinzugefügt (bei Trübung wechseln). Hierin verbleiben die Stücke bei Zimmertemperatur über Nacht und werden nach Abspülung mit destilliertem Wasser und Härtung in steigendem Alkohol in Paraffin eingebettet. Bei dieser Methode ist der Gewebston mehr hellgelb und die Spirochäten erscheinen zarter imprägniert.

In Fällen, in denen die bisherigen Methoden im Stich ließen, hat zuweilen die Stückmethode von VOLPINO und BERTARELLI Erfolge gezeigt, aber anscheinend nur in der Hand weniger Autoren. Sie sei trotzdem als eine der älteren noch angeführt.

4. Neuere (Stück-) Methode von VOLPINO *und* BERTARELLI: Kleine Stückchen (0,6 bis 0,7 mm dick) werden in Alkohol fixiert und dann für 3—4 Tage in folgende Arg. nitric.-Lösung (Arg. nitric. 3,0, Aq. dest., Alkohol (96%) āā 50,0, Acid. acet. pur. 4—5 Tropfen) bei 35—37° gebracht; sobald die Lösung sich trübt, wird sie erneuert. Nach mehrfachem sorgsamen Abspülen in destilliertem Wasser kommen die Stücke in v. ERMENGHEMsche Lösung (siehe oben bei Schnittmethode VOLPINOS) bei Zimmertemperatur und werden nach gutem Auswaschen in destilliertem Wasser durch Alkohol nur in Paraffin eingebettet und geschnitten.

Die Methode ist aber durch die folgenden (JAHNEL, ARMUZZI-STREMPEL) überholt.

Später sind noch eine ganze Reihe von Modifikationen angegeben worden, z. B. von MINASSIAN und YAMAMOTO. Ferner hat SAPHIER die störenden Niederschläge dadurch zu vermeiden gesucht, daß er nach der Versilberung und vor der Reduktion Ammoniakbehandlung eingeschaltet hat. Ganz neuerdings haben LUKES und JELINEK die Methode dadurch modifiziert, daß sie als Reduktionsmittel Traubenzucker und ein Dekokt von Zwiebelschalen verwandt haben.

Die ungemein *schwere Darstellbarkeit der Sp. pall. bei Paralyse* hat F. JAHNEL veranlaßt, einige Methoden auszuarbeiten, die unter Vermeidung störender Imprägnierung von Nervenfibrillen u. dgl. die Sp. pall. allein und regelmäßiger zur Darstellung bringen. Unter den von ihm angegebenen Verfahren hat sich besonders *eins* auch uns für andere Gewebe (Haut-, Drüsen) *bewährt*, das hier genau dargestellt werden soll.

5. JAHNELs *Pyridin-Uran-Methode*: 1. *Kleine* Blöcke von 2—4 mm Dicke, die schon längere Zeit in Formalin oder Alkohol fixiert sind, kommen auf 1—3 Tage in Pyridin. Am besten gelingt die Methode an länger in Formalin fixiertem Material; bei dickeren Blöcken bleiben leicht die Fibrillen im Zentrum imprägniert. Hernach werden die Stücke sorgfältig in Wasser ausgewaschen (2—3 Tage, bis der Pyridingeruch geschwunden ist) und können noch einige Tage in 5—10%iges Formalin verbracht werden. Nach neuerlichem Wässern kommen sie

2. in eine 1%ige, mit destilliertem Wasser bereitete Urannitratlösung (MERCK) und bleiben $^1/_2$—1 Stunde im Brutofen bei 37°. Das Eindringen der Lösung kann erleichtert werden dadurch, daß man bleifreie Glaswolle auf den Boden des Gefäßes bringt, indessen ist die Hilfe meist nicht nötig.

3. Auswaschen in destilliertem Wasser 1 Tag.

4. 96%iger Alkohol 3—8 Tage.

5. Auswaschen in destilliertem Wasser, bis die Stücke darin untersinken.

6. Versilberung der Blöcke in einer $1^1/_2$%igen Lösung von Argent. nitricum cryst. (MERCK) in dunkler Flasche im Brutofen, 5—8 Tage lang. (Reichlich Silberlösung, nicht zu viele Stücke in einer Flasche!).

7. Nach Abgießen der Silberlösung (und Abspülen in Aq. dest.) kommen die Stücke auf 1—2 Tage in die von der älteren Levaditimethode bekannte Reduktionslösung (Pyrogallol 4,0, Formalin 5,0, Aq. dest. 100,0) in der gleichen, dunklen Flasche.

8. Auswaschen in Aq. dest., steigender Alkohol (säurefrei!), Xylol, Paraffineinbettung; Schnittdicke 5—10 μ. Für andere Organe als das Nervensystem eignet sich die Pyridinuranmethode nicht ganz so gut (hierbei empfiehlt es sich, den Urannitratgehalt bei 2. etwas schwächer, etwa 0,1—0,2%ig zu nehmen).

6. JAHNELs *Pyridin-Waschmethode:* 1.—4. Fixierung, Übertragung in Alkohol, Auswaschen und Versilberung erfolgen wie bei der alten Levaditimethode (s. oben).

5. Übertragen in unverdünntes Pyridin $^1/_4$—1 Stunde lang.

6. Entwickeln — einen Tag — in Pyrogallolformollösung in der gleichen Zusammensetzung wie bei der älteren Levaditimethode oder in dem Entwickler von LEVADITI-MANOUÉLIAN (s. oben).

7. Wässern und Paraffineinbettung in der üblichen Weise. Die Pyridinwaschmethode ist nicht ganz so sicher und elektiv wie die Pyridinuranmethode, aber sie liefert oft sehr hübsche Bilder (z. B. von Rekurrensspirochäten im Mäusegehirn).

Ferner läßt sich eine elektive Spirochätenfärbung im Zentralnervensystem oft dadurch schon erzielen, daß man die alte Levaditimethode mit dem Entwickler von LEVADITI-MANOUÉLIAN kombiniert:

1., 2., 3., 4. wie bei der alten Levaditimethode.

5. Auswachen in destilliertem Wasser 2 Stunden lang.

6. Entwickeln in dem Pyrogallol-Acetonpyridinentwickler (siehe Pyridinwaschmethode) einen Tag lang.

7. Gründlich Wässern und Paraffineinbettung. Letzteres Verfahren soll besonders zum Spirochätennachweis in den Hirnhäuten, ferner auch bei Tabes geeignet sein.

Während die JAHNELsche Pyridin-Uranmethode wohl im allgemeinen das Verfahren der Wahl darstellt, sollen doch noch einige Methoden aus neuerer Zeit hier Erwähnung finden, welche vor allem den Vorzug größerer Schnelligkeit besitzen.

7. Nach REYE lassen sich Schnitte innerhalb von 4 Stunden herstellen. Die Organstückchen kommen 10 Minuten lang bei einer Brutschranktemperatur von 57° in 10%iges Formalin, 30 Minuten lang in 96%igen Alkohol, 10 Minuten in destilliertes Wasser, $^3/_4$ Stunde in 1,5%ige Silbernitratlösung und die gleiche Zeit in eine Mischung von Pyrogallussäure 4,0, 10%igem Formalin 5,0, Aq. dest. ad 100,0. Nach $^1/_2$ stündigem Aufenthalt in 96%igem Alkohol werden die Stücke durch Aceton 20 Minuten in Paraffin von steigender Härte (1 Stunde) überführt und eingebettet.

8. HORALEK verwendet als Reduktionsmittel Hydrochinon und andere Präparate, die nach Muster von photographischen Entwicklern kombiniert sind (Hydrochinon-Pyrogallol, Hydrochinon-Methol, Hydrochinon-Resorcin). Weitere Schnellversilberungsmethoden sind von amerikanischer Seite angegeben worden, so z. B. von

9. HAYTHORN, der nach Formalinfixierung kleine Organstücke 10 Minuten in 50—60° warmem Wasser beläßt, sie auf Filtrierpapier trocknet und $^1/_2$ Stunde in Aceton entwässert. Darauf werden sie einer frisch hergestellten und filtrierten Lösung (10%iges Silbernitrat 5,0, Aceton 10,0, Aq. dest. 5,0) 8 Stunden lang ausgesetzt. Die gleiche Zeit verbleiben sie nach Trocknung auf Filtrierpapier in einer 4%igen Lösung von Pyrogallussäure in Aceton, um dann weiter eingebettet zu werden.

10. Schließlich soll die Methode von WARTHIN und STARRY in ihrer einfach und schnell auszuführenden Modifikation wiedergegeben werden, zumal es sich um ein Verfahren handelt, welches besonders für Spirochäten aus der Lumbalflüssigkeit angegeben ist. Die in Formalin fixierten und in Paraffin eingebetteten Organstücke werden geschnitten, auf Deckgläschen geklebt und entparaffiniert. Nach Abspülung mit Wasser kommen sie kurz in 2%ige Silbernitratlösung und werden mit einem zweiten gut gereinigten Deckglas bedeckt, das vorher in die Silberlösung getaucht ist. Beide fest aneinanderhaftenden Deckgläser bleiben 1/2—1 Stunde bei 37° in frischer 2%iger Silbernitratlösung; darauf wird das eine Deckgläschen wieder entfernt und die Schnitte einige Sekunden folgender Lösung ausgesetzt: 2%ige Silbernitratlösung 3,0, warmes Glycerin 5,0, warme 10%ige Gelatinelösung 5,0, warme 1,5%ige Agarlösung 5,0, 5%ige wässerige Hydrochinonlösung 0,25—2,0 (direkt vor dem Gebrauch zuzusetzen). Dann wird mit 5%iger Natriumthiosulfatlösung und destilliertem Wasser abgespült. Alkohol, Xylol, Canadabalsam. Sauberes Arbeiten ohne Fingerberührung — nur Glasinstrumente — ist erforderlich.

Bei allen geschilderten Imprägnierungsmethoden ist darauf zu achten, daß die zu verwendenden Glasgefäße äußerst sauber und alle Lösungen möglichst frisch sind. Die Schnitte können 5—10 μ dick sein und evtl. mit polychromem Methylenblau nachgefärbt werden (Differenzierung mit verdünnter Glycerinätherlösung oder Tanninlösung in der üblichen Weise). Andere Autoren empfehlen zur Nachfärbung 1%ige Jodgrünlösung, Giemsalösung, Neutralrot oder Toluidinblau. Eine gute Gegenfärbung erhält man nach SABRAZÈS und DUPÉRIÉ, wenn man die Schnitte mit Carbol-Thionin färbt, mit absolutem Alkohol und Xylol unter Zusatz von einigen Pikrinsäurekrystallen auswäscht, bis sie grünlich werden, und dann in Balsam einschließt.

Zum genaueren Studium der Beziehung zwischen der Sp. pall. und den syphilitischen Gewebsveränderungen hat VERSÉ empfohlen, einzelne Präparate völlig vom Silber zu befreien, um sie vergleichshalber nach den gewöhnlichen histologischen Methoden färben zu können. Hierzu kommen die Schnitte einige Zeit in eine schwach gelbbraune Jod-Jodkaliumlösung und werden nach kurzem Abspülen in einer konzentrierten Natriumthiosulfatlösung entfärbt und gründlich ausgewaschen. Dasselbe erreicht man mit 10%iger Ferricyankalilösung und nachfolgender 25%iger Natriumthiosulfatlösung.

Eine weitere Möglichkeit, die Silberimprägnation der Spirochäten im Gewebe zu beschleunigen und das ganze oft so lange Verfahren abzukürzen, besteht in der Verwendung von *Gefrierschnitten* zur Silberbehandlung.

11. So hat STEINER die Schnitte mit einer Lösung von Mastix und Alkohol vor und nach der Silberimprägnation behandelt und mit Hydrochinon reduziert. Ähnliche Verfahren sind von LENNHOFF (unter Verwendung des Neosalvarsans) und KRANTZ angegeben worden. Nach KRANTZ kommen etwa 15 Gefrierschnitte für 4—24 Stunden bei 56—60° in 0,1%ige Silbernitratlösung. Nach Abspülung mit destilliertem Wasser bleiben sie 1/2—1 Stunde zur Reduktion in einer Lösung von Pyrogallol 0,2, Aq. dest. 15,0, Muc. gummi arab. 5,0. Nach kräftigem Auswaschen werden die Schnitte dann weitergeführt. Leider haben wir mit dieser Methode besonders für Hautgewebe keine gleichmäßige und regelmäßige Versilberung erreichen können.

Daher bedeuten die Arbeiten ARMUZZIs und STREMPELs einen bemerkenswerten Fortschritt, weil sie ihr Verfahren, das sie auf einer von JAHNEL für das Nervensystem angegebenen Methode aufbauen, schließlich so weit vervollkommneten, daß *auch im Hautgewebe* die *Versilberung gut gelingt.* Nach langwierigen Versuchen hat sich ihnen folgende abgekürzte Methode an Stelle der früher veröffentlichten am besten bewährt.

12. Möglichst dünne Gefrierschnitte (Formolfixierung) werden 15 Minuten in reines Pyridin gelegt, in mehrfach gewechseltem Aq. bidest. sorgfältig gewaschen, bis jeder Pyridingeruch geschwunden ist; darauf kommen sie 15 Minuten in 96%igen Alkohol und nach kurzer Überführung (1 Minute) in destilliertes Wasser, 1—2 Stunden (durchschnittlich 1 1/2) bei Zimmertemperatur in 5%iges Uranylsulfat (MERCK), dem etwas 3%ige Essigsäurelösung (wenige [3] Tropfen auf 100) zugesetzt wurde (diese Lösung hält sich monatelang). Nach kurzem Auswaschen in Aq. bidest. werden sie in 2%iger Silbernitratlösung für 2 1/2 bis 4 Stunden bei 37° (Brutschrank) belassen (Hautmaterial 4 Stunden) und dann in 5 ccm einer 1/4%igen Lösung von salpetersaurem Silber übertragen, welcher dann 20 ccm einer

30—40%igen Gummi arabicum-Lösung (Perlgummi Merck) zugesetzt werden; nach gutem Mischen mittels Glasstab werden 5 ccm einer 5%igen frisch bereiteten Hydrochinonlösung darüber geschichtet und nun wird durch langsames Rühren mit dem Glasstab die Entwicklung in etwa 10 Minuten vollzogen, bis die Schnitte gelblich bis rötlich erscheinen. Nach längerem, gründlichen Auswaschen in bidestilliertem Wasser werden sie glatt auf Objektträger gelegt und nach Durchführung durch Alkohol und Xylol in neutralen Canadabalsam eingelegt. Diese Methode hat sich uns vortrefflich bewährt und ist auch infolge ihrer Verkürzung und der weniger zähen Konsistenz der als Schutzkolloid wirkenden Gummilösung besser durchzuführen. Fixierung in säurefreiem Formalin. Gebrauch von sauberen Glasstäben und bidestilliertem Wasser sind für das Gelingen wesentlich. Hautschnitte werden besser 4 Stunden versilbert, während sonst $2^1/_2$—3 Stunden ausreichen.

Diese Methode leistet Ausgezeichnetes; auch LEVADITI schreibt, daß sie sich ihm sehr bewährt hat. JAHNEL hat übrigens seine dem ARMUZZI-STREMPELschen Verfahren zugrunde liegende Methode auch durch geringe Veränderungen der Methodik zur Silberimprägnation von Celloidinschnitten geeignet gemacht.

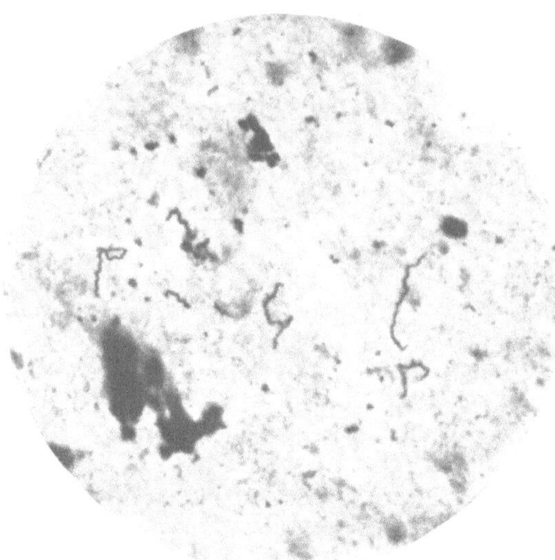

Abb. 42. Spirochaeta pallida im Zentrifugat von einem Liquorkoagulum. (Originalpräparat von ARMUZZI, im Schnitt versilbert.) 1:1000.

Bei allen den bisher geschilderten Färbeverfahren der Spirochäten im Gewebe handelt es sich um Imprägnierung mit Silbernitrat, also um eine Methodik, die durch Auf- und Anlagerung metallischen Silbers die Spirochäten darstellt und zum Teil dicker erscheinen läßt. Die meisten Versuche, wirkliche Färbungen der Spirochäten im Schnitt mit Hilfe der im Ausstrich bewährten Farblösungen zu erzielen, sind bisher nur wenig erfolgreich gewesen. Das Giemsaverfahren, das ja im Ausstrich so außerordentlich gute Resultate liefert, ist zuweilen bei Schnittfärbungen von SCHMORL mit Erfolg herangezogen worden; er hat von in Formalin fixierten Stücken dünne Gefrierschnitte mit verdünnter Giemsalösung 12—24 Stunden behandelt. Auf besondere Sauberkeit der verwendeten Glasgefäße ist Wert zu legen und nur dest. Wasser zu benutzen. Zur Differenzierung werden die Schnitte mit geglühten Glasnadeln in konzentrierte Lösungen von Kalialaun für kurze Zeit gebracht und wieder in destilliertes Wasser übertragen, wo sie auch noch Farbe abgeben. Hierauf werden sie auf den Objektträger gebracht und in Glycerin-Gelatine eingelegt. An gelungenen Präparaten sind die Spirochäten tiefrot und deutlich erkennbar, aber nur in spirochätenreichen Organen, die nicht allzu viel Gewebsfasern enthalten, wie den Nebennieren (vgl. in E. HOFFMANNS Atlas, Tafel 12, Abb. 3).

CIARLA hat für Organstückchen von syphilitischen Feten ein Verfahren benutzt, das sich im wesentlichen verschiedener Chromverbindungen bedient. Mit seinem Verfahren hat er Spirochätenformen dargestellt, die von den normalen in verschiedener Beziehung sich unterschieden. Rosettenformen, unregelmäßige Terminalefflorescenzen und Formen, die bis zu 80 μ groß waren, hat er auf diese Weise nachgewiesen. Das Verfahren selbst findet sich bei COLLIER im ABDERHALDENschen Handbuch ausführlich beschrieben.

Aus der Fülle der im Laufe der Jahre angegebenen und erprobten Verfahren sind für die Darstellung im *Block* die *ältere* LEVADITI- und die JAHNEL*sche Pyridinuranmethode* wohl noch immer am meisten zu empfehlen. Ganz besondere Bedeutung kommt aber neuerdings der von ARMUZZI und STREMPEL ausgearbeiteten *Schnittimprägnierungsmethode* zu, die dem klinischen und pathologisch-anatomischen Forscher sehr zu empfehlen und an *Gefrierschnitten* anwendbar ist. Sie hat uns Treffliches geleistet und ist auch zum *Nachweis der Sp. pall. im Liquor* der komplizierten Methode von WARTHIN und STARRY vorzuziehen.

13. Frisch entnommener Liquor wird mit der gleichen Menge 96%igen Alkohols (evtl. gefiltert) gemischt, gut geschüttelt und $^1/_2$—$^3/_4$ Stunden scharf zentrifugiert. Nach Abgießen wird das sedimentierte Koagulum — eiweißarmer Liquor erhält zwecks Gewinnung des Koagulums einen kleinen Zusatz von klarem Blutserum — in absolutem Alkohol 1—2 Stunden fixiert, dann in Alkohol-Äthermischung āā 1 Std. gebracht und in Celloidin eingebettet. Die Imprägnierung erfolgt nach der oben angegebenen (S. 75) Methode, wobei sich eine $^1/_{10}$-Normalsilbernitratlösung für 2—3 Stunden bei 37° zur Versilberung gut bewährt hat (statt des angegebenen 2%igen Arg. nitr.). — Statt in Alkohol kann das Koagulat auch in Formalin (1 + 9 destilliertes Wasser) fixiert (2 Stunden) und mit dem Gefriermikrotom geschnitten werden (7—10 μ). Die Sp. pall. erscheint dann schwarz auf mehr oder weniger dunkelgelbem Grund und ist mitunter reichlich zu finden.

Mit dieser Methode hat ARMUZZI sowohl bei Paralyse wie bei frischerer Syphilis positive Ergebnisse erzielt; ein Präparat des Liquors von einem Paralytiker zeigt Abb. 42.

VII. Die Züchtung der Spirochaeta pallida.

Bei Betrachtung des Weges, den die Entwicklung der Kulturmethodik des Syphiliserregers von ihren ersten primitiven Anfängen an bis zu dem heute erreichten Stande genommen hat, ist es eigentlich unzweckmäßig, die für die verschiedenen Spirochätenarten angegebenen Methoden voneinander zu trennen und nur die herauszugreifen, welche sich mit der Sp. pall. beschäftigen. Wenn wir das hier im allgemeinen trotzdem tun, so geschieht es mit dem Hinweis auf die in letzter Zeit erschienenen Handbücher der Technik, in denen all diese Methoden ausführlicher dargestellt sind.

Jede Vermehrung der Spirochäten unter künstlichen Bedingungen ist letzten Endes der primitive Versuch einer Kultivierung. Darum sollen hier auch jene Beobachtungen kurz erwähnt werden, nach denen im wachsumrandeten, Gewebssaft enthaltenden Deckglaspräparate oder in Capillaren zuweilen eine gewisse Zunahme der Spirochäten vorkommt (HOFFMANN und BEER 1906). Theoretisch erscheint dieses Wachstum auch verständlich, da ja eine gewisse Menge derjenigen Stoffe vorhanden ist, die der Pallida im Organismus das Fortkommen ermöglichen. Ebenso ist eine Anreicherung beobachtet worden, wenn eine Öse luetischen Materials in Bouillon suspendiert und im Brutschrank gehalten wurde (KRAUS 1906). In diese erste Zeit gehören ferner die Versuche von LEURIAUX und GEETS, welche syphilitisches Material auf ein Medium aus Spinalflüssigkeit von Syphilitikern und neutraler Peptonbouillon und dann auch erstarrtes Schweineserum übertrugen.

Als Vorläufer und Wegweiser zur Kultur können die Versuche von VOLPINO und FONTANA (1906) angesehen werden, die exzidierte Sklerosen- oder Papelstückchen in Blut oder Serum enthaltenden Nährböden bei 37° hielten und dabei Anreicherung der Spirochäten unter Entwicklung einer starken Begleitbakterienflora beobachteten; hierbei wurde auch ein Überwuchern der Spirochäten auf ebenfalls in die Nährböden versenkte gesunde Gewebsstückchen festgestellt, zum Teil sogar in erheblicher Menge.

Gleichfalls nur historisches Interesse verdienen heutzutage die von Levaditi und Mc Intosh (1907) angestellten Untersuchungen, in denen syphilitisches Material in Collodiumsäckchen in die Bauchhöhle von Affen oder Kaninchen versenkt und dort mehrere Wochen lang am Leben erhalten wurde. Levaditi faßt den von ihm so gezüchteten Organismus als avirulente Varietät der Sp. pall. auf und meint, daß der Syphiliserreger seine Pathogenität verloren hat, da Übertragungsversuche auf Kaninchen negativen Erfolg hatten. Mühlens und Löhe (1908) gelangen übrigens diese Collodiumsackkulturen nicht.

Auch einige Versuche von Mühlens und Löhe gehören in dieses Gebiet hinein; sie füllten mit Affenleberbouillon, Affenleberbouillon + Serum oder auch Affenserum allein Capillarröhrchen zur Hälfte, setzten dann syphilitisches Material zu, um nachher noch etwas von der gleichen Nährflüssigkeit nachzufüllen. Bewegung der Spirochäten wurde noch nach 5—10 Tagen gesehen; ob Wachstum erfolgte, blieb fraglich.

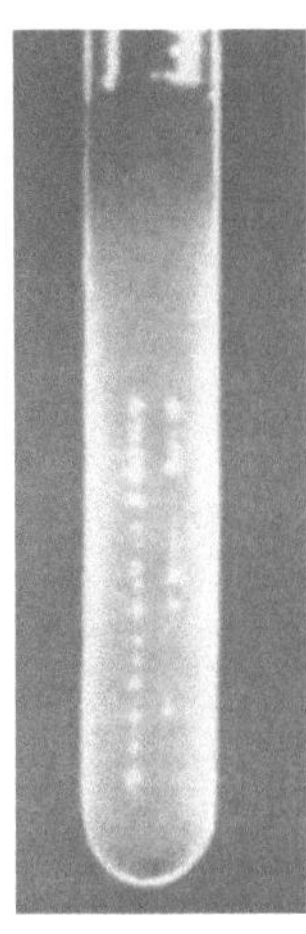

Abb. 43. Spirochaeta-pallida-Kultur. (Orig.-Photogr. von Mühlens.)

Als richtunggebend für die Weiterentwicklung der Kulturmethode erwies sich die frühzeitige *Erkenntnis*, daß die Pallida wegen ihres schrankenlosen Wachstums in macerierten Feten und ihres sonstigen Verhaltens im Körper ein *anaerober Parasit* sein müsse (E. Hoffmann 1906). Freilich blieben die ersten Versuche (Ficker, Noeggerath und Hoffmann), die sich auf diese Hypothese gründeten, erfolglos; auch wurde später die absolute *Anaerobie* der Sp. pall. zum Teil bezweifelt und nur eine „*Anaerophilie*" angenommen (Manteufel), während Krantz neuestens von „*Aerophobie*" spricht.

Einen *entscheidenden Schritt vorwärts* auf diesem schwierigen Gebiete bedeutete es, als es P. Mühlens 1906 im Kochschen Institut (Berlin) gelang, die feine Sp. dentium auf einem festen Nährboden, und zwar *Pferdeserumagar* (1:3) in hoher Schicht, zunächst mit einem Begleitbacterium und schließlich in *Reinkultur* zu züchten; neben Schüttelkulturen dieser Art erreichte er auch in Serumbouillon Wachstum. Damit war die *erste sichere Reinzüchtung einer anaerob wachsenden Spirochäte* erreicht und der Grund auch für die Kultivierung des Syphiliserregers gelegt.

Zwei Wege sind seitdem zur Erlangung der Reinkultur immer wieder beschritten worden. Einmal hat man zunächst *Mischkulturen* zu erzeugen und aus diesen in späteren Passagen Reinkulturen zu gewinnen versucht; zweitens hat man es unternommen, durch geeignete Wahl *reinen Ausgangsmaterials sogleich zu Reinkulturen* zu gelangen, um möglichst alle Fehlerquellen auszuschalten.

Den ersten dieser Wege beschritt im Jahre 1909 mit Erfolg Schereschewsky, indem er in erstarrtes *Pferdeserum* syphilitisches Material tief versenkte und auf diese Weise regelmäßig Mischkulturen erhielt. Reagenzröhrchen oder mit sterilisierten Korken verschlossene Zentrifugengläschen wurden mit Pferdeserum gefüllt, durch längeres Erhitzen bei 60° sterilisiert (bis zur gallertartigen Konsistenz) und 3 Tage lang bei 37° gehalten, um sie einer teilweisen Autolyse zu unterwerfen. In dieses halbstarre Medium wurden exzidierte Papelstückchen u. dgl. versenkt. Ein penetranter Schwefelwasserstoffgeruch zeichnete die Kulturen aus, die zuerst Organismen vom *Refringenstyp* und erst in späteren Passagen häufiger den *Pallidatyp* zeigten. Die Weiterzüchtung dieser Mischkultur gelang Schereschewsky vom 6. Tage ab in beliebig vielen Passagen. Diese Schereschewsky*sche Mischkultur* ist für viele weitere Forschungen der Ausgangspunkt geworden.

MÜHLENS, der mit seiner an der Zahnspirochäte erprobten Methode vergeblich versucht hatte, den Syphiliserreger zu züchten, kam über derartige Mischkulturen nach unzähligen, überaus mühevollen Versuchen im Juni 1909 endlich zu einer *Reinkultur der Sp. pall.*, und zwar gelang diese zum ersten Mal aus einem von E. HOFFMANN dafür empfohlenen Material, einer *recent syphilitischen Leistendrüse.* W. H. HOFFMANN, der diese Arbeiten in den Jahren 1910 und 1911 fortsetzte, züchtete auf ähnliche Weise ebenfalls *mehrere Stämme* von Sp. pall., die sich im Tierversuch ebenso wie auch der *erste* MÜHLENS*sche Stamm* als *pathogen* erwiesen. Vereinzelte Reinkulturen gelangen allem Anschein nach auch SHMAMINE (1911 bei PFEIFFER-Breslau), SOWADE (1912), ARNHEIM (1912), TOMASCZEWSKI (1912), NAKANO (1912), PROCA, DANILO und STROE (1912), SCHERESCHEWSKY (1913), BAESLACK (1913) u. a.

Die Pferdeserumkulturen von MÜHLENS zeitigten unter 76 Versuchen 14 mal einen positiven Erfolg. 32 Passagen, bei denen die Überimpfung mit Capillaren erfolgte, gelang es ihm herzustellen. Alle Kulturen zeichneten sich durch den charakteristischen, penetranten Geruch aus. Im Gegensatz zu SCHERESCHEWSKY beobachtete MÜHLENS in der ersten Zeit nach der Impfung seiner Röhrchen den Pallidatypus seiner Spirochäte, während später refringensartige Formen auftraten. Auf die Kontroverse über die Erklärung dieser Beobachtung soll hier nicht näher eingegangen werden (vgl. EDM. HOFMANN). Es erscheint uns verständlich, daß die typischen Pallidaformen von gedrechseltem Aussehen durch die Kultivierung verändert werden. Der unregelmäßige aufgewundene Pallidaorganismus der Kultur macht infolgedessen einen „refringens“-artigen Eindruck.

Mit der Ausarbeitung der *Serumagarmethode*, die MÜHLENS zuerst für die Spirochaeta dentium benutzt hat, ging die Kultivierungsforschung einen wichtigen Schritt vorwärts (vgl. Abb. 43).

Zur Herstellung seines Kulturmediums hat MÜHLENS etwa 3%igen ganz schwach alkalischen Agar in Reagenzgläser gefüllt und zur Entfernung des Sauerstoffs gekocht. Dieser Agar wird nun mit einer bestimmten Menge Pferdeserum gemischt, welches vorher im Wasserbad ½ Stunde lang auf 58—60° erhitzt war. Das Zusammengießen hat bei einer Temperatur von 45° zu erfolgen. Zuerst verwendete MÜHLENS eine Mischung von 1 Teil Serum und 2 Teilen Agar, später zog er 2 Teile Serum und 1 Teil Agar vor. Die Beimpfung erfolgt, solange die Kulturmischung noch flüssig ist, indem Nadeln in eine Ausgangsverdünnung von syphilitischem Material getaucht und in 2—3 Serumagarröhrchen ausgeschüttelt werden. Die beimpften Röhrchen werden in kaltem Wasser zur Erstarrung gebracht. Bei der Überimpfung von Mischkulturen hat es sich als zweckmäßig erwiesen, an Stelle des Schüttelverfahrens Stichkulturen anzulegen, in der Weise, daß die peripherwärts gerichteten Pallidahäufchen nach Abtrennung des unteren Glasendes herausgehoben und mit der Platinnadel in den neuen Nährboden übertragen werden. Auf die Stichöffnung wird etwas Agar gegossen und das Kulturröhrchen bei 37° aufbewahrt. Für die Verwendung dieser Methode bei der Syphilisspirochäte benutzte MÜHLENS als Ausgangsmaterial die SCHERESCHEWSKYschen Mischkulturen oder solche, die aus Lymphdrüsen gewonnen waren. 7 Tage nach Anlegen der Schüttelkultur zeigte sich im unteren Drittel einzelner Röhrchen das Auftreten vereinzelter, hauchartiger Kolonien; von diesen wurden die Pallidastichkulturen auf weitere Röhrchen übertragen.

In mehr als 100 Passagen konnte MÜHLENS diese Kultur fortzüchten. Makroskopisch zeigte die Pallidareinkultur recht große Ähnlichkeit mit der Kultur von Spirochaeta dentium; auch hier geht eine zarte, hauchartige Trübung vom Stichkanal aus, die nach der Peripherie zu weiterschreitet und sich zu rundlichen, wolkigen Kolonien entwickelt. Als optimales Datum zur Überimpfung gibt MÜHLENS den 10. Tag an. Alle Kulturen zeichneten sich durch den penetranten Schwefelwasserstoffgeruch aus. Für NOGUCHI wurde dies die Veranlassung, MÜHLENS Kulturen als echte Pallida-Reinkulturen anzuzweifeln. Es ist daher, wenn überhaupt NOGUCHIs kulturelle Differenzierungsdiagnostik zu Recht besteht, die Möglichkeit vorhanden, daß Mischkulturen vorgelegen haben.

Daß nicht lediglich z. B. bei den durch positive Kaninchenimpfungen ausgezeichneten Kulturen W. H. Hoffmanns, andere morphologisch der Pallida ähnliche Kulturen vorgelegen haben, muß wohl angenommen werden.

Die Mühlensschen Versuche hat W. H. Hoffmann im Kochschen Institut fortgesetzt. Es gelang ihm, ebenso wie jenem, noch 10 sichere Stämme rein zu züchten. Von den Schereschewskyschen Nährböden ausgehend, legte Hoffmann Stichkulturen in Serumagar an. Am 6.—8. Tage war an der Kultur eine zarte, hauchartige Trübung wahrzunehmen, von deren Peripherie dann das Material zu weiteren Stichkulturen genommen wurde. Die Isolation der Einzelkulturen gelang so leichter als mit der Schüttelmethode. W. H. Hoffmanns Kulturen zeichneten sich, ebenso wie es Mühlens von den seinen beschreibt,

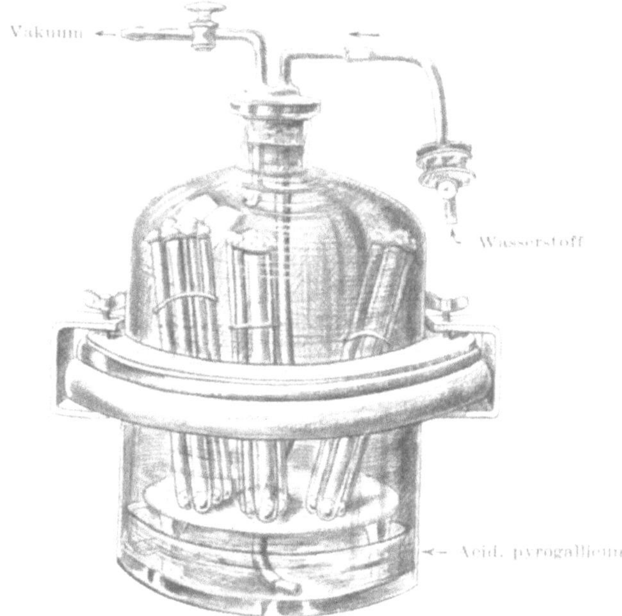

Abb. 44. Versuchsanordnung für anaerobe Spirochätenkulturen. Anaerobiaseglocke von Th. Smith. (Nach der Abbildung Noguchis in: A method for the pure cultivation of pathogenic Trep. pall.)

durch den gleichen, stinkenden Geruch aus. Es muß daher, wie E. Hoffmann bei Noguchis Referat in Wien 1913 sagte, wahrscheinlich mit dem Vorhandensein einer pallidaähnlichen Begleitspirochäte, die den Geruch verursacht, gerechnet werden.

Sowade ging gleichfalls zuerst von der Schereschewskyschen Mischkultur aus.

Das Pferdeserum wurde an 2 Tagen je 2 Stunden lang auf 58° erhitzt und am 3. Tage bis zu einer Temperatur erhöht, die zum Gallertigwerden des Pferdeserums führte. Es trat oft auf diese Weise eine Trübung des Serums ein, aber die Verwendungsmöglichkeit zu Kulturen zeigte sich in keiner Weise herabgesetzt. Später brachte Sowade nach der 3 Tage fortgesetzten je 2—3 Stunden andauernden Erhitzung auf 58° C die Röhrchen 48 Stunden lang in den Brutschrank auf 37°, um sie danach noch 2 mal 2—3 Stunden auf 58° zu erhitzen und dann erst starr werden zu lassen. Versenkt wurden wieder syphilitische Gewebsstückchen. Wenn nach 4—6 Tagen der Stichkanal und seine Umgebung sich verflüssigt hatten, wurden die flüssigen Bestandteile herausgegossen, der Stichkanal mit 70%igem Alkohol zur Desinfektion ausgespült und darauf flüssiges Paraffin eingefüllt.

Die peripherwärts gerichteten Spirochätenhäufchen, deren Aussehen SOWADE mit einer Roggenähre oder Flaschenbürste vergleicht, konnten dann weiter überimpft werden. SOWADE beschreibt den charakteristischen, penetranten Geruch an seiner Kultur. Er schiebt ihn auf das längere Zeit der Wärme ausgesetzte Pferdeeiweiß. Nach seinen Beobachtungen scheint die Anaerobie keine conditio sine qua non zu sein. Die gleiche Auffassung vertritt auch SZECSI, der nach SOWADEscher Methode gearbeitet, gleichfalls in späteren Verfahren Reinkulturen erhalten und 6 bzw. 11 Kulturpassagen ausgeführt hat.

Auch LICHATSCHOFF (1923) benutzte das SOWADEsche Verfahren.

Ähnlich ging TOMASCZEWSKI vor, der einen Tropfen bereits verflüssigter Mischkultur in erstarrtem Pferdeserum 3—4 cm tief versenkte. Nach 3—4 Tagen

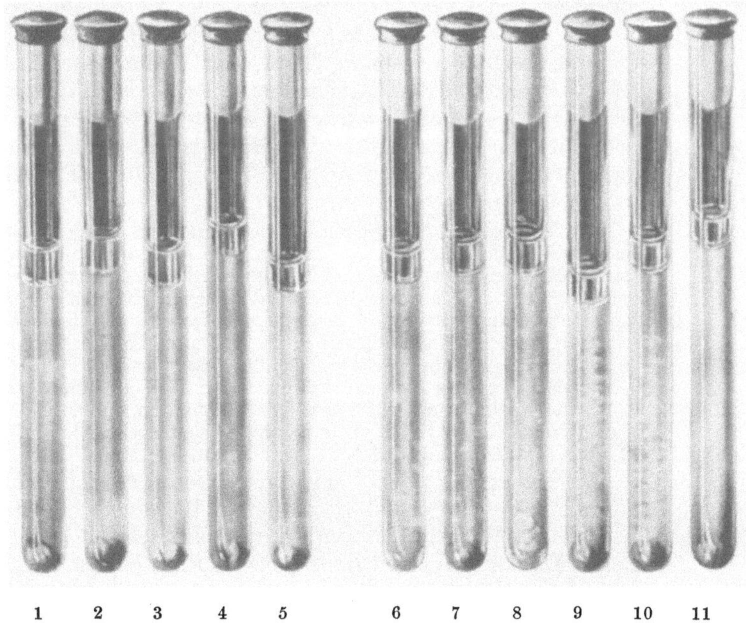

1 2 3 4 5 6 7 8 9 10 11

Abb. 45. Wachstum verschiedener Spirochäten in Reinkultur. (Methode von NOGUCHI. Nach einer Original-Photographie von NOGUCHI.) 1, 2 Treponema pallidum, 3 Treponema pertenue, 4 Treponema calligyrum, 5 Treponema macrodentium, 6 Spirochaeta refringens (ohne Gewebe), 7 Spirochaeta refringens, 8, 9 Treponema microdentium (8 ohne Gewebe), 10 Treponema mucosum, 11 Spirochaeta phagedenis.

stellte sich eine Trübung mit hauchartiger Peripherie ein, von der nach Zerschlagen des Röhrchens auf Serumagar zum Erzeugen einer Reinkultur abgeimpft wurde. Seine Kultur, deren Kaninchenpathogenität nachgewiesen wurde, war geruchlos.

SHMAMINE hat als Ausgangsmaterial für seine Kulturen gleichfalls syphilitisches Kaninchengewebe genommen. Gleich in der ersten Generation wuchsen die Spirochäten fast in Reinkultur, und zwar ohne den penetranten Schwefelwasserstoffgeruch. Die nadelförmigen Bakterien SHMAMINEs, denen der Autor möglicherweise eine Rolle in der Entwicklung der Spirochäten zuweist, scheinen das Wachstum zu begünstigen. Er konnte Reinkulturen erhalten, wenn er dem Nährboden 1—1,5% Natrium nucleinicum zusetzte.

Im Jahre 1912/13 hat ARNHEIM 3 Reinkulturen erzeugt, die er zum Teil 30 Generationen lang fortzüchten konnte. Bei 2 Kulturen zeigten schon die

Ausgangsröhrchen reine Pallidae. Später glückten ihm noch weitere 15 Reinkulturen. ARNHEIM benutzte zu seinen Kulturen zunächst Bouillon, später SCHERESCHEWSKYsche Nährböden und schließlich Serumagarröhrchen, in welche syphilitische Gewebsstücke nach steriler Entnahme und weiterer Sterilisation durch Abglühen versenkt wurden. Später verwendete er, wie NOGUCHI, Nährböden mit sterilen Gewebsstücken.

Vor allem aber war es H. NOGUCHI, der seit 1911 im ROCKEFELLER-Institut in New York die *Kultur der Sp. pall.* und *vieler anderer Spirochäten in systematischer Weise ausbaute* und außer dem Syphiliserreger *zahlreiche Spirochätenarten* in Reinkultur züchtete, wobei er die Bedingungen ihres Wachstums in genauerer Weise festzustellen und wichtige Unterschiede zwischen den verschiedenen Formen herauszufinden vermochte.

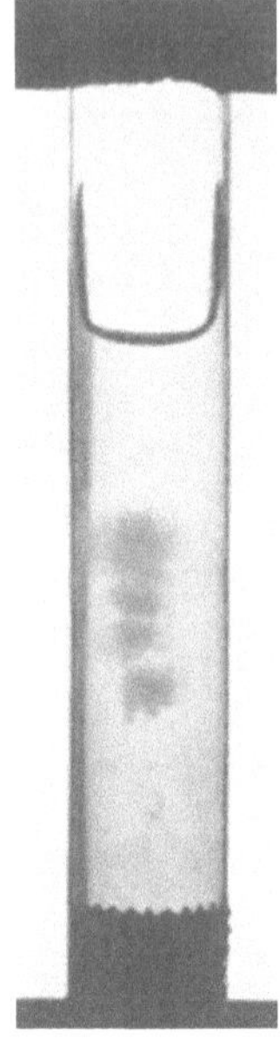

Abb. 46. Spirochaeta pallida in Kultur. (Orig.-Photographie von REITER.)

Von NOGUCHI stammt einmal der Gedanke, tierische Organe, steril entnommene Niere oder Hoden vom Kaninchen oder Hammel, in den Nährböden zu versenken, damit so Bedingungen geschaffen würden, die denen des tierischen oder menschlichen Organismus weitgehendst ähneln. An Stelle dieser Organe kann übrigens auch menschliche Placenta verwandt werden.

In einen solchen Nährboden, der aus Agar und Ascites oder Hydrocelenflüssigkeit besteht (2 : 1), und zu dem evtl. auch Menschen- oder Hammelserum Verwendung finden kann, wird ein Stückchen exzidierten und gesäuberten Gewebes einer syphilitischen Efflorescenz versenkt. Zur Herstellung anaerober Bedingungen werden die Kulturröhrchen mit sterilem Paraffinöl überschichtet. Es entstehen so Mischkulturen, von denen die peripherwärts wachsenden, hauchartigen Pallidabestandteile weiter gezüchtet werden können. Zur Weiterimpfung werden die Röhrchen im unteren Drittel mit dem Diamanten zerschnitten und die Kultur nach dem Stichkulturverfahren weitergeimpft. Etwa nach 72 Stunden zeigt sich das erste Wachstum.

Dieses Prinzip der Versenkung fester Gewebsteilchen in Serumagargemischen ist in ähnlicher Weise bei den Kulturen des Kaiser Wilhelm-Instituts für experimentelle Therapie in Berlin-Dahlem (WASSERMANN und FICKER) angewandt worden (vgl. Abb. 46).

In Fortführung der Kulturen am Kaiser Wilhelm-Institut für experimentelle Therapie hat REITER Nährmedien verwandt, die aus Kaninchenserum mit 1% Normosallösung bestehen und Gehirnstückchen von Meerschweinchen oder Kaninchen hinein versenkt. Statt dessen verwendet der gleiche Autor auch einen Autolysat-Normosal-Ascites-Nährboden. Menschen- oder Rinderleber wird 48 Stunden bei 37° gehalten und dann filtriert. Von dem Autolysat wird eine 10%-Lösung in 1% Normosal hergestellt und mit Ascites zu gleichen Teilen gemischt.

Ebenso großes Interesse wie das eben beschriebene verdient ein weiteres Verfahren, das NOGUCHI seine Ausarbeitung verdankt; und zwar handelt es sich um die Züchtung der Spirochäten im flüssigen Medium. Kurz sollen aber an dieser Stelle vorher die Versuche anderer Autoren dargestellt werden, die gleichfalls diesen Weg der Kultivierung beschritten haben, in der Erkenntnis, daß die flüssigen Kulturen besonders für Massenzüchtungen unbestreitbare Vorteile bieten, ja unentbehrlich sind.

MÜHLENS hat einmal in Serumbouillon unter Zusatz von geronnenen Pferdeserumklümpchen die Sp. pall. gezüchtet; aber nur wenige von vielen Versuchen haben zu einem Erfolg geführt. Die Beobachtung aber, daß in flüssigen Medien die Spirochäten sehr leicht und reichlich wuchern, wenn ein bestimmtes Bacterium zugesetzt wird, führte zu der Erkenntnis, daß die Abscheidung gewisser von den Bakterien (Zusatz III) produzierter Stoffe nötig ist, um den Spirochäten optimale zur Kultivierung geeignete Lebensbedingungen zu schaffen. Während die Bakterien in den flüssigen Kulturröhrchen eine zusammenhängende Schicht an der Oberfläche bilden, setzen sich die Spirochäten am Grunde des Röhrchens gleichsam als Reinkultur ab.

Offenbar gehen beide Beobachtungen des Spirochätenwachstums in Gegenwart von Gewebsstücken sowohl wie von Bakterien in gleicher Richtung, indem sie dartun, daß außer dem Medium selbst noch irgendwelche, in das Medium hinein abzugebende Stoffe (oder möglicherweise Veränderungen des Mediums) nötig sind, gleichsam als Ersatz der Bedingungen im lebenden Organismus.

Was die Bedeutung des Bakterienzusatzes angeht, so sei auf die Erörterungen von Krantz verwiesen, der durch seine Untersuchungen nicht unwesentlich zur Klärung der Verhältnisse beigetragen hat. Die Tatsache, daß die Anwesenheit von gewissen Bakterien das Wachstum der Spirochäten außerordentlich fördert, kann zur Ursache haben, daß die Bakterien irgendwelche Stoffe bilden, welche die Spirochätenentwicklung begünstigen. Sie vermögen vielleicht das Eiweiß des Nährbodens aufzuspalten und damit für die Spirochäten brauchbarer zu machen. Eine andere Möglichkeit wäre die, daß sie durch Sauerstoffverbrauch die anaeroben Bedingungen verbesserten. Gegen diese Annahme aber spricht, daß die Sp. pall. in Reinkulturen, d. h. „ohne die vorverdauende Tätigkeit von Bakterien wachsen kann". Versuche mit Methylenblau als Indicator haben ergeben (Gates und Olitsky, Krantz), daß das koagulierte Serum an sich eine reduzierende Fähigkeit besitzt, die 1%ige Methylenblaulösung weiß färbt, und daß besonders die Mischkultur in verstärktem Maße die gleichen Reaktionen zeigt, so daß binnen kurzem das ganze Röhrchen weiß wird. Die Mischbakterien entfalten also gleichfalls stark reduzierende Wirkung. Ebenso wirkt übrigens der Zusatz von Neosalvarsan, Natriumsulfit und ameisensaurem Natron zu den Nährböden. Wir haben gezeigt, daß Mühlens ein bestimmtes Bacterium (Zusatz III) als wichtig für die Entwicklung der Spirochäten erkannt hat, und haben ebenso die nadelförmigen Bakterien Shmamines erwähnt. Diese Beobachtungen beweisen also das Vorhandensein günstig wirkender Bakterien, die aerophil sein müssen, indem sie den Sauerstoff an sich ziehen. Häufig ist an Spirochätenkulturen das Überwuchern durch Bakterien zu beobachten, welche jede Entwicklung der Spirochäten selbst verhindern. Wir haben also (nach Krantz) sehr zu unterscheiden zwischen solchen schädlichen, das Wachstum hemmenden Bakterien und solchen, die die Entwicklung der Spirochäten fördern. Beide kommen miteinander im Papelsekret vor. Grütz ist es übrigens bei seinen Versuchen nicht gelungen, solche Begleitbakterien zu entdecken, die das Spirochätenwachstum fördern.

Zur Säuberung der Spirochätenkulturen von bakteriellen Verunreinigungen (Staphylokokken, Bact. coli) haben D. Wilkes-Weiss und Ch. Weiss Experimente mit den verschiedensten Stoffen angestellt und gefunden, daß Trikresol (1%), Trichloressigsäure (1%) und Formaldehyd (5%) unter gewissen Versuchsbedingungen die Bakterien zerstören, ohne die Spirochäten selbst anzugreifen.

Wenn wir nun die *flüssigen* Kulturen Noguchis betrachten wollen, so müssen wir unterscheiden einmal zwischen der Ausgangskultur, der sog. Vorkultur, der evtl. feste Passagekulturen folgen können, und dann zwischen den späteren flüssigen Passagekulturen für Massenzüchtungen. Die Bedingungen, deren Erfüllung nach Noguchi für die Vorkultur nötig ist, sind 1. die Gegenwart von frischem, sterilem Gewebe im Serumwasser, 2. vollkommene Anaerobie, 3. leicht alkalische Reaktion und 4. eine Temperatur von 35—37° C.

Das etwas komplizierte Verfahren wird am besten unter Zuhilfenahme von NOGUCHIS eigener Abbildung erläutert. In 20 cm hohe und $1^1/_2$ cm weite Reagenzgläser werden 16 ccm Serumwasser (1 : 3 destilliertes Wasser) gefüllt, 3 Tage lang werden sie 15 Minuten lang bis 100° C fraktioniert sterilisiert und dann etwas steriles Gewebe in das Röhrchen gebracht. Zur Prüfung ihrer Sterilität werden die Gläser 2 Tage bei 37° C im Brutschrank gelassen. Eine Schicht Paraffinöl soll anaerobe Bedingungen gewährleisten. In eine Anaerobiose-glocke nach TH. SMITH, deren Boden mit Pyrogallussäure bedeckt ist, werden die mit Serumwasser und Kaninchenorganen beschickten Röhrchen gestellt. Als zweckmäßig empfiehlt NOGUCHI, durch das einzelne Nährröhrchen vorher Wasserstoff zu leiten. Dann wird Wasserstoffgas 10 Minuten lang in die Pyrogallussäure geleitet. Nachdem 30 Minuten lang ein Vakuum hergestellt ist, wird Kalilauge zugeführt. Die Pyrogallusgasmischung zeigt durch ihre Braunfärbung an, ob noch irgend eine Spur von Sauerstoff im Apparat vorhanden ist. Noch einmal wird Wasserstoff zugeführt und darauf der Apparat, der unter negativem Druck steht, im Thermostaten aufbewahrt. Nach 14 Tagen werden die Kulturen nachgesehen (Abb. 44).

Die Weiterimpfung geschieht durch Anlegen von Stichkulturen oder mit Hilfe eines Berkefeldfilters, das von den Spirochäten in etwa 5 Tagen durchwachsen wird; und zwar auf den früher beschriebenen festen Nährböden oder in flüssigen Serumwasserkulturen. Flüssige Kulturen behalten ihr Wachstum mehrere Wochen lang. Das Medium bleibt in seinem flüssigen Aggregatzustand.

Die Kultivierung der verschiedenen Spirochätenarten hat NOGUCHI zu der Erkenntnis geführt, daß sich die einzelnen Arten, die morphologisch oft außerordentlich schwer oder gar nicht voneinander zu unterscheiden sind, durch die Kultur voneinander differenzieren lassen.

Nach NOGUCHIS Vorgang erhielt auch BAESLACK Pallida-Reinkulturen, und zwar aus syphilitischem Kaninchenhoden. Ihre Methodik haben BAESLACK und KEANE (1920) noch einmal angegeben und sogar besonders für die Syphilisdiagnostik aus vorbehandelten und daher an der Oberfläche spirochätenfreien menschlichen Primäraffekten empfohlen.

Auch NAKANO hat eine ähnliche Versuchsanordnung verwandt, indem er Spirochäten-Mischkulturen durch Filter in das für die Reinkultur bestimmte Medium hindurchwachsen ließ.

ZINSSER, HOPKINS und GILBERT verwandten flüssige Medien mit Lungen und Nebennierengewebe zu ihren Kulturen. Insbesondere machten sie Versuche mit den verschiedensten Filtersorten und kamen zu dem Resultat, die Existenz einer ultramikroskopischen Form der Sp. pall. ausschließen zu müssen.

In seinem ursprünglich für Blutspirochäten angegebenen Nährboden konnte UNGERMANN keine dauernden Kulturen erhalten; ebenso glückten HABERMANN damit nur Mischkulturen.

Die besonders großen Schwierigkeiten, aus Vorkulturen (Mischkulturen) wirkliche Reinkulturen zu züchten, haben GRÜTZ veranlaßt, von vornherein auf das reine Ausgangsmaterial Wert zu legen. Infolgedessen hat er sich sein Material unter besonderen Vorsichtsmaßregeln nur von geschlossenen Efflorescenzen gewählt. Die größte Gewißheit reinen Ausgangsmaterials dürfte bei syphilitischen Lymphdrüsen vorliegen, die ja auch mehrfach benutzt worden sind. Als Nährboden für seine Ausgangskultur verwendete GRÜTZ „vorwiegend Menschenserum, das 3 Tage je $1^1/_2$ Stunden bei 56° gehalten und dann bei etwa 68° halb erstarrt war“. Aus seinen Aussaaten erhielt er 8% Reinkulturen, die sich durch Geruchlosigkeit auszeichneten.

Ganz neuerdings haben ARISTOWSKY und HOELTZER gleichfalls einen Nährboden aus Menschenserum (rein oder 1 : 2 verdünnt) als Kulturmedium benutzt, zu dem sie Blut aus dem Placentarende der Nabelschnur verwendeten. In dieses Serum haben sie frische Hirnstückchen von Kaninchen nach entsprechender Sterilisierung versenkt. Als Ausgangsmaterial wurde eine aus syphilitischen Papeln gezüchtete SCHERESCHEWSKYsche Pferdeserummischkultur verwandt, die in einem Fall zu einer Reinkultur führte. 62 Generationen ihres rein gezüchteten Stammes konnten die Autoren auf ihrem flüssigen Nährboden fortzüchten.

Einen von den bisher beschrittenen Wegen ganz abweichenden Versuch, den GATES unternommen hat, stellt die Weiterimpfung von Kulturspirochäten auf Blutagarplatten dar. Die Technik sei hier kurz wiedergegeben (Referat von WORMS: Zentralbl. f. Haut- u. Geschlechtskrankh. Bd. 9, S. 220).

„Der BROWNsche Apparat benutzt zur Erzeugung anaerober Verhältnisse die Verbindung von Sauerstoff und Wasserstoff in Gegenwart von elektrisch heizbarem Palladiumasbest als Katalysator. Zuführung von Wasserstoff und Hitzeerzeugung schaffen schnell im Innern des Gefäßes die für die Anaeroben günstigen Verhältnisse, erkennbar daran, daß der bluthaltige Nährboden seine karmesinrote Farbe in das Blau des reduzierten Hämoglobins umwandelt. Der benutzte Nährboden bestand aus mit Peptonfleischbrühe bereitetem Agar, zu dem 5—7% frisches, steriles, unerhitztes, defibriniertes Kaninchenblut kurz vor Gießen der Platten zugesetzt war. Der Nährboden wurde dann mit mehreren Tropfen einer flüssigen Ascites-Kaninchen-Nieren-Kultur beimpft. Ausbreiten mit Platinöse auf der Platte. Die Platten wurden im Anaerobapparat bei 37° 6—9 Tage lang vor der ersten Untersuchung gehalten. Die folgenden Passagen wurden von Einzelkolonien her abgenommen und bis zu 39 Tagen im Brutschrank gehalten."

Auf der Oberfläche der Blutagarplatten bildeten die Pallidae Kolonien, indem sie, wie übrigens auch die verwandten Spirochätenarten im Nährboden unter Strohgelbfärbung Hämolyse erzeugten. Aus den benutzten Stämmen (ZINSSER und NOGUCHI) bildeten sich deutlich differierende Kolonien heraus — flach wuchernde und mehr erhabene —, die durch die Dicke der Einzelspirochäten unterschieden werden konnten. Mit Hilfe dieser Methodik gelang es GATES, die Pallida 10 Generationen lang fortzuzüchten.

Ein ähnlicher Versuch, Syphilisspirochäten als Oberflächenkultur zu züchten, ist von TWORT ausgeführt worden, wenn auch mit negativem Erfolg. Bemerkenswert ist hieran die Verarbeitung eines für das Wachstum wesentlichen Stoffes, der aus der Leibessubstanz des Tuberkelbacillus und des Bacillus phlei hergestellt wurde, in einem Eiweiß und Peptonbouillon enthaltenden Nährboden.

Neben der vorher betonten Wichtigkeit, welche den Begleitbakterien für die Pallidakultur zukommt, mißt KRANTZ der Reaktion und Konsistenz des Mediums große Bedeutung bei. Mit Hilfe der Indicatorenmethode nach MICHAELIS bestimmt KRANTZ die Wasserstoff-Ionenkonzentration und erklärt pH 7,2—7,8 für optimal.

Es ist von Interesse, daß KRANTZ auf Grund von Versuchen und Überlegungen den festflüssigen Zustand des Nährbodens (Gel) für den geeigneten erklärt, denn bei dieser Konsistenz, die durch geringen Agarzusatz erhalten wird, ist die Spirochätenkultur am besten vor den Schädigungen gewisser Bakterien bewahrt. Auf Grund zahlreicher Versuche hat KRANTZ die Bedingungen herausgearbeitet, die an einen geeigneten Nährboden zu stellen sind, und die Zusammensetzung und Herstellung einer ganzen Anzahl solcher Nährböden beschrieben. Es muß aber hier auf seine ausführliche Darstellung verwiesen werden; dagegen seien seine Richtlinien noch einmal an dieser Stelle zusammengefaßt: „1. es müssen anaerobe Verhältnisse gegeben sein; 2. im Ausgangsmaterial sind begünstigend und schädigend wirkende Begleitbakterien enthalten; 3. die Spirochaeta pallida verlangt nicht unbedingt serumhaltige Nährböden; 4. die Reaktion des Nährmediums muß genau eingestellt und während des Wachstums der Kultur konstant gehalten werden."

Mit diesen Feststellungen stimmt überein, daß es SHAFFER gelang, exzidierte Schankerstückchen vom Kaninchenhoden in gepufferter physiologischer Kochsalzlösung (pH 7,4) 78 Tage lang bei 37° C zu erhalten.

Aus der vorstehenden kurzen Übersicht über die Methoden und Ergebnisse der Züchtung der Sp. pall. ersehen wir, daß zwar eine ganze Anzahl von Autoren Reinkulturen erhalten haben will; aber für fast jeden einzelnen Autor bedeutet die *Reinkultur immer wieder ein Ereignis*, das unter einer großen Zahl vergeblicher Versuche einmal auftritt. Sind wir in unserer Kenntnis von den kulturellen Lebensbedingungen des Syphiliserregers auch ein gut Stück weitergekommen, so ist trotz mancher entgegenstehender Behauptung das erstrebenswerte Ziel, nämlich ein Kulturverfahren zu schaffen, das regelmäßig und sicher die Reinkultur ergibt, noch *nicht* erreicht.

Es ist keineswegs so leicht, wie es zunächst scheinen mag, den Beweis zu liefern, daß eine Kultur tatsächlich eine Reinkultur darstellt. Dieser würde leicht sein, wenn wir genügend sichere morphologische Charakteristica besäßen, deren Vorhandensein die Sp. pall. unzweifelhaft feststellen ließe. Aber gerade unter den Bedingungen der Kultur zeigen die Spirochäten, wie im Abschnitt über Morphologie gesagt wurde, eine solche Veränderlichkeit ihrer Form, daß die Unterscheidbarkeit sehr in Frage gestellt wird.

Von großer Wichtigkeit für den Beweis der Reinheit einer Kultur ist ein *reines Ausgangsmaterial*, welches aus der Tiefe völlig geschlossener Efflorescenzen, insbesondere den Lymphdrüsen stammt, während bei der Verwendung von Efflorescenzen, die saprophytäre Spirochäten beherbergen können, auch alle Desinfektionsmethoden die Möglichkeit einer Mischkultur nicht ausschließen.

Gewiß ist ein wichtiges Beweismoment die Erzeugung der Syphilis durch *Verimpfung der Kultur am geeigneten Tier*. Eine ganze Reihe von Forschern hat diesen Beweis einmal oder mehrfach erbracht, und doch läßt selbst die Erzeugung des Kaninchenprimäraffektes immer noch den Gedanken offen, ob nicht neben der dadurch nachgewiesenen Pallida eine andere feine Spirochätenart in der Kultur vorhanden sein kann, was bei der großen Variabilität der Formen nicht ganz auszuschließen ist. So ist es kein Wunder, daß ausgezeichnete Spirochätenkenner gegenseitig ihre Kulturen bezüglich ihrer Echtheit und Reinheit anzweifeln, z. B. NOGUCHI die von MÜHLENS und W. H. HOFFMANN, letztere die von SOWADE, LEVADITI wieder die von NOGUCHI und E. HOFFMANN hat auf dem Wiener Kongreß (1913) die Ansicht geäußert, daß bei den so weit auseinandergehenden Ergebnissen nur die Annahme übrig bliebe, daß diejenigen Autoren, die positive Tierexperimente und doch abweichende Stämme aus Mischkulturen rein gezüchtet haben wollen, wohl eine Beimengung einer *Sp. pseudopallida* neben der virulenten *Sp. pall.* haben müßten. Und darum bleibt es auch dahingestellt, wieweit diese historische Folge, die MÜHLENS in seiner letzten zusammenfassenden Abhandlung (Handbuch der mikrobiologischen Technik) kürzlich gegeben hat, richtig ist; denn darüber, ob es sich bei allen Autoren wirklich um Reinkulturen gehandelt hat, gehen die Ansichten bedeutend auseinander, und auch der Zeitpunkt des Gelingens der wirklichen Reinkultur kann verschieden beurteilt werden, je nachdem man die Erreichung der Kultur selbst oder den Nachweis ihrer Pathogenität im Tierversuch, der nicht immer erbracht ist, dafür als maßgebend gelten läßt.

Eine *Klärung* würde auf diesem *schwierigen Gebiet* eintreten, wenn sich die *Untersuchungsergebnisse* NOGUCHIS, der wohl die größte Erfahrung besitzt, auch bei uns *bestätigen* und als unzweifelhaft richtig erweisen ließen.

Dieser Forscher hat bekanntlich eine ganze Reihe der parasitär und saprophytisch am Menschen vorkommenden Spirochätenarten in Reinkultur gezüchtet und wesentliche Verschiedenheiten im Wachstum und in den Lebensbedingungen der einzelnen Formen festgestellt. Als Beispiele seien einige Spirochätenarten hier nochmals kurz angeführt. Während die Sp. pall. nur in Kulturmedien wächst, denen sterile Organstücke zugesetzt sind, und sich vor allem durch ihre Geruchlosigkeit auszeichnet, produziert die *Sp. microdentium* (wohl identisch mit der Sp. dentium KOCH) einen besonders penetranten Geruch und wächst in Serum- oder Ascitesagar ohne Anwesenheit von frischem Gewebe; auch ist sie weniger streng anaerob als die Pallida. Die Veränderungen, die sie im Hodengewebe des Kaninchens hervorbringt, sind sehr oberflächlich und unterscheiden sich deutlich von syphilitischen Primäraffekten. Die *Sp. macrodentium* (die vielleicht der Sp. media von E. HOFFMANN und v. PROWAZEK entspricht) wächst im Serum oder Ascitesagar nur bei Gegenwart frischen sterilen Gewebes, und ihre Kultur ähnelt sehr der Pallida. Die *Sp. refringens* hat nahezu durchsichtige und ganz diffuse Kolonien, sie wächst ebenfalls ohne das Hinzufügen frischen sterilen Gewebes und ist vollkommen geruchlos. Auch das *Trep. calligyrum* wächst anaerob ohne Gewebszusatz, desgleichen *Trep. mucosum*, welches sich durch die Produktion von Schleim und starken Geruch auszeichnet.

Alle diese Arten sind von NOGUCHI auf Grund ihrer kulturellen Differenzen getrennt und gekennzeichnet worden.

Leider haben aber andere, sonst außerordentlich erfolgreiche Forscher, wie MÜHLENS, UHLENHUTH u. a., Bestätigungen der NOGUCHIschen Kulturergebnisse trotz unsäglicher Mühe nicht erbringen können. Auch die neueren Arbeiten von M. FICKER und v. WASSERMANN, KRANTZ und GRÜTZ sind weit davon entfernt, eine Entscheidung zu bringen. Über die von REITER fortgesetzten Forschungen der erstgenannten Autoren fehlt noch eine genaue Darstellung; die Echtheit der KRANTZschen Kulturen muß bezweifelt werden, da die Züchtung so leicht gelingt und die Tierpathogenität fehlt; auch GRÜTZ hat nur Zufallstreffer ohne positive Tierimpfung. Im Laboratorium der Bonner Hautklinik hat sich HABERMANN lange vergeblich bemüht, eine wirkliche Reinkultur der Sp. pall. zu erhalten; alle Versuche auf festen und flüssigen Nährböden (auch nach UNGERMANN) führten nur zu einem Wachstum mit irgend einem Begleitbacterium, nicht aber zu fortzüchtbarer, infektiöser Reinkultur. Dasselbe Ergebnis haben gewiß auch andere Untersucher immer wieder gehabt. Auch neue Versuche von R. STREMPEL und WIELER ergaben in menschlichem Serum unter anaeroben Bedingungen wohl reines Wachstum, aber nicht in fortlaufenden Generationen. Auch mit Pferde-, Hammel-, Kaninchen- und Lamaserum waren die Ergebnisse nicht besser; die Ursache des Zugrundegehens in späteren Generationen ließ sich nicht auffinden. Die rein und geruchlos aus geschlossenen Kaninchenaffekten und -drüsen wachsenden Sp. pall. zeigten hierbei typische Form und Bewegungen, was im Gegensatz zu anderen Angaben hervorzuheben ist.

So bleibt trotz aller mühevoller Untersuchungen und Ergebnisse die *Auffindung einer wirklich brauchbaren einfachen Kulturmethode* der Zukunft vorbehalten und die *Abgrenzung des Syphiliserregers* gegenüber morphologisch ähnlichen Formen, die kurz als *Sp. pseudopallida* bezeichnet werden sollen, ein dringendes Erfordernis der weiteren Forschung. Die Bedingungen des Wachstums in macerierten Feten, das gewissermaßen als eine von der Natur selbst angestellte Reinkultur in nicht mehr abwehrfähigem Gewebe gedeutet werden kann, sollten in allen Einzelheiten mehr durchforscht und von denjenigen berücksichtigt werden, die mit mehr Aussicht auf Erfolg die weitere Bearbeitung dieses ungemein wichtigen Problems unternehmen wollen.

Anhang:
Über das Vorkommen besonderer Pallidastämme.

Eine wichtige Frage, nämlich ob es *verschiedene Stämme der Syphilisspirochäte* gibt, soll im Anschluß an dieses Kapitel kurz besprochen werden, obwohl sie nur in losem Zusammenhang hierzu steht. Ist doch diese Frage, ob besondere, in wesentlichen Eigenschaften voneinander abweichende Spirochätenstämme vorkommen, viel behandelt worden. Schon ärztliche Erfahrungen haben hervorragende Kliniker, wie NONNE u. a., dazu bewogen, das Vorkommen *neurotroper* Stämme anzunehmen mit Rücksicht auf gehäufte, von einer Prostituierten ausgehende metasyphilitische Erkrankungen des Zentralnervensystems. Trotz aller Mühe hat sich aber diese Theorie nicht beweisen lassen, und der eine von uns (E. HOFFMANN) hat darauf hingewiesen, daß, wenn man neurotrope Stämme annehmen will, man schließlich auch vasotrope, hepatotrope und gangliotrope Stämme, letztere besonders mit Rücksicht auf die neuen experimentellen Forschungsergebnisse bei latenter Kaninchensyphilis (KOLLE u. a.) konstruieren kann. Eine experimentelle Stütze schien die Annahme neurotroper Stämme durch die Versuche von LEVADITI und später von PLAUT und MULZER erhalten zu haben. Ohne auf diese Frage hier näher eingehen zu können, wollen wir nur sagen, daß LEVADITIs lediglich oberflächliche Erosionen machende „neurotrope" Spirochäten nach JAHNELs wohl berechtigter Auffassung als Sp. cuniculi angesehen werden können, während bei PLAUTs und MULZERs Versuchen, bei denen Liquorveränderungen des Kaninchens die wesentliche Rolle spielen, eine Mitübertragung eines anderen (vielleicht dem Herpes- oder Encephalitisvirus nahestehenden?) Virus vermutet worden ist (E. HOFFMANN).

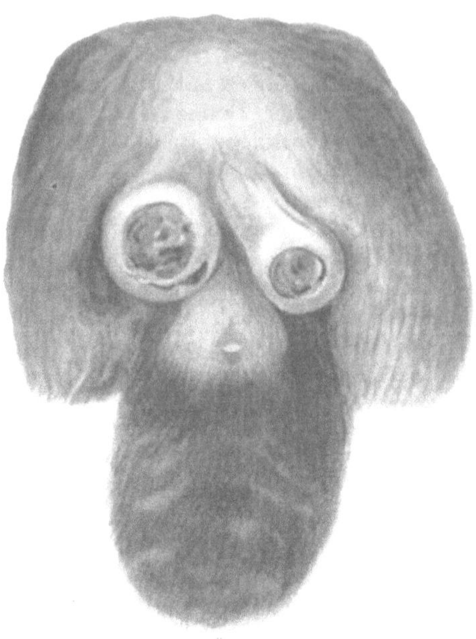

Abb. 47. Große Primäraffekte der Hodensackhaut des Kaninchens nach Impfung mit salvarsanresistenten Spirochäten einer Patientin, die schon 3,5 g Salvarsannatrium erhalten hatte. (Deutsche med. Wochenschr. 1927, Nr. 2.)

Die von KOLLE durch Superinfektion bei der Übertragung auf das Kaninchen hervortretenden Unterschiede einzelner Laboratoriumsstämme sind ebenfalls noch nicht so weit aufgeklärt, daß sie hier, wo es sich um die Morphologie und Biologie der Syphilisspirochäte handelt, näher berücksichtigt und ohne weiteres auf den Menschen übertragen werden können. Bezüglich aller Einzelheiten und der beim Kaninchen bestehenden Unterschiede der einzelnen Stämme muß indessen auf das diesbezügliche Kapitel hingewiesen werden.

Auch durch immunologische Methoden (Agglutination, Komplementbindung) ist der Nachweis einer Verschiedenheit von Pallidastämmen nicht gelungen (KOLMER).

Wie schon erwähnt, hat NOGUCHI Parallelismen zwischen den biologischen Effekten der Pallidae beim Kaninchen und ihren Formverhältnissen behauptet. Er unterscheidet einen dünnen, mittleren und dicken Typ (2 μ, 2,5 und 3 μ breit), die konstant bleiben sollen. Seine Befunde bedürfen gleichfalls noch der Bestätigung.

Eine größere Bedeutung haben in letzter Zeit die sog. *salvarsanresistenten* Stämme besonders durch M. JESSNERs Arbeiten erlangt. Es hat sich nämlich herausgestellt, daß es Syphilisfälle gibt, bei denen die Spirochäten eine mehr oder weniger hochgradige relative Salvarsanresistenz aufweisen, wobei an therapieresistente Spirochäten, wie sie dem Quecksilber und Wismut gegenüber noch häufiger vorkommen, erinnert werden mag. In solchen Fällen zeigen die Spirochäten in der Tat nicht selten eine mehr oder weniger hochgradige Widerstandsfähigkeit gegen das sonst so wirksame und sie zum Verschwinden bringende Salvarsan und können noch nach verhältnismäßig großen Dosen in lebhafter Bewegung nachgewiesen und mitunter auch noch mit Erfolg auf das Kaninchen übertragen werden (NAVARRO, E. HOFFMANN-ARMUZZI, JESSNER). Besondere morphologische oder biologische Eigenschaften an ihnen selbst treten dabei nicht hervor und nach Übertragung auf das Tier verlieren sie die Resistenz gegen

Salvarsanmittel. Man kann daher von wirklich salvarsanresistenten Stämmen nicht sprechen und auch die Beobachtungen in sog. Partnerfällen beim Menschen wirken nicht überzeugend. Auch im Tierexperiment ist es bisher trotz mannigfacher Versuche nicht geglückt, dauernd und absolut salvarsanresistente Stämme zu erhalten. Danach ist anzunehmen, daß es im wesentlichen an dem Verhalten des befallenen Organismus und dem Versagen seiner Abwehrkräfte liegen muß, wenn eine relative Salvarsanresistenz beim Menschen auftritt.

Nach alledem kann zusammenfassend gesagt werden, daß es bisher nicht gelungen ist, besondere, auch morphologisch und biologisch charakterisierte Stämme der Syphilisspirochäte nachzuweisen, die bei weiteren Übertragungen konstant und regelmäßig bestimmte abweichende Eigenschaften behalten. Immerhin verdient diese wichtige Frage für die Zukunft alle Aufmerksamkeit.

VIII. Bedeutung der Spirochaeta pallida für Diagnose, Forschung und Therapie.

Lange Zeit wurde der Wa.R. eine so überragende Bedeutung für die Diagnose der Syphilis zugeschrieben, daß die Wichtigkeit des Spirochätenbefundes in den Hintergrund trat. Aber die Unmöglichkeit ihrer diagnostischen Verwendung in den ersten Wochen des Primärstadiums und ihre Unzulänglichkeit in mancher anderen Beziehung (Malaria, seronegative Sekundärlues usw.) beweist auf jeden Fall für die Frühperiode die weit überwiegende Bedeutung des Pallidanachweises; gibt es doch, wie schon erwähnt, Beispiele genug, wo in klinisch unklaren Fällen der mikroskopische Nachweis sofort die sichere Entscheidung herbeiführt.

Da die Sp. pall. in Primäraffekten, sekundären Efflorescenzen und Drüsen reichlich vorhanden ist, ist ihr Nachweis hierbei praktisch am wichtigsten und bei entsprechender Technik auch fast stets leicht möglich. Schwierigkeiten entstehen aber auch dadurch, daß sie von einigen anderen Spirochätenarten schwer und zuweilen nicht ganz sicher zu unterscheiden ist. Die vorher erwähnten Sp. pseudopallidae, die beim Menschen in banalen Erosionen gefunden werden, können Gelegenheit zur Verwechslung geben; auch andere den Treponemen zuzurechnende Formen lassen die Abgrenzung der Pallida unter gewissen Umständen unmöglich erscheinen, z. B. die für die praktische Syphilisdiagnose weniger wichtigen Sp. cuniculi und die meist in den Tropen in Betracht kommende Sp. pertenuis. Unberechtigt sind jedenfalls Schlüsse, wie sie unlängst F. Neumann auf Grund seiner Befunde saprophytischer, pallidaähnlicher Spirochäten an Kaninchen gezogen hat, indem er die Möglichkeit einer einwandfreien Diagnostik der Syphilis durch den Pallidanachweis in Frage stellen zu müssen glaubt. Indessen ist nicht zu leugnen, daß die *Spirochätendiagnostik* zum Teil zu *leichtfertig betrieben* wird und dann grobe, für die Kranken sehr bedauerliche Irrtümer, die schwer wieder gut zu machen sind, herbeiführen kann. Begnügen sich doch manche Praktiker mit dem Nachweis von 1—2 *Exemplaren* des Sp. pall.-Typs, selbst in Fällen, wo die klinischen Erscheinungen die Diagnose Lues unwahrscheinlich machen, und gibt es doch auch Geübte, die sich die Erkennung einzelner Pallidae in *Mischpräparaten*, die gröbere und feinere Formen nebeneinander enthalten, zutrauen, ohne zu bedenken, daß die aus Kulturen bekannte große Variabilität der Form bei Oberflächenpräparaten doch zur Vorsicht mahnt. Deshalb ist die Beachtung der *Hoffmannschen Regel*, die besagt, daß die Sp. pall. in Sekretpräparaten *nur dann sicher diagnostiziert* werden darf, *wenn außer dem Typus Pallida keine abweichenden Spirochätenformen vorhanden* sind, *von größter praktischer Bedeutung*; schließt sie ja auch die Forderung in sich ein, daß *nicht nur* 1—2 *Exemplare* gesucht werden müssen. Wie man sich für den Nachweis einer Tuberkulose nicht mit 1—2 säurefesten Bacillen zweifelhafter Art begnügen wird, so darf auch die so wichtige Diagnose Syphilis nur auf Grund ganz sicherer mikroskopischer Befunde gestellt werden, zumal in Fällen, wo die klinischen Symptome nicht für Lues sprechen und der Spirochätenbefund *allein* die Entscheidung bringen soll. Hier sollte die *Drüsenpunktion* oder *Gewebssaftmethode* (Entnahme aus der Tiefe exzidierter Stückchen) zur Behebung der Unsicherheit herangezogen werden, zumal wir ja Pseudopallidae in Drüsen nicht finden.

Die Wichtigkeit des Spirochätennachweises während der einzelnen Stadien und bei den mannigfachen Formen des syphilitischen Krankheitsprozesses soll nun kurz für die klinische und für die pathologisch-anatomische Diagnose erläutert werden.

1. Bedeutung für die klinische Diagnose.

Primäres Stadium: Hier ist der Spirochätennachweis von ausschlaggebender Bedeutung, nicht nur bei genitalen, sondern vor allem auch bei extragenitalen Sklerosen, die ja leider ohne ihn oft verkannt werden. Wo schon klinisch die Diagnose sicher oder doch wahrscheinlich ist, ist der mikroskopische Befund eine bei einer so wichtigen Krankheit höchst willkommene Bestätigung, die vor Ausbruch sicherer Allgemeinerscheinungen nie versäumt werden darf; wo aber die Erscheinungen uncharakteristisch sind, ist der Spirochätenbefund das einzige Mittel, um die Sachlage aufzuklären, da bei jungen Primäraffekten und nicht selten während des ganzen primären Stadiums die Wa.R. versagt. Mehrfach sind Spirochäten auf Tonsillen (E. HOFFMANN und KRULLE), in Cervix (DORA FUCHS) und männlicher und weiblicher Urethra (TROST, NÖLLE) gefunden worden, ohne daß klinische Erscheinungen vorlagen, selbst bei Frauen, die sonst noch keine syphilitischen Erscheinungen aufwiesen, also vor Ablauf der ersten Inkubationszeit. Sorgsame und mehrfache Untersuchung (mehrere Präparate!) vermag hier zuweilen zu wichtigen Befunden zu führen zu einer Zeit, wo sonst jede andere diagnostische Möglichkeit versagt. Kleine unscheinbare genitale Schanker (chancre nain, intraurethrale Sklerose), multiple schankröse Erosionen, echter, den Primäraffekt einleitender Herpes (E. HOFFMANNs prämonitorischer Herpes), Ulcera mixta können auf diese Weise frühzeitig diagnostiziert und die mannigfachen extragenitalen Sklerosen, wie sie im Munde (Lippen, Zunge, Zahnfleisch, Tonsillen usw.), an Lidern, Conjunctiven, Nasenschleimhaut, Mamillen usw. noch so oft verkannt werden, ebenfalls vom Tage ihres ersten Auftretens ab erkannt werden. Selbst in minimalsten, punktförmigen Erosionen primärer (und sekundärer) Natur finden sich manchmal reichlich Sp. pall. Auch Leicheninfektionen mit Syphilis, wie sie bisher meist verkannt wurden, können so vom Leichentuberkel und banalen Infektionen unterschieden und sofort richtig gedeutet werden (E. HOFFMANN). Vor der falschen Diagnose von pyodermischen oder gonorrhoischen Knoten, Vaccinepapeln usw. als syphilitischer Primärerscheinung hat uns der trotz wiederholter sorgsamster Untersuchuug stets negative Befund öfters bewahrt.

Sekundäre Lues: Die Exantheme sind meist klinisch gut erkennbar, zuweilen aber doch auch wenig charakteristisch. Bei manchen gelingt der Nachweis der Sp. pall. schwer, so bei der Roseola; bei allen feuchten Formen (papulösen, pustulösen, varioliformen und krustösen Exanthemen) dagegen gewöhnlich leicht und ist hier manchmal sehr wichtig, z. B. für die Differentialdiagnose gegenüber Varicellen und Variola. Sehr gut gelingt der Nachweis auch beim *krustösen Kopfsyphilid* und verhütet hier Verwechslung mit Acne necrotica oder Follikulitiden. Am leichtesten aber ist er bei nässenden Papeln und den so häufigen, oft uncharakteristischen genitalen Erosionen (selbst allerkleinsten), ferner den Schleimhautplaques im Mund, Rachen, in der Nase und an der Augenbindehaut, Portio usw., deren Unterscheidung von Ulcera mollia, Aphthen, Herpes, Lichen ruber usw. oft große Schwierigkeiten bereitet; ebenso wichtig ist er für die Erkennung isolierter nässender Papeln in den Achseln, am Nabel, unter den Mammae, an den Mamillen, zwischen den Zehen, in Hautfalten usw. In diesen Fällen ist auch die Wa.R. gewöhnlich positiv; aber bei solchen, die eben mit Hg, Bi oder Salvarsan behandelt worden sind und trotzdem ein Rezidiv bekommen haben, ist der Spirochätennachweis oft das einzige Mittel zur Aufhellung der Diagnose, da die Wa.R. dann negativ sein kann. Der mikroskopische

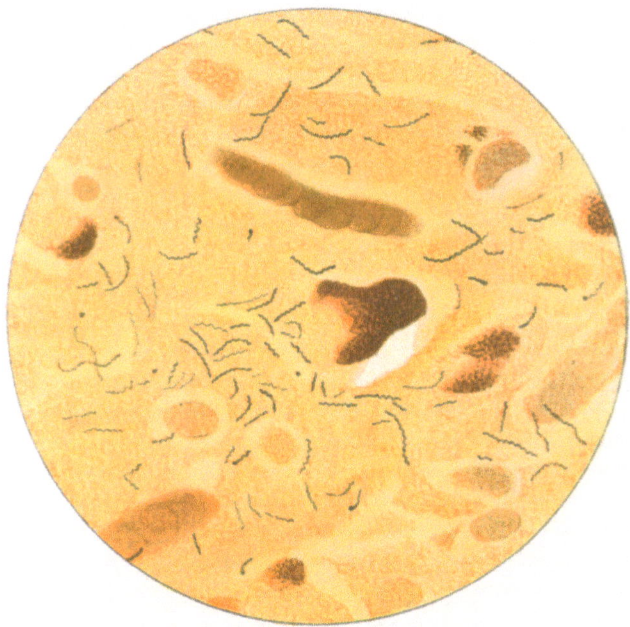

Abb. 48. Spirochaeta pallida im Hirn bei Dementia paralytica.
(Nach einem Präparat E. HOFFMANNS, überlassen von NOGUCHI.)

Befund aber beweist *allein die syphilitische Natur einer bestimmten Efflorescenz* und kann deshalb auch da wichtig sein, wo die Wa.R. positiv ist; kann doch ein Syphilitiker auch Träger eines Herpes oder irgend einer anderen banalen Affektion sein. Die *topische Diagnose einer bestimmten Efflorescenz gibt demnach allein der Befund der Sp. pall.*

Maligne Lues: Die praktische Bedeutung der mikroskopischen Diagnose ist hier nicht sehr groß; stößt doch der Nachweis der Sp. pall. auf Schwierigkeiten, da sie nur in der Randzone der Krankheitsprodukte vorzukommen pflegt und auch dort meist spärlich und oft erst durch Impfung (TOMASCZEWSKI) nachweisbar ist. Wo aber irgendwelche Erosionen (evtl. an der Schleimhaut) neben der Rupia vorhanden sind, gelingt der Nachweis in diesen Herden leicht; auch auf der Tonsillen-, Urethral- und Cervixschleimhaut kann sie zu finden sein (s. oben). OELZE hat manchmal bei maligner Lues reichliche Sp. pall. nachweisen können.

Tertiärlues: Hier gilt dasselbe, wie für die Rupia; und nur bei Efflorescenzen vom spätsekundären Typus finden sich, wie RILLE, BLASCHKO u. a. gezeigt haben, die Spirochäten zahlreicher. Praktisch kommt daher in erster Linie die Wa.R. zur Stellung der Diagnose in Betracht. Vereinzelte kleine genitale Erosionen kommen auch bei älterer Lues vor, und ebenso können sie sich an After, Zunge, Lippen usw. finden und reichlich Sp. pall. enthalten. In solchen Fällen kann der Spirochätennachweis auch hier Bedeutung erlangen.

Metasyphilitische Erkrankungen: Trotz des reichlichen Vorkommens von Sp. pall. im Gehirn der Paralytiker (NOGUCHI, JAHNEL, SIOLI u. a.) und der Möglichkeit ihres Nachweises in kleinen, dem Lebenden durch Punktion entnommenen Stückchen (FORSTER und TOMASCZEWSKI) werden Paralyse, Tabes usw., was Laboratoriumuntersuchungen anbetrifft, wohl Domäne der Sero- und Liquordiagnostik bleiben, da der erforderliche Eingriff ein so grober und die Verteilung der Sp. pall. eine zu unregelmäßige ist. Dagegen mag wohl in Zukunft der Spirochätennachweis aus dem Liquor eine Rolle spielen, zumal bei Versilberung nach der Methode von U. WILE und KIRCHNER, WARTHIN und STARRY und Ausbau der ARMUZZIschen Schnittfärbung. Ein Einzelfall (E. HOFFMANN) hat gezeigt, daß auch bei Paralyse gelegentlich Analpapeln mit zahlreichen Sp. pall. vorkommen können.

Kongenitale Syphilis: Für die Diagnose dieser Fälle, die rein klinisch oft Schwierigkeiten bereiten, spielt der Spirochätennachweis neben der Wa.R. eine schon jetzt ungemein wichtige Rolle; ist er doch in bullösen und papulösen Exanthemen, Erosionen usw. leicht zu erbringen und gelingt auch im Drüsenpunktat, im Abstrich der Nasenschleimhaut bei Coryza und selbst im strömenden Blut zuweilen. Für die Differentialdiagnose spezifischer Ausschläge gegenüber dem gewöhnlichen Pemphigus neonatorum und dem posterosiven Syphiloid ist er von größter Wichtigkeit. Der Nachweis aus Blut und Liquor, aus künstlich an bestimmten Prädilektionsstellen der Sp. pall. angelegten Hautblasen mit dem Versuch der Anreicherung bedarf weiteren Studiums, da hierdurch die Früherkennung und Diagnose latenter sog. *stummer Infektion* besser ermöglicht werden könnte; manche Schleimhautstellen sollten ebenso wie die Nabelwunde noch besser durchforscht werden. Auch durch die Untersuchung der Nabelschnur und Placenta totgeborener Früchte kann die Sachlage bisweilen schnell aufgeklärt werden. Ganz ausnahmsweise gelingt der Spirochätennachweis sogar in Produkten der Lues congenita tarda, wie z. B bei der Keratitis interstitialis. Über die Technik der für die Lues congenita in Frage kommenden Verfahren sei auch auf den Abschnitt Untersuchungsmethoden verwiesen.

Latenzperioden: Während der Latenzperioden der rezenten, akquirierten Syphilis — auch bei symptomfreien frühbehandelten Patienten — ist der Spirochätennachweis in dem Drüsenpunktatsaft möglich, manchmal auch in Residuen von Sklerosen und Exanthemen und auf scheinbar unveränderter Schleimhaut, Tonsillen, Cervix, Urethra, zumal in abgeschabtem Gewebsdetritus; indessen ist genauestes Suchen in mehreren Präparaten erforderlich. Bei kongenitaler Lues kommt neben der Drüsenpunktion auch die schon erwähnte Untersuchung des Blutes im Dunkelfeld sowie die Liquorprüfung in Frage, um evtl. vor dem Auftreten eindeutiger Erscheinungen die Krankheit sicher festzustellen.

Schmarotzertum der Sp. pallida. Daß die Sp. pall. *nur zeitweise* auf der Genitalschleimhaut usw. als *Schmarotzer* sich oberflächlich ansiedelt, ohne tiefer einzudringen und den gewöhnlichen Krankheitsprozeß einzuleiten, wie es z. B. der Streptobacillus tun soll, ist *nicht* bekannt. Immerhin ist nach neueren Befunden, in denen die der Pallida ganz ähnliche *Sp. pseudopallida* nur kurze Zeit auf balanitischen Erosionen sich fand und keine Lues folgte (E. HOFFMANN, vgl. auch OELZEs Sp. incertitudinis), auch hierauf künftig die Aufmerksamkeit mehr zu richten[1]). Auch die umgekehrte Annahme, daß frei in der Natur vorkommende Spirochäten zeitweise im menschlichen oder tierischen Organismus ein Schmarotzerdasein führen, ist von verschiedenen Autoren (UHLENHUTH, ZUELZER) geäußert worden.

Aus den angeführten Tatsachen ergibt sich, daß, während im Frühstadium (Lues I und II) der Syphilis *der Spirochätennachweis viel einfacher und sicherer und vor allem in kürzester Zeit zu erbringen* ist, in den späteren Stadien die Wa.R. dem mikroskopischen Befund meist weit überlegen und die einzig brauchbare Methode zu sein pflegt. Gerade dann, wenn die Diagnose die größten Schwierigkeiten macht, nämlich *bei ganz jungen genitalen oder extragenitalen Sklerosen*, ja mitunter schon vorher (prämonitorischer Herpes, Schleimhaut-(Cervix-)befunde), *ist der mikroskopische Befund das einzige Mittel zur Feststellung der Krankheit*, da die Wa.R. selten vor der 6. Woche, vielfach sogar erst später positiv wird. Andere Angaben beruhen größtenteils auf falsch gedeuteter Anamnese, wie kritische Betrachtung derselben immer wieder lehrt. Daß die Wa.R. 3—4 Wochen nach der Infektion positiv sein soll, trifft nach unseren Erfahrungen nicht zu. Der letzte Coitus wird eben nicht nur von Kranken, sondern auch von Ärzten viel zu oft als der infektiöse angesehen; zudem sind die Angaben auch von sonst zuverlässigen Menschen nicht immer genügend sicher. Während der Latenzperiode ist die Serodiagnostik gewiß die überlegene Methode; aber auch hier führt zuweilen die *Drüsenpunktion*, die Untersuchung des Geschabes von Tonsillen-, Urethra- und Cervixschleimhaut, die methodische Prüfung des Liquors und bei kongenitaler Lues evtl. auch die Untersuchung des Blutes zum Ziel. Bei *sekundärer Lues* geben beide Methoden gute Resultate, aber auf die Frage, ob eine bestimmte, pathologische Bildung bei einem Syphilitiker *spezifischer Natur* ist *oder nicht*, kann lediglich der Spirochätenbefund die Antwort erteilen; nur er gibt die *lokale Diagnose*, während die Wa.R. nichts weiter als die allgemeine Frage beantwortet, ob das betreffende Individuum überhaupt syphilitisch ist. Der mikroskopische Luesnachweis hat außerdem bei sekundärer Lues vor der Wa.R. den Vorteil größerer Schnelligkeit und ist in den einzelnen Fällen mit verspätetem Auftreten der positiven Wa.R. oder gar denen von lange Zeit seronegativer Sekundärsyphilis unentbehrlich.

Statt sich zu fragen, welche der beiden Methoden, mikroskopische oder serologische, die überlegene ist, sollte man anerkennen, daß beide — zumal mit Zuziehung der nun so trefflich ausgebauten und durch den Suboccipitalstich erleichterten *Liquordiagnostik* — sich *in bester Weise ergänzen*. Während die eigentliche Domäne der Sero- (und Liquor-)diagnostik die Späterkrankungen und symptomfreien Fälle sind, ist der weit einfacher zu erbringende Spirochätennachweis im primären Stadium und in vielen Fällen des sekundären das weit brauchbarere, schnell eine Klärung herbeiführende Mittel.

Diese Ausführungen werden genügen, um zu zeigen, eine *wie große Bedeutung* für die Diagnose und besonders die *Früherkennung der Syphilis der Spirochätennachweis im Laufe der Jahre nun erlangt* hat, und es ist nur noch ein Wort über die *Bewertung des positiven und negativen Befundes* in der Praxis hinzuzufügen. Der *positive Befund* ist selbstverständlich in jedem Falle *entscheidend*; er beweist, falls Fehlerquellen ausgeschlossen sind und Entnahme des Materials und Beurteilung der Präparate nach den oben gegebenen Regeln erfolgt, unzweifelhaft das Vorhandensein der syphilitischen Erkrankung. Schwieriger zu beurteilen ist der Wert *negativer Befunde*. Einem einmaligen Befund dieser Art darf man überhaupt *keinerlei Bedeutung* zusprechen; findet man aber bei sorgfältiger Untersuchung und Wechsel der Entnahme (Geschabe, Gewebssaft

[1]) Näheres darüber s. E. HOFFMANN: Münch. med. Wochenschr. 1926. Nr. 5 (Leicheninfektion usw.).

aus der Tiefe und Drüsenpunktat) mehrmals in einem unbehandelten oder gut gereinigten Geschwür, einer Erosion oder Papel keine Sp. pall., so ist das Bestehen einer Syphilis als nicht wahrscheinlich anzusehen, und zwar um so eher, je *sorgsamer und häufiger die Untersuchung ausgeführt* worden ist; indes darf der negative Befund niemals als strikter Beweis dagegen angesehen werden, und sorgsamste weitere Beobachtung und Überprüfung des Blutes und evtl. des Liquors ist notwendig, bis jeder Verdacht erlischt.

Die besonderen Schwierigkeiten in Fällen, bei welchen die betreffende Efflorescenz (Primäraffekt, Papeln usw.), wie das leider in der Praxis so oft geschieht, mit desinfizierenden Umschlägen, Pulvern oder Salben vorbehandelt wurden, sind dabei besonders zu beachten; gerade hier sind *Drüsenpunktion* und Gewebssaftpräparate aus der Tiefe von oft schnell entscheidender Bedeutung.

2. Wert für die pathologische und experimentelle Forschung und Therapie.

Ebenso wie für den Kliniker ist auch für den pathologischen Anatomen der Nachweis der Sp. pall. unentbehrlich geworden. Macerierte Früchte und Totgeburten können auf diese Weise leicht als syphilitisch erkannt werden, da in manchen Organen, wie in der Nebenniere, Leber, Milz usw., fast regelmäßig massenhafte Parasiten vorhanden und mittels Dunkelfeld und Silberimprägnierung leicht nachzuweisen sind; auch hier ist die ARMUZZI-STREMPEL*sche Versilberungsmethode* in Formalinschnitten als bemerkenswerter Fortschritt zu bezeichnen. Von größter Wichtigkeit ist der Befund der Sp. pall. und das Studium ihrer Lagerung im Gewebe für eine Reihe von pathologischen Prozessen, deren ätiologischer Zusammenhang mit Syphilis schon vermutet oder erschlossen war, aber erst durch die Gegenwart der Sp. pall. mit völliger Sicherheit bewiesen wurde. Hier sind die schon oben erwähnten Erkrankungen (Arteriitis cerebralis, Aortitis, Phlebitis), ferner die Osteochondritis und die HUTCHINSONschen Zahnanomalien zu erwähnen, obschon die letztere neuerdings wegen ihres symmetrischen Auftretens und experimenteller Analogien auf Fernwirkung von seiten endokriner Drüsen (Epithelkörperchen?) bezogen wird. Geradezu revolutionierend und alle unsere Anschauungen völlig umgestaltend hat der Spirochätennachweis bei *Paralyse* und *Tabes* (NOGUCHI) gewirkt und auch den therapeutischen Pessimismus zum Teil behoben.

Entscheidende Bedeutung hat der Nachweis der Sp. pall. für die Feststellung des Haftens der Syphilis im *Tierexperiment* gewonnen. Mußte man sich früher auf die manchmal geringfügigen und nicht immer sehr charakteristischen klinischen Erscheinungen verlassen, so ist jetzt durch den mikroskopischen Befund der Erfolg des Experiments leicht festzustellen, und die meisten Fortschritte auf diesem Gebiete (Ausbau der Kaninchensyphilis, Blut- und Liquorimpfungen usw.) sind hierdurch sehr erleichtert oder erst ermöglicht worden. Dazu kommt, daß für den pathologischen Anatomen und den Experimentator die Wa.R. meist nicht brauchbar ist, da sie bekanntlich bei Leichen und Tieren auch trotz neuerer Bemühungen einwandfreie Resultate bisher noch nicht regelmäßig ergibt.

Durch die Entdeckung der *originären Kaninchenspirochätose* und die sie verursachende ganz *pallidaähnliche Sp. cuniculi* ist allerdings nunmehr eine *Irrtumsmöglichkeit* gegeben, die größte Beachtung verdient, zumal hinsichtlich des *neurotropen Virus* hierdurch anscheinend schon einmal eine bedeutungsvolle Täuschung eines hervorragenden Spirochätenkenners (LEVADITI) herbeigeführt wurde (JAHNEL). Sorgfältige Beachtung der klinischen Erscheinungen, gewisse biologische Prüfungen (Salvarsanempfindlichkeit) und evtl. Heranziehung der

Affenimpfung müssen hier neben sorgsamer Prüfung des Sitzes der Spirochäten (ob auch in der Tiefe und in den Lymphdrüsen usw.) zur Vermeidung von Täuschungen herangezogen werden, so lange ein einfaches Kulturverfahren fehlt.

Endlich muß auch die *heuristische Bedeutung* der Sp. pall. für die *moderne Syphilistherapie* und die Entdeckung des *Salvarsans* und *Wismuts* als neuer Heilmittel dieser so bedeutungsvollen Erkrankung hervorgehoben werden. Hier zeigt sich wieder einmal, daß eine geistvolle *Hypothese*, wie die FR. SCHAUDINNS über die Zugehörigkeit der Sp. pall. zu den therapeutisch leichter zu beeinflussenden *Protozoen*, selbst wenn sie auf die Dauer nicht haltbar bleibt, doch *große Fortschritte* herbeiführen kann. UHLENHUTHs *Entdeckung*, daß bei Spirochätenerkrankungen (Hühnerspirochätose) ein *organisches Arsenmittel* wie das bei Trypanosomiasis des Menschen (Schlafkrankheit) bewährt gefundene Atoxyl (R. KOCH) nicht nur *heilend*, sondern auch *schützend* wirkt, und *die* darauf mit E. HOFFMANN bei experimenteller Affen- und Kaninchensyphilis gefundene *präventive und heilende Wirkung dieses Mittels*, das sich beim Menschen leider nicht bewährte, sind als eine Auswirkung der SCHAUDINN*schen Hypothese* anzusehen; und EHRLICHs große Entdeckung der *Arsenobenzole* und *Salvarsanmittel* mit allen ihren Folgen basieren in letzter Linie auf dieser Theorie und den genannten ersten Feststellungen über die präventive Kraft organischer Arsenverbindungen. Ohne die Kontrolle ihrer *Einwirkung auf die Sp. pall.* im Tierexperiment, die ja bei der Erprobung neuer Syphilisheilmittel auch beim Menschen eine nicht zu unterschätzende Rolle spielt, hätten weder die Salvarsan- noch die modernen Wismutpräparate entdeckt und so vervollkommnet werden können. Somit sind auch diese *großartigen Fortschritte der neueren Syphilistherapie* und die dadurch erreichbare *Frühheilung* in letzter Linie eine Folge der *Entdeckung der Sp. pall.* und gründen sich auf die für ihre Erkennung und Verfolgung bei Mensch und Tier ausgearbeitete Methodik der Untersuchung. Das *große Ziel*, das EHRLICHs *prophetisches Genie* im Auge hatte, die *Sterilisatio magna*, ist zwar nicht so leicht, wie er glaubte und hoffte, aber doch durch Kombination der infolge der Spirochätenentdeckung aufgefundenen Heilmittel bei genügender Dosierung und Konsequenz oft zu erreichen und damit die von ihm bereits angestrebte *Ausrottung der Syphilis*, einer der ärgsten Geißeln der Menschheit, in das Bereich der Möglichkeit gerückt und wohl schneller erreichbar als man heute meist noch annimmt.

Literatur.

Das Literaturverzeichnis soll keineswegs die sämtliche, bisher erschienene Pallida-Literatur enthalten.

Bezüglich der älteren Literatur sei in erster Linie auf ERICH HOFFMANNs „Ätiologie der Syphilis“ Berlin: Julius Springer 1906, und im Handbuch der Geschlechtskrankheiten, Wien 1910, verwiesen; ferner auf G. HERXHEIMER, in LUBARSCH-OSTERTAG, Bd. 11, und auf den Artikel von MÜHLENS in PROWAZEKs Handbuch der Protozoen.

Die ältere Literatur ist nur berücksichtigt, soweit sie im Rahmen dieser Arbeit besonders Verwendung gefunden hat oder in den früheren Literaturzusammenstellungen nicht aufgeführt ist.

Was die neuere Literatur angeht, so sei besonders auf F. W. OELZE, Untersuchungsmethoden und Diagnose der Erreger der Geschlechtskrankheiten, ferner auf W. A. COLLIERs Artikel im ABDERHALDENschen Handbuch der biologischen Arbeitsmethoden Abt. VIII, Teil 2, Heft 3: Die Methoden der Spirochätenforschung. 1926, M. ZUELZERs Nachtrag zu den Spirochäten in PROWAZEKs Handbuch und schließlich auf MORINIs Habilitationsschrift (Modena 1923, s. Literaturangabe) verwiesen.

ACHITOUV, M.: Mensuration des courbures des spirochètes. Cpt. rend. des séances de la soc. de biol. Vol. 91, Nr. 34, p. 1192—1194. 1924. — AKATSU, SEINAI: (a) The resistance of Spirochetes to the action of hexamethylentetramine derivates and mercurial and arsenic compounds. Journ. of exp. med. Vol. 25, Nr. 3, p. 363—373. March 1. 1917. (b) The influence of carbohydrates on the cultivation of Spirochetes. Journ. of exp. med. Vol. 25, Nr. 3, p. 375—380. March 1. 1917. — AKATSU, SEINAI and HIDEYO NOGUCHI: The drugfastness of Spirochetes to arsenic, mercurial and iodide compounds in vitro. Journ. of exp. med. Vol. 25, Nr. 3, p. 349—362. — ALEIXO, A.: Spirochätennachweis durch Punktion des Schankers. Brazil-med. Bd. 1, Nr. 12, S. 145—151. 1925. — ANDRADE, MARIO DE: Sur un organisme spirochétoïde trouvé dans les sécrétions vaginales dans un cas de métrite. Cpt. rend. des séances de la soc. de biol. Tome 86, Nr. 17, p. 1048—1049. 1922. — ANSCHÜTZ, G.: Vitale Färbung des Treponema pallidum; biologische Schlußfolgerungen. Rev. dermatol. de la soc. derm. 1914. Nr. 5. (Ref. Dermatol. Wochenschr. Bd. 60, S. 222. 1915.) — ANTONI: Studien über die Morphologie der Spirochaeta pallida und Beobachtungen im Dunkelfeld. Arch. f. Dermatol. u. Syphilis. Bd. 129, S. 70. 1921. — ARISTOWSKY, W. und R. HOELTZER: Zur Frage der Kultivierung der Spirochaeta pallida in flüssigen Nährböden. Klin. Wochenschr. 1925. Nr. 42, S. 2016. — ARMUZZI, GUISEPPE: Schnellmethode zur Darstellung der Spir. pall. und anderer Mikroorganismen in Schnitten von Liquorsediment. Dermatol. Zeitschr. Bd. 47, H. 5/6, S. 261—265. 1926. — ARMUZZI, GIUSEPPE und RUDOLF STREMPEL: (a) Zur Darstellung der Spirochaeta pallida in Gefrierschnitten. Klin. Wochenschr. 3. Jg., Nr. 34. (b) Über das Verhalten der Spirochaeta pallida in totem Gewebe. (Bewegung, Vermehrung, Form.) Arch. f. Dermatol. u. Syphilis. Bd. 150, S. 295—299. 1926. — ARNHEIM, G.: (a) Spirochätenuntersuchungen. Zeitschr. f. Hyg. u. Infektionskrankh. Bd. 76, S. 407. 1913. (b) Die Spirochäten bei Lungengangrän und ulcerierendem Carcinom. Zentralbl. f. Bakteriol., Parasitenk. u. Infektionskrankh., Abt. I, Orig. Bd. 59, H. 1. (c) Vereinfachte Kulturmethode der Spirochaeta pallida aus menschlichem Material. Dtsch. med. Wochenschr. 1912. Nr. 20. — ARZT, LEOPOLD: Frühdiagnose und Frühtherapie der Syphilis. Abh. a. d. Gesamtgeb. d. Med. Rikola-Verlag, Wien, Leipzig, München 1923. — BACH, F. W.: (a) Über Spirochäten in Wasserleitungen. Zentralbl. f. Bakteriol., Parasitenk. u. Infektionskrankh., Abt. I. Orig. Bd. 87, H. 3. 1921. (b) Über Wasserspirochäten. Niederrhein. Ges. f. Nat. u. Heilk. 9. 5. 1921. Dtsch. med. Wochenschr. 1921. Nr. 36. — BAESLACK, F. W.: On the cultivation of Treponema pallidum. Journ. of infect. dis. 1913. 12, 55. — BAESLACK FRED W. and WILLIAM E. KEANE: The diagnosis of primary syphilis by culture. Journ. of the Americ. med. assoc. Vol. 74, Nr. 6. 1920. — BAGNOLI, N.: Dell' importanza della ghiandolare per la diagnosi dell' infezione luetica. Giorn. ital. d. malatt. vener. e d. pelle. 64, 174. 1923. — BALFOUR, ANDREW: New Spirochaeta found in human blood. Lancet, Juni 28. 1913. Vol. 1, p. 1825. — BALLENGER, EDGAR S.: A new method of staining motile organisms, renal tube casts and fixed smears of spirochaete pallida. Journ. of the Americ. med. assoc. Vol. 53, Nr. 20, p. 1635. 1909. — BANDI, IVO und SIMONELLI, FR.: (a) Über die Anwesenheit der Spirochaete pallida in sekundär-syphilitischen Manifestationen und über die zu ihrem Nachweis angewendeten Färbemethoden. Münch. med. Wochenschr. 1905. Nr. 35, S. 1668. (b) Über das Vorhandensein der Spirochaeta pallida im Blute und in den sekundären Erscheinungen der Syphiliskranken. Zentralbl. f. Bakteriol., Parasitenk. u. Infektionskrankh., Abt. 1, Orig. Bd. 40, S. 64. 1906. — BÄR: Demonstration von lebender Spirochaeta pallida. Sitzungsber. d. Berl. Dermatol.-Ges. am 3. 7. 1906. Monatsh. f. Dermatol. Bd. 43, S. 72. 1906. — BARACH, JOSEF H.: Warning against the india ink-method for the Spirochaeta pallida. Journ. of the Americ. med. assoc. Vol. 55, Nr. 22, p. 1892. 1910. — BATTAGLIA, MARIO: (a) Sulla diversità del treponema pallidum. Rif. med. Ann. 39, Nr. 32, p. 753—754. 1923. (b) Über Infektion mit einigen menschlichen und tierischen Protozoen. Zentralbl. f. Bakteriol., Parasitenk. u. Infektionskrankh., Abt. I, Orig. Bd. 92, H. 7/8. — BAYET et JACQUÉ: La Spirochaete pallida. Rev. prat. malad. cut. 1905. Nr. 8/9. — BECKER, ERICH: Eine empfehlenswerte Methode für Spirochätenfärbungen. Dtsch. med. Wochenschr. 1920. Nr. 10, S. 259. — BENIANS, H. C.: Relief staining for Bacteria and Spir. Brit. med. journ. 25. 11. 1916. p. 722. — BERTARELLI, E.: (a) Das Virus der Hornhautsyphilis des Kaninchens und die Empfänglichkeit der unteren Affenarten und der Meerschweinchen für dasselbe. Zentralbl. f. Bakteriol., Parasitenk. u. Infektionskrankh., Abt. I, Orig. Bd. 43, S. 448. 1907. (b) Über die Transmission der Syphilis auf das Kaninchen. Zentralbl. f. Bakteriol., Parasitenk. u. Infektionskrankh., Abt. I, Orig. Bd. 41, S. 320. (c) Über die Transmission der Syphilis auf das Kaninchen. 2. Bericht. Zentralbl. f. Bakteriol., Parasitenk. u. Infektionskrankh., Abt. I, Orig. Bd. 43, S. 167 u. 238. 1907. — BERTARELLI, E. und G. VOLPINO und R. BOVERO: Untersuchungen über die Spirochaeta pallida SCHAUDINN bei Syphilis. Zentralbl. f. Bakteriol., Parasitenk. u. Infektionskrankh., Abt. I, Orig. Bd. 40. 1906. — BERTELOT, ALBERT et PIERRE SÉGUIN: Sur la culture des spirochètes dans des milieux additionnés de pyruvate de sodium. Bull. de la soc. de chim. biol. Tome 6, Nr. 4, p. 341. — BERTEN, WILHELM: Stomatitis ulcerosa und Alveolarpyorrhoe im Bilde ihrer Erreger. Eine kritische Studie. Ergebn. d. ges. Zahnheilk. Bd. 7, H. 2/4, S. 250—257. 1923. — BERTOLUCCI, ITALO: Reperti di spirocheta pallida nella paralisi progressiva. Forme atipiche ed endocellulari. Rass. di studi psichiatr. Vol. 10, Fasc. 5/6, p. 222—259. 1922. — BLUM, KURT: (a) Versuche über die Agglutination der Spirochaeta pallida. Münch. med. Wochenschr. 1924. Nr. 25, S. 826. (b) Versuche über die Agglutination der Spirochaeta pallida. Zeitschr. f. Immunitätsforsch. u. exp. Therapie, Orig. Bd. 40, S. 491—508. 1924. — BORREL, A.: Spirilles, Spirochètes, Trypanosomes. Bull. de la soc. de pathol. exot. I. (11. 3. 1908). —

Bosc, F. J.: Les maladies bryocytiques (maladies à protozoaires) 4. Mémoire: La Syphilis. Zentralbl. f. Bakteriol., Parasitenk. u. Infektionskrankh., Abt. I, Orig. Bd. 41, 42. 1906. — Brackmeyer, C.: Über Spirochätenbefunde bei der Lues congenitalis der Neugeborenen sowie Bemerkungen über einen mit Wismut behandelten Fall. Dermatol. Wochenschr. Bd. 78, Nr. 4, S. 100—104. 1924. — Brisotto, Piero: La ricerca del treponema nel temporale e nella tonsilla faringea degli eredoluetici. Atti d. clin. oto-rino-laringoiatr., univ. Roma. Jg. 23, p. 275—312. 1925. — Bronfenbrenner, J. and H. Noguchi: On the resistance of various spirochaetes in cultures to the action of chemical and physical agents. Journ. of pharmacol. a. exp. therap. March. 1913. Vol. 4, Nr. 4, p. 333—339. — Brown, Wade H. and Louise Pearce: (a) Experimental production of clinical types of syphilis in the rabbit. Arch. of dermatol. a. syphilol. Vol. 3, Nr. 3, p. 254—262. 1921. (b) Superinoculation experiments with Treponema pallidum. Proc. of the soc. f. exp. biol. a. med. Vol. 18, Nr. 7, p. 255—257. 1921. (c) Penetration of normal mucous membranes of the rabbit by Treponema pallidum and the influence of this mode of infection upon the course of the disease. Journ. of exp. med. Vol. 39, Nr 5, p. 645—658. 1924. — Bruck, Walter: (a) Gegenwärtiger Stand der Spirochätenfrage mit besonderer Berücksichtigung der Spirochaeta pallida. Ergebnisse. Zentralbl. f. Haut- u. Geschlechtskrankh. Bd. 2, S. 244. 1921. (b) Beiträge zur Biologie der Spirochaeta pallida. Dermatol. Wochenschr. Bd. 72, Nr. 26b, S. 641—644. 1921. — Brunetti: Über die Auffindbarkeit des Treponema pallidum im Drüsensekret zwecks Diagnose des P. A. Soc. ital. di dermatol. e sifil. Sez. Piemontese. 2. 1. 1923. Minerva med. 1923. — Burri, Robert: Das Tuscheverfahren. Jena: G. Fischer 1909. — Buschke, A.: Über die Beziehungen der Spir. pall. zur kongenitalen Syphilis. Arch. f. Dermatol. u. Syphilis Bd. 82, S. 63. — Buschke, A. und W. Fischer: (a) Über das Vorkommen von Spirochäten in inneren Organen eines syphilitischen Kindes. Dtsch. med. Wochenschr. 1905. Nr. 20. (b) Über die Lagerung der Spirochaete pallida im Gewebe. Berl. klin. Wochenschr. 1906. Nr. 1. — Buschke, A. und H. Kroó: (a) Zur Frage der Superinfektion bei Spirochätenkrankheiten. Klin. Wochenschr. 2. Jg., Nr. 13, S. 580. 1923. (b) Bemerkungen zu der Arbeit von J. Steinfeld: Zur Frage der Superinfektion bei experimenteller Kaninchensyphilis. Klin. Wochenschr. 2. Jg. Nr. 21, S. 978. 1923. — Carpano, Matteo: Über einige in papillomatösen Neubildungen bei Pferden aufgefundenen Spirochäten. Zentralbl. f. Bakteriol., Parasitenk. u. Infektionskrankh., Abt. 1, Orig. Bd. 74, H. 7. — Cavina, Cesare: Morfologia e riproduzione della Spirochaeta pallida (Schaudinn) e lose importanza nella evolutione clinica della sifilide nell'uomo. Morgagni, pt. II. (Rivista) Ann. 57, p. 625. 1915. — Chambers, Helen: (a) A new Spirochaeta found in human blood. The Lancet, Juni 21, 1913. Vol. 1, p. 1728. (b) A new Spirochaeta found in human blood. The Lancet, July 12, 1913. Vol. 2, p. 102. — Chesney, Alan M. and Jarold E. Kemp: Incidence of spirochaeta pallida in cerebrospinal fluid during early stage of syphilis. Journ. of the Americ. med. assoc. Vol. 83, Nr. 22, p. 1725—1728. 1924. — Ciarla, E.: (a) Su nuove forme spirochetiche riscontrate nei feti eredosifilitici. Boll. dell' istit. sieroterap. Milanese. Vol. 2, Nr. 2, p. 81—112. 1921. (b) Sull' etiologia della paralisi progressiva. Identità del virus sifilitoco e „metasifilitico". Come intendere il „virus nervoso". Note e riv. di psichiatr. Vol. 11, Nr. 1, p. 115—130. 1923. — Civatte, A. et M. Favre: La morphologie et la signification des Spirilles des végétations vénériennes. Cpt. rend. des séances de la soc. de biol. Tome 82, p. 506. 1919. — Clark, R. M.: Methods of photographing the spirochaeta pallida in general paralysis. Journ. of mental science. Ann. 71, Nr. 295, p. 721—722. 1925. — Clarke, J. Jackson: The history of the parasite of syphilis. Brit. med. journ. Vol. 1, p. 224. Jan. 24, 1914. — Clenov, M.: Gibt es eine neurotrope Varietät der Spirochaeta pallida? Ruskij vestnik dermatologii. Bd. 3, Nr. 6, S. 502—519. 1925. — Cohn, Ferdinand: Über Bakterien. Sammlung gemeinverständl. wiss. Vortr. Herausgeg. v. Rud. Virchow und Fr. v. Holtzendorff. 7. Serie. H. 165. Berlin 1872. — Cohn, J. S.: (a) On the means of finding the Spirochaeta pallida with sp. reference to the india ink method. Interst. medical journ. Jan. 1911. (b) Method of finding Spirochaetae pallidae. New York med. journ. a. med. record. Jan. 28. 1911. — Coles, Alfred C.: An easy method of detecting Sp. p. and other Spirochaetes. Brit. med. journ. 1915. p. 777. — Comandon: Diagnose der Spirochaeta pallida mit Hilfe des Ultramikroskops. Ann. des maladies vénér. 1909. 2. — Coppola, Alfredo: Ricerche sulle spirochete nella paralisi progressiva (con dimonstrazione di preparati istologici). Riv. di pathol. nerv. e ment. Vol. 27, Fasc. 1/8, p. 314—366. 1922. — Cox, W. H.: The Spirochaeta pallida and its variations. Brit. med. journ. Vol. 2, p. 140. 21. July 1906. — Csillag: Spirillen bei Balanopostitis. Verhandlungen d. Vereins ung. Dermatologen und Urologen. Arch. f. Dermatol. u. Syphilis. Bd. 46, S. 150. 1898. — Danziger, Felix: Über Spirochätenbefunde bei hereditärer Syphilis. Inaug.-Diss. Leipzig 1906. — Davidsohn, Carl: Spirochätenfärbung mit Kresylviolett. Berl. klin Wochenschr. 1905, Nr. 31, S. 985. — Delamare, G. et Achitouv: (a) Coefficient d'homogénéité morphologique des spirochètes. Cpt. rend. des séances de la soc. de biol. Tome 93, Nr. 25, p. 415—416. 1925. (b) Indice de courbure de Treponema pallidum. Cpt. rend. des séances de la soc. de biol. Tome 93, Nr. 30, p. 994—996. 1925. — Delmas: Identité objective absolue de cinq chancres issus du même tréponème. Ann. des maladies vénér. Ann. 18. Nr. 10, p. 788—794. 1923. — DERCUM, FRANCIS: On the two fundamental forms of syphilis. New York med. journ. a. med. record. Vol. 115, Nr. 9, p. 504—506. 1922. — DIETRICH, W.: Morphologische und biologische Beobachtungen an der Spirochäte der WEILschen Krankheit. Zeitschr. f. Immunitätsforsch. u. exp. Therapie, Orig. Bd. 26, H. 6. 1917. — DOBELL, C. CLIFFORD: (a) On Cristispira veneris nov. spec. and the affinities and classification of Spirochaetes. Quart. journ. of microscop. science. London 1911. Vol. 56, part. 3, p. 507. (b) On the systematic position of the Spirochaete. Proc. of the roy. soc. of London (A. u. B.). Vol. 85. Ser. B, p. 186. 1912. (c) A note on the generic name of the spirochaete of syphilis (Treponema pallidum Schaudinn, 1905). Ann. of trop. med. a. parasitol. Vol. 18, Nr. 4, p. 368—369. 1926. — DOFLEIN, F.: (a) Krankheitserregende Spirochäten. Naturgeschichte der Spirochäten. XV. Internat. Kongr. f. Hygiene u. Demographie. 23.—29. 9. 1907. Bd. 2, S. 152. Berlin: Hirschwald 1908. (b) Probleme der Protistenkunde. II. Die Natur der Spirochäten. Verlag von Gustav Fischer, Jena 1911. — DOHI, K. und S. HIDAKA: Sind die Spirochäten den Protozoen oder Bakterien verwandt? Arch. f. Dermatol u. Syphilis. Bd. 114, S. 493. 1913. — DONAGH, J. E. R. Mc: (a) The life cycle of the organism of syphilis. Lancet. Vol. 2, p. 1011. Oct. 12, 1912. (b) The life cycle of the organism of syphilis. Lancet. Vol. 2, p. 1178. Oct. 26, 1912. (c) The complete life-history of the organism of syphilis. Lancet. Vol. 2, p. 1650. Dez. 14, 1912. Dasselbe: Brit. journ. of dermatol. Jan. 1913. (d) Der Kreislauf des Syphiliserregers. Brit. journ. of dermatol. Nov. 1912. p. 381. (e) An intracellular parasite developing into Spirochaetes. Brit. med. journ. Vol. 2, p. 1731. 1912. (f) The development of the female phase of the leucocytozoon syphilidis. Journ. of pathol. a. bacteriol. Vol. 24, Nr. 3, p. 272—276. 1921. (g) Der Lebenszyklus des Mikroorganismus der Syphilis. (Leukocytozoon syphilidis). Dermatol. Wochenschr. Bd. 56, Nr. 15. 1913. (h) Biology of Syphilis. Lancet. Vol. 2, p. 1773. Dez. 20, 1913. (i) Die Ursache der Syphilis mit Berücksichtigung der Chemie des Krankheitserregers. Dermatol. Wochenschr. Bd. 58, S. 45. 1914. — DONALD, MAC WILLIAM J: The malevolence of the Spironema pallidum. Its recognition, habitats and overthrow. Urol. a. cut. review. Vol. 30, Nr. 5, p. 306—309. 1926. — DROOP, H.: Syphilisdiagnose und Drüsenpunktion. Dermatol. Zeitschr. Bd. 32 p. 336. 1921. — DUBOSARSKY: Über die Färbung der Spirochaeta pallida mit Spirsil. Wien. klin. Wochenschr. 1924. Nr. 17. — DUNLAP, CHARLES B.: Recent studies on Spirochetes in general paralysis. Arch of neurol. a. psychiatry Vol. 8, Nr. 6, p. 589—607. 1922. — EBERSON, FREDERICK: XXIII. Immunity studies in experimental syphilis. Infectivity and survival of Spirochaeta pallida in rabbits, with observations on some strains from latent syphilis. Arch. of dermatol. a. syphilol. Vol. 3, Nr. 6, p. 775—787. 1921. — EBERSON, FREDERICK and MARTIN F. ENGMANN: An experimental study of the latent syphilitic as a carier: Preliminary communication. Journ. of the Americ. med. assoc. Vol. 76, Nr. 3. Jan. 1921. — EDKINS, J. S.: Spirella regaudi in the cat. Parasitology. Vol. 15, Nr. 3. Sept. 1923. — EHRLICH, P. und HATA: Die experimentelle Chemotherapie der Spirillosen usw. Berlin: J. Springer 1910. — EHRLICH, A. und J. T. LENARTOWICZ: Über Färbungen der Spir. pall. für diagnostische Zwecke. Wien. med. Wochenschr. 1908. Nr. 18, S. 1018. — EHRMANN, S.: (a) Die Phagocytose und die Degenerationsformen der Spirochaete pallida im Primäraffekt und Lymphstrang. Wien. klin. Wochenschr. 19. Jg., 27. 1906. (b) Über die Beziehungen der Spirochaeta pallida zu den Lymph- und Blutbahnen, sowie über Phagocytose im primären und sekundären Stadium. Zentralbl. f. Bakteriol., Parasitenk. u. Infektionskrankh., Abt. I, Orig. Bd. 44, S. 223—245. 1907. — EHRMANN, S. und LIPSCHÜTZ: Über Befunde von Spirochaeta pall. in den Nerven des Praeputiums bei syphilitischer Initialsklerose. Dtsch. med. Wochenschr. 1906. Nr. 28, S. 1115. — EISENBERG, PH.: (a) Über Bakterienfärbung mit sauren und neutralen Farbstoffen. Zentralbl. f. Bakteriol., Parasitenk. u. Infektionskrankh., Abt. I, Orig. (Beiheft). 1912. Nr. 54, S. 145. (b) 1. Theorie der Bakterienfärbung. Bd. 1, S. 161. 2. Über Vitalfärbung von Bakterien. Bd. 1, S. 257. In KRAUS-UHLENHUTH: Handb. d. mikrobiol. Technik. Urban-Schwarzenberg 1923. — ERDMANN, P. und B. H. U. MOHRMANN: Über das Vorkommen und den Nachweis von Spirochaeta pallida im Bindehautsack kongenital-luetischer Neugeborener. Dermatol. Zeitschr. Bd. 48, S. 171. 1926. — FANTHAM, H. B.: (a) Spirochaeta (Trypanosoma) Balbiani (CERTES) and Spirochaeta anodontae (KEYSSELITZ), their movements, structure and affinities. Quart. journ. of microscop. science. Vol. 52, p. 1. 1908. (b) Some researches on the life-cycle of Spirochaetes. Ann. of trop. med. a. parasitol. Vol. 5, p. 479. 1911/12. (c) Spirochaeta bronchialis Castellani 1907 together with remarkes on the Spirochaetes of the human mouth. Ann of. trop. med. a. parasitol. Vol. 9, p. 391. 1915. — FANTHAM, H. B. and A. PORZER: The modes of division of Spir. recurrentis and Sp. duttoni as observed in the living organisms. Proc. of the roy. soc. of London (Series B). Vol. 81, p. 500. 1909. — FANTL, GUSTAV: Die klinische Ultramikroskopie und die Frühdiagnose der Syphilis. Berlin: S. Karger 1921. — FAVRE, M. et A. CIVATTE: Les spirilles des végétations vénériennes. Cpt. rend. hebdom. des séances de la soc. de biol. Tome 82, p. 454. 1919. — FEYTÖ, MISKA: Der Nachweis der Sp. pall. in den Lymphdrüsen. Förgyógyaszati urol. és venerol. szemle. Ann. 1, Nr. 9/10, p. 174. 1923. Ref.: Zentralbl. f. Haut- u. Geschlechtskrankh. Bd. 10, S. 451. — FICKER, MARTIN: 1. Methoden der Bakterienfärbung im Ausstrich. Bd. 1, S. 267. 2. Methoden der Geißel-, Kapsel- und Sporenfärbung. Bd. 1, S. 329 in KRAUS-UHLENHUTH: Handb. d. mikrobiol. Technik. Urban u. Schwarzenberg 1923. — FIDEL, FERNANDEZ MARTINEZ: Contribucion al estudis del „Treponema pallida" SCHAUDINN-HOFFMANN. Bol. de la sociedad. Española de historia natural. Tom. 10, p. 265. 1910. — FIESINGER, NOËL et JULIEN HUBER: Un cas de tréponémurie au cours de la syphilis secondaire. Bull. et mém. de la soc. méd. des hôp. de Paris. Ann. 37, Nr. 5, p. 146—150. 1921. — FISCHER, ALFRED: Über Plasmoptyse der Bakterien. Ber. d. dtsch. botan. Ges. Bd. 24, S. 55. 1906. — FISCHL, FR.: (a) Kasuistischer Beitrag zur Frage der Organotropie der Spirochaeta pallida. Wien. med. Wochenschr. 1920. 2. (b) Erythema nodosum lueticum. Spirochätenbefund und Histologie. Arch. f. Dermatol. u. Syphilis. Bd. 129, S. 361. 1921. — FLÜGEL, KARL: Weitere Spirochätenbefunde bei Syphilis. Dtsch. med. Wochenschr. 1905. Nr. 44. — FONTANA, ARTURO: (a) Verfahren zur intensiven und raschen Färbung des Treponema pallidum und anderer Spirochäten. Dermatol. Wochenschr. 1912. Nr. 32, S. 1003. (b) Über einige Modifikationen der Färbungsmethoden des Treponema pallidum mit ammoniakalischem Silbernitrat. Dermatol. Wochenschrift Bd. 56, Nr. 11, S. 301. 1913. (S. auch TRIBONDEAU: Bull. de la soc. franç. de dermatol. et de syphilis. 1912. p. 274.) (c) Über die Färbung der Endfäden des Treponema pallidum. Dermatol. Wochenschr. Nr. 50, Bd. 59, S. 1367. 1914. (d) Über die Verstärkung der Färbung durch ammoniakalisches Silbernitrat. Pathologica. 1916. Nr. 179. (e) Sulle odierne applicazioni del metodo di colorazione FONTANA-TRIBONDEAU. Questa nota apparve nel N. 268 di Pathologica del 15, Gennaio 1920. (f) Neo Arsphenamin as a stain for Spirochaeta pallida. Giorn. ital. d. malatt. vener. e d. pelle. Vol. 64. p. 324. May 1923. (g) Sull'impiego degli arsenobenzoli per la colorazione del „treponema pallidum". Giorn. ital. d. malatt. vener. e d. pelle. Vol. 64, Fasc. 2, p. 324—328. 1923. (h) Über die Silberdarstellung des Treponema pallidum und anderer Mikroorganismen in Ausstrichen. Dermatol. Zeitschr. Bd. 46, H. 5/6, S. 291—293. 1926. (i) Sulla colorazione del treponema pallidum colla soluzione di nitrato di argento ammoniacale bollente. Pathologica. Jg. 18, Nr. 418, p. 381—384. 1926. — FONTANA e SANGIORGI: Sugli spironemi dei condilomi acuminati. XVII. r. d. soc. ital. di dermatol. e sifilogr., Bologna, 5.—7. VI. 1920. p. 278—281. 1921. — FOREST, M.: Beitrag zur Morphologie der Spirochaeta pallida. (Treponema pallidum SCHAUDINN). Zentralbl. f. Bakteriol., Parasitenk. u. Infektionskrankh., Abt. I, Orig. Bd. 42, S. 608. 1906. — FORSTER, E. und TOMASCZEWSKI: (a) Nachweis von lebenden Spirochäten im Gehirn von Paralytikern. Dtsch. med. Wochenschr. 1923. S. 26. (b) Berlin. Ges. f. Psychiatrie u. Nervenkrankh. Ref.: Berlin. klin. Wochenschr. 1914. Nr. 5. — FOURNIER, L. et A. SCHWARTZ: Pluralité des tréponèmes. Ann. de l'inst. Pasteur. Vol. 37, Nr. 2, p. 183 bis 188. 1923. — FRAZIER, C. N. and G. A. M. HALL: The staining of Treponema pallidum by the NOGUCHI method for clinical diagnosis of syphilis. China med. journ. Vol. 38, p. 558—561. July 1921. — FREI: Zur Wirkung des Salvarsans auf die Spirochaeta pallida. Arch. f. Dermatol. u. Syphilis. Bd. 134, S. 119—146. 1921 und Berl. klin. Wochenschr. Jg. 58, Nr. 32, S. 935—936. 1921. — FREUND, HELMUTH: Beitrag zur Kenntnis der Balanitis erosiva circinata. Dermatol. Zeitschr. Bd. 49, H. 6. — FRIEDBERGER, E. und H. REITER: Die allgemeinen Methoden der Bakteriologie. Handb. d. pathol. Mikroorganismen, W. KOLLE und A. v. WASSERMANN. Bd. 1. 1912. — FRIEDLÄNDER, EMIL: Über das Vorkommen der Spirochaeta pallida in der männlichen Harnröhre bei primärer und sekundärer Syphilis. Berlin. klin. Wochenschr. Jg. 58, Nr. 48, S. 1410—1413. 1921. — FRÜHWALD, RICHARD: (a) Über Spirochätenbefunde in Lymphdrüsen. Wien. klin. Wochenschr. 1920. S. 46. (b) Spirochätenbefund an syphilisfreien Stellen der Haut. Dtsch. med. Wochenschr. Bd. 75, Nr. 36, S. 878—880. 1922. — FUCHS, DORA: Über Spirochaeta pallida im Cervicalkanal bei primärer und sekundärer Lues. Berlin. klin. Wochenschr. Jg. 58, Nr. 51, S. 1513—1514. 1921. — FUENTES, CESAR: Staining of Spirochaeta pallida by the Fontana Tribondeau method. Elimination of heat. Arch. of dermatol. a. syphilol. Vol. 4, Nr. 4, p. 448—450. 1921. — FÜHNER: Handbuch der experimentellen Pharmakologie. Gruppe der organ. Farbstoffe. Bd. 2. Berlin 1923. — FÜRST, TH.: Ergebnisse auf dem Gebiet der Spirochätenforschung. Zeitschr. f. ärztl. Fortbild. Jg. 20, Nr. 17, S. 522—527. 1923. — GALLI-VALERIO, B: (a) Notes de Parasitologie et de technique parasitologique. Zentralbl. f. Bakteriol., Parasitenk. u. Infektionskrankh., Abt. I, Orig. Bd. 56, S. 43. 1910. (b) Parasitologische Untersuchungen und Beiträge zur parasitologischen Technik. Zentralbl. f. Bakteriol., Parasitenk. u. Infektionskrankh., Abt. I, Orig. Bd. 80, S. 264. 1918. — GALLOWAY, J. A.: Cultures in vitro de Spirochaeta duttoni et de Spirochaeta gallinarum. Cpt. rend. des séances de la soc. de biol. 1925. Nr. 31, p. 1074—1076. — GANDE, BRUNO: (a) Die Spirochäten der menschlichen Mundhöhle. Samml. v. Abhandl. a. d. Zahnheilk. u. ihren Grenzgebieten. Berlin: Verlagsanstalt 1919. 2. Aufl. 1925. (b) Die Spirochäten der menschlichen Mundhöhle. Zahnärztl. Rundschau. 28. Jg., Nr. 14, 15, 16 u. 17. 1919. — GARBOWSKI, LUDWIK: Plasmoptyse und Abrundung bei Vibrio Proteus. Ber. d. dtsch. bot. Ges. Bd. 24, S. 477. 1906. — GASTOU, PAUL: Le polymorphisme de l'agent de la syphilis. Rev. de pathol. comp. et d'hyg. gén. Ann. 26, Nr. 294, p. 141—144. 1926. — GASTOU et COMANDON: Preuve donné par l'ultra-microscope de la contagion possible de la syphilis par les verres à boire. Bull. de la soc. franç. de dermatol. et de syphiligr. 1908. p. 292. — GATES, FREDERICK L.: The cultivation of anaerobic Treponemata on the surface of blood agar plates. Journ. of exp. med. Vol. 37, Nr. 3, p. 311—317. 1923. — GAUDUCHEAU, A.: Cils géants et corps fuso-spirillaires amibiens. Cpt. rend. des séances de la soc. de biol. Tome 70, p. 172. Paris 1911. — GERBER, P.: (a) Über Spirochäten und Spirochätosen der oberen Luft- und Verdauungswege. Virchows Arch. f. pathol. Anat. u. Physiol. Bd. 207, S. 148. 1912. (b) Über Spirochäten in den oberen Luft- und Verdauungswegen. Zentralbl. f. Bakteriol., Parasitenk. u. Infektionskrankh., Abt. I, Orig. Bd. 56, H. 5/6. — GHOREYEB, ALBERT A. W.: A new and quick method for staining Sp. in smear preparations. Journ. of the Americ. med. assoc. Vol. 54, Nr. 19, p. 1498. 1910. — GIEMSA, G.: (a) Fixierung und Färbung der Protozoen. In v. PROWAZEK: Handbuch der pathogenen Protozoen. Bd. 1. (Leipzig 1912.) (b) Bemerkungen zur Färbung der Spirochaeta pallida (SCHAUDINN). Dtsch. med. Wochenschr. 1905. Nr. 26, S. 1026. (c) Beitrag zur Färbung der Spirochaeta pallida im Ausstrichpräparat. Dtsch. med. Wochenschr. 1907. Nr. 17. S. 676. (d) Über die Färbung von Feuchtpräparaten mit meiner Azur-Eosinmethode. Dtsch. med. Wochenschr. 1909. Nr. 40, S. 1751. (e) Über eine neue Schnellfärbung mit meiner Azur-Eosin-Lösung. Münch. med. Wochenschr. 1910. Nr. 47, S. 2476. (f) Methoden zur Färbung der Protozoen. In KRAUS-UHLENHUTH: Handb. d. mikrobiol. Technik. Bd. I, S. 358. Urban & Schwarzenberg 1923. — GIERKE, E.: Die intracelluläre Lagerung der Syphilisspirochäten. Zentralbl. f. Bakteriol., Parasitenk. u. Infektionskrankh., Abt. I, Orig. Bd. 44, S. 348. 1907. — GILBERT, RUTH and H. A. BARTELS: The staining of Treponema pallidum in dry smears. Journ. of laborat. a. clin. med. Vol. 9, Nr. 4, S. 273—275. 1924. — GILDEMEISTER, E.: Nährböden. In: KRAUS-UHLENHUTHS Handb. d. mikrobiol. Technik. Bd. 1, S. 535. Urban & Schwarzenberg 1923. — GILL, WILLIAM D.: A simple aid in the diagnosis of syphilis from the primary lesion. Journ. of the Americ. med. assoc. 79/12. 16. September 1922. — GINS, H. A.: Zur Technik und Verwendbarkeit des BURRIschen Tuscheverfahrens. Zentralbl. f. Bakteriol., Parasitenk. u. Infektionskrankh. Abt. I, Orig. Bd. 52, H. 5, S. 620. 1909. — GLEITSMANN: (a) Über die Beziehungen der Borrelien (Spirochäten) zu den Wirtszellen. Zentralbl. f. Bakteriol., Parasitenk. u. Infektionskrankh., Abt. I, Orig. Bd. 68, H. 1/6. (b) Beitrag zur Entwicklungsgeschichte der Spirochäten (Borrelien). Zentralbl. f. Bakteriol., Parasitenk. u. Infektionskrankh., Abt. I, Orig. Bd. 68, H. 1. — GOLDHORN, L. B.: Concerning the morphology and reproduction of Spirochaeta pallida and a rapid method for staining the organism. Journ. of exp. med. Vol. 8, p. 451. 1906. — GONDER, RICHARD: (a) Spironemacea (Spirochäten). Handb. d. pathogen. Protozoen v. PROWAZEK. 6. Lief. 1914. Leipzig: Barth. (b) Die Stellung der Spirochäten unter den Protisten. Zentralbl. f. Bakteriol., Parasitenk. u. Infektionskrankh., Abt. I, Orig. Bd. 49, H. 2. (c) Können Spironemen (Spirochäten) arsenfest werden. Zentralbl. f. Bakteriol., Parasitenk. u. Infektionskrankh., Abt. I, Orig. Bd. 62, H. 1/2. (d) Spirochaeta (Spironemacea). Handwörterbuch der Naturwissenschaften. Bd. 9, S. 284 bis 291. Jena: Fischer 1913. (e) Spirochätenstudien. Zool. Jahrb., Abt. f. Zool. u. Physiol. Supplement 15, Bd. 1. 1912. — GOODMAN, HERMAN: The affect of weak acetic acid on Spirochaeta pallida. Journ. of the Americ. med. assoc. Vol. 74, Nr. 12. March 20, 1920. — GRAVES, WILLIAM W.: Spirochaeta pallida in general paralysis. Weekly Bulletin June 5. St. Louis Medic. Soc. Ref. Lancet. June 28. 1913. p. 1815. — GRIESBACH, ROLF: Eine einfache und billige Methode der Spirochätenfärbung. Münch. med. Wochenschr. Jg. 71, Nr. 4, S. 109. 1924. — GRIMALDI, LELIS: Spirochaeta pallida e paralisi progressiva. Ann. di nevrol. Ann. 39, Fasc. 8, p. 22—48. 1922. — GROSS, J.: (a) Zur Nomenklatur der Spirochaeta pallida SCHAUDINN und HOFFMANN. Arch. f. Protistenkunde. Bd. 24, S. 109. 1912. (b) Über Systematik, Struktur und Fortpflanzung der Spironemacea. Zentralbl. f. Bakteriol., Parasitenk. u. Infektionskrankh., Abt. I, Orig. Bd. 65, S. 83. — GRÜTZ, O.: Beiträge zur Reinkultur der Spirochaeta pallida. Arch. f. Dermatol. u. Syphilis. Bd. 147, H. 2. 1924. — GURD, FRASER B.: Newer methods of demonstrating the Treponema pallidum with especial reference of the india-ink method. Journ. of the Americ. med. assoc. Vol. 54/2, Nr. 22, p. 1779. 1910. — HABERMANN, R. und F. MAUELSHAGEN: Die Bedeutung der HOFFMANNschen Drüsenpunktion für die Früherkennung der Syphilis. Dtsch. med. Wochenschrift. 1919. Nr. 21. — HAGE: Die Vorzüge der FONTANAschen Versilberungsmethode zum Nachweis der Spirochaeta pallida. Münch. med. Wochenschr. 1916. Nr. 20, S. 729. (Feldärztl. Beil.) — HALLOPEAU, M.: Sur les différentes voies de propagation du tréponème pâle. La semaine médicale. 1908. Nr. 30. — HARRISON, F. G.: The diagnosis of primary syphilis by culture. Americ. journ. of syphilis. Vol. 9, Nr. 1, p. 81—86. 1925. — HARRISON, S. W.: A modification of the Burri method of demonstrating the Spirochaeta pallida. Brit. med. journ. 1912. p. 1547. — HARTMANN, M. und C. SCHILLING: Die pathogenen Protozoen. Berlin 1917. — HAYTHORN, SAMUEL R.: A short silver impregnation method for the demonstration of Spirochaeta pallida in tissue. Journ. of the Americ. med. assoc. Vol. 76, Nr. 11, p. 725. März 1921. — HAYTHORN SAMUEL R. and GEORGE R. LACY: Virulent Treponema pallidum recovered from a stillborn infant after twenty-six hours. Journ. of infect. dis. Vol. 29 Nr. 4 p. 386—389. 1921. — HECHT, HUGO: Untersuchungen über den Zusammenhang zwischen spitzen Kondylomen und Spirochäten. Arch. f. Dermatol.

u. Syphilis Bd. 90. — HEGNER, ROBERT W.: The reaction of medical zoology to public health problems. Journ. of the Americ. med. assoc. Vol. 75, Nr. 24. 11. Dezember 1920. — HERTMANNI: Beiträge zur Lebensdauer der Spirochaeta pallida. Dermatol. Zeitschr. Bd. 16, S. 633. 1909. — HERXHEIMER, G.: Zur Ätiologie und pathologischen Anatomie der Syphilis. Ergebn. d. allg. Pathol. u. pathol. Anat. Jg. 11, 1. Abt. 1907. — HERXHEIMER, KARL: Zur Kenntnis der Spirochaeta pallida. Münch. med. Wochenschr. 1905. Nr. 39. — HERXHEIMER, KARL und HANS HÜBNER: Über Darstellungsweise und Befund der bei Lues vorkommenden Spirochaeta pallida. Dtsch. med. Wochenschr. 1905. Nr. 26, S. 1023. — HERXHEIMER, KARL und LÖSER: Über den Bau der Spirochaeta pallida. Münch. med. Wochenschr. 1905. Nr. 46. — HERXHEIMER, KARL und MARIE OPIFICIUS: Weitere Mitteilungen über die Spirochaeta pallida (Treponema SCHAUDINN). Münch. med. Wochenschr. 1906. Nr. 7. — HOFFMANN, ERICH: (a) Über das Vorkommen von Spirochäten bei ulcerierten Carcinomen. Berl. klin. Wochenschr. 1905. Nr. 28. (b) Weitere Mitteilungen über das Vorkommen der Spirochaeta pallida bei Syphilis. Berl. klin. Wochenschr. 1905. Nr. 32. (c) Über die Spirochaeta pallida. Dtsch. med. Wochenschr. 1905. Nr. 43. (d) Weitere Mitteilungen über die Spirochaeta pallida mit Demonstration. Berlin. dermatol. Ges. Dermatol. Zeitschr. Bd. 13, S. 221 u. 227. (e) Über die diagnostische Bedeutung der Spirochaeta pallida. Berl. klin. Wochenschr. 1906. Nr. 44. (f) Lebende Spirochaeta pallida im Blut bei kongenitaler Syphilis. Berlin. Med. Ges. Sitz. v. 13. 3. 1907. Berl. klin. Wochenschrift 1907. Nr. 10. (g) Mitteilungen und Demonstrationen über experimentelle Syphilis, Spirochaeta pallida und andere Spirochätenarten. Dermatol. Zeitschr. Bd. 13, S. 561. 1906. (h) Ätiologie der Syphilis. XIV. Internat. Kongr. f. Hygiene u. Demographie. 23/29. 9. 1907. Berlin: Hirschwald 1908. (i) Atlas der ätiologischen und experimentellen Syphilisforschung. Berlin 1908. (k) Über die Benennung des Syphiliserregers nebst Bemerkungen über seine Stellung im System. Münch. med. Wochenschr. 1911. Nr. 33. (l) Bericht über neuere Versuche, die Spirochaeta pallida rein zu züchten und auf Tiere zu übertragen. Sitzungsber. d. Niederrhein. Ges. f. Natur- u. Heilk. zu Bonn, Med. Abt. 23. 10. 1911. (m) Diagnostische und therapeutische Bedeutung der Spirochaeta pallida nebst Bemerkungen über die wirksamste Bekämpfung der Syphilis. Dtsch. med. Wochenschr. 1912. Nr. 7. (n) Ätiologie der Syphilis. Handb. d. Geschlechtskrankh. Bd. 2. S. 784—872. Wien und Leipzig 1912. (o) Die Ätiologie der Syphilis. IX. Verhandl. d. dtsch. dermatol. Ges. (p) Über den Nachweis von Syphilisspirochäten in der Hirnrinde bei Dementia paralytica durch H. NOGUCHI. Dtsch. med. Wochenschr. 1913. Nr. 11. Niederrhein. Ges. 10. 2. 1913. (q) Über akute syphilitische Nierenentzündung in der Frühperiode. (Nephritis syphilitica acuta praecox.) Dtsch. med. Wochenschr. 1913. S. 353. (r) Notwendige Sicherungen der biologischen Frühdiagnose der Syphilis und Bemerkungen zur Salvarsantherapie. Dtsch. med. Wochenschr. 1919. Nr. 36. (s) Über eine der WEILschen Spirochäte ähnliche Zahnspirochäte des Menschen (Spir. trimerodonta) und andere Mundspirochäten. Dtsch. med. Wochenschr. 1920. Nr. 10. (t) Nachtrag zu meiner Arbeit über eine neue Zahnspirochäte (Spir. trimerodonta bzw. Leptospira dentium). Dtsch. med. Wochenschr. 1920. Nr. 23. (u) Bemerkungen zu STERNS Parasyphilis. Dtsch. med. Wochenschr. 1921. Nr. 9. (v) Die Bedeutung der Leuchtbildmethode zur Darstellung von Mikroorganismen. Dermatol. Zeitschr. Bd. 33, H. 1/2. 1921. (w) Nachtrag zu meiner Arbeit über die Leuchtbildmethode. Berlin. klin. Wochenschr. 1921. Nr. 7, S. 154. (x) Die Bedeutung des Dunkelfeldes für die Untersuchung der Gelbfieber-, Syphilis- und anderer Spirochäten sowie sonstiger Mikroorganismen und kleinster Gebilde in gefärbten Ausstrichen und Schnitten (Leuchtbildmethode). Berl. klin. Wochenschr. Jg. 58, Nr. 4, S. 73—75. 1921. (y) Über die Verwendung des Dunkelfeldes zur Auffindung der Gelbfieber-, Gelbsucht-, Syphilis- und anderer Spirochäten in fixierten und gefärbten Ausstrich- und Schnittpräparaten. Dtsch. med. Wochenschr. Jg. 47, Nr. 3, S. 65. 1921. (z) Über die Leuchtbildmethode. Arch. f. Dermatol. u. Syphilis. Bd. 138. Kongreßbericht 1922. (aa) Zur Frühdiagnose der angeborenen Syphilis durch Spirochätennachweis in der Nabelschnur. Klin. Wochenschr. Jg. 3, Nr. 6. 1924. (Bemerkungen zu der Arbeit v. L. VULOVIC in dieser Wochenschr. Jg. 2, Nr. 49, S. 2235.) (bb) Die als Leuchtbildmethode bezeichnete Art der Dunkelfelduntersuchung. In KRAUS-UHLENHUTH: Handb. d. mikrobiol. Technik. Bd. 1, S. 70. Urban & Schwarzenberg 1923. (cc) Vortäuschung primärer Syphilis durch gonorrhoische Lymphangitis (gonorrh. Pseudoprimäraffekt). Münch. med. Wochenschr. 1923. S. 1167. (dd) Zum 20. Jahrestag der Entdeckung der Syphilisspirochäte. Münch. med. Wochenschr. 1925. Nr. 17, S. 694—696. (ee) Bemerkungen zu vorstehender Arbeit von STREMPEL und ARMUZZI über die I. Inkubationsperiode der Syphilis. Dermatol. Zeitschr. Bd. 46. 1926. (ff) Über Syphilisinfektion mit Leichenmaterial und evtl. Schmarotzertum der Spirochaeta pallida. Münch. med. Wochenschr. 1926. Nr. 5 und Wien. med. Wochenschr. 1926. Nr. 30. — (gg) Salvarsanresistenz und Salvarsandosierung. Dtsch. med. Wochenschr. 1926. Nr. 38. — HOFFMANN, ERICH und G. ARMUZZI: Experimentelle Untersuchungen über salvarsanresistente Syphilisspirochäten. Dtsch. med. Wochenschr. 1927. Nr. 2. — HOFFMANN, ERICH und A. HALLE: Über eine bessere Darstellungsart der Spirochaete pallida im Ausstrich. Münch. med. Wochenschr. 1906. Nr. 31, S. 1516. — HOFFMANN, ERICH und S. v. PROWAZEK: Untersuchungen über die Balanitis und Mundspirochäten. Zentralbl. f. Bakteriol., Parasitenkunde und Infektionskrankh., Abt. I, Orig. Bd. 41, H. 7/8. 1906. — HOFFMANN, ERICH und R. HABERMANN: Demonstration der Spirochäte der WEILschen Krankheit in Präparaten und Kulturen. Niederrhein. Ges. f. Natur- u. Heilk. in Bonn (Med. Abtlg.). 5. 3. 1917. Dtsch. med. Wochenschr. 1917. Nr. 23. — HOFFMANN, W. H.: (a) Beiträge zur Reinzüchtung der Spirochaeta pallida. Zeitschr. f. Hygiene u. Infektionskrankh. Bd. 68, S. 27. 1911. (b) Zur Stellung der Spirochäten im System. Zentralbl. f. Bakteriol., Parasitenk. u. Infektionskrankh., Abt. I, Orig. Bd. 66, H. 7. (c) Die Reinzüchtung der Spirochaeta pallida. Berl. klin. Wochenschr. 1911. Nr. 48, S. 2160. (d) Die Übertragung der Syphilis auf Kaninchen mittels rein gezüchteter Spirochäten vom Menschen. Dtsch. med. Wochenschrift 1911. S. 1546. — HOFMANN, EDMUND: (a) Über den Wert der Versandmethoden spirochätenhaltigen Materials für die Früherkennung der Syphilis. Münch. med. Wochenschr. 1919. Nr. 37, S. 1050 u. 1051. (b) Einige Bemerkungen über die Leptospira dentium (HOFFMANN) und andere Mundspirochäten. Zentralbl. f. Bakteriol., Parasitenk. u. Infektionskrankh., Abt. I, Orig. Bd. 86, H. 2, 1921. (c) Untersuchungen an Kulturspirochäten. Arch. f. Dermatol. u. Syphilis. Bd. 144, S. 306—364. 1923. (d) Einige Bemerkungen zur Pallida-Diagnose. Zentralbl. f. Bakteriol., Parasitenk. u. Infektionskrankh., Abt. I, Orig. Bd. 91, H. 7/8. 1924. (e) Beobachtungen und Messungen an Syphilisspirochäten. Dtsch. med. Wochenschr. Jg. 50, Nr. 48, S. 1648—1649. 1924. — HOLLANDE, A. CH.: Contribution à l'étude des spirochétacées. Structure histologique du Cristispira tapetos Schellack. Formation du Kyste. Arch. de zool. exp. et gén. Tome 62, fasc. 4, p. 299—325. 1924. — HOLLÄNDER, ALFRED: Die Bedeutung des Spirochätennachweises bei sekundärer Syphilis. Inaug.-Diss. Bonn 1921. — HOLLBORN, K.: Eine neue Methode zur Lösung und Verwendung von Eosin-Methylenblau. Dtsch. med. Wochenschr. 1919. Nr. 44, S. 1219. — HÖLLING, A.: (a) Vergleichende Untersuchungen über Spirochäten und Spirillen. Arch. f. Protistenkunde Bd. 23, S. 101. 1911. (b) Spirillum giganteum und Spirochaete Balbianii. Zentralbl. f. Bakteriol., Parasitenk. u. Infektionskrankh., Abt. I, Orig. Bd. 44, S. 665. 1907. — HORÁLEK, FRANTISEK: Neue Arten von Spirochätenfärbung in Schnitten. Bratislavské lekárske listy. Jg. 1, Nr. 6, p. 213—220. 1922. Ref. Zentralbl. f. Haut- u. Geschlechtskrankh. Bd. 7, S. 505. —HÜBNER, HANS: Neuere Arbeiten über die Spirochaeta pallida. (Bericht über das zweite Halbjahr nach der Entdeckung.) Dermatol. Zeitschr. Bd. 13, H. 9. — HUNT, E. L.: New Spirochaeta found in human blood. Lancet. Vol. 1, p. 1825. June 28, 1913. — JACOBY, ADOLPH, MAXIMILIAN NEMSER and WALTER SECKEL: The spirochaete demonstration. New York state journ. of med. Vol. 26, Nr. 12, p. 552—553. 1926. — JAHNEL, FRANZ: (a) Über die Spirochaeta pallida bei der progressiven Paralyse. Dermatol. Zeitschr. 1917. (b) Die Spirochäten im Zentralnervensystem bei der Paralyse. Zeitschr. f. d. ges. Neurol. u. Psychiatrie. Bd. 73, H. 1/3, S. 310—335. 1921. (c) Studien über die progressive Paralyse. Arch. f. Psychiatrie u. Nervenkrankh. Bd. 56, H. 3. (d) Ein Verfahren zur elektiven Spirochätendarstellung in einzelnen Schnitten des Zentralnervensystems. Dtsch. med. Wochenschr. 1920. Nr. 29. (e) Das Problem der progressiven Paralyse. Zeitschr. f. d. ges. Neurol. u. Psychiatrie. Bd. 76, H. 1/2. 1922. — JAHNEL, FRANZ und JOHANNES LANGE: Ein Beitrag zu den Beziehungen zwischen Framboesie und Syphilis. Die Framboesieimmunität von Paralytikern. Münch. med. Wochenschr. 1925. Nr. 35, S. 1452/1453. — JAUREGUI, FRANCISCO und LUIS LANCELOTTI: Die Serotherapie der Lues. Rev. méd. latina-americ. Ann. 10, Nr. 111, p. 313—318. 1924. — JEANSELME, E., E. SCHULMANN et RENÉ MARTIN: Recherches sur la présence des tréponèmes dans le liquide céphalorachidien des syphilitiques. Presse méd. Ann. 33, Nr. 62, p. 1041—1042. 1925. — JEANTET, PAUL et YVES KERMORGANT: Sur un caractère permettant de differencier Treponema pallidum et Spirochaeta cuniculi des autres spirochètes. Cpt. rend. des séances de la soc. de biol. Tome 92, Nr. 13, p. 1036—1038. 1925. — JENNINGS, E.: The parasites recently found in Syphilis. Brit. med. journ. 1912. Nr. 2, p. 1655. — JENTZSCH-GRAEFE, FELIX: Über Dunkelfeld- und Ultramikroskopie. In KRAUS-UHLENHUTH: Handb. d. mikrobiolog. Technik. Bd. 1, S. 49. Urban & Schwarzenberg 1923. — IKEGAMI, Y.: (a) Is it possible to find Spirochetes pallida in the spinal fluid of syphilitics. Japan. journ. of dermatol. a. urol. Vol. 26, Nr. 5/6, p. 34. 1926. (b) Ergebnisse einer Untersuchung auf Spirochäten in der Spinalflüssigkeit bei Syphilitikern. Acta dermato-venerole. Vol. 8, Fasc. 4, p. 525. Oct. 1926. — ILIESCU, CONSTANTIN und TRAIAN POPESCU: Über atypische Formen der Spirochaeta pallida. Ref. Sanit. milit. Ann. 21, Nr. 1—2, p. 10—15. 1922. Ref. Zentralbl. f. Haut- u. Geschlechtskrankh. Bd. 5, S. 494. — INADA, RYOKICHI und YUTAKA IDO, RENJIRO KANEKO, ROKURO HOKI, HIROSHI ITO, HIDETSUNE WANI, KIKUZO OKUDA: Eine kurze Mitteilung über die Entdeckung des Erregers (Spirochaeta ictero-haemorrhagiae nov. sp.) der sog. WEILschen Krankheit in Japan und über die neuen Untersuchungen über die Krankheit. Korresp.-Blatt f. Schweizer Ärzte. 1916. Nr. 32. — JOERS, WILH.: Spirochätenbefunde im Liquor bei Lues. Dermatol. Wochenschr. Bd. 71, Nr. 48, S. 966. 1920. — JOHANN, B.: Über den Spirochätennachweis bei Syphilis. Dtsch. med. Wochenschr. 1917. Nr. 39. — ITO, TETSUTA und HARUICHIRO MATSUZAKI: Eine neue Nachweismethode der Bakterien, namentlich der Spirochäten als negatives Bild. Gelatine-Hämatoxylinmethode. Festschrift DOHI. Ergänzungsheft zur Japan. Zeitschr. f. Dermatol. u. Urol. Tokyo 1917. — KAGELMANN, HANS: Die Ergiebigkeit verschiedener Färbungsmethoden der Spirochaeta pallida. (Aus der Hautklinik Magdeburg.) Manuskript. — KARWACKI, LEON: Über die Morphologie der Spirochaeta Obermeieri, kultiviert im Blutegel. Zentralbl. f. Bakteriol., Parasitenk. u. Infektionskrankh., Abt. I, Orig. Bd. 62, H. 3/4. — KAUFMANN, R.: Zum 10jährigen Jubiläum der Entdeckung der Spirochaeta pallida. Med. Klinik. 1915. Nr. 14. — KEINING, EGON: Nachtrag zu meiner Arbeit über das HOFFMANNsche „Leuchtbildverfahren“. Münch. med. Wochenschr. Jg. 68, Nr. 15, S. 458. 1921. — KEMP, JAROLD E. and ALAN M. CHESNEY: Report of the recovery of T. pallidum from the spinal fluid of a patient with syphilitic meningitis of the neuro-recurrence type. Bull. of Johns Hopkins hosp. Vol. 36, Nr. 3, p. 199—202. 1925. — KEYSSELITZ, G.: Über die undulierende Membran bei Trypanosomen und Spirochäten. Arch. f. Protistenkunde. Bd. 10, S. 127. 1907. — KIEPKE, H.: Der Polymorphismus des Syphiliserregers und die darauf aufgebaute Behandlung der Syphilis und ihrer Folgeerkrankungen. Fortschr. d. Med. Jg. 44, Nr. 6, S. 277—279. 1926. — KIMURA, R.: Über die sogenannten Pseudospirochäten. Folia haematol. Vol. 32, H. 4, p. 297—299. 1926. — KISSMEYER, A.: (a) Agglutination der Spirochaeta pallida. Dtsch. med. Wochenschr. 1915. Nr. 11. (b) Über den Einfluß niederer Temperatur auf Kulturen von Spirochaeta pallida. Bemerkungen zur Arbeit von KRANTZ, Münch. med. Wochenschr. 1923. Nr. 20, S. 628. Münch. med. Wochenschr. Jg. 70, Nr. 24, S. 775. 1923. — KITCHEVATZ, MILAN: Quelques remarques sur la recherche des tréponèmes. Ann. de dermatol. et de syphiligr. Tome 7, Nr. 8/9, p. 501—503. 1926. — KLAFTEN, E.: (a) Zur Diagnose, Prophylaxe und Therapie der kongenitalen Syphilis. Zentralbl. f. Gynäkol. 1925. Nr. 1, S. 38. (b) Die Methodik des Syphilisnachweises an Gebäranstalten. Arch. f. Gynäkol. Bd. 123, S. 283. 1925. — KLARENBEEK, A.: Le virus neurotrope et le spirochaeta cuniculi. Ann. de l'inst. Pasteur. Tome 37, Nr. 10, p. 886—890. 1923. — KLEIN, HERBERT: Über die Verwendbarkeit der Dunkelfelduntersuchung bei fixierten, gefärbten Präparaten des normalen Zahnbelags (Leuchtbildmethode von E. HOFFMANN). Inaug.-Diss. Bonn 1921. — KLEIN, KARL: Klinisches und morphologisches Material zur Ätiologie der Syphilis. Mitt. a. d. Hamb. Staatskrankenh. Oktober 1908. — KLIEWE, H.: Eine einfache und billige Methode der Spirochätenfärbung. Münch. med. Wochenschr. Jg. 70, Nr. 50, S. 1486. 1923. — KNACK, A. V.: Die Untersuchung im künstlichen Dunkelfeld. Zentralbl. f. Bakteriol., Parasitenk. u. Infektionskrankh., Abt. I, Orig. Bd. 76, S. 234. 1915. — KOHEN, VICTOR: Fréquence de la contagion et de l'hérédité similaires dans le tabes et la paralysie générale. Arch. internat. de neurol. Ann. 40, Tome 2, Nr. 3, p. 113—140. 1921. Ann. 41, Tome 1, Nr. 1, p. 33—48, Nr. 2, p. 81—96. 1922. — KOLLE, W.: Experimentelle Studien über Syphilis- und Recurrensspirochätose. I. Über biologische Unterschiede verschiedener Syphilisstämme, Infektionsimmunität und wahre Immunität bei Syphilis. Dtsch. med. Wochenschr. 1926. Nr. 1. — KOLLE, W. und ELSA EVERS: (a) Experimentelle Untersuchungen über Syphilis und Recurrensspirochätose. III. Experimentelles über Syphilisinfektion ohne Symptome. Dtsch. med. Wochenschr. 1926. Nr. 14. — (b) IV. Über die Geschwindigkeit des Eindringens der Spirochaeta pallida von der Infektionsstelle in die regionären Lymphdrüsen. Dtsch. med. Wochenschr. 1926. Nr. 26. — KOLLE, W. und F. RUPPERT: Die chemotherapeutische Differenzierung von Spirochaeta pallida und Spirochaeta cuniculi im Kaninchen. Med. Klinik. Jg. 1922. Nr. 20. — KOLLE, W., F. RUPPERT und TH. MÖBUS: Spirochaeta cuniculi und Spirochaeta pallida im Kaninchen. Arch. f. Dermatol. u. Syphilis. Bd. 135, S. 260—276. 1921. — KOLLE, W. und H. SCHLOSSBERGER: Experimentelle Studien über Syphilis und Recurrensspirochätose. V. Über symptomlose Infektion von Mäusen und Ratten, sowie symptomlose Superinfektionen syphilitischer Kaninchen mit Spirochaeta pallida. Dtsch. med. Wochenschr. 1926. Nr. 30. — KOLMER, JOHN A., STUART BROADWELL and TOITUS MATSUNAMI: Agglutination of Treponema pallidum in human Syphilis. Journ. of exp. med. Vol. 24, p. 333. 1916. — KOLMER, JOHN A., DOROTHY WILKES-WEISS and CAROLA E. RICHTER: Are there immunologic strains of spirochaeta pallida? Journ. of infect. dis. Vol. 38, Nr. 4, p. 378—380. 1926. — KRANTZ, W.: (a) Eine empfehlenswerte Methode für Spirochätenfärbungen. Dtsch. med. Wochenschr. 1920. Nr. 33, S. 913. (b) Zur Darstellung des Streptobacillus des weichen Schankers mit Rongalitweiß nach UNNA. Münch. med. Wochenschr. 1921. Nr. 8, S. 240. (c) Über einige bei Balanitis vorkommende Spirochätenformen. Dermatol. Zeitschr. Bd. 36, H. 3, S. 135—140. 1922. (d) Die Kultivierung der Spirochaeta pallida in flüssigen Nährböden. Klin. Wochenschr. Jg. 2, Nr. 36. (e) Versuche, das Kulturverfahren für das experimentelle Studium der Neosalvarsanwirkung auf die Syphilisspirochäten heranzuziehen. Köln. Dermatol. Ges. v. 27. 10. 1922. Ref. Zentralbl. f. Haut- u. Geschlechtskrankh. Bd. 7, S. 450. (f) Färbungsversuche an Syphilisspirochäten mit Hilfe von Neosalvarsan. Münch. med. Wochenschr. 1922. Nr. 16, S. 586, 587. (g) Untersuchungen über das Neosalvarsan-Silberbild von Mund- und Syphilisspirochäten. Münch. med. Wochenschr. Jg. 69, Nr. 46, S. 1598, 1599. 1922. (h) Spirochätenkulturen in salvarsanhaltigen Nährböden. Münch. med. Wochenschr. 1922. Nr. 52, S. 1782, 1783. (i) Über Nährböden zur Kultivierung der Spirochaeta pallida. Klin. Wochenschr.

Jg. 3, Nr. 5. (k) Über den Einfluß niederer Temperaturen auf Kulturen von Spirochaeta pallida. Münch. med. Wochenschr. Jg. 70, Nr. 20, S. 628—629. 1923. (l) Verklebungsreaktion nach RIECKENBERG bei Recurrens- und Syphilisspirochäten. Kölner dermatol. Ges. 2. 3. 1925. Ref.: Zentralbl. f. Haut- u. Geschlechtskrankh. Bd. 19. 1926. und Zeitschr. f. Immunitätsforsch. u. exp. Therapie, Orig. Bd. 48. 1926 und Bd. 50. 1927. (m) Über feste und flüssige Nährböden zur Kultivierung der Spirochaeta pallida. Zentralbl. f. Bakteriol., Parasitenk. u. Infektionskrankh., Abt. I, Orig. Bd. 92. 1924. (n) Eine einfache Methode zur Darstellung der Spirochaeta pallida in Schnittpräparaten. Münch. med. Wochenschr. Jg. 71, Nr. 19, S. 608, 609. 1924. — KRATZEISEN, ERNST: Über postmortale Spirochätenvermehrung in der Leiche. Zentralbl. f. Bakteriol., Parasitenk. u. Infektionskrankh. Abt. I, Orig. Bd. 90, H. 2. — KRAUS, ALFRED: Über ein Anreicherungsverfahren für gewisse Spirochätenarten mit Bemerkungen zu ihrer Biologie. Arch. f. Dermatol. u. Syphilis. Bd. 80, H. 2. 1908. — KRZYSZTALOWICZ, FR. et M. SIEDLECKI: (a) Contribution à l'étude de la structure et du cycle évolutif de Spirochaeta pallida SCHAUD. Bull. de l'académie des sciences de Cracovie. November 1905. (b) Spirochaete pallida SCHAUDINN in syphilitischen Erscheinungen. Monatsh. f. prakt. Dermatol. Bd. 41, Nr. 6, S. 231. 1905. (c) Das Verhalten der Spirochaeta pallida in syphilitischen Efflorescenzen und die experimentelle Syphilis. Monatsh. f. prakt. Dermatol. Bd. 46, S. 425. (d) Über die Beziehungen der Spirochaeta pallida zu den Lymph- und Blutbahnen. Zentralbl. f. Bakteriol., Parasitenk. u. Infektionskrankh., Abt. I, Orig. Bd. 44, Nr. 3. 1907. (e) Etude expérimentale de la syphilis; morphologie de Spirochaeta pallida. Bull. de l'academie des sciences de Cracovie, Classe des sciences mathématiques et naturelles. Mars 1908. — KUDICKE: Ergebnisse und Probleme in der Erforschung der menschlichen Spirochätosen, insbesondere der für die Tropen wichtigen. Dtsch. Kolonialkongreß 1924. — LACY, GEORGE R. and SAMUEL R. HAYTHORN: Vitiality of Spirochete pallida in excised tissue and autopsy material. Americ. journ. of syphilis. Vol. 5, Nr. 3, p. 401—408. 1921. — LAGERHEIM, G.: Notiz über phycochromhaltige Spirochäten. Ber. d. dtsch. bot. Ges. Bd. 10, S. 364. 1892. — LANGE, LUDWIG: Methoden zur Anreicherung. In KRAUS-UHLENHUTH: Handbuch der mikrobiologischen Technik. Bd. 2, S. 821. Urban & Schwarzenberg 1923. — LANGER, E.: Die therapieresistente Lues. Med. Klinik. Jg. 20, Nr. 34, S. 1171. 1924. — LAUERBACH, FRITZ: Die Überlegenheit der Normosallösung über die physiologische Kochsalzlösung, geprüft durch den biologischen Versuch. Dermatol. Wochenschr. Bd. 76, Nr. 23, S. 498—499. 1923. — LEBAILLY, C.: (Note de) présentée par M. Yoes Delage. Multiplication in vitro du Treponema pallidum SCHAUDINN. Cpt. rend. hebdom. des séances de l'acad. des sciences. Tome 146, p. 312. 1908. — LEDERMANN, REINHOLD: Kasuistische Mitteilungen über extragenitale und familiäre Syphilis. Arch. f. Dermatol. u. Syphilis. Bd. 100, S. 401. 1910. — LEDERMANN, R. und KURT BENDIX: Die mikroskopische Technik im Dienste der Dermatologie. 1912—1918. Zentralbl. f. Haut- u. Geschlechtskrankh. Orig. Bd. 3, S. 417—425. — LEE, D. C.: A contribution to the action of arsphenamine and mercury on the Treponema pallidum. Americ. journ. of syphilis. Vol. 6, Nr. 3, p. 546—550. 1922. — LEIPOLD, W.: Beiträge zur Biologie der Spirochaeta pallida. Dermatol. Wochenschr. Bd. 83, Nr. 45, S. 1643—1645 u. Nr. 46, S. 1675—1680. 1926. — LENARTOWICZ, JAN. T.: (a) Kretek blady SCHAUDINN (Spirochaete pallida Schaudinn). Przeglad lekarski 1905. (b) Einfacher Spirochätennachweis. Polska gazeta lekarska. Jg. 1, Nr. 3, S. 44—45. 1922. Ref. Zentralbl. f. Haut- u. Geschlechtskrankh. Bd. 5, S. 314. — LENARTOWICZ, J. T. und K. POTRZOBOWSKI: Eine einfacheMethode der Darstellung der Spirochaeta pallida. Zentralbl. f. Bakteriol., Parasitenk. u. Infektionskrankh., Abt. I, Orig. Bd. 56, H. 2, S. 186. 1910. — LENNHOFF: (a) Über die mikroskopische Darstellung von Spirochäten und Trypanosomen mit Hilfe von Salvarsan und Neosalvarsan. Med. pharmazeut. Bezirksverein Bern, 17. 12. 1912. Korresp.-Blatt f. Schweizer Ärzte. 1913. S. 8. (b) Mikroskopischer Beitrag zur Frage der Parasitotropie des Salvarsans und des Chinin. Zeitschr. f. Chemotherapie und verwandte Gebiete. Orig. Bd. 2. (c) Neue Spirochätenfärbungen an Objektträgerausstrichen. 3. Tagung mitteldeutscher Dermatologen, Halle a. d. S., Sitzung v. 22. 1. 1922. Ref. Zentralbl. f. Haut u. Geschlechtskrankh. Bd. 5, S. 434. 1922. (d) Spirochäten in Gefrierschnitten bei kongenitaler Leberlues. Sitzungsber. d. Med. Ges. Magdeburg v. 2. 2. 1922. Ref. Münch. med. Wochenschr. 1922. (e) Neue Spirochätenfärbungen. Sitzungsber. d. Med. Ges. Magdeburg, v. 23. 2. 1922. Ref. Münch. med. Wochenschr. 1922. (f) Granuladarstellungen bei Spirochäten (a. d. Hautklinik Magdeburg). Manuskript. — LEOD, MC JAMES WALTER: New Spirochaeta found in human blood. Lancet. June 28. Vol. 1, p. 1826. 1913. — LESZCYNSKI, ROMAN: Zum Luesproblem. Lemb. Dermatol. Ges. Sitzung v. 8. 6. 1921. Lwowski tygodruk lekarski. Bd. 11, S. 71, 72. 1921 u. Polskie czasopismo lekarskie. Jg. 1, Nr. 4, S. 67, 68. 1921. — LEVADITI, C.: (a) Les spirochètes pathogènes. XIV. Intern. Kongr. f. Hyg. u. Demograph. 23.—29. 9. 1907. Bd. 1, S. 160. Berlin: Hirschwald 1908. (b) Le cil du Treponema pallidum. Cpt. rend. des séances de la soc. de biol. Séance du 22. Juillet 1911. Tome 71, p. 156. (c) Tentative de culture du tréponème pâle, en symbiose avec les éléments cellulaires. Cpt. rend. hebdom. des séances de l'acad. des sciences. Tome 171, p. 410. séance 17. 8. 1920. — LEVADITI, C. et V. DANULESCO: Etude des spirochètes cultivés des produits syphilitiques. Cpt. rend.

des séances de la soc. de biol. Tome 73, p. 256. Paris 1912. — LEVADITI, C. et A. MARIE: (a) Le sang et le liquide céphalo-rachidien dans la paralysie générale. Arch. internat. de neurol. Tome 1, Nr. 1, p. 1—20. 1921. (b) Pluralité des virus syphilitiques. Ann. de l'inst. Pasteur. Tome 37, Nr. 2, p. 189—224. 1923. S. auch: La Presse méd. Nr. 66. 15. 9. 1920. — LEVADITI, MARIE und BANKOWSKI: Le treponème dans le cerveau des paralytiques généraux. Ann. de l'inst. Pasteur. 1913. p. 576—596. — LEVADITI, C. et T. YAMANOUCHI: Récidive de la kératite syphilitique du lapin. Mode de division du tréponème. Cpt. rend. des séances de la soc. de biol. Tome 64, p. 408. Paris 1908. — LEVIN, ERNST: Zum Nachweis der Spirochaete pallida nach der FONTANAschen Versilberungsmethode. Münch. med. Wochenschr. 1916. Nr. 26. S. 953. — LICHATSCHOFF, A. W.: Versuche, Kulturen der Spirochaeta pallida zu erhalten. Mosk. med. Journ. Nr. 2, S. 6. 1923. Ref. Zentralbl. f. Haut- u. Geschlechtskrankh. Bd. 10, S. 76. — LIPP, HANS: Eine einfache billige und eindeutige Gramfärbemethode. Münch. med. Wochenschr. 1917. Nr. 41. S. 1349. Dermatol. Wochenschr. Bd. 65, Nr. 47. 1917. — LÖHNIS, F.: Zur Morphologie und Biologie der Bakterien. Zentralbl. f. Bakteriol., Parasitenk. u. Infektionskrankh., Abt. II. Bd. 56, Nr. 23/24. 1922. — LOMBARDO, C.: Sulla dimostrazione di spirocheti nei condilomi acuminati. Giorn. ital. d. malatt. vener. e d. pelle. Vol. 64, fasc. 2, p. 715—719. 1923. — LONG-LANDRY: Une famille d'héredo-syphilitiques: Paralysie générale juvénile. Rev. neurol. Ann. 28, Nr. 3, p. 316—318. 1921. — LÖWENBERG, PAUL: Über Konservierung und Versendung von spirochätenhaltigem Reizserum in Capillarröhrchen zwecks Frühdiagnose der Lues. Berl. klin. Wochenschr. 1919. Nr. 30. — LÖWY, KARL: Beiträge zur Spirochätenfrage. Arch. f. Dermatol. u. Syphilis. Bd. 80, H. 2. 1906. — LUKES, I. und V. JELINEK: Einige Bemerkungen zur Darstellung der Spirochäten im Schnitte durch die Silberimprägnation. Zeitschr. f. Immunitätsforsch. u. exp. Therapie. Bd. 47, S. 83—88, 1926. — MACKINNON, DORIS L.: (a) Observations on the divisions of Spirochaetes. Parasitology Cambridge. Vol. 2, p. 267. 1909. (b) Observations on the effect of various chemical reagents on the morphology of Spirochaetes. Parasitology Cambridge. Vol. 2, p. 281. 1909. — MACLENNAN, ALEX: (a) A preliminary note upon the Cytorrhyctes luis (SIEGEL) and the Spirochaeta pallida. Brit. med. journ. Febr. 3, 1906. p. 259. (b) The Life-History of Spirochaetes. Brit. med. journ. Vol. 1, p. 96. Jan. 11. 1913. (c) On the Spirochaeta pallida and its variations. Brit. med. journ. May 12. 1906. p. 1090. — MANDELBAUM, M.: Eine vitale Färbung der Spirochaeta pallida. Münch. med. Wochenschr. 1907. Nr. 46, S. 2268. Dermatol. Zeitschr. 1908. S. 62. — MANOUÉLIAN, Y.: Placentas syphilitiques et phagocytose de tréponèmes. Gynécol. et obstétr. Tome 3, Nr. 1, p. 1—6. 1921. — MANTEUFEL, P.: (a) Über die Wachstumsbedingungen pathogener Spirochäten in Kulturen. Arch. f. Schiffs- u. Tropenhyg. Bd. 26, H. 10, S. 321, 322. 1922. (b) Untersuchungen zu der Frage, ob die pathogenen Spirochäten sauerstoffbedürftige oder sauerstoffscheue Mikroorganismen sind. Zentralbl. f. Bakteriol., Parasitenk. u. Infektionskrankh., Abt. I, Orig. Bd. 89, H. 7/8, S. 266—270. 1923. — MAORTUA, CARLOS DE: Dauerhaftmachung der Silberfarben bei ihrer Anwendung bei Spirillen. Rev. ibero-americ. de cienc. méd. Vol. 46, Nr. 203, p. 45, 46. 1921. — MARINO, F.: Coloration des Protozoaires et observations sur la Neutrophilie de leur noyau. Ann. de l'inst. Pasteur. 1904. Nr. 12, p. 761. — MARTIN, HANS: Über den Nachweis des Treponema pallidum im Urin bei akuter degenerativer Lipoidnephrose im Frühstadium der Syphilis mit einem Beitrag zur Frage des „akuten nodösen Syphilids“ (Erythema nodosum lueticum). Dermatol. Zeitschr. Bd. 47, H. 3/4, S. 167—175. 1926. — MARZINOWSKI, E.: Diskussion zum Vortrag M. TSCHLENOFF über Spirochaeta pallida. Moskauer therapeutische Gesellschaft. Sitzung vom 28. 10. 1905. Ref. Dtsch. med. Wochenschr. 1906. S. 1768. — MASSIA, G. et D. DUPASQUIER: Recherche pratique du treponema pallidum: ses indications, ses techniques. Journ. de méd. de Lyon. Ann. 2, Nr. 31, p. 899—905. 1921. — MAUELSHAGEN, FERD.: Über Punktionsmethoden zur Erbringung eines positiven Spirochätennachweises bei Lues. (HOFFMANNsche Drüsen- und Sklerosenpunktion.) Inaug.-Diss. Bonn 1920. — MAZZA, SALVADOR, S. SONNENBERG und C. GUERRA: Zum Studium des Saprophytismus der venerischen Keime. Prensa méd. argentine. Ann. 9, Nr. 5, p. 117, 118. 1922. — MEIROWSKY, E.: (a) Über einfache Methoden zur schnellen Färbung lebender Spirochäten. Münch. med. Wochenschr. 1910. Nr. 27, S. 1452. (b) Beobachtungen an lebenden Spirochäten. Münch. med. Wochenschr. 1913. Nr. 34. (c) Beobachtungen an lebenden Spirochäten II. Münch. med. Wochenschr. 1913. Nr. 37. (d) Über Methoden zum Nachweis von Sprossungsvorgängen an Spirochäten. Münch. med. Wochenschr. 1913. Nr. 50. (e) Untersuchungen über die Stellung der Spirochäten im System. Münch. med. Wochenschr. 1914. Nr. 11, S. 592—596. (f) Studien über Fortpflanzung von Bakterien, Spirillen und Spirochäten. Berlin: Julius Springer 1914. (g) Protozoischer oder pflanzlicher Entwicklungskreis der Spirochäten. Dermatol. Wochenschr. Bd. 58. 1914. (h) Über den Entwicklungs- und Formenkreis der Spirochäten. Münch. med. Wochenschr. Jg. 71, Nr. 34, S. 1185. 1924. (i) Über Sprossungsvorgänge an den Spirochäten des Primäraffektes. Arch. f. Dermatol. u. Syphilis. Bd. 149, H. 1, S. 1—3. 1925. (k) Die Spirochäten des Primäraffektes. Zentralbl. f. Bakteriol., Parasitenk. u. Infektionskrankh., Abt. I, Orig. Bd. 94, H. 2, S. 122, 123. 1925. — METSCHNIKOFF:

L'étiologie de la syphilis. XIV. Internat. Kongr. f. Hygiene u. Demographie. 23.—29. 9. 1907. Berlin: Hirschwald 1908. — METSCHNIKOFF, EL. et EM. ROUX: Etudes expérimentales sur la syphilis. Ann. de l'inst. Pasteur. Tome 18, p. 657. 1904. — MEYER, ARTHUR: (a) Über Kugelbildung und Plasmoptyse der Bakterien. Ber. d. dtsch. bot. Ges. Bd. 23, S. 349. 1905. (b) Über ALFRED FISCHERS Plasmoptyse der Bakterien. Ber. d. dtsch. bot. Ges. Bd. 24, S. 208. 1906. (c) Die Zelle der Bakterien. Jena 1912. — MEYER, E.: Zur Kenntnis der konjugalen und familiären syphilogenen Erkrankungen des Zentralnervensystems. Arch. f. Dermatol. u. Syphilis. Bd. 101, S. 456. — MEYER, O.: Zur Frage der Silberspirochäte. Zentralbl. f. Bakteriol., Parasitenk. u. Infektionskrankh., Abt. I, Orig. Bd. 46, S. 319. 1908. — MIGULA, W.: System der Bakterien. Jena: Fischer 1897. — MIYAJI, S.: Zur Frage nach der Natur der KURLOFFschen Körperchen. Zentralbl. f. Bakteriol., Parasitenk. u. Infektionskrankh., Abt. I, Orig. Bd. 71, H. 2/3. — MOOLGAVKAR, S. R.: On certain bodies found in syphilitic lesions demonstrated by the jelly method. Brit. med. journ. Vol. 2, p. 1055. 1912. — MOORE JOSEPHE, EARLE and ALBERT KEYDEL: (a) Studies in familial neurosyphilis. I. Conjugal neurosyphilis. Journ. of the Americ. med. assoc. Vol. 77, Nr. 1, p. 1—7. 1921. (b) Studies in familial neurosyphilis. II. familial neurosyphilis from various extrafamilial sources: a clinical contribution to the question of neurotropism. Journ. of the Americ. med. assoc. Vol. 80, Nr. 12. March 24, 1923. — MOORE, JOSEPHE EARLE and Jarold E. KEMP: Studies in familial neurosyphilis. III. Conjugal neurosyphilis (second communication). Arch. of internat. med. Vol. 32, Nr. 3. Sept. 15, 1923. — MORAGAS: Der Parasit der Parasyphilis. Rev. española de med. y cirurg. Ann. 4, Nr. 38, p. 481, 482. 1921. — MORINI, LORENZO: Recerche microscopiche e sperimentale sulla presenza della spirochete pallida nei tessuti e nelle secrezioni fisiologiche e patologiche dei luetici. Modena: Soc. tipogr. modenese. Antica tipogr. Soliani 1923. — MOTTA, ROBERTO: Reperto di treponemi in papillomi laringei. Valsalva. Jg. 1, H. 9, p. 341—343. 1925. — MRAS, FRITZ: Nachweis von Spirochaetae pallidae in Mollusca contagiosa während des Proruptionsstadiums einer sekundären Lues. Wien. klin. Wochenschr. Jg. 34, Nr. 44, S. 536. 1921. — MUCHA, VIKTOR: Über den Nachweis der Spirochaeta pallida im Dunkelfeld. Med. Klinik. 1908. Nr. 39. — MUCHA und LANDSTEINER: Bericht über Verhandlungen der Wiener Dermatol. Ges. Monatsh. f. prakt. Dermatol. Bd. 44, S. 295. — MÜHLENS, P.: (a) Vergleichende Spirochätenstudien. Zeitschr. f. Hyg. u. Infektionskrankh. Bd. 57, S. 405. 1907. (b) Untersuchungen über Spirochaeta pallida und einige andere Spirochätenarten, insbesondere in Schnitten. Zentralbl. f. Bakteriol., Parasitenk. u. Infektionkrankh., Abt. I, Orig. Bd. 43, S. 586 u. 674. 1907. (c) Reinzüchtung einer Spirochäte (Spirochaeta pallida?) aus einer syphilitischen Drüse. Vorläufige Mitteilung. Dtsch. med. Wochenschr. 1909. Nr. 29, S. 1261. (d) Über Züchtungsversuche der Spirochaeta pallida und Spirochaeta refringens sowie Tierversuche mit den kultivierten Spirochäten. Klin. Jahrbuch. Bd. 23. Jena 1910. (e) Treponema pertenue (CASTELLANI). Handbuch der Protozoen von S. v. PROWAZEK. Bd. 1. Leipzig: Barth 1912. (f) Treponema pallidum (SCHAUDINN). Handbuch der Protozoen von S. v. PROWAZEK. Bd. 1. Leipzig: Barth 1912. (g) Methoden der Spirochätenzüchtung. In KRAUS-UHLENHUTH, Handbuch der mikrobiologischen Technik. Bd. 2, S. 917. Urban & Schwarzenberg 1923. — MÜHLENS, P. und LÖHE: Über Züchtungsversuche der Spirochaeta pallida. Zentralbl. f. Bakteriol., Parasitenk. u. Infektionskrankh., Abt. 1, Orig. Bd. 47, S. 487. 1907. — MÜHLPFORDT, H.: (a) Eine neue Schnellfärbung der Spirochaeta pallida mit Viktoriablau. Dermatol. Wochenschr. Bd. 79, Nr. 32. 1924. (b) Das Problem der Salvarsanwirkung im Körper auf die Syphilisspirochäte, von einer neuen Seite betrachtet. Dermatol. Wochenschr. Bd. 79. Nr. 42b. 1924. (c) Noch einmal meine Schnellfärbung der Spirochaeta pallida mit Viktoriablau 4 R. (Schlußwort auf SCHUMACHERS Bemerkungen zu meiner Arbeit in Nr. 32 dieser Wochenschrift.) Dermatol. Wochenschr. Bd. 80, Nr. 10, 1925. (d) Zur Chromolyse der Spirochaeta pallida. Dermatol. Wochenschrift. Bd. 81, Nr. 42. 1925. (e) Advances in the domain of syphilis investigation. With remarks on the article with the same title by SCHUMACHER in the january 1925 issue of this periodical. Urol. a. cut. review. Vol. 29, Nr. 10, p. 591—593. 1925. — MULZER, P.: Sammelreferat über Spirochätenbefunde bei Syphilis. Arch. f. Dermatol. u. Syphilis. Bd. 79, H. 2 u. 3. — NAEGELI: Zur Frage der Variabilität der Spirochaeta pallida. Schweiz. med. Wochenschr. Jg. 53, Nr. 45, S. 1033 bis 1035. 1923. — NAKANO, H.: (a) Spirochaeta pallida im Harn Syphilitischer. Japan. Zeitschr. f. Dermatol. u. Urol. Bd. 11. 1911. (b) Über die Reinzüchtung der Spirochaeta pallida. Dtsch. med. Wochenschr. 1912. Nr. 28. (c) Über Teilungsformen der reingezüchteten Syphilisspirochäten. Dtsch. med. Wochenschr. 1913. Nr. 22. (d) Über Immunisierungsversuche mit Spirochäten-Reinkulturen. Arch. f. Dermatol. u. Syphilis. Bd. 116, H. 1. 1913. — NAVARRO, MARTIN AUGUSTO: Über die chemoresistenten Luesformen. Neue experimentelle Daten. Rev. española de urol. y de dermatol. Jg. 27, Nr. 323, p. 583—590. 1925. — NEAL, MAC WARD J.: A rapid and simple method of staining Spirochaeta pallida. Journ. of the Americ. med. assoc. Vol. 48, Nr. 7, p. 609. 1907. — NEISSER, ALBERT: (a) Bericht über die Erforschung der Syphilis. Arb. a. d. Kaiserl. Gesundheitsamt. Bd. 37. 1911. (b) Beiträge zur Pathologie und Therapie der Syphilis. Berlin 1911. — NEUFELD, F. u. v. PROWAZEK:

Über die Immunitätserscheinungen bei der Spirochätenseptikämie der Hühner und über die Frage der Zugehörigkeit der Spirochäten zu den Protozoen. Arb. a. d. Kaiserl. Gesundheitsamte. Bd. 25, S. 494. 1907. — NEUMANN, FRANZ: (a) Zwei Fälle von spontan ohne Ansteckung entstandener originärer Kaninchensyphilis (Genitalspirochätose). Zentralbl. f. Bakteriol., Parasitenk. u. Infektionskrankh., Abt. I, Orig. Bd. 90, H. 2. 1923. (b) Über das spontane Auftreten von Spirochäten des Pallidatyps bei einem nichtsyphilitischen, isolierten Kaninchen. Klin. Wochenschr. Jg. 2, Nr. 6. — NICHOLS, HENRY J.: (a) Comparative observation on the biological characteristics of Spirochaeta pallida and Spirochaeta pertenuis. Americ. soc. of tropical medicine. June 3, 1912. Medical Record. Aug. 10. 1912. (b) Observations on a strain of Spirochaeta pallida isolated from the nervous system. Journ. of exp. med. Vol. 19, p. 362. 1914. — NICHOLS, HENRY J. and WILLIAM H. HOUGH: Demonstration of Spirochaeta pallida in the cerebrospinal fluid from a patient with nervous relapse following the use of salvarsan. Journ. of the Americ. med. assoc. Jan. 11, 1913. — VON NIESSEN: Die Bedeutung der Spirochaeta pallida für die Syphilisursache. Wien. med. Wochenschr. Bd. 56, S. 1344, 1400, 1458. — NISSL, F.: Histopathologie und Spirochätenbefunde. Zeitschr. f. d. ges. Neurologie u. Psychiatrie. Bd. 44, H. 3/5. 1919. — NITSCHE, PAUL: Verwendung kolloidaler Metalle an Stelle der Tusche bei Burripräparaten. Zentralbl. f. Bakteriol., Parasitenk. u. Infektionskrankh. Abt. I, Orig. Bd. 63, H. 7, S. 575. 1912. — NOEGGERATH, C. T. und R. STAEHELIN: Zum Nachweis der Spirochaete pallida im Blut Syphilitischer. Münch. med. Wochenschr. 1905. Nr. 31, S. 1481. — NOGUCHI, H.: (a) Pure cultivation of pathogenic Treponema pallidum. Journ. of the Americ. med. assoc. Vol. 57, p. 102. 1911 (8. July). (b) A method for pure cultivation of pathogenic Treponema pallidum. Journ. of exp. med. Vol. 14, p. 99. 1911. (c) Über die Gewinnung von Reinkulturen von pathogener Spirochaeta pallida und von Spirochaeta pertenuis. Münch. med. Wochenschr. 1911. Nr. 29. (d) Cultural studies on mouth Spirochaetae (Treponema microdentium and macrodentium). Journ. of exp. med. Vol. 15, p. 81. 1912. (e) The direct cultivation of Treponema pallidum pathogenic for the monkey. Journ. of exp. med. Vol. 15, p. 90. 1912. (f) Morphological and pathogenic variations in Treponema pallidum. Journ. of exp. med. Vol. 15, p. 201. 1912. (g) Pure cultivation of Spirochaeta refringens. Journ. of exp. med. Vol. 15, p. 466. 1912. (h) Treponema mucosum (new species), a mucin producing spirochaeta from pyorrhea alveolaris, grown in pure culture. Journ. of exp. med. Vol. 16, p. 194. 1912. (i) The pure cultivation of Spirochaeta duttoni, Spirochaeta kochi, Spirochaeta obermeieri and Spirochaeta novyi. Journ. of exp. med. Vol. 16, p. 199. 1912. (k) A method for cultivating Treponema pallidum in fluid media. Journ. of exp. med. Vol. 16, p. 211. 1912. (l) Pure cultivation of Spirochaeta phagedenis (new species), a spiral organism found in phagedenic lesions on human external genitalia. Journ. of exp. med. Vol. 16, p. 261. 1912. (m) Cultivation of Spirochaeta gallinarum. Journ. of exp. med. Vol. 16, p. 620. 1912. (n) Experimental research in syphilis. Journ. of the Americ. med. assoc. Vol. 58, p. 1163. 1912. (o) Kulturelle und immunisatorische Differenzierung zwischen Spirochaeta pallida, Spirochaeta refringens, Spirochaeta microdentium und Spirochaeta macrodentium. Zeitschr. f. Immunitätsforsch. u. exp. Therapie, Orig. Bd. 14. 1912. (p) Zur Züchtung der Spirochaeta pallida. Berlin. klin. Wochenschr. 1912. Nr. 33. (q) Studien über den Nachweis der Spirochaeta pallida im Zentralnervensystem bei der progressiven Paralyse und bei Tabes dorsalis. Münch. med. Wochenschr. 1913. S. 14. (r) Die Reinzüchtung der Spirochäten. Ärztl. Verein Frankfurt a. M. 1. 10. 1913. Münch. med. Wochenschr. 1913. S. 44. (s) Des Moyens de reconnaître le tréponème pâle en cultures pures. Cpt. rend. des séances de la soc. de biol. Tome 74, p. 984. Paris 1913. (t) Cultivation of Treponema calligyrum (new species) from condylomata of man. Journ. of exp. med. Vol. 17, p. 89. 1913. (u) Certain alterations in biological properties of spirochaetes through artificial cultivation. Ann. de l'inst. Pasteur. Tome 30, Nr. 1. 1916. (v) Morphological characteristics and nomenclature of Leptospira (Spirochaeta) icterohaemorrhagiae (INADA and IDO). Journ. of exp. med. Vol. 27, Nr. 5, p. 575—592. May 1, 1918. (w) The survival of Leptospira (Spirochaeta) icterohaemorrhagiae in nature; observations concerning microchemical reactions and intermediary hosts. Journ. of exp. med. Vol. 27, Nr. 5, p. 609—625. May 1, 1918. (x) The spirochetal flora of the normal male genitalia. Journ. of exp. med. Vol. 27, Nr. 6, p. 667—678. June 1, 1918. (y) Influence of temperature upon the velocity of the complement fixation reaction in syphilis. Journ. of exp. med. Vol. 28, Nr. 3, p. 297—303. Sept. 1, 1918. (z) A note on the venereal spirochetosis of rabbits. A new technic for staining Treponema pallidum. Journ. of the Americ. med. assoc. Vol. 77, Nr. 26, p. 2052, 2053. Dez. 24, 1921. (aa) A comparative study of experimental prophylactic inoculation against Leptospira icterohaemorrhagiae. Journ. of exp. med. Vol. 28, Nr. 5, p. 561—570. Nov. 1, 1918. (bb) Abnormal bacteria flagella in cultures. Journ. of the Americ. med. assoc. Vol. 86, Nr. 18. May 1, 1926. — NOGUCHI H. and DAVID J. KALISKI: The spirochetal flora of the normal female genitalia. Journ. of exp. med. Vol. 28, Nr. 5, p. 559, 560. Nov. 1, 1918. — NOGUCHI, H. and J. W. MOORE: A demonstration of Treponema pallidum in the brain in cases of general paralysis. Journ. of exp. med. Vol. 17, p. 232. 1913. — NÖLLE, WILHELM: Über den Nachweis der Spirochaeta pallida in Cervix und Urethra bei rezenter Syphilis. Inaug.-Diss. Bonn 1924, (ungedruckt; Auszug s.

Dermatol. Zeitschr. Bd. 40, S. 179). — ODERMANN, RUDOLF: Differentialdiagnose der Spirochaeta pallida und Spirochaeta dentium. Inaug.-Diss. Bonn 1920. — OELZE, FR. W.: (a) Über die Spirochätenbefunde von KARL SPENGLER und S. FUCHS-v. WOLFRING, nebst Bemerkungen über die Methodik der Spirochätenuntersuchungen. Berl. klin. Wochenschr. 1919. Nr. 50, S. 1186. (b) Über Entnahme und Transport von Spirochätenserum mittels Kanülen aus Glas. Dtsch. med. Wochenschr. 1920. S. 7. (c) Mikroskopische Neuerungen für Dermatologen. I. Lichtquellen, besonders für Dunkelfeldbeleuchtung. Dermatol. Wochenschr. Bd. 71. 1920. (d) Über die Bewegung der Spirochaeta pallida. Münch. med. Wochenschr. 1920. Nr. 32, S. 921—923. (e) Über Fluorescenzfärbung von Spirochäten im vital gefärbten Dunkelfeldpräparat. Münch. med. Wochenschr. 1920. Nr. 47, S. 1354. (f) Über Beobachtung von Spirochäten im hängenden Tropfen bei Dunkelfeldbeleuchtung. Dermatol. Wochenschr. Bd. 70. 1920. (g) Über die Ergiebigkeit verschiedener Darstellungsmethoden der Spirochaeta pallida nebst Bemerkungen zur Morphologie. Dermatol. Wochenschr. Bd. 71. 1920. (h) Über die Bewegung der Spirochaeta pallida mit neuem Instrumentarium. Arch. f. Dermatol. u. Syphilis. Bd. 138, S. 418—419. 1920. (i) Untersuchungsmethoden und Diagnose der Erreger der Geschlechtskrankheiten. München: J. F. Lehmann 1921. (k) Beobachtungskammer für Mikroorganismen und Blutkörperchen im ruhenden Medium für Hell- und Dunkelfeldbeleuchtung, nebst Spezialobjektiv. Münch. med. Wochenschr. 1921. Nr. 5, S. 130, 131. (l) Dunkelfelduntersuchungen und Azimutfehler. Zentralbl. f. Bakteriol., Parasitenk. u. Infektionskrankh., Abt. I, Orig. Bd. 87, H. 1, S. 76—80. 1921. (m) Untersuchungen über den Syphiliserreger. Leipzig: Leopold Voß 1922. (n) Morphologische Verschiedenheiten bei Spirochaeta pallida. Klin. Wochenschr. Jg. 1, Nr. 24, S. 1211. 1922. (o) Infraclaviculardrüsen bei Syphilitischen. Arch. f. Dermatol. u. Syphilis. Bd. 140, H. 3. 1922. (p) Möglichkeiten der Dunkelfelduntersuchung. Dermatol. Wochenschr. Bd. 73, Nr. 35, S. 913—918. (q) Zur Lymphdrüsenpunktion bei Syphilitischen. Dtsch. med. Wochenschr. Jg. 49, Nr. 3, S. 86—87. 1923. (r) Eine neue einfache Methode zur Erzeugung von Hellfeldbildern mittels Dunkelfeldkondensoren. Dtsch. med. Wochenschr. Jg. 49, Nr. 42, S. 1340—1341. 1923. (s) Über Wachstumsvorgänge bei Mikroorganismen. Klin. Wochenschr. Jg. 2, Nr. 12. 1923. (t) Über das Arsenobenzol-Präparat „Albert 102" nebst Bemerkungen zur Methodik der Spirochätenuntersuchungen. Dtsch. med. Wochenschr. Nr. 8. 1925. (u) Spirochaeta incertitudinis. Tagung mitteldeutsch. Dermatologen am 7. 6. 1925. Ref. Dermatol. Wochenschr. 1925. Nr. 40. S. 1475. (v) Die mikroskopische Ausrüstung des Arztes. Leipzig: Voß 1924. — OMELCZENKO, TH.: Über die Spirochäten bei Syphilis. Russky Wratsch 1905. p. 29. Ref. Münch. med. Wochenschr. 1906. Nr. 14. — OZAKI, Y.: Zur Kenntnis der anaeroben Bakterien der Mundhöhle. III. Über eine Spirochäte. Zentralbl. f. Bakteriol., Parasitenk. u. Infektionskrankh., Abt. I, Orig. Bd. 76, H. 7. — PACHECO e SILVA, A. C.: Contribution à l'étude du treponema pallidum dans l'écorce cérébrale des paralytiques généraux. Arch. internat. de neurol. Ann. 44, Tome 2, Nr. 3, p. 81—87. 1925. — PAIS, LUIGI: Qual'è il metodo più pratico per la dimostrazione rapida degli spirocheti negli strisci? Gazz. d. osp. e d. clin. Ann. 42, Nr. 76, p. 899, 900. 1921. — PEDICONI, PIO: La spirochete della sifilide e il suo polimorfismo. Policlinico, sez. prat. Ann. 28, fasc. 40, p. 1323—1326. 1921. — PETRAGNANI, G.: Le soluzioni ipotoniche nella tecnica dello studio morfologico dei microrganismi e la colorazione della Spirochaete pallida SCHAUDINN. Policlinico, sez. med. Vol. 29, fasc. 8, p. 434—445. 1922. — PFEIFFER, J. A. F.: Neurosyphilis and neurotropic strains. New York med. journ. a. med. record. Vol. 116, Nr. 12, p. 685—687. 1922. — PFENDER, CHARLES A.: Medicozoological nomenclature; the correct name of the Protozoon of syphilis. New York med. journ. May 27, 1911. — PFLANZ: Die Reinzüchtung des Erregers der Syphilis. Sammelreferat. Dtsch. med. Wochenschr. 1914. Nr. 26. — PHILIPP, Ernst: (a) Spirochäteninfektion im Wochenbett. Zeitschr. f. Geburtsh. u. Gynäkol. Bd. 88, H. 1, S. 221, 222. 1924. (b) Spirochäteninfektion der weiblichen Genitalien im Wochenbett. Arch. f. Gynäkol. Bd. 123, H. 1. Berlin 1924. — PHILIPP, E. und P. GORNICK: Luesdiagnose durch Dunkelfeldnachweis der Spirochäten in der Nabelschnur. Zentralbl. f. Gynäkol. 1926. Nr. 28. — PIÈCHE: Untersuchungen über die Spirochaete pallida im Gewebe bei primärer und sekundärer Syphilis. Arch. f. Dermatol. u. Syphilis. Bd. 111, S. 223. 1912. — PIGNET, GILBERT: Un cas de syphilis conjugale paraissant confirmer la théorie de LEVADITI et MARIE. Ann. de dermatol. et de syphiligr. Tome 2, Nr. 11, p. 516, 517. 1921. — PILOT, Y. and A. E. KANTER: Studies of fusiform bacilli and spirochetes. XI. Further observations on their distribution about the genitalia of normal women and their significance in certain genital infections and tumors. Arch. of dermatol. a. syphilol. Vol. 10, Nr. 5, p. 561—564. 1924. — PILOT, J. and KARL A. MEYER: Fusiform bacilli and spirochetes. XII. Occurence in gangrenous lesions of fingers. Report of a case. Arch. of dermatol. a. syphilol. Vol. 12, Nr. 6, p. 837—839. 1925. — PINARD, P. M.: (a) Sulla presenza del treponema nella sperma e sulla sifilide ereditaria concezionale. Boll. d. clin. Ann. 38, Nr. 5, p. 152—154. 1921. Ref. Zentralblatt f. Haut- u. Geschlechtskrankh. Bd. 2, H. 5/6, S. 284. — (b) Présence du tréponème dans le sperme. Problèmes soulevés au point de vue de l'hérédité de la syphilis. Paris méd. Ann. 11, Nr. 10, p. 198—200. 1921. — PINKUS, FELIX und FELIX MOSES: Abnahme und Versendung des

Materials zur Untersuchung auf Spirochäten. Zeitschr. f. ärztl. Fortbildung. Jg. 18, Nr. 12, S. 340—342. 1921. — PIRILÄ, P. W.: Zur Kenntnis des luetischen Primäraffektes mit besonderer Berücksichtigung der dabei auftretenden Zellformen und der Spirochaeta pallida. Arb. a. d. Pathol. Inst. d. Univ. Helsingfors. Neue Folge. Bd. 2. 1914. (Dissertation.) — PLAUT und MULZER: Liquorveränderungen bei syphilitischen und normalen Kaninchen. Münch. Dermatol. Ges. v. 10. 6. 1921. Ref. Zentralbl. f. Haut- u. Geschlechtskrankh. Bd. 2, S. 158. — LE PLAY, A. et A. SÉZARY: Constatation du tréponème dans la néphrite syphilitique secondaire. Cpt. rend. des séances de la soc. de biol. Tome 70, p. 622. Paris 1911. — PLOEGER, H.: Die Spirochäten bei Syphilis. Münch. med. Wochenschr. 1905. Nr. 29, S. 1381. — PODESTA, G. B.: Osservazioni sulla ricera del treponema pallidum mediante la puntura delle linfoglandole e dei tessuti. Policlinico, sez. prat. Ann. 30, fasc. 9, p. 273, 274. 1923. — POLECK, ERWIN: Über eine Beobachtung der Querteilung der lebenden Spirochaeta pallida. Dermatol. Zeitschr. Bd. 33, H. 3/4, S. 203, 204. 1921. — PONTOPPIDAN: Über den Nachweis von Spirochaeta pallida durch Drüsenpunktion. Hospitalstidende 1917. S. 1227. Ref. Dermatol. Wochenschr. 1919. S. 314. PORTE, FREDERICK: A new Spir. found in human blood. Lancet. Vol. 6, p. 103. July 12, 1913. — POTTHOFF, HEINZ: (a) Zur Entwicklungsgeschichte der Gattungen Chromatium und Spirillum. Zentralbl. f. Bakteriol., Parasitenk. u. Infektionskrankh., Abt. II. Bd. 55, Nr. 1/4. 1921. (b) Zur Entwicklungsgeschichte der Bakteriengattungen Chromatium, Spirillum und Pseudomonas. Zentralbl. f. Bakteriol., Parasitenk. u. Infektionskrankh., Abt. II. Bd. 61. 1924. — PREIS, K.: Schnellfärbung der Spirochaeta pallida. Budap. med. Ges. Dez. 1905. — PRIGGE, R.: Neue Ergebnisse der experimentellen Syphilisforschung und ihre Beziehungen zur Syphilis des Menschen. Med. Klinik 1926. Nr. 36/37. — PROCA und VASILESCU: Schnellfärbemethode. Orig.: Cpt. rend. des séances de la soc. de biol. Tome 58. 1905. — PROCA, G., P. DANILO et A. STROE: Sur les spirochètes „intermédiaires" des lésions syphilitiques. Cpt. rend. des séances de la soc. de biol. Tome 76, p. 318. 1914. — PROWAZEK, S. v.: (a) Morphologische und entwicklungsgeschichtliche Untersuchungen über Hühnerspirochäten. Arb. a. d. Kaiserl. Gesundheitsamt. Bd. 23, S. 554. 1906. (b) Vergleichende Spirochätenuntersuchungen. Arb. a. d. Kaiserl. Gesundheitsamte. Bd. 26, S. 23. 1907. (e) Bemerkungen zur Spirochäten- und Vaccinefrage. Zentralbl. f. Bakteriol., Parasitenk. u. Infektionskrankh. Abt. I, Orig. Bd. 46, S. 229. 1908. (d) Einfluß hämolytischer Stoffe auf Spirochäten (Spironemacea). Zentralbl. f. Bakteriol., Parasitenk. u. Infektionskrankh., Abt. I, Orig. Bd. 66, H. 5/6. — PUENTE, J. J.: Technique facile pour la coloration des spirochètes dans les frottis. Cpt. rend. des séances de la soc. de biol. Tome 86, Nr. 7, p. 410, 411. 1922. — PULCHER, CARLO: I nuovi metodi per la dimostrazione della spirocheta pallida nelle sezioni di tessuto cerebrale. Riv. sperim. di freniatr., arch. ital. per le malatt. nerv. e ment. Vol. 45, fasc. 1/2, p. 178—183. 1921. — PÜRCKHAUER: Über Syphilisinfektion mit Leichenmaterial. Verein Dresd. Dermatol. 4. 3. 1926. Ref. Zentralbl. f. Haut- u. Geschlechtskrankh. Bd. 20, S. 273. — QUÉRY L. C.: (a) Le microorganisme de la syphilis. Cpt. rend. des séances de la soc. de biol. Tome 62, p. 379. Paris 1907. (b) La Syphilis, Microbiologie — Sérothérapie — Observations médicales. (Maloine et fils, Paris 1919.) (c) Le polymorphisme de l'agent de la syphilis. Rev. de pathol. comp. et d'hyg. gén. Ann. 26, Nr. 299, p. 388—389. 1926. — QUEYRAT: Diagnostic des chancres syphilitiques. Progr. méd. Ann. 48, Nr. 38, p. 440—442. — RABINOWITSCH, MARCUS: Diskussion zum Thema: Krankheitserregende Spirochäten. XIV. Internat. Kongr. f. Hygiene u. Demogr. 25.—29. September 1907. Berlin: Hirschwald 1908. S. 98. — RADOVICI, A.: Der Dualismus des syphilitischen Virus. Der Eintrittsweg des Treponema in das Nervensystem. Spitalul. Jg. 44, Nr. 11, S. 396—402. 1924. — RAECKE: Die Bedeutung der Spirochätenbefunde im Gehirn von Paralytikern. Arch. f. Psychiatrie u. Nervenkrankh. Bd. 57, H. 3. 1917. — REASONER, MATHEW A.: (a) Some phases of experimental syphilis. With special reference to the question of strains. Journ. of the Americ. med. assoc. Vol. 67, p. 1799 bis 1805. Dez. 16, 1916. (b) Experimental syphilis produced through local applications to mucous membranes. Americ. journ. of syphilis. Vol. 1, Nr. 2. April 1917. (c) The effect of soap on treponema pallidum. Journ. of the Americ. med. assoc. Vol. 68, p. 973, 974. March 31, 1917. — REASONER, MATHEW A. and HENRY J. NICHOLS: The use of Arsphenamin in nonsyphilitic diseases. Journ. of the Americ. med. assoc. Vol. 75, Nr. 10, p. 645. Sept. 4, 1920. — RECKORD, FRANK F. D. and M. C. BAKER: Vincents angina infection. Journ. of the Americ. med. assoc. Vol. 75, Nr. 24, p. 1620. Dez. 11, 1920. — REITER, HANS: (a) Über die Spirochaeta forans. Zentralbl. f. Bakteriol., Parasitenk. u. Infektionskrankh., Abt. I, Orig. Bd. 79, H. 4. (b) Über Fortzüchtung von Reinkulturen der Spirochaete pallida, Spirochaete dentium und Spirochaete recurrens. Klin. Wochenschr. Jg. 5, Nr. 11, S. 444—445. 1926. — REITMANN, KARL: Zur Färbung der Spirochaeta pallida SCHAUDINN. Dtsch. med. Wochenschr. 1905. Nr. 25, S. 997. — RENAUX, E.: Une méthode simple de coloration du Treponema pallidum et des spirochètes en général. Cpt. rend. des séances de la soc. de biol. Tome 89, Nr. 24, p. 420. 1923. — RENČ, V.: Über eine neue Modifikation der Spirochätenfärbungsmethode. Zentralbl. f. Bakteriol., Parasitenk. u. Infektionskrankh., Abt. I, Orig. Bd. 88, H. 2, S. 174—176. 1922. — REZZA, A.: Il metodo di

JAHNEL per l'impregnazione argentica delle spirochete. Rass. di studi psychiatr. Vol. 9, fasc. 6, p. 265 bis 273. 1921. — RICCI, G.: Di un metodo simplice di colorazione della Spirochaeta pallida. Sperimentale 1922. Nr. 5/6. — RIDDEL, D. O. and R. M. STEWART: Spirochetosis of the cerebrospinal fluid. Journ. of neurol. a. psychopathol. Vol. 3, Nr. 12, p. 345—351. 1923. — RIEHL: Zur Frühdiagnose der Syphilis. Wien. klin. Wochenschrift 1919. Nr. 26. — RIESTER, FRIEDRICH: Über die Untersuchungsmethoden der Spirochaeta pallida mit besonderer Berücksichtigung des Wertes der Versandmethoden zwecks Ferndiagnose. Inaug.-Diss. 1920. Bonn a. Rh. — RITTER, E.: Beiträge zum Nachweis der Spirochaeta pallida in syphilitischen Produkten. Münch. med. Wochenschr. 1906. Nr. 41. — ROEHL, W.: Grundfragen der Chemotherapie. Dtsch. med. Wochenschr. 1926. Nr. 48, S. 2018. — RÓNA, S.: Zur Ätiologie und Pathogenese der PLAUT-VINCENTschen Angina usw. Arch. f. Dermatol. u. Syphilis. Bd. 74, H. 2/3, S. 171ff. 1905. — ROSCHER: Untersuchungen über das Vorkommen von Spirochaeta pallida bei Syphilis. Berl. klin. Wochenschrift 1905. Nr. 44—46. — ROSENBERGER, R. C. and J. T. FANZ: (a) New method for demonstrating the Treponema pallidum. Proc. of the pathol. soc. of Philadelphia. Vol. 23 (new ser.), p. 32, 33. 1921. (b) Res. from the John H. Mc Fadden Research Laboratory of the Jefferson Medical College, Philadelphia, Pa., 1919. — ROSENTHAL, W.: Festschrift für J. ROSENTHAL 1906. — ROSS, H. C.: The Life-cycle of the organism of syphilis. Lancet. Vol. 2, p. 1105. Oct. 19, 1912. — ROSS, EDWARD HALFORD: (a) An intracellular parasite developing into spirochaetes. Brit. med. journ. Vol. 2, p. 1651. 1912. (b) The intracellular parasites in syphilis. Brit. med. journ. Vol. 1, p. 195. Jan. 25, 1913. (c) The history of the parasite of syphilis. Brit. med. journ. Vol. 1, p. 341. Febr. 7, 1914. — ROSS, E. H. and E. JENNINGS: The presence of intracellulare and free amoeboid parasites in NOGUCHIS cultures of Spirochaeta pallida. Brit. med. journ. Vol. 1, p. 1108. May 24, 1913. — RUBIN, JENÖ und ZSIGMOND SZENTKIRÁLYI: Experimentelle Untersuchungen über die Lebensdauer der Spirochaeta pallida unter der Einwirkung der verschiedenen Behandlungsmethoden. Orvosi Hetilap. Jg. 65, Nr. 27, S. 231—233 u. Nr. 28, S. 240, 241. 1921. — RUPPERT, F.: (a) Über eine durch Spirochaeta cuniculi hervorgerufene kontagiöse Geschlechtskrankheit der Kaninchen (Kaninchen-Spirochätose). Berlin. tierärztl. Wochenschr. Nr. 42. 1921. (b) Eine neue Methode zum Färben des Treponema pallidum. Dtsch. med. Wochenschr. 1921. Nr. 36. — SABRAZÈS, J.: (a) Neue einfache und sichere Methode zur Spirochätenfärbung im Ausstrich. Gaz. hebd. des scienc. méd. de Bordeaux. 18. 2. 1912. Ref. Dermatol. Wochenschrift 1912. Nr. 51b, S. 1602. (b) Coloration simple et rapide du tréponème de la syphilis dans les frottis. Cromophilie comparée des spirochètes. Cpt. rend. hebdom. des séances de l'acad. des sciences. Tome 182, Nr. 13, p. 874—876. 1926. — SALING, THEODOR: (a) Kritische Betrachtung über die sog. „Syphilisspirochäte". Zentralbl. f. Bakteriol., Parasitenk. u. Infektionskrankh., Abt. I, Orig. Bd. 43, S. 70, 162, 229, 233, 262. 1907. (b) Zur Kritik der Spirochaeta pallida SCHAUDINN. Zentralbl. f. Bakteriol., Parasitenk. u. Infektionskrankh., Abt. I, Orig. Bd. 41, S. 737 u. 812, 1906 u. Bd. 42, S. 38. 1906. — SANGIORGI, G. a. A. FONTANA: Ulteriori ricerche sugli spironemi dei condilomi acuminati. Pathologica. Ann. 13, Nr. 299, p. 218—220. 1921. — SANGUINETI, LUIGI ROMOLO: Influenza delle varietà spirochaetiche sulf decorso clinico della paralysi generale progressiva. Quadermi di psychiatr. Vol. 8, Nr. 3/4, p. 41—76. 1921. — SAPHIER, JOHANN: (a) Über die Herstellung der haltbaren Kollargolpräparate von Spirochäten und Hyphomyceten. Wien. klin. Wochenschr. 1914. Nr. 33, S. 1214. (b) Pallidafärbung im dicken Tropfen. Münch. med. Wochenschr. 1920. Nr. 36, S. 1047. (c) Zur Morphologie der Spirochaeta pallida. Arch. f. Dermatol. u. Syphilis. Orig. Bd. 136, H. 1, S. 59—68. 1921. (d) Münch. Dermatol. Ges. 25. 5. 1921. — Ref. Zentralbl. f. Haut- u. Geschlechtskrankh. Bd. 2, S. 10. — SARBÓ, A. VON: Versuch einer Einteilung der syphilitischen Krankheitserscheinungen auf Grundlage der histopathologischen Gewebsreaktionen. Zur Biologie der Spirochaeta pallida. Dtsch. Zeitschr. f. Nervenheilk. Bd. 72, H. 1/2, S. 66—77. 1921. — SAVNIK, PAVEL: Spirochaete pallida im Munde. Lijecuicki Vijesnik. Jg. 43, Bd. 2, S. 57—75. 1921. Ref. Zentralbl. f. Haut- u. Geschlechtskrankh. Bd. 2, S. 189; Bd. 4, S. 444. — SCAGLIONE, GIUSEPPE: Ulteriore modificazione al proprio metodo di colorazione del treponema pallidum. Dermosifilografo. Jg. 1, Nr. 1, p. 14—15. 1926. — SCAGLIONE, SALVATORE: Condilomi dei genitali femminili. Riv. ital. di ginecol. Vol. 1, fasc. 3, p. 315—333. 1923. — SCHAMBERG, J. F. und A. M. RULE: Studies of the therapeutic effect of fever in experimental syphilis: the thermal death of Spirochaeta pallida. Arch. of dermatol. a. syphilol. Vol. 14, p. 243. 1926. — SCHAUDINN, FRITZ: (a) Generations- und Wirtswechsel bei Trypanosomen und Spirochäten. Arb. a. d. Kaiserl. Gesundheitsamte. Bd. 20, S. 387. Berlin 1904. (b) Zur Kenntnis der Spirochaeta pallida. Vorläufige Mitteilung Dtsch. med. Wochenschr. 1905. Nr. 42. (c) Zur Kenntnis der Spirochaeta pallida und anderer Spirochäten. Arb. a. d. Kaiserl. Gesundheitsamte. Bd. 26. 1907. — SCHAUDINN, FRITZ und ERICH HOFFMANN: (a) Vorläufiger Bericht über das Vorkommen von Spirochäten in syphilitischen Krankheitsprodukten und bei Papillomen. Arb. a. d. Kaiserl. Gesundheitsamte. Bd. 22, H. 2. 1905. (b) Über Spirochätenbefunde im Lymphdrüsensaft Syphilitischer. Dtsch.

med. Wochenschr. 1905. Nr. 18, S. 711. (c) Über Spirochaeta pallida bei Syphilis und die Unterschiede dieser Form gegenüber anderen Arten dieser Gattung. Berl. klin. Wochenschr. 1905. Nr. 22/23. — SCHARNKE und RUETE: Spirochäten-, Serum- und Liquor-Studien zur Pathogenese der Paralyse. Zeitschr. f. ges. Neurol. u. Psychiatrie. Orig. Bd. 64, S. 343—355. 1921. — SCHEELE, ALEXANDER: Spirochätennachweis in abgeheilten syphilitischen Mundplaques. Med. Klinik. Jg. 17, Nr. 39, S. 1176. 1921. — SCHELLACK, C.: Studien zur Morphologie und Systematik der Spirochäten aus Muscheln. Arb. a. d. Kaiserl. Gesundheitsamte. Bd. 30, H. 2. 1909. — SCHERESCHEWSKY, J.: (a) Züchtung der Spirochaeta pallida (SCHAUDINN). (Vorläufige Mitteilung.) usw. Dtsch. med. Wochenschr. 1909. Nr. 19, 29, 38; 1912. Nr. 28. (b) Vereinfachung des Verfahrens zur Züchtung der Syphilisspirochäten. Dtsch. med. Wochenschr. 1913. S. 1408. (c) Mikroskopische Frühdiagnose der Syphilis. Dtsch. med. Wochenschr. 1919. Nr. 23. — SCHERESCHEWSKY, J. und WERNER WORMS: (a) Beiträge zur Luesmikrobiologie. (Originäre Kaninchensyphilis.) Dermatol. Zeitschr. Bd. 33, H. 1/2, S. 10—13. 1921. (b) Spirochaetotropie und Luesprophylaktica. Dtsch. med. Wochenschr. Jg. 47, Nr. 7, S. 176, 177. 1921. (c) Originäre Kaninchenlues bei rassereinen Zuchttieren. Berlin. klin. Wochenschr. Jg. 58, Nr. 44, S. 1305, 1306. 1921. — SCHILLING, V.: (a) Zur Frage der neuen Rossschen Entwicklung des Syphiliserregers. Münch. med. Wochenschr. 1913. Nr. 4. — (b) Über die feinere Morphologie der Kurloff-Körper und ihre Ähnlichkeit mit Chlamydozoeneinschlüssen II. mit einem Zusatz über Rosssche Einschlüsse bei Syphilis. Zentralbl. f. Bakteriol., Parasitenk. u. Infektionskrankh., Abt. I, Orig. Bd. 69, H. 5/6. — SCHMID, GÜNTHER: (a) Bemerkungen zu Spirulina Turp. Arch. f. Protistenkunde. Bd. 43, H. 3. 1921. (b) Über die systematische Stellung der Spirochäten. Arch. f. Hygiene. Bd. 91. 1923. — SCHMITT, L. S.: Laboratory diagnosis of syphilis. Journ. of the Americ. med. assoc. Vol. 57, Nr. 21, p. 1657. 1911. — SCHNEEMANN, ERICH: Vergleichende Untersuchungen über neuere Spirochätenfärbungen. Zentralbl. f. Bakteriol., Parasitenk. u. Infektionskrankh. Abt. I, Orig. Bd. 86, H. 1, S. 84—89. 1921. — SCHÜLLER, MAX: Über die Entwicklungsweise der Parasiten beim Krebs und Sarkom des Menschen, sowie bei Syphilis und über ihre verschiedene Einwirkung auf die Zellen. Zentralbl. f. Bakteriol., Parasitenk. u. Infektionskrankh., Abt. I, Orig. Bd. 40, S. 463. 1906. — SCHULTZ, EDWIN W.: A method for demonstrating Spirochaeta pallida in regional lymph glands. Journ. of the Americ. med. assoc. Vol. 75, Nr. 3. July 17, 1920. — SCHUMACHER, JOS.: (a) Diskussionsbemerkungen in einer Sachverständigen-Konferenz der Deutschen Gesellschaft zur Bekämpfung der Geschlechtskrankheiten. Berlin: Walter Fiebigs G. m. b. H. 1922. (b) Eine neue Bakterienkontrastfärbung. Versammlung Berlin. Dermatol. Ges. 10. 1. 1922. Dermatol. Wochenschr. 1922. Nr. 10. (c) Zum Neosalvarsan-Silberbild der Spirochäten. (Bemerkungen zu den Arbeiten von KRANTZ in Nr. 6 u. 46. Dermatol. Wochenschr. 1922.) Münch. med. Wochenschr. Jg. 70, Nr. 17, S. 531, 532. 1923. (d) Über die färberische Darstellung der Lipoide. Dermatol. Wochenschr. Bd. 79, Nr. 45. 1924. (e) Eine neue Schnellfärbung der Spirochaeta pallida mit Viktoriablau. Dermatol. Wochenschr. 1924. Nr. 47. (f) Über den chemischen Aufbau der Spirochaeta pallida. Dermatol. Wochenschr. Bd. 79, Nr. 46. 1924. (g) Worauf beruht die spezifisch spirillocide Wirkung des Salvarsans. Arch. f. Dermatol. u. Syphilis. Bd. 149, H. 1. 1925. (h) Zur Chemie der Zellkerne und einiger Nucleinsäure-Eiweißverbindungen. Chemie der Zelle u. Gewebe. Bd. 12, H. 2, S. 175. 1925. (i) Über den Chemismus der Salvarsanwirkung in vitro und vivo. Biochem. Zeitschr. Bd. 157, H. 5/6. 1925. (k) Ergebnisse der Syphilisforschung. Berlin. mikrobiol. Ges. 15. 12. 1924. Dermatol. Wochenschr. Bd. 81, Nr. 28. 1925. (l) Zur Wirkung des Salvarsans bei der Tabes, Paralyse und der Abortivbehandlung der Syphilis. Dermatol. Wochenschr. Bd. 81, Nr. 38. 1925. — SCHWARZ, GÜNTHER: (a) Syphilis und Frauenmilch. Münch. med. Wochenschr. Jg. 72, Nr. 45, S. 1916—1917. 1925. (b) Die luetische Infektiosität der Frauenmilch. Arch. f. Gynäkol. Bd. 125, H. 3. Kongreßbericht. Teil II, S. 617—619. 1925. — SCHWARZ, G. und M. SCHUBERT: Über die Infektiosität der luetischen Frauenmilch. Arch. f. Dermatol. u. Syphilis. Bd. 149, H. 2, S. 409—419. 1925. — SELENEW, J.: (a) Über die Spirochäte der Syphilis. Russische Zeitschr. f. Haut- u. Geschlechtskrankh. 1905. Nr. 5. Ref. Münch. med. Wochenschr. 1906. Nr. 14. (b) Zur Morphologie der Spirochaeta pallida. Die ring- und sternförmigen Formen. Journ. russe de med. cut. 1909 und Zentralbl. f. Bakteriol., Parasitenk. u. Infektionskrankh.. Abt. I, Orig. Bd. 54, S. 7. — SERPER u. SCHISTER: Zur Frage der Drüsenpunktion, als Methode zur Frühdiagnose der Syphilis. Russki Westnik Dermatologii. Bd. 2. August 1924. Ref. Dermatol. Wochenschr. 1924, Nr. 46. 1500. — SHAFFER, LOREN W.: Cultural methods for increasing the number of Spirochaetae pallidae in fresh syphilitic tissue. Arch. of pathol. a. laborat. med. Vol. 2, Nr. 1, p. 50—58. 1926. — SHIMODA, T.: Über die Lymphdrüsenpunktion bei Syphilis. Acta Dermatologica. Vol. 6, fasc. 3, p. 413. Japan, Sept. 1925. — SHMAMINE, TOHL: (a) Über die Reinzüchtung der Spirochaeta pallida und der nadelförmigen Bakterien aus syphilitischem Material, mit besonderer Berücksichtigung der Reinkultur von Spirochaeta dentium und des Bac. fusiformis aus der Mundhöhle. Zentralbl. f. Bakteriol., Parasitenk. u. Infektionskrankh., Abt. I, Orig. Bd. 65. 1912. (b) Eine einfache Schnellfärbungsmethode von Spirochäten. Zentralbl. f. Bakteriol.,

Parasitenk. u. Infektionskrankh., Abt. I, Orig. Bd. 61, H. 4/5. S. 410. 1921. — SIEBERT, W.: Studien über Spirochäten und Trypanosomen. Arch. f. Protistenkunde. Bd. 11, S. 363. 1908. — SIEGEL, J.: Experimentelle Studien über Syphilis. II. Der Erreger der Syphilis. Zentralbl. f. Bakteriol., Parasitenk. u. Infektionskrankh., Abt. I, Orig. Bd. 45, S. 218, 301, 404. 1908. — SIEMENS, HERMANN WERNER und KURT BLUM: Versuche über Agglutination der Spirochaeta pallida in Hautextrakten von Paralytikern und von Normalen. Zeitschr. f. Immunitätsforsch. u. exp. Therapie, Orig. Bd. 42, S. 81—88. 1925. — SILBERSTEIN: Spirochäten und andere Bakterien im Leuchtbildverfahren nach E. HOFFMANN. Dtsch. med. Wochenschr. Jg. 47, Nr. 31, S. 912. 1921. — SIMON, CLÉMENT: Deux nouveaux cas de coincidence, chez un même syphilitique d'accidents nerveux et non nerveux. Bull. de la soc. franç. de dermatol. Ann. 1921, Nr. 5, p. 165—168. 1921. — SIOLI: Über die Spirochaeta pallida bei Syphilis. Inaug.-Diss. Halle 1906. — SOLDIN, MAX und FRITZ LESSER: Beobachtungen am Reizserum syphilitischer Säuglinge. Dtsch. med. Wochenschr. 1925. Nr. 44. — SOWADE, H.: (a) Eine Methode zur Reinzüchtung der Syphilisspirochäte. Dtsch. med. Wochenschr. 1912. S. 797. (b) Die Methoden zur Darstellung und Züchtung von Spirochäten. Beitr. z. Klin. d. Infektionskrankh. u. z. Immunitätsforsch. Bd. 2. Würzburg 1913. (c) Die Kultur der Spirochaeta pallida und ihre experimentelle Verwertung. Arch. f. Dermatol. u. Syphilis. Bd. 114, H. 1, S. 249. 1912. — SPENGLER, K.: Tierexperimenteller Nachweis, Züchtung und Färbung des Syphiliserregers. Korresp.-Blatt f. Schweiz. Ärzte. 1911. Nr. 15, S. 529. — SPILLMANN, L. et J. WATRIN: Recherche du tréponème dans les taches de la roséole syphilitique. Cpt. rend. des séances de la soc. de biol. Tome 74, p. 1356. 1913. — STALKART: Method for quick detection of Spirochaeta pallida. Brit. med. journ. 18. Dez. 1915. p. 895. — STEINER, G.: Gefrierschnittmethode zur Spirochätendarstellung. Zentralbl. f. allg. Pathol. u. pathol. Anat. Bd. 33, Nr. 1, S. 15. 1922. (b) Über eine neue Spirochätendarstellung im Gefrierschnitt. Münch. med. Wochenschr. Jg. 69, Nr. 4, S. 121. 1922. — STEINFELD, J.: Zur Frage der Superinfektion bei experimenteller Kaninchensyphilis. Klin. Wochenschr. Jg. 2, Nr. 10, S. 446. 1923. — STERLING-OKUNIEWSKI, STEFAN: Beitrag zur Bakteriologie der Recurrensspirochäte, zugleich ein Beitrag zur Wirkung des Neosalvarsans auf Rückfallfieberkranke. Zentralbl. f. Bakteriol., Parasitenk. u. Infektionskrankh., Abt. I, Orig. Bd. 82, H. 6. — STERN, MORITZ: Über den Nachweis der Spirochaeta pallida im Ausstrich mittels der Silbermethode. Berlin. klin. Wochenschr. 1907. Nr. 14. S. 400. — STILES, CH. WARDELL and CHARLES A. PFENDER: The generic name [Spironema Vuillemin, 1905 (not Meek 1864 Mollusk) — Mikrospironema STILES and PFENDER, 1905] of the parasite of syphilis. Americ. med. Vol. 10, Nr. 23. Dez. 2, 1905. — STOKES, WILLIAM ROYAL and C. LEROY EWING: An outfit for the collection of serum by physicians for the darkfield examination in suspected syphilis. Journ. of laborat. a. clin. med. Vol. 11, Nr. 4, p. 372—376. 1926. — STREMPEL, RUDOLF und GIUSEPPE ARMUZZI: (a) Die Methoden zum schnellen Nachweis von Syphilisspirochäten in Gefrierschnitten. Arch. f. Dermatol. u. Syphilis. Bd. 149, H. 2, S. 370—378. 1925. (b) Histobiologie der ersten Inkubationsperiode der Kaninchensyphilis. Experimentelle Untersuchungen. Dermatol. Zeitschr. Bd. 46. 1926. — STRONG, RICHARD, P.: Dermal spirochetosis. Transact. of the assoc. of Americ. physic. Vol. 40, p. 427—436. 1925. — STURA, GIUSEPPE: Una modificazione al metodo FONTANA per la colorazione della spirocheta. Pathologica. Jg. 13, Nr. 294, S. 98—100. 1921. — SUTTON, IRWIN C.: A new method for demonstrating Spirochetes by lymph gland puncture. Journ. of the Americ. med. assoc. Vol. 77, Nr. 24, p. 1889. 1921. — SWELLENGREBEL, N. H.: (a) Sur la cytologie comparée des Spirochètes et des Spirilles. Ann. de l'inst. Pasteur. Tome 21, p. 448 et 562. 1907. (b) Sur la cytologie comparée des Spirochètes et des Spirilles. Cpt. rend. des séances de la soc. de biol. Tome 62, p. 213. Paris 1907. (c) Trypanosomen, Spirochäten und Bakterien. Zentralbl. f. Bakteriol., Parasitenk. u. Infektionskrankh., Abt. I, Ref. Bd. 51, H. 5/6. (d) Neuere Untersuchungen über die vergleichende Cytologie der Spirillen und Spirochäten. Zentralbl. f. Bakteriol., Parasitenk. u. Infektionskrankh., Abt. I, Bd. 49, S. 529. — SZÉCSI, S.: Die Züchtung der Spirochaeta pallida. Med. Klinik 1913. Nr. 34. — SZENTKIRÀLYI, S. v.: Über die Lebensdauer der Spirochaeta pallida unter der Einwirkung der Wismutbehandlung. Dermatol. Wochenschr. Bd. 84, Nr. 1, S. 22—24. 1927. — SZILVÁSI, JULIUS: Über einen neuen Spirochätenfarbstoff. Klin. Wochenschr. Jg. 3, Nr. 26. — SZILVÁSI, J. und D. FEHÉR: Beiträge zur Morphologie der Spirochaeta pallida. Zentralbl. f. Bakteriol., Parsitenk. u. Infektionskrankh. Bd. 95, Abt. I, Orig. H. 7/8, S. 436. — TADDEI, VINCENZO: Sul metodo della puntura ghiandolare per le ricerca de treponema pallidum. Atti d. R. accad. dei fisiocrit. in Siena. Vol. 7, Nr. 3/4. p. 141—145. 1925. — TAEGE, KARL (Referat): Neueste Forschungen über Syphilisparasiten. Brit. med. journ. 14. 12. 1912. Nr. 2711. — TAKAHASHI, T.: Eine neue Nachweismethode von Spirochaeta pallida, die Thee-Permanganmethode. Japan. Zeitschr. f. Dermatol. u. Urol. Bd. 22, H. 3, S. 38—40. 1922. — TAKASAKI, S.: Is there any difference in staining between spirochaeta pallida and spirochaeta pertenuis. Acta dermatol. Vol. 7, H. 3, p. 221—225. 1926. — TEMPLETON, H. J.: The value of darkfield microscop in the differential diagnosis of secondary syphilis. California a. Western med. Vol. 25, Nr. 5, p. 623. 1926. — THALMANN: Die Syphilis und ihre Behandlung im Lichte neuer Forschungen. Dresden 1906. — THESING, CURT: Spirochaete pallida und die Syphilis. Sitzungsber. d. Ges. f. Naturf.-Freunde. 1905. S. 8, 9. — THOM, BURTON PETER: Strain in spirochaetes. Americ. journ. of syphilis. Vol. 5, Nr. 1, p. 9—19. 1921. — THOMS, WOLFGANG: Zum Spirochätennachweis bei Syphilis. Dtsch. med. Wochenschr. 1917. Nr. 31. — TIÈCHE: Untersuchungen über die Spirochaeta pallida im Gewebe bei primärer und sekundärer Syphilis. Arch. f. Dermatol. u. Syphilis. Bd. 111, S. 223. 1912. — TIXI, GUGLIELMO: Di un nuovo metodo di colorazione del treponema pallidum. Arch. ital. di dermatol., sifilogr. e venereol. Vol. 1, H. 2. p. 182—188. 1925. — TOMASCZEWSKI: (a) Ein Beitrag zur Reinzüchtung der Spirochaeta pallida. Berl. klin. Wochenschr. 1912. Nr. 33. (b) Verhandl. d. Berlin. Dermatol. Ges. 9. 5. 1911 u. 9. 7. 1912. Ref. Arch. f. Dermatol. u. Syphilis. Bd. 109, S. 215 u. Bd. 115, S. 170. — TOMMASI: Giorn. ital. d. malatt. vener. e d. pelle. Fasc. 2, p. 328. Mai 1923. — TRIBONDEAU, M.: Diagnostic du chancre induré. Nouveau procédé rapide de coloration des spirochètes. Présenté par Gastou. Bull. de la soc. franç. de dermatol. Tome 23, p. 474. 1912. — TRON, GIORGIO: Il mordenzamento arsenobenzolico del „Treponema pallidum". Boll. dell' istit. sieroterap. milanese. Vol. 5, H. 1, p. 51—59. 1926. — TROST, KÄTE: Spirochaeta pallida in der weiblichen Urethra. Schlesische dermatologische Gesellschaft: Breslau, Sitzung vom 9. 2. 1923. Ref. Zentralbl. f. Haut- u. Geschlechtskrankh. Bd. 9, S. 11. 1924. — TRÜB, L. C. PAUL: Die Syphilis als Berufskrankheit der Ärzte. Sammlung zwangloser Abhandlungen aus dem Gebiet der Dermatol. Neue Folge. H. 1. Halle: C. Marhold 1923. — TUNNICLIFF, RUTH: (a) A simple stain for the Spirochaeta pallida. Journ. of the Americ. med. assoc. Vol. 58, Nr. 22, p. 1682. 1912. (b) A spirochete associated with infections of the accessory sinuses. Journ. of the Americ. med. assoc. June 7, 1913. Ref. New York med. journ. a. med. record. June 21, 1913. (c) A simple method of staining gram negative organisms. Journ. of the Americ. med. assoc. Vol. 78, Nr. 3, Jan. 21, 1922. — TWORT, F. W.: Cultivation of spirochaetes on the surface of solid media containing an „essential substance". Lancet. Vol. 201, Nr. 16, p. 798—799. 1921. — UDASCO, L.: Congo red and hydrochloric acid or nitric acid fuming method for treponema pallidum examination. Journ. of the Philippine Islands med. assoc. Vol. 6, Nr. 6, p. 196—197. 1926. — UHLENHUTH, P. und P. MULZER: (a) Weitere Mitteilungen über die Infektiosität des Blutes und anderer Körperflüssigkeiten syphilitischer Menschen für das Kaninchen. Berl. klin. Wochenschr. 1913. Nr. 17. (b) Weitere Mitteilungen über die Infektiosität des Blutes und anderer Körperflüssigkeiten syphilitischer Menschen für das Kaninchen. Zentralbl. f. Bakteriol., Parasitenk. u. Infektionskrankh., Abt. I, Orig. Bd. 57, Beiheft, S. 158. — UHLENHUTH, PAUL und MARGARETE ZUELZER: (a) Über das Vorkommen des Erregers der ansteckenden Gelbsucht (Spirochaeta icterogenes) bei frei lebenden Berliner Ratten. Med. Klinik. 1919. Nr. 51. (b) Über die biologischen und immunisatorischen Beziehungen des Erregers der WEILschen Krankheit (Spirochaeta icterogenes) zu der freilebenden Wasserspirochäte (Spirochaeta pseudo-icterogenes). (Zugleich ein Beitrag zum Virulenzproblem.) Arb. a. d. Reichs-Gesundheitsamte. Bd. 53, H. 3, S. 525—542. 1923. — UMANSKY, M.: Die Pathogenese der Syphilis maligna. Schweiz. med. Wochenschrift. Jg. 51, Nr. 48. 1921. — VERSÉ, M.: (a) Die Spirochaeta pallida in ihren Beziehungen zu den syphilitischen Gewebsveränderungen. Med. Klinik. 1906. Nr. 24—26. (b) Über das Vorkommen der Spirochaeta pallida bei früh- und spätsyphilitischen Erkrankungen des Zentralnervensystems. Münch. med. Wochenschr. 1913. Nr. 44. — VILLAREJO: Entwicklung des Treponema während der Periode seiner ersten Inkubation und ihre Beziehung zur Frühbehandlung der Lues. Progr. de la clin. Jg. 10, Nr. 124, S. 76—78. 1922. — VOERNER, HANS: Zur Organotropie der Spirochaeta pallida. Med. Klinik 1920. Nr. 44, S. 1136. — VOLPINO, GUIDO und FONTANA, ARTURO: Einige Voruntersuchungen über künstliche Kultivierung der Spirochaeta pallida (SCHAUDINN). Zentralbl. f. Bakteriol., Parasitenk. u. Infektionskrankh., Abt. I, Orig. Bd. 42, S. 666. — VORPAHL, K.: Spirochätenbefund im Urin bei Nephritis syphilitica. Münch. med. Wochenschr. 1912. Nr. 51. — VUILLEMIN: Sur la dénomination de l'agent présumé de la syphilis. Cpt. rend. hebdom. des séances de l'acad. des sciences. Tome 130. 1905. — VULOVIC, L.: Über die Frühdiagnose der kongenitalen Syphilis bei der Geburt durch Spirochätennachweis in der Nabelschnur. Klin. Wochenschr. 1923. Nr. 49, S. 2235. — WALTERS, WILLIAM A.: The india-ink method of examination of Spirochaeta pallida. Journ. of the Americ. med assoc. Vol. 63/2, Nr. 19, p. 1666. 1914. — WARD, HENRY B.: The Spirochaetes and their relationsship to other organisms. Americ. naturalist. Vol. 42, p. 374. 1908. — WARTHIN, A. S. and A. C. STARRY: (a) Second improved method for the demonstration of Spirochaeta pallida in the tissues. WARTHIN and STARRYS silver-agar-cover-glass-method. Journ. of the Americ. med. assoc. Vol. 76, Nr. 4, p. 234—237. 1921. (b) The staining of spirochetes in cover-glass smears by the silver-agar-method. Journ. of infect. dis. Vol. 30, Nr. 6, p. 592—600. — WARTHIN, ALFRED SCOTT, RUTH WANSTORM and ESTELLA BUFFINGTON: Application of the WARTHIN-

STARRY silver-agar-method to the demonstration of Spirochaeta pallida in the spinal fluid by means of coagula obtained by the ALZHEIMER method. Arch. of dermatol. a. syphilol. Vol. 8, Nr. 4. Oct. 1923. — v. WASSERMANN, A. und M. FICKER: Reinkulturen der Spirochaeta pallida im festen und flüssigen Nährboden, sowie Übertragung dieser Kultur auf Tiere. Vorgetragen in der Hufelandgesellschaft zu Berlin. 9. 3. 1922. Klin. Wochenschr. 1. Jg. Nr. 22. 1922. — WATANABE, S.: Über die Verteilung der Spirochäten in der Primärsklerose. Acta dermatol. Bd. 7, H. 6, S. 701—728. 1926. — WECHSELMANN, WILHELM und WALDEMAR LOEWENTHAL: Zur Kenntnis der Spirochaeta pallida. Med. Klinik. 1905. Nr. 33. — WEISS, FELIX: Spirochaeta pallida im Conjunctivalsekret eines kongenital-luetischen Säuglings. Med. Klinik. Jg. 21, Nr. 37, p. 1395—1396. 1925. — WIENERT, PAUL: Über die Kultur der Spirochaeta pallida. Inaug.-Diss. Königsberg 1913. — WILE, UDO J. and CLYDE K. HASLEY: Involvement of nervous system during primary stage of syphilis. Continued study. Journ. of the Americ. med. assoc. Vol. 76, Nr. 1. Jan. 1921. — WILE, U. J. and AUGUSTUS KIRCHNER: A new method for the demonstration of Spirochaeta pallida in the spinal fluid. Arch. of dermatol. a. syphilol. Vol. 8, Nr. 6, p. 831—837. 1923. — WILKES-WEISS, DOROTHY and CHARLES WEISS: (a) Ultra violet rays in the purification of cultures of Spirochaeta pallida. Proc. of the soc. f. exp. biol. a. med. Vol. 23, p. 87—91. 1925. (b) Experiments on the purification of cultures of Spirochaeta pallida by chemical methods. Journ. of infect. dis. Vol. 38, Nr. 4, p. 281—289. 1926. — WINTERNITZ: Positiver Spirochätenbefund in einem intraurethralen Infiltrat. Ref. Zentralbl. f. Haut- u. Geschlechtskrankh. Bd. 9, S. 86. 1924. Deutsche dermatologische Gesellschaft in der tschechosl. Republik. Sitzung vom 4. 3. 1923. — WITGENS, J. C.: Das Tuscheverfahren. Inaug.-Diss. Utrecht 1913. — WOLFF: Zur Darstellung der Spirochaeta pallida. Dermatol. Centralbl. Jg. 21, Nr. 8, S. 113. 1917. — WOLFF, MAURICE R.: Reginal gland puncture in the early diagnosis of syphilis. Urol. a. cut. review. Vol. 30, Nr. 8, p. 454 bis 456. 1926. — WORMS, WERNER: (a) Experimentelle Beiträge zur Syphilisprophylaxe. Berlin. klin. Wochenschr. Jg. 58, Nr. 5, S. 103—106. 1921. (b) Experimentelle Beiträge zur Syphilisprophylaxe. (Zu dem Aufsatz v. G. BERG in Nr. 26 ds. Woch.) Berlin. klin. Wochenschr. Jg. 58, Nr. 39, S. 1164, 1165. 1921. (c) Über das spontane Auftreten von Spirochäten des Pallidatyps bei einem nichtsyphilitischen, isolierten Kaninchen. Bemerkungen zu der Arbeit v. Dr. F. NEUMANN. Klin. Wochenschr. Jg. 2, Nr. 18, S. 836. 1923. — ZABOLOTNY, D.: Ätiologie der Syphilis. Über Spirochätenbefunde bei menschlicher Syphilis. XIV. Intern. Kongreß f. Hygiene u. Demographie. 23.—29. 9. 1907. Berlin: Hirschwald 1908. — ZABOLOTNY, D. und MASLAKOWETZ: Beobachtungen über Beweglichkeit und Agglutination der Spirochaeta pallida. Zentralbl. f. Bakteriol., Parasitenk. u. Infektionskrankh., Abt. I, Orig. Bd. 44, S. 532. 1907. — ZANNI, GIUSEPPE: Reperto di spirochete nella membrana timpanica e nel tratto periferico del nervo acustico dei feti eredo-luetici. Alterazioni isto-patologiche del nervo acustico. Atti di clin. oto-rino-laringoiatr., univ. Roma. Jg. 23, p. 395—406. 1925. — ZETTNOW: Über Geißelzöpfe, Spirochaete polyspira und Planosarcina Schaudinni. Zeitschr. f. Hygiene u. Infektionskrankh. Bd. 58, S. 386. 1908. — ZIEGLER: Lymphdrüsenpunktion bei Lues I. Med. Klinik. 1911. Nr. 11. — ZIELER: Die frühzeitige Diagnose und Differentialdiagnose der Syphilis. Münch. med. Wochenschr. 1918. S. 148. — ZINSSER, HANS and JOSEPH GARDNER HOPKINS: Antibody-formation against Treponema pallidum-agglutination. Journ. of exp. med. Vol. 21, p. 576. 1914. — ZINSSER, HANS, J. G. HOPKINS and MALCOLM MC BURNEY: Studies on Treponema pallidum and syphilis. V. Further studies on the relation of culture pallida to virulent pallida and on reinfection phenomena. Journ. of exp. med. Vol. 24, p. 561. 1916. — ZINSSER, HANS, J. G. HOPKINS and RUTH GILBERT: Notes on the cultivation of Treponema pallidum. Journ. of exp. med. Vol. 21, p. 213. 1914. — ZOLLSCHAN, JOSEPH: Über die Bedeutung der Schnellfärbung der Syphilisspirochäten mit „Spirsil". Dermatol. Wochenschr. Bd. 81, Nr. 52, S. 1865—1867. 1925. — ZUELZER, MARGARETE: (a) Über Spirochaeta plicatilis EHRENBERG und deren Verwandtschaftsbeziehungen. Arch. f. Protistenk. Bd. 24, S. 1. 1912. (b) Über das Vorkommen des Erregers der ansteckenden Gelbsucht (Spirochaeta icterogenes) bei freilebenden Berliner Ratten. Med. Klinik. 1919. Nr. 51. (c) Biologische und systematische Spirochätenuntersuchungen. Zentralbl. f. Bakteriol., Parasitenk. u. Infektionskrankh., Abt. I, Orig. Bd. 85. (d) Beiträge zur Kenntnis der Morphologie und Entwicklung der WEILschen Spirochäte. Arb. a. d. Kaiserl. Gesundheitsamte. Bd. 51, H. 1, S. 159. Berlin 1918. (e) Freilebende Wasserspirochäten als Krankheitserreger. Arb. a. d. Reichs-Gesundheitsamte. Bd. 53, H. 3, S. 509—513. 1923. — ZURHELLE, E.: (a) Histopathologische Studien an syphilitischen Lymphdrüsen des primären und sekundären Stadiums. Dermatol. Zeitschr. Bd. 34, S. 71. 1921. (b) Spirochätennachweis in Kaninchenlymphdrüsen 24 Stunden nach der Infektion. Kölner dermatol. Ges. 28. 5. 1926. Ref. Zentralbl. f. Haut- u. Geschlechtskrankh. Bd. 21, S. 137. 1926. — ZWEIG, L.: Färbung der Spirochaete pallida in vivo nach E. MEIROWSKY. Med. Klinik 1910. Nr. 21, S. 823.

Experimentelle Syphilis.

Von

PAUL MULZER-Hamburg.

Mit 224 Abbildungen.

Geschichtliches.

Das *Experiment* hat in der Geschichte der Syphilis von jeher eine bedeutsame Rolle gespielt. Zum ersten Male wohl von HUNTER (1786) angewandt, hat es aber einen recht verhängnisvollen Einfluß auf die Lehre von der Syphilis ausgeübt.

HUNTER impfte *sich selbst* in die Vorhaut und auf die Eichel Trippereiter und sah danach Geschwüre an der Impfstelle auftreten, die von Syphilis gefolgert waren. Daraus schloß HUNTER, daß Tripper und Schanker durch ein und dasselbe Gift hervorgerufen würden, und daß *beide Erkrankungen völlig identisch seien.* Der glänzenden Persönlichkeit und dem großen Ansehen HUNTERs ist es zu verdanken, daß diese Anschauung sich fast ein Jahrhundert lang behaupten konnte. Erst RICORD (1832—1838), der sich nicht wie HUNTER mit einer einzigen Verimpfung begnügte, sondern in sehr zahlreichen (667) Fällen Trippereiter *auf andere Menschen* verimpfte, vermochte die HUNTERsche *Identitätslehre* zu widerlegen.

RICORD konnte nämlich in den wenigen Fällen, sieben an der Zahl, in denen es zu Geschwürsbildung kam, mittels des Harnröhrenspeculums (bei Frauen) oder durch die Palpation der Harnröhre (bei Männern) nachweisen, daß bei den Personen, von denen dieser Eiter stammte, stets *ein Geschwür in der Harnröhre* vorhanden war. Er machte allerdings anfänglich noch keinen Unterschied zwischen hartem und weichem Schanker, sondern glaubte, daß *beide durch ein und dasselbe* Virus hervorgerufen würden *(Unitätslehre).*

RICORD hat ferner auch noch eine große Anzahl von

Verimpfungen syphilitischer Krankheitsprodukte auf Menschen

vorgenommen, die ihn zunächst allerdings zu fehlerhaften Schlüssen führten. Er erklärte zwar *das Experiment* als *die einzige wissenschaftliche Methode,* um Licht in die vielen, damals noch völlig dunklen Probleme der Geschlechtskrankheiten zu bringen, *zögerte aber, syphilitische Produkte auf gesunde Menschen zu übertragen,* sondern nahm derartige Verimpfungen nur an bereits syphilitischen Menschen vor. *Infolgedessen* hielt er, wie HUNTER, *nur das primäre Syphilom für ansteckend.*

Auf Grund *klinischer* Beobachtungen und Konfrontationen bestritten dies dann später zwei Schüler von RICORD, BASSEREAU und CLERC, und stellten im Jahre 1852 eine neue Lehre, die *Dualitätslehre,* auf.

Vier Jahre nachher schloß sich auch RICORD dieser Lehre an und sprach sich, *auf Grund einschlägiger Experimente* am *gesunden* Menschen, dahin aus, daß das Gift des weichen Schankers sich auf Gesunde wie auf Syphilitische übertragen ließe, das harte Schankergift dagegen nicht auf syphilitische, sondern nur auf gesunde Menschen. Das Gift des harten Schankers sei nur *einmal* imstande bei demselben Patienten zu haften *(Einmaligkeit der Syphilis).*

Erst weitere experimentelle Untersuchungen von ROLLET befestigten indes diese Lehre von der Dualität. Dieser Forscher konnte zeigen, daß man den weichen Schanker in unendlichen Generationen auf Gesunde und Syphilitische übertragen kann, ohne daß jemals Syphilis daraus entsteht. LINDEMANN hat sich dann selbst 2000 weiche Schanker eingeimpft, ohne eine allgemeine Infektion zustande zu bringen. ROLLET stellte übrigens eben auf Grund dieser seiner experimentellen Beobachtungen zum ersten Male auch fest, daß beim weichen Geschwür keine Inkubation bestehe, während nach Inokulation von harten Geschwüren sich die Reaktion von seiten des Organismus erst nach Wochen einstelle. Auch den „*Chancre mixte*" erkannte ROLLET zuerst auf Grund der Ergebnisse diesbezüglicher Verimpfungen.

Es würde mich zu weit führen, hier ausführlicher auf diese und auf die ihnen folgenden zahlreichen weiteren Impfversuche am Menschen einzugehen, zumal da die meisten derselben für uns heute nur noch *historisches* Interesse haben. Ich verweise hier auf die älteren Werke von H. AUSPITZ, W. BOECK und W. LANG, sowie auf die Monographie von NEISSER, welche die Ergebnisse seiner breit angelegten Syphilisforschungen umfaßt, und das „Handbuch der Geschlechtskrankheiten" von FINGER und JADASSOHN, Bd. II. Vor einiger Zeit haben auch französische Autoren, THIBIERGE und LACASSAGUE sowie LACASSAGUE und PIGEAUD in den Annales des Maladies vénériennes vom Jahre 1923 und 1924 ausführliche diesbezügliche Zusammenstellungen gebracht, die teilweise noch unbekannte einschlägige Ergebnisse enthalten.

Diese *Experimente am Menschen* hatten im wesentlichen das gleiche Ziel, das später die moderne tierexperimentelle Syphilisforschung verfolgte, nämlich einerseits *den Nachweis der Infektiosität der verschiedenen syphilitischen Krankheitsprodukte sowie des Blutes von Syphilitikern zu erbringen* [WALLER, WALLACE, PFÄLZER ANONYMUS (BETTINGER)]. Sie dienten BÄRENSPRUNG dazu, die alte französische Auffassung, daß das syphilitische Gift nur an das Sekret des Primärgeschwürs gebunden sei, zu entkräften und zu beweisen, daß auch die weiteren Krankheitserscheinungen sowie das Blut von Syphilitikern infektiös sei. Anderseits *versuchte man, durch Übertragung frischen syphilitischen Materials auf syphilisverdächtige Personen festzustellen, ob diese syphilitisch seien oder nicht.* Der *Erfolg* einer derartigen Impfung sollte das *Nichtvorhandensein von Syphilis* bei dem geimpften Menschen ergeben, ein *negativer* Ausfall, daß die Versuchsperson noch krank bzw. noch syphilitisch sei. Hierher gehören auch die *Impfversuche an den Müttern kongenital-syphilitischer Kinder,* die CASPARY, NEUMANN und FINGER vornahmen. Ihr negativer Ausfall wurde später im wesentlichen *durch die Wa.R.* und *durch das Tierexperiment* (UHLENHUTH und MULZER) dahin aufgeklärt, daß diese *syphilitisch* und deshalb nicht mehr für Lues empfänglich sind.

Auf diesem *experimentellen* Wege fand schon im Jahre 1897 ein Schüler von KRAFT-EBING, daß *die Paralyse mit der Syphilis in engstem Zusammenhange stehen müsse.* Wie STEINER erwähnt, hat dieser 8 *Paralytiker,* bei denen keinerlei Anhaltspunkte für eine frühere Ansteckung vorlagen und die sich im fortgeschrittenen Stadium ihrer Erkrankung befanden, mit frischem Schankersekret infiziert. Bei einer Beobachtungszeit von 180 Tagen zeigten sich bei diesen geimpften Personen weder Primäraffekte noch Sekundärerscheinungen, woraus geschlossen wurde, daß *bei diesen mit größter Wahrscheinlichkeit eine syphilitische Infektion vorausgegangen sein müsse.* In neuester Zeit hat E. W. SIEMENS in München ähnliche Untersuchungen angestellt. Er hat bei 16 Paralytikern und bei 3 Tabikern 65 *erfolglose Superinfektionen mit syphilitischem Material* aus 19 verschiedenen Quellen vorgenommen. Alle Impfungen fielen *negativ* aus, woraus SIEMENS folgert, daß *auch im quartären Stadium der Syphilis* sowie bei der Paralyse und der Tabes *eine (Pseudo-) Immunität vorhanden* sei, die nahezu absolut, bzw. größer als im floriden Stadium oder bei tertiärer Syphilis zu sein scheine. Er zieht weiterhin den Schluß, daß es sich bei den *klinisch* beobachteten Fällen von Frühsyphilis bei Paralyse und Tabes um *Reinfektionen nach völlig ausgeheilter Syphilis* gehandelt haben muß.

Weiterhin sind dann hier noch die Versuche zu erwähnen, die von verschiedenen Autoren, von denen besonders FINGER und LANDSTEINER sowie EHRMANN hervorzuheben sind, angestellt wurden in der Weise, daß sie fremdes oder das gleiche syphilitische Material auf *sicher syphilitische* Personen übertrugen, um die *Immunitätsverhältnisse in den verschiedenen Stadien der Syphilis* zu studieren. NEISSER hat in seinem oben erwähntem Berichte die wichtigsten der einschlägigen Versuche erwähnt und kritisch beleuchtet. Hierbei kommt er zu folgendem Schlusse: „Wir sehen also die wechselndsten Verhältnisse. Sie sind aber doch unter einen einheitlichen Gesichtspunkt zu bringen, wenn wir daran festhalten, daß, je älter die Syphilis in einem Körper wird, desto mehr Umstimmung und Allergie abklingen, aber nicht mit einem Schlage im ganzen Körper, sondern allmählich Region nach Region."

In neuester Zeit hat HASHIMOTO diese Fragen wieder aufgenommen und 20 einwandfreie Syphilitiker in den verschiedenen Stadien ihrer Krankheit 27mal mit spirochätenhaltigem Gewebe und Sekret von Primäraffekten und nässenden Papeln geimpft. Das Impfmaterial stammte teils von demselben Kranken, teils von anderen, wobei sich ergab, daß das heterogene Impfmaterial wirksamer war als das autogene. In sechs Fällen entwickelte sich ein typisches Ulcus durum mit Generalisierung, in vier Fällen ein sichtbarer Impfaffekt, aber ohne nachfolgende Generalisierung, in zwei Fällen trat nur eine temporäre leichte Reaktion an der Impfstelle auf, acht Fälle blieben ohne jede nachweisbare Reaktion. Nach M. GUMPERT, der diese Arbeit im „Zentralblatt für Haut- und Geschlechtskrankheiten", Bd. 19, H. 1/2, S. 58, referierte, ergab sich nach dem Krankheitsstadium folgende Gliederung der positiven Fälle:

Stadien	*Impffälle*	*Bisher positive Fälle*
I.	4	1
II.	13	4
III.	2	0
Nervensyphilis	1	1

Hier ist noch ein einschlägiger Versuch anzuführen, den VIGNOLO-LUTATI bei einem Tertiärsyphilitischen vorgenommen hat. Nach STEINER verimpfte dieser ein kleines Stückchen eines menschlichen Primäraffektes auf den Arm des Patienten und *gleichzeitig das Saugserum aus diesem Primäraffekt in die Hoden von Kaninchen.* Beim Tertiärsyphilitischen entwickelte sich ein Gumma, das Kaninchen bekam einen typischen Primäraffekt.

Die Seite 263 erwähnten *unbeabsichtigt,* während tierexperimenteller Arbeiten erfolgten *Verimpfungen tierischen syphilitischen Materials auf den Menschen* gehören schließlich auch noch in das Kapitel der Verimpfung syphilitischen Materials auf Menschen.

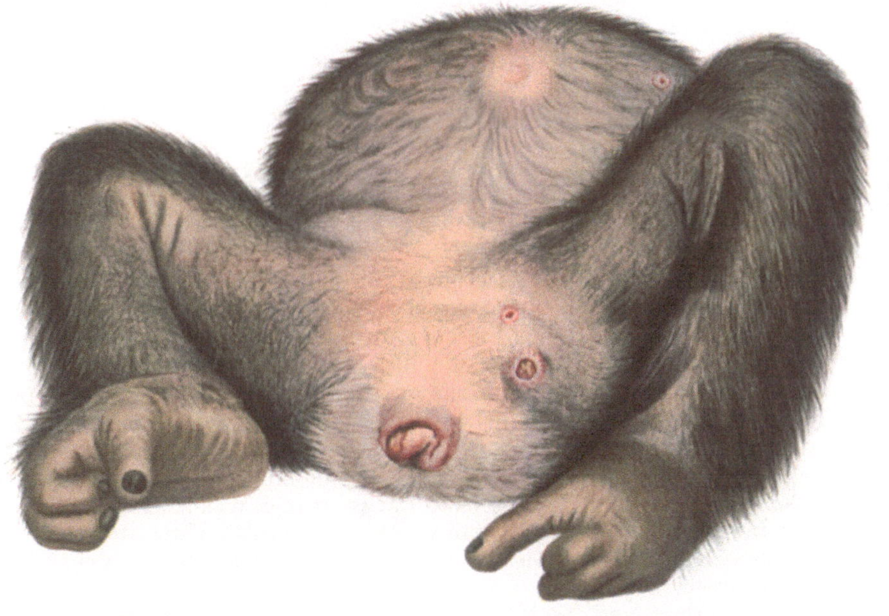

Abb. 1. Ulcerierter Primäraffekt und ulcerierte Hautpapeln eines weiblichen Schimpansen. (Nach E. METSCHNIKOFF und ROUX, Ann. de l'Inst. Pasteur, Tome 18.) (Aus E. HOFFMANN, Atlas der ätiologischen und experimentellen Syphilisforschung. Berlin: Julius Springer 1908.)

Versuche, die Syphilis auf *Tiere* zu übertragen, sind schon in früheren Zeiten ebenfalls häufig gemacht worden. Die meisten derselben waren völlig negativ. Die wenigen, die vielleicht als gelungene Übertragungen angesehen werden können, weichen aber doch stets mehr oder weniger von dem klinischen Bilde und dem Verlaufe der Syphilis beim Menschen ab. Keiner der Experimentatoren war, wie NEISSER mit Recht bemerkt, in der Lage, klinisch oder auf irgend eine andere Weise *beweisen* zu können, daß die von ihnen erzeugten Impfprodukte wirklich syphilitischer Natur waren. Es erübrigt sich daher, auf diese Versuche hier näher einzugehen. Eine ausführliche Zusammenstellung aller bis zum Jahre 1883 bekannt gewordener einschlägiger Experimente findet sich bei PROCKSCH. Weitere ergänzende Literatur führt LANDSTEINER im „Handbuch der Geschlechtskrankheiten“ an.

Die eigentliche *Geschichte der tierexperimentellen Syphilisforschung* beginnt mit dem Jahre 1903, in dem METSCHNIKOFF und ROUX mitteilten, daß es ihnen gelungen sei, *bei menschenähnlichen Affen* durch Impfung mit menschlichem syphilitischen Material für die menschliche Syphilis charakteristische primäre und sekundäre Erscheinungen zu erzeugen und die Tatsache festzustellen, daß bei diesen Tieren, insbesondere *bei Schimpansen*, die Syphilis in ganz derselben Form und Reihenfolge verlaufen könne wie beim Menschen. Beide Autoren sahen bei den von ihnen geimpften Tieren nämlich nicht nur charakteristische *Primäraffekte* an den Impfstellen auftreten, sondern auch typische, über den ganzen Körper verbreitete *sekundäre Erscheinungen* entstehen (Abb. 1). Metschnikoff und Roux vermochten ferner die menschliche Syphilis auch auf niedere Affen zu übertragen und mit den Krankheitsprodukten dieser Tiere wieder Schimpansen mit Erfolg zu impfen. Sie haben auch zum erstenmal Spirochaetae pallidae bei der Affensyphilis nachgewiesen, nachdem ihnen Schaudinn und Hoffmann ganz frühzeitig ein Präparat dieser Mikroorganismen zugesandt hatten.

Diese im Institut Pasteur vorgenommenen Versuche wurden sehr bald in Deutschland einer Nachprüfung unterzogen und sowohl von Lassar als auch von A. Neisser bestätigt. Im Laufe der Jahre 1903 und 1904 sind dann eine ganze Anzahl einschlägiger Versuche in Paris, Breslau, Berlin, Wien, Petersburg angestellt worden, die weitere Bestätigungen der Mitteilungen von Metschnikoff und Roux ergaben, diese zugleich aber auch in mancher Hinsicht ergänzten und erweiterten. Bei diesen Versuchen handelte es sich indes, wie Neisser treffend bemerkt, doch nur um „Einzelbeobachtungen“, die „eine ganze Menge interessanter und wichtiger Einzelpunkte feststellten, die aber doch einen wirklichen und namentlich gesicherten Fortschritt in der Erkenntnis der Syphilis nicht erbringen zu können vermochten.

A. Neisser und Prowazek, welche die Ergebnisse von Metschnikoff und Roux dann an einem großen Affenmaterial in Batavia nachprüften, berichteten bald, daß Spirochäten vom Typus der von Schaudinn und Hoffmann im Jahre 1905 entdeckten Pallida tatsächlich in den allermeisten Primäraffekten der experimentellen Affensyphilis zu finden wären. Auch Kraus und Prantschoff, Metschnikoff und Roux selbst, Levaditi und Manouélian, Finger und Landsteiner, Grünbaum, Smedly, E. Hoffmann, Uhlenhuth u. a. haben die Spirochaeta pallida fast konstant in den Primäraffekten der Affen nachweisen können.

Der mit Sicherheit und Sachkenntnis geführte Nachweis der Spirochaeta pallida in fraglichen Krankheitsprodukten des Menschen beweist mit absoluter Bestimmtheit die syphilitische Natur dieser Erscheinungen. In gleicher Weise muß demnach auch der Experimentator berechtigt sein, beim Tier nach Impfung mit syphilitischem Material auftretende Krankheitsprodukte ohne weiteres als syphilitisch anzusprechen, wenn er in ihnen typische Pallidae nachweisen kann.

Diese Tatsache hat die experimentelle Syphilisforschung ganz außerordentlich gefördert, ja überhaupt erst ein exaktes Arbeiten auf diesem Gebiete ermöglicht.

Was zunächst die

experimentelle Syphilis der Affen

betrifft, so verdanken wir vor allem A. Neisser und seinen Mitarbeitern v. Prowazek, Bruck, Kaiser, Bärmann und Halberstaedter in Verbindung mit den in der Literatur niedergelegten Einzelbeobachtungen anderer Forscher eine gründliche und soweit als möglich erschöpfende Kenntnis derselben.

A. Neisser stellt an die Spitze aller seiner Untersuchungen den Satz: „*Sämtliche echten Affen*, mit denen wir gearbeitet haben, *sind für die Syphilis empfänglich* und *bekommen eine der menschlichen Syphilis analoge konstitutionelle Erkrankung.*"

A. NEISSER und seine Mitarbeiter haben geimpft:

1. Anthropomorphe, sog. „höhere" Affen: Schimpansen, Hylobates (Gibbons), Orang-Utans.

2. Semnopitheken, Cercopitheken, Cynocephalen und Makaken verschiedener Art.

E. HOFFMANN hat auch die Empfänglichkeit einer südamerikanischen Halbaffenart, Hapale jacchus (Seidenäffchen), für die menschliche Syphilis festgestellt.

Primäre Impfsyphilis der Affen.

Nach NEISSER bekamen alle von ihm geimpften Affenarten „entsprechend dem beim Menschen beobachteten Verlauf, nach einer durchschnittlich drei- bis vierwöchentlichen Inkubation — die aber, ganz wie beim Menschen, auch auf einen viel kürzeren oder längeren Zeitraum sich ausdehnen kann — Affektionen an der Impfstelle, welche nach Entwicklung, Aussehen, Verlauf, histologischem und parasitologischem Befunde durchaus dem entsprechen, was wir beim Menschen als „*Primäraffekt*" bezeichnen".

Inkubationszeit.

Eine längere, dem ersten Auftreten einer syphilitischen Manifestation am Orte der Impfung stets vorangehende *Inkubationszeit* ist ebenso charakteristisch für die Impfsyphilis der Affen wie für die des Menschen. Sie beträgt nach den diesbezüglichen Feststellungen von NEISSER an 1200 Affenprimäraffekten im Mittel 3—4 Wochen. Doch sah er auch Differenzen der Inkubationszeiten, die zwischen 11 und 75 Tagen schwanken, was ja auch bei der menschlichen Syphilis durchaus keine Seltenheit ist. „Im allgemeinen freilich finden sich bei Makaken häufiger verlängerte, über den 30. Tage hinausgehende Inkubationen als beim Menschen."

Nach FINGER und LANDSTEINER beträgt die Zeit, nach der sich bei niederen Affen die Primäraffekte eben zu entwickeln beginnen, im Mittel etwa 22 Tage, im Minimum etwa 10 Tage.

DIDAY fand bei seinem Material eine mittlere Inkubationszeit von 14 Tagen,
CLERC eine solche von 14—16 Tagen
LEFAURE „ „ „ 19 „
ROLLET „ „ „ 25 „
FOURNIER „ „ „ 31 „
SIEGMUND „ „ „ 28—35 „
MAURIAC „ „ „ 37—40 „
(zitiert nach NEISSER).

Interessant ist folgende, ebenfalls bei NEISSER angegebene zweite Serie von MAURIAC, die 92 Fälle umfaßt mit einer Durchschnittsziffer von 34—35 Tagen.

Im einzelnen verteilen sich diese Fälle auf:

2 Fälle mit 9 Tagen
6 „ „ 10—20 „
11 „ „ 20—30 „
22 „ „ 30—40 „
24 „ „ 40—50 „
8 „ „ 50—60 „
19 „ „ mehr als 60 Tagen.

NEISSER weist mit Recht darauf hin, daß die Differenzen, die sich hinsichtlich der Inkubationszeit bei den verschiedenen Autoren ergeben, teilweise mit darauf zurückzuführen sind, daß die einen das erste Auftreten der spezifischen Erscheinungen der Berechnung zugrunde legen, wie das FINGER und LANDSTEINER getan haben, während andere, wie

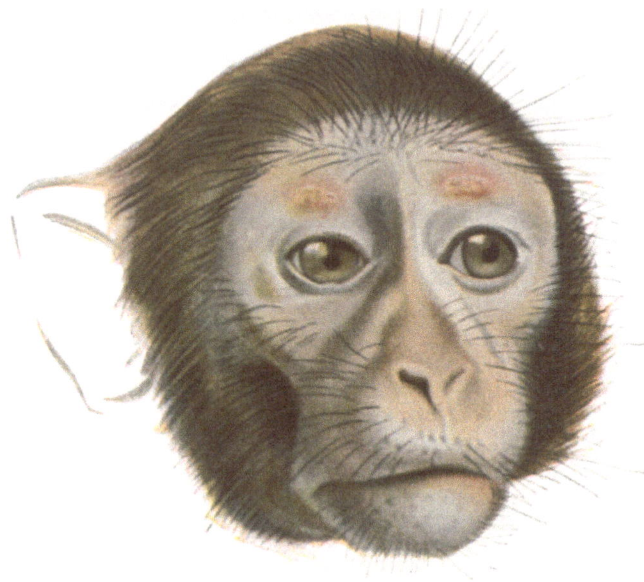

Abb. 2. Zwei herpetische Initialaffekte. 20 Tage nach der Impfung mit Reizserum eines harten Schankers (Makakus rhesus). (Aus E. HOFFMANN, Atlas.)

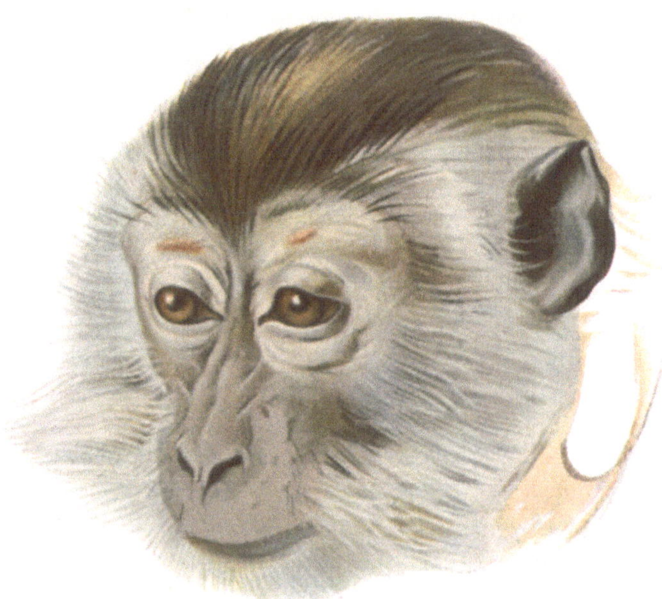

Abb. 3. Drei papulöse Initialaffekte nach der Impfung mit syphilitischem Drüsensaft. (Makakus cynomolgus.) (Aus E. HOFFMANN, Atlas.)

NEISSER selbst, den Zeitpunkt wählen, an welchem ein klinisch deutlich diagnostizierbarer Primäraffekt vorlag. NEISSER sah übrigens manchmal einen solchen sich aus ganz unbedeutenden Erscheinungen „in fast explosiver Weise" im Verlauf von etwa 8 Tagen entwickeln.

Primäraffekt.

Das *klinische Bild* des Primäraffektes ist nach NEISSER kein gleichartiges. „In den allermeisten Fällen entwickelte sich zwar eine *blaurote, derbe, gegen die Umgebung mehr oder weniger scharf abgegrenzte, oft knotige Infiltration*, sogar *Induration*. Aber es wechselte ungemein das Verhalten der *Oberfläche*, indem sie *bald trocken, schuppend blieb*, bald *ganz charakteristische, „gefirnißte“, spärlich sezernierende Flächen* aufwies. Hin und wieder bildete sich auch eine tief zerfallende *Ulceration*, bei der nur noch die Ränder ein charakteristisches Aussehen behielten. Aber trotz dieses Wechsels der spezifischen Induration nach Tiefe und Ausdehnung war doch im großen und ganzen *das Bild nicht weniger charakteristisch wie bei menschlichen Primäraffekten* (bei denen ja auch die größten Verschiedenheiten des Aussehens vorkommen können), oft sogar war das Bild so typisch, daß jeder Kenner menschlicher Initialsklerosen auch an den Tieren die Diagnose Primäraffekt hätte stellen können.“

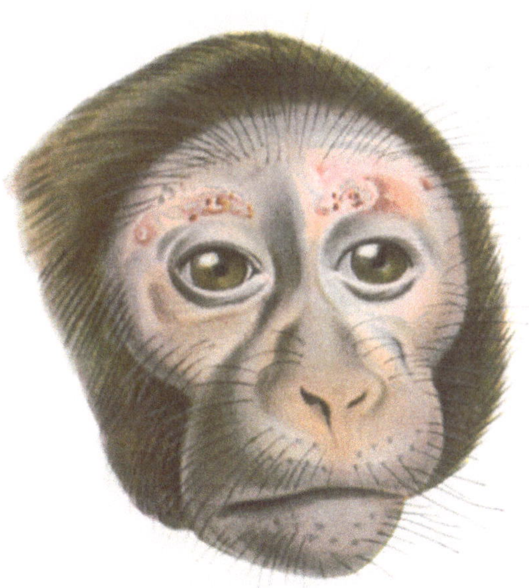

Abb. 4. Syphilitische Infiltrate 47 Tage nach der Impfung. (Makakus rhesus.) (Aus E. HOFFMANN, Atlas.)

Nicht selten finden sich auch *Knötchen bis Linsengröße mit oberflächlichem Zerfall*, die dann, wenn sie mehrfach auftreten, konfluieren und „landkartenförmig konturierte“ (FINGER und LANDSTEINER) *Ulcerationen von großer Ausdehnung* entstehen lassen.

Einige *klinische* Formen von Primäraffekten bei Affen zeigen Abb. 2, 3, 4 und 5.

Eine Trennung in *papelartige Primäraffekte* und *eigentliche Primäraffekte* hält NEISSER nicht für notwenig. „Meines Erachtens hängt es ganz von der Zufälligkeit der Viruseinbringung, oft auch von der anatomischen Beschaffenheit des Impfbezirks ab, ob eine mehr lokalisierte oder mehr diffuse Spirochätenansiedlung stattfindet und dementsprechend entweder eine knotig-circumscripte oder mehr diffuse Sklerosierung sich entwickelt. Selbstverständlich spielt bei den Impfversuchen die Größe des Scarificationsbezirkes auch eine Rolle.“

Hinsichtlich des klinischen Bildes des Primäraffektes bestehen nach NEISSER *keinerlei wesentliche Unterschiede bei den verschiedenen Arten und Gattungen der Affen*. „*Das Bild ist im großen und ganzen bei allen Rassen und Arten dasselbe*, resp. *bei allen Arten in gleicher Weise wechselnd.*“ LEVADITI will aber einen *durchgreifenden Unterschied* zwischen den Primäraffekten des Menschen und der Schimpansen einerseits und der niederen Affen andererseits annehmen. Letztere sollen „weniger ausgesprochen, flüchtiger und weniger induriert“ und bisweilen so uncharakteristisch sein, daß man nur durch Weiterimpfung und Spirochätennachweis eine Diagnosenstellung vornehmen könne. Auch NEISSER hat dies wiederholt beobachten können. Er deutet dies aber nicht als

Ausdruck einer verschiedenen Empfänglichkeit der einzelnen Rassen, sondern als *Folge anatomischer Differenzen der Impfstellen*, wobei das *Alter der Tiere* eine Rolle spielen soll. „Für die an den Augenbrauen-Primäraffekten beobachteten Differenzen scheint mir am wahrscheinlichsten das Alter (also das Ausgewachsensein der Tiere) und die damit verbundenen anatomischen Differenzen der Brauen der jungen und alten Tiere entscheidend zu sein. — Alte Tiere zeigen öfter sehr schöne, nach der Breite wie Tiefe gut entwickelte Indurationen, während die kleinen Tiere häufiger nur ganz kleine, papelartige, schuppende, distinkt stehende Efflorescenzen aufwiesen.“ Sehr wichtig für jeden, der mit Affen experimentiert, ist ferner das, was NEISSER weiterhin sagt: „Wir in Europa erhalten aber von manchen Arten fast nur jüngere, noch lange nicht ausgewachsene Exemplare (was man am besten bei männlichen Tieren aus der Entwicklung der Hoden feststellen kann) und so erklärt sich die Anschauung, daß manche Affenarten z. B. Mak. rhesus, cynomolgus usw. schwer impfbar und verhältnismäßig unempfänglich seien und nur unbedeutende Primäraffekte bilden könnten.“

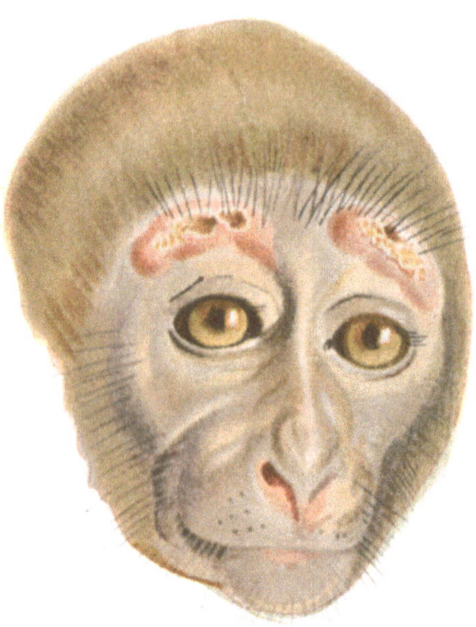

Abb. 5. Primäraffekte nach Impfung mit Kaninchenhodenpassagevirus (Cercocoebus fuliginosus). (Aus UHLENHUTH und MULZER, Atlas der experimentellen Kaninchensyphilis. Berlin: Julius Springer 1914.)

Für das wechselnde Aussehen und die Intensität der Primäraffekte macht NEISSER weiterhin den Umstand verantwortlich, daß bald größere, bald kleinere Spirochätenmengen in die Inokulationsstelle eingebracht werden und sich dort festsetzen können, also den *Spirochätenreichtum des Impfmaterials*. „Mir scheint bei weitem der wichtigste Faktor die Quantität der im Impfmaterial befindlichen Spirochäten für den Grad der Verimpfbarkeit und die Schnelligkeit der Entwicklung der Impfaffekte zu sein,“ sagt NEISSER bezüglich der Ursachen der verschiedenen Inkubationszeiten. Und weiterhin sagt er: „Impfungen mit menschlichem Material gelingen am sichersten, wenn man in ihm leicht und reichlich Spirochäten nachweisen kann. Floride progrediente Formen erweisen sich stets als inokulabler als ältere abheilende.“ Nach NEISSER ist, wie bereits erwähnt, auch die *Lokalisation* für das Aussehen des Primäraffektes von Bedeutung. „An den *Augenbrauen* bleiben die Primäraffekte, wenn nicht besondere Umstände hinzutreten, trockenschuppig, oder zeigen höchstens die charakteristische „gefirnißte“, dunkelglänzende Oberfläche.“ „An den *Genitalien* entwickeln sich leicht nekrotisch zerfallende, speckig belegte Geschwüre. — Die an den *Lidrändern* von THIBIERGE-RAVAUT erzeugten Primärläsionen begannen mit einem deutlichen, den ganzen Lidrand einnehmenden Ödem, aus dem sich ein erst akutentzündlicher, dann mehr chronisch dunkelroter Knoten (ganz wie bei der menschlichen Lidsklerose) entwickelte.“

Die Entwicklung der Primäraffekte gestaltete sich nach NEISSER in sehr vielen Fällen in der Weise, daß dem Bilde des typischen Primäraffekts eine *allmählich sich entwickelnde* entzündlich-schuppende „verdächtige" Infiltration vorausging. Diese Stellen verschwanden aber oft auch schnell wieder, ohne daß es zur Ausbildung eines typischen Primäraffektes kam, so daß nicht immer und ohne weiteres festgestellt werden konnte, ob es sich hier wirklich um einen „beginnenden Primäraffekt" gehandelt hat.

Daß typische Primäraffekte auch ganz *plötzlich* in Erscheinung treten können, wurde oben schon erwähnt.

Was den weiteren *Verlauf* des Primäraffektes betrifft, so bestehen nach NEISSER hier die weitgehendsten Verschiedenheiten: „Bald ungemein schnelles Verschwinden, bald monatelanges Persistieren; bald Abheilen ohne Excoriationen nur mit Schuppenbildung, bald ulceröser Zerfall mit wechselnder Neigung zu serpiginöser Ausbreitung und Narbenbildung; bald ausheilende Restitutio ad integrum, bald Atrophie mit und ohne Pigmentanomalien, bei denen wieder sowohl Hyper- wie Depigmentierung zur Beobachtung gelangten.

Hin und wieder folgten, durch einen kaum merklichen Zeitabschnitt getrennt, progrediente serpigino-papulöse Neubildungen, dann Abheilen des Primäraffektes."

Auch die Beobachtungen anderer Autoren (METSCHNIKOFF, ROUX, FINGER, LANDSTEINER, E. HOFFMANN) decken sich völlig mit diesen Angaben.

Einen diesbezüglich sehr charakteristischen Fall hat E. HOFFMANN beobachtet:

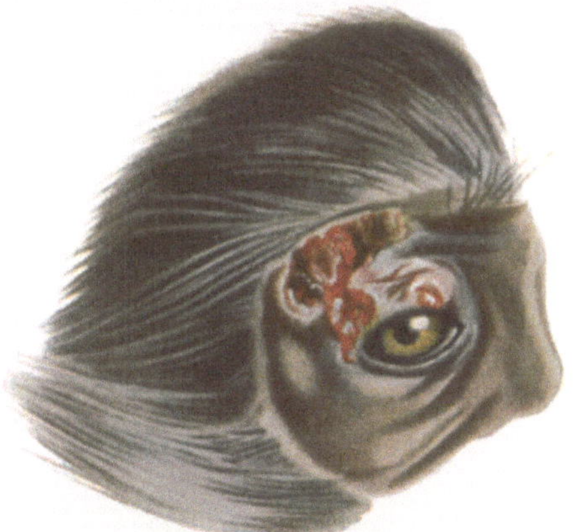

Abb. 6. Ulcerierter Primäraffekt des r. oberen Augenlides 37 Tage nach Impfung (Cercocoebus fuliginosus). (Aus E. HOFFMANN, Atlas.)

Am 18. Juni 1906 wurde ein Cercocoebus fuliginosus mit sehr spirochätenreichem Impfserum eines erst 8 Tage alten Primäraffektes an beiden oberen Augenlidern bis zu den Brauen hinauf, sowie an dem rechten oberen Lidrande innen und außen geimpft. Bereits am 29. Juni, also nach nur 11tägiger Inkubation, zeigte sich links ein kleines Knötchen, am 6. Juli auch rechts, dieses an der Augenbraue; dazu gesellten sich in den nächsten Tagen je eine Papel am rechten oberen Lidrand innen und außen. Alle diese Efflorescenzen wuchsen ziemlich schnell und verwandelten sich in mit Krusten bedeckte, von wallartigem Rande umgebene, indurierte Geschwüre (s. Abb. 6 vom 25. Juli 1906). Diese ulcerierten Syphilide nahmen weiterhin an Größe und Ausdehnung zu. Dazu trat über dem linken Processus zygomaticus eine isolierte linsengroße Papel auf (s. Abb. 7 vom 24. August 1906). Ende August umwuchs die Ulceration das rechte Auge fast ganz und breitete sich auch links noch weiter aus. Unter Behandlung mit Borsalbe stießen sich die Borken im Laufe des Septembers zum Teil ab, und es erfolgte allmählich die Überhäutung eines großen Teils der Ulcera. Hierauf trat ein sehr auffallender völliger Pigmentschwund ein, der auch am Orte der isolierten Papel über dem Jochbogen vor sich ging. An einzelnen Stellen, so besonders an den Brauen und unter dem rechten inneren Augenwinkel blieben noch Randgeschwüre bestehen (s. Abb. 8 vom 10. Oktober 1906). Unter zeitweiliger weiterer Behandlung mit Borsalbe heilten auch die Randgeschwüre, und es bildete sich am Orte der vorausgegangenen Infiltrate ein völliger, von serpiginösen Linien scharf begrenzter Pigment- und Haarschwund aus (s. Abb. 9 vom 7. November 1906).

Die geeignetste *Impfstelle* scheint nach dem bisher Gesagten *bei Affen* die Haut der Augenbrauen zu sein. „Höhere Affen können anscheinend an jeder beliebigen Stelle des Körpers erfolgreich geimpft werden; niedere anscheinend nur an Augenbrauen, Augenlidrändern und am Penis." Ob diese Behauptung NEISSERs so ohne weiteres Geltung hat, ist doch sehr fraglich. *Zweifellos aber gehen bei höheren Affen die Impfungen leichter und regelmäßiger an als bei niederen*

Affen. Hierauf hat ebenfalls NEISSER nachdrücklich hingewiesen. Es scheint, daß dies auch hier in erster Linie für die Stellen zutrifft, die man an sich schon als besonders empfänglich für die Haftung des syphilitischen Virus

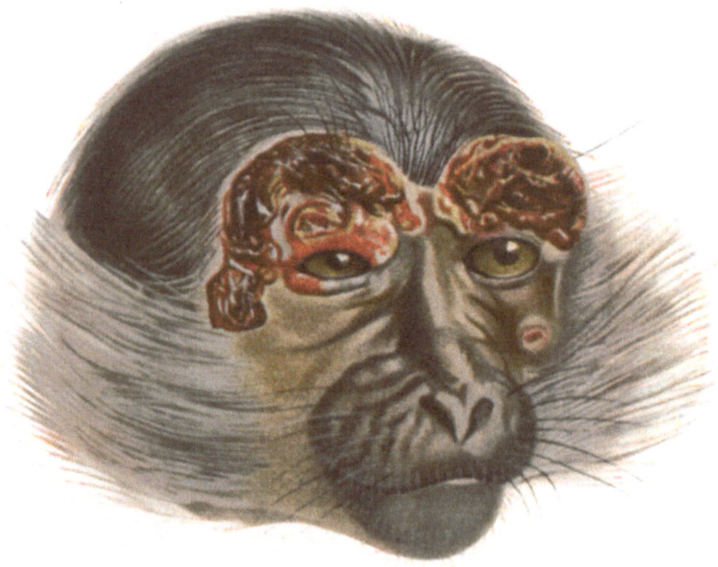

Abb. 7. Großer ulcerierter Schanker bei dem in Abb. 6 dargestellten Cercocoebus fuliginosus 9 Wochen nach der Impfung. (Aus E. HOFFMANN, Atlas.)

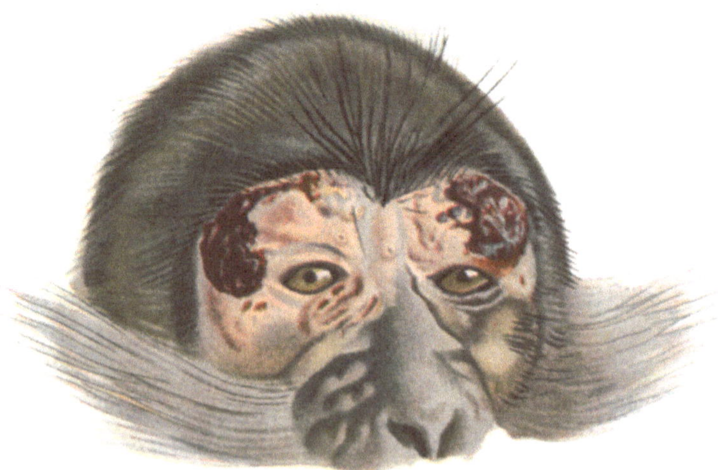

Abb. 8. Beginnende Depigmentierung und spezifische Randgeschwüre bei dem bereits Abb. 6—7 dargestellten Tier $3^2/_3$ Monate nach der Impfung. (Aus E. HOFFMANN, Atlas.)

ansieht, nämlich die *Augenbrauen*, die *Augenlidränder* und der *Penis*. Hier haben übrigens auch UHLENHUTH und MULZER nach cutaner Impfung mit Kaninchenhodenpassagevirus (17. Hodenpassage) eine *spirochätenhaltige Erosion* bei einem Cercocoebus hervorrufen können. E. HOFFMANN vermochte bei einem Hapale durch Impfung in die Umgebung der Vulva einen Primäraffekt in Form eines serpiginösen Geschwüres zu erzeugen. FINGER und LANDSTEINER konnten bei einem Cynocephalus einen Impfaffekt an der Bauchhaut erzielen, betrachten diesen Befund aber ebenfalls als eine Ausnahme der eben angeführten Regel.

Die Möglichkeit bei Affen auch an anderen Stellen der Haut als an den eben erwähnten prädisponierten Stellen primäre Haftungen des syphilitischen Virus hervorrufen zu können, scheint ganz ähnlich wie beim Kaninchen *in erster Linie von dem Impfmaterial abzuhängen.* Wie wir noch hören werden, gelang es ja auch beim Kaninchen lange Zeit nicht oder nur recht selten, Primäraffekte an anderen Stellen außer auf der Scrotalhaut zu erzeugen. Erst durch langjährige *Passagenvirulenzsteigerung und Anpassung des Virus* an den Tierorganismus, hier an das Kaninchen, war dies häufiger und regelmäßiger möglich.

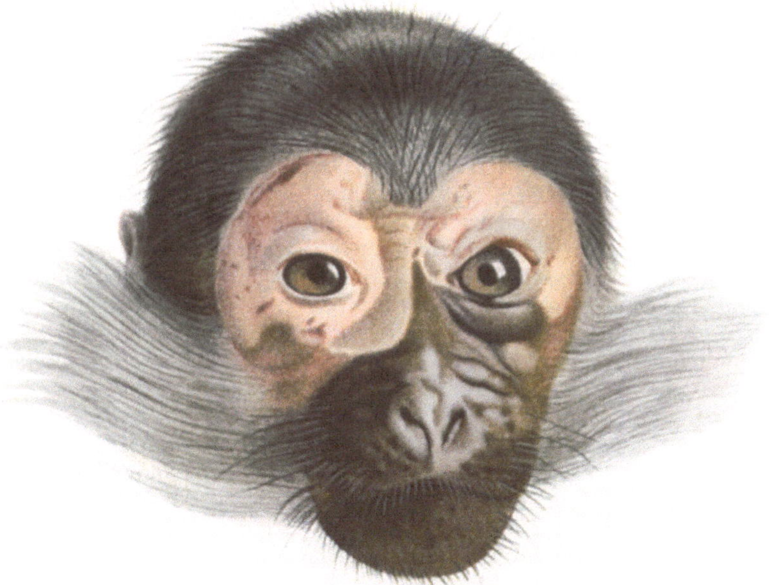

Abb. 9. Leukopathia syphilitica bei dem in Abb. 7 dargestellten Tier, $4^2/_3$ Monate nach der Impfung. (Aus E. HOFFMANN, Atlas.)

NEISSER, sowie die meisten Experimentatoren verfügen ja auch bei der Affensyphilis über *Passagevirus.* So konnte dieser das Virus von Tier zu Tier bis zur 24. Generation und HOFFMANN, wie NEISSER mitteilte, einen Hapalestamm bis zur 10. Generation fortimpfen, FINGER sogar einen Stamm von Affe zu Affe bis zur 50. Generation. Präzise Angaben, ob dabei eine Virulenzsteigerung beobachtet wurde, mit Verkürzung der Inkubationszeit usw. (s. Kaninchenpassagevirus) fand ich nirgends. Doch sprechen sich die Autoren dafür aus, daß eine *Virulenzabschwächung* bei diesen Impfungen von Affe zu Affe *nicht stattfindet.*

Differentialdiagnostisch kommen nach NEISSER hier die ersten Anfangserscheinungen *tuberkulöser Inokulationsprozesse* in Betracht. Dies ist für den Forscher recht zu beachten, da Tuberkulose bei Affen, zumal bei solchen, die hier in Europa gehalten werden, durchaus nicht selten ist. NEISSER schreibt diesbezüglich: „Die Erscheinungen an der Impfstelle treten 3—4 Wochen nach der Impfung auf. Im Beginn zeigte sich bei allen Tieren eine akutentzündliche, diffuse Schwellung; die Weiterentwicklung dagegen gestaltete sich nicht einheitlich.

Dann aber trat sehr rasch eine allmählich größer werdende seichte Ulceration auf, die sich etwa nach 1—2 Wochen in ein tiefes Ulcus mit ausgezackten, unterminierten Rändern und schmierigem Grunde umwandelte. Bei einem anderen Teil bildeten sich auf der gleichmäßig geschwellten Basis distinkte, kleine Infiltrate, die bald in kleinste, wie mit dem Locheisen ausgestanzte Geschwürchen übergingen, welche schließlich zu einer größeren Ulceration konfluierten. Endlich betteten sich bei einigen Tieren in die etwas entzündlich geschwellte Basis einzelne lupusähnliche, schuppende Knötchen ein, die keine Tendenz zu Ulceration und Konfluenz zeigten.

Diese tuberkulöse Natur der Hauterscheinungen wurde auch leicht durch den Nachweis von Tuberkelbacillen im Abstrich sichergestellt."

Methoden der Impfung.

A. NEISSER und seine Mitarbeiter haben stets cutan geimpft, und zwar in der Weise, daß sie *gründlich und tief scarifiziert* und *das Impfmaterial mindestens 5 Minuten lang in die Scarificationswunde eingerieben* haben. Wenn irgend möglich wurde das Tier 5—10 Minuten festgehalten, damit es sich nicht das Impfmaterial herauswischte oder -leckte. Dieser *cutanen* Impfmethode bedient man sich bei Affenimpfungen auch heute noch in erster Linie.

Andere Forscher scarifizieren die Epidermis nur *ganz oberflächlich* oder legen *subepidermidale Taschen* an, in die möglichst viel infektiöses Material einzubringen versucht wird. „Ich habe mich nicht überzeugen können, daß diese Methoden ein sicheres Haften bewirkten, und wir sind daher immer wieder zu unserer tiefen Scarificationsmethode zurückgekehrt" (NEISSER).

E. HOFFMANN scarifiziert ebenfalls zuerst, dann *kneift* er *mehrfach mit einer Klauenpinzette die Augenlidhaut* durch und reibt dann syphilitisches Sekret oder syphilitischen Gewebsbrei in die entstandenen Wunden und Taschen energisch und längere Zeit ein. Auch FINGER und LANDSTEINER haben bei ihren zahlreichen Affenimpfungen *tiefe Scarificationen mit Taschenbildung* vorgenommen.

Die Scarificationswunden heilen meist in ganz kurzer Zeit ab, so daß sich die Entwicklung der Primäraffekte in makroskopisch gesunder Haut abspielt. Störend wirken auch nach meiner Erfahrung die Wunden, die sich Affen beim Umherjagen in den Käfigen durch Anschlagen an die Gitter beibringen, und die sich meist gerade an den geimpften Gegenden vorfinden. Hier kann oft nur der mangelnde Spirochätennachweis die eigentliche Natur derartiger *traumatischer Affekte* sicherstellen.

Nach NEISSER gelingt eine syphilitische Infektion der Haut *auch ohne Eröffnung der Blutgefäße*, aber nur bei besonders disponierten Schimpansen. „Allerdings scheint eine um so intensivere tiefere Impfmethode notwendig, je weniger disponiert im allgemeinen eine Tiergattung für die Syphilis ist."

HOFFMANN und BRÜNING konnten aber bei niederen Affen auch durch Scarification der Cornea oder durch Impfung in die vordere Kammer eine *primäre syphilitische Keratitis* erzeugen. Daß eine derartige Haftung durchaus möglich ist, zeigen auch die zahlreichen Impfungen am Auge von Kaninchen, auf die ich später noch ausführlich zurückkommen werde.

Durch *einfaches Einreiben von virulentem Syphilismaterial auf die unverletzte Oberfläche der Tonsillen, Nasenschleimhaut* und *Conjunctiva* bekam NEISSER *niemals* einen Impfaffekt. Dagegen behauptet COZANET, daß das Syphilisgift *die gesunde Schleimhaut passieren* könne, allerdings *ohne Primäraffekte zu erzeugen*. Auch mit Trypanosomen sind Infektionen von der intakten Conjunctiva, Nasen- und Vaginalschleimhaut aus gelungen (RÖMER, STARGARDT, G. MARTIN und RINGENBACH). SCHELLAK will bei der Kaninchensyphilis ähnliche Befunde erzielt haben, worauf ich an anderer Stelle noch zurückkommen werde. Bei energischem Einreiben von syphilitischem Impfmaterial auf die unverletzte, nur vorsichtig *rasierte* Augenbraue hatte NEISSER einigen Erfolg. Es ist dies aber, wie NEISSER auch selbst anführt, wohl darauf zurückzuführen, daß durch das Rasieren doch trotz der makroskopischen Intaktheit Epithel- und Follikelläsionen entstanden sind.

Die *subcutane* Impfung *gelingt bei Affen viel schwerer* als die cutane und nur unter ganz besonderen Umständen. NEISSER ist der Ansicht, daß dies mit der Neigung zu Eiterungen im subcutanen Gewebe zusammenhängt. Würden, so meinte er, diese durch irgendwelche Maßnahmen, insbesondere durch wiederholtes Filtrieren des mit Kochsalzlösung verdünnten breiartigen Impfmaterials durch Mullschichten, vermieden, dann gelängen auch subcutane Impfungen. STEINER macht demgegenüber aber mit Recht darauf aufmerksam, daß hier nicht mit genügender Sicherheit festgestellt sei, ob die subcutanen Impfungen nicht trotz der Eiterung doch noch angegangen wären. „Außerdem ist darauf hinzuweisen, daß auch bei den subcutanen Impfungen sehr häufig in der Haut selbst kleine Primäraffekte auftreten können, die leicht übersehen werden können. Es ist ja doch wohl so, daß rein subcutanes Impfen sehr häufig nicht möglich ist, da allzu oft irgend etwas von dem Impfmaterial unbeabsichtigterweise in die Haut deponiert wird."

Daß *subcutane Impfungen bei Affen positive Impfergebnisse bzw. eine Generalisierung der Syphilis hervorrufen können*, beweisen auch die weiter unten noch ausführlicher zu erwähnenden Blutegelversuche von BÄRMANN. Auch TOMASCZEWSKI vermochte Affen subcutan zu infizieren, sogar mit spirochätenarmem Ausgangmaterial (tertiäre und maligne Syphilis).

Intravenöse Impfungen mit syphilitischem Virus hatten dagegen bei Affen *häufig Erfolg.* So konnte NEISSER damit bei 46 Versuchen 28 positive und 18 negative Resultate erhalten. Von 31 Versuchen mit einmaliger intravenöser Impfung waren 16 positiv, von 13 mit mehrfacher intravenöser Impfung 12 positiv. *Klinische* Erscheinungen einer Allgemeinsyphilis hat aber NEISSER bei diesen Tieren *nie* gesehen. Der Impferfolg wurde lediglich dadurch festgestellt, daß bei diesen geimpften Tieren nachträgliche cutane Impfungen nicht mehr angingen, und daß die inneren Organe dieser Tiere bei weiterer cutaner Verimpfung einen positiven Befund ergaben. UHLENHUTH und MULZER vermochten dagegen bei einem Cercopitheken durch intravenöse Impfung einer Aufschwemmung syphilitischen Kaninchenhodenmaterials eine *allgemeine Syphilis mit typischen circinären und impetiginösen Efflorescenzen* (zahlreiche Pallidae!), *Haarausfall* und *allgemeiner Drüsenschwellung* zu erzeugen (Abb. 10 und 11).

Der Wichtigkeit dieses Befundes wegen lasse ich das ausführliche Protokoll dieser Impfung hier folgen:

„Ein mittelgroßer Cercocoebus fuliginosus hatte am 8. November 1909 8 ccm einer spirochätenhaltigen Hodenemulsion (von Kaninchen 34, das mit Corneavirus von Kaninchen 10, 20. Hodenpassage, in die Hoden geimpft worden war) *intravenös* erhalten. Seit dem 15. Januar 1910 schien dieses Tier auffallend abgemagert. Am 22. Januar 1910, 75 Tage nach der Impfung, ergab sich folgender Befund: In der Gegend beider Augenbrauen und auf der linken Wange, auf der Haut der rechten Kieferhalsgegend und auf der rechten Schulter fanden sich papelähnliche, teils flache, teils mehr oder weniger erhabene linsengroße rundliche Efflorescenzen von gelb-bräunlicher Farbe; die Umgebung dieser Efflorescenzen war leicht entzündlich gerötet. Die Oberfläche dieser Papeln war mit grauweißen Schüppchen bedeckt, die ziemlich fest hafteten. Nach Abkratzen derselben erschien der Grund serös feucht und bräunlich glänzend. Hier und da capilläre Blutung. In dem durch die Quetschmethode gewonnenen Serum konnten wir mehr oder weniger zahlreiche typische Pallidae nachweisen. Ähnliche Papeln, oft nur stecknadelkopfgroß, insgesamt etwa 14, sah man auf den Streckseiten der Arme und Beine. Auch auf dem Kopf fanden sich neben zwei etwa markstückgroßen im Scheitel konfluierenden unregelmäßig begrenzten haarlosen Stellen zwei gleiche linsengroße Papeln. Desgleichen je eine an beiden Ellenbogen; hier fehlten ebenfalls in einer etwa talergroßen Fläche sämtliche Haare.

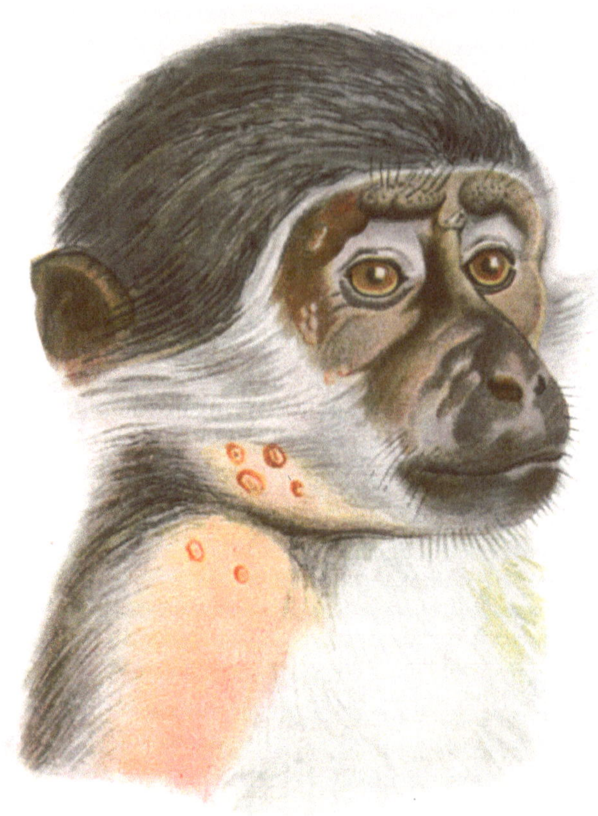

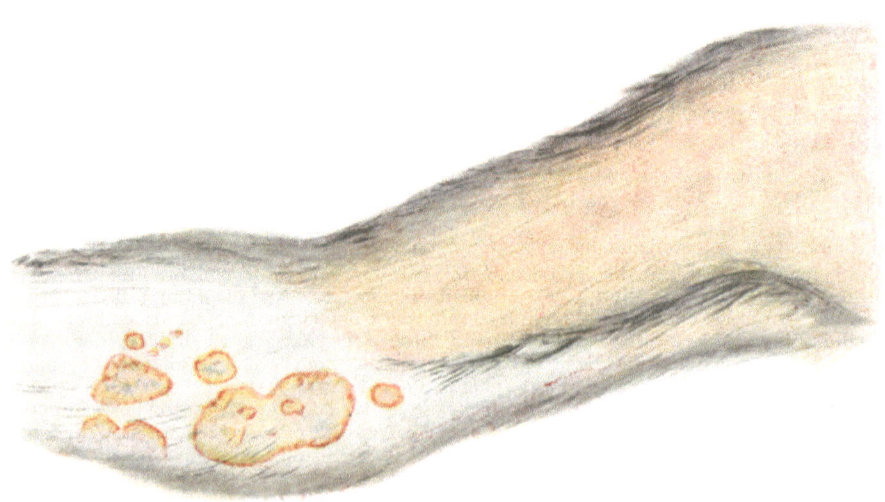

Abb. 10 u. 11. Papulöse u. papulo-circinäre Efflorescenzen bei einem mit Kaninchenhodenpassagevirus intravenös geimpften Cercocoebus fuliginosus, 75 Tage nach der Impfung. (Aus UHLENHUTH und MULZER, Atlas.)

In der Ellenbeuge beider Arme waren mehrere Herde entstanden, die einem papulocircinären Syphilid des Menschen glichen. Sie wurden gebildet durch einen etwa 2 mm breiten Saum, der sich aus verschiedenen Bogenlinien zusammensetzte. Dieser etwas erhabene Saum war mit feinen weißgrauen, ziemlich festhaftenden Schüppchen bedeckt. Kratzte man diese mit dem Messer ab, so blutete der bräunlich glänzende Untergrund in der Regel nicht. Durch Zusammendrücken der Haut an dieser Stelle trat ein Tropfen seröser Flüssigkeit zutage, in der sich mehr oder weniger zahlreiche typische Pallidae fanden. Die Randlinie zeigte einen schmalen, leicht geröteten entzündlichen Saum, während das Innere der Herde, außer einer kleinen Farbendifferenz, vollkommen normale Haut aufwies. In der Nähe dieser Herde fanden sich einige etwa stecknadelkopfgroße Papeln. Ähnliche Herde sah man auf der Innenfläche des linken Unterschenkels.

Es bestand eine Scleradenitis universalis: Beide Cubitaldrüsen waren hart und etwa erbsengroß, ebenso einige Achseldrüsen und die Maxillar- und Nackendrüsen; von den Leistendrüsen waren beiderseits 3—4 Drüsen bis über Erbsengröße rosenkranzartig geschwollen und deutlich zu sehen und zu fühlen.

Im strömenden Blute ließen sich keine Spirochäten nachweisen; das Serum reagierte nach WASSERMANN positiv.

Diese Hauterscheinungen blieben etwa 10 Tage unverändert bestehen, bildeten sich aber dann in der Folgezeit langsam zurück. Nach weiteren 14 Tagen etwa waren fast alle Efflorescenzen ohne Narbe geheilt. Mit kleinen Stückchen einer exzidierten Hautpapel waren drei Kaninchen in den linken Hoden geimpft worden. Bei einem derselben trat nach 6 Wochen ein typischer Primäraffekt der Scrotalhaut mit schwielenartigen spirochätenhaltigen Verdickungen der Tunica auf."

UHLENHUTH und MULZER legen diesem Ergebnis mit Recht eine große Bedeutung bei. „Nach diesen für die Syphilisforschung prinzipiell wichtigen Versuchen ist es uns also gelungen, menschliches Virus — denn das zur intravenösen und cutanen Impfung der Affen verwendete Kaninchenhodenmaterial stammte ursprünglich von einem syphilitischen Menschen und war durch Tierpassagen weitergeführt worden — auf Kaninchen und von da auf Affen und wiederum zurück auf Kaninchen zu verimpfen und jedesmal nach einer für Syphilis charakteristischen Inkubationszeit gleichartige typische, durch den regelmäßigen Nachweis der Spirochaeta pallida, wie durch den histologischen Befund gesicherte syphilitische Krankheitsprodukte zu erzeugen."

Impfungen *in die Hoden* von Affen hat NEISSER zahlreiche ausgeführt. In einer Seite spaltete er den Hoden und rieb die Schnittfläche intensiv mit Virusmaterial ein. Von 5 Versuchen verliefen insofern 2 positiv, als das eine Tier vergeblich mit gutem Material reinokuliert wurde, während die Organe des anderen sich bei der Verimpfung als deutlich infektiös erwiesen. In einer späteren Reihe injizierte NEISSER ganz dünne Breiflüssigkeit in das Gewebe des Hodens. Auch hierbei hatte er wiederholt positive Befunde.

HÜGEL berichtet über eine ganz besonders reichliche Spirochätenvermehrung, die er im Hodengewebe von geimpften Rhesusaffen konstatieren konnte. HOFFMANN hat in Gemeinschaft mit LÖHE bereits 1908 menschliches syphilitisches Saugserum in die Hodensubstanz niederer Affen injiziert und danach ganz charakteristische papulöse Syphilide sowie Schleimhautpapeln auftreten sehen.

Ganz ähnliche Befunde hat später LÖHE durch Einimpfen syphilitischen Materials *in die Mammae* niederer Affen erzeugen können.

Daß eine primäre Haftung des syphilitischen Virus in Form von Iritis und Keratitis auch bei Affen nach *cornealer Impfung*, bzw. nach *Impfung in die vordere Augenkammer* gelingt, habe ich bereits bemerkt. IGERSHEIMER erwähnt, daß auch SALMON 1905 bei der Inokulation einer syphilitischen Papel eines Menschen auf das Auge eines Makaken am 33. Tag eine typische Iritis und ein Randinfiltrat der Cornea erhalten habe, in dem sich histologisch reichlich mononucleäre Zellen und eine Endarteriitis fanden. Zu erwähnen ist hier noch, daß nach STEINER auch BERTARELLI mit einem Kaninchenhornhautvirus (5. Passage) Übertragungen in die vordere Augenkammer von niederen Affen

(Makak. cynomolgus) mit positivem Erfolg vorgenommen und auch Rückimpfungen der erkrankten Affenhornhaut auf die Kaninchenhornhaut erzielt hat.

Auch *intraperitoneale* Impfungen hat NEISSER mehrfach vorgenommen. Sie verliefen stets *ergebnislos.* Dagegen will BERTARELLI mit Kaninchenhornhautpassagevirus (4. Passage) einen Makakus intraperitoneal infiziert haben (zitiert nach STEINER).

Lymphdrüsenimpfungen durch Spaltung der Drüsen und Einreiben der auf diese Weise freigelegten Flächen mit Virusmaterial hat NEISSER zweimal ohne Erfolg ausgeführt, desgleichen verliefen Impfungen *in die Innenfläche der Vena femoralis,* die NEISSER ebenfalls vornahm, negativ.

Generalisierte Impfsyphilis der Affen.

Anfänglich schien es, als ob *nur bei Affen höherer Ordnung* eine Generalisierung des syphilitischen Virus möglich wäre. So sahen METSCHNIKOFF und ROUX ausgeprägte Sekundärerscheinungen der Haut nur bei Schimpansen, und zwar 19—20 Tage nach dem Primäraffekt, auftreten. Bei 120 Makaken und Pavianen beobachteten sie niemals derartige Symptome. Man glaubte, um nicht mit NEISSER zu sagen, man *hoffte,* daß bei den niederen Tieren die Syphilis lokalisiert bliebe, bzw. in „einer abgeschwächten" Form — „Syphilis atténuée" LEVADITIS — auftrete, mit der man vielleicht eine Schutzimpfung beim Menschen erzielen könne.

„Das Experiment lehrte aber", wie NEISSER sich ausdrückt, „daß *auch bei den niederen Affen eine Allgemeindurchseuchung mit Syphilis sich vollzieht mit all ihren typischen konstitutionellen Folgen.*"

Vor allem konnte NEISSER schon frühzeitig nachweisen, daß das *Blut* und die *inneren Organe* von Affen, die lediglich primäre bzw. lokale Impfaffekte darboten, mit Erfolg auf gesunde Affen verimpft werden können. Er verimpfte im wesentlichen nur Milz, Knochenmark, Leber und Hoden und Ovarien. Am regelmäßigsten scheinen ihm *Milz, Knochenmark, Leber* und *Hoden* infektiös zu sein.

NEISSER verwendete zu derartigen Impfungen anfangs nur Gewebsstückchen, die er aus dem Organ herausschnitt und rieb damit die scarifizierten Augenbrauen ein. Später stellte er sich durch Zerschaben der ganzen Organe oder aus mehreren zusammen eine große Menge Brei her und rieb diesen in immer erneuten Portionen in die Scarificationswunden ein. Damit will er dann viel häufiger positive Impfresultate erzielt haben. Er ist der Meinung, daß, je größer die Organe, desto geringer die Chancen sind, erfolgreiche Verimpfungen zu erhalten. „Da keinesfalls eine wirkliche Durchsetzung der inneren Organe mit Spirochäten bei akquirierter Syphilis besteht, so hat man tatsächlich bei ganz kleinen Organen kleiner Tiere mehr Aussicht, das verhältnismäßig spärliche Virus durch den Inokulationsversuch nachzuweisen, als bei den größeren Lebern und Milzen, z. B. des Orang-Utans."

Was den *Zeitpunkt* betrifft, innerhalb dessen derartige positive Organimpfungen von mit — menschlichem oder tierischem (sog. „Passagevirus") — syphilitischem Material geimpften Affen möglich ist, so ergab sich für NEISSER als *frühester Termin* 11 Tage, als *spätester* noch 785 Tage nach der Impfung. „Jedenfalls ist erwiesen, daß *Organverimpfungen schon möglich sind zu einer Zeit, in der der Primäraffekt noch nicht ausgebildet, ja in vielen Fällen noch gar nicht einmal angedeutet ist.*"

Bemerkenswert ist, daß NEISSER bei diesen seinen Versuchen feststellen konnte, daß die *Hoden* sich hin und wieder infektiös erwiesen, wo Milz und Knochenmarkimpfungen versagten. „Es wäre denkbar, daß die Hoden ganz besonders gern und lange als Depot des Virus funktionierten", eine Anschauung von NEISSER, die später durch die experimentelle Kaninchensyphilis, insbesondere durch die Versuche von EBERSON (S. 168), völlig bestätigt worden ist.

Mit *Leberbrei* hatte NEISSER in $55^0/_0$ der Fälle positiven Erfolg, desgleichen wiederholt auch mit Ovarien, während Verimpfungen von Lungen, Nieren, Nebennieren, Gehirn und Rückenmark niemals von Erfolg begleitet waren.

NEISSER rät bei derartigen Impfungen *stets eine größere Zahl von Tieren in den einzelnen Impfversuch einzusetzen.* Bezeichnend sei, daß hierbei immer nur ein Teil der mit ein und demselben Organbrei geimpften Tiere einen Primäraffekt bekämen, also positiv angingen, woraus er schließt, daß *die Durchsetzung der einzelnen Organe mit dem Virus anscheinend keine gleichmäßige und eine nur wenig reichliche ist.*

Blut hat NEISSER im ganzen 92mal verimpft. Davon waren 82 Versuche positiv, die jedoch teilweise als nicht ganz einwandfrei zu bezeichnen sind; 6 galten als ganz sicher. Als Impfart verwendete er die cutane, intravenöse und die subcutane. Am zweckmäßigsten scheint ihm die intravenöse und evtl. die subcutane zu sein.

Hier sind auch zu erwähnen die *Spirochätenbefunde in den inneren Organen mit Syphilis geimpfter Affen.* So konnte schon bald nach der Entdeckung des Syphiliserregers SCHAUDINN selbst Pallidae in Milz und Knochenmark bei einem Makaken 7 Monate nach der Impfung nachweisen. ZABOLOTNY fand solche in der Milz von Cynocephalus Babouin und PROWAZEK will einmal in Milzausstrichen von geimpften Affen eine kurze, nicht sehr deutliche Spirochäte gesehen haben. In den nach LEVADITI versilberten Schnitten durch einen Makakushoden wurden in zwei Fällen Spirochäten festgestellt.

Klinische oder histologisch erkennbare Erkrankungen der inneren Organe bei mit Syphilis geimpften Affen hat NEISSER *nicht beobachtet*; nur hin und wieder sah er *Milzhypertrophie.* ZABOLOTNY sah einmal stark gewuchertes Bindegewebe der Milz, in dem er, wie soeben bemerkt, Spirochäten nachweisen konnte. Von einer *Lebersyphilis* berichtet außer ihm noch SEZARY. MILHIT, der die Lebern syphilitisch infizierter Schimpansen histologisch untersuchte, fand hier nie Spirochäten, dagegen eine Reihe von Veränderungen (kleinzellige „embryonäre" Knötchen, Erweiterung und Sklerose der Blut- und Lymphgefäße), die er als Zeichen eines spezifischen Krankheitsprozesses auffaßt. Über *Aortenerkrankungen* berichtet BOVARY, der zuweilen Sklerosen in der Aortenwand bei experimentell syphilitisch gemachten Affen sah, Veränderungen, die sich von den durch Adrenalin ebenfalls künstlich erzeugten atheromatösen scharf unterscheiden sollen (s. auch die einschlägigen Befunde von NEUBÜRGER bei der experimentellen Kaninchensyphilis, S. 188).

Lymphdrüsenerkrankungen bei mit syphilitischem Virus geimpften Affen.

Bezüglich der für den Verlauf der menschlichen Syphilis so außerordentlich charakteristischen *allgemeinen Drüsenerkrankungen* meint NEISSER, daß diese bei *niederen* Affen in vivo meist schwer auffindbar seien; „hin und wieder konnten sie nach dem Tode herauspräpariert und zu positiven Impfungen verwendet werden.

Allgemeine Drüsenschwellungen haben wir bei Cynomolgi meist nicht konstatieren können; nur einmal finde ich bei einem Cynocephalus notiert: Schwellungen in den Achseln, unter dem Kinn und in der Inguinalgegend. Eine Drüse wurde verimpft; das Resultat war zwar suspekt, aber nicht absolut klar."

Bei *höheren* Affenarten scheint NEISSER *regelmäßig erkrankte Drüsen* gefunden zu haben, denn er schreibt: „Drüsen, sowohl primäre wie sekundäre, haben wir mehrfach und mit Erfolg geimpft."

Daß aber doch *auch bei niederen Affen allgemeine Lymphdrüsenschwellungen* vorkommen, zeigen diesbezügliche Angaben von Hoffmann, Löhe (S. 133), sowie von Uhlenhuth und Mulzer (S. 129).

Sekundär-syphilitische Erscheinungen der Haut und Schleimhäute.

Metschnikoff und Roux haben bei Schimpansen unter 22 Versuchstieren bei acht *disseminierte papulöse Haut- und Schleimhautformen* beobachtet. „Natürlich ist dabei zu berücksichtigen, daß sehr viele Schimpansen vorzeitig vor dem Termin, an dem Allgemeinerscheinungen hätten auftreten können,

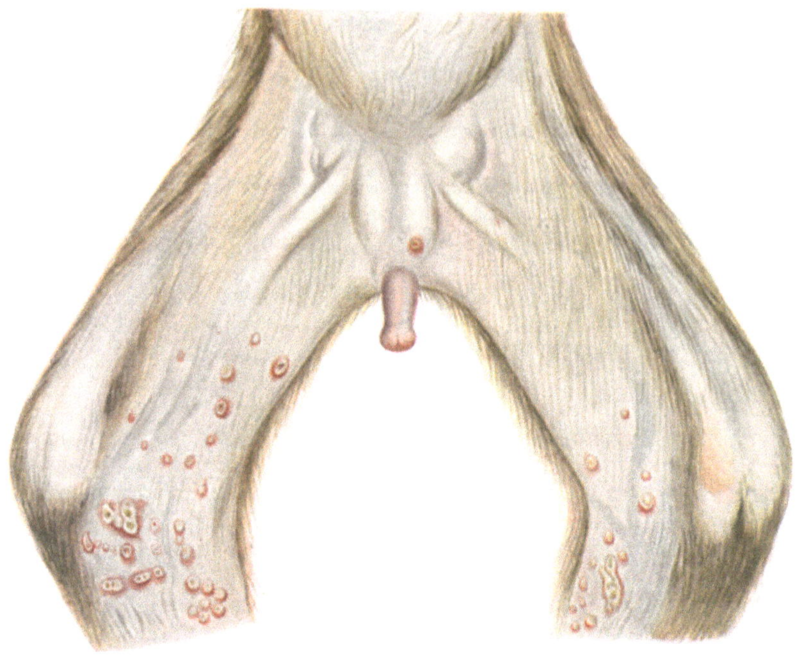

Abb. 12. Sekundäres Exanthem bei einem niederen Affen (Cercocoebus fuliginosus); geimpft 28. III. 1908 in den linken Hoden; danach kleine Erosion am Stichkanal, leichte Schwellung des linken Hodens und der Inguinaldrüsen und von Mitte Juni 1908 an auch papulöses, zum Teil varioliformes Exanthem, besonders an den Beugeseiten der Extremitäten und im Gesicht, daneben auch Papeln am Praeputium.
(Nach einer Originalzeichnung aus der Sammlung von Professor E. Hoffmann-Bonn.)

gestorben sind. Wahrscheinlich wäre ohne solche Zwischenfälle die Zahl der „sekundär“ gewordenen Schimpansen viel größer geworden“ (Neisser).

Neisser selbst sah *papulöse Exantheme auf Haut- und Schleimhaut* mehrfach bei Gibbons und auch dreimal bei Orang-Utans.

Der spezifische Charakter dieser Haut- und Schleimhauteruptionen wurde von Neisser wiederholt dadurch festgestellt, daß er Stückchen von ihnen mit positivem Erfolg weiter impfen konnte.

Neisser erwähnt, daß Metschnikoff neben solchen typischen Exanthemen bei zwei Schimpansen auch ein reichliches *ulcerierendes Exanthem*, vielleicht durch sekundäre Mischinfektion bedingt, beobachtet hat.

„Diesen Befunden an höheren Affen gegenüber steht die Tatsache, daß bei allen niederen Affenarten disseminierte Syphilide nur ganz selten beobachtet worden sind.“ Neisser spricht sich in dieser Weise aus, da er unter den vielen Hunderten von niederen Affen (Cynomolgi, Nemestrini, Cercopitheken, Cynocephalen), die er mit Syphilis geimpft hatte, nur einmal ein Exanthem beobachtete, das er mit gutem Gewissen als syphilitisch erklären konnte. „Freilich sahen auch wir, ebenso wie KLEBS, MARTINEAU, NEUMANN, SIEGEL, HÜGEL, SCHERESCHEWSKY, KRAUS-VOLK, HEUCK hin und wieder Defluvium und disseminierte papulo-squamöse, oft auffallend annuläre Eruptionen; aber nur einmal gelang es, in ihnen Spirochäten zu finden. Nach unseren Erfahrungen ist es jedenfalls ganz unmöglich, auf rein klinischem Wege die Differentialdiagnose zwischen den so häufigen ekzemartigen und papulo-krustösen Exanthemen und Syphilis zu stellen. Ohne Abimpfung und Spirochätennachweis ist demgemäß jede derartige Behauptung in der Luft schwebend" (NEISSER).

Ebenso wie NEISSER konnten auch METSCHNIKOFF, FINGER-LANDSTEINER und KRAUS, sowie TSCHLENOFF nie bei niederen Affen sichere disseminierte sekundäre Erscheinungen beobachten.

Anders E. HOFFMANN! Dieser Forscher sah bei zwei in die Hoden mit menschlichem syphilitischen Saugserum geimpften *niederen* Affen *ganz charakteristische papulöse Exantheme* auftreten, deren spezifische Natur sich durch den Nachweis der lebenden und gefärbten Spirochaeta pallida und Überimpfung auf andere Tiere völlig sicherstellen ließ. „Diese Exantheme, welche auch Gruppierung (annuläre und satellitenforme Anordnung) und pustulöse oder varioliforme Beschaffenheit zeigten, waren über Gesicht, Rumpf und Extremitäten mit Bevorzugung der Beugeseiten verbreitet und erschienen so charakteristisch, daß sie auch klinisch nicht anders gedeutet werden konnten, zumal sie ca. 12 bis 13 Wochen nach der Infektion auftraten und von Drüsenschwellungen begleitet waren" (Abb. 12).

Später gelang es LÖHE, ähnliche Erscheinungen durch Impfung in die Mammae niederer Affen hervorzurufen.

Hierher gehört dann noch der bereits Seite 127 beschriebene Fall von UHLENHUTH und MULZER, die bei einem intravenös geimpften Cercopitheken ausgebreitete Hauterscheinungen und Papeln beobachten konnten.

Aus all diesen Beobachtungen muß es, wie HOFFMANN bemerkt, „als feststehend betrachtet werden, daß *allgemein verbreitete sekundäre Syphilide nicht nur bei anthropomorphen, sondern auch bei niederen Affen* schon 12—13 Wochen nach der Infektion *vorkommen können*".

MULZER und NOTHHAAS haben vor kurzem über einen *Fall von ausgedehnter Mikrosporie der Haut bei einem mit syphilitischem Virus geimpften Affen* berichtet. Dieser, ein Rhesusaffe, war am 30. Juni 1925 *mit breiten Kondylomen* aus der Genitalgegend einer rezentsyphilitischen Patientin *an den Augenbrauen geimpft* worden. In der Folgezeit traten keinerlei syphilitische Manifestationen auf, auch wiederholte Lumbalpunktionen ergaben bis 21. August 1925 ein völlig negatives Resultat.

Am 31. August 1925 fanden sich aber an den verschiedensten Körperstellen, hauptsächlich am Gesicht, an beiden Seiten des Rumpfes und Rückens, sowie an den Streckseiten der hinteren Extremitäten, an den Beugeseiten der Vorderfüße, sowie in der Kniegegend *zahlreiche, bis pfenniggroße, papelähnliche, teils isolierte, teils unregelmäßig gruppierte Efflorescenzen von hellbraunroter Farbe* (Abb. 13 u. 14). Sie waren nur *wenig infiltriert,* die Oberfläche war meist mit kleinen, festhaftenden gelblich bräunlichen Schuppenborken bedeckt, aber stellenweise auch *glatt und glänzend.* Nach Entfernung der Schuppen und borkigen Auflagerungen trat eine oberflächliche, hier und da leicht nässende *Erosion* zutage von braunschinkenroter Farbe. Verschiedentlich bestand eine ausgesprochen *ringförmige, bzw. circinäre Anordnung dieser Efflorescenzen, so daß beide Autoren glaubten, mit Sicherheit ein syphilitisches Exanthem feststellen zu können.* Dazu kam noch, daß die *Leistendrüsen* beiderseits erbsengroß und die Achseldrüsen, sowie die Cubitaldrüsen fast bohnengroß sicht- und tastbar waren, allerdings eine etwas weichere Konsistenz darboten, als man sie sonst bei

Syphilis zu sehen gewohnt ist. Das *Exanthem* war ganz *außerordentlich charakteristisch* und entsprach insbesondere in seinen circinären Formen ganz dem Hautsyphilid, das UHLENHUTH und MULZER bei einem mit syphilitischem Kaninchenvirus intravenös geimpften Cercocoebus fuliginosus beobachtet haben (Abb. 10 u. 11).

Etwas weniger charakteristisch waren indes die Stellen an den Knien. Hier fehlte jedes Infiltrat, die mehr braungrauen Auflagerungen waren stärker und uneben und glichen mehr psoriatischen Schuppen.

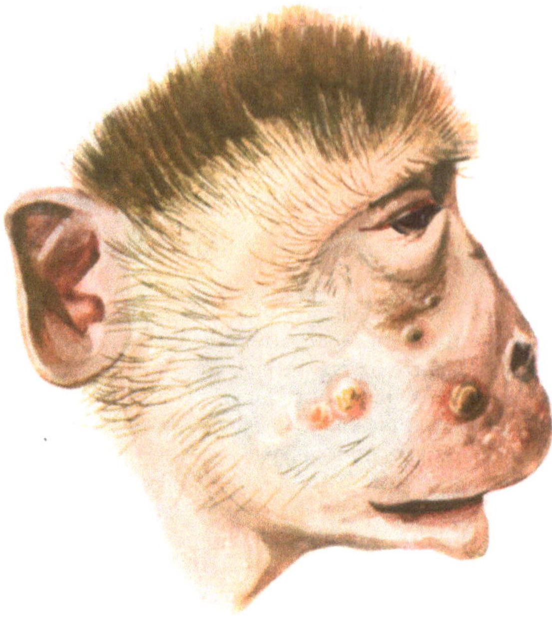

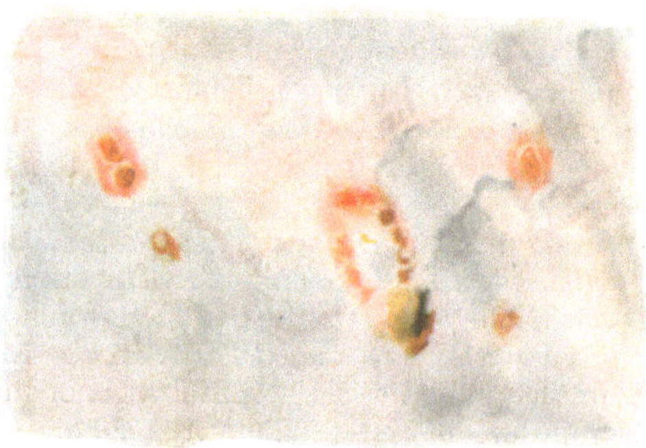

Abb. 13 und 14. Hautmikrosporie bei einem mit syphilitischem Virus anscheinend erfolglos geimpften Affen. (Originalzeichnung.)

Ein etwa talergroßer, völlig haarloser, scharf begrenzter Herd an der hinteren Thoraxhälfte, der fast ganz mit festhaftenden, stecknadelkopfgroßen, runden, weiß bis weißgelblichen trockenen Schüppchen bedeckt, an den schuppenfreien Stellen mäßig infiltriert, gerötet und leicht lichenifiziert war, erweckte aber den Verdacht, daß bei diesem Affen gleichzeitig auch eine *Trichophytie* bestehen könnte. Tatsächlich fanden sich auch in den Schuppen dieses Herdes sowie eines ganz analogen, der an der linken unteren Thoraxpartie etwas weiter kranial saß, *massenhaft Pilzsporen.*

Die gleichen Pilzsporen fanden *sich nun wider Erwarten auch in fast allen papulösen Efflorescenzen und circinären Herden. Nirgends* ließen sich hier, nach Ablösen der Schuppen und borkigen Auflagerungen, *Spirochäten* nachweisen. Auch im *Punktionssaft der Drüsen* fanden sich *nie Spirochäten.*

Histologisch waren *nirgends irgendwelche syphilitische Prozesse* nachweisbar. Spirochäten waren weder im Preßsaft noch im Schnitt der Efflorescenzen zu finden. Aus Schuppen der Stellen im Gesicht, an den Extremitäten, am Rücken und am Bauch gelang es PLAUT-Hamburg mittels des KRALschen Verfahrens eine Kultur der Pilze herzustellen und sie als eine *Abart des Microsporon Audouini* zu identifizieren.

Mithin handelte es sich hier um eine *ausgebreitete Mikrosporie der Haut, die unter dem Bilde eines syphilitischen Exanthems bei einem niederen Affen verlief.*

MULZER und NOTHHAAS schließen diese ihre Mitteilung folgendermaßen:

„Wir veröffentlichen diesen Befund bei diesem Affen indes hauptsächlich deshalb, weil er *differentialdiagnostisch* von höchster Bedeutung ist. Wenn auch, seitdem UHLENHUTH und MULZER nachgewiesen haben, daß bei Einhaltung einer gewissen Impftechnik und bei passagerer Virulenzsteigerung des Impfmaterials das Kaninchen so gut wie regelmäßig mit Syphilis infiziert werden kann, dieses zum eigentlichen Versuchstier auch für kleinere Laboratorien und Forschungsstätten geworden ist, so wird in größeren Laboratorien doch immer mehr oder weniger viel auch mit niederen Affen gearbeitet. Wie wir bereits weiter oben erwähnten, kann aber diese von uns wohl zum ersten Male beobachtete ausgedehnte Hautmikrosporie so sehr einem syphilitischen Exanthem gleichen, daß verhängnisvolle Fehldiagnosen möglich sind. Auf diese aufmerksam machen soll diese unsere heutige Mitteilung."

Dieser Affe war aber trotzdem syphilitisch!

Am 10. September 1925 wurde er in einem äußerst kachektischen Zustande *getötet* und ein *Leber-Milz-Knochenmarkbrei* auf Kaninchen Nr. 73 und 100 (rechts in den Hoden, links subscrotal) *verimpft.* Der Liquor des Affen, sowie der beiden Kaninchen war an diesem Tage ohne Befund. Kaninchen Nr. 100 starb nach 24 Stunden. Am 15. Oktober 1925 zeigte Kaninchen Nr. 73 links eine *kirschgroße Orchitis circumscripta,* rechts eine *erbsengroße Periorchitis* am unteren Pol *mit positivem Spirochätenbefund.* Beide Erscheinungen heilten in der Folgezeit ziemlich rasch ab.

Durch diesen Befund war damit *bewiesen*, daß es *auch beim Affen eine chronisch symptomlos verlaufende Infektion* gibt im Sinne der besonders von Kolle bei syphilitischen Kaninchen beschriebenen „*stummen Infektion*".

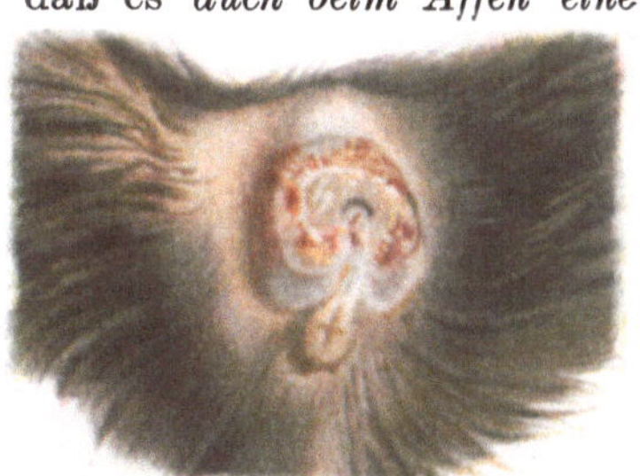

Abb. 15. Ulcero-serpiginöses Geschwür an der Vulva bei Hapale Jachu, 52 Tage nach der Impfung. (Aus E. Hoffmann, Atlas.)

Worms hat dann ebenfalls eine solche „stumme Infektion" bei einem *Affen* nachgewiesen, und zwar durch erfolgreiche *Drüsenverimpfung* auf Kaninchen.

Im Juli 1925 hatte er zwei Rhesusaffen in der Gegend der hinteren Augenbrauenbögen mit dem Nichols-Stamm (s. S. 296) mittels Glascapillarscarification geimpft. „Trotz eingehendster Beobachtung waren im Gegensatz zu den erkrankten Kontrollkaninchen bei keinem der beiden Affen irgendwelche Erscheinungen festzustellen." $6^1/_2$ Monate nach der Impfung wurden bei dem einen dieser Affen und vier Wochen später bei dem anderen eine nicht vergrößert erscheinende Leistendrüse exstirpiert und subscrotal auf je drei Kaninchen verimpft. „Von den drei Kaninchen des ersten Affen zeigte 7 Wochen nach der Impfung ein Tier außer deutlicher Schwellung der beiderseitigen Leistendrüsen eine starke Vergrößerung des mit der Scrotalhaut verlöteten, implantierten Drüsenstückes, das im Punktat reichliche Pallidae erkennen ließ und in weiteren 14 Tagen zu einem haselnußgroßen Tumor mit fünfpfennigstückgroßem Schanker ausgewachsen war." Die beiden anderen Kaninchen dieser Gruppe zeigten keine Erscheinungen.

Hoffmann bemerkte übrigens seinerzeit noch, daß er auch *metastatische Lymphdrüsen- und Hodenerkrankungen* bei allgemein - syphilitischen Affen gesehen habe, sowie auch *Enantheme* (Papeln der Mund-, Conjunctival- und Genitalschleimhaut). Er erwähnt auch, daß Zabolotny, R. Kraus, Schereschewsky und andere schon früher bei niederen Affen sekundäre Roseolen oder Papeln gesehen haben wollen, die indes „keineswegs überzeugend" waren. Ferner, daß er selbst schon früher öfter auch bei geschlossenen Primäraffekten „vereinzelte Papeln auftreten sah. Sogar bei amerikanischen Seidenäffchen, die nach Angaben von Metschnikoff für Syphilis absolut empfänglich sein sollen, beobachtete Hoffmann außer den schon früher erwähnten Primäraffekten an den Impfstellen manifeste sekundäre Erscheinungen, und zwar nicht nur *circinäre und ulceröse Syphilide* (Abb. 15), sondern auch *Conjunctiva-*

papeln (Abb. 16) und *spirochätenhaltige Hodenschwellung*. GROUVEN sah bei einem in die Augenbrauengegend geimpften Makakus rhesus über zwei Jahre nach der Impfung ein *ausgebreitetes Exanthem geschlossener und erodierter Papeln* in der ganzen Bauchgegend entstehen. In der Inguinalgegend traten die Papeln zu *beetartigen, kondylomatösen Wucherungen* zusammen. Starke Leistendrüsenschwellungen waren nachweisbar. Bei 8 Makaken konnte er weiterhin zweimal Sekundärexantheme finden. Ferner sind hier die Blutegelversuche von BÄRMANN zu erwähnen. Zwei Affen, die mit dem Blute von Blutegeln, welche auf frische Primäraffekte und nässende Papeln gesetzt worden waren und sich vollgesogen hatten, subcutan geimpft worden waren, bekamen *Haarausfall an Brust, Bauch und Oberschenkeln* und an den haarlosen Stellen *makulo-papulöse Efflorescenzen*, in denen sich Spirochäten nachweisen ließen.

Auch *Knochenveränderungen* wurden gelegentlich bei mit Syphilis geimpften Affen beobachtet. So sah HOFFMANN eine *Caries sicca des Schädels* bei einem geimpften Makakus rhesus. NEISSER fand bei seinen in Breslau daraufhin untersuchten Tieren, meist Cynocephali und Cercopitheci, hin und wieder *an den Rippen periostale Lockerungen und Ablösungen*. ZABOLOTNY sah einmal im Nasensekret bei Erkrankung der Nasenknochen Spirochäten.

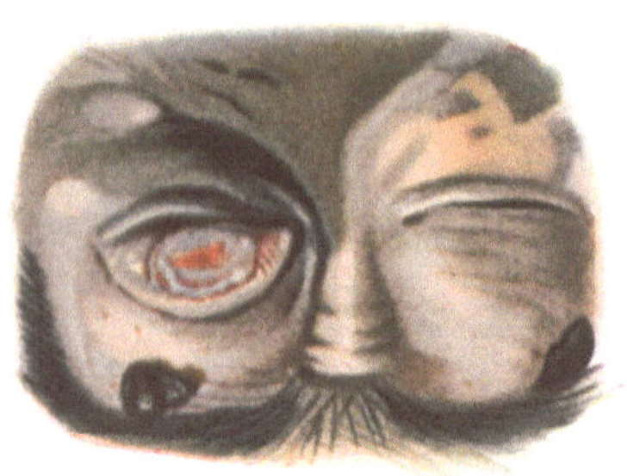

Abb. 16. Schleimhautpapel der Conjunctiva bei dem in Abb. 11 dargestellten Affen, 5 Monate nach der Impfung. (Aus E. HOFFMANN, Atlas.)

Erkrankungen des Nervensystems hat NEISSER wiederholt bei seinem großen Affenmaterial beobachtet. „Es ist jedoch nach keiner Richtung hin erwiesen, daß es sich hierbei um durch Syphilis bedingte Erkrankungen handelt; auch ungeimpfte Tiere bekommen, wie wir und andere festgestellt haben, Nervenerkrankungen aller Art.“

In den Fällen von NEISSER handelte es sich um *Lähmungen der hinteren Extremitäten*, bisweilen mit gesteigerten Reflexen, um *epileptiforme Anfälle*, *um Contracturen der Oberschenkel* und um *typisch ataktische Bewegungsstörungen*. Viele dieser Störungen hielten bis zum Tode an, hin und wieder aber gingen sie wieder zurück und heilten vollständig aus.

Über einen ähnlichen Fall berichtete SCHRÖDER. Es handelte sich um einen Cercopithecus fuliginosus, der, im März 1906 syphilitisch an der Augenbraue infiziert, einen starken Primäraffekt bekam. Anfang September 1906 zeigte das Tier Ungeschicklichkeit im Ergreifen der Nahrung, schlechtes Sehvermögen, späterhin starke Ataxie, Taumeln bei Bewegungsversuchen und beiderseits temporale Abblassung der Pupille. Die Öffnung des am 2. Oktober 1906 gestorbenen Tieres ergab in den Lungen einige große Tuberkel, starke Verkäsung der Bronchialdrüsen und in der Leber massenhaft Tuberkel. Der Befund am Zentralnervensystem stellte sich nach STEINER folgendermaßen dar:

Im Rückenmark fand sich ein strangförmiger, von der Mitte des Lendenmarkes bis herauf an die Hinterstrangkerne reichender, nur im untersten Lumbal- und im Sakralmark fehlender, beiderseits symmetrisch angeordneter Schwund der Markscheiden der Hinterstränge, in den Seitensträngen eine sich durch das ganze Rückenmark bis hinab ins unterste Sakralmark erstreckende leichte Lichtung im Gebiet der Pyramidenseitenstränge. In den beiden Tractus optici fehlten alle Markscheiden fast völlig, während im hinteren Teil der Sehnerven fast alle Markfasern erhalten waren. Weiter gegen den Augapfel zu zeigte sich ein Verlust der Markscheiden im Gebiet des papillo-makulären Bündels. Im Mark beider Zentralwindungen, rechts zahlreicher als links, fand sich eine größere Reihe von rundlichen oder unregelmäßigen Herden, in denen das Mark völlig fehlte. Die histologische Analyse der Veränderungen ergab in allen Markscheidenausfallsherden das Vorhandensein von dicht gedrängten zelligen Elementen, die aus massenhaften Körnchenzellen bestanden und vor allem auch in den Lymphscheiden der Gefäße dichte Zellmäntel um diese bilden. Neben den Körnchenzellen fanden sich in den Herden große Gliazellen in Form der „gemästeten" oder in Form großer, zum Teil riesiger Astrocyten. Grobe Gliafasern fanden sich reichlicher in den Randteilen, spärlicher im Zentrum der Herde. Blutgefäße waren nirgends vermehrt, eine Neubildung von Gefäßen fand sich nicht; der Gefäß- und Bindegewebsapparat fand sich überhaupt in völliger Ruhe, die Ausbreitung der Herde entsprach nicht Gefäßversorgungsbezirken. Nackte Achsenzylinder waren in etwas größerer Menge nur in der Nähe der Randpartien nachweisbar, im Zentrum spärlich verstreut zwischen den Körnchen- und Gliazellen, nicht überall leicht von dicken Gliafasern zu unterscheiden, da elektive Färbungen nicht gelangen. SCHRÖDER ist der Ansicht, daß es sich um zwar strangförmige, aber selbständige und herdförmige Erkrankungen mit eigenartiger Lokalisation handelt: im Rückenmark ein einziger, langgestreckter Herd, der in allen Höhen fast genau die gleiche Stelle in beiden Hintersträngen symmetrisch einnimmt und im peripheren Teil der Sehnerven Herde, die sich auf die Gegend der papillo-makulären Bündel beschränken; auch in den Tractus optici charakterisiert sich die Veränderung durch ihre strangförmige Ausbreitung, auch hier ist die symmetrische Ausbreitung auffällig. Wenn SCHRÖDER auch zu dem Schlusse kommt, daß das histologische Bild weder für die spezifisch tuberkulöse Natur der Erkrankung, noch für eine syphilitische Gewebsveränderung spreche, so will er doch nicht von der Hand weisen, daß die voraufgegangene Syphilis oder auch die schwere Tuberkulose oder auch beide zusammen bei der Entstehung der krankhaften Veränderungen im Zentralnervensystem irgend eine Rolle gespielt haben, ohne spezifische Veränderungen hervorzurufen."

In 23 anderen Rückenmarken konnte SCHRÖDER nichts irgendwie Charakteristisches, namentlich nichts, was auf eine syphilitische Erkrankung hinwies, auffinden.

Über einen besonderen Befund am Zentralnervensystem eines syphilitischen Schimpansen berichtet nach STEINER auch GRÜNBAUM:

„Es entwickelten sich bei diesem Tier an der Impfstelle (rechte Augenbraue) 14 Tage nach der Einimpfung ein Primäraffekt, und 9 Wochen später war vorwiegend im Gesicht ein Sekundärausschlag zu konstatieren. Im Primäraffekt sowohl wie in den Sekundärerscheinungen konnten Pallidae nachgewiesen werden, aber nicht länger als bis zur 13. Woche. Genau 11 Monate nach der Impfung ging das Tier ein; 2 Monate vor dem Tode (also 9 Monate nach der Infektion) waren 2 Anfälle von JACKSONscher Epilepsie aufgetreten. Es blieb im Anschluß an die Anfälle eine Parese der linken Seite bestehen; eine Störung der Lautbildung trat während einiger Stunden hervor. Die Sektion ergab zahlreiche kleinste Hämorrhagien im Gehirn, die aber fast ausschließlich nur die rechte Hälfte und vorwiegend die Rinde betrafen und sich auf der Höhe des Scheitels von vorn bis hinten erstreckten. Die Hämorrhagien waren entstanden durch Einrisse der kleinsten Gefäße, wahrscheinlich nach vorheriger Thrombosierung in den allerkleinsten Gefäßen. An einigen Gefäßen fand man „fibroide Entartung" und in ihrer Umgebung kleinzellige Infiltrationen. Meningitis war nicht nachzuweisen; an der Leber fanden sich kleine Gebiete beginnender Infiltration und Fibrose. Die Hoden wiesen typische syphilitische Fibrose auf. Eine Serumprobe, in NEISSERs Laboratorium in Breslau untersucht, enthielt syphilitische Antikörper. In der Cerebrospinalflüssigkeit und in den inneren Organen konnten keine Pallidae mehr nachgewiesen werden."

Auch METSCHNIKOFF hatte nach STEINER bei einigen seiner Schimpansen Nervenstörungen, wie Schwäche und Lähmung der hinteren Extremitäten beobachtet.

Was das

Klinische Allgemeinverhalten

der Affen während der Sekundärperiode bzw. zur Zeit der syphilitischen Durchseuchung betrifft, so ließ sich nach NEISSER bei niederen Affen *nie eine Störung des Allgemeinbefindens* wahrnehmen. „Auch Tiere, die wir jahrelang in unseren Käfigen hatten, und die sich schließlich als syphilitisch herausstellten, waren anscheinend vollkommen gesund, lebendig und freßlustig."

Bei Orang-Utans dagegen wurde von NEISSER besonders um die Zeit des deutlichen Hervortretens der Primäraffekte oft eine *Verminderung der Freßlust und Abgeschlagenheit*, sowie häufig *dysenterische Erscheinungen* beobachtet. Bei Gibbons wurden ähnliche Beobachtungen erst beim Hervortreten der sekundären Allgemeinerscheinungen gemacht.

Rezidiverscheinungen.

Regionäre, um die ursprüngliche Impfstelle herum, *früher oder später sich entwickelnde annuläre, serpiginöse Eruptionen*, sowie *örtliche Rezidive an der Stelle eines schon vollkommen verheilten Primäraffektes* sind nach den Beobachtungen von NEISSER keine besondere Seltenheit. Sie sind auch von fast allen anderen Experimentatoren beobachtet worden. In zwei Fällen sah NEISSER durch mehrwöchentliche Zwischenzeiten getrennt, *Rezidive in derselben Augenbrauenregion* auftreten. „Daß diese regionären Eruptionen und Rezidive syphilitischer Natur waren, konnten wir durch positive Abimpfungen erweisen. Einen

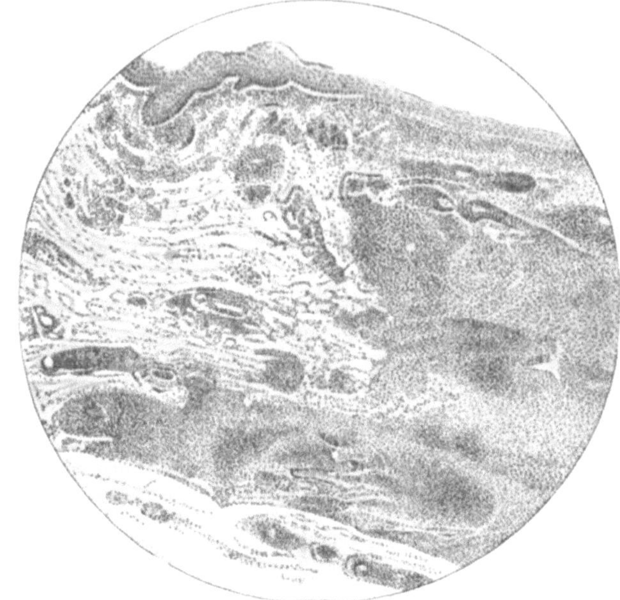

Abb. 17. Histologisches Übersichtsbild eines Primäraffektes eines Affen. (Präparat von E. FINGER und K. LANDSTEINER.) (Aus E. HOFFMANN, Atlas.) Der Primäraffekt stammt vom Mons veneris eines Cynocephalus Hamadryas und war bei der Excision 7 Tage alt. Man sieht ein dichtes Infiltrat, welches hauptsächlich aus mononucleären Zellen besteht und besonders deutlich in den Randpartien die perivasculäre Anordnung erkennen läßt. Die Epidermis ist im Bereich des abgebildeten Teils des Schnittes erhalten, Retezapfen sind innerhalb der infiltrierten Zone nicht bemerkbar. Die Gefäße sind zum Teil dicht mit Erythrocyten erfüllt. Färbung: Hämatoxylin-Eosin. Vergrößerung: 1 : 60.

prinzipiellen Unterschied zwischen diesen örtlichen und disseminierten sekundären Eruptionen kann ich nicht anerkennen. In beiden Fällen handelt es sich um sekundäre Eruptionen, die eben als Neueruptionen auf einem bereits durchseuchten Organismus auftreten zu einer Zeit, in welcher schon Refraktärsein gegen Neuokulation ausgebildet ist" (NEISSER).

Histopathologie der manifesten Affensyphilis.

Die *histologischen Veränderungen* bei den Hautaffektionen der experimentellen Syphilis höherer Affen wurden von mehreren Autoren untersucht. Sie fanden im allgemeinen den Bau der primären und sekundären Erscheinungen vollkommen denen der entsprechenden Gebilde beim Menschen analog, nämlich *Infiltrate, im wesentlichen mononucleärer Zellen, reichlich Plasmazellen und Periarteriitis* (ARNAL und SALMON, LASSAR, BECKER und MAYER). FINGER und LANDSTEINER, NEISSER, METSCHNIKOFF und ROUX, E. HOFFMANN haben auch bei den syphilitischen Veränderungen der niederen Affen ganz ähnliche histologische Befunde erhoben; hier sollen sie aber einen etwas geringeren Intensitätsgrad zeigen (s. Abb. 17 u. 18).

Wie bei der menschlichen Syphilis, so ließen sich auch in den syphilitischen Produkten der Affen sowohl *im Ausstrich* (Abb. 19) als auch *im Gewebe* (Abb. 20) *Spirochaetae pallidae* nachweisen. Die ersten, denen dies gelang, waren METSCHNIKOFF und ROUX selbst, sowie NEISSER und v. PROWAZEK. Weitere zahlreiche Bestätigungen folgen dann von KRAUS und SMEDLY, HOFFMANN u. a. Es scheint, als ob im allgemeinen Spirochäten in Affenprimäraffekten etwas spärlicher vorkommen als beim Menschen (NEISSER), nur in den Sklerosen von Anthropoiden sollen sie reichlicher vorhanden sein (LANDSTEINER).

LEVADITI und MANOUELIAN untersuchten die *Lagerung der Spirochäten in Schnittpräparaten.* Sie fanden diese außer in Primäraffekten auch in den naheliegenden Lymphdrüsen, dagegen nicht in den Gefäßen. E. HOFFMANN konnte Spirochäten im Ausstrich einer Initialpapel eines mit Venenblut eines syphilitischen Menschen geimpften Cynocephalus Babouin nachweisen, sowie auch in der Initialsklerose des oberen Lides eines mit syphilitischem Virus geimpften Cercocoebus fuliginosus. In den Schnitten fanden sich ziemlich reichlich Spirochäten, die besonders an der Peripherie des Infiltrates in der Nähe von Gefäßen oder im Bindegewebe lagen.

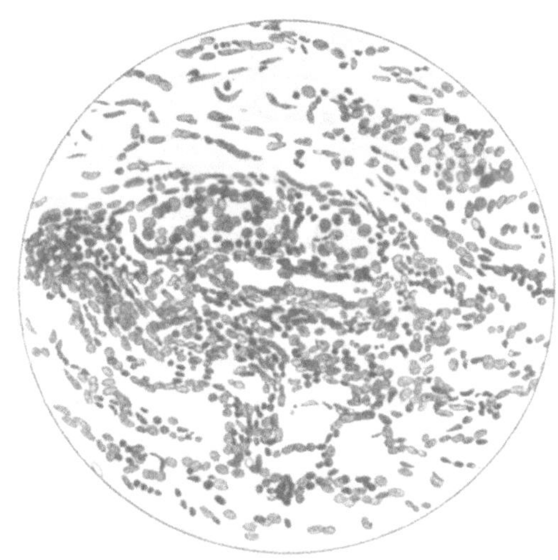

Abb. 18. Gefäß aus der Tiefe der Randpartie des in Abb. 1 dargestellten Affenprimäraffektes. (Präparat von E. FINGER und K. LANDSTEINER.) Unterhalb von zwei vom Infiltrat umgebenen Schweißdrüsendurchschnitten liegt eine kleine Vene, welche in ihrem Lumen nur vereinzelte Erythrocyten enthält; ihre Wand zeigt Schwellung der Endothelien und ein aus epitheloiden Zellen und Lymphocyten zusammengesetztes Infiltrat, das sich besonders nach unten und links hin fortsetzt. Zwischen den Bindegewebsbündeln finden sich allenthalben neben geschwollenen Fibroblasten epitheloide Zellen, Lymphocyten und spärlichere polynukleäre Leukocyten; letztere sind an anderen mehr oberflächlich gelegenen Stellen bedeutend zahlreicher. Vergrößerung: 1:250. (Aus E. HOFFMANN, Atlas.)

Mikroskopische Untersuchungen sowohl histologischer Art, wie mit bezug auf die *Spirochätenverhältnisse während der Inkubationsperiode* liegen von LEVADITI und YAMANOUCHI vor. Über ihre diesbezüglichen Beobachtungen bei der Kaninchenkeratitis werde ich später (S. 146) berichten. Hier sei nur erwähnt, daß sie solche Untersuchungen auch bei *Schimpansen* anstellten. Sie stellten hierbei fest, daß hier sowohl im Impfstückchen, wie in der umgebenden Zone schon eine lebhafte Spirochätenvermehrung und charakteristische histologische Veränderungen nachweisbar schienen *zu einer Zeit, in der noch nicht das geringste klinische Anzeichen für eine gelungene Haftung vorhanden war.* Im Gegensatz hierzu ist TEREBINSKY der Ansicht, daß das, was von diesen Autoren als sich entwickelndes mikroskopisches Impfsyphilom aufgefaßt worden sei, gar nichts mit syphilitischen Veränderungen zu tun habe, sondern nur die entzündliche Reaktion auf das zur Impfung benutzte und in die Subcutis eingeführte Stück Kaninchencornea sei. Dagegen glaubt er mit LEVADITI und YAMANOUCHI annehmen zu können, daß von den mit der Kaninchencornea eingeführten Spirochäten aus eine Vermehrung derselben im Unterhautbindegewebe stattgefunden habe, und zwar sowohl in der Cornea selbst wie in der umgebenden Zone der Entzündungsreaktion.

HALLOPEAU ist *gegen eine derartige unbemerkt bleibende Spirochäten-*

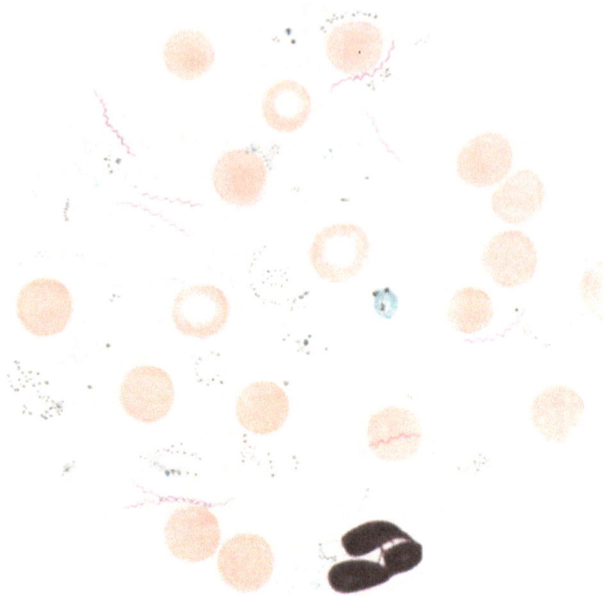

Abb. 19. Spirochaetae pallidae im Ausstrich eines Primäraffekts eines mit Sklerosensekret geimpften Cercocoebus fuliginosus (Original). (Aus E. HOFFMANN, Atlas.)

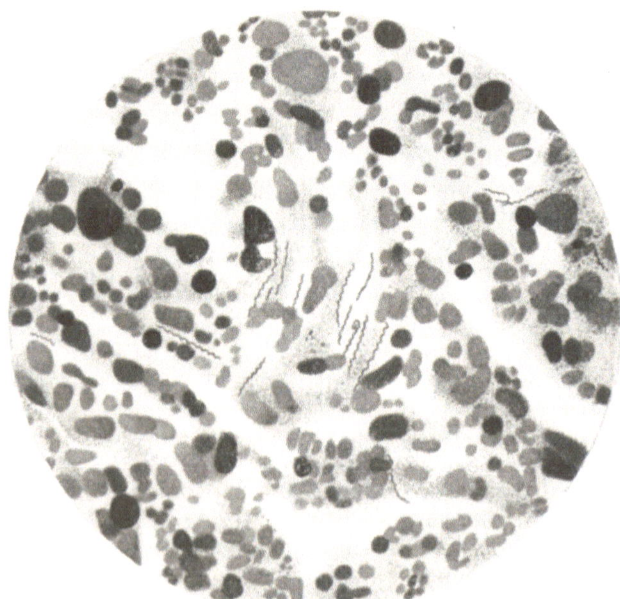

Abb. 20. Spirochaetae pallidae in der Initialsklerose des oberen Lides eines mit syphilitischem Virus geimpften Affen (Cercocoebus fuliginosus). (Aus E. HOFFMANN, Atlas.)

vermehrung, da sonst auch klinisch eine zwar langsame, aber doch stets fortschreitende Entwicklung der Induration während der ganzen Inkubationsperiode nachweisbar sein müsse. Er glaubt — nach NEISSER zitiert —, daß erst im

Moment der Indurationsentwicklung 1. die genügend reichliche Spirochätenvermehrung und damit Hand in Hand 2. die Toxinproduktion in genügender Quantität vor sich gehe, um das Auftreten der Induration zu ermöglichen.

METSCHNIKOFF hat bei regelmäßigen Untersuchungen der Inokulationsstelle festgestellt, daß *15 Tage lang keine Spirochäten in Abstrichpräparaten zu finden* wären; DOHI hat an der NEISSERschen Klinik eine sehr große Anzahl von Augenbrauen von Cynomolgus *vor* dem Auftreten der Primäraffekte untersucht und dabei *niemals irgendwelche charakteristische Befunde* gesehen.

Hier möchte ich schließlich noch erwähnen, daß LEVADITI und MANOUELIAN bei einem Makakus cynomolgus *zwei Impfstellen*, die *3 und 8 Tage alt* waren, *exzidierten* und trotzdem *22 Tage nach der Operation eine reichliche Spirochätenvermehrung feststellten* (zitiert nach STEINER). Auf diese Versuche, sowie auf die zahlreichen einschlägigen von NEISSER und auf die hierher gehörigen aus dem Gebiete der Kaninchensyphilis werde ich später noch ausführlicher eingehen.

Reïnokulationsversuche am syphilitischen Affen.

Reïnokulationen an Affen, die mit *Syphilis geimpft* worden waren, hat vor allem NEISSER in größerem Maßstabe ausgeführt, und zwar im ganzen bei 135 Affen 165 mal mit negativem Erfolg. Die Zeiten, in denen die Nachimpfungen stattfanden, betrugen 21—30 Tage nach der ersten Impfung bis über den 600. Tag hinaus. Unter diesen Tieren befanden sich 29, bei denen nachträglich die inneren Organe auf gesunde Affen verimpft wurden, und zwar vom 60. bis 715. Tag nach der ersten Impfung. Bei 22 dieser Tiere ergaben diese Organverimpfungen zweifellos typische Primäraffekte, d. h. die nicht reinokulablen Tiere waren noch krank gewesen und nicht immun im strengsten Sinne des Wortes. NEISSER folgert daher:

„*Fast alle unsere an niederen Affen angestellten cutanen Reïnokulationen sind negativ verlaufen.*

Wir haben — auf die Ausnahmen komme ich noch zu sprechen — keinerlei als syphilitische Prozesse zu deutende Erscheinungen gesehen, wenn wir *sicher kranke* Tiere wieder impften. Wir sahen weder primäraffektähnliche Prozesse, noch den ja gar nicht seltenen regionären Rezidiven ähnliche Formen.“

Schimpansen und Gibbons hat NEISSER aus Mangel an geeignetem Material nicht nachgeimpft. Er zweifelt aber nicht, daß die Verhältnisse hier ganz gleich liegen würden.

Als Ausnahme von dieser Regel sieht NEISSER die gelungene Nachimpfung von 27 Affen an. 11 davon wurden nachgeimpft zu einer Zeit, als der Primäraffekt noch nicht voll entwickelt oder gerade erst deutlich war. Diese Fälle sind nach NEISSER nicht als positive Reïnokulationen im engeren Sinne des Wortes aufzufassen, da es sich hier um Tiere mit anscheinend noch nicht voll entwickelter „konstitutioneller“ Allgemeinsyphilis handelt. Die anderen ebenfalls positiven Fälle waren später, mindestens 60 Tage nach der ersten Impfung nachgeimpft worden.

Außer diesen wenigen positiven Reïnokulationen hat NEISSER aber auch noch 102 andere *positive Nachimpfungen* beobachtet; diese waren aber an *durch eine spezifische Behandlung geheilten Tieren* vorgenommen worden. „Gerade die große Anzahl dieser sicher gelungenen Reïnokulationen bei behandelten, bzw. geheilten Tieren gegenüber der kleinen Anzahl „gelungener“ Reïnokulationen bei solchen Tieren, deren Syphilis sich selbst überlassen war, wird in jedem den Zweifel erregen, ob diese neun Fälle als unanfechtbare Beweise dafür gelten dürfen, daß Spontanheilungen mit Reïnfektion oder daß Superinfektionen mit neuen Primäraffekten bei ungeheilten Tieren möglich wären.“

Auf Grund dieser Erfahrungen bedient sich ja NEISSER, wie wir früher gesehen haben, in erster Linie der Reïnokulation, um festzustellen, ob bei fehlendem klinischen Befund eine Impfung von Affen mit syphilitischem Material nicht doch von Erfolg begleitet sein kann.

NEISSER betont übrigens ausdrücklich, daß er bei diesen seinen Nachimpfungen eine besondere *Verkürzung der Inkubationszeit nicht beobachtet* und auch *nicht irgendwelche von der Norm des typischen Primäraffektes abweichende „papulöse“* oder *„ulceröse“ Formen* gesehen hat. Auch eine *Differenz zwischen dem aus eigenem Organismus* (Milz, Hoden) *stammenden* und *fremden Virus*, die von anderer Seite schon damals vielfach angenommen wurde, war hierbei *nicht* zu erkennen. Bereits NEISSER machte darauf aufmerksam, daß man bei derartigen Untersuchungsreihen *großen Täuschungen ausgesetzt sein kann* dadurch, daß bei Reïnokulationsversuchen nicht jede Impfung haftet. „Manchmal erzielten wir einen Reïnokulationsaffekt erst das zweite oder dritte Mal.“ Diese Erfahrung, die NEISSER bei seinen Affenversuchen gemacht hat, ist außerordentlich zu beachten auch bei ähnlichen Studien mit Kaninchenmaterial (S. 272).

Berichte über *Reïnokulationen an syphilitischen Affen* liegen nach NEISSER noch vor von METSCHNIKOFF und ROUX und namentlich von FINGER-LANDSTEINER, KRAUS und VOLK wie von TRUFFI.

FINGER und LANDSTEINER stellten fünf derartige Versuche an, und zwar impften sie 9—14 Tage nach der ersten Impfung zum zweiten Male. In allen Fällen entwickelten sich auch nach dieser zweiten Impfung typische Primäraffekte. Die Inkubationszeit war aber jetzt deutlich verkürzt. In neun weiteren Versuchen wurde die Nachimpfung erst einige Tage nach dem Auftreten des ersten Primäraffektes, 12—19 Tage nach der ersten Impfung, vorgenommen. Jetzt fielen diese Impfungen nur sechsmal positiv aus, die Inkubationszeit war ebenfalls wieder deutlich verkürzt, aber auch die erhaltenen Impfaffekte waren weniger ausgeprägt und heilten viel rascher als die Primäraffekte nach erster Impfung wieder ab. Erfolgten die Nachimpfungen noch später, dann konnten diese Forscher bis auf einen Fall, in dem 10 Monate nach der ersten Impfung nachgeimpft worden war, ebenso wie METSCHNIKOFF und ROUX, keinerlei positive Haftung des Virus mehr beobachten.

KRAUS und VOLK berichten bei ihren Rhesusimpfungen über ganz ähnliche Ergebnisse: Reïnfektionen bei schon kürzere oder längere Zeit (2—4—6 Tage) bestehenden Primäraffekten gaben zum Teil ein positives Resultat, wobei indes nicht immer das typische Bild des Primäraffektes auftrat. „In einem vierten Fall traten nach 11 Tagen als Effekt der Reïnfektion zwei bis drei isolierte stecknadelkopfgroße Knötchen auf, die sich nicht weiter entwickelten.“ Reïnokulationsversuche, die 2—4—5—7—10—19 Tage und noch später ausgeführt wurden, fielen sämtlich negativ aus. Eine Verkürzung der Inkubationszeit beobachteten diese Forscher indes nicht.

Nach TOMASCZEWSKI haben auch E. HOFFMANN, TSCHLENOW u. a. über hierher gehörige Versuche berichtet.

Erwähnt sei noch, daß BUSCHKE und FISCHER bei Makaken, die infolge früherer Impfung noch deutliche Infiltrate an den Augenbrauen zeigten, gleichzeitig eine Impfung in die Haut wie in die Hodensubstanz vornahmen. Bei zwei Tieren waren auch Cornealimpfungen versucht worden. Haut- wie Hornhautimpfungen blieben gänzlich erfolglos, dagegen stellten sich nach einer Inkubationszeit von 3—4 Wochen eigenartige Schwellungen der Hoden ein. Histologisch fanden sich in ihnen herdförmige Infiltrate, die anscheinend fortschritten und zu einer diffusen interstitiellen Bindegewebsschwiele führten. NEISSER, der diese Beobachtung ausführlich zitiert, ist wohl mit Recht der Ansicht, daß diese Ergebnisse nicht im Sinne einer gelungenen Superinfektion gedeutet werden können, wie dies Buschke und Fischer tun, da sie weder Spirochäten in den erkrankten Hoden fanden, noch auch mit diesen sichere Haftung bei gesunden Affen erzielen konnten.

Zusammenfassend meint Neisser, daß sich aus den Resultaten aller dieser Tierversuche ergäbe, daß *positive Reïnokulationen bei Tieren, die man sich selbst überlassen und nicht durch Behandlung von ihrer Krankheit befreit hat, nur in ganz seltenen Ausnahmefällen vorkommen.*

„Ob man diese anscheinend gelungenen Reïnokulationen als Reïnfektionen nach spontan eingetretener Heilung oder als Superinfektion bei noch ungeheilten Tieren auffassen soll, steht natürlich dahin. Die erste wäre die wahrscheinlichere, weil als Reaktionsprodukt wieder ein Primäraffekt entstanden ist" (Neisser).

Experimentelle Syphilis des Kaninchens.

Den sicheren Beweis, daß das *Kaninchen* für die menschliche Syphilis empfänglich sei, hat Bertarelli erbracht. Er teilte im Jahre 1906 mit, daß syphilitisches Gewebe bei Übertragung in die *Cornea* oder in die *vordere Augenkammer* von Kaninchen nach einer längeren Inkubationszeit so gut wie regelmäßig eine typische Erkrankung der Cornea auslöst, die wegen ihres reichlichen Gehaltes an Spirochäten und auch wegen ihrer pathologisch-anatomischen Struktur als spezifisch syphilitisch angesehen werden müsse.

Schon vor der Entdeckung der Spirochaeta pallida hat P. Haensell im Jahre 1881 ähnliche Impfungen mit syphilitischem Material bei Kaninchen vorgenommen und dabei Befunde erhoben, die eine gewisse Ähnlichkeit mit denen der experimentell erzeugten Syphilis des Tierauges besitzen. Igersheimer macht allerdings darauf aufmerksam, daß Haensell selbst erwähnt habe, daß die mikroskopische Untersuchung der erkrankten Augen ganz ähnliche Bilder an der Iris und im Ciliarkörper ergäbe, wie er sie bei der Impftuberkulose der Iris und der Cornea des öfteren beobachtet habe. Dieser Autor weist auch darauf hin, daß Bertarelli deshalb die Haensellschen Befunde als zweifelhafte luetische Manifestationen ansah. „Auffallend ist auf jeden Fall, daß bei den Versuchen so häufig Veränderungen der Iris und so selten eine eigentliche Impfkeratitis entstanden."

Die Befunde von Bertarelli wurden nun in der Folgezeit von zahlreichen Forschern nachgeprüft, bestätigt und erweitert. Zu nennen sind hier vor allem Scherber und v. Benedek, Greeff und Clausen, Schucht, A. Neisser, Grouven, Mühlens, E. Hoffmann und Brüning, Tomasczewski, Galli, Valerio und Salomon, Schereschewsky, Nissen, Wimann, Uhlenhuth und Mulzer, Roussel, Pürkhauer und Igersheimer und in jüngster Zeit Brown und Pearce. Die von diesen und von anderen Autoren in der einschlägigen Literatur niedergelegten Beobachtungen und Erfahrungen ergeben ein durchaus anschauliches und vollständiges Bild der

Impfsyphilis des Kaninchenauges.

Im folgenden sollen nun zunächst diejenigen Erscheinungen beschrieben werden, die sich nach Impfung in das Auge, also *primär* bzw. *lokal* entwickeln.

Primäre Augensyphilis des Kaninchens.

Das *klinische Bild der primären Augensyphilis* des Kaninchens, in der überwiegenden Mehrzahl der Fälle eine *Keratitis*, schildert Igersheimer treffend folgendermaßen:

„Das Auge zeigt zunächst — bei der Vorderkammerimpfung bedeutend stärker als bei der rein cornealen — einen gewissen postoperativen Reizzustand, unter Umständen auch eine mehrere Tage anhaltende Trübung der Hornhaut. Diese Reizerscheinungen gehen aber bald zurück und müssen auf längere Zeit einem vollkommen reizlosen Stadium

Platz machen, um den darauf folgenden Prozeß als positive Impfung buchen zu können. Nach einer Inkubationsdauer von 3—6 Wochen, manchmal auch von mehreren Monaten, injiziert sich das geimpfte Auge, was vor allem durch eine Füllung des um den Limbus der Hornhaut verlaufenden Gefäßes sich zeigt. Das bis dahin mehr und mehr geschrumpfte, vollkommen reizlos in der Tiefe der Vorderkammer liegende implantierte Stückchen weist nun häufig ein geringes Exsudat auf seiner Oberfläche oder in der Umgebung auf. Die pericorneale Injektion nimmt zu, und sehr häufig tritt nun eine gewisse Auflockerung

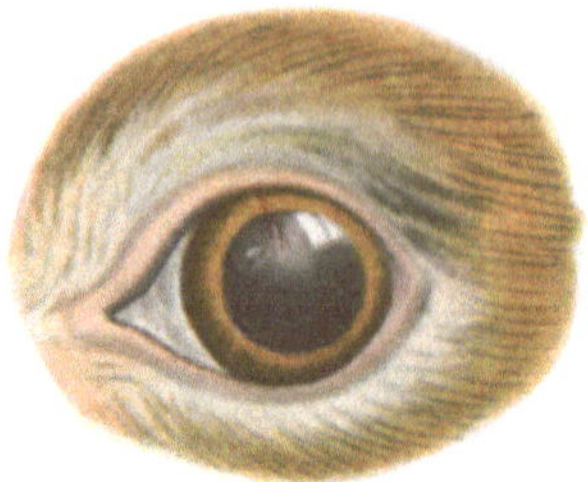

Abb. 21. Beginnende Keratitis syphilitica sinistra bei einem Kaninchen nach Impfung mit tierischem Material in die vordere Augenkammer.

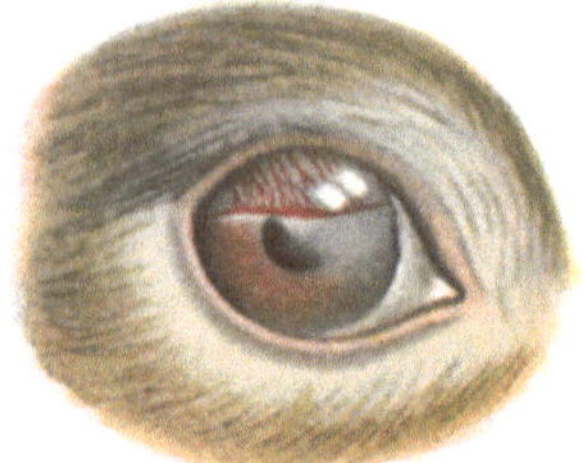

Abb. 22. Syphilitisches Rezidiv in Form einer Keratitis superficialis bei einem erwachsenen, allgemein-syphilitischen Kaninchen.

der Iris, nicht selten eine radiäre Faltung derselben auf. Die Hornhaut beginnt sich sodann zu trüben, und die Trübungszone wandert mehr oder weniger schnell vom Limbus zungenförmig oder vorhangartig nach der Mitte zu, macht entweder in dem pupillaren Teil Halt oder geht über die ganze Fläche der Cornea hinweg. Fast ausnahmslos beginnt die Trübung in der Nähe der Impfstelle, also meist am oberen Limbus. Schon bald nach dem Auftreten der Hornhauttrübung sprießen Gefäße, sowohl oberflächliche als tiefe, in das Cornealgewebe ein und die Gefäßbildung kann sich beschränken auf einen „Epauletten-Pannus", der nur ein mäßiges Stück des oberen Cornealrandes einnimmt, oder aber die Gefäße ziehen in großer Zahl und oft von allen Seiten in die Hornhaut hinein und bilden einen immer dichter werdenden Pannus, der die Hornhaut völlig unsichtbar machen kann. Diese reichliche Vascularisation findet man im übrigen bei Hornhautprozessen der Kaninchen sehr oft; sie ist nicht charakteristisch für Lues. Die Intensität der Hornhauttrübung kann aber wechselnd sein, von zarter hauchförmiger bis zu dichter leukomatöser Trübung variieren. Je zarter die Trübung, um so schneller ist im allgemeinen der Rückgang dieser parenchymatösen Impfkeratitis. Sie kann in wenigen Tagen verschwinden, kann aber bei sehr dichten Trübungen auch Monate zur Rückbildung brauchen. In manchen Fällen verschwindet die Trübung überhaupt nicht mehr völlig" (vgl. hierzu Abb. 21—23).

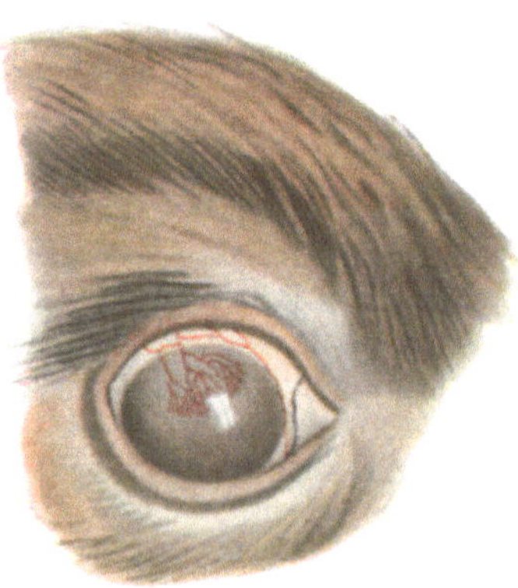

Abb. 23. Typische syphilitische Keratitis dextra bei einem Kaninchen auf dem Höhepunkt der Erkrankung. (Abb. 21—23: Aus UHLENHUTH und MULZER, Atlas.)

Praktisch wichtig für den Experimentator ist der auch von IGERSHEIMER im vorhergehenden besonders betonte Umstand, daß zwischen den Reizerscheinungen, die, ausgelöst durch das Trauma der Impfung, sich unmittelbar an diese einstellen und dem Auftreten des syphilitischen Prozesses immer ein völlig reizloses Stadium, das durchschnittlich 2—3 Wochen, aber auch länger dauert, eingeschaltet sein muß, „um den darauf folgenden Prozeß als positive Impfung buchen zu können". *Das Impfstückchen muß längere Zeit hindurch völlig reizlos in der vorderen Kammer liegen.* Eine von diesem kurz nach der Impfung ausgehende Entzündung oder sich an diese selbst anschließende, persistierende entzündliche Erkrankungen des Auges und seiner Teile schließen so gut wie immer von vornherein die Möglichkeit einer syphilitischen Erkrankung aus. Man kann sich dadurch leicht bei diesbezüglichen Untersuchungen täuschen oder zu trügerischen Hoffnungen verleiten lassen.

Bei Verimpfungen von menschlichem Paralysematerial oder von Rückenmark und Gehirn von Kaninchen, die mit menschlichen Paralytikergehirnen geimpft worden waren, in die vordere Augenkammer von Kaninchen habe ich z. B. wiederholt Krankheitsbilder an den geimpften Augen beobachtet, die außerordentlich charakteristisch für eine syphilitische Keratitis waren. Auch die Ophthalmologen, denen ich diese Tiere zur Begutachtung zusandte, sprachen sich für die syphilitische Natur derselben aus. Der Umstand aber, daß an allen diesen Augen der der Impfung folgende entzündliche Prozeß eigentlich nie zur Ruhe kam, daß also das völlig reizlose Zwischenstadium fehlte, ließ mich dennoch stets zweifeln und mit Recht, denn niemals fanden sich weder im Kammerwasser noch im Gewebe der vorderen oder der hinteren Wand derartig erkrankter Corneae Spirochäten, noch auch ergaben Impfungen von Stückchen derselben in die Hoden normaler Kaninchen je syphilitische Erkrankungen dieser Organe, was, wie wir noch sehen werden, mit echter syphilitischer Impfkeratitis so gut wie regelmäßig gelingt.

Als erste klinische Erscheinung einer beginnenden syphilitischen Erkrankung des Auges eines Kaninchens zeigt sich auch nach meinen Erfahrungen gewöhnlich eine mehr oder weniger starke *pericorneale Injektion* an der Impfstelle, die in den nächsten Tagen an Intensität zunimmt. Tritt diese nach einer entsprechend langen Inkubationszeit am geimpften, bis dahin völlig reizlosen Auge auf, so deutet sie mit fast absoluter Sicherheit darauf hin, daß es sich um eine syphilitische Erkrankung dieses Auges handelt, bzw. daß ihr eine syphilitische Keratitis nachfolgt.

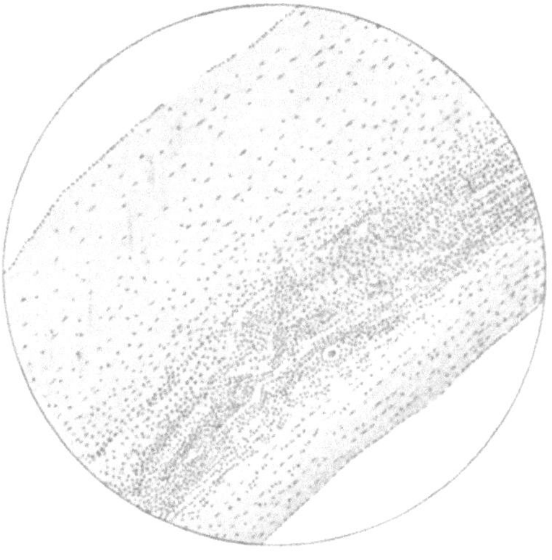

Abb. 24. Histologisches Bild der Keratitis syphilitica eines in die vordere Kammer geimpften Kaninchens. [Nach einem Präparat von G. SCHERBER und v. BENEDEK.] (Aus E. HOFFMANN, Atlas.)

Diese äußert sich in ihrer typischen Weise als *Keratitis parenchymatosa*, „die allerdings nach der Art der Reaktion des Hornhautgewebes beim Kaninchen auffallend viel oberflächliche Gefäße enthält und deshalb zum Teil als Pannus imponiert" (IGERSHEIMER). Die Trübung der Hornhaut beginnt, wenn eine Vorderkammerimpfung vorgenommen wird, fast ausnahmslos an der Stelle der Implantation in die Hornhaut, selbst dann, wenn das Material weit unten in der Tiefe der Vorderkammer sitzt. „Eine andere Verlaufsweise ist mir nach Beobachtung der Literatur und nach eigenen Erfahrungen nicht bekannt. Man muß also wohl annehmen, daß bei dem Durchzwängen des spirochätenhaltigen Impfstückchens die Spirochäten in der Wunde selbst haften und von da aus sich vermehren" (IGERSHEIMER).

Histopathologisch handelt es sich nach IGERSHEIMER bei der *Impfkeratitis* im allgemeinen um eine Ansammlung zahlreicher mononucleärer Zellen am Hornhautlimbus, um Gefäßneubildungen und zellige Infiltrationen in der Umgebung der Gefäße (Abb. 24), wie um Anschwellung des Gefäßendothels. Diese Lymphzelleninfiltration ist nach BERTARELLI hauptsächlich auf die Gegend des Limbus beschränkt. Erst nach längerem Bestehen leidet auch die DESCEMETsche Membran und das Endothel, und dann sind gleichzeitig auch Iris und Ciliarkörper affiziert (BOSELLINI).

Der *Spirochätennachweis* ist bereits BERTARELLI mittels der von ihm und VOLPINO ausgearbeiteten Versilberungsmethoden im Jahre 1906 geglückt. Er fand massenhaft Spirochäten in Flachschnitten derartig erkrankter Augen

(Abb. 25). Diese fanden sich aber mehr in der Peripherie als in dem stark infiltrierten Gewebe. SCHERBER und BENEDEK gelang der Nachweis der Pallida nicht mit voller Sicherheit. Schon frühzeitig hat E. HOFFMANN darauf aufmerksam gemacht, daß die Spirochäten in frischen Infiltraten fehlen können, bzw. daß die Reaktion von seiten des Organismus dem Vordringen der Spirochaeta pallida erst nach längerer Zeit folge, bzw. ihr „beträchtlich nachhinkt". Nach GREEFF und CLAUSEN (1906) sollen die Spirochäten in dem erkrankten Gewebe überhaupt fehlen und nur in den gesunden Partien nachgewiesen werden können. „Wahrscheinlich ziehen die Spirochäten der Hornhauttrübung weit voraus und die nachziehenden Leukocyten machen erst die Trübung. Die Leukocyten gehen offenbar einen Vernichtungskampf gegen die Spirochäten ein, denn in dichter Trübung, im Leukocytenhaufen, finden sich keine Spirochäten mehr." Nach HOFFMANN und ZURHELLE gilt indes diese Behauptung in erster Linie für die Lymphocyten und ihre Abkömmlinge, die Plasmazellen. „Wenn IGERSHEIMER in stärkeren Infiltraten doch Spirochäten antraf, so muß diese unsere Erklärung offenbar dahin ergänzt werden, daß besonders in älteren Infiltraten die cellulären Abwehrkräfte versagen und ein Auskeimen der im Bindegewebe oder in der Gefäßwand übriggebliebenen Spirochäten wieder zulassen." ARMAN erwähnt den reichlichen Spirochätengehalt bei experimenteller Keratitis, der sich Hand in Hand mit der Vergrößerung des Infiltrates vermindert.

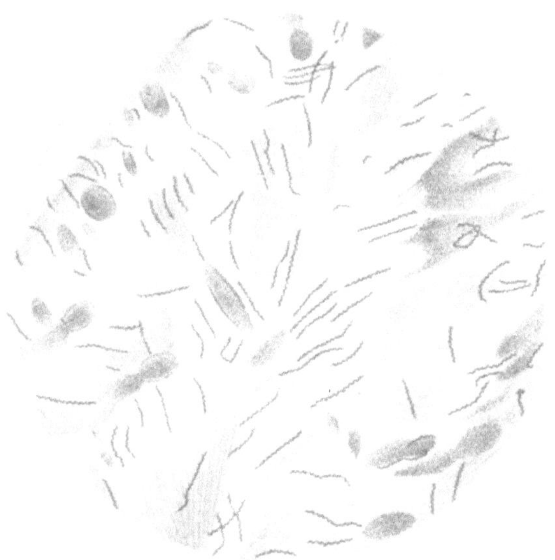

Abb. 25. Cornea eines mit Syphilis geimpften Kaninchens mit zahlreichen Spirochaetae pallidae. (Nach einem Präparat von E. BERTARELLI.) (Aus E. HOFFMANN, Atlas.)

Spirochäten sind jedenfalls *sicher schon vor dem Auftreten der Trübung vorhanden*. Nach den Untersuchungen von LEVADITI und YAMANOUCHI beginnt ihre aktive Vermehrung zu einer Zeit, in der weder makroskopisch noch mikroskopisch deutliche Veränderungen nachweisbar sind. Das ist in jüngster Zeit durch HOFFMANN und ZURHELLE bestätigt worden, die bei zwei Kaninchen drei Wochen nach der Impfung bei klinisch völlig klarer Cornea Spirochäten fanden. „Mehr oder weniger plötzlich vor Auftreten sonstiger spezifischer Erscheinungen scheint demnach in diesen beiden Fällen das Endothel seinen Charakter gegenüber den Spirochäten in der Weise geändert zu haben, daß eine massenhafte Vermehrung der Erreger in demselben stattfand, wo auch immer es sich an der Hinterfläche der Cornea oder an der Oberfläche des eingeführten Stückchens befand."

Die *Entwicklung der Spirochäten nach Einimpfung des Impfstoffes* (Cornea) *in die Hornhaut* haben LEVADITI und YAMANOUCHI studiert. „Die Spirochäten vermehren sich erst, wenn eine genügende Neubildung von Blut- und Lymphgefäßen, sowie zelliger Elemente vor sich gegangen ist. Ihr Hauptsitz sind Knötchen, die sich im Impfstück bilden, und Fibroblastenknäuel zwischen Impfstück und Cornea des Impftieres. Erst zu Beginn des 15.—20. Tages verlassen die Spirochäten das alte Impfstückchen und gehen in die Cornea des Impftieres über" (zitiert nach STEINER).

Es scheint, als ob die Spirochäten am häufigsten und zahlreichsten in den hinteren Schichten der Hornhaut sitzen, worauf schon BERTARELLI aufmerksam machte. Das Gewebe der hinteren Wand ergibt auch leichter im Dunkelfeld Spirochäten als oberflächliche Abschabungen (UHLENHUTH und MULZER). Auch im Kammerwasser können Spirochäten meist leicht nachgewiesen werden (IGERSHEIMER, UHLENHUTH und MULZER).

HOFFMANN und ZURHELLE fanden bei der syphilitischen Impfkeratitis den Parenchymprozessen in manchen Fällen vorangehend ein **Stadium des Ödems,** das klinisch durch das frühzeitige Auftreten einer *vorübergehenden diffusen, hauchartigen, bläulichen Trübung der Cornea* charakterisiert ist (Abb. 26 und 27). Mikroskopisch läßt dieses Ödem neben einer geringen gefäßhaltigen Infiltration am Limbus eine zum Teil enorme Verbreiterung der Cornea erkennen. Diese zeigt sich im Schnitt nach Versilberung völlig gleichmäßig durchsetzt mit

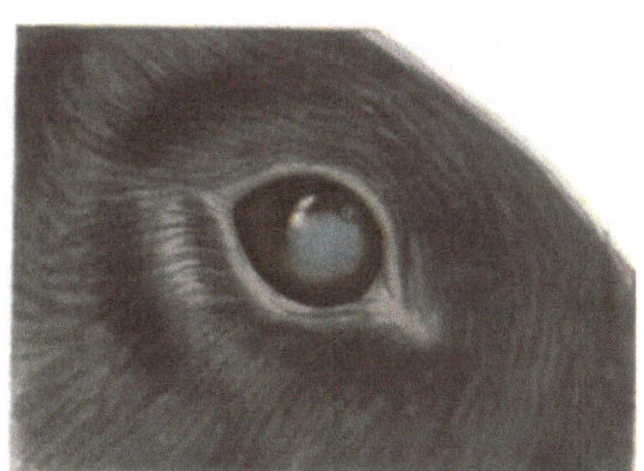

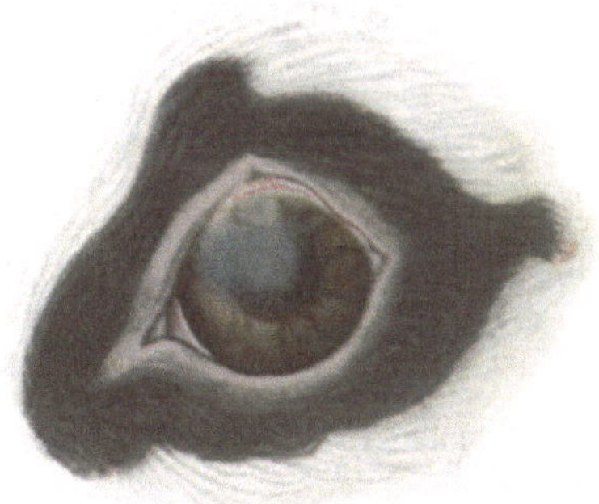

Abb. 26. Klinisches Aussehen des als bläuliche Trübung erscheinenden Ödems.

Abb. 27. Ödem (4 Wochen nach der Impfung.)

(Aus E. HOFFMANN und E. ZURHELLE: „Über das primäre Hornhautsyphilom des Kaninchens." Dermatol. Zeitschr. Bd. 41.)

langgestreckten Spirochäten, die zum Teil zwischen die unteren Epithellagen eingewandert sind. In oder zwischen den Endothelien sind sie fast gar nicht zu finden, dagegen wohl in der Descemetschen Membran (HOFFMANN und ZURHELLE).

Diese hauchförmige Trübung, die durchaus nicht immer die ganze Cornea betrifft, kann sich — im Gegensatz zu einer ausgeprägten zellig-infiltrativen parenchymatösen Keratitis — überraschend schnell restlos zurückbilden. Die Corneaaufquellung kann zuweilen auch in späteren Stadien noch in unregelmäßiger Ausbildung sichtbar sein. So fanden HOFFMANN und ZURHELLE in einem Falle noch nach $5^1/_2$ Monaten an beiden Augen unregelmäßige ödematöse Verdickungen, deren Längsschnitt dadurch eine außerordentlich unregelmäßige Breite erhielt.

Die diffus bläuliche Hornhauttrübung kann, wie gesagt, nach kürzerem oder längerem Bestande meist völlig schwinden. Nach einem bis mehreren Monaten tritt dann gewöhnlich eine *erneute Trübung* auf, die nach den Beobachtungen von HOFFMANN und ZURHELLE nunmehr *dauernd bestehen bleibt* und zur *Narbenbildung führen kann.*

Die *vorübergehende Hornhauttrübung*, die HOFFMANN auf eine Änderung des Aggregatzustandes nach Art einer Ausflockung oder Ausfällung beziehen zu müssen glaubt, findet sich übrigens besonders häufig in den Protokollen von UHLENHUTH und MULZER, sowie bei LEVADITI und YAMANOUCHI.

HOFFMANN und ZURHELLE beobachteten bei ihrem Material dann weiterhin zunächst am Limbus, später auch in der Mitte der Cornea oberhalb des Infiltrates gelegene Epithelveränderungen, die sich zunächst in *Epithelproliferation*, einer *Verdickung auf das vier- bis fünffache*, manchmal mit *erheblicher Pigmentvermehrung*, äußerten, im Anschluß daran zu einer *Lockerung* und zu einem *Zerfall des Hornhautepithels* führten (Abb. 28). Klinisch gab sich dieser als „*gestippte*" Hornhaut durch positiven Ausfall der Fluoresceinprobe zu erkennen. Zuweilen beobachteten HOFFMANN und ZURHELLE auch eine *blasenförmige Abhebung des Epithels*.

Beide Autoren fanden wiederholt im weiteren Verlauf der Impfkeratitis *Proliferationen des Endothels an der Descemet.* „Klinisch dokumentiert sich diese umschriebene Endothelverdickung im Gegensatz zu der diffus bläulichen Trübung des Ödems, zu den unscharf begrenzten grauen bis grauweißen fleckförmigen Trübungen der nachher noch näher zu besprechenden Infiltratbildung und den braunen bis gelben Flecken des Granuloms, als graue bis grauweiße aus auffallend scharf begrenzten, an der Hinterfläche der Cornea gelegenen Flecken bestehende Tüpfelung der Hornhaut; sie stehen in großer Anzahl — einmal wurden 18 gezählt — beisammen, entsprechend der mehr oder weniger ausgeprägten infiltrativen Mitbeteiligung der Cornea selbst innerhalb eines mehr oder weniger stark, evtl. nur hauchförmig getrübten Bezirkes".

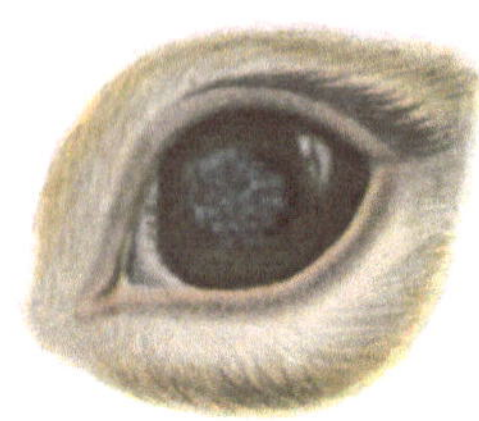

Abb. 28. Punktförmige, weißgraue Trübungen durch Endothelwucherungen auf der Decemet. (Aus E. HOFFMANN und E. ZURHELLE: „Über das primäre Hornhautsyphilom des Kaninchens." Dermatol. Zeitschr. Bd. 41.)

Das anfänglich am Limbus lokalisierte und von hier aus unter dem Hornhautepithel sich ausbreitende Infiltrat fand sich bei den Kaninchenversuchen von HOFFMANN und ZURHELLE später an verschiedenen Stellen innerhalb der Hornhaut. In den mittleren Lagen sahen diese Autoren häufig eine schmale, klinisch als graue oder grauweiße Trübung erscheinende Zellinfiltration, *Mesokeratitis*, die „aber an benachbarten Teilen desselben Schnittes auch nach vorn oder hinten verschoben sein kann". Aus solchen Infiltraten gehen die gelb oder gelbgrau *umschriebenen tumorartigen Infiltrationen* oder *Granulombildungen* hervor. Eine solche beschrieb zum ersten Male GROUVEN.

Ausgehend von dem implantierten Stück des Impfmaterials (menschliches Virus) sah dieser Autor nach vorausgegangener diffuser Keratitis eine kleine gelbliche papulöse Geschwulst sich entwickeln. Diese wölbte die Cornealoberfläche allmählich vor, durchbrach sie und bildete sich schließlich zu einem haselnußgroßen **epibulbären Tumor** aus. Die histologische Untersuchung dieses Tumors ergab „Granulationsgewebe", das offensichlich von der Impfstelle seinen Ausgang nimmt und unter Proliferation und partieller Nekrose zur fortschreitenden Nekrose des Grundgewebes führt. In diesem Tumor fand GROUVEN „Myriaden von Spirochäten".

Dieser epibulbäre Tumor soll von den echten Granulombildungen (Abb. 29—31), die HOFFMANN als **„Granuloma syphiliticum corneale"** bezeichnet (Abb. 29), etwas verschieden sein. Nach den Beobachtungen dieses Autors können letztere ihren Sitz auch in der Mitte der Cornea haben. Er bemerkt, daß diese Gebilde im Anschluß an eine peripher oder zentral gelegene Keratitis meist im Bereiche des Pupillargebietes entstehen und eine umschriebene kegelförmige, papelartige oder halbkugelige Vorwölbung der Cornea erzeugen. „Diese Granulome können die Größe einer Linse bis Bohne erreichen und nach doppelseitiger

Impfung sich auf beiden Augen entwickeln.“ SCHELLACK hat einen ähnlichen Tumor am Kaninchenauge gesehen, auch UHLENHUTH und MULZER, sowie CLAUSEN und andere Autoren haben einen solchen wiederholt beschrieben.

HOFFMANN hat weiterhin einen Fall mit *dichtem Infiltrat im tiefsten Drittel der Hornhaut* beschrieben, das in abgegrenzten Herden angeordnet war und im

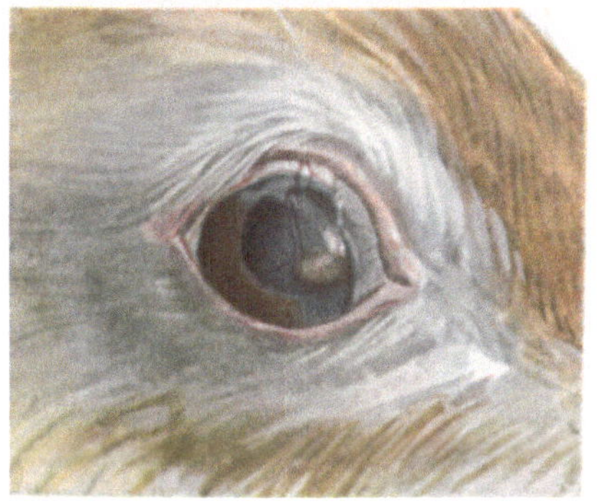

Abb. 29. Oberflächliches Granuloma corneale syphiliticum.

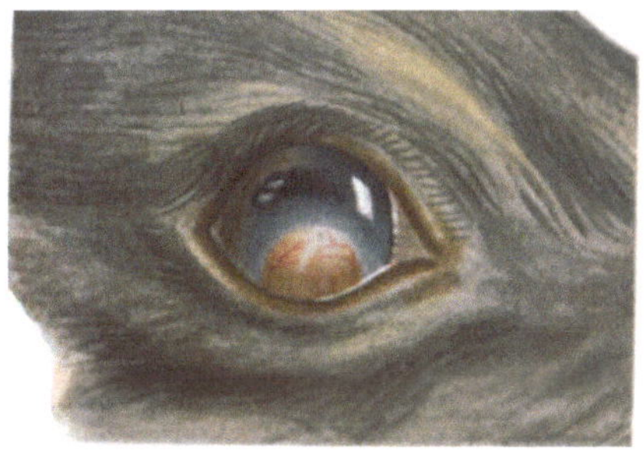

Abb. 30. Gelbes frühgummöses Granulom mit bläulicher Trübung der umgebenden, gequollenen Cornea (Ulcus corneae internum).

(Aus E. HOFFMANN und E. ZURHELLE: „Über das primäre Hornhautsyphilom des Kaninchens.“ Dermatol. Zeitschr. Bd. 41.)

Mikroskop schon bei schwacher Vergrößerung *hellere Knötchen* innerhalb des dichten Rundzelleninfiltrates erkennen ließ. Diese Knötchen bestanden aus Epitheloid- und Riesenzellen und *entsprachen in ihrem Bau kleinen Tuberkeln.*

Zuweilen bestand nach den HOFFMANNschen Beobachtungen neben der eben beschriebenen Granulombildung eine *weitgehende Infiltration der benachbarten*

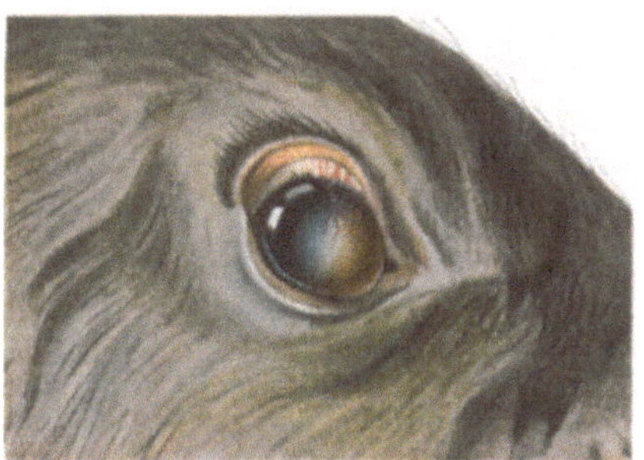

Abb. 31. Hochgradiges nasales Granuloma corneale, das auf beiden Augen ziemlich gleichmäßig auftrat.

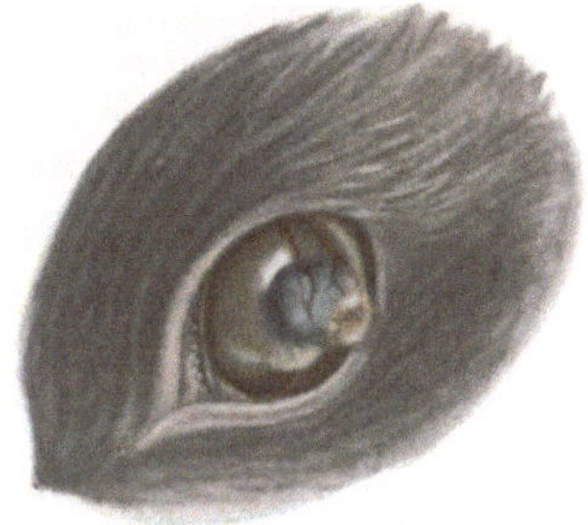

Abb. 32. Gelbe und grauweiße, scharf vorspringende Granulombildung.

(Aus E. HOFFMANN und E. ZURHELLE: „Über das primäre Hornhautsyphilom des Kaninchens. Dermatol. Zeitschr. Bd. 14.)

Hornhautpartien. In einem anderen Falle, bei dem sich ein hochgradiges Granulom herangebildet hatte, „wies das Gewebe in der Mitte des tieferen Knotens einen querverlaufenden Einriß mit Neubildung (Verdoppelung) der Descemetschen Membran auf, während ein papulöses oberflächlicheres Infiltrat an der Impfstelle *dem Bau eines menschlichen Primäraffektes entsprach*“. In einem anderen Falle „war das Granulom so weit nach hinten gelegen, daß es zu einem großen Einbruch in die vordere Kammer, zu einem *Ulcus corneae internum* gekommen war“.

Über seltenere Formen der Impfkeratitis berichten noch DANLA und STROE; sie beobachteten *interstitielle, punktförmige und phlyktänuläre Keratitiden.*

Aus den vorstehenden Ausführungen läßt sich klar erkennen, wie *ungeheuer vielgestaltig das primäre Hornhautsyphilom beim Kaninchen* ist. Hierauf hat besonders HOFFMANN wiederholt hingewiesen. „Wie sie — (diese Vielgestaltigkeit) — ein Merkmal der syphilitischen Erkrankung überhaupt ist, zeigt sie sich auch an dem relativ so einfach gebauten Gewebe der Cornea in geradezu überraschender Weise und läßt selbst den tuberkuloiden Bau vom Auftreten einzelner Häufchen epitheloider Zellen bis zu typischen Tuberkeln beim primären Syphilom erkennen."

Iritis.

Daß bei der Impfkeratitis auch *Veränderungen der Regenbogenhaut* vorkommen, habe ich bei der Beschreibung des Werdens dieser Erkrankung schon erwähnt. SCHUCHT unterscheidet zwei Arten von Iritis nach Impfung in die vordere Kammer, nämlich eine *diffuse*, bei der es zur *Bildung von multiplen Synechien* kommt, die beim Rückgang der Entzündung zum Teil spontan zerreißen. Die andere Form *ähnelt der beim Menschen bekannten kondylomatösen oder gummösen Form der Iritis.* Die Iris ist dabei in der oberen Hälfte am Ciliarrand so verdickt, daß die vordere Kammer aufgehoben scheint. Eine tiefe Vascularisation setzt sich von der Hornhaut auf die Verdickung fort.

SCHUCHT hat niemals beide Formen dieser Iritis bei einer Serie beobachtet, die mit dem gleichen Material geimpft worden war, so daß er glaubt, daß Unterschiede in Eigenschaften des benützten Impfstoffes für die Entstehung der einen oder der anderen Form maßgebend seien. Er hat auch festgestellt, daß zur Erzeugung einer Iritis Irisverletzungen nicht nötig sind. Die beste Methode zur Erzeugung von Iritiden ist nach SCHUCHT die Einimpfung in den Glaskörper. Auch WIMAN hat durch eine derartige Impfung eine Iritis gummosa erzeugen können (zitiert nach STEINER).

In der erkrankten Regenbogenhaut sind *Spirochäten* so gut wie *niemals gefunden* worden (GREEFF und CLAUSEN, SCHUCHT, TOMASCZEWSKI, IGERSHEIMER, WIMAN u. a.). Nur GROUVEN will einmal Spirochäten hier nachgewiesen haben. Auf biologischem Wege, durch Verimpfung der erkrankten Iris auf die Augen normaler Kaninchen ist IGERSHEIMER dagegen der Nachweis, bzw. eine Haftung gelungen. TOMASCZEWSKI und andere Autoren hatten jedoch auch hier nur negative Ergebnisse.

Impfmaterial.

Als *Impfmaterial* verwendeten die meisten Autoren anfänglich *frisches menschliches syphilitisches Virus,* insbesondere von *Primäraffekten* und *nässenden Papeln.* Aber auch andere syphilitische Organe des Menschen wurden verimpft und damit Erfolg erzielt. So erhielten MÜHLENS mit Organsaft aus der Lunge, Leber und den Nieren eines *kongenitalsyphilitischen Kindes,* CLAUSEN mit *syphilitischem menschlichen Iris- und Corneagewebe* und SIMONELLI sowie CHIRIVINO mit *Gummen* positive Impferfolge.

Im allgemeinen scheint aber das *Kaninchen bei intraokulärer Impfung doch verhältnismäßig wenig empfänglich für menschliches syphilitisches Material.* Jeder, der auf diesem Gebiete gearbeitet hat, wird diese auch von IGERSHEIMER gemachte Erfahrung bestätigen können. „In vielen Fällen dieser Übertragungen kommt es zu sekundärer Infektion, Panophthalmie und Untergang des Auges. In vielen anderen, bei denen diese Nebenwirkungen vermieden werden können, bleibt aber das Resultat, obgleich das Ausgangsmaterial spirochätenhaltig war, negativ" (IGERSHEIMER).

BROWN und PEARCE sind jedoch der Ansicht, daß *speziell das Auge sehr empfänglich* sei bei *direkter* Syphilisimpfung, vielleicht deshalb, weil es weniger Schutzkräfte der Infektion gegenüber habe (s. S. 277). Beinahe jeder neugezüchtete Spirochätenstamm ist nach ihren Erfahrungen zur Entwicklung von Augensyphilis (hauptsächlich Keratitis) befähigt, doch glauben sie, daß manche Stämme häufiger und schwerere Augenerkrankungen hervorrufen. Beide Autoren nehmen aber auch an, daß die Eigenschaften der Stämme *durch äußere Einflüsse,* auch *durch passageres Fortzüchten* zu variieren sind.

Es ändert sich dabei auch die Schwere der resultierenden Augenerkrankung. Sehr verschieden werden nach ihrer Erfahrung mit der Zeit die Impfaffekte, wenn man die Passagen von Tieren züchtet, die eine latente oder rückgehende oder andererseits aktive Syphilis haben.

Auf diese und andere Momente, die bei der Entwicklung der experimentellen Kaninchensyphilis überhaupt wichtig sind, werde ich in einem besonderen Kapitel später noch zurückkommen.

Auffallend günstige Resultate in quantitativer Hinsicht erzielte WIMAN bei Verwendung von menschlichem syphilitischen Virus. Er erhielt positive Resultate:

Bei Scarification der Cornea in 35%,
bei Einführung in eine Tasche der Cornea in 44%,
bei Einführung in die Vorderkammer mit Iridektomie in 54%,
bei Einführung in die Vorderkammer ohne Iridektomie in 64%,
bei Einspritzung in die Vorderkammer mit Pravazspritze in 70%,
bei Einspritzung in den Glaskörper oder das Corpus ciliare in 55%,
Bei Scarification der Sklera und Einreiben des Impfmaterials in 40%.

Aus dieser Zusammenstellung geht hervor, daß offenbar die gleich zu besprechende *Impftechnik* bei dem Zustandekommen der positiven Impfergebnisse eine gewisse Rolle spielt. Verwendet man zu derartigen Impfungen aber *tierisches Material*, so erhält man, wie insbesondere die Untersuchungen von UHLENHUTH und MULZER gezeigt haben, *ungleich häufiger positive Ergebnisse*. Schon BERTARELLI hat festgestellt, daß man das *Hornhautvirus von Tier zu Tier weiterimpfen* kann, und daß *die Virulenz sich dabei nicht nur nicht abschwächt, sondern sich sogar ganz erheblich steigert*. Zu unseren diesbezüglichen Untersuchungen verwendeteten wir von BERTARELLI stammendes Hornhautvirus, das HOFFMANN bis zur 17. Passage fortgeführt hatte, und Hodensyphilome von Kaninchen, die wir mit frischem menschlichen Impfmaterial geimpft hatten. HOFFMANN hatte bei Serienimpfungen, die er in den Jahren 1907—1911 mit BERTARELLI-*Virus* vornahm bei einseitiger Augenimpfung nur etwa 41%, bei doppelseitiger dagegen in 92% der Fälle positive Ergebnisse. Später, als er mit dem virulenten TRUFFI-Stamm arbeitete, erzielte er auch bei einseitiger Impfung in 100% positive Impfresultate.

Wie aus den Protokollen von UHLENHUTH und MUIZER hervorgeht, gelang es ihnen bei der Übertragung des BERTARELLI-*Virus* die 24. Passage zu erreichen. Die Virulenz des Impfmaterials schien sich, analog den einschlägigen Erfahrungen der meisten Autoren *in den höheren Passagen zu verstärken*, was sich in einer *deutlichen Verkürzung der Inkubationszeit* von 6—7—8 Wochen auf 4—5 Wochen dokumentierte. Andere Forscher haben eine so ausgesprochene Virulenzerhöhung bei Passagenimpfungen am Auge nicht wahrgenommen, PÜRKHAUER behauptet sogar, daß man im Durchschnitt auf nicht mehr als 50% positiver Inokulationen rechnen dürfe, vorausgesetzt, daß jedesmal zum mindesten 6—10 Tiere mit demselben Material geimpft würden. Dieser Behauptung widersprechen unsere damaligen Resultate und auch meine späteren Erfahrungen über Augenimpfungen mit mittels des TRUFFI-Stammes gewonnenen Hodensyphilomen höherer Passagen, die doch 80—100% positive Impfungen ergaben.

Impftechnik.

1. *Scarification der Cornea.* Sie ist zuerst von BERTARELLI ausgeführt worden, und zwar in der Weise, daß die Hornhaut entweder an mehreren Stellen scarifiziert und in diese erodierten Partien das syphilitische Material tüchtig eingerieben wird. Auch HOFFMANN und BRÜNING konnten durch Scarification des Hornhautzentrums von Affen und Kaninchen und nachheriges Einreiben von syphilitischem Material eine Infektion erzielen. Hierdurch ist bewiesen, daß, um eine syphilitische Infektion zu erreichen, es nicht, wie NEISSER annahm, notwendig ist, daß die Blutgefäße eröffnet werden. Es genügt *vollkommen, daß das Lymphspaltennetz* und das der tieferen Epithellagen freigelegt ist.

2. Man bildet eine *Tasche* in dem Hornhautgewebe, was mit dem GRÄFEschen Messer leicht gelingt, und verreibt das Material in diese Tasche. Nach BERTARELLI gelingt diese Impfung besonders gut, wenn sie *in der Nähe des Limbus* vorgenommen wird. Flüssiges Material kann man auch mittels einer feinen Kanüle *zwischen die Lamellen der Hornhaut injizieren.*

3. Am meisten ausgeführt wird wohl die *Verimpfung in die vordere Augenkammer.* Ich habe mich derselben bei meinen ausgedehnten diesbezüglichen Untersuchungen mit UHLENHUTH und auch später ausschließlich bedient und nehme sie, analog der HOFFMANNschen Impftechnik, folgendermaßen vor:

„Das Versuchskaninchen wird vom Diener auf den Schoß genommen und so in die Schürze oder in ein Tuch eingeschlagen, daß die Extremitäten festgehalten werden. Der Kopf des Tieres wird etwas zur Seite geneigt, und dann werden in den Conjunctivalsack des unteren Lides 2—3 Tropfen einer möglichst frisch bereiteten 5%igen Cocainlösung mittels einer Augenpipette eingeträufelt. Es empfiehlt sich, hierbei das untere Lid etwas vom Auge abzuziehen und nach dem Einträufeln die Lider einige Minuten zuzuhalten, damit möglichst viel Cocain mit der ganzen Bindehaut in Berührung kommt. Sind alle Tiere in dieser Weise cocainisiert, so wiederholt man diese Prozedur noch einmal und beginnt dann erst mit der eigentlichen Impfung. Nachdem man mit körperwarmer physiologischer Kochsalzlösung die Cornea abgespült hat, zieht man bei möglichster Horizontallagerung des Kopfes das obere Lid mit dem Finger etwas ab und fixiert den Bulbus durch Einklemmen einer schieberartigen Augenpinzette in die Cornea oberhalb des Limbus. Durch einen mittels eines scharfen rautenartigen Augenmessers am Limbus vorgenommenen Einschnitt eröffnet man nun die vordere Augenkammer, läßt das Kammerwasser ablaufen und führt vorsichtig mit einer feinen Pinzette ein kleines Stückchen des zu verimpfenden Materials in die vordere Kammer zwischen Iris und Cornea ein. Es ist vorteilhaft, das Impfstück möglichst weit nach der Pupille vorzuschieben, um ein Herausgleiten des Materials aus der Einstichstelle zu vermeiden“ (UHLENHUTH und MULZER). Nach den Erfahrungen von PÜRKHAUER hat eine gleichzeitige Irisverletzung, auf die besonders SCHERBER großen Wert legt, oder eine Impfung in den Glaskörper, die SCHUCHT empfiehlt, oder in die Skleren (SCHERESCHEWSKY) keine Vorteile bezüglich der Impfresultate.

4. Erwähnt sei noch, daß auch *Impfungen in die Iris* vorgenommen worden sind vermittels eines Stiches durch die in die Vorderkammer eingeführte Pravazspritze in das Irisgewebe.

5. Eine *Überimpfung in den intakten Bindehautsack* hat SCHELLACK vorgenommen in der Weise, daß er das syphilitische Material (Kaninchenhodenbrei oder spirochätenhaltigen Preßsaft) unter das Unterlid in den Bindehautsack von Kaninchen hineinbrachte. Auf die interessanten Ergebnisse dieser Impfung — von 17 derartig geimpften Tieren wurden 6 infiziert — werde ich später noch zurückkommen.

6. Auch die *Impfung in die Augenbrauengegend* werde ich an anderer Stelle (S. 210) noch ausführlich besprechen.

Inkubationszeit.

Bezüglich der *Inkubationszeit bei Passageimpfungen* hat BERTARELLI festgestellt, daß sie 2—6 Wochen dauere, wobei sie von der 2. Passage ab konstanter werde. Nach SCHUCHT vergehen bis zum Auftreten der Keratitis 19—43 Tage, bei der Iritis 11—23 Tage. TOMASCZEWSKI gibt bei der 2. und 3. Tierpassage eine Inkubation von 4—6 Wochen an. E. HOFFMANN sah bei seinen Hornhautpassagen Inkubationszeiten von 27—85 Tagen. Bei höheren Passagen, z. B. bei der 11. Passage betrug sie $1^1/_2$ Monat, bei der 12. 37 Tage, während sich bei der 18. und 19. Augenpassage die Inkubationszeit wieder verlängerte. Nach PÜRKHAUERs Erfahrungen schwankt die Inkubationszeit bei den von ihm mit Reihenvirus geimpften Kaninchen zwischen 3 Wochen und 5 Monaten. Ich habe bereits weiter oben angegeben, daß sich nach den Erfahrungen von UHLENHUTH und MULZER die Inkubationszeit in den höheren Passagen stets *deutlich verkürzte.*

Die Inkubationsdauer kann sich aber auch *abnorm verlängern („Spätkeratitiden“)*, wie aus den Mitteilungen von BASILE und ROUSSEL hervorgeht, von denen ersterer eine Keratitis erst am 63. Tage, letzterer erst am 74. Tage nach der Impfung auftreten sah. PÜRKHAUER konnte sogar bei einem mit Passagevirus geimpften Kaninchen erst am 150. Tage nach der Impfung eine syphilitische Hornhauterkrankung feststellen. UHLENHUTH und WEIDANZ haben bei ihren Sublimatversuchen bei zwei Kaninchen Inkubationszeiten von 112 bzw. 122 Tagen beobachtet.

Verschiedene Autoren wollen einen gewissen *Einfluß der Rasse* auf die Häufigkeit und Stärke der positiven Impfresultate bei der Augensyphilis der Kaninchen beobachtet haben. Ich kann dies nicht bestätigen. SCHERBER, sowie UHLENHUTH, HOFFMANN und WEIDANZ machten aber bei ihren diesbezüglichen Versuchen die Wahrnehmung, daß bei den weißen Kaninchen, insbesondere bei den *Albinos*, die Reizerscheinungen besonders heftig und intensiv auftraten.

Daß eine gewisse *individuelle Disposition* der verschiedenen Tiere für die Regelmäßigkeit dieser positiven Impfresultate bestehen muß, darauf wies jüngst erst wieder HOFFMANN hin. Es gibt auch nach meiner Erfahrung *Kaninchen, bei denen es niemals gelingt, eine Impfkeratitis zu erzeugen.*

Die Impfkeratitis kann bei *gleichzeitiger Impfung* beider Augen *nur an einem Auge* oder *an beiden* auftreten, und zwar *gleichzeitig* oder *nach verschiedenen Intervallen.* Es ist nicht notwendig, daß beim späteren Auftreten der Keratitis am zweiten Auge die Cornea des ersten wieder völlig klar oder zum mindesten im Rückgang begriffen sein müsse.

Rezidive.

Die Impfsyphilis des Kaninchenauges kann mitunter rezidivieren. Das habe ich im Vorangehenden schon erwähnt. Die Zeit, nach welcher ein solches lokales *Rezidiv* auftritt, ist ganz verschieden lang. Sie schwankt in den weitesten Grenzen. So sahen LEVADITI und YAMANOUCHI am 113. Tage nach der Impfung eine zweite Keratitis mit zahlreichen Pallidae auftreten, ROUSSEL beobachtete eine solche 120 Tage nach der Impfung und TRUFFI 31 Tage nach Abheilung der ersten. OSSOLA sah nach jedesmaliger völliger Abheilung der Keratitis 3—4 Rezidive in Abständen von 15—20 Tagen an verschiedenen Stellen der Cornea. Pallidae waren vorhanden bei bestehender, fehlten bei abgeheilter Keratitis. FONTANA berichtete ebenfalls über 3 Rezidive an ein und demselben Auge, und zwar etwa $2^1/_2$, 6 und 8 Monate nach der Impfung. Auch PÜRKHAUER sah mehrfach rezidivierende Keratitiden, darunter einen Fall mit $6^1/_2$ und $8^1/_2$ Monate nach der Impfung auftretender Keratitis. UHLENHUTH und MULZER, sowie DANILA haben ebenfalls wiederholt Rezidive an der Cornea nach intraokularer Impfung gesehen. Nach BROWN und PEARCE treten derartige Rezidive besonders bei Kaninchen auf, die der syphilitischen Infektion eine starke Reaktion entgegengesetzt haben. Über die *Rezidiverscheinungen am Auge nach experimenteller Hodenimpfung* wird an anderer Stelle (S. 194ff.) ausführlicher gesprochen werden.

Generalisierung des Virus nach experimenteller Augenimpfung.

Auf Grund ihrer zahlreichen Versuche waren Uhlenhuth und Mulzer zu dem Schluß gekommen, „daß nach gelungener Haftung des syphilitischen Virus am Kaninchenauge die Syphilis lokalisiert zu bleiben scheint". Das ging auch aus den verschiedenen diesbezüglichen Mitteilungen, die damals in der Literatur vorlagen, hervor. Doch hatte 1908 schon Grouven eine *metastatische Keratitis bei einem Kaninchen gesehen*, die *im nichtgeimpften Auge* auftrat. Auch Pürkhauer sah bei einem Kaninchen, dem das nach einer Vorderkammerimpfung an Keratitis erkrankte Auge herausgenommen worden war, am *zweiten* Auge *eine parenchymatöse Keratitis* 123 Tage nach der Impfung des ersten Auges. Später habe auch ich vereinzelt die gleichen Wahrnehmungen bei meinen Arbeiten mit Plaut im Münchener Forschungsinstitut für Psychiatrie sowohl wie dann auch in Hamburg gemacht.

E. Hoffmann und Zurhelle haben vor kurzem mitgeteilt, daß ihnen bei dem experimentellen primären Hornhautsyphilom „die fast regelmäßig bei der Sektion zu findenden *Lymphdrüsenschwellungen in der Schläfengrube* nicht entgangen" seien. Spirochäten konnten sie bei den wenigen diesbezüglichen Untersuchungen allerdings nicht in diesen prallen harten Drüsen nachweisen. Trotzdem scheinen sie diese Drüsenschwellungen als spezifisch aufzufassen.

Aber auch *Sekundärerscheinungen der Haut* sind nach Augenimpfungen beschrieben worden. Solche Fälle hat 1907 und 1908 schon Grouven mitgeteilt. Bei einem intraokular geimpften Kaninchen sah er 8 Monate nach der Impfung Haarausfall, Abmagerung, Dyspnoe, Infiltrate und Rhagaden an den Nasenflügeln mit spärlichem Spirochätenbefund entstehen. Nach 11 Monaten trat ein verstärkter Haarausfall, eine Keratitis parenchymatosa am intakten, nichtgeimpften Auge und eine ulcerierte Papel am Praeputium mit massenhaftem Spirochätengehalt auf. Im weiteren Verlaufe fanden sich noch Papeln, Infiltrate, Erosionen am After und an den Nasenflügeln, dann ein ausgedehntes makulopapulöses Exanthem des Rückens, das stellenweise ulcerös mit Rupiaborken bedeckt war, und Conjunctivitis. In allen Efflorescenzen konnte man zahlreiche Spirochäten nachweisen. Bei der Sektion des an Marasmus gestorbenen Tieres fanden sich massenhaft Spirochäten im rechten Hoden und Nebenhoden, in den Beckenlymphdrüsen, der Nasenschleimhaut und der Cornea.

Von der Papel des Praeputiums sowohl wie von einer Rückenpapel waren von Grouven *Überimpfungen auf einen Makakus rhesus* vorgenommen worden, die *positive Impferfolge* ergaben. Auch A. Neisser erhob, wie Pürkhauer berichtet, auf ähnliche Weise einmal einen Befund, der für eine Allgemeindurchseuchung der Syphilis beim Kaninchen nach okularer Impfung sprach. Grouven selbst beobachtete noch bei zwei weiteren in die Augen geimpften Kaninchen ähnliche Befunde. Igersheimer sah zweifellos *sekundär syphilitische Erscheinungen bei einem Kaninchen, das anscheinend erfolglos in die vordere Kammer geimpft worden war*, auftreten. Diese heilten erst nach intravenöser Salvarsanapplikation. „Wir haben hier das weitere Novum einer gelungenen „*Augenimpfung ohne Primäraffekt*", aber mit sekundären Erscheinungen. Man muß wohl annehmen, daß die Spirochäten hier durch Einwanderung von der Vorderkammer in die lymphabführenden Kanäle ihren Weg in den übrigen Körper fanden" (Igersheimer). Auch Hoffmann und Zurhelle haben bei ihren intraokular geimpften Kaninchen nicht ganz selten Allgemeinerscheinungen, wie nasale, anale, perianale Papeln gesehen. Schereschewsky sah bei einem intraokular geimpften Kaninchen am 10. Tage nach dem Auftreten einer Keratitis einen starken *Haarausfall* am ganzen Körper, welch letzterer von borkigen, circinären Efflorescenzen übersät war. Spirochäten wurden in diesen offenbar nicht nachgewiesen, doch heilten die Erscheinungen auf eine intravenöse Einspritzung von 0,15 Altsalvarsan prompt ab.

Schließlich wäre noch zu erwähnen, daß PLAUT und MULZER *bei intraokularer Impfung* mit ihrem neurotropen „MULZER-Stamm" den *Übergang des Virus in den Liquor bzw. Erkrankung desselben* feststellten. Innere Organe (Leber-, Milz-, Knochenmarkbrei) von Tieren, die mit Erfolg am Auge geimpft worden waren, haben anscheinend *niemals ein positives Impfresultat* ergeben (TOMASCZEWSKI, PÜRKHAUER).

Nach CATTANEO, der nach intraokularer Impfung bei Kaninchen ebenfalls Allgemeininfektionen beobachtet hat, ist *die Wa.R.* bei okularen Affektionen meist negativ.

Wenn es, meiner *heutigen* Überzeugung nach, auch als ziemlich sicher erscheinen muß, daß die Syphilis auch nach intraokularer Impfung wohl regelmäßig und schon ziemlich frühzeitig sich generalisiert, so bilden doch *Beobachtungen klinisch manifester Erscheinungen nach Impfung in die Augen immer noch rein zufällige und äußerst seltene Befunde.*

Der erste, der *auf einem anderen Wege* als durch intraokulare Impfung Kaninchen mit Erfolg syphilitisch infizierte, war UMBERTO PARODI. Diesem Forscher gelang es zum ersten Male, *Kaninchen durch Einbringen von dem Menschen entnommenen syphilitischem Material in den Hoden zu infizieren.*

Am 11. Mai 1907 hat PARODI einem Kaninchen ein Stückchen einer syphilitischen menschlichen Papel unter die Tunica vaginalis geschoben, nachdem er vorher die Tunica albuginea eingeschnitten hatte; etwa 4 Wochen später wurde das Tier getötet. Die Tunica zeigte an der Impfstelle eine fünfpfennigstückgroße hyperämische Fläche. Auf dem Durchschnitt erwies sich das Hodenparenchym hier derb und infiltriert. Es bildete einen keilförmig gestalteten Herd, der *histologisch* aus einer kleinzelligen Infiltration bestand, die hauptsächlich lymphoide Elemente enthielt und sowohl um die Gefäße der Tunica vasculosa unterhalb der Albuginea, wie um die zwischen den Tubuli befindlichen Gefäße lokalisiert war. Einige Gefäße zeigten Wucherungen der Adventitiazellen. Die Hodenkanälchen waren in der genannten Zone ebenfalls verändert. Nach Versilberung mittels der VOLPINO-LEVADITIschen Methode fanden sich sowohl in diesem Granulationsgewebe wie im Innern der veränderten Tubuli seminiferi typische Spirochäten in wechselnder Anzahl.

PARODI konnte nach diesem Befunde mit Recht behaupten, daß *im Hodenparenchym die Spirochaeta pallida gedeihen und syphilisähnliche Gewebserkrankungen hervorrufen könne.* Er hat zum erstenmal experimentell ein *echtes Syphilom im Hoden des Kaninchens* erzeugt.

Während diese Impfung bei PARODI einen typischen örtlichen Befund ergab, konnte A. NEISSER bei der Nachprüfung desselben in Batavia keine lokale Haftung, wohl aber eine Generalisierung des Virus beobachten. Er hatte mehrere Kaninchen mit Milz-Knochenmarkbrei syphilitischer Affen in die Hodensubstanz geimpft. Irgendwelche syphilitische Manifestationen am Orte der Impfung sah NEISSER bei diesen Tieren nicht. Er tötete die Kaninchen 7—8 Wochen nach der Impfung und verimpfte Milz-Knochenmarkbrei derselben auf Affen. „Bei drei derartig behandelten Kaninchen mußte eine Infektion, und zwar eine Allgemeininfektion eingetreten sein, da fünf Affen typische Primäraffekte bekamen."

A. NEISSER hat damit zum erstenmal nachgewiesen, daß Kaninchen syphilitisch sein können, ohne die geringsten klinischen Symptome einer Syphilis zu zeigen. Dieser Zustand wurde von KOLLE später *„stumme Infektion"* genannt.

Auf Veranlassung von E. HOFFMANN hat dann MULZER im Laboratorium der Berliner Universitätshautklinik im April 1908 die Versuche von PARODI und A. NEISSER wieder aufgenommen und zahlreichen Kaninchen frisches, spirohätenhaltiges Saugserum von menschlichen Primäraffekten und nässenden Papeln in die Hoden injiziert. Bei einem Tier trat nach einer Inkubationszeit von 34 Tagen neben einer erheblichen Schwellung des Hodens ein zunächst kreisförmiger Initialaffekt auf, der allmählich die Form eines Dreiecks mit abgestumpften Ecken, annulärem Randsaum und zentraler Erosion annahm. Im Quetschpräparat fanden sich zahlreiche Spirochaetae pallidae.

Dies ist demnach der erste Fall eines syphilitischen Primäraffektes, der experimentell auf der Haut eines Kaninchens hervorgerufen wurde. Das Tier wurde von HOFFMANN am 18. Mai 1908 im Verein für innere Medizin zu Berlin demonstriert und mit einem Falle von Affensyphilis, den LÖHE gleichzeitig erboten hatte, von HOFFMANN, LÖHE und MULZER publiziert.

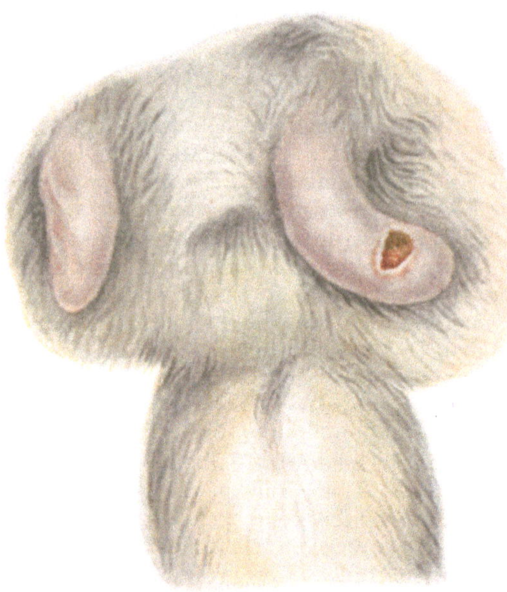

Abb. 33. Initialaffekt der Hodensackhaut und Schwellung des zugehörigen Hodens nach Injektion von spirochätenreichem Saugserum in den linken Hoden eines Kaninchens. Inkubationszeit 34 Tage. Beginn am 15. Mai 1908, demonstriert am 18. Mai 1908 im Verein für innere Medizin zu Berlin. (Erster Fall dieser Art, von MULZER beobachtet.) (Originalabbildung.)

In ähnlicher Weise hat dann auch TRUFFI bei einem Kaninchen durch Verimpfung menschlichen spirochätenhaltigen Saugserums einen ulcerierten Primäraffekt an der Impfstelle erzeugen können. Etwa 9 Wochen nach der Impfung sah er hier ein Geschwür, das im Durchmesser 1 cm betrug, und mit einer Kruste bedeckt war. Nach Entfernung derselben erschien ein unregelmäßig gestaltetei mißfarbener Grund, der von steilen, nach außen in eine harte, rotblau gefärbte Infiltrationszone übergehenden Rändern umgeben war. Die Leistendrüsen waren nicht palpabel. Im Saugserum aus dem Primäraffekt fanden sich ebenfalls zahlreiche Pallidae. Histologisch erwies sich dieser Primäraffekt als ein kompaktes Infiltrat, das zum größten Teil aus Plasmazellen, zum kleineren Teil aus Lymphocyten und Fibroblasten bestand. Die Gefäße waren nicht sehr stark verändert.

Dieser Primäraffekt heilte nach 24 Stunden von selbst ab. Mit Material, das durch Excision der Narbe gewonnen war, und das noch zahlreiche Spirochäten enthielt, gelang es TRUFFI dann noch *zwei neue Kaninchen an der Hornhaut und an der Hodensackhaut mit Erfolg zu infizieren.*

Wie TRUFFI mitteilt, hatte bereits OSSOLA in der Sitzung der medizinischen Gesellschaft zu Pavia am 5. Juni 1908 ein Kaninchen demonstriert, das auf dem Scrotum einen durch Inokulation eines Stückchens einer syphilitischen Kaninchenhornhaut hervorgerufenen typischen Primäraffekt mit entsprechender Leistendrüsenschwellung aufwies. Auch LEVADITI und YAMANOUCHI vermochten durch Verimpfung von Stückchen syphilitischer Kaninchenhornhaut, die sie in subepidermoidale Taschen des Praeputiums eines Kaninchens versenkten, hier eine positive Haftung zu erzielen.

Am 21. Mai 1909 demonstrierten UHLENHUTH und MULZER in der Berliner militärärztlichen Gesellschaft ein Kaninchen, bei dem nach Impfung mit menschlichem syphilitischen Saugserum 51 Tage später eine *diffuse Schwellung des geimpften Hodens* aufgetreten war. In dem klaren, fadenziehenden Punktionssaft, der aus diesem erkrankten Organ gewonnen worden war, fanden sich massenhaft Spirochaetae pallidae. Sie bezeichneten dieses Krankheitsbild als *Orchitis syphilitica diffusa s. interstitialis.*

Etwas später, am 9. Juni 1909, stellte dann TOMASCZEWSKI in der Berliner dermatologischen Gesellschaft ein Kaninchen vor, das bereits 14 Tage nach erfolgter Hodenimpfung mit luetischem menschlichen Saugserum an der Peniswurzel, also *nicht an der Impfstelle*, einen spirochätenhaltigen Primäraffekt aufwies.

Endlich teilte dann noch MENZINCESCOU einen Fall von gelungener beiderseitiger Hodenimpfung bei einem Kaninchen mit. An beiden Einstichstellen traten nach einer Inkubationszeit von 35 Tagen Infiltrate auf, die später geschwürig zerfielen und makroskopisch wie mikroskopisch einem menschlichen Primäraffekt glichen.

Wie aus dem Vorstehenden ersichtlich, handelte es sich bei den wenigen positiven Befunden, welche mit der Hodenimpfung von Kaninchen bis 1909 erzielt worden waren, doch nur um *mehr oder weniger zufällige und seltene Ergebnisse.* Erst die systematischen und breit angelegten Untersuchungen von UHLENHUTH und MULZER, die im November 1908 im Kaiserl. Gesundheitsamte zu Berlin begonnen worden waren und viele Jahre lang durchgeführt wurden, ergaben andere Resultate. Durch die *Wahl geeigneter Impfmethoden* und durch die *passagere Virulenzsteigerung* gelang es diesen Autoren *so gut wie regelmäßig, die Syphilis auf Kaninchen zu übertragen* und dabei die verschiedenen Krankheitsbilder und Formen, unter denen die Impfsyphilis des Kaninchens sowohl lokal, d. h. am Orte der Impfung, wie auch als Ausdruck einer allgemeinen Infektion auftritt, eingehend zu studieren. Schon bald vermochten sie denn auch ein ziemlich *vollständiges und außerordentlich prägnantes Bild der experimentellen Kaninchensyphilis und ihres Verlaufes zu geben*, das *grundlegend für alle weiteren Forschungen auf diesem Gebiete* geworden ist.

Die Ergebnisse von UHLENHUTH und MULZER, durch die das Kaninchen noch in erfolgreicher Weise im Laboratorium für die experimentelle Syphilisforschung nutzbar gemacht wurde, sind in der Folgezeit von vielen Autoren völlig bestätigt und in mancher Hinsicht ergänzt und erweitert worden. Gestützt auf in der Literatur vorliegende diesbezügliche Mittteilungen, sowie auf neuere eigene Erfahrungen will ich versuchen, zunächst die *experimentell erzeugte primäre*, bzw. *lokale Hodensyphilis der Kaninchen* dem heutigen Stande der Forschung entsprechend möglichst vollständig zu beschreiben.

Primäre Hodensyphilis des Kaninchens.

Das *klinische Bild* der *primären Hodensyphilis* des Kaninchens haben UHLENHUTH und MULZER folgendermaßen beschrieben. Sie unterscheiden im wesentlichen drei Krankheitsformen.

1. „*In Form eines Geschwüres auf der Scrotalhaut*, das durchaus nicht immer an der Einstichstelle lokalisiert ist (Abb. 34, 35, 41 u. 42). Der Hoden und der Nebenhoden ist hier meist vollkommen intakt. Das Geschwür selbst erscheint entweder als *flache uncharakteristische, meist mit einer trockenen Borke bedeckte*

Ulceration oder Erosion und kann dann nur durch den Nachweis der Spirochaeta pallida als syphilitische Erkrankung sichergestellt werden, oder es *entspricht mehr oder weniger dem menschlichen Primäraffekt*, insbesondere dem in der Vorhaut lokalisierten. Dann zeichnet es sich aus durch *rundliche oder ovale Form mit steilen Rändern und wallartig verdickter, derber Umgebung*. In dieser, oft sehr breiten und massigen, derben Infiltrationszone findet man dann besonders zahlreich die Spirochaeta pallida. Letztere Krankheitsprodukte pflegen in zwei bis drei Wochen, meist mit Hinterlassung einer weißlichen, strahligen Narbe, abzuheilen, während erstere, die Erosionen, in der Regel schon nach 5—8 Tagen ohne weiteres spontan verschwinden.

2. *In Form einer chronischen Hodenentzündung bei intakter Scrotalhaut.* Auch hier lassen sich wieder zwei verschiedene Arten der Erkrankung feststellen.

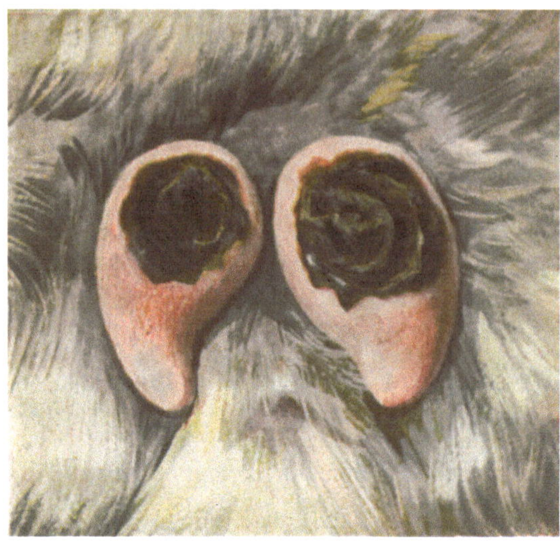

Abb. 34. Ulcerierte Primäraffekte auf der Scrotalhaut nach Impfung mit Kolle-Virus (rechts intrascrotal, links subscrotal). (Originalzeichnung.)

Entweder *vergrößert sich* nach einer mehr oder weniger langen Inkubationszeit *der Hoden und auch in geringem Grade der Nebenhoden langsam und gleichmäßig* oft auf das Doppelte seiner ursprünglichen Größe und wird mehr rundlich oval, von derber, prall-elastischer Konsistenz und ist nicht mehr durch den Leistenkanal zurückzuschieben — *Orchitis diffusa* oder *interstitialis syphilitica* (Abb. 36, 37, 38, 41, 42) —, oder es erkrankt *nur ein Teil des Hodens* in derselben Weise, der aber dann deutlich gegen das übrige Hodengewebe abgrenzbar ist — *Orchitis circumscripta syphilitica*. In dem zähen, fadenziehenden, aber klaren Punktionssaft des so erkrankten Hodenparenchyms finden sich stets massenhaft typische Pallidae. Meist sind die entsprechenden Lymphdrüsen charakteristisch vergrößert.

3. *In Form einer schwieligen Verdickung der Hodenhüllen*, und zwar besonders der Tunica vaginalis. Auch hier erkrankt ein größerer Teil der Tunica, der meist hüllen- oder mantelartig den oft verkleinerten, anscheinend atrophierten Hoden umgibt — *Periorchitis diffusa syphilitica* —, oder die Tunica ist nur stellenweise, in Form mehr oder weniger breiter, dicker Platten verdickt — *Periorchitis*

circumscripta syphilitica (Abb. 36). Dieses derbe schwielenartige Gewebe enthält ebenfalls zahlreiche Pallidae. Die Leistendrüsen sind nur bei ausgedehnteren Erkrankungen wahrnehmbar vergrößert. Meist ist dann auch der

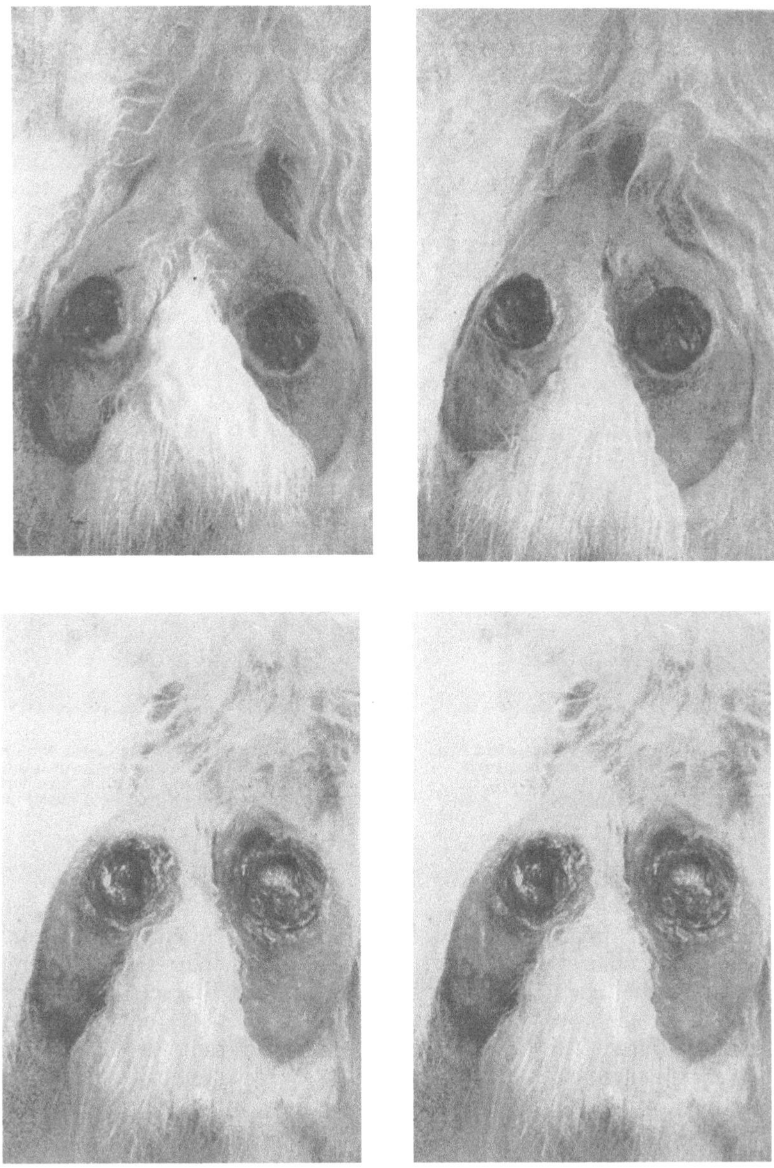

Abb. 35. Primäraffekte an der Impfstelle von Kaninchenhoden. (Aus BROWN und PEARCE, Journ. of exp. med. Vol. 31. Nr. 6.)

darunterliegende Hoden in oben beschriebener circumscripter Weise beteiligt. Zur Periorchitis circumscripta syphilitica kann man dann wohl auch *isolierte erbsen- oder linsengroße knötchenartige Verdickungen* rechnen, die oft unmittelbar unter der Scrotalhaut fühlbar sind und massenhaft typische Spirochäten enthalten.“

Dieses typische Krankheitsbild der primären Hodensyphilis des Kaninchens wurde nun, wie bereits bemerkt, in der Folgezeit von verschiedenen Forschern ergänzt und erweitert.

So kann man nach meiner Erfahrung häufig nach Impfung in den Hoden als *erstes Zeichen einer gelungenen Haftung* ein *kleines, derbes hirsekorn- bis linsengroßes grauweißes Knötchen in der Scrotalhaut* wahrnehmen, das etwa der sog. „*Initialpapel*“ des Menschen entspricht. Es wird meist an der Einstichstelle beobachtet, kann aber auch entfernt von ihr auftreten. Diese Initialpapel ist demnach verschieden von den Veränderungen, die bei subscrotaler Impfung von dem implantierten Stückchen ausgehen, wenn es diesen klinisch auch meist gleicht. Sie entwickelt sich wohl *von einem bei der Impfung in der Haut zurückgebliebenen Spirochätendepot* aus oder entsteht *auf hämatogenem Wege* von dem

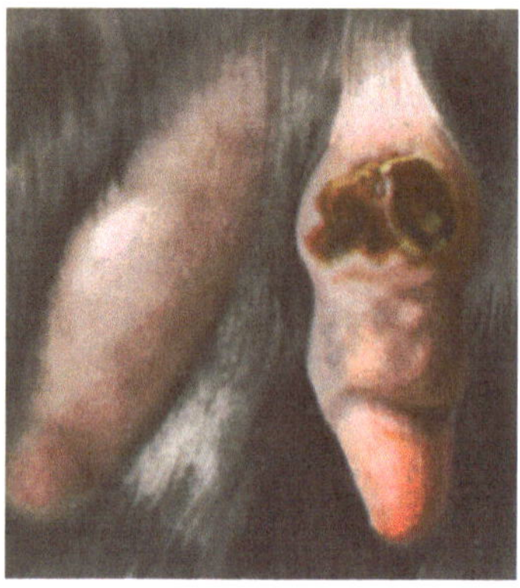

Abb. 36. R. Orchitis diffusa, l. Primäraffekt und umschriebene Periorchitis nach Impfung mit Passagehodenvirus in die Hoden. (Originalzeichnung.)

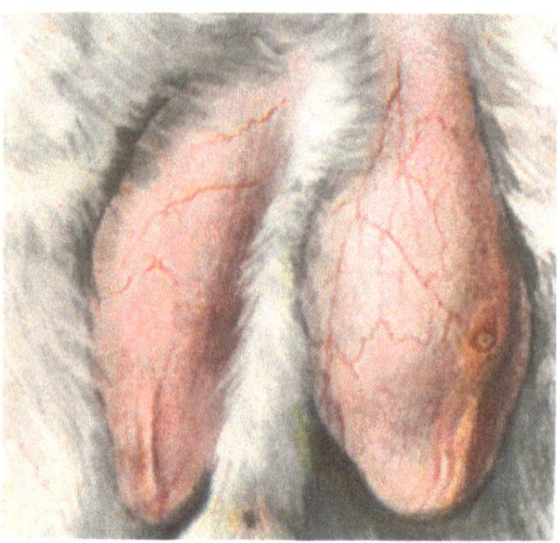

Abb. 37. Beiderseitige Orchitis diffusa bei einem in beide Hoden mit Kaninchenhodenvirus geimpften Kaninchen. Links oberflächlich ulcerierte Periorchitis circumscripta. (Originalzeichnung.)

implantierten Impfmaterial ausgehend. Das ist auch von anderen Autoren beobachtet und beschrieben worden. Ganz wie beim Menschen entwickelt sich nun von dieser Initialpapel aus eine Erosion, indem die Infiltration sich mehr flächenhaft ausbreitet, oder es kommt, bei gleichzeitiger Ausbreitung des Infiltrates in die Tiefe, zu der knotigen, typischen Sklerose. Diese zerfällt dann gewöhnlich sehr rasch zentral, und dann entsteht der ulcerierte Primäraffekt bzw. die ulcerierte Sklerose. Die *Initialpapel* kann auch, *ohne weitere Veränderungen einzugehen, resorbiert* werden.

Man sieht ferner bei ein und derselben Serie, die mit dem gleichen Impfstamm angelegt wurde, größere bis größte, sog. „*Riesenschanker*“ und kleinste, die dem „*Zwergschanker*“ beim Menschen entsprechen (Abb. 39).

Gewöhnlich findet man am geimpften Hoden *nur einen Primäraffekt.* Doch können, und zwar sowohl nach intratestaler wie nach subscrotaler Impfung *auch multiple Primäraffekte* entstehen (Abb. 40). So sieht man gar nicht selten neben dem Primäraffekt an der Einstichstelle oder neben einer vom Impfstückchen ausgehenden Orchitis oder Periorchitis *kleine Primäraffekte ganz versteckt liegen,* z. B. in der Genitocruralfalte, am unteren Pol des Hodens auf der Rückseite oder in der Falte zwischen Scrotum und Beinhaut. Diese, die man sich ebenfalls als auf *hämatogenem* Wege entstanden denken muß, können leicht übersehen werden. Der bereits erwähnte Fall von TOMASCZEWSKI gehört wohl auch hierher. Bei diesem ist bekanntlich an der Peniswurzel ein Primäraffekt entstanden, obwohl das Tier in den Hoden geimpft worden war. EBERSON berichtet von Schankern, die am *nichtgeimpften* Hoden durch „*spontane Inokulation*" von einem an der Impfstelle des anderen Hodens entstandenen Primäraffekt aus aufgetreten waren. Solche Schanker hat er besonders nach Impfung mit einem aus einer latenten menschlichen Lues gewonnenen Stamm gesehen (s. S. 297). Nach der Ansicht von EBERSON spielt bei dem Zustandekommen dieser „Spontanschanker" eines normalen Hodens, ausgehend vom geimpften Hoden, wahrscheinlich eine *Sensibilisierung* gewisser Gewebe im tierischen Körper eine Rolle, die eintritt während der aktiven Syphilisinfektion. Ob es sich indes nicht hier vielmehr ebenfalls um eine *hämatogene* Infektion handelt, möchte ich dahingestellt sein lassen.

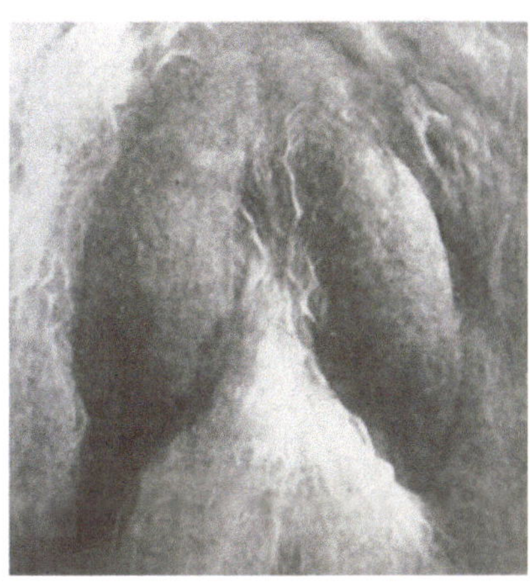

Abb. 38. Orchitis diffusa nach intrascrotaler Impfung von Kaninchen. (Aus BROWN und PEARCE: Journ. of exp. med. Vol. 31. Nr. 4.)

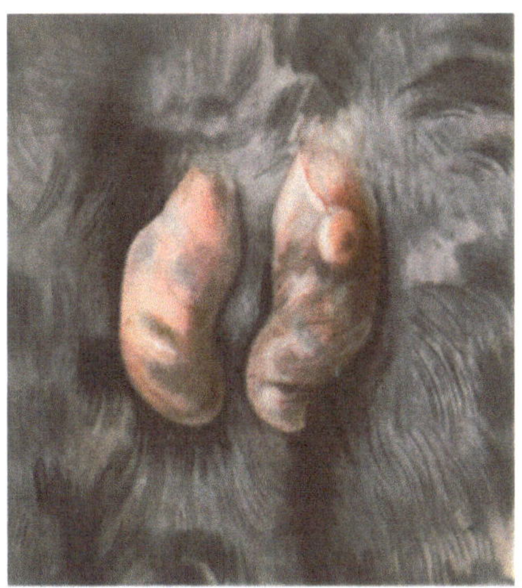

Abb. 39. R. normaler Hoden, l. hellergroßer Primäraffekt nach Impfung mit Mulzervirus rechts in den Hoden, links unter die Scrotalhaut. (Originalzeichnung.)

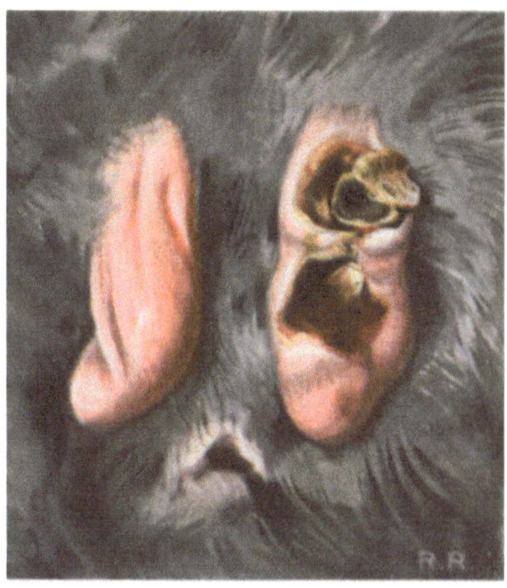

Abb. 40. Multiple Primäraffekte nach Impfung in beide Hoden. (Originalzeichnung.)

Der *Primäraffekt* braucht also *durchaus nicht immer an der Einstichstelle lokalisiert* zu sein.

BERGEL macht darauf aufmerksam, daß in sehr vielen Fällen *die knorpelharten Indurationen der Hodenhüllen diese durchbrechen, das Unterhautzellgewebe und die Scrotalhaut infiltrieren* und eine derartige *Spannung und Verdünnung der Epidermis* hervorrufen, „daß sie ein glänzendes Aussehen bekommt, dann aber eine tiefblaurote Verfärbung annimmt und sich schließlich *mit schwärzlichen Krusten bedeckt.* Diese Nekrosen verdanken ihre Entstehung einerseits dem starken Druck, unter dem das betreffende Gewebe längere Zeit stand, zu einem anderen Teil aber sind sie, wie die mikroskopischen Befunde ergeben, nicht bloß eine Folge mechanischer Abklemmung der Blut- und Lymphgefäße, sondern auch eine Folge der für Syphilis charakteristischen Obliterationen der Gefäße". Derartige schwärzliche Nekrose kann man tatsächlich öfter wahrnehmen (Abb. 34 u. 41). Man muß sich aber *hüten, damit die ganz ähnlichen pathologischen Produkte zu verwechseln, die entstehen, wenn ein Kaninchen in seinen syphilitischen Hoden gebissen wird.*

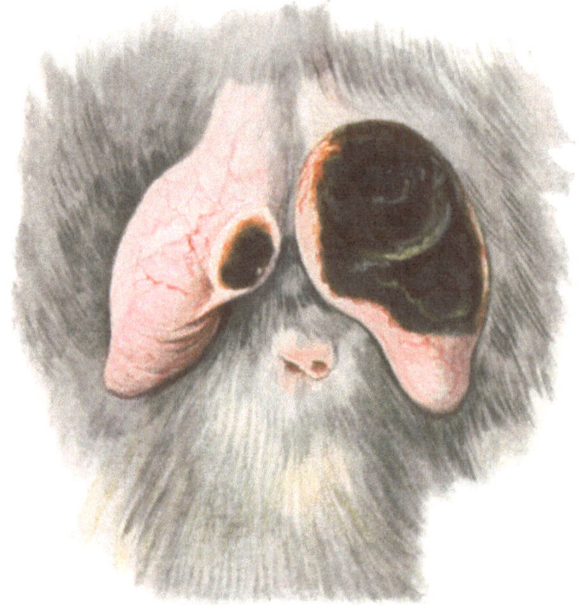

Abb. 41. Typische Primäraffekte auf der Scrotalhaut mit rechtsseitiger Orchitis diffusa bei einem rechts in den Hoden, links unter die Scrotalhaut geimpften Kaninchen. (Originalzeichnung.)

In der *Umgebung älterer Primäraffekte* kann man, wie schon Truffi bei einem Kaninchen festgestellt hat, *kleinste Papeln* auftreten sehen. Auch Brown und Pearce beobachteten in Ausnahmefällen „die Entwicklung multipler Herde in der Umgebung von Primäraffekten, die teils zur Verschmelzung zu einer Schankermasse neigten, teils eine Beziehung zur älteren Läsion vermissen ließen, ferner die *Bildung strangartiger, vom Primäraffekt ausgehender Infiltrate,* die *in ihrem Verlauf knotenartige Verdickungen* trugen" (zitiert nach Frei). Letzteres habe ich sehr oft nach Impfungen mit meinem sog. „Münchener" oder „Mulzer"-Stamm gesehen.

Besonders *bei Primäraffekten greift das spezifische Infiltrat häufig auf die Hodenhüllen und den Hoden* über, was auch Frei wiederholt beobachtete. Bei gut ausgebildeten Primäraffekten ist gewöhnlich das Rand- und Grundinfiltrat stark entwickelt. Ersteres bildet eine derbe knorpelartige, ganz wie beim menschlichen Primäraffekt, gelblich-weiß durch die verdünnte Epidermis durchschimmernde Masse, in deren zähem, fadenziehenden *Punktionssaft* sich *zahlreiche Spirochäten* finden. Die Ulceration ist gewöhnlich von einer derben festhaftenden bräunlich-gelben Borke oder Kruste bedeckt, die meist etwas tiefer als das Randinfiltrat liegt. Nach Ablösen derselben tritt ein flacher, an der Peripherie leicht blutender, speckig oder lackiert glänzender oder aber mißfarbener, etwas höckeriger Geschwürsgrund zutage. *Im Abklatschpräparat* finden sich gewöhnlich *keine* oder *nur sehr spärliche, doch stets lebhaft bewegliche Spirochäten*, im Gegensatz zu den Affektionen der banalen Kaninchenspirochätose. Hier trifft man, wie wir noch sehen werden, gerade an der Oberfläche am meisten

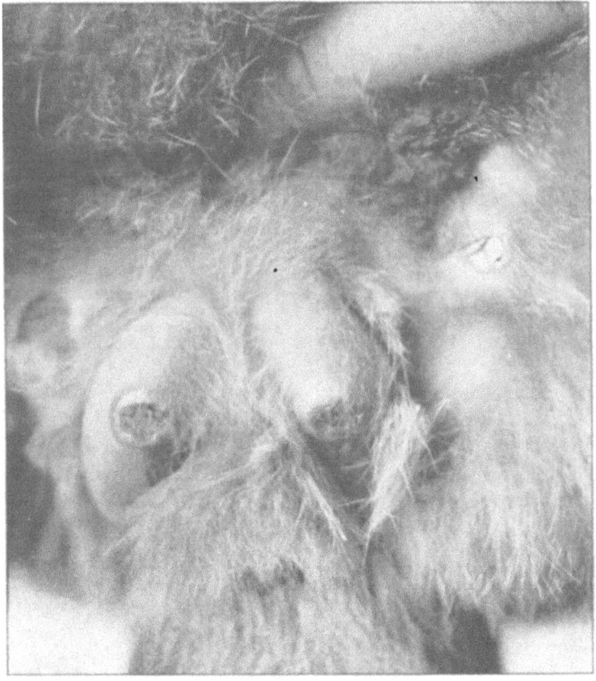

Abb. 42. Typische Primäraffekte mit rechtsseitiger Orchitis diffusa nach intrascrotaler Impfung (Hodenpassagevirus). (Aus UHLENHUTH und MULZER, Atlas).

Spirochäten an. Der Geschwürsrand ist scharf geschnitten, nicht unterminiert oder zackig.

Nach BERGEL bleiben die syphilitischen Indurationen, virulente Spirochäten vorausgesetzt, nach einem anfänglichen Wachstum *6—7 Monate, in einer größeren Anzahl der Fälle auch länger, auf annähernd der gleichen Höhe,* um sich dann teilweise oder auch ganz zurückzubilden. „Die Rückbildung scheint leichter eintreten zu können, wenn die Indurationen ulceriert sind, und eine Mischinfektion entsteht, bei der wahrscheinlich die Begleitbakterien die Syphilisspirochäten überwuchern, so daß deren Reaktionsprodukte zum Schwinden gebracht werden." Auch nach meinen Erfahrungen bleiben die nichtulcerierten Periorchitiden meist *lange,* jedenfalls *länger als die Primäraffekte, bestehen.*

Die syphilitischen Erosionen und die kleineren Primäraffekte, insbesondere solche mit starken Rand- und Grundinfiltraten, bleiben *unbehandelt* ebenfalls

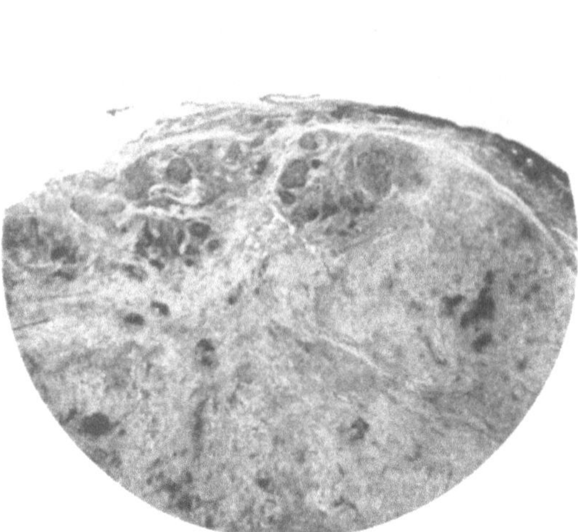

Abb. 43. Übersichtsbild aus der Randzone eines syphilitisch erkrankten Hodens eines Kaninchens. Im unteren Teil mucinös degeneriertes Bindegewebe mit perivasculären Infiltraten, Nekrosen und Infiltrationsherden. Am konvexen oberen Rande des Schnittes in der Mitte knötchenförmige, lymphoide Infiltrationsherde, an beiden Seiten schmale diffuse lymphoide Infiltration (Obj. 35 mm).

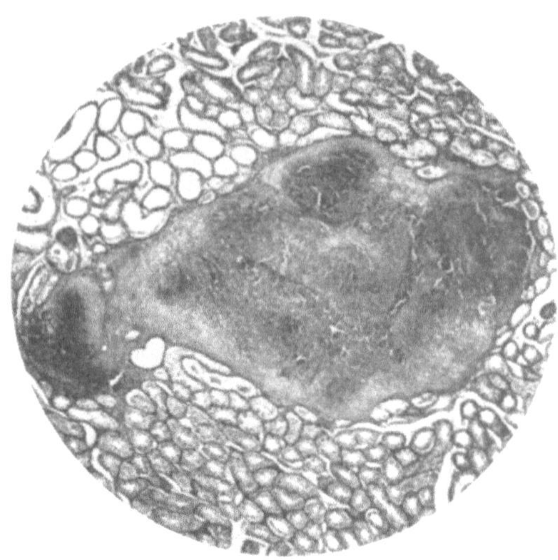

Abb. 44. Übersichtsbild aus dem syphilitisch erkrankten Hoden eines Kaninchens, das ein etwa hanfkorngroßes Syphilom enthält. In der Randzone stellenweise in Degeneration begriffene Hodenkanälchen. Obj. 3,5 mm, Ok. 2.

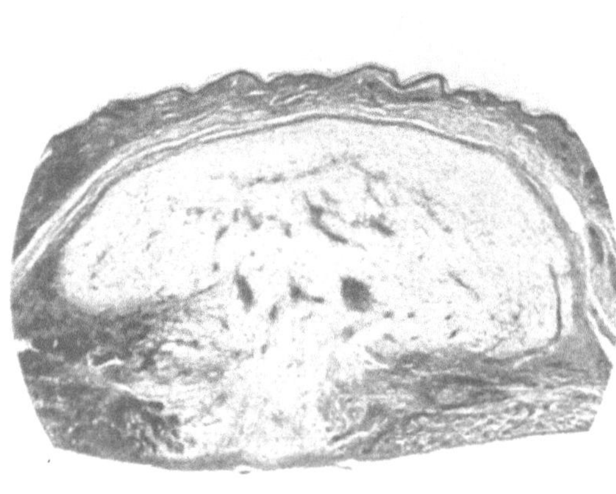

Abb. 45. Übersichtsbild des periorchitischen Hodens eines Kaninchens. (Haut nicht entfernt.) Die hellen Partien sind mucinös degeneriertes Bindegewebe, die dunkleren diffuse und knötchenförmige lymphoide Infiltrate. Nach abwärts setzt sich die Veränderung auf die Hodenoberfläche fort. Obj. 3,5 mm.

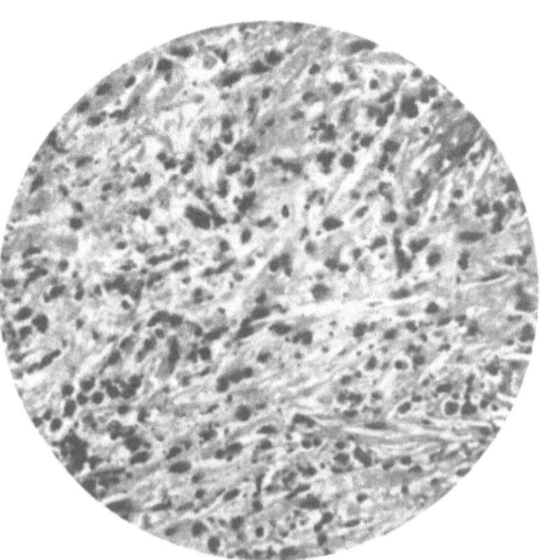

Abb. 46. Ein Abschnitt mucinös degenerierten Gewebes (von Abb. 45), stärker vergrößert. Zwischen den spindel- und kernförmigen Zellen erkennt man hier und da Plasmazellen. Obj. 4 mm, Ok. 2.

(Abb. 43—46 aus UHLENHUTH und MULZER, Atlas.)

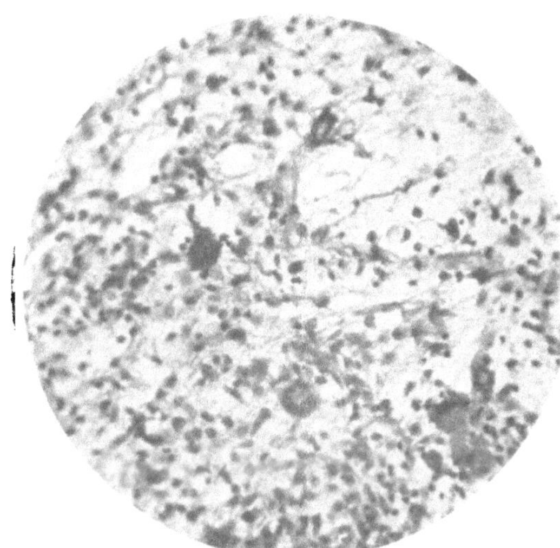

Abb. 47. Riesenzellen vom LANGHANSschen Typus. Obj. 8 mm, Ok. 1.

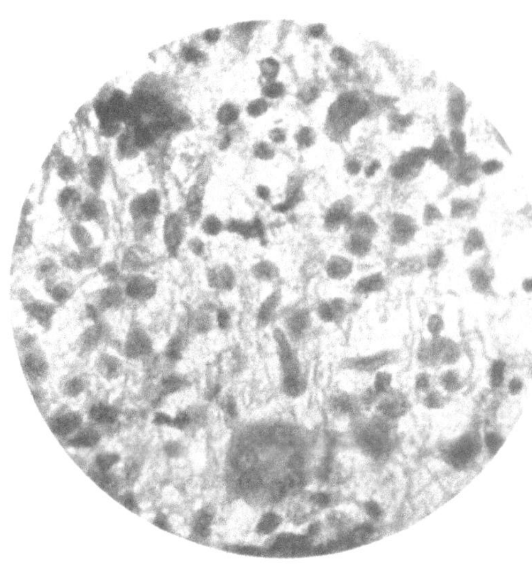

Abb. 48. Einige Riesenzellen aus Abb. 47, stärker vergrößert. Obj. 8 mm, Ok. 2.

Abb. 49. Aus dem zentralen Abschnitt einer syphilitischen Orchitis.
Links mucinös degeneriertes Bindegewebe, rechts zellig infiltriertes Gewebe mit Kerntrümmern und Nekroseherdchen.

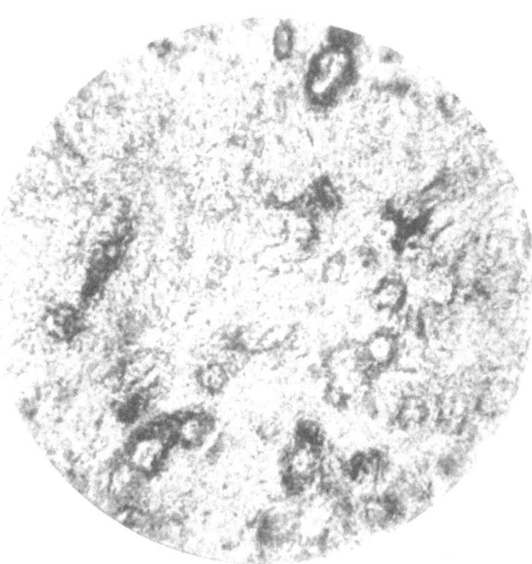

Abb. 50. Aus dem zentralen Abschnitt eines syphilitisch erkrankten Hodens.
Mucinös degeneriertes Bindegewebe mit zahlreichen perivasculären lymphoiden Infiltraten.

(Abb. 47—50 aus UHLENHUTH und MULZER, Atlas.)

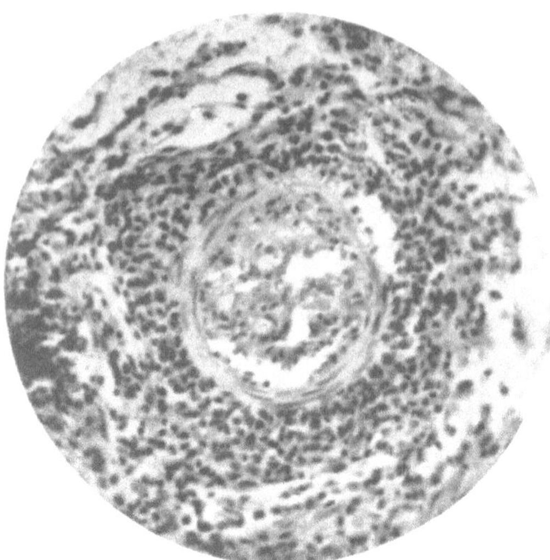

Abb. 51. Obliteriertes Gefäß mit breiter perivasculärer lymphoider Infiltration.
Aus einem ulcerierten subcutanen Knoten der Scrotalhaut eines syphilitischen Kaninchens. Obj. 4 mm, Ok. 2.

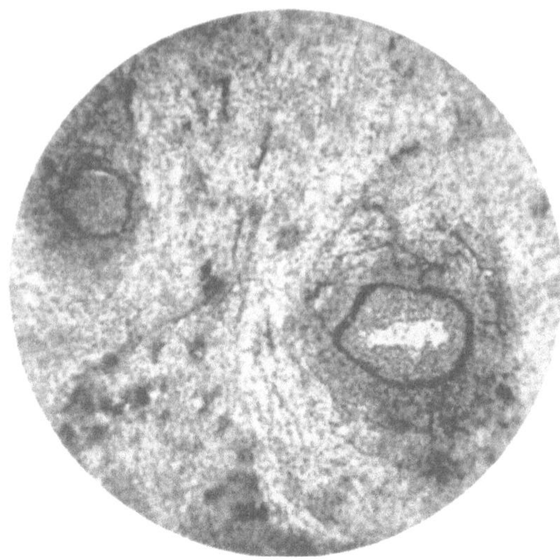

Abb. 52. Gefäßveränderungen in dem mucinös degenerierten Bindegewebe aus dem syphilitisch erkrankten Hoden eines Kaninchens, das mit syphilitischem Leichenmaterial (Leber) eines Menschen geimpft worden war. Obj. 16 mm, Ok. 1.

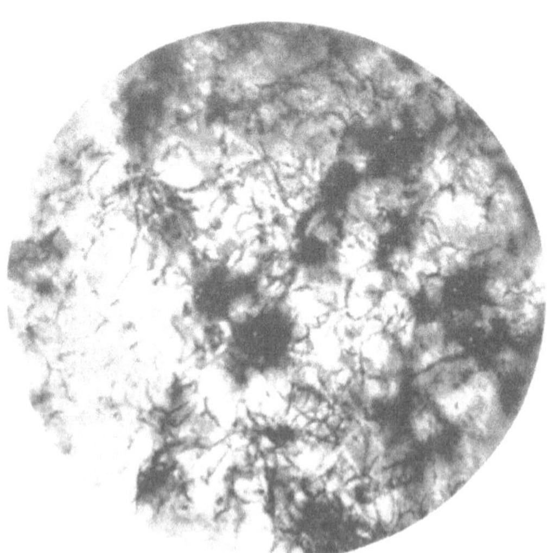

Abb. 53. Stelle mit wenig dicht gelagerten Spirochäten. Obj. 1,8 mm, Ok. 2.

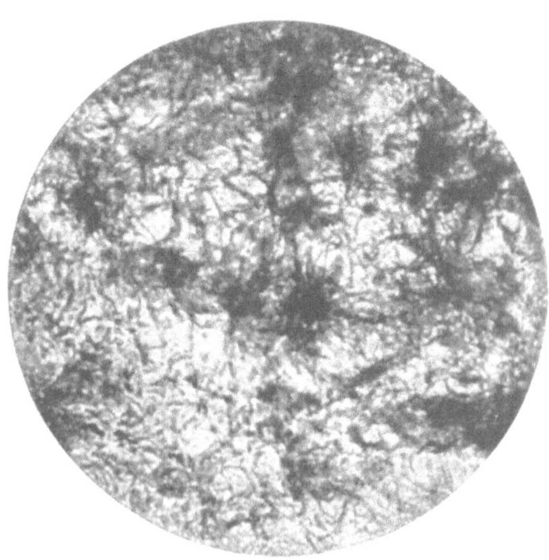

Abb. 54. Spirochätenknäuel aus Hoden von Abb. 53. Obj. 4 mm, Ok. 1.

(Abb. 51—54 aus UHLENHUTH und MULZER, Atlas.)

stets längere Zeit bestehen. Nach KOLLE erfolgt die Rückbildung der vollentwickelten großen knorpelharten Schanker, deren Größe „auf der Höhe der Entwicklung durchschnittlich 2 und 2,5 cm" beträgt, erst nach 6, 8, 10 oder gar 12 Monaten. Auch FREI hat Ähnliches beobachtet: „gut entwickelte Primäraffekte blieben gewöhnlich 3—4, in einzelnen Fällen 6—9 Monate bestehen, kleine oberflächliche etwa 1—3 Monate."

Weder an meinem Berliner, noch an meinem Straßburger Material, noch auch in der Folgezeit, und zwar auch bei mit KOLLE-Virus geimpften Tieren, habe ich dagegen ein so langes Bestehenbleiben der Primäraffekte bestätigen können. Bei der Bildung von Primäraffekten kann man deutlich *drei Phasen* unterscheiden: nämlich ein *Entwicklungsstadium,* in dem der Primäraffekt ständig zunimmt; das dauert etwa 2—3 Wochen, kann aber auch länger dauern. In dieser Zeit finden sich *im Gewebe am meisten Spirochäten. Impfungen mit solchem Material geben am regelmäßigsten Angänge,* weshalb man auch zur Fortführung des Stammes am besten in diesem Stadium überimpft. Dem folgt ein *Höhestadium,* das durchschnittlich ebenfalls 2—3 Wochen dauert, aber auch wesentlich kürzer sein kann. *Während dieser Zeit ändert sich das klinische Bild so gut wie gar nicht.* Dieses Stadium ist dann auch, wie wir noch sehen werden, *das geeignetste zur Vornahme chemotherapeutischer Versuche.* Nun folgt das *Involutionsstadium,* in dem vor allem *das Randinfiltrat langsam schwindet* und das *Geschwür flacher wird.* Die Borke liegt dann bald im Niveau des Randinfiltrates, ja überragt dieses schließlich, und beginnt sich an den Rändern zu lösen. Am längsten haftet sie im Zentrum des Geschwürs. Schließlich läßt sie sich auch hier leicht ablösen oder fällt spontan ab, und der noch übrig bleibende Defekt heilt *mit Hinterlassung einer weißlichen, strahligen Narbe.* Unter dieser kann man oft aber noch lange Zeit Reste des Grundinfiltrates nachweisen, die noch lange Spirochäten enthalten können, wie schon der oben erwähnte Impfversuch von TRUFFI bewiesen hat.

Die *Orchitis syphilitica schwindet* im Gegensatz zu den typischen Primäraffekten und zu den Periorchitiden *viel rascher.* Wie lange sie bestehen bleibt, vermag ich nicht genau zu sagen, da ich bei unseren Arbeiten zu wenig darauf geachtet habe. Keineswegs aber blieben unsere intratestalen Affekte, wie FREI an den seinen feststellen konnte, 2—4 Monate, ja sogar 7 Monate bestehen! Die Orchitis syphilitica *eignet sich nicht zu chemotherapeutischen Versuchen.* Besonders *wenn man zu früh punktiert, kann es vorkommen, daß beginnende Orchitiden über Nacht vollkommen resorbiert werden.* Am Anfang meiner Arbeiten mit UHLENHUTH und auch später bei Anlage neuer Stämme durch Blutimpfung — hierbei findet sich, wie wir noch sehen werden, ja am häufigsten die Orchitis syphilitica — sind uns viele Resultate durch zu frühzeitige und übereilte Punktionen verloren gegangen. Auch PLAUT und MULZER haben auf diese Weise kostbare Stämme verloren. Eine nach Verimpfung von Paralysegehirn und eine nach Verimpfung von Leber eines kongenital-syphilitischen Neugeborenen erzielte Orchitis circumscripta wurde kurz nach ihrem Auftreten punktiert. Die Punktion ergab massenhaft Spirochäten. Als wir einige Tage später die Weiterimpfung vornehmen wollten, fand sich keine Spur einer Verdickung mehr im Hoden; Spirochäten konnten wir auch keine mehr nachweisen.

Übrigens habe auch ich in Übereinstimmung mit FREI weder bei den Primäraffekten, noch bei den intratestalen Affekten beobachtet, daß *die Dauer dieser Erkrankungen umgekehrt proportional der Intensität der Erkrankungen* wäre, wie BROWN und PEARCE sowie in neuerer Zeit BERGEL behaupten. Auch UHLENHUTH und GROSSMANN konnten dies nicht bestätigen, dagegen sah ich ebenso wie FREI, BERGEL, BROWN und PEARCE u. a. an solchen

Affektionen mitunter einen „*zyklischen Verlauf*“, insofern als *nach zeitweiligem Stillstand oder der Rückbildung die Erkrankung wieder erneut in Erscheinung trat oder plötzlich in höherem Grade zunahm*. Bergel sah einige Male, „daß auf der einen Seite die Hodeninduration etwas zurückging, während sie auf der anderen Seite noch in deutlichem Wachstum begriffen war, oder daß sogar, was ich zweimal beobachten konnte, an anderen, bisher nicht infiltrierten Stellen neue Indurationen sich herausbildeten“. Auch das Auftreten eines sog. *Chancre rédux* habe ich ebenso wie Frei wiederholt gesehen. Recht häufig kann man auch beobachten, daß sich *in der Narbe des exstirpierten Hodens ein neues Syphilom* bildet. Derartige Erscheinungen sind, wie auch Bergel annimmt, wohl darauf zurückzuführen, daß an den klinisch völlig abgeheilten Stellen doch Spirochäten zurückgeblieben sind, die dann von neuem auskeimen. Dafür sprechen ja auch der schon erwähnte Truffische positive Erfolg der Verimpfung von Narbengewebe eines „geheilten Primäraffektes“, sowie die analogen Ergebnisse von Arzt und Kerl bezüglich der Infektiosität abgeheilter Primäraffekte und spirochätenfreier Sklerosen. Letztere Befunde müssen, wie wir noch später sehen werden, allerdings recht kritisch betrachtet werden.

Neuere Arbeiten von Eberson stellten übrigens fest, daß sich lange Zeit *Spirochäten in klinisch wieder völlig normal erscheinenden Hoden* durch die Kultur und durch das Tierexperiment nachweisen lassen. In 4 Fällen gelang es diesem Autor Spirochäten aus der Emulsion solcher Hoden zu züchten, die 4—5 Monate hindurch *ständig negative Punktionsergebnisse* geliefert hatten und während dieser Zeit auch *frei von sichtbaren oder fühlbaren syphilitischen Erscheinungen waren*.

Graetz beobachtete an geimpften Hoden gelegentlich *Papeln*, „die nach ihrer Form und Größe sowie infolge der glashellen durchscheinenden Beschaffenheit *an Vaccinepusteln erinnerten*“. Auch ich sah derartige Gebilde nicht allzu selten, und zwar auch *spontan* auftreten, bzw. *nicht im Anschluß an eine vorherige Punktion der Hoden*, also nicht infolge einer Verschleppung von Spirochäten in das Gewebe der Hodenhüllen, bzw. des Scrotums, was Graetz als Ursache hierfür annimmt. Graetz macht übrigens mit Recht noch darauf aufmerksam, daß man gelegentlich auch bei erfolgreich geimpften Kaninchen gleichzeitig mit der Entwicklung des primären Syphiloms des Hodens eine *diffuse ödematöse Durchtränkung der Scrotalhüllen* beobachten kann. „Bei der Punktion entleerte sich eine fadenziehende, klare schleimartige Flüssigkeit, welche unter reichlichem Druck abfloß und massenhaft Spirochäten enthielt. Die Scrotalhüllen pflegen in solchen Fällen im Anschluß an solche Punktionen welk zusammenzufallen, um dann nach etwa 24stündiger Pause dieselbe pralle Füllung aufzuweisen wie vor der Punktion“. Auch ich habe wiederholt das gleiche beobachtet. Häufig finden sich, wie die vorstehenden Abbildungen zeigen, *die verschiedenen Formen der syphilitischen Erkrankungen* der Scrotalhaut, der Hodenhüllen und des Hodens *bei ein und demselben Organ kombiniert* vor. Das klinische Bild ist, wie auch Frei beobachtete, häufig bei den mit ein und demselben Serienvirus geimpften Kaninchen verschieden, obwohl bei allen Tieren, soweit dies bei dem Mangel einer Kultur der Spirochaeta pallida überhaupt möglich, die gleiche Menge und die gleiche Impfmethode verwendet wurde.

Im allgemeinen zeigen aber doch die verschiedenen Stämme einen ziemlich gleichen Typ der krankhaften Erscheinungen, so z. B. der Kolle-Stamm große mächtige Primäraffekte, der Mulzer-Stamm mehr kleinere. Hierauf werde ich an anderer Stelle noch zurückkommen.

Histopathologie der primären Hodensyphilis.

Der *histopathologische* Befund bei der primären Hodensyphilis der Kaninchen ist bei allen Verimpfungen im wesentlichen durchaus gleichartig. „Mag es sich um vom erwachsenen Syphilitiker stammendes Material oder um solches von syphilitischen Neugeborenen herrührendes oder um von Kaninchen zu Kaninchen bereits weiter verimpftes handeln, mag die Infektion lokal oder auf dem Blutwege erfolgt sein, stets entstehen aus mononucleären lymphoiden Zellen bestehende Granulome oder Granulationsgeschwülste, in deren zentralen Abschnitten es sehr bald zur Ausbildung eines eigenartigen, an embryonales Bindegewebe erinnerndes Gewebe kommt, das von uns als mucinös degeneriertes Bindegewebe angesprochen worden ist (Abb. 43, 45, 46). Die lymphoide Infiltration ist meist eine diffuse, seltener eine knötchenförmige, in letzterem kommt es gelegentlich zur Ausbildung epitheloider Zellen. Unter den lymphoiden Zellen finden sich zahlreiche Plasmazellen (Abb. 45). In einigen Fällen waren Plasmazellen sehr reichlich vorhanden, so daß sie stellenweise dominierten. Riesenzellen wurden von uns bisher nur in einem Falle, und zwar im Gebiet des mucinös degenerierten Bindegewebes gefunden (Abb. 47 u. 48). Sie waren durch ihre geringe Größe bemerkenswert, zeigten aber durchaus den sog. LANGHANSschen Typus. Sogenannte miliare Nekroseherdchen, wie sie aus der Leber und Nebenniere Neugeborener bekannt sind, konnten wir oft, besonders innerhalb des mucinös degenerierten Bindegewebes konstatieren (Abb. 49). Sehr häufig waren perivasculäre lymphoide Infiltrate (Abb. 50), während partielle oder totale Gefäßobliterationen nur einige Male gefunden wurden (Abb. 51 u. 52). Mit Fettkörnchen gefüllte Zellen fanden sich in einigen Fällen zahlreich an der Grenze der lymphoiden Infiltration gegen das mucinös degenerierte Gewebe, einige Male in kontinuierlicher Schicht. Der Schwund der Hodenkanälchen vollzieht sich bei der syphilitischen Orchitis durchaus analog wie bei der des Menschen, nur mangeln in der Wand der Hodenkanälchen des Kaninchens die elastischen Bestandteile oder sind nur so gering entwickelt, daß der Nachweis eines solchen Schwundes sich nicht in analoger Weise wie beim Menschen durch die Elasticafärbung führen läßt. Der Reichtum der Veränderung an Spirochäten ist ein ungeheurer (Abb. 53 u. 54), findet aber in der kongenitalen Syphilis der Menschen durchaus seine Parallele. Mit dieser und nicht mit der Syphilis der Erwachsenen müssen die Veränderungen der experimentellen Kaninchensyphilis unseres Erachtens vor allem verglichen werden. Gegen einen Vergleich mit der Syphilis der erwachsenen Menschen spricht, von dem Spirochätengehalt abgesehen, vor allem der Mangel an ausgedehnter Nekrose oder Verkäsung in den zentralen Abschnitten der Granulationsgeschwülste. Nach unserer Auffassung ist die schleimige oder mucinöse Degeneration des Bindegewebes, welches sich bei der experimentellen Syphilis der Kaninchen an diesen Stellen findet, als ein durch die spezifische Eigenart des Kaninchens bedingtes Äquivalent jener Nekrose oder Verkäsung anzusehen, analog der verschiedenen Form, die die regressive Metamorphose bei der Tuberkulose bei verschiedenen Tierarten annimmt" (UHLENHUTH, MULZER und KOCH).

Bereits TRUFFI hatte einen ähnlichen Befund an seinem durch subcutane Einführung von syphilitischem Virus erzeugten, oben erwähnten Kaninchensyphilom erhoben. „Histologisch", so schreibt er, „zeigt die Läsion genau den Typus des menschlichen Syphiloms. Sie besteht aus einem lymphocytären und plasmacellulären Infiltrate mit vorzugsweise perivasculärem Sitze. In den ulcerösen Partien sind mehr oder weniger in die Tiefe reichende Schichten von polymorphkernigen Leukocyten wahrnehmbar. Die Gefäße zeigen schwere Veränderungen ihrer Wände, namentlich des Endothels, welches verdickt und überwuchert erscheint, so daß es mitunter das Gefäßlumen völlig verstopft."

GRAETZ und DELBANCO haben ebenfalls Untersuchungen über die Histologie der experimentellen Kaninchensyphilis angestellt und sind fast zu denselben Resultaten wie UHLENHUTH und MULZER gekommen. Im Gegensatz zu diesen Autoren beschränkt sich nach ihren Untersuchungen aber das zellarme Gewebe keineswegs auf die zentralen Partien allein, es findet sich auch das zellreiche Gewebe nicht nur in den Randzonen, sondern es kommen Partien vor, in denen Zellinfiltration und zellarmes Gewebe ziemlich regellos abwechseln. Das weitmaschige zellarme Gewebe zeigt auch nach ihrer Auffassung die meiste *Ähnlichkeit mit embryonalem Bindegewebe* und erinnert sehr an das Gewebe der WHARTONschen Sulze des Nabelstranges. „Bei mikroskopischer Analyse erweist sich das Gewebe aus spindel- und sternenförmigen Zellen zusammengesetzt, wobei die Zellen durch breite, mit einer homogenen Substanz ausgefüllte Spalträume auseinander gedrängt werden. Im übrigen ist das Gewebe dann noch durch einen relativ hohen Gefäßreichtum ausgezeichnet." GRAETZ und DELBANCO fassen dieses fadenziehende (!) Gewebe aber nicht als myxoid degeneriertes Bindegewebe auf, sondern sind mit E. FRAENKEL der Ansicht, „daß die starke Auseinanderdrängung der Zellen durch eine beträchtliche Erweiterung der Lymphräume bedingt ist, wobei die Lymphräume durch ein unter hohem Drucke stehendes kompaktes Ödem ausgefüllt werden." Nach E. FRAENKEL, der diese experimentell erzeugten Veränderungen am Kaninchenhoden auch vom rein histologischen Standpunkte aus als syphilitisch erklärt, muß man hier von einem *„kompakten Ödem“* sprechen. „Von Schleimgewebe zu sprechen, ist man nicht berechtigt. Wenn man die schweren Alterationen der Gefäße berücksichtigt, und die mangelhafte Blutzufuhr infolge der Erkrankung zahlreicher Arterienäste bei erschwerter Blutabfuhr durch die die Venenwände betreffende Schädigungen, dann ist bei der eigenartig straffen Textur der Tunicae testis das Zustandekommen dieses eigenartigen Ödems unschwer verständlich.“ DELBANCO glaubt, daß das ödematöse, unter hohem Druck stehende Gewebe der Kaninchenpräparate die Härte derselben erklärt und meint auch, daß vielleicht für die pergamentartige Härte des menschlichen Primäraffektes in erster Linie ein Ödem anzuschuldigen sei, „welches an eben beginnenden, für den Finger kaum schon wahrnehmbaren, fast nie zur Untersuchung gelangenden Primäraffekten, histologisch eher festzustellen wäre als an dem ausgebildeten Ulcus durum, in welchem das Ödem verdeckt sein kann durch das Plasmon und Fibrom.“ E. HOFFMANN glaubt übrigens ebenfalls, die Härte der primären Schanker komme dadurch zustande, daß durch die Schwellung des kollagenen, von Spirochäten durchsetzten Gewebes und durch die spezifische Erkrankung der Lymphgefäße und der Venen ein pralles, abgesperrtes Ödem entsteht.

DELBANCO und GRAETZ sind ferner der Ansicht, daß keinerlei Grund vorliege, dieses Gewebe, wie UHLENHUTH, MULZER und KOCH meinen, als einen für die Tierspezies charakteristischen Ersatz aufzufassen. Auch von dem Fehlen spezifischer Nekrosenbildung könnte keine Rede sein.

NEUBÜRGER und TERPLAN haben vor einiger Zeit im Laufe ihrer Untersuchungen über die histologischen Veränderungen an inneren Organen bei experimenteller Kaninchensyphilis, auf die ich noch ausführlicher zurückkommen werde, auch die Hodensyphilis der Kaninchen eingehend histologisch studiert. Sie konnten nachweisen, daß das *„mucinös degenerierte Bindegewebe“* im Sinne von UHLENHUTH und MULZER *tatsächlich färberisch und morphologisch völlig dem Schleimgewebe entspricht.* „Es setzt sich zusammen aus sternförmig verästelten Zellen und zarten Fasern einer Grundsubstanz, die sich bei Hämatoxylin-Eosinfärbung graublau bis lilarötlich färbt.“ Im Gegensatz zu UHLENHUTH und MULZER konnten aber auch sie außer solchen schleimigen Bezirken zweifellos auch echte Nekrosen vorfinden, und zwar oft in ein und demselben Präparate, häufig nahe dem Schleimgewebe.

Auch SIMMONDS ist der Ansicht, daß die beim syphilitisch infizierten Kaninchen auftretenden Veränderungen ganz den beim Menschen angetroffenen Befunden entsprechen. „Auch beim Menschen handelt es sich, wie man am besten in der nächsten Nachbarschaft von Gummen erkennen kann, um plasmazellhaltige Infiltrate des interstitiellen Gewebes mit der bekannten Durchwachsung und Wandauffaserung der Venen, endlich um eine Atrophie der Samenkanälchen. Auch beim Menschen zeigen diese dasselbe Verhalten. Sie werden enger, die Zellauskleidung geht zugrunde, die bindegewebige Wand wird breiter, bekommt ein hyalines Aussehen, während die Elastica sich lange erhält. Weiterhin schrumpft das Gewebe, die Infiltrate treten in den Hintergrund und es resultieren dann Schwielen mit den Resten der verödeten Samenkanälchen.“ Übrigens hat ZURHELLE auch in Hodensyphilomen von Kaninchen *Gitterfasern* nachgewiesen, auf die er bekanntlich die Härte der Primäraffekte zurückführt.

Über die *erste Ansiedlung der Spirochäten in der Scrotalhaut* nach Impfung derselben mit spirochätenhaltigem Material haben STREMPEL und ARMUZZI berichtet. Zur Sichtbarmachung der Spirochäten benützten sie mit größtem Vorteil die von ihnen modifizierte JAHNELsche Schnellversilberungsmethode von Gefrierschnitten. Die geimpften Stellen wurden das erstemal 48 Stunden nach der Impfung und von da ab weiter in Abständen von nur wenigen Tagen exzidiert. E. HOFFMANN u. HOFMANN haben in dem von ihnen bearbeiteten Kapitel „Morphologie und Biologie der Spir. pallida“ dieses Bandes S. 35ff. darüber bereits berichtet. Ich kann auf das dort Gesagte verweisen.

BERGEL fand bei diesbezüglichen Untersuchungen ebenfalls, daß nach der Impfung von Kaninchen schon *lange vor Ausbildung des Primäraffektes,* sogar vor Entstehung einer *lokalen Reaktion* nicht bloß im Epithel der Haut, im Corium und in den tiefen Schichten der Unterhaut, den Haarbälgen usw. *massenhaft Spirochäten* nachzuweisen, sondern auch *in den Blut- und Lymphgefäßen vorhanden* sind. Die lokale Reaktion ist seiner Ansicht nach für ganz kurze Zeit zunächst eine unspezifische polymorphkernige, wird aber dann spezifisch lymphocytär. Es ist nach BERGEL ein ganz typischer anatomischer Befund, „daß überall da, wo starke lymphocytäre Infiltrationen vorhanden sind, Spirochäten fehlen oder nur in sehr geringer Anzahl vorhanden sind, dagegen dort in Massen auftreten, wo entzündliche lymphocytäre Infiltrationen *nicht* vorhanden sind.“

Nach BERGEL ist damit auch *histologisch* durch die Tierimpfung festgestellt, „daß es auch bei der Kaninchensyphilis schon zu einer Zeit, wo es klinisch noch gar nicht zu einem Primäraffekt gekommen ist, ja, wo selbst mikroskopisch kaum eine geringe lymphocytäre

Infiltration vorhanden ist, wo also von seiten des Organismus noch gar keine oder nur sehr geringe Reaktionserscheinungen aufgetreten sind, bereits zu einer Überschwemmung des Blutkreislaufes, zu einer Allgemeininfektion des Körpers gekommen ist, ohne daß klinische Erscheinungen wahrnehmbar sind."

Inkubationszeit und Prozentsatz der positiven Impferfolge.

Wie bei der primären Augensyphilis, so geht auch dem ersten Auftreten manifester Erscheinungen am oder im Hoden des Kaninchens nach intratestaler oder subscrotaler Impfung eine gewisse *Inkubationszeit* voraus. UHLENHUTH und MULZER bemerken hierüber folgendes:

„Was die Zeit, nach welcher diese Hodenerkrankungen auftreten, also die *Inkubationszeit* betrifft, so ist diese recht verschieden und *hängt* unserer Ansicht und Erfahrung nach in erster Linie *ab von der Virulenz und Passagenhöhe des Virus.* Sie betrug *anfänglich* 8—10—12 Wochen im Durchschnitt, während sie *in den höheren Passagen* sich auf *durchschnittlich drei Wochen* verkürzte. Ein *Abreißen der Passagen* haben UHLENHUTH und MULZER im Gegensatz zu anderen Forschern nicht beobachtet. Das Hodenvirus verhält sich demnach *analog dem syphilitischen Augenvirus,* denn auch bei diesem findet, wie wir gesehen haben, eine durchschnittliche Verkürzung der Inkubationszeit in den höheren Passagen statt. Ähnlich wie dort kann die Inkubationszeit innerhalb der einzelnen Passageserien *variieren,* d. h. es können mitunter vom Durchschnitt abweichende *abnorm lange oder kurze* Inkubationszeiten vorkommen. Die Inkubationszeit ist naturgemäß auch länger bei menschlichem Virus wie bei tierischem, bzw. bei Kaninchenmaterial."

Diese Angaben sind von anderen Autoren, die auf diesem Gebiete arbeiteten, im allgemeinen *völlig bestätigt* worden. So gibt OSSOLA als durchschnittliche Inkubationszeit bei Scrotalimpfungen von Kaninchen $46^1/_2$ mit menschlichem, und 31 Tage mit von Kaninchen stammendem Passagematerial an.

UHLENHUTH und MULZER stellten ferner fest, daß der *Prozentsatz der positiven Impfungen in den höheren Passagen* ein *viel größerer* ist. „Während wir anfänglich nur 8 bzw. $25^0/_0$ positiver Resultate bei unseren Hodenimpfungen erzielen konnten, betrug dieser in den höheren Passagen 70—80, ja $100^0/_0$. Auch die Intensität der jeweiligen Hodenerkrankungen ist in den höheren Passagen entschieden eine stärkere.

Wir gehen nicht fehl, wenn wir annehmen, daß *die Virulenz des zur Hodenverimpfung verwendeten Materials mit der Höhe der Passagen zunimmt.*"

Entgegengesetzter Ansicht sind ZINSSER, HOPKINS und MC. BURNEY, die keine augenscheinliche Erhöhung der Infektionskraft bei Passagevirus fanden. Gewisse Schwankungen, die auch sie feststellten, beziehen sie auf die angewandte Impftechnik.

EBERSON meint, daß man nicht ohne weiteres die Inkubationszeit als Wertmesser für die Virulenz der Spirochäten verwenden dürfe. Wiederholte Passagen der Spirochäten von Tier zu Tier sieht er als eine *Zweiphasenreaktion* an. Die Anpassung an den Wirt bedeutet für ihn die Unterordnung der Spirochäte unter einen gewissen Abwehrmechanismus und unter biologische Vorgänge, die dahin abzielen, *die Virulenz eher herunterzusetzen als sie zu erhöhen.*

Daß sich das Virus des vom Menschen entnommenen Impfmaterials *erst an den Kaninchenorganismus anpassen muß,* also demgemäß eine längere Inkubationszeit besitzt, fanden UHLENHUTH und MULZER wieder bestätigt bei der von ihnen inaugurierten Verimpfung von Blut, Blutserum und anderen Körperflüssigkeiten syphilitischer Menschen (s. S. 328). Die Inkubationszeiten waren hier stets auffallend lang und die Impfaffekte gering und „vielfach so wenig charakteristisch ausgeprägt, daß nur eine gewisse Übung dieselben als *kleine meist circumscripte Verdickungen im Hodenparenchym* (Orchitis circumscripta) *palpatorisch wahrnehmen* läßt". Diese primären Hodenerkrankungen führen nach UHLENHUTH und MULZER gewöhnlich nicht zu *lokalen* Drüsenschwellungen, „wie wir sie bei unserem durch zahlreiche Passagen hochvirulent gemachten tierischen Virus zu sehen gewohnt sind. Im Gegenteil, sie verschwinden spontan oft schon nach kurzer Zeit ihres Auftretens. Es ergibt sich auch hieraus die interessante Tatsache, daß die direkt vom Menschen stammenden Spirochäten noch nicht ihre maximale Virulenz für das Kaninchen besitzen". Dieser Ansicht ist auch GRAETZ, der den Stamm, mit dem er arbeitete, aus dem Blute einer Puella publica mit Lues I/II gewann. Die Inkubationszeit betrug hier 68 Tage. Wir werden sehen, daß diese Anpassung des frischen Virus an den Kaninchenorganismus auch für das Zustandekommen der *Immunität Nachimpfungen gegenüber* eine große Rolle spielt. *Ausnahmen*, bzw. *Schwankungen in der Inkubationszeit* gibt es natürlich auch hier. So betrug, wie ich bereits bemerkt habe, die Inkubationszeit bei dem Primäraffekte, der zum ersten Male von mir nach intratestaler Impfung von spirochätenhaltigem Saugserum bei einem Kaninchen erzielt worden war (s. S. 156) ja nur 34 Tage. Erwähnt habe ich auch schon, daß TOMASCZEWSKI in einem Fall bereits 10 Tage nach der Impfung mit menschlichem Virus einen Primäraffekt am geimpften Hoden auftreten sah. Auch in anderen Fällen von Verimpfung menschlichen Materials beobachtete er relativ kurze Inkubationszeiten, was er auf die Art seiner Impfmethode (Impfung in oberflächliche Scrotaltaschen) zurückführt.

TRUFFI hat folgende Zahlen bei Verwendung von Passagevirus ermittelt:

1. Serie	2 Monate
2. „	45 Tage
3. „	30 „
4. „	12 „
5. „	20 „
6. „	11 „
7. „	13 „

Auch TRUFFI schließt hieraus auf eine *progressive Verminderung der Inkubationszeit in höheren Passagen.* PLAUT und MULZER konnten auch dies wieder bei ihrem neugewonnenen sog. MULZER-Stamm bestätigen und auch bei einigen anderen vom Menschen neu angelegten und in Passagen fortgeführten Stämmen (s. S. 292) beobachten.

Nach BERGEL pflegt die Inkubationszeit zwischen der Impfung und dem Auftreten einer sicheren syphilitischen Induration 3—4 Wochen zu dauern. Sie ist meiner Ansicht nach wesentlich abhängig von der *Virulenz des Stammes, der Empfänglichkeit des Tieres* und der *Impfstelle,* sowie der *Reaktionsbereitschaft* des geimpften Tieres. BERGEL will mehrfach beobachtet haben, daß bei sonst bekannter Inkubationsdauer eines bestimmten Spirochätenstammes das Auftreten der Induration beschleunigt, also die Inkubationszeit etwas verkürzt wird, wenn man *8—9 Tage vor dem zu erwartenden Primäraffekt eine erneute Impfung mit dem gleichen Stamm* vornimmt. Im allgemeinen sah aber auch er eine *deutliche Verkürzung der Inkubationszeit in den hohen Passagen,* woraus auch er eine Erhöhung der Giftigkeit des Syphiliserregers nach mehrfachen Passagen annimmt.

FREI teilt bezüglich der Inkubationszeit folgende an mehr als 300 Kaninchen gemachten Beobachtungen mit: „Intratestale Impfungen — mit Gewebsstückchen, nach UHLENHUTH und MULZER mittels einer troikartähnlichen Kanüle in den Hoden hineingeschoben — waren bei 80—100% der Tiere erfolgreich und gingen mit einer Inkubation von $1^1/_2$—8, meist 2—4 Wochen, klinisch nachweisbar an. Einen Zusammenhang zwischen Dauer der Inkubation und Spirochätengehalt (vgl. die Verdünnungsversuche von UHLENHUTH und MULZER) bzw. Alter der zur Impfung verwendeten Läsion (BROWN und PEARCE), das bei unseren Übertragungen zwischen 1 und 4 Monaten (von der Inokulation an gerechnet) variierte, konnten wir ebenso wenig wie EBERSON feststellen. Mitunter waren die Differenzen in der Inkubationszeit bei den einzelnen Tieren ein und derselben Serie ebenso groß wie zwischen den Durchschnittszeiten verschiedener Serien; so schwankte sie in einigen extremen Fällen innerhalb derselben Serie zwischen 2 und 7, 2 und $6^1/_2$, $1^1/_2$ und $6^1/_2$ Wochen. Somit schien nach unseren Befunden die Inkubationsdauer bei Impfungen mit dem gleichen Passageserum weniger von dem Impf- als von dem Tiermaterial, bzw. von Zufälligkeiten bei der Impfung, die sich trotz möglichster großer Genauigkeit nicht regelmäßig ausschließen lassen (vgl. EBERSON), abhängig zu sein."

In der überwiegenden Mehrzahl der Fälle hat FREI subscrotale Impfungen durch Einbringen von Impfstückchen mittels eines Troikarts unter die Hodenhaut vorgenommen. Hierbei erzielte er ebenfalls schon bei nur einseitiger Inokulation in 80—100% der Fälle positive Resultate. „Die Inkubation (bis zum eben wahrnehmbaren Beginn einer charakteristischen Läsion) betrug durchschnittlich 1—3 Wochen, meist 8—18 Tage, bei einzelnen Tieren 5, ja sogar 7 Wochen. Auch hier konnten wir keine sichere Beziehung zwischen Spirochätengehalt oder Alter des gewöhnlich aus Primäraffekten bestehenden Impfmaterials einerseits und Inkubationsdauer oder Zahl der positiven Impferfolge andererseits feststellen."

Auch GRAETZ hat bei seinen verschiedenen Versuchsreihen *recht schwankende Zahlen* hinsichtlich der Inkubationszeit gesehen. Diese bewegen sich „trotz unseres Bestrebens nach möglichster Einheitlichkeit der Impfung zwischen 21 und 56 Tagen bei einer durchschnittlichen Inkubationsdauer von $5^1/_2$ Wochen".

Ich habe ebenfalls im Laufe der vielen Jahre, in denen ich mich mit experimenteller Syphilis beschäftigte, derartige *Schwankungen hinsichtlich der Inkubationszeit,* und zwar *auch innerhalb der gleichen Serie* gesehen. Im allgemeinen kann ich aber doch sagen, daß in höheren Passagen die Inkubationszeit ziemlich die gleiche war und blieb. Abnorm kurze und abnorm lange Inkubationszeiten gehören hier zu den Seltenheiten.

Aus dem Vorstehenden können wir schon entnehmen, daß außer der passageren Virulenzsteigerung wahrscheinlich auch noch verschiedene andere Momente die Inkubationszeit und die Intensität der Primäraffekte beeinflussen werden.

So glaubten UHLENHUTH und MULZER einen gewissen *Zusammenhang zwischen Dauer der Inkubation und Spirochätengehalt des Impfmaterials* annehmen zu müssen. Die Inkubationszeit war länger und Impfaffekte waren geringfügiger, wenn sie nur 1 ccm Blut verimpften, als wenn sie, wie gewöhnlich, 2 ccm verwendeten. Desgleichen verlängerte sich die Inkubationszeit bedeutend, wenn sie stark verdünntes Ausgangsmaterial (Hodenemulsion) verimpften. Ich möchte gleich hier bemerken, daß ihnen das Erzielen positiver Impfaffekte am oder im Hoden noch gelang, als sie zur Impfung eine Hodenemulsion, die unverdünnt im Gesichtsfeld 3 bis 5 Spirochäten enthielt, bis 1:10000 verdünnten.

NEISSER legte bekanntlich großen Wert auf den *Reichtum von Spirochäten* im Impfmaterial hinsichtlich des Gelingens von positiven Impfresultaten. Er meinte, daß dies nur dann möglich wäre, wenn man im Impfmaterial „leicht und reichlich Spirochäten nachweisen kann". Fast alle Forscher und insbesondere auch UHLENHUTH und MULZER haben darum anfänglich auch nur solches Impfmaterial verwandt, in dem reichlich Spirochäten nachweisbar waren. Als ich mit meinen diesbezüglichen Arbeiten unter der Leitung von E. HOFFMANN begann, galt es als Regel nur solche Primäraffekte und Papeln vom Menschen zu verimpfen, in denen zahlreiche Spirochäten nachweisbar waren. Nun, heute wissen wir insbesondere durch die von UHLENHUTH und MULZER vorgenommenen Blutimpfungen, sowie durch die später noch zu besprechenden

Organimpfungen dieser und anderer Autoren und die ebenfalls noch zu erwähnenden Verimpfungen *mikroskopisch* spirochätenfreier Hoden latent syphilitischer Kaninchen von EBERSON, daß *auch anscheinend spirochätenfreies Ausgangsmaterial* — im Dunkelfeld sind hier keine Spirochäten nachzuweisen, wie wir noch hören werden — *doch positive Impfresultate* ergibt, und zwar mit recht großer Häufigkeit. Allerdings ist, wie bereits erwähnt, die Inkubationszeit hierbei fast stets eine lange und die Impfaffekte sind entsprechend klein, ja oft unscheinbar.

CHESNEY und KEMP wollen festgestellt haben, daß die Stärke der Spirochätendosis bei der Impfung mit NICHOLS-Stamm in umgekehrtem Verhältnis steht zur Inkubationszeit, aber keinen Einfluß auf den Verlauf der Infektion ausübt. WACKERLIN fand dies neuerdings in gewisser Beziehung bestätigt.

Daß aber auch hierbei die schon oben erwähnte *Virulenz des Spirochätenstammes* eine gewisse Rolle spielt, geht ohne weiteres daraus hervor, daß, wie wir noch sehen werden, Blut- und Organimpfungen von *Passagetieren* doch recht oft ziemlich bedeutende Impfaffekte ergeben. Die Inkubationszeit ist allerdings bei allen meinen einschlägigen Impfungen auch hierbei stets verlängert. Auch nach BERGEL sind „virulente Vollspirochäten" ausschlaggebend für die Häufigkeit und Intensität der positiven Impfungen.

Nach EBERSON ergibt übrigens die Verwendung verschiedener Mengen von Spirochäten zu den Impfungen keine Abweichungen von der Norm der Angänge.

BROWN und PEARCE wollen die Rolle, welche die Spirochäte bei der Syphilis spielt, nicht überschätzt wissen. Auf Grund ihrer großen Erfahrung in der experimentellen Syphilisforschung glauben sie, daß andere Faktoren, insbesondere die *Widerstandskraft des Organismus* gerade zur Zeit der Infektion, die *Eintrittspforte der Parasiten*, das *Klima*, die *Witterung* usw. dabei nicht zu unterschätzen sind (s. auch S. 299).

Gewisse *andere biologische Eigenschaften der verschiedenen Pallidastämme*, die zur Impfung verwendet werden und die, wie wir noch sehen werden, dem ganzen Verlauf der Impfsyphilis beim Kaninchen ein besonderes Gepräge geben können (z. B. gehäuftes Auftreten von manifesten syphilitischen Allgemeinerscheinungen, ausgesprochene Neigung, das Nervensystem zu befallen), sind ebenfalls sicher von großer Bedeutung *bezüglich der Inkubationszeit und der Intensität der Primäraffekte.*

Dies zeigen vor allem die Arbeiten von PLAUT und MULZER, bzw. die Impfresultate, die beide Autoren bei ihren schon mehrfach erwähnten Stämmen, dem KOLLE- und dem MULZER-Stamm hatten. Ersterer, ein schon über 200 Passagen im Kaninchen fortgezüchteter Stamm, ruft stets mächtige Primäraffekte, Orchitiden, Periorchitiden hervor, während letzterer, ein bedeutend jüngerer, aber doch schon bis über die 40. Passage weitergezüchteter Stamm, auch in höheren Passagen nur relativ kleine Primäraffekte und mehr umschriebene Orchitiden und Periorchitiden entstehen läßt.

Diesbezüglich habe ich schon seinerzeit (1923) folgendes mitgeteilt: „Die beiden Stämme unterscheiden sich nun auch hinsichtlich des klinischen Bildes der Impfprodukte.

Mit gleichbleibender Impftechnik zeigt nach Impfung in die Hoden der MULZER-Stamm eine geringe Neigung zu Primäraffekten und zu intensiven Erkrankungen der Hoden und der Hodenhüllen. Die damit erzeugten Primäraffekte sind relativ klein. Unter 50 mit Erfolg geimpften Kaninchen fanden sich 34mal überhaupt keine Primäraffekte, sondern nur leichtere und umschriebene Orchitiden und Periorchitiden (Abb. 39).

Beim KOLLE-Stamm überwiegen, wie KOLLE selbst schon mitgeteilt hat, die Primäraffekte. Sie sind selten unter Markstückgröße und meist mit mächtiger

Rand- und Grundinfiltration versehen, so daß sie sich besonders gut zu chemotherapeutischen Versuchen eignen (Abb. 34). Gewöhnlich sind sie auch von einer starken lokalen Lymphadenitis begleitet und von intensiven Erkrankungen der Hoden und Hodenhüllen. Unter 45 positiven Hodenbefunden sahen wir 30 mal derartige Primäraffekte und unter 15 schweren Hodenerkrankungen ohne Primäraffekt nur 2 mal umschriebene Periorchitis. Das gleiche Verhalten zeigen beide Stämme auch nach anderen Impfungen."

Ich werde bei anderer Gelegenheit noch ausführlich auf diese beiden verschiedenen Stämme zurückkommen.

Schon weiter oben habe ich darauf hingewiesen, daß das *Impfmaterial*, das *aus Affekten* (Primäraffekten, Hodensyphilomen), *die im Zunehmen begriffen sind, sich am besten zur Fortführung einer Passage eignet*, weil damit *am regelmäßigsten Angänge* zu erzielen sind. Auch NEISSER hat ja schon betont, daß floride progrediente Formen sich stets als inokulabler erweisen als ältere, „absterbende". BERGEL, der diesen Ausspruch von NEISSER zitiert, erklärt dies damit, daß es sich „bei den floriden Formen um virulente Vollspirochäten handelt, während bei den älteren, abheilenden Formen wahrscheinlich schon teilweise abgebaute, zum mindesten in ihrer Giftigkeit abgeschwächte Spirochätenformen vorhanden sind, die naturgemäß nur eine geringere Impfausbeute liefern".

Auch BROWN und PEARCE haben, wie oben erwähnt, dem *Alter der Impfläsion* eine ausschlaggebende Rolle zugesprochen. FREI und EBERSON lehnen dies indes ab. Nach letzterem ist eine Beziehung zwischen der Inkubationszeit und dem Alter der Affektion, aus welcher das Impfmaterial stammt, nicht festzustellen. Die Infektionstüchtigkeit der Spirochaeta pallida aus alten Affekten war bei seinen Versuchen nicht vermindert.

GRAETZ meint ebenfalls, daß es für die Dauer der Inkubationszeit bzw. „für den Erfolg der Impfung im wesentlichen gleichgültig sei, ob für die Verimpfung frische, auf der Höhe der Entwicklung stehende Syphilome mit ihren meist ungeheuren Spirochätenmassen zur Verimpfung standen, oder ob bei der Impfung ältere, teilweise in Rückbildung begriffene Syphilome Verwendung fanden, sofern das Gewebe nur lebensfähige Spirochäten in nennenswerter Zahl enthielt".

Weiterhin wird für die bessere oder schlechtere Haftung des syphilitischen Virus auch am oder im Kaninchenhoden noch die *Tierart* verantwortlich gemacht. Bei UHLENHUTH und MULZER finden sich keine diesbezüglichen Angaben. Auch bei meinen weiteren Forschungen, bei denen ich genauestens auf diese Möglichkeit geachtet habe, konnte ich keinerlei Unterschiede nach dieser Richtung hin feststellen. BERGEL meint indes: „Bezüglich des Unterschiedes in der Disposition von weiß- oder dunkelhaarigen Kaninchen konnte, wenn auch nicht ausnahmslos, eine etwas größere Empfänglichkeit weißhaariger Tiere bemerkt werden." Ferner findet man, um das schon hier zu erwähnen, wiederholt in der Literatur Angaben, daß Allgemeinerscheinungen bei gewissen Rassen (silbergraue FREI, Albinos STEINER und STEINFELD, russische Albinos FINKELSTEIN) häufiger zu beobachten wären. Ich kann dies in keiner Weise bestätigen.

Erwähnen muß ich dann noch hier, daß es bei Kaninchen bezüglich der Haftung des syphilitischen Materials nach Impfung in die Hoden — wie übrigens auch nach okularer Impfung (s. S. 153) — höchstwahrscheinlich auch eine *individuelle Disposition* gibt. Wohl alle Autoren, die auf diesem Gebiete gearbeitet haben, machten die Erfahrung, daß selbst in höheren Passagen innerhalb der gleichen Serie immer *ein oder das andere Tier nicht zu infizieren ist.* In seiner letzten Mitteilung hat GRAETZ besonders auf diese Tatsache hingewiesen und bemerkt, daß derartige Tiere *auch bei einer zweiten Impfung diesen ihren refraktären Zustand* dem syphilitischen Gift gegenüber beibehalten.

Nun ist es aber doch recht fraglich, ob es sich dabei wirklich um eine *natürliche Immunität* handelt, oder ob nicht vielleicht bei allen diesen Tieren oder wenigstens bei den meisten eine sog. „*stumme Infektion*" im Sinne von KOLLE vorliegt. Daß Kaninchen allgemein syphilitisch sein können, ohne irgendwelche manifeste Erscheinungen der Lues zu zeigen, hat bekanntlich bereits NEISSER nachgewiesen (S. 155). Auch UHLENHUTH und MULZER haben dies wiederholt durch *positive Organverimpfungen* festgestellt. PLAUT und MULZER haben wiederholt die gleichen Beobachtungen gemacht. Wir haben nachweisen können, daß anscheinend syphilisrefraktäre Kaninchen *krankhafte Liquorveränderungen* darbieten können, die im Sinne einer syphilitischen Allgemeinerkrankung dieser Tiere zu deuten sind (s. S. 236). EBERSON fand, wie ich bereits erwähnte, daß der *Hoden* solcher anscheinend gesunder Tiere mit Erfolg auf andere Kaninchen verimpft werden kann.

BROWN und PEARCE, VOEGTLIN, WORMS und vor allem KOLLE vermochten bei solchen „Nullern" (KOLLE) *die Poplitealdrüsen* oft lange Zeit nach der Impfung noch *mit positivem Erfolg in die Hoden gesunder Kaninchen zu verimpfen.* In jüngster Zeit gelangten UHLENHUTH und GROSSMANN zu ähnlichen Ergebnissen. Auf diese Tatsachen werde ich an anderen Stellen dieser Abhandlung noch näher einzugehen haben. Hier habe ich sie nur erwähnt, um zu zeigen, daß man bei anscheinender Nichterkrankung geimpfter Kaninchen *alle diese Verimpfungen vornehmen muß, um festzustellen, ob nicht doch etwa eine latente Lues vorliegt.* Insbesondere die Poplitealdrüsenverimpfung, evtl. in zweiter und dritter Passage (s. die diesbezüglichen Befunde von KOLLE, sowie von WORMS S. 340) wird man stets ausführen müssen.

Auch *mit heterologen Stämmen* sind solche Tiere *nachzuimpfen.* Recht häufig haftet dann die Impfung, insbesondere wenn derartiges Material durch passagere Weiterimpfung virulenter geworden ist als dasjenige, welches man zur neuen erfolglosen Impfung verwendet hat (s. S. 280).

Wie wir aus den wiederholt zitierten Mitteilungen von FREI ersehen, kommt schließlich auch dem *Impfmodus* ein Einfluß auf Inkubationszeit und Häufigkeit, sowie auf die klinische Erscheinung der Impfaffekte zu. Auch andere Autoren (TOMASCZEWSKI, UHLENHUTH und MULZER, BERGEL u. a.) konnten dies in gewisser Beziehung bestätigen. BROWN und PEARCE betonen, daß die durch einfache Instillation einer Spirochätenemulsion in den Conjunctivalsack oder in die Scheide erzeugte Kaninchensyphilis mehr zu einem milden, symptomarmem Verlauf neige und oft keinen charakteristischen Schanker entwickle.

Die *verschiedenen*

Impfmethoden,

welche von den einzelnen Autoren bei der experimentellen Syphilis des Kaninchens angewandt wurden, seien im folgenden beschrieben:

Technik der Hodenimpfung.

Wir müssen hier unterscheiden zwischen der Verimpfung *festen* und *flüssigen* Materials.

Verimpfung festen Materials.

UHLENHUTH und MULZER gingen bei der Verimpfung festen Materials (Kaninchencornea, Primäraffekte und Papeln vom Menschen, Hodensyphilome) so vor, daß sie *das zu verimpfende Material mit der Schere zerkleinerten,* bzw. *in Stückchen schnitten* und *diese mit Hilfe einer Glascapillare in das Innere eines Troikarts,* von der Spitze her, *einschoben* (Abb. 55).

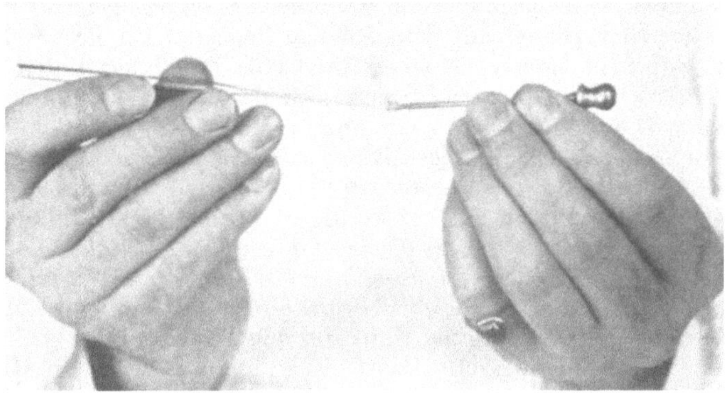

Abb. 55. Füllung eines Troikarts mit Stückchen tierischen syphilitischen Materials.

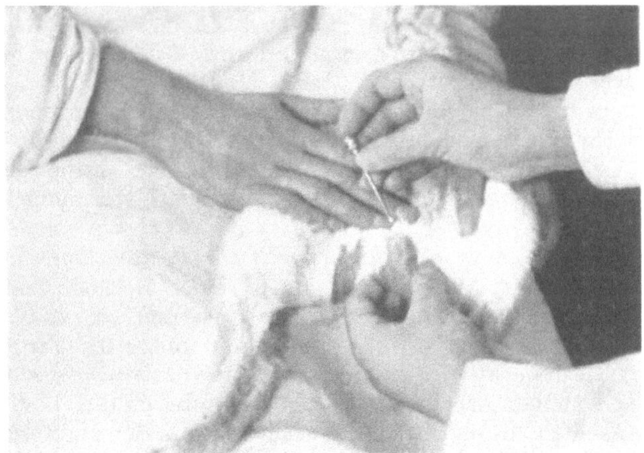

Abb. 56. Lagerung der zu impfenden Kaninchen und Fixierung der Hoden während der Impfung

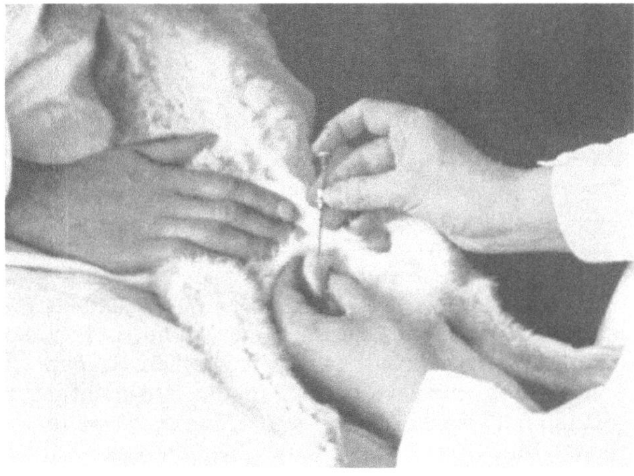

Abb. 57. Implantierung des Impfstückchens in den Hoden mittels eines Obturators.
(Abb. 55—57 aus UHLENHUTH und MULZER, Atlas.)

Das Kaninchen, dessen Hoden mit syphilitischem Virus geimpft werden soll, wird am besten vom Diener mit dem Rücken flach auf ein Brett oder auf den Tisch gelegt, wobei die Hoden mit einer Hand vom Bauch her in den Hodensack gedrückt werden. Der Operateur fixiert sich dann den zu impfenden Hoden mit der linken Hand und *stößt*, nach vorherigem Abwischen der Scrotalhaut mit $70^0/_0$igem Alkohol, *den in obiger Weise gefüllten Troikart in das Parenchym oder unter die Scrotalhaut dieses Hodens ein* (Abb. 56 u. 57). Ist der Troikart dann genügend weit in den Hoden oder unter die Scrotalhaut vorgeschoben worden, so *schiebt man mittels des zu diesem Troikart passenden Obturators das Stückchen aus dem Troikart heraus in die Hodensubstanz* oder *unter die Haut, wo es nach erfolgtem Herausziehen des Instrumentes liegen bleibt.* Es empfiehlt sich, während des Herausziehens des Troikarts die Haut um den Troikart mittels einer Hakenpinzette fest zusammenzupressen. Das Gewebe steht nämlich im Hoden meist unter hohem Druck, so daß durch diesen die implantierten Stückchen ohne diese Maßnahme leicht wieder aus der Einstichstelle herausgetrieben werden.

Diese Methode der Hodenimpfung hat sich zur Zeit wohl *allgemein eingebürgert.* Manche Forscher impfen indes noch nach Parodi, der die *äußere Haut des Scrotums und die Tunica vaginalis durch Scherenschlag einschnitt und das zu verimpfende Stückchen in diese Tasche einführte.*

Tomasczewski hat seinerzeit ein ähnliches Vorgehen folgendermaßen beschrieben: „Bei Kaninchenböcken wird der Hoden durch Druck aus der Bauchhöhle vor den Leistenring gebracht, das Scrotum über ihn ausgespannt und ein *kleiner Hautschnitt* angelegt. Mit einem schmalen, stumpfen Raspatorium wird nun eine *lange Tasche* gemacht und *in diese ein Stückchen einer syphilitischen Kaninchenkeratitis oder eines menschlichen Primäraffektes vorgeschoben.*"

Tomasczewski war der Ansicht, mit dieser seiner Methode fast regelmäßig Primäraffekte erzeugen zu können. Uhlenhuth und Mulzer haben indes bei vergleichenden Impfungen in den Hoden und unter die Scrotalhaut feststellen können, daß diese Methode *in dieser Hinsicht keinen wesentlichen Vorzug* besitzt. Während meiner Arbeiten mit Plaut konnte ich dies bestätigen, wenn es auch mitunter schien, als ob tatsächlich nach subscrotalen Impfungen schneller und häufiger Primäraffekte angingen als nach intratestaler. Seit Jahren pflegen wir in Übereinstimmung mit anderen Forschern hier in der Weise vorzugehen, daß wir fast immer auf der einen Seite intratestal und auf der anderen subscrotal, d. h. unter die Scrotalhaut, impfen.

Verimpfung von flüssigem Material.

a) Verimpfung von menschlichem Saugserum.

Möglichst frische und unbehandelte, erodierte oder ulcerierte Primäraffekte oder nässende Papeln werden durch Abwischen mit in physiologische Kochsalzlösung getauchten Tupfern oberflächlich gereinigt. Durch leichtes seitliches Zusammenpressen mit den Branchen einer anatomischen Pinzette oder durch Aufsetzen eines kleinen Klappschen Saugers, dessen Verwendung E. Hoffmann empfohlen hat, gewinnt man bei längerem Saugen gewöhnlich mühelos *Saugserum.* Dieses sammelt sich auf der Oberfläche der syphilitischen Manifestationen oder, bei Verwendung des sog. Schubert-Mulzerschen Saugers (Abb. 58), der eigens für diese Zwecke konstruiert wurde, in der Ausbuchtung desselben am Rande. Das Saugserum muß *möglichst klar und frei von stärkeren Blutbeimischungen* sein, was bei Verwendung der Sauger durch Regulierung des Drucks mittels des Gummiballons erreicht wird. Von der Oberfläche der Efflorescenzen oder aus der Ausbuchtung des eben erwähnten Spezialsaugers wird *das Serum mittels Glascapillaren* (Abb. 59) oder *mittels einer kleinen Rekordspritze entnommen* und *in einem Uhrschälchen mit etwas physiologischer Kochsalzlösung verdünnt.* Hat man genügend Saugserum — selten wird man mehr als höchstens 0,5 ccm erhalten — dann *spritzt man es langsam und ohne zu starken Druck entweder mittels der Capillare oder mit einer Pravazspritze in die Hodensubstanz oder unter die Scrotalhaut.* Nach der Einspritzung wird die Haut um die Kanüle mit einer Hakenpinzette fest zugeklemmt und dabei die Kanüle selbst herausgezogen. Das Saugserum muß stets auf Spirochäten untersucht werden; man sollte möglichst nur stark spirochätenhaltiges Serum verimpfen (s. S. 173).

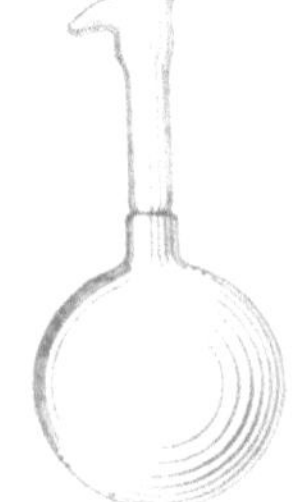

Abb. 58. SCHUBERT-MULZERscher Sauger. (Aus SCHUBERT und MULZER: Arbeiten aus dem Kaiserlichen Gesundheitsamt.)

b) Verimpfung von spirochätenhaltiger Flüssigkeit aus Hodensyphilomen.

In manchen Fällen stärkster syphilitischer Orchitis erhält man durch Einstechen einer Capillare oder der Kanüle einer Pravazspritze und folgende leichte Aspiration genügend der klaren, fadenziehenden, stets massenhaft Spirochäten enthaltende Flüssigkeit, um diese direkt verimpfen zu können. Meist muß man sich aber einen sog. „*Hodenpreßsaft*" herstellen. UHLENHUTH und MULZER wendeten hierbei folgendes Verfahren an:

„Ausgeprägte Hoden- und Hodenhüllenerkrankungen werden möglichst aseptisch exstirpiert, auf einer sterilen Glasplatte mittels eines sterilen Wiegemessers sehr fein zerkleinert, in ein Erlenmeyersches Kölbchen gebracht und mit körperwarmer physiologischer Kochsalzlösung übergossen. Das Kölbchen wird dann mit einem sterilen Korkstopfen verschlossen — ein Wattebausch eignet sich weniger, da er beim Schütteln Material aufsaugt — und im Schüttelapparat $^1/_2$—$^3/_4$ Stunde geschüttelt. Am besten verwendet man hierzu einen heizbaren Schüttelapparat, der eine konstante Temperatur von 37° enthält.

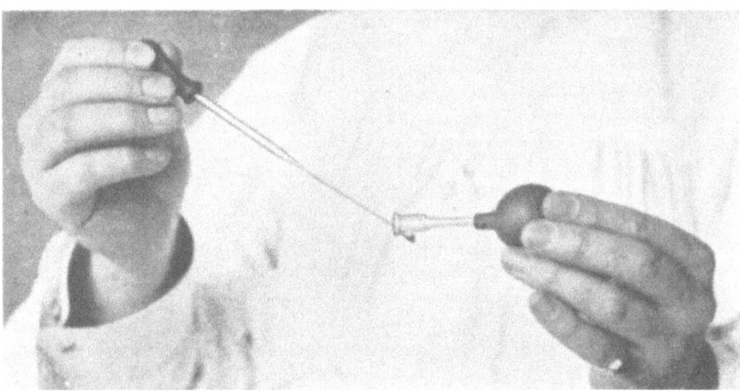

Abb. 59. Entnahme von Saugserum aus der Ausbuchtung des SCHUBERT-MULZERschen Saugers mittels einer Capillare. (Aus UHLENHUTH und MULZER, Atlas.)

Besonders bewährt hat sich uns der von UHLENHUTH angegebene Kinotherm (Jahrb. f. Immunitätsforschung Bd. II), da dann die Spirochäten gut beweglich bleiben und ein durch Injektion kälterer Flüssigkeiten (und bei intravenösen Impfungen, für die seinerzeit dieses Verfahren in erster Linie angegeben war) möglicherweise hervorgerufener Chok vermieden wird. Das gut durchgeschüttelte Material wird dann in ein über einer sterilen Petrischale gebreitetes doppelt zusammengefaltetes Stück steriler Mullgaze ausgeschüttet und mittels einer sterilen Pinzette vorsichtig, um das Durchtreten größerer Gewebspartikel zu vermeiden, ausgepreßt."

Schon seit langer Zeit stelle ich mir aber den Hodenpreßsaft viel einfacher her. Das wie oben exstirpierte *Hodengewebe* wird *mittels einer Schere grob zerkleinert* und dann mit einer sterilen, von mir etwas modifizierten gewöhnlichen *Handpresse* (Abb. 60, 61 u. 62) gründlich ausgepreßt. Der *Preßsaft* wird in einer daruntergehaltenen sterilen Petrischale *aufgefangen* (Abb. 63) und *mit physiologischer Kochsalzlösung*, mit der nach dem Pressen auch die Presse selbst innen und außen ausgespült wird, *beliebig verdünnt*. Ein Kolieren durch Gaze ist nicht notwendig, zumal, wenn derartiges Material nur *in die Hoden* oder *unter die*

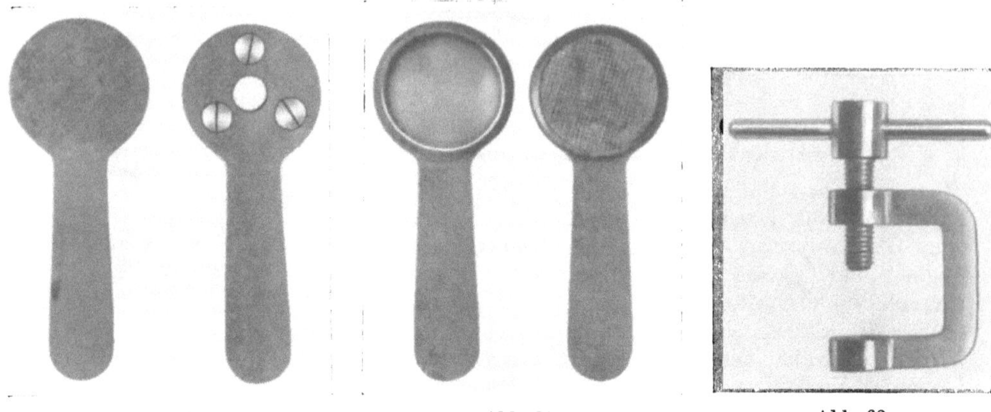

Abb. 60. Abb. 61. Abb. 62.

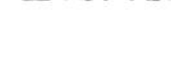

Abb. 60–62. MULZERsche Handpresse. (Originalaufnahmen.)

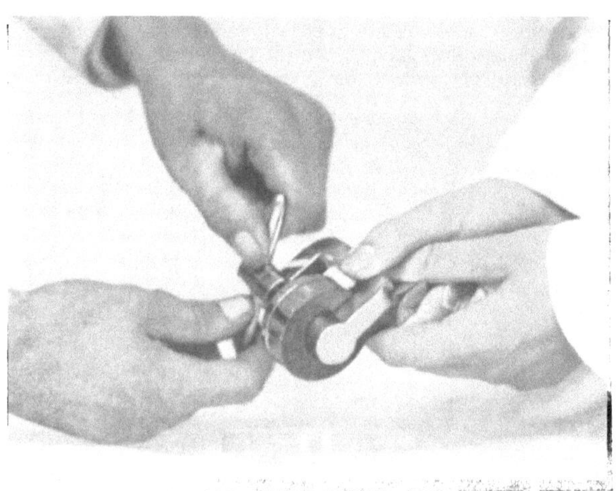

Abb. 63. Auffangen des Preßsaftes. (Originalaufnahme.)

Scrotalhaut eingespritzt wird. Dies geschieht in der unter a) angegebenen Weise. Gewöhnlich werden auf jeder Seite 1—2 *ccm Preßsaft* eingespritzt. Auch dieser muß vorher stets im Dunkelfeld auf seinen Spirochätengehalt geprüft werden. Die Verdünnung mit Kochsalzlösung soll im allgemeinen nur so weit gehen, daß *im Gesichtsfeld noch durchschnittlich 3—4 Spirochäten* enthalten sind. Eine ähnliche Presse hat übrigens auch RIETZ konstruiert.

Eine von den bisher beschriebenen Impfmodi etwas abweichende Methode der Impfung von Kaninchen mit menschlichem oder mit tierischem Material hat BERGEL folgendermaßen beschrieben:

„Was die Technik der Impfung betrifft, so wurde in einer Anzahl von Fällen dem Menschen entnommenes Material intracutan in die Scrotalhaut und intratestikulär von dem gleichen Einstich aus an mehreren Stellen injiziert; bei der Übertragung von Tier zu Tier wurde dem Spender, der seinerzeit auch mit menschlichen Spirochäten oder mit einem bestimmten Stamm infiziert war, entweder mit einer Glascapillare durch Punktion in den spirochätenreichen, von anderen bakteriellen Verunreinigungen freien, also die Spirochäten in Reinkultur enthaltenden syphilitischen Hoden Material entnommen und sofort in die Hodensubstanz und in die Scrotalhaut mittels Stichelungen überimpft, oder es wurde mit Hilfe einer Pravazspritze von der gleichen Einstichöffnung Spirochätenmaterial aus mehreren Stellen des syphilitischen Hodens aspiriert und sofort dem zu impfenden Tiere eingebracht. Vor der Entnahme wurde die Stelle natürlich auf ihren Spirochätenreichtum untersucht. Um die Mitübertragung von Gewebsbestandteilen zu vermeiden, und weil erfahrungsgemäß dann die Spirochäten sehr zahlreich sind, kann man mit einer Glascapillare an einer oder mehreren, dicht nebeneinander befindlichen Stellen des syphilitischen Hodens einstechen, so daß sich eine zuerst etwas blutige, unbenützt bleibende, dann aber rein seröse Flüssigkeit entleert, die man mit der Capillare aufziehen und sofort überimpfen kann."

Nach den Erfahrungen von BERGEL ist die Impfausbeute eine größere, der Übertragungserfolg ein sicherer, wenn die Impfung am nächsten oder übernächsten Tage wiederholt wird. „Unter diesen Umständen erzielt man bei virulenten Stämmen nur selten einen Mißerfolg und mit einer Ausbeute von wenigstens 95% darf man rechnen."

Hier ist auch ein *percutaner Impfmodus* zu erwähnen, den WORMS bei seinen Prophylaxeversuchen einzuhalten pflegte. Er geht dabei so vor, daß er *die Haut des Scrotums* mittels einer PASTEURschen Pipette, in die er spirochätenhaltiges Material aufgesogen hat, etwas aufreibt oder aufkratzt, aus der Pipette das zu verimpfende Material direkt auftropft und einige Minuten verreibt. WORMS verwendet zu derartigen Impfungen stets den NICHOLS-Stamm (s. S. 296) und will dabei in 100% große Primäraffekte beobachten, die in 85% von typischen Leistendrüsenschwellungen begleitet sind, doch ist es nur mit NOTHHAAS auch gelungen, den KOLLE-, MULZER- und Reichsgesundheitsamtstamm auf diese Weise zu verimpfen, wobei wir allerdings meist eine verlängerte Inkubation beobachten konnten. SCHELLACK vermochte sogar *durch einfaches Auflegen* von syphilitischem Hodenmaterial auf die *unverletzte* Scrotalhaut einen typischen Primäraffekt zu erzeugen.

c) Verimpfung von Blut, Blutserum und anderer Körperflüssigkeiten syphilitischer Menschen und Tiere in die Hoden von Kaninchen.

Über diese von UHLENHUTH und MULZER inaugurierte Methode der Impfung von Kaninchen berichten diese Autoren folgendermaßen:

„Wir gehen bei diesen Versuchen in der Weise vor, daß wir nach gündlicher Desinfektion der Ellenbeuge aus der Vena mediana — ebenso wie für die Wa.R. — Blut in ein steriles, mit Glasperlen versehenes Glas einfließen lassen und dieses etwa 5 Minuten lang schütteln. Um dem Einwande zu begegnen, daß vielleicht von der äußeren Haut stammende Spirochäten bei dem Einstiche mit in das Blut gelangen könnten, was ja bei ausgebreiteten syphilitischen Manifestationen der Fall sein könnte, lassen wir die ersten 10 ccm in ein Reagensglas ablaufen und verwenden diese für die Seroreaktion. Nach dem Defibrinieren werden von diesem Blute dann mittels einer sterilen Rekordspritze in jeden Hoden eines Kaninchens 2 ccm langsam eingespritzt. In einer Anzahl von Fällen haben wir nur links in das Hodenparenchym geimpft, während wir rechts das Blut unter die Scrotalhaut spritzten, ähnlich dem Verfahren, das TOMASCZEWSKI seiner Angabe nach mit besonderem Vorteil bei der Verimpfung von Stückchen menschlicher Primäraffekte und Papeln angewandt hat. Die Impfung der Kaninchen erfolgt in der Regel spätestens 10 Minuten nach der Entnahme des Materials vom Menschen."

Syphilitische Erkrankung der Lymphdrüsen bei Hodensyphilis.

Bereits Uhlenhuth und Mulzer haben darauf hingewiesen, daß ganz analog der menschlichen Syphilis, Kaninchen, die in die Hoden geimpft worden waren und dort syphilitische Manifestationen aufwiesen, auch *Schwellungen der Lymphdrüsen in der Leistenbeuge* darboten (s. Abb. 64). Diese Autoren betonen wiederholt, daß derartige lokale Leistendrüsenschwellungen hauptsächlich nach intensiven Hodenerkrankungen und Primäraffekten am Hoden gefunden werden. Beide haben auch schon *Spirochäten in derartig vergrößerten Drüsen* mittels des Dunkelfeldes nachgewiesen.

Tomasczewski hat ebenfalls schon früh darauf hingewiesen, daß syphilitische Affektionen an den Genitalien von Kaninchen, namentlich nach Impfungen mit

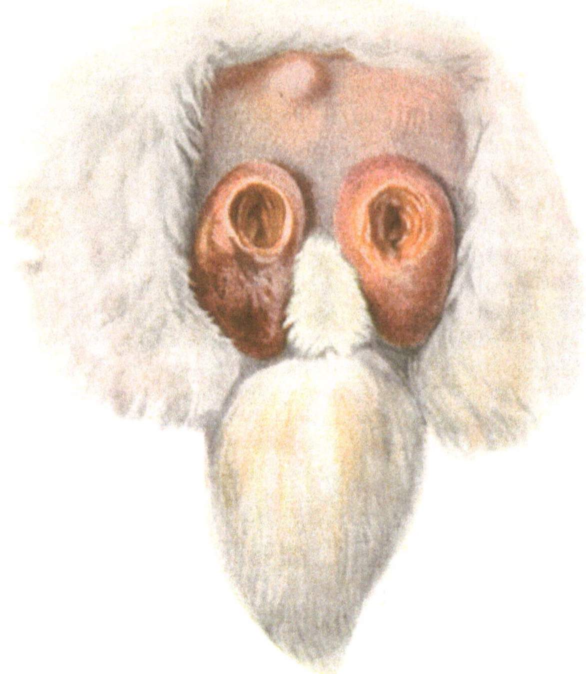

Abb. 64. Beiderseitige Orchitis syphilitica und typische Primäraffekte an den Impfstellen nach intrascrotaler Impfung mit tierischem Virus. Rechtsseitige syphilitische Leistendrüsenschwellung. (Aus Uhlenhuth und Mulzer, Atlas.)

Passagevirus fast stets von Schwellungen der inguinalen Lymphdrüsen gefolgert zu sein pflegten. Dagegen fehlte bei der Keratitis syphilitica des Kaninchens fast ausnahmslos eine derartige Erkrankung der regionären Lymphdrüsen.

Auch Ossola und Truffi hatten schon gefunden, daß nach Hodenimpfungen die Lymphdrüsen in der Leistenbeuge spezifisch erkrankten, und zwar *schon zu einer Zeit, in der noch keinerlei manifeste Erscheinungen der Syphilis an der Impfstelle aufgetreten* waren. Graetz und Delbanco stellten fest, daß die regionären Lymphdrüsen, vor allem die Inguinaldrüsen, an Volumen zunahmen, sobald die lokalen Affekte eine gewisse Größe erreicht hatten: „Die vorher nicht fühlbaren Leistendrüsen lassen sich mit Leichtigkeit palpieren und imponieren als derbe, bis kirschkerngroße, deutlich abgegrenzte Tumoren.“ Eberson konnte *schon sieben*

Tage nach der Inokulation des Virus in die Scrotalhaut Spirochäten in den Leistendrüsen nachweisen. Erst 26 Tage später stellten sich am geimpften Hoden syphilitische Erscheinungen ein. BROWN und PEARCE, die ausgedehnte Untersuchungen über die Beziehungen der Spirochaeta pallida zu den Lymphdrüsen bei experimenteller Kaninchensyphilis angestellt haben, beobachteten *bereits 24 Stunden nach der Impfung leichte Vergrößerung und Induration* der dem Inokulationsbezirk zugehörigen Drüsen, nämlich der *Inguinaldrüsen* bei Scheiden- und Scrotalimpfungen und der *sakralen-retroperitonealen* Drüsen bei Impfungen in die Hoden. *Gelungene Überimpfungen von Inguinaldrüsen*, die 48 Stunden nach der Hodenimpfung exstirpiert worden waren, zeigten, *daß Spirochäten schon 2 Tage nach der Scrotalimpfung in den Leistendrüsen vorhanden sein müssen.* KOLLE hat, um das gleich hier zu bemerken, vor kurzem übrigens ebenfalls die Frage, in welcher Zeit nach einer an der Haut erfolgten Infektion mit syphilitischem Virus die Spirochäten in der nächstgelegenen Lymphdrüse auftreten, eingehend experimentell geprüft. Die Versuche an *Kaninchen* wurden in der Weise vorgenommen, daß diese teils mit Stückchen der Drüse subscrotal geimpft wurden, teils dadurch, daß dieses Material auf eine leicht scarifizierte, aber nicht blutende Hautfläche eingerieben wurde. Nach 30 und 60 Minuten und nach 2, 7 und 24 Stunden wurden bei diesen Tieren dann *die Kniekehlendrüsen exstirpiert* und auf gesunde Kaninchen verimpft. Hierbei ergab sich, daß *bereits 30 Minuten nach cutaner Impfung die Spirochäten in den regionären Drüsen nachgewiesen* werden konnten. KOLLE konnte ferner durch analoge Versuche an *Meerschweinchen* — ihm gelang zum erstenmal die systematische Verimpfung syphilitischen Materials auf diese Tiere (s. S. 266) — zeigen, daß hier *die auf die scarifizierte Haut verriebenen Spirochäten bereits 5 Minuten später in die regionären Lymphdrüsen eingedrungen waren.* Verimpfungen der Kniekehlendrüsen auf Kaninchen (Hoden) ergab nämlich nach dieser Zeit schon typische Primäraffekte.

FREI hat dann seinerzeit noch mitgeteilt, daß Anschwellungen der Leistendrüsen bei seinem außerordentlich zahlreichen Material meist in den Fällen zur Beobachtung kamen, bei denen sich starke, zur Verklebung mit dem Scrotum führende diffuse Orchitiden entwickelten. Die Entstehung von Scrotalschankern war fast immer von einer fühlbaren Vergrößerung und Induration der zugehörigen Leistendrüsen begleitet. „Häufig ließen sich diese Veränderungen an den Drüsen schon vor Ausbildung der Primäraffekte und mitunter auch, ohne daß sich dieser in der Folge entwickelt hätte, feststellen. Ob es sich dabei stets um spezifische Affektionen handelte, mußte als zweifelhaft erscheinen, weil diese anfänglichen Drüsenvergrößerungen manchmal schon nach wenigen Tagen zurückgingen. Eine absolut einheitliche Beziehung zwischen der Stärke der lokalen Reaktion und der Lymphadenitis konnten wir zwar ebensowenig wie BROWN und PEARCE feststellen, insofern, als *gelegentlich auch bei unbedeutenderen Hautläsionen erhebliche Drüsenvergrößerungen* auftraten, aber immerhin gewannen auch wir doch den ganz bestimmten Eindruck, daß die stärksten Schanker auch die bedeutendsten Drüsenvergrößerungen zur Folge hatten, im Gegensatz zu BROWN und PEARCE, die oft eine umgekehrte Proportionalität zwischen der Größe des Primäraffektes und der Lymphadenitis fanden.“

Diese Beobachtungen von FREI stimmen vollkommen mit denen überein, die ich während meiner bisherigen Arbeiten auf dem Gebiete der experimentellen Syphilisforschung machte.

Auch nach BERGEL war es auffallend, „daß die Schwellung und Verhärtung der Leistendrüsen bei Hodensyphilis der Kaninchen früher und stärker eintrat, wenn die Hodenhaut selbst in größerem Umfange infiltriert und mit der

Unterlage verwachsen war, als wenn die Ulceration nur das Hodengewebe selbst betraf, ohne Verwachsung mit der Hodenhaut. In Fällen ausgedehnter Hautinfiltrationen mit oder auch ohne Krustenbildung habe ich öfter 2—3 bis fast bohnengroße, ziemlich harte Leistendrüsen fühlen können, während sie sonst bei geringer Beteiligung der Haut linsen- bis etwa erbsengroß waren, später auftraten und sich weicher anfühlten."

BBOWN und PEARCE haben auch noch die *Axillar-, Auricular-* und *Submentaldrüsen* mit Erfolg auf gesunde Kaninchen verimpft. Spirochäten fanden sich jedoch nur äußerst selten in diesen Drüsen; auch klinisch war ihre Erkrankung nur selten nachzuweisen. Recht häufig waren die *Poplitealdrüsen* erkrankt, bzw. vergrößert, ja *nicht selten* waren sie *die einzigen Drüsen, die eine deutliche Veränderung und nach Verimpfung ein positives Resultat zeigten.* Die Verfasser haben diesen Drüsen daher eine ganz besondere Beachtung geschenkt, vor allem in Hinsicht auf die sog. „Latenz", die, wie wir noch hören werden,

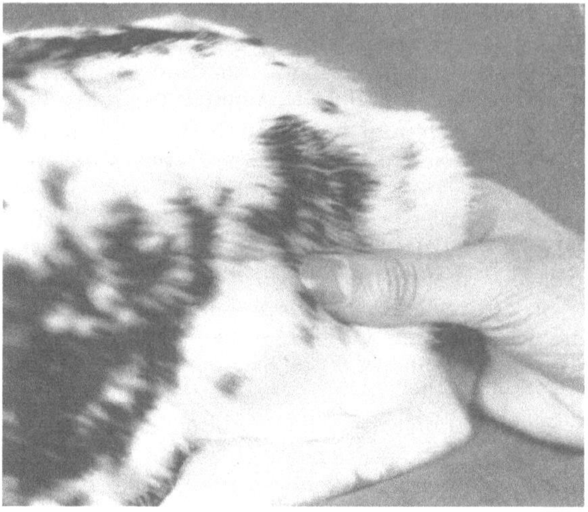

Abb. 65. Palpation der Poplitealdrüsen. (Originalaufnahme.)

auch bei der experimentellen Kaninchensyphilis besteht. Sie konnten bei 7 Tieren, die sich sämtlich nach abgelaufenen Lokal- und in 6 Fällen nach abgeheilten Allgemeinerscheinungen 3—25 Monate lang in dem Latenzstadium befanden, durch positive Verimpfungen der verhärteten und vergrößerten Poplitealdrüsen die Anwesenheit von virulenten Spirochäten feststellen. WORMS sowie KOLLE haben dies später wiederholt bestätigen können. Ich werde auf ihre diesbezüglichen Versuche später noch ausführlicher eingehen. UHLENHUTH und GROSSMANN vermochten die Poplitealdrüsen anscheinend erfolglos 182 und 252 Tage vorher *intravenös* geimpfter Kaninchen mit Erfolg in die Hoden von Kaninchen zu verimpfen. Diese Befunde sind, wie ich ebenfalls später noch zeigen werde, *besonders wichtig für die Frage der Ausheilung der Syphilis nach therapeutischen Versuchen.* Schließlich betonen BROWN und PEARCE, daß die Verimpfung der Lymphdrüsen, die gewissermaßen ein *Spirochätenreservoir* darstellen, bei drohendem Verluste des Spirochätenstammes mit Erfolg verwendet werden könne.

Der *palpatorische Nachweis* vergrößerter Poplitealdrüsen bedarf einer *gewissen Übung.* Ich vermochte sie lange Zeit nicht nachzuweisen. Erst als Herr WORMS sie mir an seinem Material im Reichsgesundheitsamte wiederholt demonstriert hatte, gelang mir dies. Jetzt finde ich sie ebenfalls bei meinen geimpften Tieren, und zwar *recht häufig bei allen meinen Stämmen. Tatsächlich sind diese Drüsen gar nicht so selten die einzigen, die geschwollen, bzw. nachweisbar sind.* Nach WORMS soll der NICHOLS-Stamm weit häufiger Schwellungen der Popliteadrüsen und in $85^0/_0$ solche der Leistendrüsen hervorrufen als der sog. „*Reichsgesundheitsamtstamm*", der von MANTEUFEL im *Reichsgesundheitsamt* gewonnen wurde und dort weiter gezüchtet wird.

Um die Popliteadrüsen zu finden, setzt man das Kaninchen vor sich auf den Tisch. Die linke Hand liegt auf dem Rücken des Tieres und hält es fest. Die rechte Hand faßt zwischen Daumen einerseits und Zeige- wie Mittelfinger anderseits das Kniegelenk des Tieres (Abb. 65 und 66) und *streift, sich immer hart an die Muskeln haltend, in wagerechter Richtung caudalwärts,* wobei *die Haut etwas von der Poplitealhöhle abgezogen* wird. Die Drüse ist dann meist leicht in der abgehobenen Hautfalte zu fühlen.

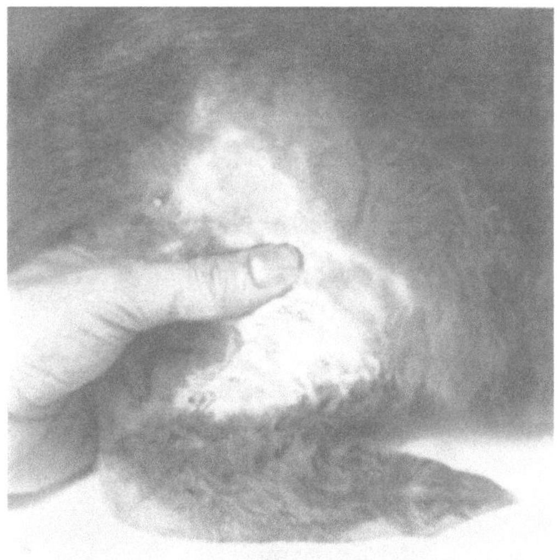

Abb. 66. Palpation der Popliteadrüsen; Haare zur besseren Demonstration kurz geschnitten. (Originalaufnahme.)

WORMS hat festgestellt, daß sich *auch bei völlig normalen* bzw. *ungeimpften Kaninchen ziemlich intensive Popliteadrüsenschwellungen* finden können, sowie *bei Kaninchen,* die *an der sog. originären Kaninchenspirochätose* leiden. Demnach wäre *nur durch den Spirochätengehalt bzw. durch die Verimpfung mit Sicherheit nachzuweisen, ob derartig veränderte Popliteadrüsen wirklich auf eine syphilitische Erkrankung zurückzuführen sind.*

Erwähnt sei schließlich noch, daß FREI bei einem seiner mit syphilitischem Material in die Hoden geimpften Kaninchen auch eine *Vergrößerung der Achseldrüsen* feststellen konnte.

GRAETZ und DELBANCO haben derartig erkrankte Lymphdrüsen bei der experimentellen Kaninchensyphilis auch *pathologisch-anatomisch* untersucht. *Makroskopisch* zeigen nach ihren Angaben die vergrößerten Inguinaldrüsen in der Regel kein irgendwie charakteristisches Gepräge. In einem Falle vermochten sie indes schon makroskopisch auf der Schnittfläche einer vergrößerten Lymphdrüse Veränderungen zu erkennen, die den Eindruck eines lokalen syphilitischen Prozesses, etwa einer miliaren Gummibildung, machten.

Histopathologisch fanden sie im wesentlichen Veränderungen, die dem Typus einer einfachen, von den Keimzentren ausgehenden markigen Hyperplasie entsprechen. Von den Zellformen überwogen in einigen Fällen Lymphoblasten, in anderen Fällen Plasmazellen, die bald mehr herdförmig angeordnet, bald über den ganzen Schnitt zerstreut waren. Entzündliche Veränderungen fehlten auffallenderweise völlig in ihren untersuchten Lymphdrüsen. Das oben erwähnte, schon makroskopisch wahrnehmbare Knötchen erwies sich auch histologisch als Gummi. In der Randzone dieses Gebildes fanden sich übrigens auch spärliche Riesenzellen von LANGHANSschem Typus.

Spirochäten konnten GRAETZ und DELBANCO in den von ihnen untersuchten Drüsen mittels Dunkelfeld und mittels der Levaditimethode nur *äußerst selten* und *nur spärlich* nachweisen. Dagegen *glückte* auch ihnen *wiederholt die Verimpfung* derartig veränderter Lymphdrüsen in die Hoden gesunder Kaninchen.

Infektiosität des Blutes, des Liquors und der inneren Organe hodensyphilitischer Kaninchen.

Daß bei Kaninchen, die einen rein *lokalen* Impfaffekt am Hoden aufweisen, das *Blut infektiös* sein kann, haben zum erstenmal UHLENHUTH und

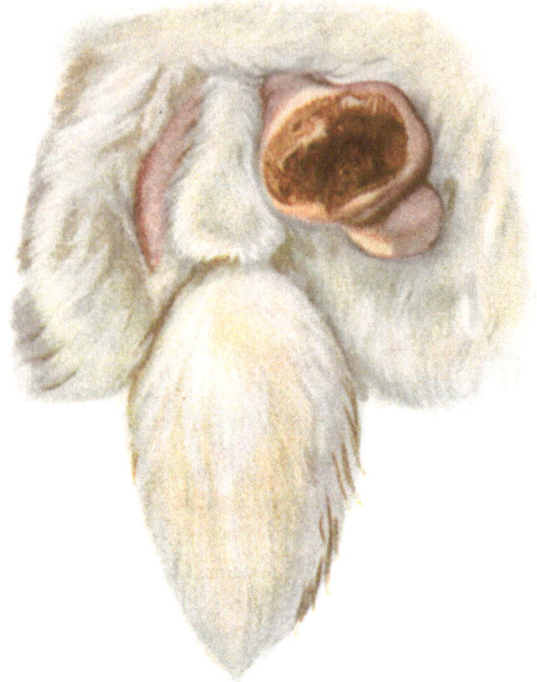

Abb. 67. Linksseitige Orchitis und Periorchitis syphilitica diffusa sowie Primäraffekt an der Impfstelle nach Impfung mit Blut eines „lokalsyphilitischen" (Hodensyphilom) Kaninchens. (Aus UHLENHUTH und MULZER, Atlas.)

MULZER mittels der von ihnen inaugurierten Blutverimpfung in die Hoden normaler Kaninchen festgestellt (Abb. 67). Unter anderem haben sie auf diese Weise auch nachgewiesen, daß dies *bereits 8 Tage nach der Impfung* der Fall ist, also *zu einer Zeit, in welcher am geimpften Hoden noch keine Spur einer luetischen Manifestation vorhanden* war, und auch noch keine Spirochäten nachgewiesen werden konnten. EBERSON konnte 7, 10 und 14 Tage nach der Infektion von Kaninchen mit syphilitischem Material mittels der Verimpfung von *Blut* dieser Tiere positive Angänge erzielen. Die manifesten Erscheinungen am Hoden traten erst 26, 23 und 30 Tage später auf. Ähnliche Befunde hatten auch BROWN und PEARCE.

Spirochäten dagegen wurden *im strömenden Blute* bei in die Hoden mit Erfolg geimpften erwachsenen Kaninchen meines Wissens *niemals* bisher nachgewiesen.

Diesbezügliche Untersuchungen habe ich erst in jüngster Zeit wieder in ausgedehntem Maße mit NOTHHAAS durchgeführt; sie waren ebenfalls stets negativ.

Mit UHLENHUTH habe ich weiterhin nachgewiesen, daß auch die *inneren Organe* von mit syphilitischem Material in die Hoden geimpften Kaninchen infektiös sein können, und zwar *schon 14 Tage nach der Impfung* bzw. ebenfalls zu einer Zeit, in der noch kein Zeichen einer lokalen Haftung aufgetreten war. Wiederholt konnten wir damals schon feststellen, daß die Impfung von Leber-Milz-Knochenmarkbrei *auch bei Kaninchen von einem positiven Erfolg begleitet war, die anscheinend erfolglos mit Blut syphilitischer Menschen geimpft worden waren.* Die mit diesen Organen erzielten Impfaffekte glichen, wie bereits weiter oben (S. 174) erwähnt, vollständig solchen, die mit spirochätenreichem Material hervorgerufen waren. Mit dieser Methode der Organverimpfung hat ja, wie ich schon mehrfach erwähnt habe, seinerzeit auch NEISSER die Haftung syphilitischen Virus im Hoden geimpfter Kaninchen bei Affen nachgewiesen. Später hat er dann auf diese Weise feststellen können, daß schon „vom 11. Tage nach der Infektion an verhältnismäßig häufig positive Organverimpfungen möglich wurden, daß also um diese Zeit eine ziemlich starke Generalisierung des Giftes stattgefunden haben mußte". Auch GRAETZ und DELBANCO haben zahlreiche Verimpfungen von inneren Organen (Leber- und Milzbrei) in der gleichen Weise wie UHLENHUTH und MULZER vorgenommen. Sie konnten durch die dabei erzielten positiven Ergebnisse einwandfrei feststellen, „daß das syphilitische Virus beim Kaninchen schon frühzeitig von den lokalen Affektionen aus in den übrigen Organismus vordringt".

UHLENHUTH und GROSSMANN haben, um das gleich hier zu erwähnen, jüngst die gleichen Verimpfungen von Leber-Milz-Knochenmarkbrei *intravenös* geimpfter Kaninchen vorgenommen und diese Organe 25, 39, 72, 81, 106 und 182 Tage nach der Impfung als infektiös befunden. Bei einer Reihe von Kaninchen haben sie auch die *Milz*, deren Exstirpation bekanntlich unter Erhaltung der Tiere relativ leicht gelingt, allein verimpft und damit positive Impferfolge erzielt.

PLAUT und MULZER haben dann später wiederholt derartige *positive* Organverimpfungen ausgeführt, und zwar auch von mit dem Münchener Stamm *geimpften Kaninchen, die außer einer erheblichen Lymphocytose im Liquor keinerlei syphilitische Symptome* zeigten (s. auch S. 238).

UHLENHUTH und MULZER erhielten auch ein *positives* Impfresultat bei einem Kaninchen, das mit *Rückenmarkbrei* eines schwer hodensyphilitischen Kaninchens geimpft worden war. 9 Wochen nach der Impfung fanden sich in beiden Hoden dieses Tieres typische syphilitische Veränderungen mit zahlreichen Spirochäten. Verimpfungen mit Gehirn, Niere, Nebenniere, Lunge, Muskel, Haut und Kammerwasser waren stets negativ.

Schließlich vermochten PLAUT und MULZER den *krankhaft veränderten Liquor* (33 Zellen, Mastixkurve VII, V, II, I) eines mit ihrem MULZER-Stamm geimpften Kaninchens *mit Erfolg* (Primäraffekte neben Orchitis circumscripta) *in die Hoden eines gesunden Kaninchens zu verimpfen* und damit festzustellen, daß die krankhaften Veränderungen im Liquor ihrer sog. „MULZER-Kaninchen" tatsächlich *syphilitischer* Natur sei.

REITER hat vor kurzem mitgeteilt, daß er im klinisch negativen Latenzstadium, das spontan oder im Anschluß an chemotherapeutische Behandlung eingetreten ist, *mit Lebergewebe positive* Impferfolge (Hoden normaler Kaninchen) erzielen konnte, während die Verimpfung von *Hirn* solcher Tiere weder zu einer manifesten, noch zu einer symptomlosen Infektion führte.

UHLENHUTH und GROSSMANN konnten selbst bei einem an schwerer manifester Allgemeinsyphilis erkrankten Tier auf dem Höhepunkt der Erkrankung das Gehirn nur mit negativem Resultat verimpfen.

Histopathologische Veränderungen in den inneren Organen bei experimenteller Hodensyphilis der Kaninchen.

Wenn die inneren Organe hodensyphilitischer Kaninchen mit Erfolg auf gesunde Kaninchen verimpft werden können, dann müssen sich auch *spezifische Veränderungen* bzw. Spirochäten in ihnen *histologisch nachweisen lassen* können. Derartige Untersuchungen hat auf Veranlassung von Uhlenhuth und Mulzer bereits Tilp in Straßburg an dem großen Tiermaterial beider Forscher vorgenommen. Nach einer vorläufigen Mitteilung fand er unter 20 Hoden syphilitischer Kaninchen sechsmal eine *Hepatitis interstitialis* und zweimal in anderen Organen Veränderungen, die auf Syphilis bezogen werden können. Tilp wies damals auch auf den *Parallelismus hin, der zwischen der Impfsyphilis der Kaninchen und der menschlichen Syphilis bezüglich der Häufigkeit der Lebererkrankung bei der visceralen Syphilis* besteht.

In neuerer Zeit haben dann Neubürger und Terplan an dem Material von Plaut und Mulzer recht umfangreiche derartige Untersuchungen vorgenommen. In einem Teil der von ihnen untersuchten Fälle fanden sie in der *Leber* stecknadelkopfgroße, gelblichweiße, oft subserös gelegene Knötchen, die sich von den bekannten Coccidienknötchen im allgemeinen gut, wenn auch nicht in allen Fällen, unterscheiden ließen. Das histologische Bild dieser Leberknötchen beschreiben sie an drei typischen Fällen folgendermaßen:

Beschreibung eines Leberknötchens bei einem in die Hoden mit Paralysevirus (3. Passage) geimpften Kaninchen.

„Das Knötchen füllt im Mikroskop bei Leitz (Objektiv 3, Okular 1) etwa ein Gesichtsfeld aus. Zwischen dem Gebilde und der Leberkapsel liegt noch eine dünne Schicht von Lebergewebe. Seine Form ist rundlich; bei schwacher Vergrößerung ist ein schichtförmiger Aufbau und eine deutliche Abgrenzung gegen das Lebergewebe erkennbar. Außen findet sich eine sehr kernreiche, augenscheinlich von Rundzellen gebildete, in ihrer Breite wechselnde Schicht, in der es stellenweise zu dichteren herdförmigen Anhäufungen von Zellen kommt. Nach innen liegt eine wesentlich schmälere Schicht aus dichten, voneinander gut abgegrenzten Zellen von epitheloidem Charakter. Nun folgt eine sehr zellreiche, wieder etwas breitere, in sehr dichter, bindegewebiger Matrix gelegene Schicht, die keulenförmige Fortsätze gegen die äußeren Schichten erkennen läßt. Das Zentrum wird gebildet von einem nekrotischen, zum Teil mit verkalkten Partikeln erfülltem, stellenweise von kollagenen Bündeln durchzogenen Herd, an dessen Randpartie ein lockerer Kranz von teils rundlichen, teils länglich-spindligen Kernen erkennbar ist.

Bei stärkerer Vergrößerung ergibt sich folgendes Bild: Die äußere zellreiche Schicht setzt sich zusammen aus eosinophilen Leukocyten und Plasmazellen (diese in geringerer Menge), spärlichen Lymphocyten und relativ zahlreichen Elementen mit großen, blaß gefärbten, verschieden geformten Kernen. Außer bei den eosinophilen Zellen sind die plasmatischen Strukturen im allgemeinen undeutlich. Die Schicht der „epitheloiden" Zellen besteht aus einem im allgemeinen lockeren, nur stellenweise dichteren Maschenwerk, dessen Lücken Fetttropfen enthalten. Die Kerne sind groß, meist rundlich, blaß gefärbt. Hier und da trifft man mehrkernige, unscharf abgegrenzte Riesenzellen. Die nächste besonders kernreiche Schicht läßt noch eine Reihe von leidlich erhaltenen Bindegewebskernen und kleinen Lymphocyten erkennen, in der Hauptsache besteht sie aus verschieden, mitunter bizarr geformten Kerntrümmern. In der nun folgenden lockeren Schicht sieht man gut erhaltene Bindegewebskerne und Lymphocyten, die sich allmählich gegen das nekrotische Zentrum zu verlieren. In der Umgebung des Knötchens finden sich kleine Gefäße mit vielfach stark gewucherter Intima; in der Wand und Umgebung größerer Gefäße sind deutliche Infiltrate aus eosinophilen und Plasmazellen. Um das Knötchen herum zieht eine lockere, schmale, noch junge Fibroblasten enthaltende Bindegewebskapsel, von der einige Züge in das dichte Infiltrat der äußeren Schichten einstrahlen. Bei Tanninsilberimprägnation gewahrt man ein ausgedehntes Maschenwerk zarter junger Bindegewebsfibrillen in den äußeren Schichten, die sich gegen die zentralen Anteile des Herdchens hin verlieren."

2. Betrachten wir nun ein Knötchen bei einem mit Frankfurter Virus infizierten Tier. Das Gebilde ist kleiner als das eben geschilderte, rundlich, gleichfalls scharf abgegrenzt; umgeben wird es von einer ziemlich breiten Bindegewebskapsel, die aber Teile der Peripherie freiläßt und an ihrer Außenseite von Lymphocyten und Plasmazellen in geringer Menge durchsetzt ist. Nach innen folgt ein dichtes Infiltrat aus Rundzellen, Plasmazellen, wenigen Leukocyten und nur vereinzelten eosinophilen Zellen. Das Zentrum wird eingenommen von hellen Zellen mit großen, sehr blassen, verschieden geformten Kernen; zwischen ihnen liegen einige Leukocyten.

Sehen wir uns schließlich noch ein Knötchen bei einem mit Münchener Virus behandelten Tiere. Die Kapsel verhält sich ähnlich wie eben, ihr folgt eine dünne Infiltratschicht aus kleinen Rundzellen, Fibroblasten und einigen Plasmazellen. Nach innen folgt ein Stratum großer vielfach verfetteter Zellen mit blaß gefärbten, verschiedenartig geformten Kernen (epitheloide Zellen); im Zentrum unscharf begrenzte Nekrose mit vereinzelten Kernen und Kerntrümmern.

Auf die hier eben erwähnten Virusarten werde ich später (S. 241) bei der Besprechung der *Nervensyphilis der Kaninchen* noch ausführlicher einzugehen haben.

NEUBÜRGER und TERPLAN fassen diese Befunde in der Leber der untersuchten Kaninchen als *miliare Gebilde* auf, „die *nach Form und zelliger Zusammensetzung als eigenartige, zentral nekrotisierende Granulome anzusprechen sind. Ihr Aufbau erinnert an den eines Tuberkels oder eines Gummiknötchens*".

Bei *normalem, nicht geimpften Material* haben sie diese Knötchen *niemals* gefunden, weshalb sie ihre Entstehung auf die Impfung mit spezifischem Material zurückführen. Sie fanden sie auch niemals bei Tieren, die bald (2—3 Wochen) nach der Impfung zur Sektion kamen. Dem Einwand, daß diese Knötchen evtl. mit der bei Kaninchen so häufigen Coccidiose zusammenhängen können, glaubten sie anfangs wohl begegnen zu können. Sie setzten diese ihre Leberbefunde in Analogie zu den miliaren Granulomen, die HART in der Leber syphilitischer Menschen beschrieben hat und die eine weitgehende Ähnlichkeit mit diesen Gebilden bei der experimentellen Lues hat. Sie erwähnten ferner, daß auch von WARDT miliare Gummen bei kongenitaler Lues beschrieb, die aus feinstfaseriger Zwischensubstanz, peripherem Rundzellenkranz und zentral fragmentierten Kernen oder Nekrose bestanden. Die Umgebung solcher Herde war aber stets von Spirochäten durchsetzt. Der Nachweis von Spirochäten ist indes NEUBÜRGER und TERPLAN bei diesen ihren Befunden nicht geglückt. Sie weisen dem gegenüber aber mit Recht darauf hin, daß PLAUT und MULZER — und wie ich oben zeigte, auch andere Autoren — wiederholt den *positiven biologischen Spirochätennachweis* im Leber-Milz-Knochenmarkbrei durch positive Überimpfung desselben auf gesunde Kaninchen erbracht haben. „Wir halten nach allem die Knötchen für spezifische Granulome, die wir nur bei syphilitisch infizierten und tatsächlich fraglos syphilitisch erkrankten Tieren (Orchitis mit Spirochäten, teilweise charakteristische Veränderungen im Nervensystem usw.) gefunden haben, und die wir demnach genetisch mit der Impfung in Zusammenhang bringen. Ob sie, rein morphologisch betrachtet, ausschließlich für die experimentelle Lues der Kaninchen spezifisch sind, diese Frage müssen wir vorläufig offen lassen. Es wäre denkbar, daß die Kaninchenleber auf verschiedene Infektionen mit der Bildung gleicher oder ähnlicher Granulome reagiert."

In einem „Nachtrag zur Frage der experimentellen Lues der Kaninchenleber und -niere" teilen NEUBÜRGER und TERPLAN dann aber mit, daß sie bei nachträglicher Untersuchung der Organe von 8 Kaninchen, die teils zur Amboceptorgewinnung benutzt worden waren, teils mit Fleckfieber- und menschlichem Encephalitisvirus geimpft worden waren, also *sicher nicht syphilitisch* waren, sehr zahlreich *Leberknötchen* fanden, *deren Durchschnittsbilder denen der bei Syphilis beschriebenen teilweise sehr ähnlich* waren. Mit JOEST glauben sie diese Veränderungen auf die Ausbreitung der Bohrgänge von Cysticercus zurückführen zu müssen.

Nach FR. GRAETZ steht unter den Organen, die auch makroskopische Veränderungen in stärkerem Maße aufzuweisen pflegen, ebenfalls *in erster Linie die Leber*. „Besonders wenn die Tiere sehr lange Zeit unter dem Einfluß des syphilitischen Virus gestanden haben, sind schwerste Veränderungen dieses Organes festzustellen, die ihren Ausdruck vielfach in der Verdickung des Leberrandes, in einer Vergrößerung des Gesamtorgans, in der Entwicklung narbiger Einziehungen auf der Oberfläche, die zu cirrhoseähnlichen Veränderungen führen können, und endlich sogar in der Ausbildung einer echten Hepar lobatum finden können. Grundsätzlich handelt es sich dabei durchweg um die gleichen Vorgänge, nämlich um die Entwicklung interstitieller Infiltrate, die mit zunehmendem Alter mehr und mehr narbigen Charakter annehmen und so endlich zur Abschnürung kleinerer und größerer Leberpartien und selbst zur Abschnürung ganzer Lappen führen. Auf Wiedergabe histologischer Einzelheiten möchte ich mich an dieser Stelle nicht einlassen, möchte vielmehr auf die beistehenden mikrophotographischen Aufnahmen verweisen, die meines Erachtens ein recht anschauliches Bild von der Schwere des Prozesses, der sich in der Leber des infizierten Tieres abspielt, zu geben vermögen. Nur auf eines möchte ich hinweisen, daß sich nämlich der Vorgang, namentlich bei älterer Infektion, offenbar nicht nur auf Infiltratbildung und Wucherung in der GLISONschen Kapsel beschränkt, daß vielmehr auch eine ausgeprägte Beteiligung des retikulo-endothelialen Apparates, speziell der KUPFFERschen Sternzellen, festgestellt werden kann, wobei es zu förmlichen Ausgüssen der Capillaren mit derartig gewucherten Zellmassen kommen kann."

Von sehr großem Interesse ist, daß BERGEL *in der Leber Spirochäten nachwies*, und zwar bereits in frühen Stadien der syphilitischen Infektion, „nicht bloß in den Blutgefäßen, sondern auch im Parenchym, in bzw. zwischen den Leberzellen, ohne daß, vielleicht gerade weil entzündliche lymphocytäre Veränderungen nicht oder wenigstens nur selten in diesen Fällen festzustellen waren. „Bei vielen, schwer hodenkranken Kaninchen konnten in der Leber Veränderungen nachgewiesen werden, die keine Coccidien oder dergleichen waren.

Man fand ausgesprochene perivasculäre Infiltrationen im Bindegewebe zwischen den Leberbälkchen und weiterhin starke Neubildung des interlobulären Bindegewebes mit teilweiser Degeneration der Leberzellen; auch im Lebergewebe selbst waren zuweilen geringgradige Ansammlungen von Lymphocyten festzustellen."

Weiterhin haben Neubürger und Terplan bei den von ihnen untersuchten Kaninchen auch *Nierenveränderungen* gesehen, die sich bei normalen, nicht geimpften Tieren nicht fanden und die sie ebenfalls als spezifisch ansehen zu können glauben. Ich lasse auch hier einige ihrer Angaben folgen:

„Beim Kaninchen Nr. 116, einem mit Münchener Virus geimpften Tier, finden wir in der Rinde einen etwa keilförmigen, infarktähnlich geformten Herd. In seinen Randpartien sind Glomeruli und Harnkanälchen gut erkennbar, die Epithelien augenscheinlich intakt. Das Interstitium ist hochgradig zellig infiltriert von Rundzellen, Plasmazellen und Fibroblasten. Gegen das Zentrum hin wird das Infiltrat von zwei knötchenartigen Gebilden eingenommen, in deren Bereich kein Parenchym mehr zu sehen ist, die zentral Nekrose und Kernzerfall zeigen und im übrigen vorwiegend aus epitheloiden Zellen bestehen. Im gleichen Schnitt sehen wir an der Markrindengrenze unscharf begrenzte größere, hauptsächlich aus Rundzellen bestehende Infiltrationsherde.

Ein weiteres Beispiel gibt Kaninchen Nr. 142 (gleichfalls mit Münchener Virus geimpft). Hier zeigt ein Schnitt an der Rinde eine deutliche Einziehung der Oberfläche; darunter liegt ein länglich-streifenförmiger, peripherwärts etwas verbreiteter Herd. In seinem Bereich sind die Glomeruli zellig infiltriert. Im übrigen enthält seine äußere Hälfte ein sehr zellreiches, aus den gleichen Elementen wie beim vorigen Fall zusammengesetztes, entzündliches Granulationsgewebe. Weiter nach unten sieht man dann zahlreiche erweiterte Capillaren und teilweise in Verödung begriffene Glomeruli, die keinen Kapselraum mehr erkennen lassen und durch junges Bindegewebe mit großen, blaß gefärbten Kernen ersetzt sind. Einige Kerne zeigen karyorrhektische Veränderungen. In weiterer Umgebung befinden sich noch einige kleine herdförmige Infiltrate, die zumeist auf einzelne Glomeruli und ihre Umgebung beschränkt sind. Hier und da sieht man dann auch innerhalb eines Glomerulus ein rundes, abgegrenztes, kleinzelliges Infiltrat, das die Glomerulusschlingen komprimiert und an den Rand drängt.

Ein Paralysekaninchen, Nr. 304 (3. Passage vom Falle W.), zeigt sehr hochgradige Veränderungen. Es finden sich massenhaft Streifen und Flecken rundzelliger Infiltration überall in der Rinde, außerdem mehrere knötchenartige Herde im Mark, die sich vorwiegend aus jungen, fibroblastischen Elementen zusammensetzen."

Diese Veränderungen in den Nieren fanden sich nun fast gar nicht wie die der Leber auch bei den Kaninchen, die mit *Kolle*-Virus geimpft worden waren, sondern nur bei dem Virus, das ausgesprochen neutrop war (Münchener Virus, Paralysevirus). Auch auf diese merkwürdige Beobachtung werde ich später noch einmal ausführlicher zurückkommen. *Die Nieren gesunder Kaninchen* waren *stets frei* von derartigen Befunden, welche die Autoren in Beziehung bringen zu den von Frank beschriebenen *herdförmigen Entzündungsprozessen in den Nieren bei menschlicher kongenitaler Syphilis.*

Bergel hat einmal Amyloid in der Niere beobachtet, „ohne daß gerade hier besonders starke Veränderungen entzündlicher Natur in der Nierensubstanz festzustellen waren".

In zwei Fällen sah Graetz auch *Veränderungen an der Lunge*, die sich „in Form kleiner grauweißlicher Knötchen und Herdchen über die ganze Lunge verteilten und sich bei histologischer Untersuchung als mehr oder weniger große Herde von Pneumonia alba erwiesen. Auch Fahr, der diese Präparate begutachtete, deutete diese Veränderungen als weiße Pneumonien und hielt sie für syphilitische Prozesse, obwohl der Spirochätennachweis im Schnitt nicht geglückt war.

Von den übrigen Organen zeigte sich die *Milz* im akuten Stadium häufiger *nicht unbeträchtlich vergrößert, ohne daß die histologische Untersuchung für Lues charakteristische Befunde ergeben hätte.* Bezüglich der *Nieren* hat Graetz übrigens ebenfalls *niemals charakteristische Veränderungen nachweisen* können. Versuche, durch Vorbehandlungen mit Adrenalin Nierenveränderungen im Sinne einer malignen Sklerose hervorzurufen, schlugen fehl.

„Wohl aber hatten die Impfungen mit Adrenalin und die als Folge der Vorbehandlung auftretende starke Blutdruckerhöhung bei einem unserer Versuchstiere einen anderen, unerwarteten Befund am Herzen zur Folge gehabt. Nach unseren Beobachtungen kommt es bei den syphilitischen Tieren während des akuten Stadiums häufiger zur Entwicklung mehr oder weniger ausgeprägter myokarditischer Herde, die im Spätstadium in der Regel schwielig auszuheilen pflegen. Bei dem erwähnten Tier, welches sich auf der Höhe der Infektion befand, bestand nun eine ausgeprägte frische Myokarditis an der Herzspitze und bildete zweifellos gegenüber dem stark erhöhten Blutdruck einen Locus minoris resistentiae, ein Umstand, der in diesem Falle die Entwicklung eines höchst seltenen Krankheitsbefundes, nämlich die Ausbildung eines typischen Aneurysmas, zur Folge hatte. Da die Adrenalinversuche späterhin infolge des Ausbleibens der erhofften Nierenveränderungen und wegen gleichzeitiger Schwierigkeiten bei Beschaffung von Versuchstieren abgebrochen wurden, ist dies zunächst der einzige Befund dieser Art geblieben."

Die Untersuchung der *Lungen* syphilitischer Kaninchen ergab bei BERGEL manchmal „den auch sonst immer wiederkehrenden anatomischen Befund einer starken perivasculären Infiltration mit Rundzellen". „Über die syphilitische Natur dieser Befunde kann aber nichts Positives ausgesagt werden."

Ich möchte hier bemerken, daß, wie NEUBÜRGER und TERPLAN selbst in einem „Nachtrag" (Virchows Arch. f. pathol. Anat. u. Physiol. Bd. 253) ausführen, derartige Befunde an Leber und Niere auch bei normalen Kaninchen zu finden sind. Trotzdem habe ich sie hier ausführlich niedergelegt, da sie mir für spätere Forschungen auf diesem Gebiet grundlegend zu sein scheinen.

Schließlich führen NEUBÜRGER und TERPLAN auch einige *Herzbefunde* an, die sie ebenfalls in Beziehung zur Impfung bringen zu dürfen glauben.

„Zunächst betrachten wir uns ein Gebilde beim Kaninchen Nr. 121/10 (einem mit Frankfurter Virus subdural geimpften Tiere), das bei der Sektion als ein stecknadelkopfgroßes,

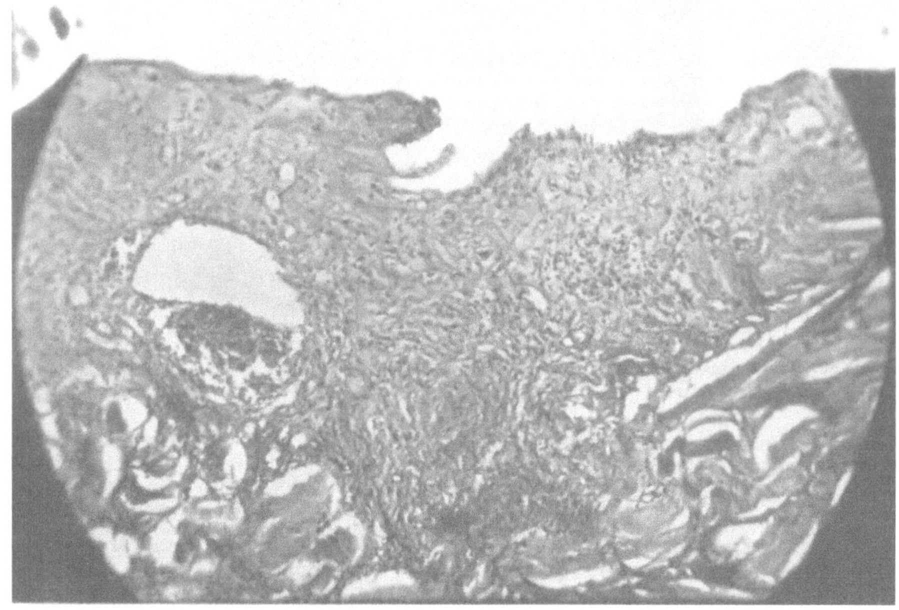

Abb. 68. Endocarditis parietalis bei einem syphilitischen Kaninchen. (Nach S. BERGEL.)

subendokardiales, gelbes Knötchen imponierte und im Ansatzwinkel des linken Mitralsegels gelegen war. Das Herdchen füllt bei Leitz Objektiv 3, Okular 2 etwa ein Gesichtsfeld aus und setzt sich zusammen aus einem Wall sehr typischer Plasmazellen, zwischen denen auch reichlich Lymphocyten und Fibroblasten liegen; dann folgt eine breite kernärmere, regelmäßig begrenzte Schicht verschieden geformter Bindegewebselemente vom Typus epitheloider Zellen, die vielfach verfettet sind. Im Zentrum des Herdes ist Nekrose mit Kerntrümmern, deren Bezirk vielfach von kernarmen Bindegewebsstreifen durchzogen ist.

Einen anderen Herzbefund konnten wir beim Tier Nr. 299 erheben, das mit luischem Hodenpreßsaft eines Kaninchens geimpft war, dem man seinerzeit Blut eines sekundär syphilitischen Soldaten (Fall J.) injiziert hatte. Der Befund am Herzen war folgender: Die untere Hälfte des linken Ventrikels imponierte als graugelb bis weiß gefärbtes, derbes, fast knorpelhartes Gebilde, das bis ans Septum heranreicht und an der Vorderfläche scharf in nach oben konkavem Bogen, an der Hinterfläche unscharf begrenzt ist. Nach Eröffnung des linken Ventrikels zeigt sich, daß der graugelbe Bereich bis an das Endokard heranreicht. In der Vorderfläche des rechten Ventrikels, etwa 1 cm unterhalb des Abgangs der Pulmonalis, war gleichfalls ein gut stecknadelkopfgroßer, harter, graugelber, unscharf begrenzter, knotiger Gewebsbezirk vorhanden. An den größeren Coronarästen ließ sich kein pathologischer Befund erheben. Mikroskopisch ist der ganze veränderte Bezirk von Massen feinfaserigen jungen Bindegewebes durchzogen, dessen zierliche Strukturen besonders bei Tannin-Silberimprägnation sehr deutlich hervortreten. Hier und da weist das Interstitium auch schon derbere, kollagene Bündel auf. Die Gefäßwände sind augenscheinlich verdickt, die Intima gewuchert, das Lumen verengert. An einigen Gefäßen sind spärliche Infiltratzellen (Rundzellen, Fibroblasten) aufzufinden. In den zentralen Partien des Herdes sind die Herzmuskelfasern fleckweise feintropfig verfettet.

Einen auffallenden Herzbefund bietet endlich noch Kaninchen Nr. 388, ein Paralysekaninchen. Makroskopisch eine weißlich-schwielige Verdickung im Myokard, unmittelbar

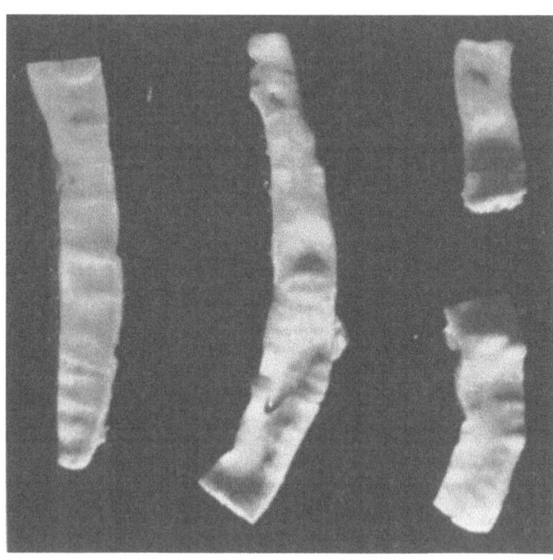

Abb. 69. Aneurysmatische Ausbuchtungen der Carotis syphilitischer Kaninchen (vergrößert). (Nach S. BERGEL.)

oberhalb der Spitze des linken Ventrikels, mikroskopisch eine zarte Schwiele, feinere und derbere kollagene Bündel zwischen denen die Muskelfasern verdünnt, aber nicht verfettet sind; verdickte Gefäße, mehrfach mit deutlichen lymphocytären Infiltraten; also ein ähnliches Bild wie beim vorigen Tier, nur in weit kleinerem Areal und mit schon weiter fortgeschrittener Kollagenimprägnation der Bindegewebsfibrillen, so daß die Färbung nach VAN GIESON schon ein sehr charakteristisches Bild gibt".

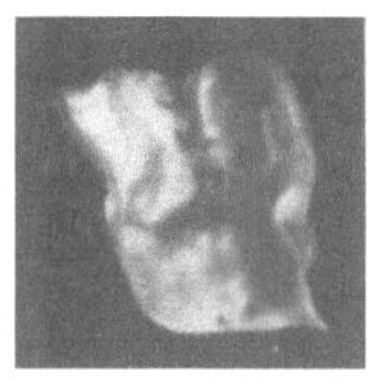

Abb. 70. Aortenaneurysma eines syphilitischen Kaninchens. (Nach S. BERGEL.)

Auch für diese Befunde finden die Autoren eine *Parallele aus der menschlichen Syphilis*: „DRESSLER beschreibt einen Fall von knotiger Myokarditis bei kongenitaler Syphilis, mit dem sich unsere Befunde bei den Tieren 299 und 388 wohl vergleichen und in Beziehung bringen lassen."

Auch *Aortenveränderungen* haben beide Forscher bei den syphilitischen Kaninchen beobachtet. Sie fanden im ganzen in acht Fällen an den erkrankten Stellen die makroskopisch als gelbweiße Beete oder Plaques, manchmal mit zentraler Eindellung imponieren, eine leicht verdickte Intima, darunter länglich-streifige oder mehr herdförmige Partien aus lockerem kollagenen Gewebe, mit mehr oder weniger zahlreichen Bindegewebskernen, in das z. B. längliche Kalkspangen und -kugeln eingelagert sind. Hier und da zeigt wohl einmal ein adventitielles Gefäß in seiner Umgebung Ansammlung von Bindegewebs- und Rundzellen, in anderen Fällen ist die Intima stärker beetartig verdickt und zeigt wellenförmige Erhebungen an den erkrankten Stellen; einzelne geschlängelte elastische Fibrillen treten in der gelockerten Gefäßwand vielfach auch bei gewöhnlicher Hämatoxylinfärbung deutlich hervor; oft sind die elastischen Faserzüge unterbrochen; häufig stößt man auf ungemein reichliche Kalkablagerung.

Nun sagen die Autoren aber selbst, daß *derartige Veränderungen sich in ganz der gleichen Weise auch durch andere experimentelle Beeinflussung*, durch Adrenalin (B. FISCHER) oder durch Staphylokokken (SALTYKOW) *erzeugen lassen*. „Auch *spontan* trifft man solche Sklerosen an, zwar wohl kaum je bei „normalen" Tieren, aber z. B. bei solchen, die an

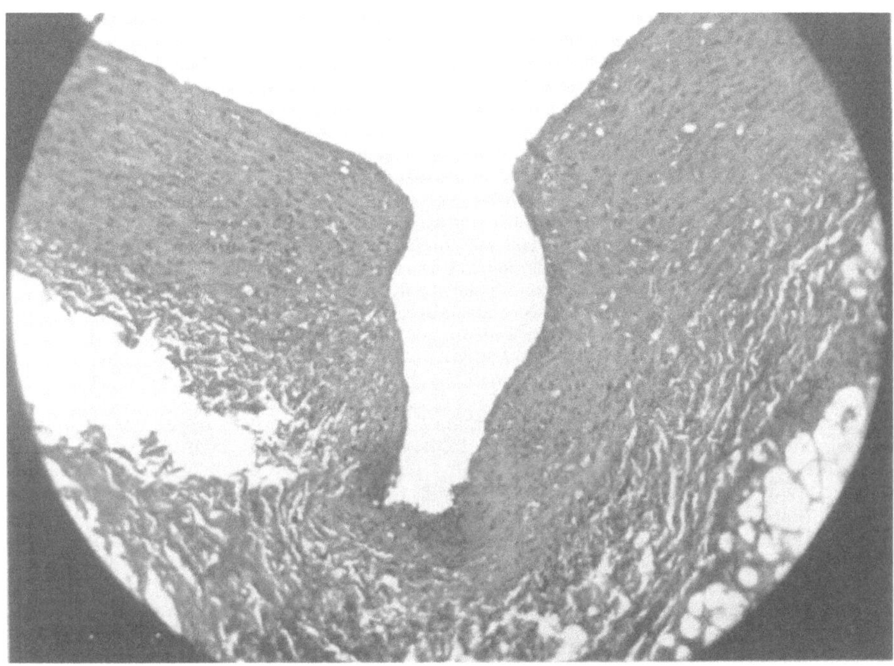

Abb. 71. Aneurysmatische Ausbuchtung der Aorta eines syphilitischen Kaninchens. (Nach S. BERGEL.)

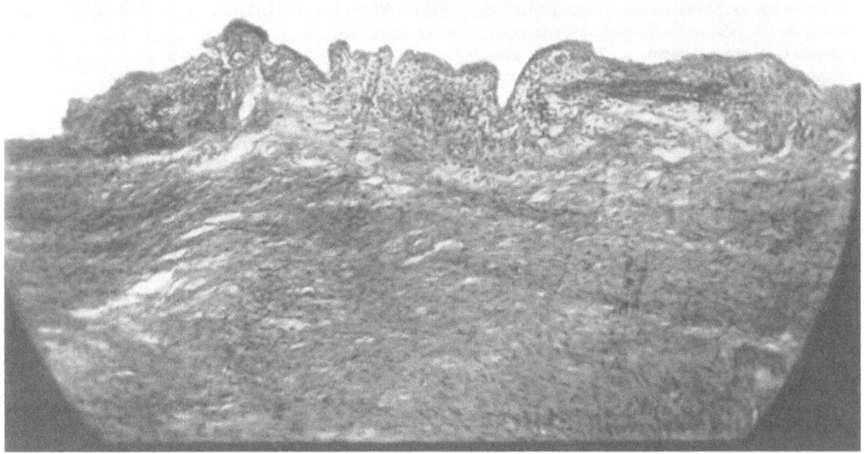

Abb. 72. Entzündliche Veränderungen der Intima der Aorta eines syphilitischen Kaninchens. (Nach S. BERGEL.)

schweren Infektionen zugrunde gegangen sind. So möchten wir heute wie früher der Meinung Ausdruck geben, daß wir es wohl mit einer Veränderung zu tun haben, zu der die Impfung die Veranlassung gegeben haben kann; die syphilitische Infektion wird hier eine ganz unspezifische Sklerose der Aorta bewirkt haben, die sich morphologisch nicht von andersartig erzeugten oder spontan auftretenden Veränderungen unterscheiden läßt; daß sich eigentlich „entzündliche Prozesse“ für gewöhnlich nicht sicher nachweisen lassen, ist ein Grund mehr, die Erkrankung als unspezifisch zu bezeichnen. Ob die Impfung mit luischem

Material als einziger pathogener Faktor für den degenerativen Gefäßprozeß in Betracht kommt, ist um so schwerer zu entscheiden, als fast alle Tiere mit Aortenveränderungen mit verschiedenen antisyphilitischen Präparaten behandelt worden waren“.

Schließlich hat dann noch BERGEL histologische Untersuchungen des Blutgefäßsystems hodensyphilitischer Kaninchen vorgenommen und verschiedene krankhafte Veränderungen hier gesehen. So fand er in der Muskulatur des *Herzens* in einigen Fällen kleinere Lymphocytenansammlungen oder etwas größere Lymphocytenherde, und zwar auch in perivasculärer Anordnung um die kleinen Gefäße des Herzens. Außerdem sah er hier vereinzelte Herde, die wesentlich aus jungem Granulationsgewebe oder bereits älteren Bindegewebszellen mit mehr oder weniger zahlreich eingelagerten Lymphocyten bestanden (Abb. 68). An der *Aorta* will er schon *makroskopisch* deutlich sichtbare Veränderungen am aufsteigenden Aste und an zwei Stellen sogar kleine aneurysmatische Ausbuchtungen gesehen haben (Abb. 69 u. 70). Mikroskopisch fanden sich starke Proliferation der Intima und lymphocytäre Infiltration, ferner charakteristische Auffaserungen, Zersprengungen und Unterbrechungen der elastischen Faserzüge und nekrotische Herdchen mit Rundzelleneinlagerungen in der Media, sowie Infiltrationsherde besonders in den Vasa vasorum (Abb. 71 u. 72). In anderen Fällen sah er auch bei größeren Arterien eine Abschilferung eines Teils des Endothels, Anlagerung von Fibrin, roten und weißen Blutkörperchen, eine ziemlich starke Verdickung der Intima mit beginnender Infiltration und zuweilen auch mäßige Durchsetzung der Media mit Rundzellen. „In Levaditipräparaten konnten manchmal in den Endothelzellen, aber nicht absolut sicher, Spirochäten und ähnliche Gebilde gesehen werden. Auch Kalkablagerungen in sonst normalen Aorten hat BERGEL häufiger beobachtet.

Auf die histologischen Befunde, die NEUBÜRGER und TERPLAN, GRAETZ, BERGEL, PETTE am *Zentralnervensystem* syphilitischer Kaninchen feststellen konnten, werde ich später noch einzugehen haben. Hier möchte ich nur noch erwähnen, daß GRAETZ auch das *hämatopoetische System* untersucht hat.

„Abgesehen von den Veränderungen bestimmter Lymphknotengruppen, deren syphilitischer Charakter sowohl histologisch wie aus Verimpfungsversuchen erwiesen werden konnte, waren hier weder bei Untersuchungen von Blutausstrichpräparaten noch auch bei der histologischen Untersuchung des Knochenmarks eindeutig für Lues charakteristische Veränderungen nachzuweisen. Vor allem vermochte die morphologische Untersuchung des Blutes in vivo, schon im Hinblick auf die erheblichen Schwankungen der Zusammensetzung unter physiologischen Bedingungen, keine einwandfreien Beziehungen zwischen Luesinfektion und Blutbild festzustellen. Vor allem aber war nach unseren Beobachtungen kein erkennbarer Zusammenhang zwischen dem leukocytären Blutbild und der Entwicklung der serologisch nachweisbaren Luesreagine festzustellen, eine Tatsache, die ich namentlich auch im Hinblick auf gleichartige Beobachtungen von HAMANN, die sich allerdings auf die sog. Wa.-R. des Kaninchenserums beziehen, besonders hervorheben möchte.“

Manifeste Erscheinungen einer syphilitischen Allgemeininfektion bei Kaninchen nach Impfung in die Hoden.

UHLENHUTH und MULZER haben am 30. April 1910 einen Kaninchenbock (Nr. 291) mit Virus der III. Passage in beide Hoden geimpft. Am 27. Mai 1910 fand sich rechts ein kleiner orchitischer Knoten im Innern des Hodens; links eine leichte diffuse Verdickung des Hodens. (+ + Spirochäten. Inkubationszeit 4 Wochen.) Am 9. Juni 1910 war links eine Orchitis diffusa syphilitica und ein fünfpfennigstückgroßer Primäraffekt mit geringer Randinfiltration entstanden; rechts war eine diffuse Orchitis syphilitica aufgetreten. Am 20. Juni 1910 war links der Primäraffekt spontan abgeheilt und anch die Hodenschwellung bedeutend zurückgegangen, während rechts der Status derselbe geblieben war und außerdem noch an der Einstichstelle ein kleiner linsengroßer Primäraffekt entstanden war. Am 26. Juli 1910 erschienen beide Hoden völlig normal, aber beiderseits war der Beginn einer Keratitis syphilitica superficialis (+ Spirochäten) zu konstatieren. Am 16. August 1910 war die Keratitis auf beiden Augen bis auf eine leichte, hauchförmige zentrale Trübung der Hornhaut abgeheilt. Am 26. August 1910 war das Kaninchen stark abgemagert; die Augenerkrankung hatte sich bedeutend verstärkt. Am 9. September 1910 war beiderseits eine typische syphilitische Keratitis profunda mit starker Perikornealinjektion und etwa 3 mm breiter pannusartiger Gefäßneubildung aufgetreten (Abb. 73). Im

Kammerwasser sowie im Geschabe der Hornhaut fanden sich typische Spirochaeta pallidae.

Auch die erste Hodenimpfung eines Kaninchens, welche diese beiden Autoren mit tierischem Material (BERTARELLI-Augenvirus der 22. Augenpassage) vornahmen, ergab unzweifelhaft *klinische* Anzeichen einer syphilitischen Allgemeininfektion.

UHLENHUTH und MULZER folgern: „Fassen wir die Ergebnisse dieser Impfungen kurz zusammen, so konnten wir bei einem mit tierischem Virus (20. Corneapassage) geimpften Kaninchen zunächst an der einen Impfstelle, dem Auge, eine typische luetische Keratitis erzeugen. Nach einer Inkubationszeit von 11—12 Wochen zeigte sich auch im anderen geimpften Organ, dem linken Hoden, eine Haftung des syphilitischen Virus, indem an diesem für Syphilis charakteristische krankhafte Veränderungen auftraten. Gleichzeitig aber entstand *auch am anderen, nichtgeimpften Hoden ein großes, einem menschlichen Primäraffekt außerordentlich ähnliches Geschwür und ein papulo-krustöses Geschwür am After* (Abb. 74). *Der rechte, nicht geimpfte und anscheinend nicht veränderte Hoden enthielt ebenfalls Spirochäten.* Diese Erscheinungen waren von *typischer Leistendrüsenschwellung* begleitet.

Im Hinblick auf die beiden anderen Fälle von syphilitischer Erkrankung nichtgeimpfter Organe, die wir schon bei der Verimpfung menschlichen syphilitischen Materials in die Hoden beobachtet hatten, stehen wir nicht an, anzunehmen, daß auch diese Erkrankungen des nichtgeimpften rechten Hodens und des Anus *der Ausdruck einer syphilitischen Allgemeininfektion nach intrascrotaler Impfung* darstellen. Das Virus der 20. Passage, das zu dieser Hodenimpfung verwandt wurde, war allerdings *sehr virulent*, da fast sämtliche der damit intraokular geimpften Kaninchen nach 4 Wochen beiderseits schwere syphilitische Keratitiden aufwiesen."

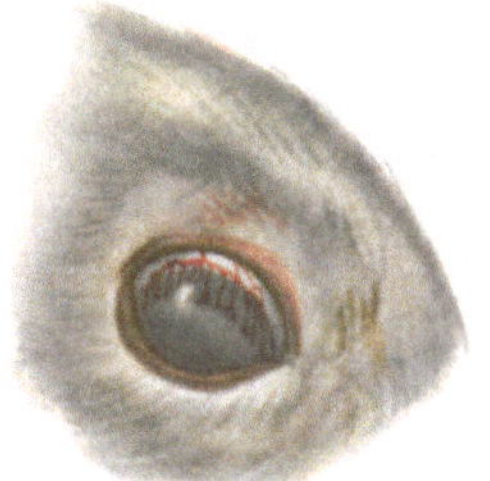

Abb. 73. Keratitis syphilitica nach Hodenimpfung. (UHLENHUTH u. MULZER, Atlas.)

Auch die von diesen Forschern wiederholt gemachte Beobachtung, daß *bei nur einseitiger Hodenimpfung und Erkrankung auch der andere, nichtgeimpfte Hoden gleichzeitig oder später syphilitisch erkrankte,* deuten diese als manifesten Ausdruck einer syphilitischen Allgemeininfektion nach Impfung in die Hoden. Übrigens sahen UHLENHUTH und MULZER einmal auch ein *papuloulceröses Syphilid an der Oberlippe* nach Hodenimpfung eines Kaninchens auftreten (Abb. 75).

ARZT und KERL berichten unter anderem von einem mit menschlichem Syphilismaterial (Initialsklerose) im einen Hoden geimpften Kaninchen, das 5 Monate nach der Inokulation auch am nichtgeimpften Hoden syphilitisch erkrankte und 15 Monate später tumorartige Gebilde an der Übergangshaut des Anus mit positivem Spirochätengehalt aufwies. MENZINZESCU sah bei einem mit Erfolg in den Hoden geimpften Kaninchen 50 Tage nach der Impfung eine beiderseitige *Keratitis parenchymatosa* auftreten.

Über ähnliche Beobachtungen von *metastatischen Hornhauterkrankungen im Anschluß an Hodenimpfungen* wird außerordentlich *häufig* berichtet. Fast alle Autoren, die auf diesem Gebiete arbeiteten, sahen sie mehr oder weniger oft bei ihrem Material auftreten. Sie bilden die *häufigste* der experimentellen *Rezidivformen* der Kaninchensyphilis.

So hat FREI bei 12% seiner mit Erfolg in die Hoden geimpften Kaninchen Sekundärerscheinungen beobachtet, und zwar am häufigsten *metastatische Augenerkrankungen* (10%). Diese traten gewöhnlich 3—4 Monate nach der Impfung, einmal schon 1 Monat (14 Tage nach Beginn des Primäraffektes);

ein andermal dagegen erst 13 Monate nach der Impfung auf. FREI erwähnt, daß in einem Falle BARBAGLIAS das Intervall 2 Jahre und in einem von BROWN und PEARCE sogar 3 Jahre betragen habe. „Bis auf ein Tier (Albino), bei dem eine doppelseitige Iritis ohne sichtbare Beteiligung der Hornhaut bestand, handelte es sich immer um — meist einseitige — Keratitiden mit pericornealer Injektion und Pannusbildung, mitunter (nicht häufig) von einer Iritis begleitet. Die Intensität der Erkrankungen schwankte zwischen leichten, kurzdauernden, meist vom oberen Quadranten ausgehenden und intensiven diffusen, hartnäckigen, vereinzelt bis zum Tode der Tiere (über ein Jahr) anhaltenden Veränderungen. Oft wurde, entsprechend den Befunden anderer Autoren, ein, mitunter mehrmaliges „Nachlassen und Wiederaufflammen" des Prozesses und

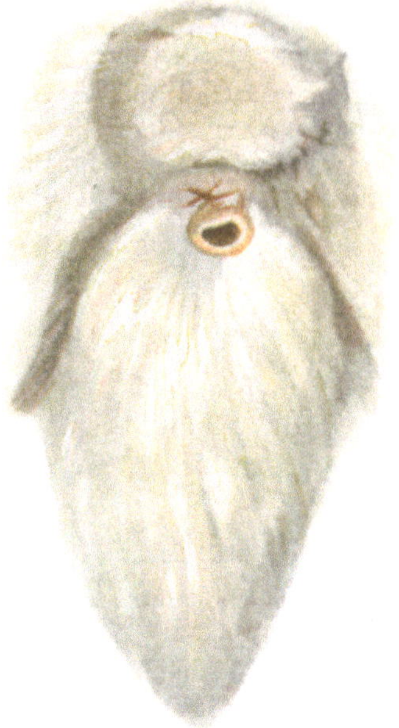

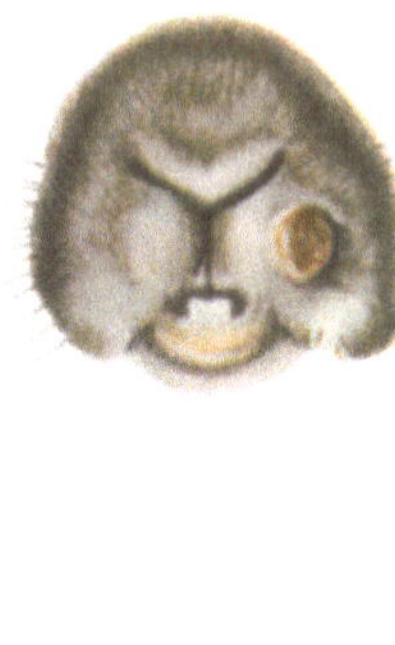

Abb. 74 u. 75. Papulöse Syphilide nach Impfung eines erwachsenen Kaninchens in beide Hoden. (Aus UHLENHUTH und MULZER, Atlas.)

ebenso ein Rezidivieren nach völligem Verschwinden der Erscheinungen beobachtet. Spirochäten konnten nur bei der Minderzahl der Tiere nachgewiesen werden und zwar in situ ausschließlich im Kammerwasser, nicht dagegen an der Hornhautvorderfläche." BROWN und PEARCE sahen nach subscrotaler und intratestaler Impfung bei Kaninchen die verschiedenartigsten syphilitischen Augenaffektionen wie *ciliare Injektion*, *Conjunctivitis*, *Keratitis* und *Iritis*, und zwar allein oder in Kombination mit anderen Erscheinungen auftreten. Nur die Keratitis und Iritis traten stets mit einer Reaktion der ciliaren Gefäße auf und waren gewöhnlich von einer Conjunctivitis begleitet. Mit wenigen Ausnahmen konnten alle diese Prozesse als syphilitisch identifiziert werden.

Es zeigte sich, daß diese Gruppe von Erscheinungen gewöhnlich von einem gemeinsamen Infektionsherd ausging, der im episkleralen Gewebe, das die Cornea unmittelbar umgibt, lokalisiert war. Von diesem Punkt aus breitete sich die Infektion nach der Conjunctiva und der Cornea oder gegen den SCHLEMMschen Kanal und den FONTANAschen Raum aus, um von dort aus den Ciliarkörper, die Iris und die Chorioidea zu ergreifen. Die Lokalisation und die Art der Ausbreitung wird verantwortlich gemacht für die Kombination der gewöhnlich beobachteten Erscheinungen.

Brown und Pearce betonen auf Grund ihrer diesbezüglichen Erfahrungen, daß *Augenerscheinungen häufig die einzigen Allgemeinerscheinungen* nach Impfungen mit Spirochaeta pallida waren und oft die letzten Allgemeinerscheinungen, die auftreten. „Es scheint, als wenn der Schutz, der durch Überstehen von Affektionen an anderen Stellen auftritt, nur in geringem Maße sich auch auf die Augen ausdehnt, und als wenn das Überstehen von Affektionen am Auge ebenfalls für dieses nur einen geringen Schutz zurückläßt (häufig Rezidive)" (zitiert nach einem Referat von C. A. Hoffmann).

Igersheimer untersuchte 500—600 am Hoden infizierte Kaninchen auf Augenveränderungen. 10% der Tiere zeigten Krankheitssymptome, und zwar eine Keratitis. Er hat 3 *Gruppen* derartiger Rezidivkeratitiden unterschieden, nämlich *frühe Stadien mit beginnender Hornhauttrübung*, bei denen sich Spirochäten stets im nicht entzündeten Anteil der Hornhaut zeigten, *frische Keratitiden*, die durch ein mäßiges Lymphocyteninfiltrat im zentralen Anteil des Hornhautparenchyms dargestellt waren, in dem sich ausschließlich die Spirochäten fanden und schließlich dann noch *ältere Stadien mit tiefliegenden Trübungen*. Anatomisch handelte es sich hier um eine vom Endothel der Hornhaut ausgehende Neubildung an der Hinterfläche, in der ebenfalls massenhaft Spirochäten zu finden waren.

Finkelstein konnte dann bei scrotalgeimpften Kaninchen ebenfalls Rezidiverscheinungen in Form von *Conjunctivitis*, *Blepharitis* und auch *Keratitis* beobachten. In einem Falle sah er auch ein spirochätenhaltiges *Granulom am rechten Nasenflügel* auftreten.

Ich möchte aber schon hier darauf hinweisen, daß *der Spirochätennachweis in Erscheinungen der Haut und der Schleimhaut von Kaninchen allein nicht genügt*, um mit Sicherheit *ihre syphilitische Natur festzustellen*. Wie wir später noch hören werden, sind die Spirochäten der sog. *Kaninchenspirochätose*, die lange Zeit als „originäre Kaninchensyphilis" aufgefaßt wurde, der echten Pallida so ähnlich, daß man sie im Dunkelfeld wohl kaum mit Sicherheit immer von ihr unterscheiden kann. Dagegen sind die klinischen Symptome, die in Form von für Syphilis völlig uncharakteristischen Erosionen und Ulcerationen, sowie papulösen Gebilden, besonders am Penis und am After, mitunter auch im Gesicht, an der Nase, hier häufig mit Coryza verbunden, auftreten, meist ohne weiteres von der echten Impfsyphilis des Kaninchens zu unterscheiden. Des weiteren verweise ich hier auf das Kapitel über die Kaninchenspirochätose, in dem alle diese Erscheinungen ausführlich besprochen werden. Ich möchte hier nur noch die Worte zitieren, die ich diesbezüglich auf dem Kongreß der deutschen dermatologischen Gesellschaft in München (1924) gesprochen habe:

„Wenn man nach derartigen Tieren stets fahndet und sie sofort beseitigt bzw. isoliert, und wenn man sich *genau an das* besonders von Uhlenhuth und Mulzer aufgestellte *klinische Bild der experimentellen Kaninchensyphilis hält*, insbesondere an die auch für Papeln so *charakteristische knorpelartige Induration*, so glauben wir, daß der Wert des Kaninchens für die tierexperimentelle Syphilisforschung durch diese Krankheit in keiner Weise beeinträchtigt wird."

Man wird aber doch jetzt, wo man diese Krankheit, die immer einmal unter den Kaninchen eines Stalles vereinzelt oder seuchenartig auftreten kann, kennt, der Ansicht sein müssen, daß manche Erscheinungen, die insbesondere in früheren Arbeiten als Zeichen einer syphilitischen Allgemeininfektion angesehen wurden, nichts weiter als Krankheitsprodukte dieser banalen Spirochätose waren, und daß darauf hin diese Mitteilungen genauestens revidiert werden müssen. Auch Oelze betont, daß die spontane Kaninchenspirochätose als eine wichtige, schwer eliminierbare Fehlerquelle bei Arbeiten auf dem Gebiete der experimentellen Syphilis stets in Betracht zu ziehen sei.

Sekundärerscheinungen auf Haut und Schleimhäuten von Kaninchen

hat Frei in größerer Anzahl (4%) bei seinem reichen Tiermaterial gesehen. „*Hautpapeln* traten an Ober- und Unterlidern, Ober- und Unterlippe, Nasenrücken und Nasenflügeln, Vorder- und Hinterschenkeln, am Schwanz und an der Penishaut (Reihenfolge nach der Häufigkeit), und zwar gewöhnlich in der Mehrzahl, auf; meist — auch am Kopf — in Form von großen (bis zu walnußgroßen) harten, häufig an der Oberfläche ulcerierenden, primäraffektähnlichen Knoten („Granulomatose“ BROWN und PEARCE), seltener auch in Form von Papeln.“ Solche beobachtete FREI weiterhin auch *am After*, am *Praeputium* und an der *Glans*, außerdem in mehreren Fällen auch *Plaques der Nasenschleimhaut* mit starkem eitrig-schleimigen Sekret, gewöhnlich von Reizerscheinungen der Conjunctiva begleitet.

„Alle diese Erscheinungen, häufig mehrere bei ein und demselben Tiere, setzten 2—4 Monate nach der Infektion ein und hielten gewöhnlich mehrere Monate an.“

Als vereinzelte Mitteilung ist dann hier auch noch ein Befund von BARBAGLIA aus dem Jahre 1921 zu erwähnen. Ein syphilitisch infiziertes Kaninchen zeigte 2 Jahre nach der Infektion Keratitis parenchymatosa, *Orchitis* und ein *ulceriertes Gumma* am Scrotum. BARBAGLIA weist darauf hin, daß diese knotigen

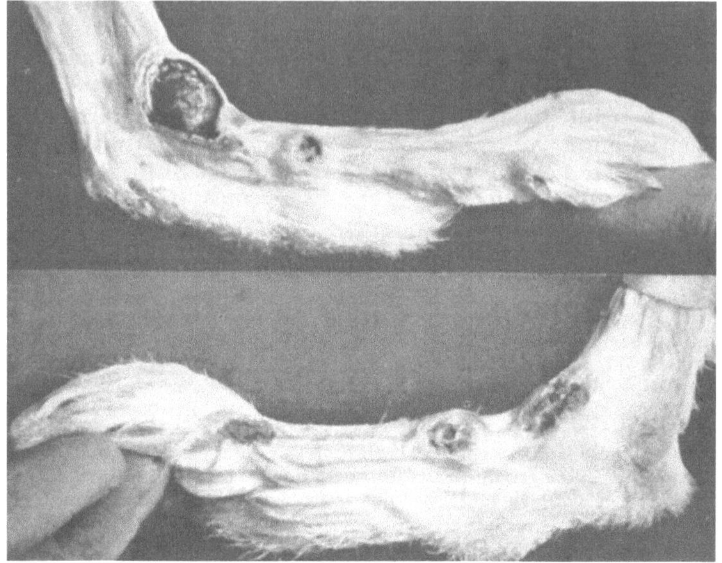

Abb. 76. Knotenförmige granulomatöse Syphilide an den hinteren Extremitäten. (Nach BROWN und PEARCE. Aus Journ. of. exp. med. Vol. 32.)

oder knotig-gummösen Prozesse am Scrotum den Erscheinungsformen der primären Syphilis sehr ähnlich sein können. Sie scheinen ihm in gewisser Weise dem indurierten Pseudoschanker FOURNIERs zu entsprechen.

FRÜHWALD stellte am 3. Tage der Sitzung der mitteldeutschen Dermatologen (22. 1. 1922) zwei Kaninchen vor, die beide an demselben Tage mit spirochätenhaltigem Material intratestikulär geimpft worden waren und 7 bzw. 9 Wochen später *circumscripte Orchitis* bekommen hatten. Bei dem einen Tier trat 19 Wochen nachher eine Keratitis parenchymatosa auf, nach deren Abheilung sich eine umschriebene Depigmentierung der Iris zeigte. Ein Jahr nach der Impfung fand ich eine *spirochätenhaltige Papel am Praeputium.* Das andere Kaninchen bekam 40 Wochen nach der Impfung circinäre Papeln am Praeputium und am After.

Auch BERGEL hat bei seinen scrotal- oder intraperitoneal geimpften Kaninchen hin und wieder manifeste Erscheinungen der Syphilis, wie *papel-* bzw. *gummiähnliche ulcerierte Gebilde an der Außenseite der Unterschenkel*, bzw. den

Füßen, einmal *Knochenverdickung und Ulceration an der Schnauze*, eine *periostitische Schwellung der Orbita mit Exophthalmus*, zweimal *Tarsitis*, zweimal *eine Knochenverdickung am Schwanzende* und einmal *ein spezifisches Ulcus am Praeputium* bei bestehender Hodensyphilis gesehen.

Brown und Pearce konnten derartige syphilitische Haut- und Schleimhautaffektionen nach Impfungen in die Hoden von Kaninchen *auffallend häufig* beobachten (Abb. 76—81). In 26% von den Kaninchen, die mit zwei alten Spirochätenstämmen geimpft worden waren, sahen sie sogar *syphilitische Veränderungen am Skelet* auftreten. Am häufigsten befallen waren die *Knochen des Gesichtes, des Fußes, des Schenkels und des Schwanzes.* Meist gingen die Erscheinungen *vom Periost aus*, entwickelten sich aber auch *im Knochen* oder *in der Markhöhle* und *in den Epiphysenlinien.* Sie unterschieden *zwei* Typen von

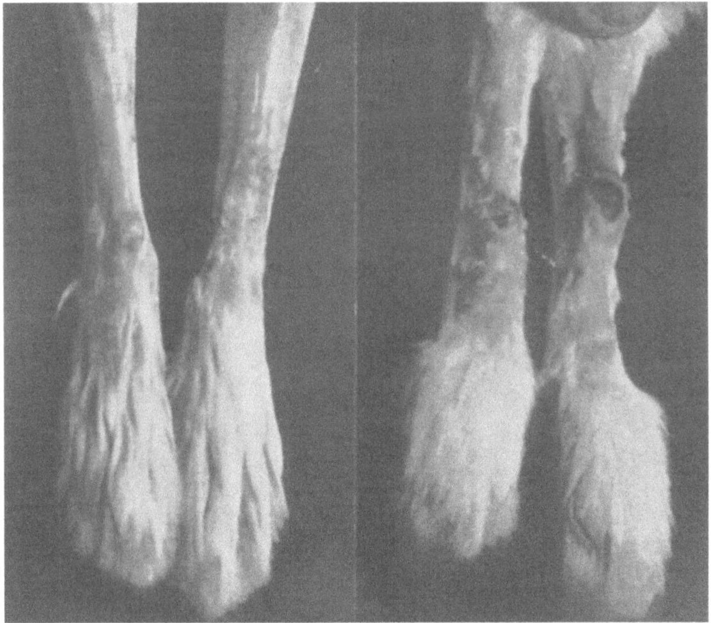

Abb. 77. Knotenförmige granulomatöse Syphilide an den vorderen und hinteren Extremitäten. (Nach Brown und Pearce. Aus Journ. of exp. med. Vol. 32.)

Periosterscheinungen, nämlieh eine in Form einer *mehr umschriebenen, indurierten, knotigen Masse* und einen mehr *diffusen Prozeß.*

Auf dem *Durchschnitt* war die Periosterkrankung entweder dicht und fibrös oder mehr weich, ihre Oberfläche erschien fleckig durch Nekrosen und Hämorrhagien; manchmal war sie dicht getüpfelt mit kleinen grauen oder gelben nekrotischen Punkten, die später verkästen. *Histologisch* zeigten diese Veränderungen das typische Bild syphilitischer Granulome, aus mehreren Schichten bestehend, die deutlich der strukturellen Einteilung des Periosts entsprachen. Ganz ähnlich sahen auch die Läsionen der Bänder und Knorpel aus.

Die *Zerstörung des Knochens mit Absorption und Nekrose* waren konstante Begleiterscheinungen der periostalen Erkrankungen; der diffuse Prozeß war zerstörender als der knotige. Sie waren am meisten ausgesprochen bei den Gesichtsknochen und den kleinen Fußknochen. Die *Knochenerkrankungen* gingen zum Teil auch von der Markhöhle aus. Sie wurden im Beginn *nur röntgenologisch festgestellt*, da sie *klinisch keine Erscheinungen* machten. Charakteristisch war hier die *verwaschene Struktur des Knochens, Verdünnung,*

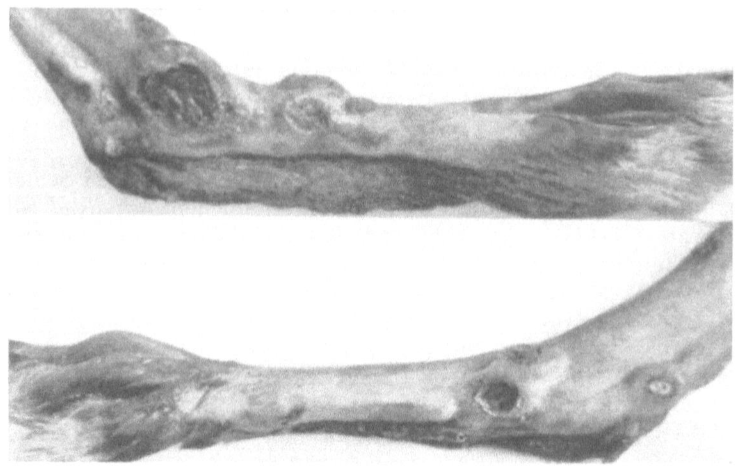

Abb. 78. Knotenförmige Syphilide an den hinteren Extremitäten. (Nach BROWN und PEARCE. Aus Journ. of exp. med. Vol. 32.)

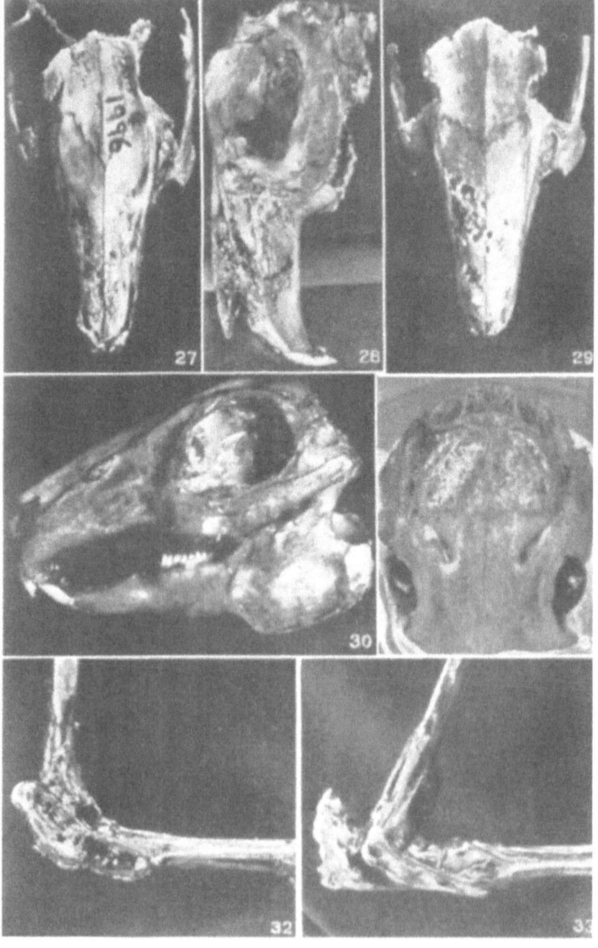

Abb. 79. Diffuse periostitische Prozesse der Schädelknochen, Calcaneus-Nekrose und Epiphysenlösung. (Nach BROWN, PEARCE und WITHERBEE. Aus Journ. of exp. med. Vol. 33.)

hochgradige Brüchigkeit, Nekrose, pathologische Frakturen und *Epiphysentrennung mit mehr oder weniger Wucherung des umliegenden Gewebes.* Makroskopisch

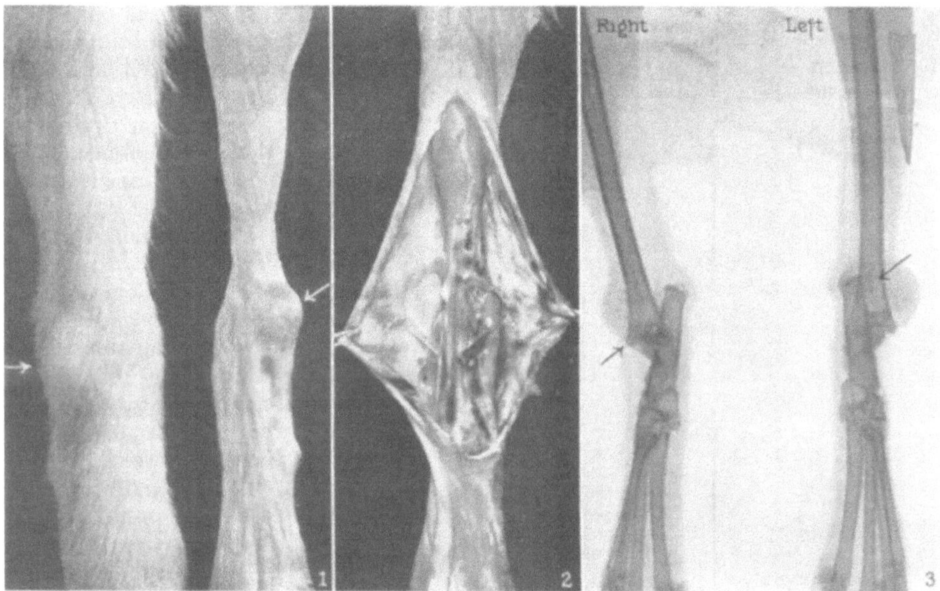

Abb. 80. Knotige syphilitische Affektionen der Tibia und Fibula sowie des Malleolus externus.

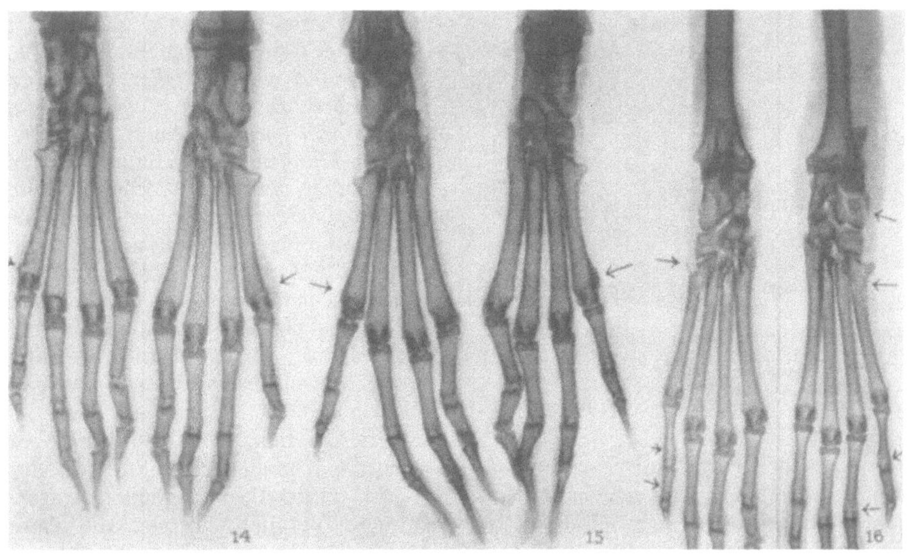

Abb. 81. Knotenförmige Periostitiden der distalen Enden der Metatarsi und des Tarsus. (Abb. 80 u. 81 nach Brown, Pearce und Witherbee. Aus Journ. of exp. med. Vol. 33.)

erschienen sie als helle, durchscheinende Herde von gelatinösem Aussehen; Spirochäten wurden nicht gefunden, doch konnten diese Veränderungen stets pathologisch-anatomisch als syphilitisch erkannt werden, so z. B. zwei Fälle von

Affektion der Halswirbel, bei denen sich *Spirochäten in der Cerebrospinalflüssigkeit* fanden. Von besonderer Wichtigkeit erscheint den Autoren das seltenere Vorkommen von größeren Nekrosen in beträchtlicheren Gebieten, bei denen der granulomatöse Typ der Läsionen stärker ausgebildet war. Am charakteristischsten war die *Sattelnasendeformität* und die *Epiphysentrennung bei den kleinen Knochen der Fußwurzel.* So war oft der Calcaneus betroffen, wurde nekrotisch und brach in der Epiphysenlinie ab. *Versteckte Herde* fanden sich gelegentlich in der Wirbelsäule, den Schädelknochen, dem Sternum, den Rippen und Kiefern.

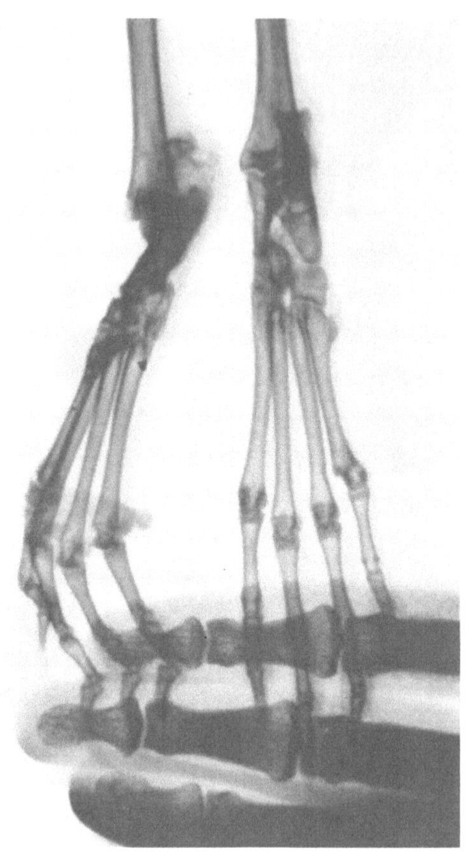

Abb. 82. Zerstörung des Sprunggelenks u. Calcaneus der rechten hinteren Extremität im Röntgenbild, 3 Monate nach intravenöser Impfung. (Nach Uhlenhuth und Grossmann.) (Aus Arch. f. Dermatol. u. Syph. Bd. 152, 1927.)

Von den *Sehnen* wurde am meisten befallen die *Achillessehne und ihre Scheide.* Die Zerstörung war ganz verschieden, je nachdem, welcher Knochen befallen war. Sie wechselte zwischen leichter Erosion und ausgedehnter Nekrose.

Brown und Pearce betonen, daß diese Knochenerweichungen meist *früh,* 2—3 Wochen nach der Infektion, auftreten, und zwar *zugleich mit anderen Erscheinungen der Krankheit.* Sie *entwickeln* sich meist *schnell* und *klingen meist auch schnell wieder ab.* Manchmal wechselt Zunahme und Rückbildung; nie fand man ein *Rezidiv* an einer einmal ausgeheilten Stelle. *Bevorzugt* waren *Stellen, an denen Knochen Druck oder Verletzungen ausgesetzt war.* Auch *Röntgenbestrahlungen,* die zu diagnostischen Zwecken gemacht worden waren, scheinen *derartige Veränderungen zu provozieren.* Sie behaupten auch, daß die *Zahl und Ausdehnung der Knochenerkrankungen durch frühzeitige Unterdrückung der primären Infektion,* sei es durch Excision oder durch Behandlung, *gesteigert werden könne.* Sie gehen sogar so weit, zu behaupten, daß man es beliebig in der Hand habe, ob man in erster Linie Knochenerkrankungen oder solche anderer Organe hervorrufen wolle. Bei ihren diesbezüglichen Untersuchungen zeigte es sich nämlich, daß in einigen Versuchsgruppen alle Tiere nur Knochenlues bekamen, wenn der geimpfte Hoden frühzeitig, am besten schon nach 48 Stunden, exstirpiert wurde. In anderen Fällen, in denen die Hodenexstirpation später gemacht wurde, bekamen die Tiere hauptsächlich Haut- und Schleimhauterscheinungen, sowie, insbesondere nach doppelseitiger Entfernung der geimpften Hoden, Keratitis und Iritis. Mittel, wie unilaterale Impfung statt bilateraler, unilaterale oder bilaterale Kastration (d. h. Beseitigung der intratestikularen Impfläsionen) oder der Gebrauch von chemischen

Agentien in Dosen, die die Primärläsion zur Resorption brachten, ohne die infizierenden Mikroorganismen zu zerstören, konnten den Charakter der Infektion vollständig verändern und führten bei einem großen Teil der geimpften Tiere zur Produktion generalisierender Läsionen.

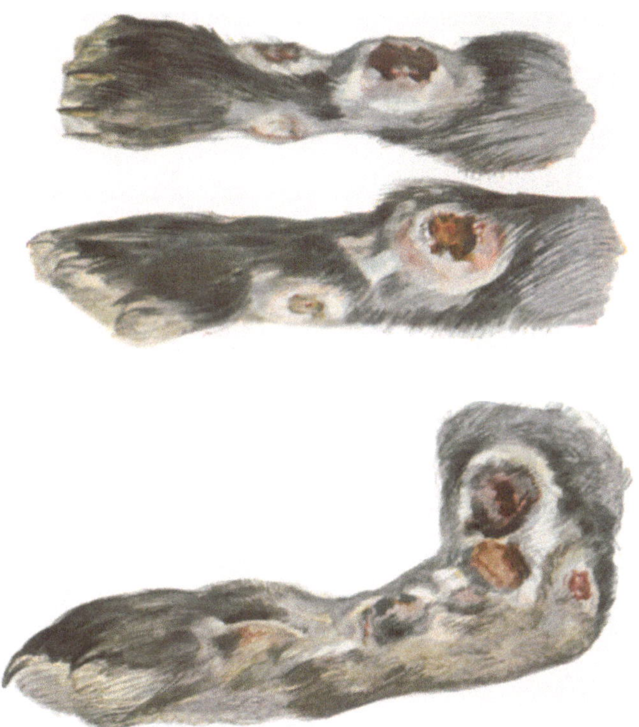

Abb. 83. Schwere Hautsyphilis an den Extremitäten $2^3/_4$ Monate nach intratestaler Impfung.

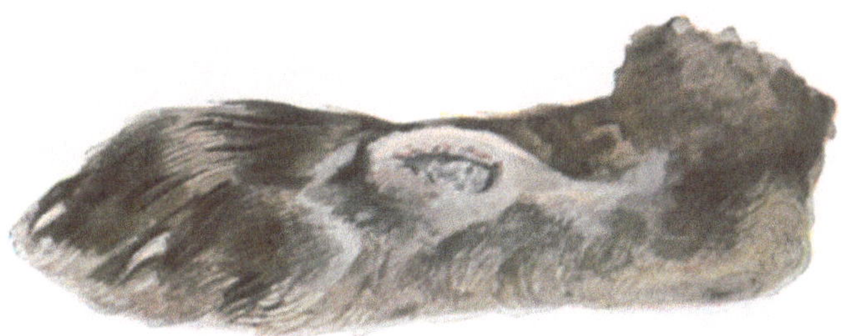

Abb. 84. Ulcerierter Tumor am linken Hinterlauf, $2^1/_2$ Monate nach intravenöser Impfung. (Abb. 83 u. 84 nach UHLENHUTH und GROSSMANN. Arch f. Dermatol. u. Syph. Bd. 152, 1927.)

Diese Beobachtungen von BROWN und PEARCE wurden bei 44 Kaninchen gemacht, die teils nur in einen, teils in beide Hoden mit spirochätenhaltiger Aufschwemmung eines Hodensyphiloms, das mittels des sog. NICHOLS-Stammes, der aus der Lumbalflüssigkeit eines ein Salvarsanneurorezidiv aufweisenden Menschen erzielt worden war, geimpft worden waren. Bemerkenswert ist, daß beide Autoren eine so starke Propagation des syphilitischen Virus *auch nach ungenügender Salvarsanbehandlung* erzielen konnten. Diese Versuche bilden mithin eine Bestätigung der von Plaut und Mulzer festgestellten Wirkung

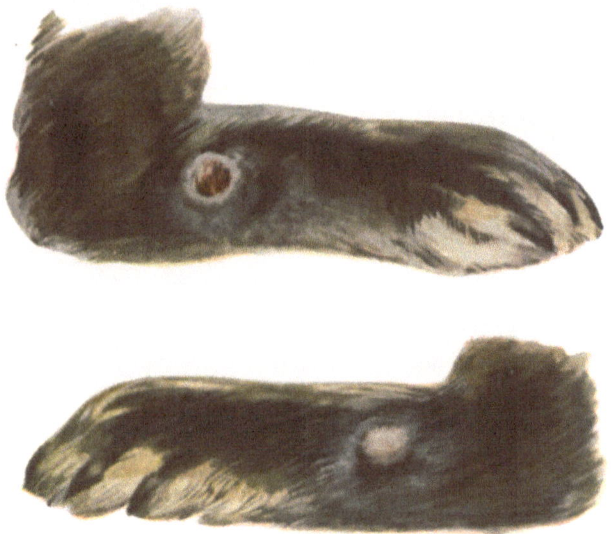

Abb. 85. Syphilid und Knochenverdickung an den hinteren Extremitäten, 3 Monate nach intravenöser Impfung.

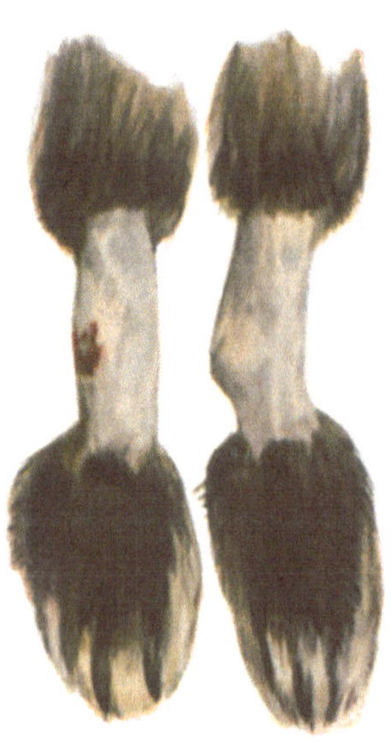

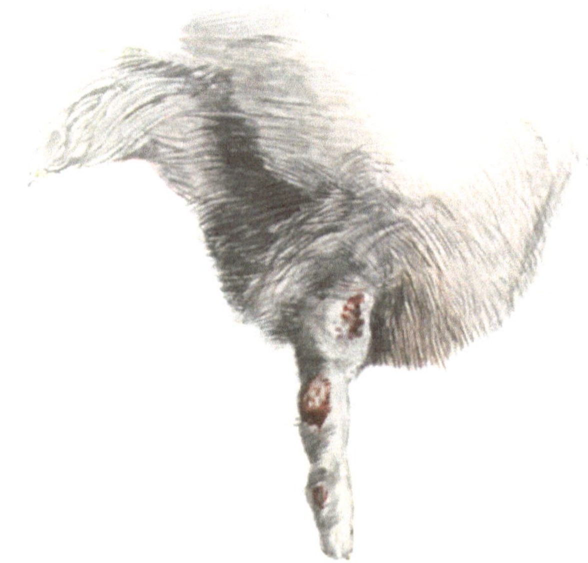

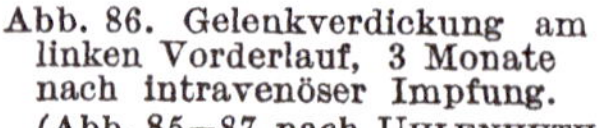

Abb. 86. Gelenkverdickung am linken Vorderlauf, 3 Monate nach intravenöser Impfung.

Abb. 87. Hautsyphilid am Schwanz, $2^3/_4$ Monate nach intrascrotaler Impfung.

(Abb. 85—87 nach Uhlenhuth und Grossmann. Arch. f. Dermatol. u. Syph. Bd. 152, 1927.)

ungenügender Salvarsanbehandlung bei der experimentellen Kaninchensyphilis. Hierauf, sowie auf die einschlägigen Versuche von Frei, werde ich später noch ausführlicher eingehen.

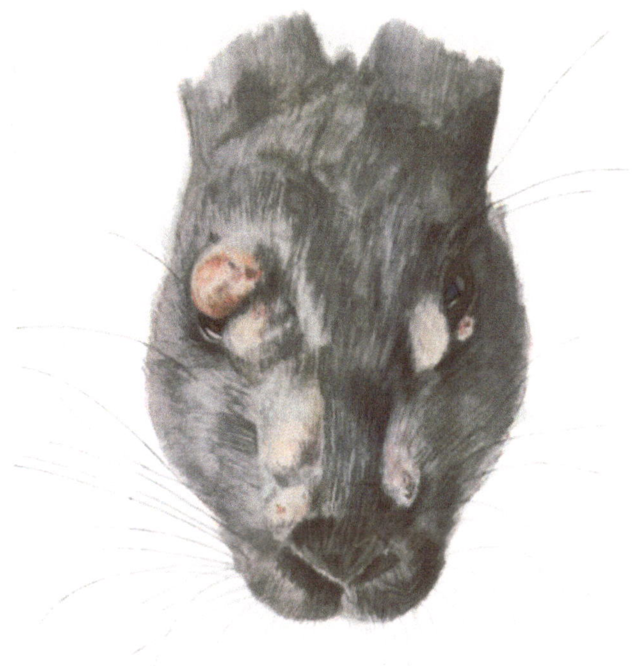

Abb. 88. Schwere Hautsyphilis im Gesicht, $2^3/_4$ Monate nach intrascrotaler Impfung.

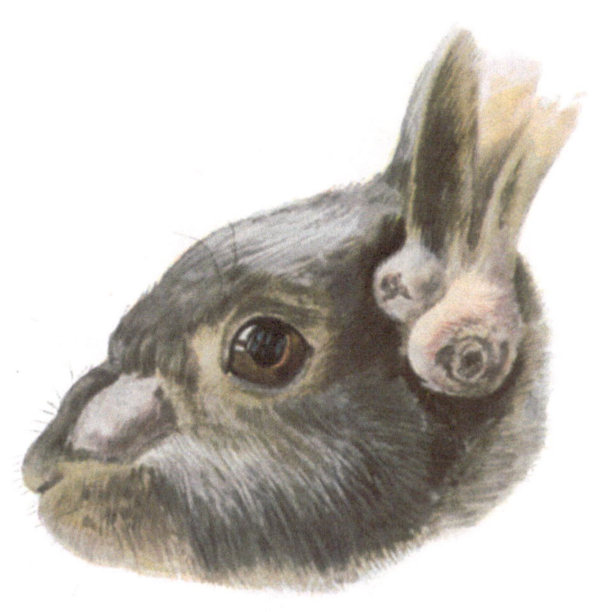

Abb. 89. Nasen- und Ohrtumoren, 3 Monate nach intravenöser Impfung.
(Abb. 88 u. 89 nach UHLENHUTH und GROSSMANN. Arch. f. Dermatol. u. Syph. Bd. 152, 1927.)

BROWN und PEARCE behaupten auf Grund dieser ihrer Beobachtungen, daß das Gewebe beim Kaninchen nach folgender Reihe syphilitisch werde: Testes und Scrotum, Knochen, Haut und Schleimhaut, Cornea und Iris. SCHAMBERG bestätigt die Resultate dieser Autoren insofern, als er bei intratestikular geimpften Kaninchen, denen er einige Tage nach der Impfung die Hoden exstirpiert hatte, in 50% der Fälle eine Verallgemeinerung der Infektion beobachtete. Es entstanden erbsen- bis kirschkerngroße und noch größere derbe Tumoren, die nach einiger Zeit ulcerierten. Er beobachtete auch einige Herde, die das Periost des Nasenbeins ergriffen.

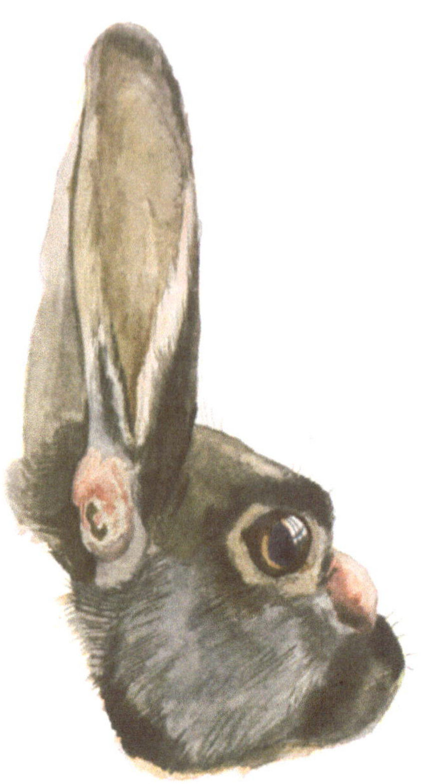

Abb. 90. Nasen- und Ohrtumoren, 3 Monate nach intravenöser Impfung. (Nach UHLENHUTH und GROSSMANN.) (Arch. f. Dermatol. u. Syph. Bd. 152. 1927.)

Vor kurzem haben UHLENHUTH und GROSSMANN berichtet, daß sie bei *erwachsenen* Kaninchen nach intravenösen subcutanen und intratesticulären Impfungen mit dem alten TRUFFI-Stamm *auffallend viele* und *schwere Allgemeinerscheinungen* sahen, und zwar bei *kastrierten* Tieren in einem *höheren Prozentsatz*. Diese Tiere erkranken auch im allgemeinen schwerer als die nichtkastrierten. „Von 69 hodengeimpften Tieren erkrankten 39 an Allgemeinsyphilis = 56,5%, und zwar 20 an Keratitiden und 19 an *schweren Haut- und Knochenveränderungen* (papulo-ulceröse Syphilide an den Extremitäten, Augenlidern, Nase und Ohrmuscheln, periostitische Nasentumoren, gummiartige Neubildungen im Gesicht (s. Abb. 82 bis 94). Von Interesse war der Einfluß der *Kastration*. Von 49 nichtkastrierten Tieren wurden 25 allgemeinsyphilitisch. Von 20 kastrierten (darunter 13 doppelseitig) 14. Somit erkrankten die nichtkastrierten in 51%, die kastrierten in 70%“ (UHLENHUTH).

Ich möchte zu diesen Angaben nur bemerken, daß ich bisher nur *einmal*, und zwar bei einem mit dem MULZER-Virus (34. H.-P.) in die Hoden geimpften Kaninchen eine syphilitische Knochenveränderung in Form einer *knotenartigen Periostitis am knöchernen Nasengerüst* sah. PLAUT und MULZER haben in München wiederholt Hoden kurz, auch schon 24 Stunden, nach der Impfung exstirpiert, ohne irgendwie Sekundärerscheinungen auf der Haut, geschweige denn Knochenlues in der Folge zu sehen. Ebenso wie FREI haben natürlich auch wir bei unseren Arbeiten zahlreiche ein- und doppelseitige Impfungen vorgenommen und die Impfprodukte an den Hoden und den Hodenhüllen zur Gewinnung von Impfmaterial mehr oder weniger frühzeitig entfernt, ohne irgendwie eine Zunahme der Sekundärerscheinungen oder irgend einen anderen Verlauf der Syphilis als

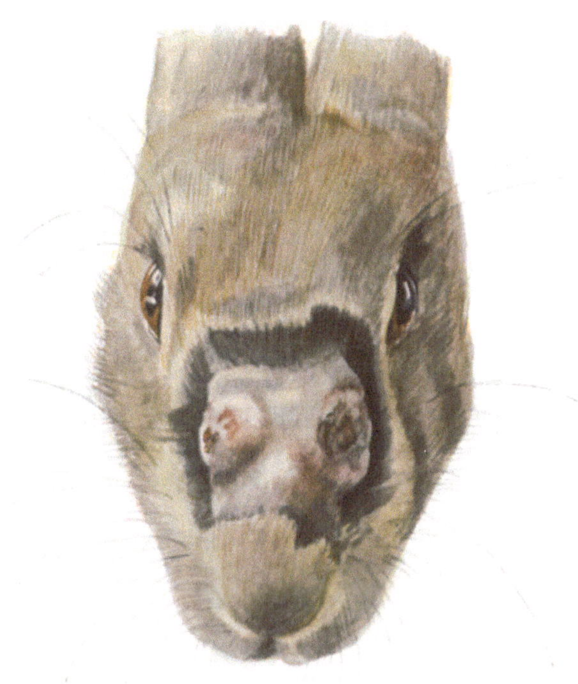

Abb. 91. Ulcerierte Nasentumoren, $2^1/_2$ Monate nach intrascrotaler Impfung.

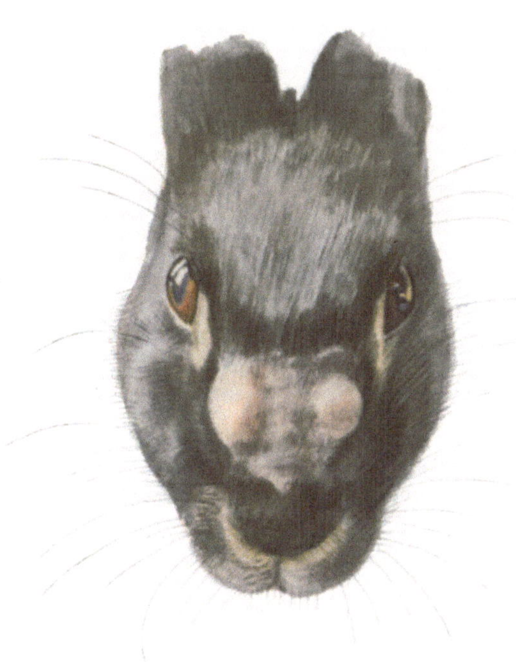

Abb. 92. Doppelseitige Nasentumoren, 3 Monate nach intravenöser Impfung.
(Abb. 91 u. 92 nach UHLENHUTH und GROSSMANN. Arch. f. Dermatol. u. Syph. Bd. 152, 1927.)

den gewohnten zu sehen. FREI dagegen sah bei 23 derart — meist Teilresektionen — behandelten Tieren 5 mal später Sekundärerscheinungen, „was etwas über dem Durchschnitt stehen würde“.

Wir haben damals allerdings immer nur mit dem KOLLE- und dem MULZER-Stamm gearbeitet, in letzter Zeit aber auch viel mit dem NICHOLS-Stamm, *ohne bisher auch nur einmal ähnliche Erscheinungen, wie* BROWN und PEARCE *sie beschreiben, gesehen zu haben.* Mit NOTHHAAS habe ich in letzter Zeit auch Kaninchen im Alter von etwa 14 Tagen kastriert und sie dann intrakardial mit spirochätenreichem Preßsaft aus syphilitischen Kaninchen infiziert, ohne jedoch wesentlich intensivere Erscheinungen gesehen zu haben als wir sie sonst bei jungen intrakardial geimpften Kaninchen zu sehen gewohnt sind. Auch UHLENHUTH und GROSSMANN konnten nach intravenöser Impfung vorher kastrierter

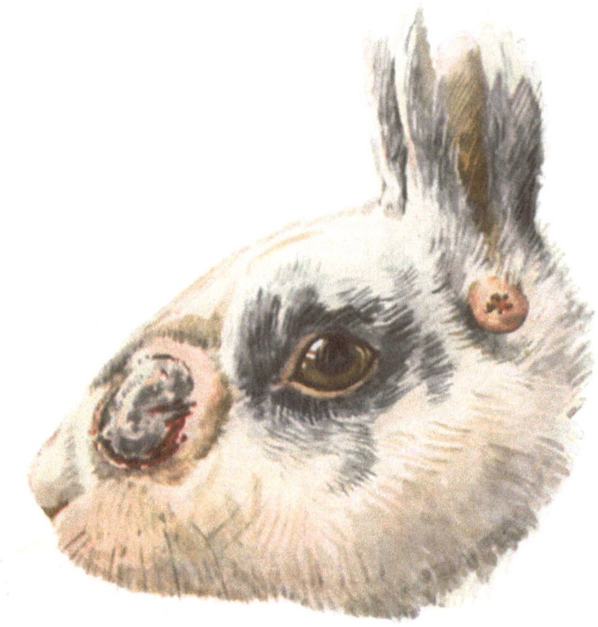

Abb. 93. Nasensyphilid und Ohrtumor, $2^3/_4$ Monate nach intravenöser Impfung. (Nach UHLENHUTH und GROSSMANN. Arch. f. Dermatol. u. Syph. Bd. 152, 1927.)

Tiere und nichtkastrierter Kaninchen keine Unterschiede in der Stärke der manifesten Erkrankungen feststellen.

Auch frühere Versuche durch *wiederholtes Klopfen der langen Röhrenknochen, der Schädelknochen und Hoden mit einem Hammer* nach der Impfung Allgemeinerscheinungen hervorzurufen, habe ich mit NOTHHAAS wieder aufgenommen, HABERMANN hat verschiedene Kaninchen *mit Röntgenstrahlen intensiv bestrahlt,* ohne daß jedoch bei diesen Tieren allgemein oder an den bestrahlten oder geklopften Stellen Sekundärerscheinungen aufgetreten wären. Auch von FREI wurde bei seinem großen Tiermaterial keine eigentliche Knochensyphilis gesehen. Nur einmal beobachtete er eine Periostitis an der Schwanzwurzel und in zwei Fällen das Übergreifen von Hautläsionen am Nasenrücken bzw. Schwanz auf das Periost des darunterliegenden Knochens.

Ich möchte an dieser Stelle darauf hinweisen, daß man recht häufig bei mit Syphilis geimpften Kaninchen *Struppigwerden der Haare* und *fleckförmigen* oder *mehr diffusen Haarausfall* beobachten kann. Letzterer befindet sich, was auch BERGEL betont, besonders an den seitlichen Partien des Rückens und der Brust, des Halses, der Ohren und vor allem der Augenlider. Ein altes, intravenös geimpftes weißes Kaninchen, das ich jahrelang in Beobachtung hatte, hat ebenfalls derartigen Haarausfall, und zwar wiederholt, gezeigt; einmal führte er sogar zu fast völliger Kahlheit dieses Tieres. Es ist aber BERGEL durchaus rechtzugeben, wenn er zögert, diese Erscheinungen in direkte Beziehung zur Lues zu bringen. Wir sehen sie *auch bei unbehandelten Tieren* und vor allem bei *seuchekranken* Kaninchen. Das gleiche gilt von gewissen *Exanthemen*, die sich in

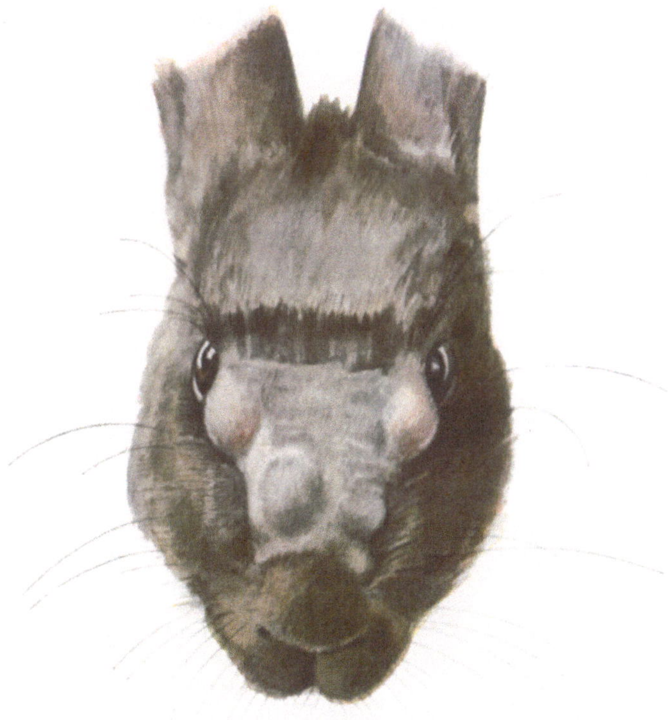

Abb. 94. Gummiartige Umbildungen im Gesicht, $2^1/_2$ Monate nach intratestaler Impfung. (Nach UHLENHUTH und GROSSMANN.)

fleckförmiger, *papelartiger* oder *circinärer Form* nicht selten bei geimpften Tieren finden und mitunter klinisch sehr denen der menschlichen Syphilis gleichen. Auch ich habe, ebenso wie BERGEL, *niemals Spirochäten* in ihnen gefunden und sie auch *nicht auf normale Kaninchen übertragen* können.

CHESNEY hat an einer gleichzeitig infizierten Serie von 47 Kaninchen den verschiedenen Ablauf der experimentellen Syphilis je nach der Art der Infektion, dem Alter, dem Geschlecht des Tieres usw. studiert. Er fand, daß *intradermal geimpfte Kaninchen weniger Neigung* haben, *klinisch nachweisbare Allgemeinsymptome zu entwickeln als die intratestikulär geimpften.* Die primären Läsionen waren nach intradermaler Infektion bei weiblichen Tieren weniger deutlich als bei männlichen. Junge Kaninchen reagierten auf intratestikuläre Infektion stärker als ältere und zeigten mehr Neigung zu ausgedehnten und schweren

Allgemeinsymptomen. *Unterdrückung der Initialreaktion hatte nicht immer einen Einfluß auf den Ablauf der Generalisation.* Intradermal geimpfte Tiere, die an der Stelle der Inokulation keine oder nur geringe Erscheinungen gezeigt hatten, bekamen doch eine *allgemeine syphilitische Erkrankung*, die an der *allgemeinen Drüsenschwellung kenntlich war, auch wenn sonst klinisch keine Generalisierungserscheinungen vorhanden waren.*

Haftung des syphilitischen Virus an anderen Stellen als am Hoden oder in demselben.

Frühzeitig hat man auch versucht, an anderen Stellen als im Hoden oder an demselben eine Haftung des syphilitischen Virus zu erzielen.

So gelang es WIMAN einmal, *am oberen Augenlidrande* und dem benachbarten Teil der Conjunctiva nach *cutaner* Impfung ein paar kleinere Erosionen zu beobachten, die spärlich Spirochäten enthielten. Ähnliche Versuche von Impfungen in Cutis und Subcutis, an Rücken und Bauch samt den Genitalien, wie in die Bauchhöhle, die WIMAN ebenfalls ausführte, waren stets ohne Erfolg. GROUVEN konnte wiederholt *Primäraffekte durch cutane Impfung an den Augenbrauen* von Kaninchen hervorrufen, TRUFFI solche *an Vulva und Praeputium* und OSSOLA endlich an *Augenbrauen, Anus, großen Schamlippen und Praeputium.*

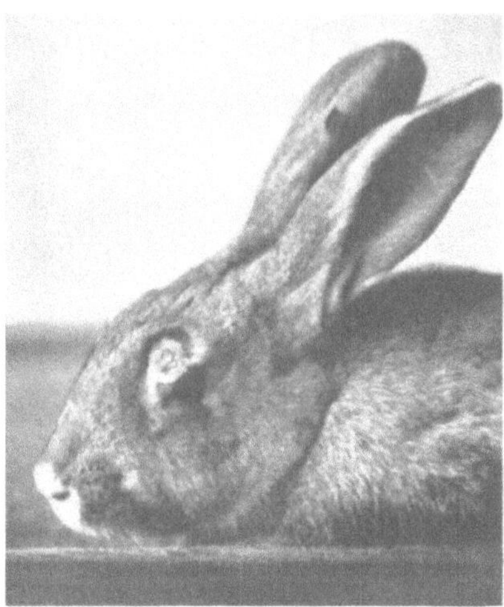

Abb. 95. Primäraffekt am l. oberen Augenlid. (Aus UHLENHUTH und MULZER, Atlas).

UHLENHUTH und MULZER haben ebenfalls schon frühzeitig versucht, eine Haftung des syphilitischen Virus an anderen Stellen als im und am Hoden zu erzielen. Nach ihren Ergebnissen gelingt dies sowohl bei cutaner wie bei subcutaner Impfung. „*Die nach einer wechselnden Inkubationszeit auftretenden Krankheitserscheinungen sind typisch und enthalten Spirochäten. Bevorzugt für eine cutane und subcutane Haftung scheint die Genitoanalgegend zu sein und die Gegend der oberen Augenbrauen* (Abb. 95, 96 u. 97). *Wahrscheinlich spielt die Virulenz des Impfmaterials, bzw. seine Gewöhnung an den Kaninchenorganismus (höhere Passage) bei dem Zustandekommen einer Haftung des Virus eine große Rolle.*“

KOLLE und RITZ wollen bei Kaninchenweibchen ziemlich regelmäßig *Primäraffekte der Vaginalschleimhaut* durch *Injektionen spirochätenhaltiger Hodenemulsion in dieselbe* erzielt haben. MATSUMOTO und ADACHI, die diese Impfungen in größerem Maßstabe aufgenommen haben, sind, wie die meisten Forscher, die sich damit beschäftigt haben, der Ansicht, daß im Gegensatz zu den mit geeignetem Material am Scrotum, Hoden und an der Cornea leicht zu erzielenden Primäraffektionen, die Haftung an anderen Körperstellen des Kaninchens nur schwer gelingt. Sie haben zunächst 29 Kaninchen beiderlei Geschlechts an den *Augenlidern* geimpft.

Ihre *Impftechnik* bestand darin, daß sie sich aus syphilitischen Kaninchenorchitiden, die mit 7 bzw. 4 Jahre alten Pallidastämmen erzeugt worden waren, in üblicher Weise eine sog. „Hodenemulsion“ mit physiologischer Kochsalzlösung herstellten und diese *intradermal* 4—5 mm vom Haut-Schleimhautrand des Oberlides entfernt injizierten.

Nur fünf dieser Tiere zeigten *indurierte Papeln an den Oberlidern.*

Die *histologische* Untersuchung einer in vertikalen Serienschnitten geschnittenen derartigen Papel zeigte, nach einem Referat von WORMS, im Zentrum eine leichte Erhöhung, verursacht durch die deutliche Infiltration in den subepithelialen Schichten, und in dieser Erhöhung ein flaches Geschwür. „Das Gewebe zeigt sowohl Thrombenbildung als auch extravasiertes Blut und dazwischen myxomatöses Gewebe. Das über dem peripheren Teil der Papel liegende Epithel erscheint etwas gestreckt und zeigt leichte Hyper- und Parakeratose. Die Zellinfiltration im Corium, die besonders deutlich in der subepithelialen Zone — in dieser erweiterte und neugebildete Blutgefäße und extravasiertes Blut —, besteht aus proliferierten Fibroblasten, zahlreichen mononucleären Lymphcyten, vermischt mit Plasmazellen und Histiocyten. Polynucleäre Leukocyten sind spärlich. Die Veränderungen in den Blut- und Lymphgefäßen sind in der infiltrierten Zone nur geringer, in der ulcerierten Partie dagegen sehr deutlich. Das mitten

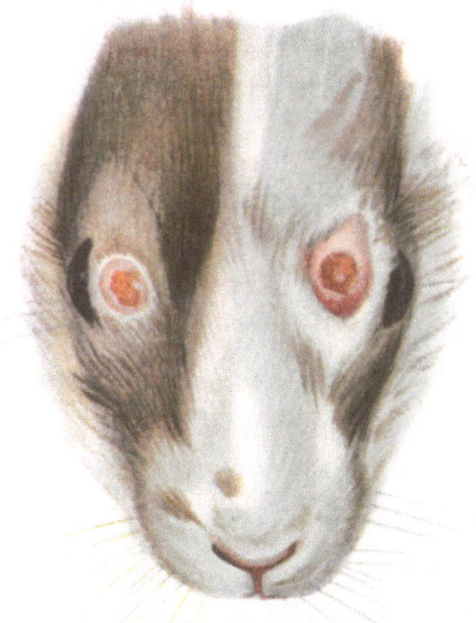

Abb. 96. Primäraffekte an den oberen Augenbögen (Jan. 1911). Passagevirus (11. Pass.). (Aus UHLENHUTH und MULZER, Atlas.)

in der Infiltration befindliche myxomatöse Gewebe ist ganz ähnlich dem beim Scrotalschanker. Um die das myxomatöse Gewebe in verschiedenen Richtungen durchdringenden Blutgefäße zeigt sich eine Infiltration von Fibroblasten, Lymphocyten und Plasmazellen, während die Zahl der polynucleären Leukocyten relativ gering ist. Im myxomatösen Gewebe zeigen sich einige Spirochäten.

Makroskopisch glichen die Augenlidschanker gewissen Formen des menschlichen Primäraffektes. Sie zeigten nur eine *geringere Entwicklung* und einen *viel kürzeren Verlauf als die Scrotalschanker.* Die Resorption ging gewöhnlich schnell vonstatten; frühzeitig trat im Zentrum Nekrose auf.

Die Autoren heben hervor, daß die „extrascrotalen“ Schanker (Präputial-, Scrotal-, Augenlidschanker) stets eine *negative* Wa.R. zeigen.

ADACHI und MASAKOTO studierten den experimentellen *Schanker am weiblichen Genitale.* Je 0,1 ccm einer spirochätenhaltigen Hodenemulsion wurde 36 Kaninchen intradermal in den Hautschleimhautrand der Vulva injiziert, desgleichen zur Kontrolle auch Kaninchenböcken in den Hoden oder in das

Scrotum. 12 weibliche Tiere starben interkurrent. Von den überlebenden Häsinnen bekamen 7 = 29,2% nach einer Durchschnittsinkubation von 40 Tagen typisch indurierten Schanker. Bei den Böcken war die Inkubationszeit viel kürzer; sie erkrankten mit 100% bei Impfung in beide Hoden. Hinsichtlich der *histologischen* Befunde ähnelte dieser Schanker denen des Scrotums; sie sind jedoch *weniger deutlich* und bilden sich rascher zurück.

Das Serum von zwei Häsinnen mit typischem Vulvaschanker reagierte nach WASSERMANN stets *negativ*. Spirochäten wurden in den Vulvaschankern sowohl mittels des Dunkelfelds, als auch biologisch festgestellt.

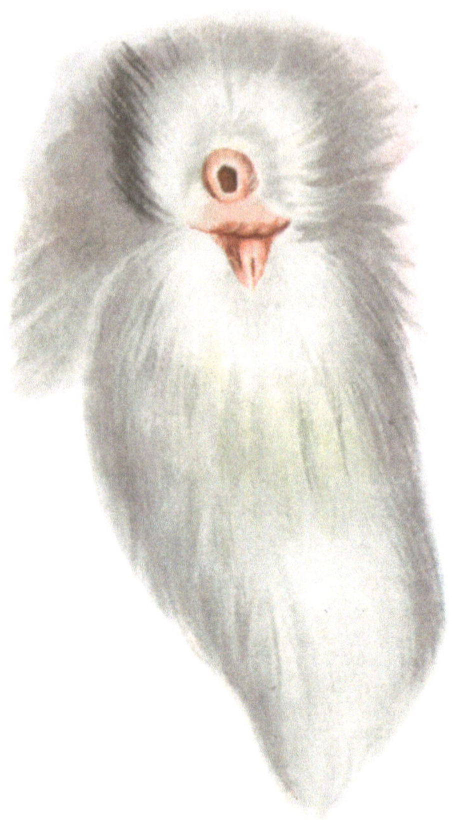

Abb. 97. Typischer Primäraffekt am Praeputium eines Kaninchens nach Impfung mit syphil. Virus. (Aus UHLENHUTH und MULZER, Atlas.)

In einer zweiten Mitteilung endlich berichten ADACHI und MASAKOTO über ihre Versuche, experimentell *Schanker am Praeputium von Kaninchenböcken* zu erzeugen. 25 erwachsene Kaninchenböcke wurden mit je 0,1 ccm einer Hodenemulsion subcutan in das Praeputium geimpft. In 15 Fällen = 60% entwickelte sich an der Impfstelle eine Sklerose nach einer durchschnittlichen Inkubationszeit von 32 Tagen. Drei andere Tiere bekamen nach durchschnittlich 111 Tagen Keratitis parenchymatosa.

In dieser Versuchszeitreihe ergaben sich *zwei Schankertypen*, nämlich ein *kleiner* und ein *großer*. Die großen wurden oft nekrotisch oder ulcerierten zentral. Die *Wa.R.* war wiederum stets *negativ*, mit Ausnahme von zwei Fällen, in denen aber schon Metastasen in dem Hoden oder im Scrotum vorhanden waren.

Nach den Beobachtungen dieser beiden Autoren ist *die Vulva wesentlich widerstandsfähiger als das Praeputium*; während bei jenen nur 29,2% positive Resultate vorhanden waren, gingen in 60% Vorhautschanker an. Auch CHESNEY stellte fest, daß weibliche Tiere auf intradermale Infektionen der Vulva weniger deutlich reagierten als männliche. Weiterhin stellte er fest, daß *intradermal geimpfte Kaninchen weniger Neigung zu klinisch nachweisbarer Allgemeininfektion haben als intratestikulär geimpfte.*

Mit NOTHHAAS habe ich in letzter Zeit wiederholt Impfungen mit verschiedenen Stämmen in die Vulva und in das Praeputium von Kaninchen vorgenommen, aber nur einmal einen etwa *zehnpfennigstückgroßen typischen Schanker an der Vulva* erzeugen können. Wir gingen bei der Impfung so vor, daß wir mittels eines Troikarts Stückchen eines spirochätenhaltigen Kaninchenhodens, durch die normale Haut seitlich neben der Vulva eingehend. bis dicht unter die Scheidenschleimhaut vorschoben.

Erwähnen möchte ich übrigens hier noch, daß PLAUT und MULZER bei einem erwachsenen Kaninchen, das mit dem durch Salvarsanunterbehandlung gewonnenen sehr virulenten Stamm unter die Haut des Nasenrückens geimpft worden war, am Eingang des knöchernen Nasengerüstes typische „Nasentumoren" von etwa Erbsengröße sahen, wie ich sie bei intrakardial geimpften Kaninchen beschrieben habe. Meines Wissens sind diese bei erwachsenen Kaninchen noch nicht beobachtet worden.

UHLENHUTH und MULZER haben wiederholt syphilitisches Material, und zwar sowohl menschliches wie tierisches in der Weise auf Kaninchen zu verimpfen versucht, daß sie die Brust- oder Rückenhaut dieser Tiere, die Haut über den beiden Augenbögen, sowie die Eicheloberfläche *scarifizierten* und nach Art der Affenimpfung, meist auch *mit Taschenbildung, das Virus einige Minuten einrieben.* Mit älterem Passagevirus gelang es diesen Autoren, wie bereits bemerkt, relativ häufig an den Augenbrauen, den Prädilektionsstellen für Affenimpfungen, typische Primäraffekte zu erzeugen, an den anderen Stellen niemals. KOLLE vermochte dagegen auf diese Weise einen *Primäraffekt auch auf der Rückenhaut eines Kaninchens* hervorzurufen. UHLENHUTH und GROSSMANN haben neuerdings nach Impfung von Hodenemulsion unter die Rückenhaut *ohne vorausgegangene lokale Reaktion* schwere manifeste Allgemeinsyphilis beobachtet.

Mittels des wiederholt erwähnten NICHOLS-Stammes haben BROWN und PEARCE die Frage zu entscheiden versucht, ob die *bloße Berührung spirochätenhaltigen Materials mit normaler, unverletzter Kaninchenschleimhaut imstande ist, Infektionen hervorzurufen.* Sie sind bei diesen Versuchen zunächst in der Weise vorgegangen, daß sie *in die Scheide* von neun Kaninchen *Spirochaeta pallida-haltige Hodenemulsionen deponierten. Ohne lokale Primäraffektbildung* sahen sie bei diesen Tieren anfänglich *Adenitis der Inguinaldrüsen* und *später generelle Lymphadenitiden mit syphilitischen Läsionen* auftreten. Die Vergrößerung der Lymphdrüsen begann in einigen Fällen schon 24 Stunden nach der Deponierung der Spirochätenemulsion. UHLENHUTH und GROSSMANN vermochten bei Häsinnen, denen sie 1 ccm Hodenemulsion in die *Vagina* ohne Verletzung der Schleimhaut eingeträufelt hatten, durch die Poplitealdrüsenverimpfung eine syphilitische Infektion nachzuweisen. Es gelang ihnen dies bei 2 von 4 Tieren, bei denen die Verimpfung 4 bzw. 7 Monate nach der Einträufelung vorgenommen wurde. Später haben BROWN und PEARCE noch weitere einschlägige Versuche auch mit anderen Stämmen und auch *am rechten Augenlid* gemacht. Auch diese Untersuchungen zeigten, daß *die Spirochaeta pallida imstande ist, die normale Schleimhaut zu durchsetzen und syphilitische Infektionen hervorzurufen.* Verglichen mit den Kontrollen, die intracutan und intratestal geimpft worden waren, sollen diese Infektionen anders als normal verlaufen. Die Autoren machen darauf aufmerksam, daß, wenn ein Primäraffekt auftritt, dieser leicht übersehen werden kann, da er oft kaum als solcher imponiert; auch die Entwicklung dieser Schanker soll eine viel langsamere sein als die derjenigen, die nach intratestaler Impfung am Hoden auftreten. CHESNEY teilt mit, daß bei intradermal geimpften Kaninchen durchaus nicht immer ein lokaler Primäraffekt entstehe. Trotzdem fände eine allgemeine Invasion des syphilitischen Virus statt, die an der allgemeinen Drüsenschwellung kenntlich sei, auch wenn sonst klinisch keine Generalisationserkrankungen nachweisbar seien. Hierauf werde ich später noch zurückkommen.

Mit NOTHHAAS habe ich an fünf weiblichen Kaninchen derartige Versuche vorgenommen, indem wir ohne Verletzung der Scheide der Tiere teils

Spirochätenemulsion, teils Stückchen von Kaninchenhodensyphilomen einbrachten. 8—10 Wochen später wurden die Poplitealdrüsen dieser Tiere in Kaninchenhoden verimpft und 12 Wochen nach der Impfung wurden die weiblichen Tiere getötet. Der Scheideneingang zeigte bei diesen Weibchen nie irgendwelche Erscheinungen. Die postmortale Untersuchung von Scheide und Uterus verlief ebenfalls ergebnislos. Dagegen zeigte *eines* der mit den Poplitealdrüsen dieser Weibchen geimpften Tiere $^1/_4$ Jahr nach der Impfung eine etwa *kirschkerngroße Orchitis* mit reichem Spirochätengehalt.

Ich muß noch darauf hinweisen, daß es schon SCHELLAK gelungen ist, durch die anscheinend *unverletzte Hodenhaut* eine Infektion (typischer spirochätenhaltiger Primäraffekt) nach Auflegen von syphilitischem Kaninchenmaterial (Hodensyphilom) mittels eines Pflasters herbeizuführen. Ob hierbei eine evtl. stattgehabte Maceration eine Rolle gespielt hat, sei dahingestellt. Dieser Autor konnte auch bei Impfung von spirochätenhaltigem Hodenmaterial in den *intakten Bindehautsack* eine mit Schwellung und Bläschenbildung einhergehende *Limbusaffektion* erzeugen, von der eine Trübung der Cornea mit zahlreichem Spirochätenbefund ausging.

An dieser Stelle möchte ich auch die *Versuche* erwähnen, die sich mit der

Übertragung der Syphilis durch den Geschlechtsverkehr

befassen.

Bereits UHLENHUTH und MULZER haben zahlreiche derartige Versuche vorgenommen. Sie haben Kaninchenböcke zu Weibchen, die typische Genitalpapeln aufwiesen, gesetzt und umgekehrt zahlreiche hodensyphilitische Böcke zu normalen Weibchen. Die äußeren Geschlechtsteile waren wiederholt durch Abreiben mit Sandpapier, durch multiple Scarificationen oder durch Kratzen mittels einer Capillare wundgemacht worden. *Niemals gelang auf diesem Wege eine Haftung.* In letzter Zeit habe ich dann in Hamburg diese Versuche wieder aufgenommen, da ich bei einigen weiblichen Kaninchen durch Impfung in die Vulva typische Primäraffekte erzeugen konnte. *Auch alle diese Versuche waren und blieben völlig negativ.*

KOLLE und RITZ soll dies aber wiederholt gelungen sein. Aus ihren im Jahre 1919 in der „Dermatologischen Zeitschrift“ mitgeteilten Protokollen ergibt sich, daß sie zum Ausgangspunkt dieser Versuche ein mit spirochätenhaltiger Hodenaufschwemmung wiederholt intravenös geimpftes Kaninchenweibchen nahmen. Dieses hatte im Laufe der Zeit „kleine Geschwüre an der Vulva“ bekommen, die Spirochäten enthielten und spärlich zunahmen. Zu diesem Tier setzten sie einen gesunden Bock. Etwa 3 Wochen später erschien bei diesem „die Vorhaut geschwollen und ödematös“. Dieser Zustand dauerte einige Zeit, dann waren „deutliche kleinste Geschwüre an der Vorhaut nachweisbar“. Der Spirochätenbefund war positiv. Die Geschwüre verhärteten dann angeblich deutlich und waren kranzförmig um die Vorhaut angeordnet. Späterhin traten bei diesem Tier auch Allgemeinerscheinungen auf, nämlich Papeln am Augenlid, Schnauze, After und Vorhaut.

Ein gesundes Weibchen, das zu diesem Bock gesetzt wird, zeigte nach vier Wochen eine „kleine noch uncharakteristische Ulceration an der Vulva“. Bald fanden sich aber auch hier mehrere „deutliche kranzförmig angeordnete, etwas verhärtete Ulcerationen an der Vulva mit positivem Spirochätenbefund“.

Bei einem anderen Kaninchen, einem Bock, der mit Hodenpreßsaft beiderseits subscrotal geimpft worden war und im Laufe der Zeit gut ausgebildete

Schanker an den Hoden bekommen hatte sowie auch an einer Keratitis specifica erkrankt war, schwoll später die Vorhaut an; es zeigten sich „deutliche papulöse Geschwüre am After“ mit positivem Spirochätenbefund. Diese Geschwüre nahmen an Ausdehnung zu. Zu diesem Bock wurde jetzt ein gesundes Weibchen gesetzt. Nach etwa vier Wochen ist wiederum die „Vulva leicht entzündet und ödematös“. Ein anderes Weibchen, das ebenfalls längere Zeit mit diesem Bock zusammen saß, zeigte ebenfalls bald eine leicht entzündete Vulva, bzw. „kleine runde Geschwüre an der Vulva“, die an Ausdehnung zugenommen haben. Sie waren kranzförmig angeordnet und leicht ulceriert. Die Vulva war ziemlich stark ödematös.

Ich habe diese Protokolle etwas ausführlich wiedergegeben und auch zwei besonders charakteristische Abbildungen (Abb. 98 u. 99) gebracht, da wir hier meines Erachtens nach einen klassischen Fall des *Irrtums in der Deutung dieser Produkte* vor uns haben. Sowohl aus der Beschreibung dieser angeblichen „syphilitischen“ Erscheinungen an den Geschlechtsorganen dieser Tiere wie aus dem photographischen Bilde und besonders auch aus dem Umstande, daß alle diese ziem-

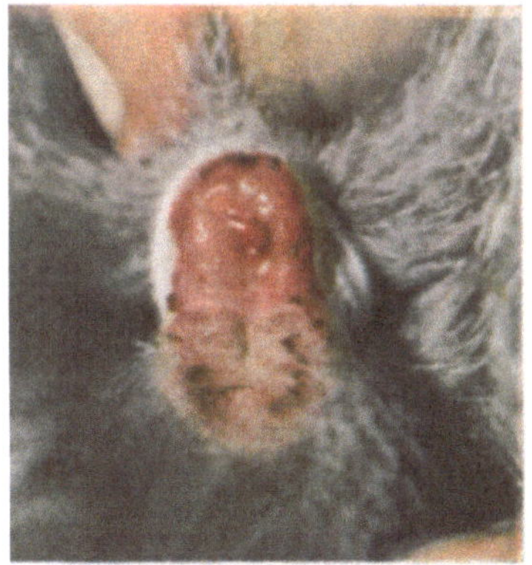

Abb. 98. Geschwüre an der Vulva durch Infektion nach Coitus.

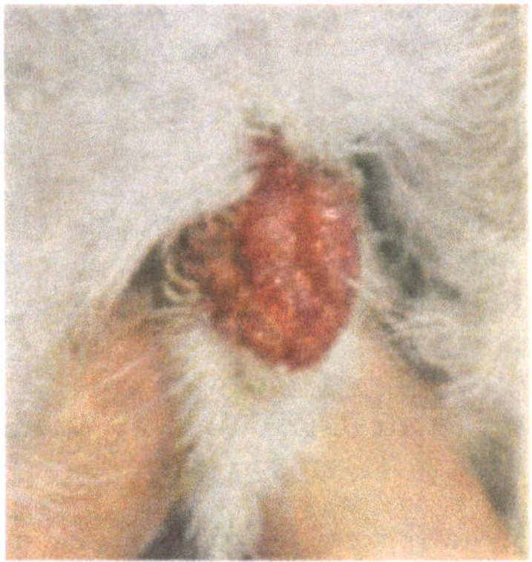

Abb. 99. Geschwüre an der Vulva durch Infektion nach Coitus.

(Nach Kolle und Ritz: Dermatol. Zeitschr. 1919.)

lich gleichartigen Manifestationen annähernd in der gleichen Zeit auftraten, muß man heute, wo wir die banale Kaninchenspirochätose genau kennen, wohl mit Sicherheit annehmen, daß es *sich bei diesen Befunden von* Kolle *und* Ritz *nicht um Syphilis, sondern um die originäre oder banale Kaninchenspirochätose handelte*. Diese tritt, wie wir noch sehen werden, häufig in der Genitalgegend auf, ist sehr infektiös und kann leicht durch den Coitus von Tier zu Tier übertragen werden.

Der gleichen Täuschung scheint auch Frühwald zum Opfer gefallen zu sein, der gelegentlich der 3. Tagung der mitteldeutschen Dermatologen in Halle (22. 1. 1922) ein *Kaninchenweibchen* demonstrierte, das mit einem sekundärsyphilitischen Bock mit Papeln am Genitale zusammengesetzt worden war. Sechs Monate nachher traten bei diesem Tier um die Vulva „seichte, spirochätenhaltige, braunrote Erosionen auf“. Frühwald meint ebenfalls, daß hier die Syphilis auf geschlechtlichem Wege übertragen worden sei. Nach der Beschreibung der krankhaften Produkte handelt es sich meiner Ansicht nach aber auch hier wieder um Erscheinungen der banalen Genitalspirochätose, was anscheinend auch Oelze annahm. Der Einwand von Frühwald, daß dies in seinem Falle abzulehnen sei, da „an seinen Versuchstieren die originäre

Kaninchenspirochätose noch nicht beobachtet worden sei", ist nicht stichhaltig. Diese Erkrankung kann ganz spontan einmal bei irgendeinem Tier unter sonst völlig Gesunden auftreten. Man muß sich, worauf ich schon hinwies, im Zweifelsfalle *streng an das klinische Bild der echten Kaninchensyphilis* halten, das in erster Linie charakterisiert ist durch die derbe, primäraffektähnliche Beschaffenheit der papulösen Produkte, bzw. ihrer Ränder bei Ulceration.

Später (1923) hat FRÜHWALD dann über weitere 6 Fälle von Übertragung der experimentellen Kaninchensyphilis durch den Coitus berichtet. Im ganzen will er dies bei vier Böcken und bei drei Häsinnen beobachtet haben. Die Inkubationszeit schwankte zwischen 32 Tagen und 5 Monaten. Eine endgültige Entscheidung, ob es sich bei diesen Fällen wirklich um echte Kaninchensyphilis oder nicht doch, was meiner Ansicht nach schon bei der hier so auffallenden Häufung der Befunde sehr wahrscheinlich ist, um die *originäre Kaninchenspirochätose* handelt, hat er nicht getroffen.

Über einen Fall von *Übertragung der Syphilis von Kaninchen zu Kaninchen* — nicht durch den Geschlechtsverkehr — berichtete übrigens schon BERTARELLI. In ein und demselben Stall waren zwei Kaninchen untergebracht, von denen das eine, intraokular geimpft, seit mehr als sechs Wochen an einer spezifischen Hornhauterkrankung litt, als das andere, das eine Wutschutzimpfung überlebt hatte, anfing, eine *spezifische Keratitis* zu zeigen. Diese enthielt Spirochäten und konnte mit Erfolg auf normale Kaninchen überimpft werden.

Es ist nicht ausgeschlossen, daß *auch hier Verwechslung mit originärer Kaninchenspirochätose vorliegt*, da, wie wir noch sehen werden, bei dieser Erkrankung der Syphilis ähnliche Keratitiden vorkommen können.

Klinisch manifeste Allgemeinsyphilis bei Kaninchen nach intravenöser Impfung.

Wie wir aus dem Vorhergehenden entnehmen konnten, bildeten manifeste Allgemeinerscheinungen bei Kaninchen, die in die Hoden oder unter die Scrotalhaut geimpft worden waren, bis in die jüngste Zeit eine große Seltenheit. Dieser Umstand hat UHLENHUTH und MULZER ja auch bewogen, einen anderen Weg zur Erzeugung *florider Allgemeinsyphilis* zu wählen, nämlich den der

intravenösen Impfung.

Mit der *intravenösen* Impfung von *menschlichem* syphilitischen Material in die Ohrvene von Kaninchen hatten UHLENHUTH und MULZER *keinerlei* Impferfolge. *Ebensowenig* bei der intravenösen Einimpfung von *Emulsionen aus syphilitischen Kaninchenhornhäuten, wohl aber bei der Verwendung solcher aus syphilitischen Kaninchenhoden.*

Hoden und Hodenhüllen wurden aseptisch exzidiert, mit einer sterilen Schere zerkleinert und nach der Seite 180 angegebenen Methode zu einer sog. „Hodenemulsion" verarbeitet. In neuerer Zeit nehme ich dazu stets die ebenfalls S. 180 beschriebene Hodenpresse, die ich bei meinen Arbeiten mit PLAUT erstmalig verwendet und empfohlen habe.

Die *Technik der intravenösen Impfung* gestaltet sich nach UHLENHUTH und MULZER am besten folgendermaßen (Abb. 100): „Der Diener oder der Gehilfe setzt sich auf einen Stuhl, nimmt das Kaninchen, das intravenös injiziert werden soll, auf den Schoß und umwickelt den Kopf, Leib, Vorder- und Hinterbeine mit einem Tuch oder mit der Schürze so, daß nur das Ohr heraussieht. Am äußeren Rand werden mit einer gebogenen Schere die Haare etwas abgeschnitten, dann das Ohr mit heißem Wasser oder nach evtl. vorheriger Desinfektion mit einem Ätherbausch kräftig abgerieben und die Ohrvene an der Ohrwurzel komprimiert. Die Vene schwillt dann zu einem deutlichen Strang an, so daß man jetzt mit Leichtigkeit die Kanüle der Injektionsspritze in dieselbe einführen kann. Man hat sorgfältig darauf zu achten, daß keine Luftblasen mit in die Vene gelangen. Die Tiere werden zuweilen unruhig, sobald man anfängt, den Stempel der Spritze vorzuschieben; es kommt deshalb viel darauf an, wie sie vom Gehilfen gehalten werden. In jedem Fall tut man gut, die Einspritzung möglichst peripher, nahe dem Ohrende zu machen, weil man dann unabhängig von plötzlichen Bewegungen des Tieres bleibt und auch für weitere Injektionen genügend freies Feld übrig behält. Die Injektion selbst hat ganz langsam und gleichmäßig stattzufinden. Nach dem Herausziehen der Kanüle genügt in den meisten Fällen ein kurz dauerndes Kneifen mit dem Fingernagel oder einer Klemme, um die Blutung zum Stehen zu bringen. Ist in seltenen Fällen die Blutung erheblich, so muß das Gefäß umstochen werden." Es sei hier aber darauf aufmerksam gemacht,

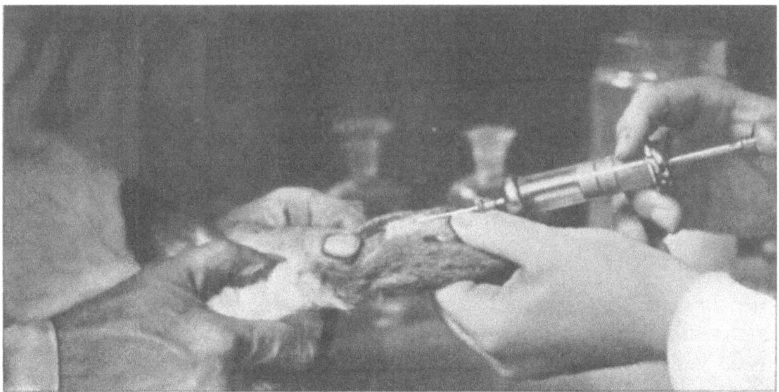

Abb. 100. Technik der intravenösen Injektion. (Aus UHLENHUTH und MULZER, Atlas.)

daß einzelne Tiere diese Injektion nicht vertragen, sondern dabei zugrunde gehen. Das liegt zum Teil an der Konzentration der Organemulsion. Es sei hier die interessante Tatsache erwähnt, die UHLENHUTH bereits mit HAENDEL bei früheren *Anaphylaxieversuchen an Meerschweinchen* sowie nach der Einspritzung von *Tumormaterial* (Rattensarkom) bei *Ratten* feststellte und die an die von ihm und BRIEGER 1897 gemachte Beobachtung erinnert, daß *wässerige Organextrakte für dieselbe Tierspezies akut tödliche Gifte enthalten.*

Diese Gifte gehen, wie UHLENHUTH und seine Mitarbeiter nachwiesen, bei Filtration durch Berkefeldsche Kerzen und bei Erhitzung ($^1/_2$ Stunde auf 60^0 C) zugrunde.

Dieselbe Beobachtung ist dann von DOLD gelegentlich anderer Untersuchungen gemacht und weiter verfolgt worden; es konnte von ihm gezeigt werden, daß frisches normales Serum die Organgifte paralysiert. Es sei bei dieser Gelegenheit bemerkt, daß die von anderer Seite von WEICHARDT, FREUND und GRÄFENBERG, SCHICKELE usw. nach Einspritzungen von Organextrakt (besonders Placenta) beobachteten Giftwirkungen mit der von UHLENHUTH und DOLD beobachteten Giftigkeit der Organextrakte selbst auf die gleiche Tierspezies identisch zu sein scheinen. Es handelt sich hier also um ein allgemeines Prinzip.

FREUND hat übrigens ebenfalls eine Entgiftung des Placentareiweißes durch normales Serum beobachtet und diese Beobachtung zur Therapie der Schwangerschaftstoxikosen verwertet.

Für Einspritzungen von spirochätenhaltigem Kaninchenhodenextrakt haben daher UHLENHUTH und MULZER diesen mit *frischem Kaninchenserum* versetzt, um so die Giftwirkung nach Möglichkeit auszuschalten (eine für Immunisierung mit Organeiweiß prinzipiell wichtige Methode), oder sie nahmen behufs Ausschaltung der Giftwirkung eine geringe Menge *stark verdünnter* Hodenemulsion.

Mit Hilfe dieser intravenösen Impfungen und bei Verwendung ihres virulenten BERTARELLI-Stammes konnten UHLENHUTH und MULZER bei *erwachsenen* Kaninchen *häufig manifeste Erscheinungen einer Generalisierung der Syphilis hervorrufen.* Die ersten Erscheinungen einer derartigen Allgemeinsyphilis treten bei diesen Tieren oft an den Augen in Gestalt einer *spezifischen Keratitis* oder an den Hoden in Form von Erosionen, Orchitis oder Periorchitis auf. Die sonstigen manifesten Symptome gleichen im Auftreten und Verlauf völlig denen bei *jungen* Kaninchen, so daß ich sie mit diesen besprechen werde.

UHLENHUTH und MULZER haben nämlich, angeregt durch die guten Erfahrungen, die UHLENHUTH, HÜBNER und WOITHE bei der Impfung *ganz junger Kaninchen* mit *Dourine* gemacht hatten — diese bekamen eine allgemeine Blutinfektion und gingen an einer Überschwemmung des Blutes mit Trypanosomen zugrunde, während bei erwachsenen Kaninchen nur eine chronische, der Syphilis ähnliche Gewebsinfektion mit äußerst spärlichem Trypanosomenbefund im Blute zu erzeugen war —, *ganz junge Kaninchen intrakardial* mit Syphilis geimpft.

Intrakardiale Impfung.

Zur *intrakardialen* Impfung, die bei jungen Kaninchen, deren Ohrvenen für eine intravenöse Einspritzung nur sehr schwer zugänglich sind, vorgenommen werden muß, verwendeten UHLENHUTH und MULZER ebenfalls eine nach obigen Angaben hergestellte Hodenemulsion. „An Instrumenten brauchen wir hierzu zwei gewöhnliche Pravazspritzen, zwei feine Kanülen, einen Kolben mit physiologischer Kochsalzlösung und zwei sterile Petrischalen. In die eine dieser Schalen wird physiologische Kochsalzlösung gegossen, in welche die beiden Kanülen, sowie eine Spritze gelegt werden. In die andere Schale kommt die zu injizierende Impfflüssigkeit. Der Diener setzt sich auf einen Stuhl und hält das junge Kaninchen vertikal derart frei vor sich hin, daß er mit der einen Hand den Kopf und die vorderen Extremitäten, mit der anderen Hand die hinteren Extremitäten fixiert. Nun setzt man sich dem Diener gegenüber und sucht sich mit dem Finger den Herzspitzenstoß auf (Abb. 101). Hat man diesen gefunden — er liegt meist etwas links oben von dem Sternalwinkel —, so stößt man eine Kanüle ein, von deren Durchgängigkeit man sich vorher überzeugt hat. Wenn die Kanüle die Herzwand durchbohrt hat, dann muß Blut tropfenweise durch die Kanüle abfließen (Abb. 102). Ist dies der Fall, so wird möglichst schnell die eine Spritze, die man vorher durch Aufziehen der Impfflüssigkeit durch die Kanüle — es wird so am sichersten die Verstopfung derselben durch Gewebspartikelchen vermieden — gefüllt hat, aufgesetzt und langsam das gewünschte Quantum injiziert (Abb. 103). Ist die Flüssigkeit eingespritzt, so wird die Spritze von der Kanüle abgenommen und gewartet, ob wieder Blut aus derselben abtropft (Abb. 104). Nur so ist man sicher, wirklich in das Herz injiziert zu haben. Dann wird die Kanüle mit einem Ruck herausgezogen und mehrfach mittels der anderen Spritze mit Kochsalzlösung durchspült. Dasselbe empfiehlt sich übrigens auch, wenn man nicht gleich beim ersten Male das Herz getroffen hat und die eingestochene Kanüle wieder herausziehen muß, da sich hierbei die Kanüle verstopft haben kann.“

Mittels dieser intrakardialen Methode konnten nun UHLENHUTH und MULZER

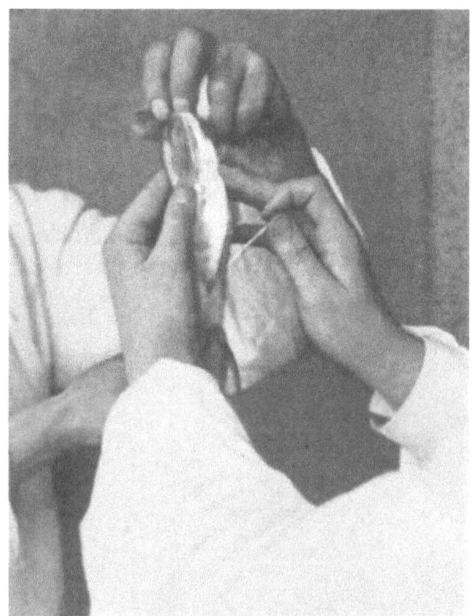

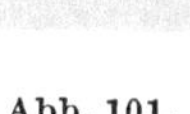

Abb. 101.

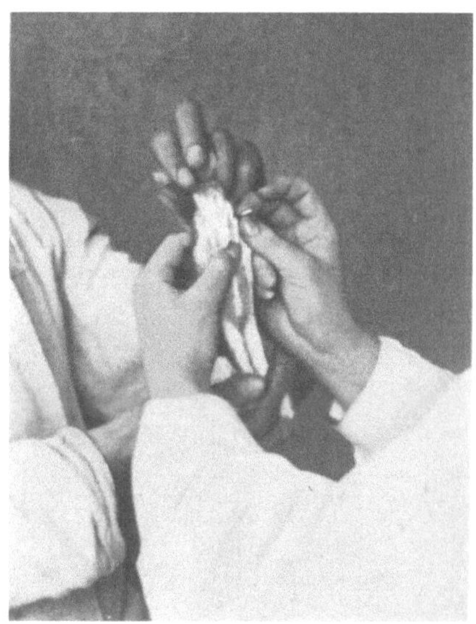

Abb. 102.

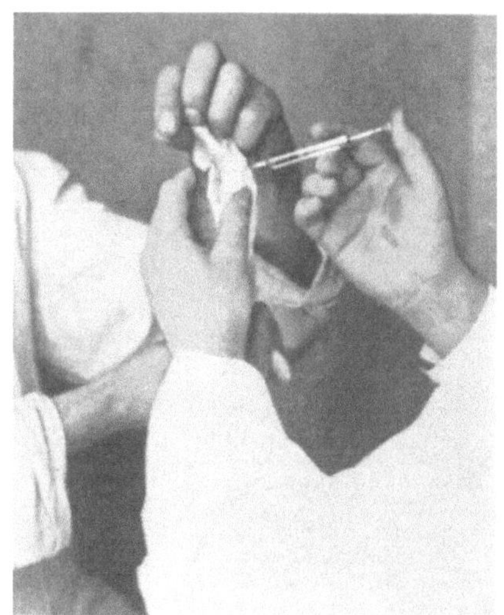

Abb. 103.

Abb. 104.

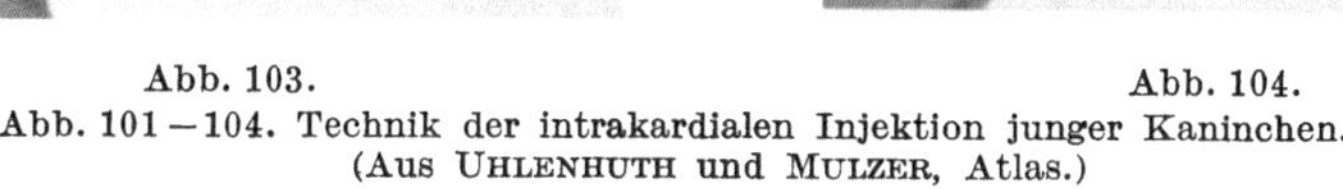

Abb. 101—104. Technik der intrakardialen Injektion junger Kaninchen. (Aus UHLENHUTH und MULZER, Atlas.)

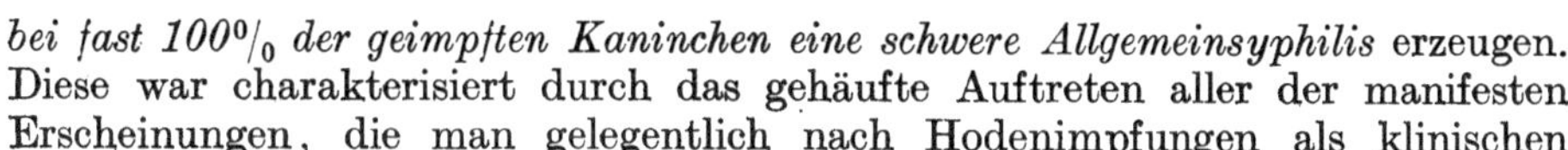

bei fast 100%₀ der geimpften Kaninchen eine schwere Allgemeinsyphilis erzeugen. Diese war charakterisiert durch das gehäufte Auftreten aller der manifesten Erscheinungen, die man gelegentlich nach Hodenimpfungen als klinischen

Ausdruck einer syphilitischen Allgemeininfektion sieht, und die ich im vorhergehenden ausführlich beschrieben habe.

Auf Grund zahlreicher Ergebnisse, die beide Forscher durch diese und durch die intravenöse Impfung bei so zahlreichen Tieren gewonnen hatten, vermochten sie ein klares

Klinisches Bild der Allgemeinsyphilis der Kaninchen nach Impfung direkt in den Blutkreislauf

zu geben. In ihrem „Atlas der experimentellen Kaninchensyphilis" schildern sie dasselbe folgendermaßen:

„Unmittelbar nach der intrakardialen Injektion von 1—2 ccm Hodenemulsion liegen die *jungen* Kaninchen in der Regel matt und nur schwach atmend

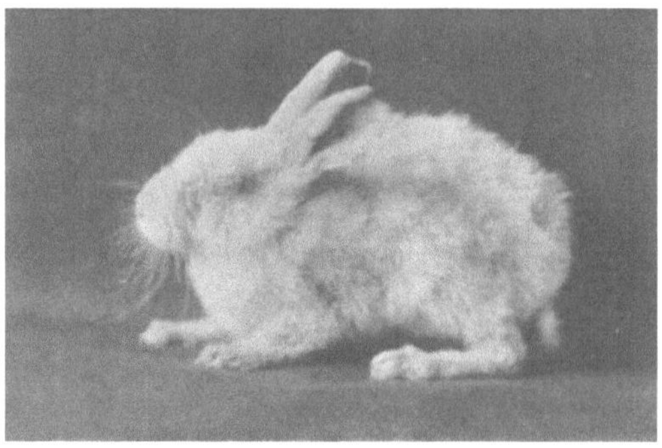

Abb. 105. Junges syphilitisches Kaninchen, im Alter von 3 Wochen intrakardial mit Syphilis geimpft.

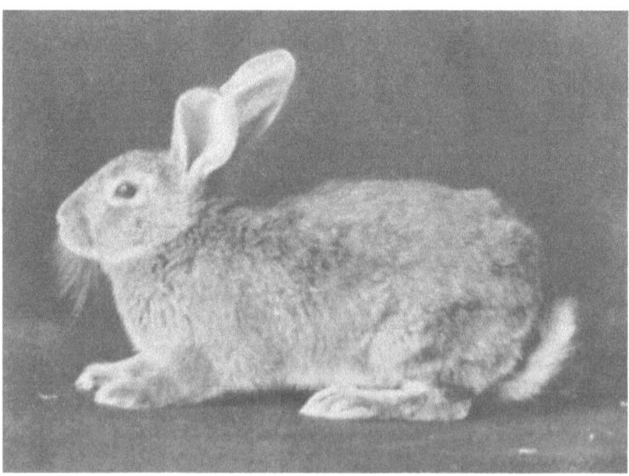

Abb. 106. Gleichalteriges, nicht geimpftes und nicht erkranktes Kaninchen. (Abb. 105 und 106 aus UHLENHUTH und MULZER, Atlas.)

auf der Seite. Auch nach der intravenösen Injektion, besonders nach Injektion von großen Flüssigkeitsmengen zeigen sich an den Tieren oft leichte Chokwirkungen. Nach kurzer Zeit erholen sie sich jedoch und zeigen in den nächsten Wochen keinerlei krankhafte Erscheinungen. 6—8—10 Wochen nach der Einspritzung jedoch fängt das *Fell* des Tieres an, *struppig* zu werden, die *Freßlust* scheint *etwas vermindert*, und auch eine *allgemeine Abmagerung* macht sich geltend (Abb. 105 u. 106). Kurze Zeit nach dem Auftreten dieser Allgemeinerscheinungen die wir als „*Prodromalstadium*" bezeichnen möchten, kann man dann regel mäßig als *erstes manifestes Symptom* der Lues bei *jungen* Kaninchen *an der knorpeligen Nasenöffnung zwei kleine derb-elastische Tumoren* feststellen, die in der Mitte zusammengewachsen sind. Gleichzeitig besteht dann immer ein weißlich-gelber *Nasenausfluß*, der vereinzelte Spirochaetae pallidae enthält. Auch am *Schwanzende* fühlt man meistens schon jetzt eine *kleine ovale, kolbige, ebenfalls derbelastische Auftreibung*. In kurzer Zeit wachsen diese *Nasentumoren* zu halber Haselnußgröße und darüber an (Abb. 107 u. 108). Die äußere Haut ist über diesen Tumoren, deren *zähflüssiger, aber klarer Punktionssaft stets massenhaft typische Pallidae enthält*, deutlicher vorgewölbt, aber nicht mit der Unterlage verwachsen. Meist ist die Atmung derartig erkrankter Tiere außerordentlich mühsam und

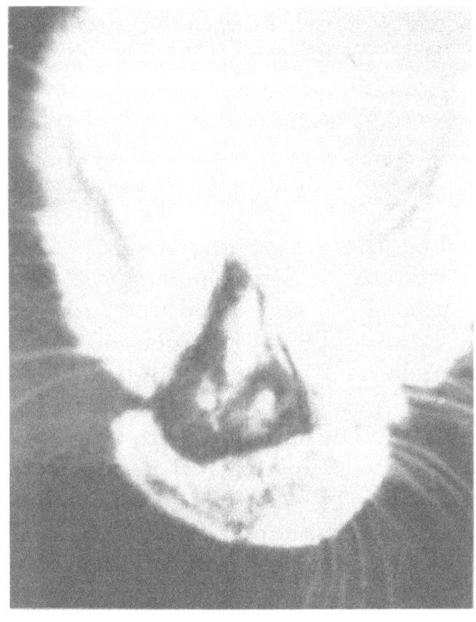

Abb. 107. Typische Nasentumoren bei einem jungen intravenös geimpften Kaninchen (frei präpariert).

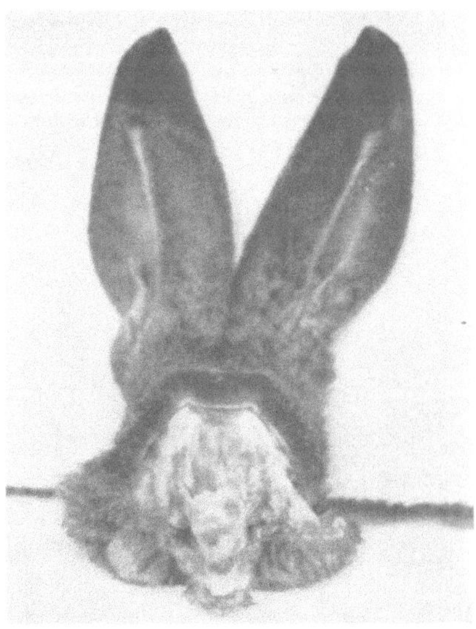

Abb. 108. Typische Nasentumoren eines jungen allgemeinsyphilitischen Kaninchens.

(Abb. 107 u. 108 aus UHLENHUTH und MULZER, Atlas.)

kann nur unter Heranziehung sämtlicher Hilfsmuskeln ausgeführt werden, was sich durch tiefe, schnaufende Atemzüge und seitlicher Einziehung des Thorax dokumentiert. Wie man auf dem Durchschnitt solcher Nasentumoren ersehen kann, wuchert das Tumorgewebe in den Naseneingang hinein und erschwert so die Atmung. Es kommt auf diese Weise zu vollkommenem Verschluß der Nasenöffnungen, und dann stirbt das Tier an Erstickung. Denjenigen Tieren, bei denen diese Nasentumoren mehr nach oben wachsen, droht diese Gefahr nicht, sie bleiben am Leben. Während sich nun die *Nasentumoren* und der *Schwanztumor vergrößern* — letzterer kann auch in der Mitte des Schwanzes lokalisiert und häufig oberflächlich *ulceriert* sein —, treten an verschiedenen Stellen des Gesichts eigenartige, *meist kreisrunde oder ovale derbe Tumoren von Linsen- bis Erbsengröße* auf, die meistens *in der Mitte eine kleine, fest anhaftende, trockene Borke* tragen (Abb. 109, 110 u. 111). Sie sitzen in der äußeren Haut und sind vornehmlich auf oder an den Seiten des *Nasenrückens*, unterhalb des Maules, *am Kinn*, über den *oberen Augenbögen* oder *an den Ohrwurzeln* lokalisiert. Diese Tumoren können bis zu Pfenniggröße heranwachsen. Der Punktionssaft dieser Tumoren ist ebenfalls klar und fadenziehend und enthält massenhaft Spirochäten. Ähnliche linsenartige Tumoren, nur bedeutend flacher, können auch an den *Lidrändern* entstehen.

In diesem Stadium der Krankheit besteht regelmäßig eine beiderseitige *intensive Conjunctivitis mit starker Sekretion.* Das Sekret läuft über die unteren Lider herab und trocknet zu derben Borken ein. Sehr häufig bildet sich auf einem der beiden Augen eine typische Keratitis parenchymatosa mit pericornealer Injektion und pannusartigen Gefäßneubildungen aus (Abb. 111).

Ferner kommt es häufig bei derartig erkrankten Tieren zu *kolbigen Auftreibungen der Endglieder verschiedener Zehen* (Abb. 112 u. 113). In dem Punktionssaft dieser Krankheitsprodukte finden sich ebenfalls zahlreiche Spirochäten. Gleichzeitig entwickelt sich dann hier eine *syphilitische Erkrankung des Nagelbettes*, das *gerötet* und *mit feinen weißlichen Schüppchen bedeckt* ist. Die *Krallen* gehen an diesen kranken Zehen *zugrunde* bzw. werden abgestoßen. Oft finden sich auch an den tumorartigen Auftreibungen, die übrigens hin und wieder an den Mittelgliedern lokalisiert sind, *oberflächliche Ulcerationen. Spricohätenhaltige Geschwüre mit charakteristischer Randverdickung* können auch an anderen Stellen der Beine, z. B. *am Knie oder an der Fußwurzel* entstehen. Man beobachtet *papulo-ulceröse Syphilide an der Scheide* (Abb. 114) *und am Anus*, sowie *ausgedehnte ulcero-krustöse Syphilide im Gesicht und an den Extremitäten.* Auch circumscripter *Haarausfall* auf dem Rücken eines derartig erkrankten Tieres wurde von uns gesehen. Nach etwa 10—14 Tagen waren die Haare wieder gewachsen. Eine vereinzelte oder allgemeine Drüsenschwellung haben wir bei diesen Tieren bisher nicht beobachten können.

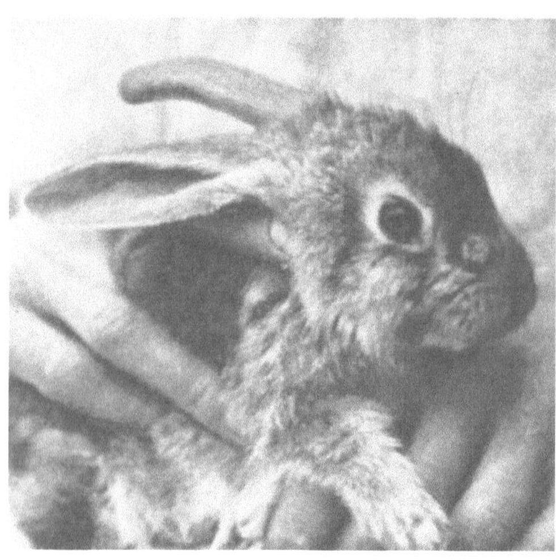

Abb. 109. Papulo-ulceröses Syphilid an der r. Wangenseite eines jungen allgemeinsyphilitischen Kaninchens. (Aus UHLENHUTH und MULZER, Atlas.)

Dagegen gelang es uns in zwei Fällen, *lebende Spirochaetae pallidae im kreisenden Blute nachzuweisen* (Abb. 115). Es scheint aber, als ob sie hier nur sehr selten aufzufinden sind.

In den *inneren Organen* haben wir bisher keine Veränderungen gefunden, vermochten aber durch Verimpfung von Milz-Leber-Knochenmarkbrei, wie durch Verimpfung von Blut solcher jungen syphilitischen Kaninchen in die Hoden erwachsener Kaninchen in mehreren Fällen typische syphilitische Erkrankungen dieser Organe hervorzurufen."

Ich möchte hier bemerken, daß ich in letzter Zeit mit NOTHHAAS über zwei Monat lang tägliche Dunkelfelduntersuchung des Blutes, bei jungen, *intrakardial geimpften Kaninchen* vorgenommen habe, ohne je wieder Spirochäten zu finden.

Wir versuchten auch, Spirochäten bei zwei erwachsenen Kaninchen *gleich nach der intravenösen Injektion* großer Mengen (5 ccm) konzentrierten Hodenpreßsaftes *im Gewebe nachzuweisen.*

Zu diesem Zwecke exstirpierten wir in zweistündigen Abständen Hautstückchen, die nach LEVADITI gefärbt und histologisch untersucht wurden. Nach 24 Stunden wurden die Tiere getötet und Stückchen von Leber und Milz einer histologischen Untersuchung mittels der Levaditifärbung unterzogen. Auch wurde Preßsaft aus Leber, Milz und Knochenmark mittels des Dunkelfelds untersucht. Es gelang uns jedoch *nie, Spirochäten* in diesen Organen nachzuweisen.

Bei *erwachsenen*, intravenös geimpften Kaninchen haben UHLENHUTH und MULZER niemals solche „Nasentumoren" gesehen, wie sie bei jungen, intra-

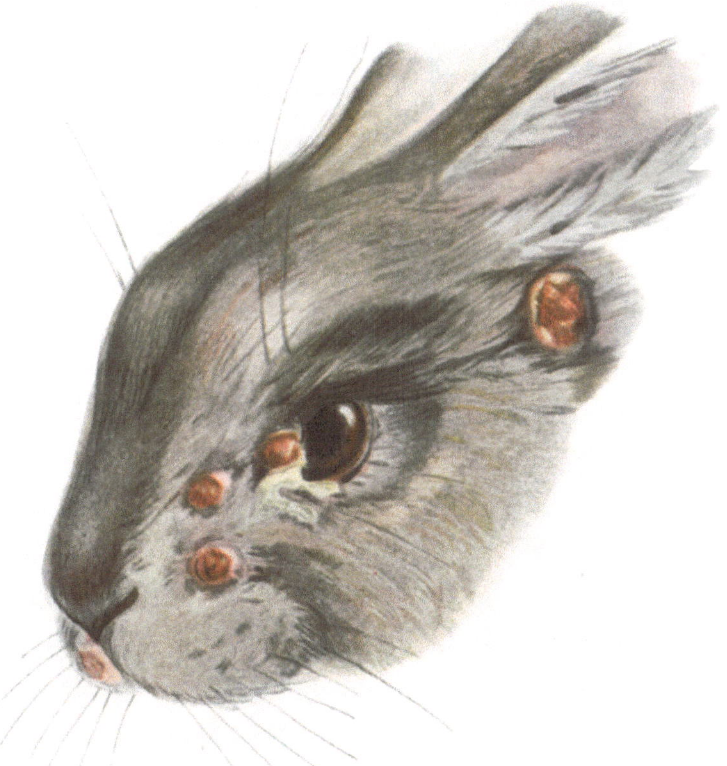

Abb. 110. Allgemeinsyphilitisches junges Kaninchen mit papulo-ulcerösen Syphiliden im Gesicht und an den Ohrwurzeln. (Aus UHLENHUTH und MULZER, Atlas.)

kardial geimpften Tieren regelmäßig als eines der ersten klinischen Symptome der Allgemeinsyphilis auftreten. Hier, bei erwachsenen Kaninchen, wurden die *ersten* Zeichen einer derartigen Allgemeinerkrankung *meist an den Augen (Keratitis)* oder an den *Hoden (primäraffektähnliche Gebilde, Orchitis und Periorchitis)* gesehen. Dagegen fanden sich auch bei erwachsenen Kaninchen nicht selten „*Schwanztumoren*" und eigenartige *periostitische druckempfindliche Tumoren am knöchernen Gerüst der Nase.* Eine gleiche Periostitis sah ich jüngst bei einem intrakardial geimpften *jungen* Kaninchen. UHLENHUTH und GROSSMANN sahen bei ihren intravenös mit spirochätenhaltiger Hodenemulsion geimpften erwachsenen Kaninchen wiederholt typische „Nasentumoren und Knochenerkrankungen". Im übrigen unterscheidet sich aber, wie bereits erwähnt, das Krankheitsbild der Allgemeinsyphilis bei erwachsenen Kaninchen nicht von dem junger Kaninchen. Es unterscheidet sich auch nicht von der nach Hodenimpfung zu beachtenden Allgemeinsyphilis. So gleichen die dort gebrachten Abbildungen von UHLENHUTH und GROSSMANN z. B. vollständig denen, die UHLENHUTH und MULZER in ihrem Atlas haben. Ich habe deshalb darauf verzichtet, solche hier zu bringen.

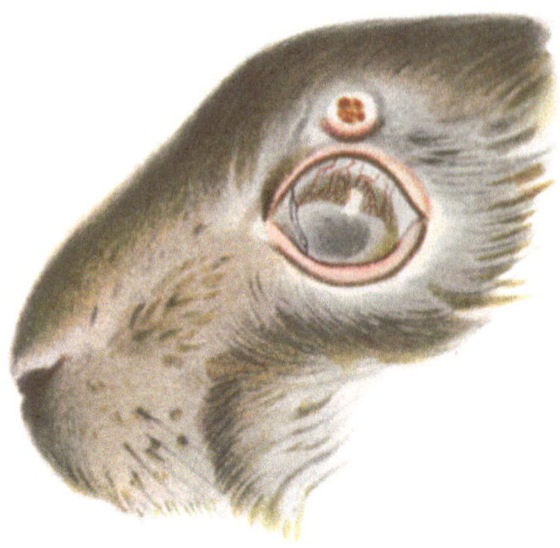

Abb. 111. Ulcero-papulöses Syphilid und Keratitis parenchymatosa profunda eines jungen allgemeinsyphilitischen Kaninchens.

„Alle diese beschriebenen Krankheitserscheinungen können nun *spontan* nach verhältnismäßig kurzer Zeit *abheilen*; ein derartiges weibliches Tier erscheint vollkommen gesund, kann sogar gravide werden und gesunde Junge zur Welt bringen. Daß aber auch hier *analog der menschlichen Lues Rezidive* auftreten können, daß also auch hier ein *Latenzstadium der Lues* besteht, zeigten uns wiederholt Beobachtungen derart, daß nach Abheilung schwerer Hodenerkrankungen oder eines Nasentumors und der Hautgeschwüre schwere typische Keratitiden oder andere luetische Krankheitsprodukte mit positivem Spirochätenbefund auftreten können“ (UHLENHUTH und MULZER).

Bei der experimentellen Syphilisforschung scheint man sich bisher noch nicht viel mit der intrakardialen Impfung junger Kaninchen

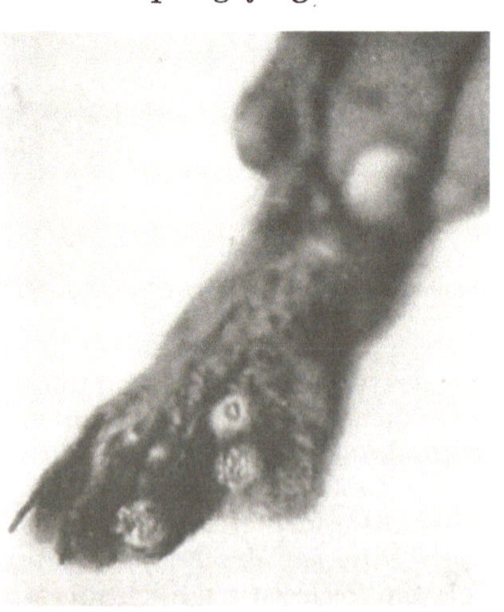

Abb. 112. Syphilitische Paronychie des linken Hinterlaufs eines erwachsenen allgemeinsyphilitischen Kaninchens.

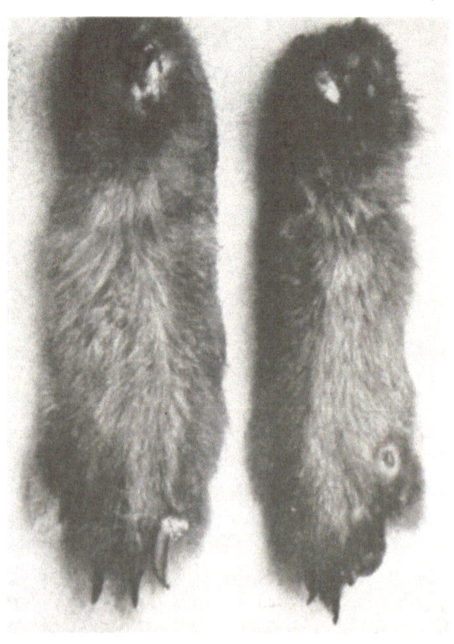

Abb. 113. Syphilitische Paronychien an den Vorderläufen eines jungen, nach intraperitonealer Impfung syphilitisch erkrankten Kaninchens.

(Abb. 111—113 aus UHLENHUTH und MULZER, Atlas.)

beschäftigt zu haben, denn Nachprüfungen der Befunde von UHLENHUTH und MULZER liegen außer den diesbezüglichen bestätigenden Angaben von PLAUT und MULZER meines Wissens noch nicht vor. Nur GRAETZ und DELBANCO haben ebenfalls diese Impfungen ausgeführt. Es ist ihnen aber, „trotz großer Versuchsmengen, bisher leider nicht geglückt, die mannigfachen von den genannten Autoren beschriebenen Symptome, wie Tumoren der Nase und der Schwanzwurzel, Keratitis parenchymatosa, Geschwürs- und Papelbildungen usw. experimentell zu erzeugen". „Bei solchen jungen Kaninchen sahen sie nur eine 4—6 Wochen nach der Impfung plötzlich auftretende, von starkem Haarausfall begleitete, auffallend starke Abmagerung, obgleich sich die Tiere nach wie vor durch eine ungeminderte Freßlust auszeichneten. Bei den meisten Tieren war der *Verlauf dieser eigenartigen Erkrankung* ein *sehr rapider,* wobei gewöhnlich eine *unzweifelhafte Wachstumshemmung* zu beobachten war, die gewöhnlich nach 2—2½ Monaten unter zunehmendem Gewichtsverlust zum Tode führte. Umstehende Photographie (Abb. 116 und 117) zeigt zwei Tiere des gleichen Wurfes, von denen das kleinere (rechts) am 13. 2. 1913 gemeinsam mit vier weiteren Tieren dieses Wurfes durch intravenöse Injektion einer Spirochätenaufschwemmung (Passagevirus) infiziert worden war, während das größere der beiden

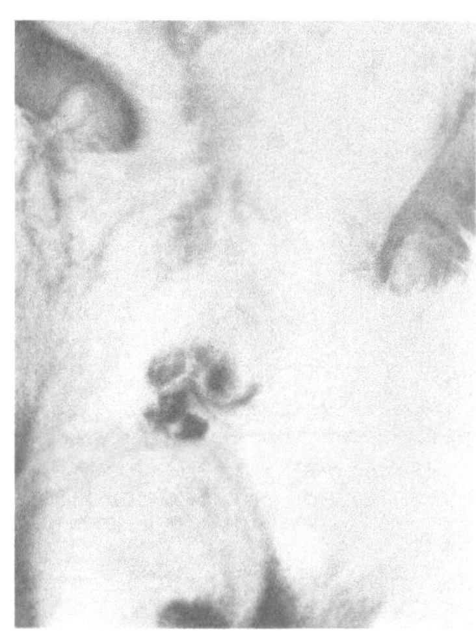

Abb. 114. Papulo-ulceröse Syphilide an der Scheide eines erwachsenen allgemeinsyphilitischen Kaninchens.

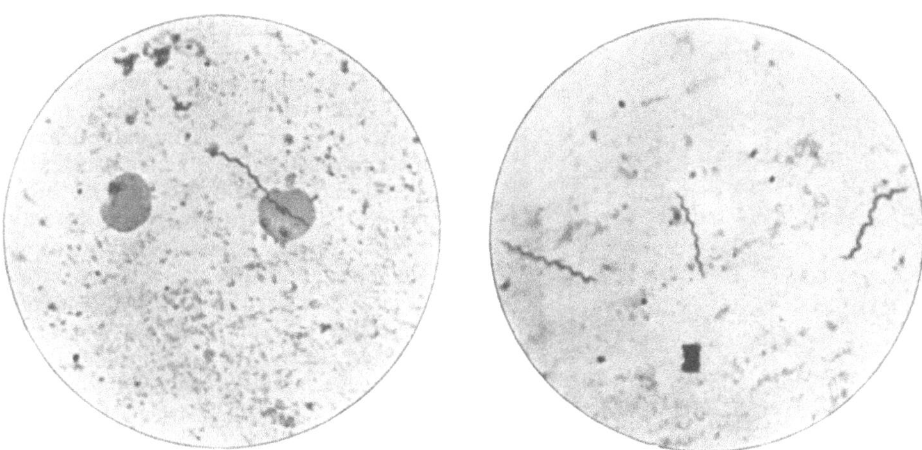

Abb. 115. Spirochaetae pallidae im strömenden Blute junger, allgemeinsyphilitischer Kaninchen. Mikrophotogramme. (Abb. 114 u. 115 aus UHLENHUTH und MULZER, Atlas.)

Tiere (links), das sechste Tier des gleichen Wurfes, als Kontrolltier ungeimpft geblieben war. Das Bild zeigt den Zustand der beiden Tiere am 16. 3. 1913, also etwa 5 Wochen nach Beginn des Versuches".

Auch GRAETZ und DELBANCO haben bei der Untersuchung der inneren Organe dieser Tiere keinerlei krankhafte Erscheinungen wahrnehmen können. Sie setzen sie in Parallele zu den bei den kongenital-syphilitischen Säuglingen zuweilen beobachteten atrophischen Zuständen. Beide Autoren fanden lediglich „in den verschiedensten Fällen, die wir frisch zu untersuchen Gelegenheit hatten, die von uns erwartete, ja sogar erhoffte Überschwemmung der inneren Organe

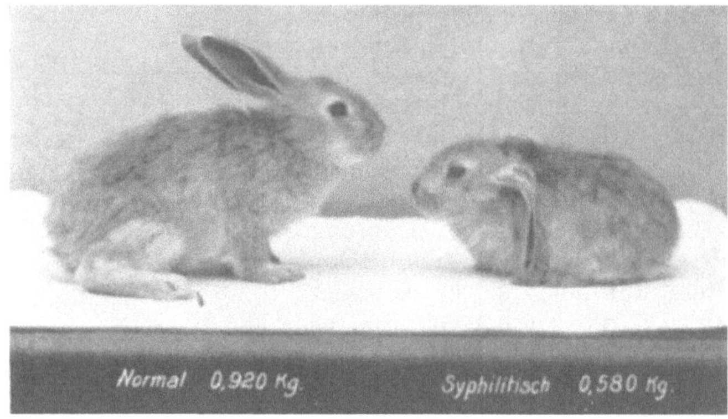

Abb. 116.
(Abb. 116 u. 117 aus GRAETZ und DELBANCO: Dermatol. Wochenschr. 1914, Erg.-Heft.)

bzw. des Blutes mit Spirochäten im Tierversuch", was ja auch, wie erwähnt, UHLENHUTH und MULZER bei derartig geimpften und erkrankten jungen Kaninchen gelang. Makroskopisch konnte in manchen Fällen eine *enorme Entwicklungshemmung des Skelets* beobachtet werden, die in einem hochgradig verzögerten Längenwachstum der Knochen ihren Ausdruck findet (Abb. 117).

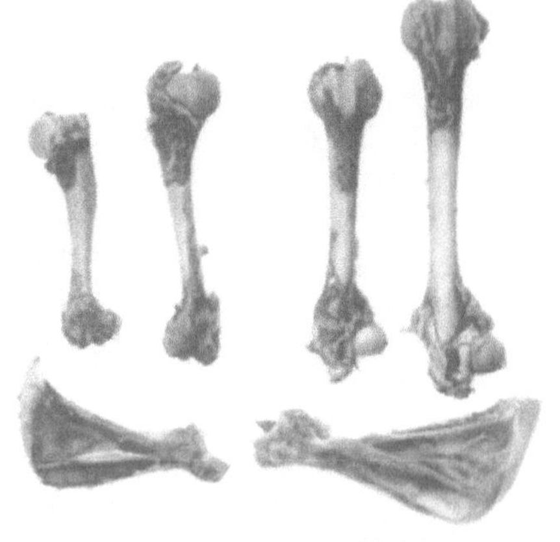

Abb. 117. Links: Entwicklungshemmung des Skelets junger allgemeinsyphilitischer Kaninchen. Rechts: Knochen eines gesunden Tieres zum Vergleich.

Die gleichen Beobachtungen hatten übrigens auch UHLENHUTH und MULZER gemacht. Am 8. Nov. 1909 hatten junge, etwa zwei Monate alte Kaninchen je 2 ccm einer spirochätenhaltigen „Hodenemulsion" intravenös (in die Ohrvene) injiziert erhalten. Bis zum 25. Januar 1910 zeigte keines dieser Tiere irgendwelchen pathologischen Befund. Am 1. Februar 1910 aber sahen zwei Tiere etwas struppig aus und waren deutlich kleiner als die anderen beiden Tiere. Am 15. Februar 1910 hatte sich der Befund vom 1. Februar bedeutend verstärkt; es bestand ein großer Unterschied zwischen den zwei Tieren, die klein, im Wachstum zurückgeblieben, struppig und abgemagert erscheinen (Abb. 105) gegenüber den beiden anderen nicht geimpften, die weit größer und kräftiger sind, in gutem Ernährungszustande sich befinden und ein glänzendes glattes Fell besitzen (Abb. 106). Im Februar (95 Tage nach der Impfung) konnte bei dem einen dieser abgemagerten und struppigen Kaninchen, einem Weibchen, noch folgender Befund erhoben werden: Das Kaninchen schniefte durch die Nase und hatte leichten schleimigen

Ausfluß aus derselben. In diesem Sekret fanden sich vereinzelte typische Pallidae. Gleichzeitig fand sich bei diesem und später auch bei dem anderen gleichfalls abgemagerten Kaninchen noch andere manifeste luetische Symptome, wie Nasentumoren, Schwanztumoren und eine luetische Keratitis.

YOKOTA glaubt übrigens, experimentell den Nachweis des *Einflusses eines Traumas* auf den Verlauf der Syphilis mittels der intravenösen Impfung festgestellt zu haben. Er impfte fünf Kaninchen *intravenös* mit syphilitischem Material und *klopfte den linken Hoden* in dreitägigen Intervallen stets mit 100 Schlägen mittels einer Mörserkeule, während der rechte Hoden als Kontrolle diente. Die den Traumen ausgesetzten Scroten und Hoden erkrankten zuerst und intensiver an Syphilis als die rechten. MULZER und NOTHAAS konnten, wie bereits bemerkt (S. 208), diese Angaben nicht bestätigen. Ähnliche Versuche an den *Oberschenkelknochen* und *Stirnknochen* ergaben gleichfalls stets *negative* Resultate; die Stellen waren fünfmal in Abständen von je 3 Tagen geklopft worden.

Es sei hier bemerkt, daß BROWN und PEARCE die bereits erwähnte Tatsache, daß sich sekundär syphilitische Manifestationen am häufigsten an der äußeren Schädlichkeiten ja am meisten ausgesetzten *Lateralseite* der Fußknochen finden, ebenfalls diesbezüglich erklären. In den durch die Blechmarke am Kaninchenohr hervorgerufenen *Veränderungen der Ohrlöffelinnenhaut* habe ich übrigens niemals Spirochäten gefunden.

UHLENHUTH und GROSSMANN berichten, daß es ihnen bei mehreren allgemein-syphilitischen Kaninchen, die ulceröse Hautsyphilide zeigten, gelang, *durch einfache Scarification* (ohne lokale Infektion) an *anderen Stellen der Haut syphilitische Erscheinungen zu provozieren.* Auch bei *Enthaaren mit Calciumsulfit* gelang ihnen dies.

Intraperitoneale Impfungen.

UHLENHUTH und MULZER impften zum erstenmal am 20. Januar 1909 zwei kleine 4 Wochen alte Kaninchen mit je 0,1 ccm spirochätenhaltigen Saugserums aus einem menschlichen Primäraffekt *intraperitoneal.* Diese Impfung, sowie verschiedene andere mit dem gleichen Material ergaben *stets ein negatives Resultat.* Auch Verimpfungen von Stückchen syphilitischer Hornhauterkrankungen, sowie die Implantationen ganzer syphilitischer Augen in die Bauchhöhle von Kaninchen ergaben keine Erfolge. Die Autoren spritzten ferner stark spirochätenhaltiges Kaninchenhodenmaterial jungen, 3 Tage alten Kaninchen in die Bauchhöhle. Auch diese Versuche blieben anfangs völlig negativ. Erst später, im Jahre 1911, als ihr Impfmaterial durch passagere Weiterverimpfung viel virulenter geworden war, *gelang* es UHLENHUTH und MULZER bei einem jungen, 8 Tage alten Kaninchen, dem je 2 ccm einer Emulsion von syphilitischem Hoden der 11. Passage intraperitoneal injiziert worden waren, *typische Anzeichen* (Abmagerung, struppiges Fell, Schwanz- und Nasentumoren, Paronychie) *einer syphilitischen Allgemeininfektion hervorzurufen.* Erwähnen muß ich hier dann noch kurz, daß BERGEL bei 33 Kaninchen das Auftreten einer *Hodensyphilis* sah, die er zunächst mit intraperitonealen Lecithin-, dann *mit intraperitonealen Spirochäteninjektionen behandelt* hatte.

Impfungen in innere Organe von Kaninchen.

UHLENHUTH und MULZER haben ebenfalls schon frühzeitig Versuche angestellt, durch *Implantierung des syphilitischen Impfstoffes in innere bzw. drüsige Organe von Kaninchen* eine *Haftung des syphilitischen Virus zu erzielen.* So haben sie unter anderem auch in die per laparatomiam freigelegten *Eierstöcke* geimpft, ferner in die *Milchdrüsen,* in die *langen Röhrenknochen* bzw. in das *Knochenmark,* aber *stets ohne jeden Erfolg.* Beide Autoren haben auch schon in zahlreichen Fällen den *Schädel trepaniert* und *direkt in das Gehirn bzw. unter die Dura geimpft.* In *einem* Fall bildete sich 8 Wochen nach der Impfung eine *beiderseitige parenchymatöse Keratitis* mit positivem Spirochätengehalt im Kammerwasser aus. Auf diese und ähnliche Versuche anderer Autoren (Impfungen in den *Liquor* und in den *Ischiadicus*) werde ich bei der Besprechung der *Nervensyphilis* der Kaninchen ausführlicher zurückkommen. Hier möchte ich nur noch erwähnen, daß es UHLENHUTH und MULZER gelungen ist, bei einem jungen, 8 Tage alten Kaninchen durch Injektion von je 1 ccm einer syphilitischen Hodenemulsion *in beide innere Ohrhöhlen Anzeichen einer syphilitischen Allgemeininfektion* (Papel an rechter Oberlippe, Nasentumor, Keratitis parenchymatosa und papulo-ulceröses Syphilid am linken Augenbogen) hervorzurufen.

Pathologische Veränderungen im Zentralnervensystem syphilitischer Kaninchen und Versuche, solche experimentell zu erzeugen.

Bei der weitgehenden Analogie, die zwischen der menschlichen Syphilis und der experimentellen Kaninchensyphilis besteht, war zu erwarten, daß bei dieser

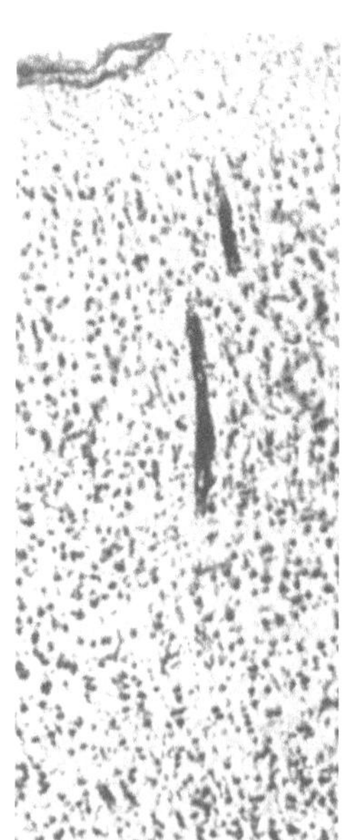

Abb. 118. Großhirnrinde mit einem vasculären Entzündungsherd von Kaninchen 848. Meningoencephalitis circumscripta.
In dem Übersichtsbild sind zwei dicht infiltrierte senkrecht zur Hirnoberfläche gestellte Rindengefäße sichtbar. Bei stärkerer Vergrößerung erweisen sich die Infiltrationszellen als Plasmazellen; auch an den benachbarten Capillaren findet sich eine Infiltration mit Plasmazellen.

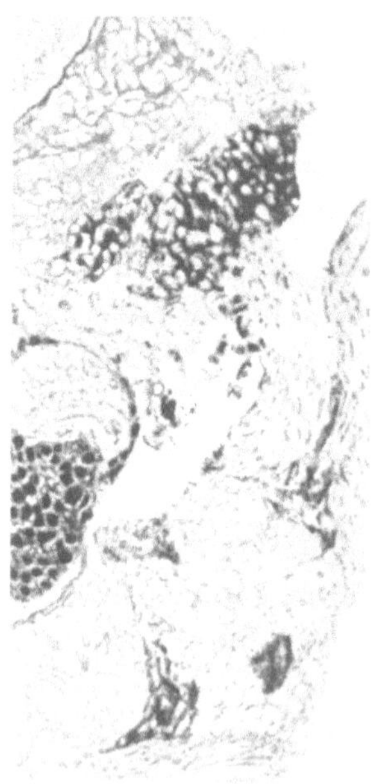

Abb. 119. Übersichtsbild aus den caudalen Partien des Rückenmarks von Kaninchen 1090. Peridurale Entzündung und Perineuritis.
Diffuse Zellinfiltrationen im inter- bzw. periduralen Fettgewebe. Längsgetroffenes Wurzelbündel, an dessen innerer Seite beginnende perineurale zellige Infiltration (Plasmazellen), vom Fettgewebe ausgehend.

(Abb. 118 u. 119 aus UHLENHUTH und MULZER, Atlas.)

auch schon frühzeitig *pathologische Veränderungen im Zentralnervensystem auftraten*. Derartige Untersuchungen sind denn auch von verschiedenen Autoren vorgenommen worden.

So hat STEINER das Zentralnervensystem von 31 syphilitischen Kaninchen, die von UHLENHUTH und MULZER geimpft worden waren, *histologisch* untersucht. Er fand dabei häufig *starke entzündliche Erscheinungen sowohl in den weichen Hirn- und Rückenmarkshäuten, als auch im nervösen Parenchym,* die in dichten Plasmazellen- und Lymphocytenanhäufungen, *vor allem in den Lymphscheiden der Gefäße und um sie herum* bestanden (Abb. 118). Besonders häufig fanden sich derartige entzündliche Prozesse in den mehr caudal gelegenen Partien des Rückenmarks (Abb. 119 und 120), und zwar *nur* bei sicher syphilitischen Tieren, vorzugsweise *bei solchen, die manifeste Erscheinungen einer allgemeinen Syphilis* zeigten. Bei gesunden und anderweitig erkrankten Kaninchen sah STEINER niemals derartige histologische Bilder. Diese hatten unverkennbare Ähnlichkeiten mit den bei Menschen als Meningoencephalitis beschriebenen Prozessen. Bezüglich der *Genese* dieser krankhaften Veränderungen betont STEINER, daß es sich bei den Trägern dieser Veränderungen nur um Kaninchen handelte, die eben erst ihre lokale oder allgemein syphilitische Erkrankung durchgemacht hatten und zum größten Teil nicht spontan gestorben, sondern getötet worden waren. STEINER setzt diese Befunde deshalb in Analogie zu denen, die bei der Syphilis des Menschen in frühen Stadien gefunden werden. Impfstoff und Impfart spielen nach der Annahme von STEINER hierbei keine besondere Rolle; das Vorkommen einer neurotropen Varietät eines Spirochätenstammes lehnt er ab. Auch BIACH, welcher die von ARZT und KERL geimpften Tiere untersuchte, beobachtete *häufig auftretende entzündliche Veränderungen an den Hirnhäuten, Spinalganglien und Gefäßen*, die er in zweifellosen Zusammenhang mit der syphilitischen Infektion brachte. Die histologischen Befunde von STEINER wurden dann von JACOB bestätigt, der außerdem noch *am peripheren Nervensystem* eines Kaninchens entzündlich infiltrative Gewebsveränderungen nachweisen konnte. IGERSHEIMER endlich fand mehrmals *degenerative Prozesse am Opticus* und berichtet über vier Fälle von *Opticusatrophie* bei syphilitischen Kaninchen.

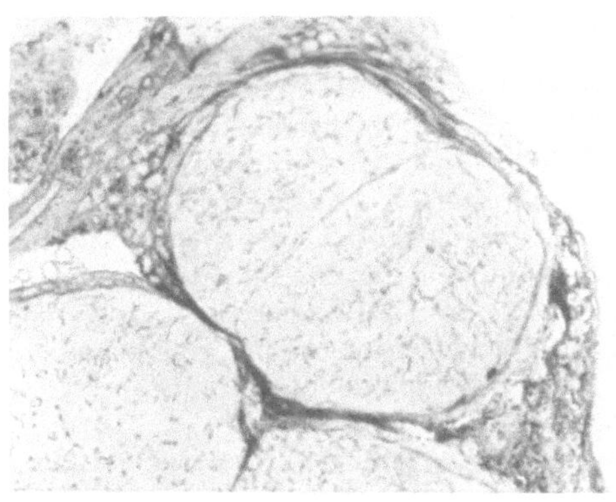

Abb. 120. Rückenmarksquerschnitt (mit begleiten den Wurzeln und Dura) aus dem Lumbalmark des allgemeinsyphilitischen Kaninchens 323. Meningitis und Perineuritis diffusa. Diffuse Zellinfiltration der Dura und des interduralen Fettgewebes, stellenweise dichtere Ansammlung von Infiltrationszellen. (Aus UHLENHUTH und MULZER, Atlas.)

UHLENHUTH und MULZER erhielten, wie bereits erwähnt, ein *positives Impfresultat* bei einem Kaninchen, das *mit Rückenmarksbrei eines schwer hodensyphilitischen Tieres* geimpft worden war. Neun Wochen nach der Impfung fanden sich in beiden geimpften Hoden typische syphilitische Veränderungen mit zahlreichen Spirochäten. Verimpfungen von Gehirn, Niere, Nebenniere, Lunge, Muskel, Haut, Kammerwasser waren negativ. UHLENHUTH und MULZER haben auch das *Großhirn*, sowie das *Kleinhirn* syphilitischer Kaninchen auf zahlreiche Kaninchen verimpft. Sie haben *niemals* dabei *ein positives Impfresultat* gesehen, obwohl die damit geimpften Tiere lange am Leben geblieben waren.

Von der Möglichkeit ausgehend, daß diese negativen Befunde vielleicht durch eine besondere Giftigkeit der Hirnsubstanz Spirochäten gegenüber bedingt sei, haben diese Autoren *Gehirnbrei* bzw. Preßsaft aus dem Gehirn normaler Kaninchen *mit einer spirochätenhaltigen „Hodenemulsion" versetzt*, sie im Zimmer oder im Brutschrank aufbewahrt und von diesem Gemisch *nach Ablauf gewisser Zeitabschnitte* (4, 6, 8, 24 Stunden) je 2 ccm intratestikular *auf neue Kaninchen verimpft. Sämtliche* der am Leben gebliebenen geimpften Tiere *erkrankten in üblicher Weise* nach 4—6 Wochen an Impfsyphilis des Hodens. Ähnliche Versuche hat übrigens später auch STEINER mit Hodenemulsionspirochäten, die in *Paralytikerliquor aufgeschwemmt* waren, angestellt. Er will dabei eine bedeutende *Virulenzabschwächung* bei den Kaninchen, die mit einer aus Paralytikerliquor hergestellten Kaninchenhodenemulsion geimpft worden waren, gesehen haben. Normaler Liquor schien diese Virulenzabschwächung nicht herbeizuführen.

UHLENHUTH und MULZER haben, wie ebenfalls bereits erwähnt, virulente Hodenemulsion nach Trepanation des Schädeldaches auch *direkt in das Gehirn* bzw. *unter die Dura,* und zwar sowohl erwachsener wie ganz junger Kaninchen geimpft. Die meisten Tiere starben infolge Eiterbildung im Gehirn. Die überlebenden zwei erwachsenen zeigten keinerlei krankhaften Befund. Auch ein *junges* Tier blieb dauernd gesund, *ein anderes* dagegen *zeigte acht Wochen nach der Impfung eine beiderseitige parenchymatöse Keratitis.* Im Kammerwasser wurden zahlreiche lebende Spirochäten festgestellt. Schon früher hatte, wie STEINER mitteilt, auch BERTARELLI Kaninchen mit syphilitischem Impfstoff subdural geimpft, jedoch ohne Erfolg. VANZETTI ging in der Weise vor, daß er kleine, steril entnommene Stückchen von Kaninchenhodensyphilomen unter die Dura von Kaninchen schob. Die Tiere wurden dann 2 bis 105 Tage nach dieser Impfung getötet. „Ein Teil der Tiere blieb gesund, ein anderer zeigte nur spärliche krankhafte Gewebsbefunde und nur bei wenigen zeigte sich ein stärkerer Grad von pathologischen Veränderungen" (STEINER). Interessant ist, daß sich in den meningitischen und encephalitischen Herden keine Spirochäten fanden, während sie sich in den eingeführten Hodensyphilomstückchen bis zum 40. Tage nach dem Eingriff nachweisen ließen. VANZETTI will in den Fällen, in denen die Spirochäten lange Zeit in den Impfstückchen nachgewiesen werden konnten, ausgesprochenere meningeale und cerebrale pathologische Prozesse nachgewiesen haben (STEINER).

Mit dieser *experimentellen Erzeugung der Syphilis des Zentralnervensystems* befaßten sich außerdem auch noch WEYGANDT und JACOB. Sie impften mehrere Kaninchen mit je 0,2 ccm einer zahlreiche Spirochäten enthaltenden Hodenemulsion in das Gehirn und töteten die Tiere bald nach der Impfung. „Bei vier Tieren fanden sie gar keine Veränderungen, bei acht Tieren neben geringgradigen Meningitiden mehr diffuse, manchmal über das ganze Gehirn ausgebreitete, zum Teil herdförmige Prozesse, die von der Injektionsstelle entfernt lagen und sich unabhängig von Piainfiltrationen entwickelten. Vier weitere Kaninchen zeigten neben diffus verbreiteten Plasmazelleninfiltrationen der Gefäße schwere herdförmige Störungen in Form von kleinen encephalitischen Prozessen oder von Granulationsherden. Schließlich wurden noch bei drei von den cerebral injizierten Tieren schwere Veränderungen des Gehirnparenchyms (nervöse Parenchymerkrankung bei leichter Endarteriitis der kleinen Rinden- und Piagefäße) nachgewiesen, die in den nur geringgradig ausgesprochenen entzündlichen Piainfiltrationen nicht ihre Ursache haben konnten ($1^1/_2$, $2^1/_2$ und 5 Monate nach der Einimpfung getötete Tiere)" (STEINER). JACOB konnte übrigens die *Spirochäten* bei zwei hirngeimpften Tieren mittels des Dunkelfeldes 17 Tage bzw. 5 Monate nach der Einimpfung *in dem sofort nach der*

Tötung entnommenen Liquor lebend und gut beweglich *nachweisen.* Er faßt die soeben erwähnten krankhaften Prozesse am Zentralnervensystem dieser Tiere teilweise als *rein toxisch durch die Spirochäten bedingt* auf.

STEINER hat dann weiterhin versucht, durch *wiederholte intravenöse Injektionen* virulenten, d. h. passager hochgezüchteten Spirochätenmaterials *das Zentralnervensystem experimentell syphilitisch zu machen.* Zu diesen Versuchen wählte er *Albinos,* die ihm besonders empfänglich für eine syphilitische Infektion zu sein schienen. Besondere Ergebnisse scheint er aber bei diesen Versuchen nicht erzielt zu haben.

Einen neuen Weg zur Erzeugung der experimentellen Syphilis des Zentralnervensystems ist NOGUCHI gegangen. Er *„sensibilisierte“* vor der Impfung das Gehirn in der Weise, daß er den zur Hirnimpfung bestimmten Kaninchen *monatelang wiederholt abgetötete und lebende Pallidae intravenös einspritzte.* Nach Ablauf von 5 Monaten wurde ein sehr kleines Stück aus einem Kaninchenhodensyphilom, das reich an Pallidae war, dem vorbehandelten Kaninchen subdural eingeführt oder aber es wurde Spirochätenhodenemulsion direkt in die Hirnsubstanz eingespritzt. „Zwei Monate lang nach der Einimpfung blieben anscheinend die Versuchs- wie auch die Kontrolltiere munter. Nach Ablauf dieser Zeit wurden einige der Versuchstiere stuporös und matt; nahmen reichlich ab und zeigten ausgeprägte Spasmen der Hinterbeine und leichte Ataxie. Nach Ablauf von 3—5 Monaten war der normale hüpfende Gang der Tiere unmöglich geworden, die Wa.R. ihrer Blutseren, ursprünglich ganz negativ, wurde bei einigen deutlich positiv“ (STEINER). *Histopathologisch* decken sich, wie STEINER bemerkt, die Befunde, die NOGUCHI an diesen seinen sensibilisierten Kaninchen erheben konnte, im allgemeinen völlig mit denen von STEINER und von JACOB und WEYGANDT. „Die Methode der Sensibilisierung und nachheriger Einimpfung von Spirochätenmaterial ins Gehirn der Tiere hat uns in der Erzeugung der experimentellen Nervensyphilis, wie auch der progressiven Paralyse bei Tieren um keinen Schritt weiter gebracht“ (STEINER).

NOGUCHI fand übrigens *in der Hirnrinde* eines Kaninchens, das bei vorheriger Sensibilisierung und nachfolgender Einimpfung ins Gehirn eine experimentelle Syphilis des Zentralnervensystems bekommen hatte, Spirochaetae pallidae.

Über *klinische Erscheinungen* von seiten des Zentralnervensystems bei nicht in das Gehirn geimpften Tieren berichteten schon BERTARELLI und später FRÜHWALD. Ersterer sah bei zwei Kaninchen seiner Hornhautpassageimpfungen $2^1/_2$ Monate nach der Impfung eine *zunehmende Parese* und schließlich *Lähmung der hinteren Extremitäten* eintreten, letzterer demonstrierte in der Leipziger medizinischen Gesellschaft ein Kaninchen mit wahrscheinlicher *syphilitischer Paraplegie.* „Es handelt sich um ein mit positivem Erfolg (nach vierwöchiger Inkubationszeit) links scrotal geimpftes Tier, das 46 Tage nach der ersten Inokulation am anderen Hoden mit anderem virulenten Material (menschlicher Primäraffekt) zum zweiten Male geimpft worden war, ebenfalls mit positivem Erfolg. Etwa 12 Wochen nach der ersten Einimpfung zeigte sich das Tier auf den hinteren Extremitäten völlig gelähmt, diese wurden nachgeschleift und erwiesen sich als völlig anästhetisch. Außerdem bestand Parese der Blase und des Mastdarms. Eine Veränderung der Wirbelsäule oder eine Fraktur fand sich nicht“ (STEINER).

STEINER, sowie PLAUT und MULZER haben ganz gleiche Krankheitserscheinungen nicht allzuselten sowohl bei ihren syphilitischen Kaninchen, als *auch bei normalen, nichtgeimpften Tieren* gesehen. Sie weisen darauf hin, daß die *Kaninchencoccidiose* ähnliche Krankheitsbilder hervorrufen könne. Übrigens berichtet später auch BERGEL über eine ausgesprochene *Lähmung der hinteren Extremitäten mit Blasen- und Mastdarmlähmung,* der einige Zeit nachher eine *starke Parese auch der vorderen Extremitäten* folgte, und einmal über eine *Parese des rechten Hinterbeines* bei einem Kaninchen, das mit syphilitischem Virus infiziert worden war (Abb. 121).

RIS beobachtete vor kurzem bei einem in die Hoden mit dem alten TRUFFI-Stamm geimpften Kaninchen, bei dem an Stelle der sonst nach derartigen Impfungen auftretenden „voluminösen spezifischen Orchitis" nur ein erbsengroßes, sehr langsam wachsendes Knötchen aufgetreten war, 70 Tage nach der Impfung eine *Hemiplegie,* die allmählich bis zu allgemeinen Lähmungserscheinungen fortschritt. 145 Tage nach der Impfung, bzw. 75 Tage nach dem

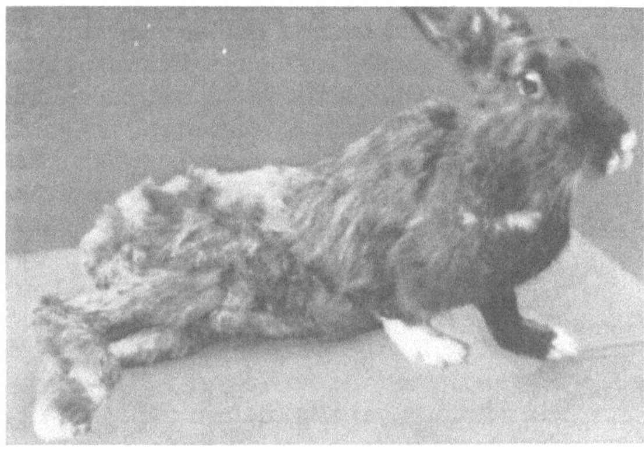

Abb. 121. Kaninchen mit Lähmung der hinteren Extremitäten, sowie Blasen- und Mastdarmlähmung, nach Impfung mit Syphilis aufgetreten. (Aus BERGEL: „Die Syphilis im Lichte neuer experimentell-biologischer und immuntherapeutischer Untersuchungen". Jena: Verlag Fischer.)

Auftreten der ersten paretischen Erscheinungen wurde das Tier getötet. *In den mit Silbernitrat behandelten Gehirnschnitten waren spärliche, aber einwandfreie Spirochäten nachzuweisen.*

Liquorbefunde bei experimenteller Syphilis.

Man hat nun auch versucht, den *Liquor* syphilitischer Kaninchen zu untersuchen. Die Lumbalpunktion gelingt aber beim Kaninchen nicht. Nur hin und wieder bekommt man dabei einen knappen Tropfen blutgemischten Liquors, der für die Untersuchung nicht brauchbar ist. NISSL und später STEINER entnahmen dem Kaninchen Liquor aus dem Foramen magnum, indem sie breit spalteten und die Regio suboccipitalis freilegten.

PLAUT vermochte nun die Technik dieses Eingriffs so einfach zu gestalten, daß es gelingt, die Punktion ohne Operation durch die unverletzte Haut hindurch vorzunehmen und, wenn nötig, alle acht Tage zu wiederholen.

PLAUT hat diese seine Methode, die **Occipitalpunktion,** seinerzeit in der „Zeitschrift für die gesamte Neurologie und Psychiatrie", Bd. 65, S. 69. 1921, ausführlich beschrieben. Sie besteht im wesentlichen darin, daß man bei dem in Morphiumnarkose sich befindenden Kaninchen, dessen Kopf bei Rückenlage stark nach vorn gebeugt wird, mittels einer kurz abgeschliffenen Rekordnadel durch das Ligamentum obturatorium hindurch in das Foramen magnum eindringt. Damit man eine ausgiebige Beugung des Kopfes erzielt, faßt der zweite Assistent, während der erste das Tier in Rückenlage hält, mit jeder Hand ein Ohr und drückt mit den beiden freibleibenden Daumen Nase und Unterkiefer des Tieres gegen dessen Kehle (Abb. 124). Um die Punktionsstelle ausfindig zu machen, muß man sich die am oberen Ende der Halswirbelsäule stark hervorspringende höckerige Prominenz, den Dornfortsatz des zweiten Halswirbels aufsuchen. Dieser ist außerordentlich lang, mit einer scharfen dorsalen Crista versehen, nimmt einen nach oben (oralwärts) gerichteten Verlauf und reicht etwa bis zur Mitte der dorsalen Platte des Atlas empor. Hat man die Spitze dieses Prozesses erreicht, so fühlt man, etwas nach oben weiter palpierend in der Tiefe eine sehr viel geringere Prominenz, die sich in der Mittellinie und nahe dem oberen Rande des Atlas befindet, das Tuberculum posterius des Atlas. Scharf oberhalb dieses Vorsprungs hat die Punktion zu erfolgen (Abb. 122 u. 123). Dieses PLAUTsche Punktionsverfahren wurde von PETTE unwesentlich modifiziert. Dieser Autor klemmt den Hinterkörper des Tieres zwischen beiden Oberschenkeln fest, umfaßt mit der linken Hohlhand beide Ohren des Tieres, zieht diese über Stirn und Nase und drückt gleichzeitig mit derselben Hand die Nase des Kaninchens gegen dessen Kehle. Sodann palpiert und punktiert er mit der rechten Hand.

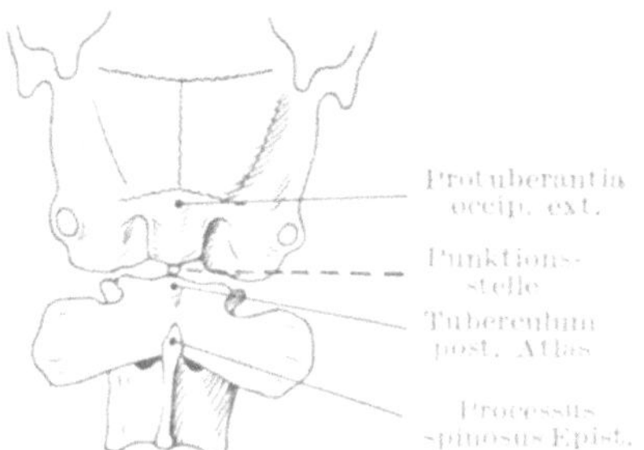

Abb. 122. Topographische Occipitalpunktion. (Aus PLAUT: Zeitschr. f. d. ges. Neurol. u. Psychiatrie 1921.)

Wir bevorzugen die PLAUTsche Methode, da sie bequemer und handlicher ist; denn der Operateur hat *beide Hände frei* und kann *gleichzeitig* palpieren und punktieren. Außerdem kann er in aller Ruhe und in bequemer Haltung punktieren und ist selbst unabhängig von den unvorhergesehenen ruckartigen Bewegungen des Tieres.

Wir haben aber ebenfalls eine unwesentliche Änderung an der PLAUTschen Methode vorgenommen. Sie besteht darin, daß der zweite Assistent mit der rechten Hand beide Ohren des in Rückenlage befindlichen Kaninchens senkrecht hochzieht, während Daumen, Zeigefinger und Mittelfinger der linken Hand die Schnauze scharf nach abwärts drücken. Auf diese Weise ist es dem zweiten Assistenten möglich, während der Operateur palpiert, dessen Anordnungen, den Kopf des Tieres etwas nach rechts oder links zu drehen, nachzukommen. Dies ist aber nach unseren Erfahrungen sehr wichtig, da es in Fällen, in denen das Tuberculum post. des Atlas nur schwer palpabel ist, das Auffinden desselben in vielen Fällen wesentlich erleichtert (Abb. 125 und 126).

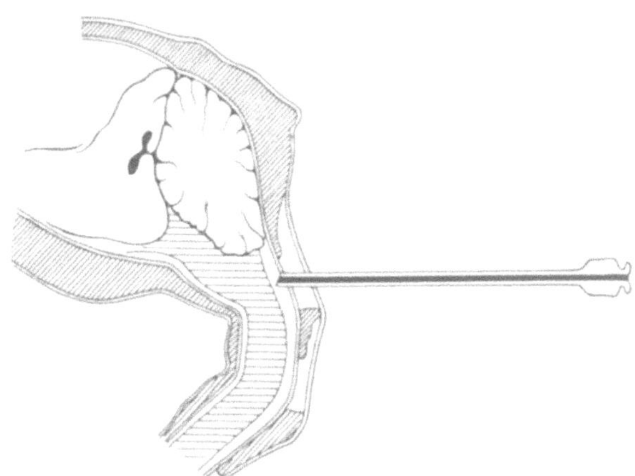

Abb. 123. Occipitalpunktion. (Aus PLAUT: Zeitschr. f. d. ges. Neurol. u. Psychiatrie 1921.)

Mittels dieser Punktionsmethode gelingt es in der Regel, 10—15 Tropfen Liquor zu gewinnen. Um diese geringe Menge in der beim Menschen üblichen Weise untersuchen zu können, war die *Ausarbeitung von Mikromethoden* notwendig. PLAUT hat dies getan und hierüber ebenfalls schon in der vorher genannten Zeitschrift, Bd. 65, S. 373, berichtet. Diese Mikromethoden gestalten sich folgendermaßen:

Die *Wa.R.* wird mittels einer Tropfenmethode angestellt, bei der ein Tropfen für das Versuchsglas und ein Tropfen für die Kontrolle, im ganzen also zwei Tropfen gebraucht werden. Man arbeitet dann mit einem 100% Liquor. Die *Zellzählung* wird in der Kammer durchgeführt, was sich mit einem halben Tropfen bewerkstelligen läßt. Für *Nonne* wurde eine Capillarreaktion benützt, wobei man nacheinander Liquor und Ammonsulfatlösung in eine Capillare eintreten läßt. Bei positivem Ausfall nimmt man im Agglutinoskop Ausflockungen an der Grenzzone der beiden Flüssigkeiten wahr.

Vereinzelt haben wir die Untersuchung unter Anwendung von Mikromethoden auch ausgedehnt auf das *Gesamteiweiß*, auf *andere Globulinproben*, auf *Goldsol* und *Mastix*, sowie auch auf SACHS-GEORGI. Im allgemeinen aber beschränkten wir uns, wenigstens anfangs, auf *die Ergebnisse der sog. vier Reaktionen bei gesunden und syphilitischen Kaninchen.*

Spätere Untersuchungen ergaben, daß zahlreiche Liquores syphilitischer Kaninchen Gold und Mastix auszuflocken vermögen. „Die Kolloidreaktionen werden in der Regel erst einige Zeit nach dem ersten Auftreten der Liquorpleocytose positiv, selten vor Ablauf eines Vierteljahres vom Impftermin ab gerechnet. Soweit man von einer ätiologisch charakteristischen Verlaufsform solcher Kurven überhaupt sprechen kann, trugen sämtliche Kurven die Merkmale, die für die Liquorreaktion bei syphilitischen Prozessen des Menschen ermittelt worden sind."

Im serologischen Laboratorium der deutschen Forschungsanstalt für Psychiatrie haben PLAUT und MULZER zunächst den *Liquor von 14 normalen Kaninchen mittels 21 Punktionen* untersucht. Außerdem haben sie *17 Kaninchen, die mit Gehirn, Blut oder Liquor von Paralytikern erfolglos geimpft worden waren,* also ebenfalls als *normal* gelten können, geprüft. *Bei diesen 38 normalen Punktaten war die Wa.R. im Liquor stets negativ,* und zwar auch bei solchen, bei denen

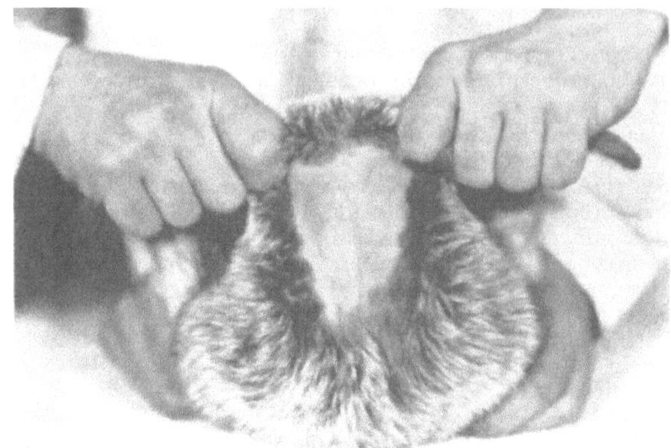

Abb. 124. Haltung des Kaninchens bei der Liquorpunktion nach PLAUT. (Originalaufnahme.)

das Blut positiv reagierte, was ja auch bei normalen Kaninchen zuweilen vorkommt. Der *normale Liquor* war *stets außerordentlich zellarm.* Selten enthielt er mehr als drei, und niemals 10 Zellen und darüber. Die *Zellwerte* sind also hier *die gleichen wie beim Menschen*: $0-{}^5/_3$ Zellen im Kubikmillimeter müssen als normal, ${}^6/_3-{}^9/_3$ als suspekt und ${}^{10}/_3$ Zellen und mehr als pathologisch angesehen werden. *Nonne Phase 1* war in 27 Punktaten von normalen oder erfolglos mit Paralysematerial geimpften Kaninchen 26mal *negativ und nur einmal zweifelhaft positiv.*

Im Gegensatz hierzu standen *die Befunde bei syphilitischen Kaninchen.* Hiervon waren bis zum 4. Mai 1921 insgesamt 22 punktiert worden. *Bei acht derselben, also bei etwa einem Drittel fanden sich pathologische Liquorveränderungen, und zwar Zellvermehrung allein in drei Fällen, Nonne positiv allein in einem Fall und Zellvermehrung mit positivem Nonne in vier Fällen.* Dazu fanden sich noch *bei drei Tieren suspekte Zellwerte* (über fünf Zellen). Selbst bei ausgesprochener Zell- und Eiweißvermehrung war aber die Wa.R. im Liquor stets negativ, obwohl sie im Blut fast immer stark positiv war.

Die Anzahl der Punktate berechnet — in manchen Fällen war wiederholt nach verschiedenen Zeitintervallen punktiert worden — fanden sich *unter 43 syphilitischen Punktaten 27 sicher pathologische Liquorbefunde,* und außerdem noch drei suspekte Punktate.

PLAUT und MULZER glaubten daher mit Recht, *in der suboccipitalen Punktionstechnik die Grundlage für die Liquordiagnostik der nervösen Kaninchensyphilis* erblicken zu können. Durch weitere Untersuchungen konnten diese Autoren die anfänglich schon gemachte Beobachtung bestätigen, daß sich

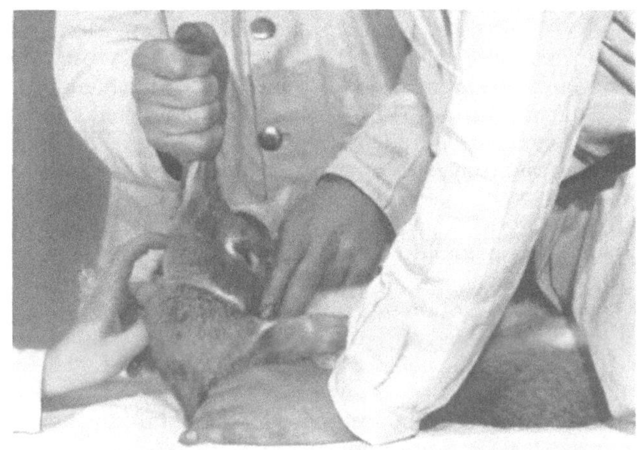

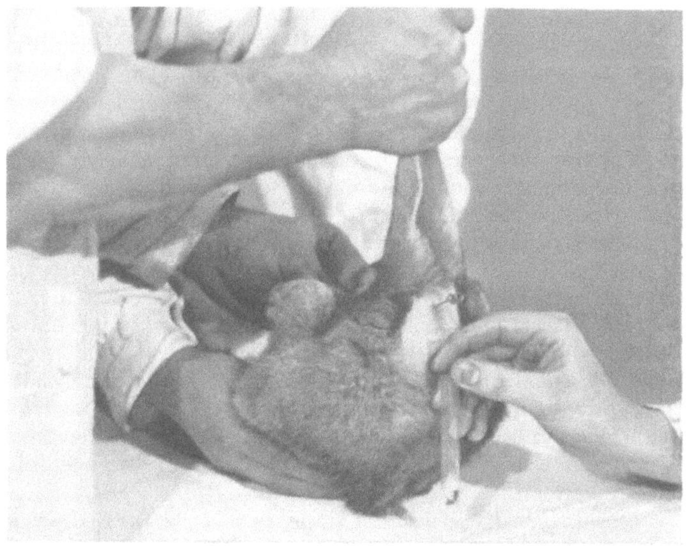

Abb. 125 und 126. Haltung des Kaninchens bei der Liquorpunktion nach MULZER und NOTHHAAS. (Originalaufnahmen.)

bei *syphilitischen* Kaninchen *im Liquor vor allem Zellvermehrung* findet, die *zuweilen von einer Erhöhung des Eiweißgehaltes begleitet* ist, daß hingegen der *Liquorwassermann sich auch bei erheblicher Zell- und Eiweißvermehrung negativ* verhält.

Durch *Reihenpunktionen* zu verschiedenen Zeiten vermochten sie, in den Verlauf der Liquorerkrankung, sowie in die Beziehung derselben zu dem

Impftermin und dem Termin der lokalen Reaktion an der Impfstelle genaueren Einblick gewinnen. Bei der Mehrzahl der Tiere, bei denen es zur Liquorpleocytose kam, stellte sich diese sehr bald, etwa 3—4 Wochen nach der Impfung ein. Bei einzelnen Tieren ließ sie sich noch früher ermitteln; ein Tier bot sogar *schon sieben Tage nach der Impfung eine Zellvermehrung im Liquor* dar. Die *Dauer der Pleocytose* war eine *recht verschiedene.* Bei vielen Tieren zeigte der Liquor nach ungefähr zweimonatlichem Bestehen der Pleocytose wieder normale Verhältnisse. Ganz ausnahmsweise lieferte ein Kaninchen nur ein einmaliges positives Punktat. Hingegen wurde bei einer nicht unerheblichen Anzahl von Tieren Pleocytose gefunden, die sich auf *viele Monate* erstreckte und während der Beobachtungsdauer sich nicht mehr zurückbildete. So konnte sie beispielsweise von einem Kaninchen in einem Zeitraum von zehn Monaten 16 positive Punktate gewinnen. Ebenso wie bei der Frühsyphilis des Menschen schien es also auch beim Kaninchen *passagere und chronische Liquorveränderungen* zu geben.

Die *Zellzahlen schwankten* in ihrer Höhe *bei wiederholten Punktaten recht beträchtlich.* Man konnte beobachten, daß die Zellmenge allmählich anstieg und wieder abfiel. Auch daß sie bei der ersten Punktion sehr hoch war, bald abnahm, um dann nochmals wieder anzusteigen. Ausgesprochene *Rezidive* ließen sich gleichfalls feststellen, d. h. Befunde der Art, daß, nachdem normale Verhältnisse eingetreten waren, von neuem eine Pleocytose sich einstellte. „Wir sehen also auch in dieser Beziehung ein *mit dem Verlauf der menschlichen Frühsyphilis übereinstimmendes Verhalten*“ (PLAUT und MULZER).

Beide Forscher fanden nun weiter, daß *die Liquorpleocytose häufig das erste Symptom der Syphilis beim Kaninchen ist,* d. h. „man kann durch die Liquoruntersuchung schon zu einem Zeitpunkt ermitteln, daß die Überimpfung gelungen ist, bevor irgendwelche andere Anhaltspunkte für den Impferfolg sich auffinden lassen, wo insbesondere die Impfstelle noch keinerlei Reaktion erkennen läßt“. Oft kam der Primäraffekt oder die Orchitis erst nach mehreren Wochen oder gar Monaten zum Vorschein, nachdem schon eine größere Reihe von positiven Liquorproben gewonnen worden war. Bei einem Kaninchen entwickelte sich die Hodensyphilis erst sechs Monate nach der Impfung, während schon von der fünften Woche von der Impfung ab Liquorpleocytose bestanden hatte. „Wir haben sogar einige Tiere beobachtet, bei denen *die Pleocytose das einzige Symptom blieb* und während längerer Beobachtungszeit keine äußeren Zeichen der Infektion zu erkennen waren. Somit kann die Liquorveränderung nicht nur das erste, sondern für längere Zeit, vielleicht sogar dauernd, *das einzige syphilitische Symptom beim Kaninchen sein.*“ (Siehe auch S. 339.)

Die Berechtigung zu dem *Schluß,* daß *ausgesprochene Pleocytose im Liquor* von Kaninchen, die mit syphilitischem Virus geimpft worden waren, *unbedingt syphilitischer Natur* sein müsse, glaubten PLAUT und MULZER aus folgenden Gründen bejahen zu können:

1. *Normale, nicht mit Syphilis geimpfte Kaninchen zeigen keine Zellvermehrung.* Bis zum Zeitpunkt ihrer letzten Veröffentlichung (Pfingsten 1923) gelangten 543 normale Kaninchen zur Punktion. Ein einziges von diesen Tieren wies ausgesprochene pathologische Veränderungen auf; die histologische Untersuchung ergab das Vorliegen einer normalen eitrigen Hirnerkrankung, die weder mit der Paralyseencephalitis noch mit der spontanen Kaninchenencephalitis etwas zu tun hatte. „Schon im Jahre 1921 prüften wir, ob ein einmaliger normaler Liquorbefund beim Kaninchen zur Sicherstellung normaler Verhältnisse ausreiche, und nahmen daher bei einer Anzahl von Tieren *vor* der Impfung bis zu 6 Punktionen, im Abstand von je einer Woche vor; die Liquorbefunde blieben durchweg normal.“ Auch bei den zahlreichen Punktionen — weit über 100 —,

die ich bei meinen in Hamburg mit NOTHHAAS ausgeführten diesbezüglichen weiteren Untersuchungen vorgenommen habe, fanden sich *niemals bei normalen Kaninchen krankhafte Liquorveränderungen.*

2. *Die Zellvermehrung entwickelt sich erst nach der Impfung.* Dies trat besonders charakteristisch in Erscheinung bei der Verimpfung der beiden differenten Stämme, mit denen beide Autoren hauptsächlich arbeiteten.

Wie bereits an anderer Stelle erwähnt, führte der eine dieser Stämme, ein beiden Forschern von KOLLE-Frankfurt zur Verfügung gestellter alter TRUFFI-Stamm, der bereits in Frankfurt weit über 200 Passagen auf Kaninchen fortgezüchtet war und von ihnen ,,KOLLE- oder *Frankfurter* Stamm" genannt wurde, *nur ausnahmsweise zu Liquorveränderungen.* Er veranlaßte jedoch *stets schwere syphilitische Erscheinungen am Orte der Impfung.* Der andere Stamm, der von MULZER 1920 in München aus dem Blute eines sekundär-syphilitischen Menschen frisch gewonnen worden war und ,,MULZER- oder *Münchener* Stamm" genannt wurde, machte *nur geringfügige lokale Impfaffekte,* erzeugte aber *fast regelmäßig Liquorveränderungen.*

Dieses unterschiedliche Verhalten beider Stämme, das zuerst bei Kaninchen ermittelt worden war, die durch Impfung in die Hoden syphilitisch infiziert worden waren, trat nun in gleicher Weise auch hervor, als *andere Infektionsmodi* gewählt wurden.

So wurden mit MULZER-Virus drei Kaninchen zum Teil wiederholt *intravenös* geimpft. Zwei davon zeigten krankhafte Liquorbefunde, eines von diesen nur geringfügige Hodenerscheinungen. Mit KOLLE-Virus wurden sechs Kaninchen in gleicher Weise geimpft. Sie blieben sämtlich liquornormal; bei fünf Tieren traten mächtige Primäraffekte und diffuse Hodenerkrankungen auf.

Mit MULZER-Virus wurden fünf junge Kaninchen *intrakardial* geimpft. Zwei starben gleich nach der Impfung. Eines blieb dauernd normal, zwei zeigten etwa acht Wochen nach der Impfung starke Abmagerung, Haarausfall und typische ,,Nasentumoren", sowie ausgesprochene Liquorerkrankung. Zwei mit KOLLE-Virus analog geimpfte Kaninchen erkrankten klinisch in der gleichen Weise, blieben aber dauernd liquorgesund.

Mit MULZER-Virus wurden zwei erwachsene Kaninchen *subdural* geimpft. Beide zeigten klinisch keine Erscheinungen, dagegen Liquorveränderungen. Das entsprechende KOLLE-Kaninchen erkrankte an stärkster Orchitis und Periorchitis und wies später eine bohnengroße linksseitige Periostitis am knöchernen Nasenrücken auf. Der Liquor blieb dauernd normal.

Ferner sind hier noch folgende zwei Versuche, die in der Folgezeit des öfteren wiederholt wurden, zu erwähnen: Ein Kaninchen war mit KOLLE-Virus geimpft worden und an beiderseitiger Orchitis und Periorchitis diffusa erkrankt. Nach Abheilung dieser Erscheinungen wurde dieses Tier $9^1/_2$ Monate nach der Impfung mit MULZER-Virus (XIX. H. P.) in beide Hoden *nachgeimpft.* Der wiederholt entnommene Liquor war dauernd normal gewesen und blieb es auch noch zwei Monate lang. Da traten *geringfügige Impfaffekte* auf und *Liquorerkrankung.*

Bei einem anderen KOLLE-*Kaninchen,* das nach Abheilung der lokalen Hodenerkrankungen mit MULZER-*Virus nachgeimpft* worden war und bis dahin stets normalen Liquor ergeben hatte, traten $11^1/_2$ Monate nach der ersten Impfung bzw. $2^1/_2$ Monate nach der zweiten starke Liquorerkrankungen, dagegen nur fragliche Hodenerscheinungen auf.

3. *Kaninchen, die mit syphilitischem* (MULZER-) *Virus in die Hoden geimpft* worden waren, aber *außer Zellvermehrung im Liquor keinerlei lokale Impfaffekte* gezeigt hatten, wurden getötet; *Blut, Leber-Milz-Knochenmarkbrei,* sowie das

Rückenmark desselben wurde je *drei normalen* Kaninchen in die Hoden injiziert. Nach Verlauf von durchschnittlich zwei Monaten, in einem Falle aber erst nach sechs Monaten, entwickelten *sich bei den mit Blut und mit Leber-Milz-Knochenmarkbrei geimpften Kaninchen typische Hodensyphilome mit positivem Spirochätengehalt.*

4. Die *histologische Untersuchung des Nervensystems* derartig lediglich liquorkranker Kaninchen, auf die ich später noch ausführlich zu sprechen kommen werde.

5. Die Tatsache, daß *Mischinfektionen nicht als Ursache dieses Phänomens angesehen* werden können, da Vereiterung des Hodens nicht zu Liquorpleocytose führt, wenn es sich nicht um syphilitische Impfungen handelt.

Das Schlußglied in der Beweiskette lieferte aber

6. *der tierexperimentelle Nachweis der Syphilisspirochäte im Nervensystem bei Encephalitis syphilitischer Kaninchen,* der ebenfalls Plaut und Mulzer gelungen ist.

Nach Überimpfung mit derartigem *Gehirnmaterial* trat nämlich bei dem Versuchstier eine *spirochätenreiche syphilitische Orchitis* auf, die sich in Passagen fortführen ließ. „Der etwaige Einwand, daß die Spirochäten, welche diese Orchitis verursachten, vielleicht nicht aus dem Gehirn, sondern aus dem Blut stammten, das dieses Organ naturgemäß noch enthielt, wird dadurch widerlegt, daß die Mengen Blut, welche die mit Kochsalzlösung hergestellte Hirnemulsion enthalten haben kann, viel zu gering sind, um positive Impferfolge zu ergeben. Nach den Untersuchungen von Uhlenhuth und Mulzer (Berl. klin. Wochenschrift 1912) gelingt dies nur mit mindestens 0,5 ccm unverdünnten Blutes. Übrigens vermochten Brown und Pearce vom Rockefeller Institut im blutfreien Liquor syphilitischer Kaninchen das Vorhandensein der Syphilisspirochäte durch Überimpfung festzustellen.“

Hinzuzufügen ist noch, daß nach einer brieflichen Mitteilung von Jacob an Steiner ersterer *im Gehirn eines syphilitischen Kaninchens mikroskopisch den Pallidanachweis* führen konnte. Auch Fontana und Sangiorgi vermochten, wie Steiner mitteilt, bei der Verreibung der Gehirnsubstanz eines im Juni 1913 mit syphilitischem Virus 2. Passage geimpften Kaninchens, bei dem sich etwa 20 Tage nach der Impfung zwei Sklerosen am Scrotum und eine Leistendrüsenschwellung entwickelt hatte, in mehreren *Ausstrichpräparaten* nach der Fontanaschen Methode gefärbt, *typische Pallidae* festzustellen.

Plaut und Mulzer ist es im Verein mit Neubürger bei ihren äußerst zahlreichen diesbezüglichen Untersuchungen dagegen *niemals gelungen, Spirochäten im Dunkelfeld, Ausstrich oder in Schnittpräparaten von Gehirn- oder Rückenmark bzw. im Liquor nachzuweisen.*

An dieser Stelle möchte ich nun gleich auf die ebenfalls von Plaut und Mulzer mittels ihrer Liquordiagnose ermittelte und durch die histologische Untersuchung bestätigte sogenannte

„Paralyse-Encephalitis“

eingehen.

In ihrer ersten Mitteilung „Über Liquorbefunde bei normalen und syphilitischen Kaninchen“ erwähnten Plaut und Mulzer, daß sie auch Kaninchen, die *mit Paralysematerial* geimpft worden waren, in den Bereich ihrer Liquoruntersuchungen gezogen hätten. In der dritten Mitteilung berichten diese Autoren, daß es ihnen tatsächlich gelungen sei, *bei zwei Impfversuchen mit Hirnrinde paralytischer Menschen* — in dem einen Fall stammte das Material von einem jungen Paralytiker, im anderen von einem in einem paralytischen Anfall gestorbenen Erwachsenen — *Zellvermehrung im Liquor nachzuweisen.*

Plaut und Mulzer vermochten nun von diesen beiden Kaninchen aus *„durch Fortimpfung über drei Passagen immer wieder bei den Passagetieren Liquorerkrankungen zu erzeugen"*. Weder bei den Ausgangstieren, noch bei den Passagetieren kam es nach Impfung mit Paralysematerial jemals zu einer Entwicklung von lokaler Impfsyphilis im Hoden oder zu sonstiger äußerer Manifestation der Syphilis. Die Liquorveränderungen allein wiesen in vivo auf den eingetretenen Impferfolg hin (Abb. 127).

Bei diesen kurz *„Paralysekaninchen"* genannten Tieren war auch das *Globulin* und das *Gesamteiweiß im Liquor vermehrt,* die *Gold-* und *Mastixreaktion* war

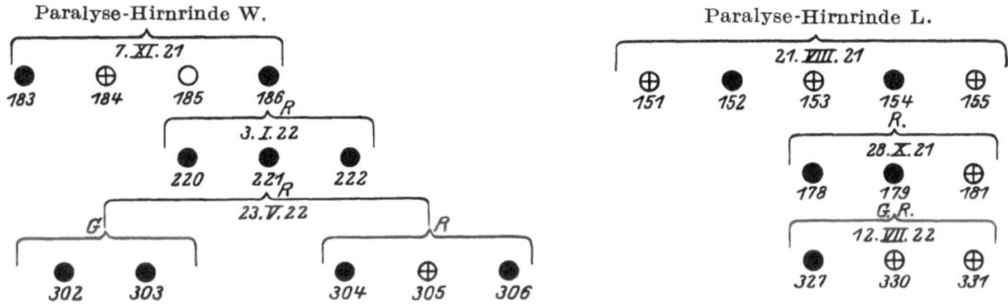

Abb. 127.
Zeichenerklärung: ○ Dauernd normaler Liquorbefund. ● Pathol. Liquorbefund. ⊕ Vor Ablauf der nötigen Beobachtungszeit gestorben. G Gehirn. R Rückenmark. G.R. Gehirn u. Rückenmark. (Aus Plaut und Mulzer: Münch. med. Wochenschr. 1922, Nr. 52.)

positiv; die *Wa.R.* war dagegen auch hier *negativ* (Abb. 128). Von den erkrankten Kaninchen aus gelang die *Überimpfung auf gesunde Kaninchen mittels Gehirn, Leber, Rückenmark, Milz-Knochenmarkbrei und Niere.* Infektionsversuche mit *Kaninchenblut* erwiesen sich jedoch als *wirkungslos.*

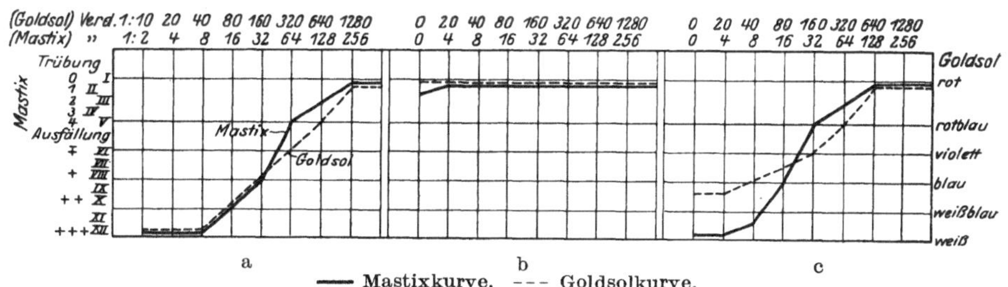

— Mastixkurve. - - - Goldsolkurve.
Abb. 128.
a Pathologische Kurve eines syphilitisch infizierten Tieres. b Normale Kurve. c Kurve eines „Paralysetieres".
(Aus Plaut und Mulzer: Münch. med. Wochenschr. 1922, Nr. 52.)

Plaut und Mulzer gelang es außerdem, *noch zwei Kaninchenreihen mit Paralyse verschiedener Herkunft anzulegen* und *in zahlreichen Passagen weiterzuführen. Äußere Erscheinungen von Syphilis* traten *bei keinem dieser Tiere* auf.

Was die *Infektionswege* betrifft, so gelingt die Impfung durch Injektion in die Hoden, unter die Haut, subdural — mittels suboccipitalen Einstiches — und in die vordere Kammer. *Einverleibung von Impfmaterial auf die scarifizierte Kaninchenhaut führt nicht zu Keratitis*; *die corneal geimpften Kaninchen erkranken auch nicht an Encephalitis.*

Das *Virus der Paralyseencephalitis* ist *glycerinresistent*; es hält sich mindestens 10 Tage im Eisschrank in 50% Glycerin. *Das Virus filtriert nicht durch das* Haen*sche Membranfilter. „Die Glycerinfestigkeit und die Konservierbarkeit des Virus verträgt sich kaum mit der Auffassung, daß es sich um eine*

Syphilisspirochäte handelt. Wir haben die Glycerinfestigkeit von Syphilisspirochäten in der Weise geprüft, daß wir spirochätenreichen Preßsaft aus Hodensyphilomen mit Glycerin versetzt 10 Tage lang im Eisschrank hielten. Impfungen mit den glycerinkonservierten Spirochäten gingen nicht an. Während die ultravisiblen Erreger der akuten Encephalitis im Sinne von DOERR und von LEVADITI, sowie die der chronischen Encephalitis im Sinne von KLING, ebenso wie die des Herpesvirus und des Variolavaccin Filter passieren, wird das Paralysevirus zurückgehalten. Wir möchten jedoch vorläufig hieraus nicht Schlüsse auf die Größenverhältnisse des Erregers der „Paralyseencephalitis" ziehen, da Adsorptionserscheinungen den negativen Ausfall des Filtrierversuches bedingt haben können" (PLAUT, MULZER und NEUBÜRGER).

PLAUT und MULZER haben dann weiterhin versucht, ob es gelingt, *Kaninchen, die an Paralyseencephalitis erkrankt* waren, *syphilitisch zu infizieren.* Der Versuch wurde an drei Kaninchen angestellt. In zwei Fällen, bei denen die Encephalitis schon fünf Monate und darüber bestand, *gelang* dies. „Will man die Analogie zu den Feststellungen von KOLLE gelten lassen, wonach bei experimenteller Kaninchensyphilis nach Ablauf von drei Monaten nach der Infektion die Reinfektion nicht mehr gelingt oder nur sehr geringfügige lokale Veränderungen erzeugt — eine Feststellung, die wir im allgemeinen bestätigen konnten —, so spricht die Reinfizierbarkeit unserer beiden Paralysekaninchen dagegen, daß ihre Encephalitis durch Syphilisspirochäten bedingt war."

Auch der *umgekehrte* Versuch wurde von PLAUT und MULZER gemacht, indem *ältere Syphiliskaninchen mit Paralyseencephalitisgehirn geimpft wurden.* Diese Versuche lehrten, daß es *gelingt, Encephalitis zu erzeugen durch Überimpfung von Paralysepassagegehirn bei alten syphilitisch gewesenen Kaninchen,* die sich gewöhnlich einer Nachimpfung mit Spirochätenmaterial gegenüber refraktär verhalten. „*Der gegenüber Syphilisspirochäten erwiesene Zustand der Immunität schützt also solche Tiere nicht gegen eine erfolgreiche Überimpfung der Encephalitis.* Dieses Verhalten spricht dagegen, daß das die Encephalitis erregende Agens im Gehirn der Paralysekaninchen und wohl auch in dem ursprünglichen Ausgangsmaterial, d. h. in der menschlichen paralytischen Hirnrinde eine Syphilisspirochäte ist." PLAUT und MULZER fassen ihre Ergebnisse auf diesem Arbeitsgebiet in ihrer letzten gemeinsamen Arbeit folgendermaßen zusammen:

„1. *Es gibt durch Syphilisspirochäten hervorgerufene Encephalitiden bei syphilitischen Kaninchen.*

2. *Die nach Überimpfung von Paralytikerhirnrinde auf Kaninchen beobachtete Encephalitis hat mit der spontanen Kaninchenencephalitis nichts zu tun. Es konnte auch bei ihr das als Erreger angesprochene Encephalitozoon cuniculi nicht gefunden werden.*

3. *Das ätiologisch wirksame, seiner Natur nach ungeklärte Agens, das die „Paralyseencephalitis" der Kaninchen erzeugt, befindet sich im Impfmaterial.*

4. *Neu angestellte experimentelle Versuche lassen es zweifelhaft erscheinen, daß die „Paralyseencephalitis" der Kaninchen durch eine Syphilisspirochäte erzeugt wird.*"

In einer ihrer Mitteilungen über die im vorhergehenden beschriebenen Versuche (Ende 1922) sagen PLAUT und MULZER: „*Die histologische Untersuchung hat die in vivo gemachten Feststellungen vollauf bestätigt.*" Sie weisen darauf hin, daß bei dem mit dem Frankfurter Stamm geimpften und liquorgesund gebliebenen Kaninchen das Nervensystem nicht verändert erschien, während die mit dem Münchener Stamm geimpften liquorkranken Kaninchen durchweg im Gehirn und zum Teil auch im Rückenmark entzündliche Prozesse darboten. „Hervorzuheben ist, daß die Prozesse hinsichtlich Form und Lokalisation bei den zwei Dutzend Münchener Stammtieren, die bisher histologisch untersucht wurden, so übereinstimmten, daß unser histologischer Mitarbeiter, Dr. K. NEUBÜRGER, schließlich aus den vorgelegten Schnitten die Herkunft der Präparate zu erkennen vermochte. Es ist somit nicht nur bewiesen, daß der Münchener Stamm neurotrop ist, sondern daß er stets im wesentlichen gleichartige anatomische Veränderungen beim Kaninchen herbeiführt."

Auf diese

histologischen Befunde am Zentralnervensystem

der *syphilitischen* und der *mit Paralysevirus geimpften Kaninchen* von PLAUT und MULZER die, wie schon gesagt, von K. NEUBÜRGER erhoben wurden, sei

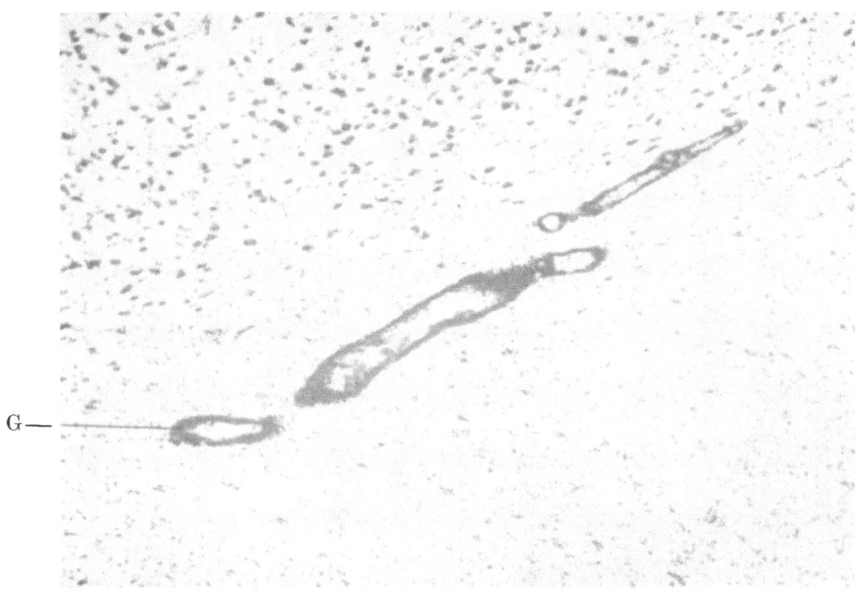

Abb. 129. Subcorticale plasmocytäre Gefäßinfiltrate bei einem mit „Münchener Virus" geimpften Tier. G Gefäßinfiltrate.
(Aus K. NEUBÜRGER: Zeitschr. f. d. ges. Neurol. u. Psychiatrie, Bd. 84, 1923.)

daher im folgenden ausführlich eingegangen. Über einige ähnliche Befunde anderer Autoren wurde bereits im Beginn dieses Kapitels berichtet.

Bemerkenswert ist nach NEUBÜRGER, daß bei syphilitischen Kaninchen (MULZER-Stamm) eine Erkrankung der zentralen Pia stets deutlich vorhanden, wenn auch nicht sehr hochgradig ausgeprägt ist. Makroskopisch ist sie nicht zu erkennen, mikroskopisch zeigt sie sich in Form einer diffusen, in ihrer Intensität wechselnden, aber nirgends sehr voluminösen zelligen Infiltration. Manche Strecken sind gänzlich normal. Hier und da setzt sich die Infiltration, die in der Hauptsache aus Plasmazellen und Lymphocyten, auch Fibroblasten besteht, auf die in die Rinde einstrahlenden Gefäße fort. Ab und zu fand sich auch in der tiefen Rinde ein plasmocytär infiltriertes Gefäß. „Aber im großen und ganzen fiel uns doch auf, daß die Rinde verhältnismäßig frei von perivasculären Infiltraten blieb." Die Veränderungen, die das Münchener Virus machte, kehrten mit einer gewissen Gleichförmigkeit bei der Mehrzhal der damit geimpften Tiere wieder. Stets fand man das Großhirnmark und die Stammganglien sowie die Ammonshornregion besonders reichlich mit plasmocytären Gefäßinfiltrationen versehen. Die Rinde war, wie soeben erwähnt, häufig fast frei, die Meningen waren nur mäßig infiltriert, und auch das ektodermale Gewebe war verhältnismäßig wenig in Mitleidenschaft gezogen (Abb. 129). Aber auch andersartige Bilder konnten bei Verwendung anderen Impfmaterials auftreten. „So wurden beispielsweise 3 Tiere mit Blut eines Patienten mit Lues latens in die Hoden geimpft. Eine Impflues bekam kein Tier; aber eines bekam Zellvermehrung; es wurde getötet und mit seinem Rückenmark wurden weitere Tiere geimpft. Die zwei anderen blieben ganz symptomfrei und wurden getötet. Bei dem weiterverimpften Tier fand sich neben geringgradigen infiltrativen Erscheinungen eine diffuse, ausgedehnte, degenerative Erkrankung der Rindenzellen; von den beiden anderen war eines normal, das andere dagegen zeigte das typische Bild der NISSL-ALZHEIMERschen Endarteriitis der kleinen Rindengefäße. Granulome und schwere Parenchymdegeneration fehlten."

Lokalisation und Art der pathologischen Vorgänge bei den „Paralysekaninchen" ist nun durchaus anders als bei den mit dem Münchener Virus geimpften Kaninchen.

„Eine Meningitis ist immer vorhanden, und zwar im Sinne einer diffusen leichten pialen Infiltration mit lymphocytären Elementen; Plasmazellen finden sich nur vereinzelt. An verschiedenen Stellen sieht man Verdickungen der Pia, die in ihrer Form auf dem Schnitt einem flachen Hügel gleichen, der allmählich zu beiden Seiten sich abdacht. In seinem Bereich sind die Infiltratzellen zahlreich, dichte Haufen von manchmal grob vakuolisierten

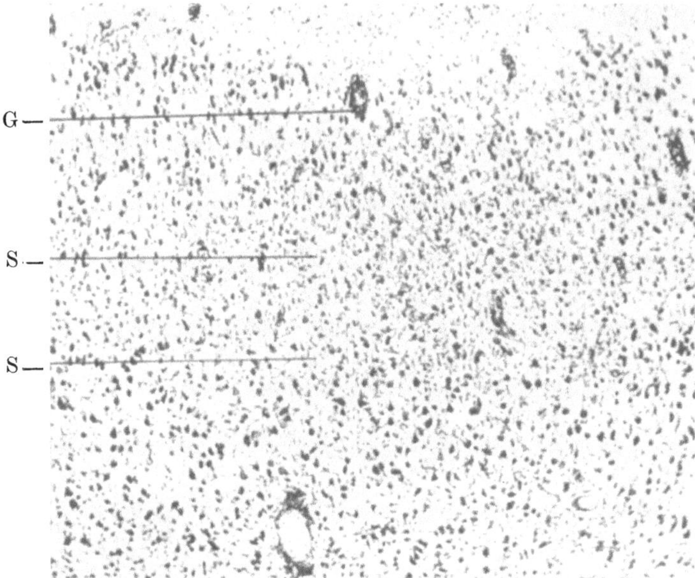

Abb. 130. An Paralyse erinnernde Rindenerkrankung bei einem mit Paralysevirus geimpften Kaninchen. Schichtenverwerfung. L. u. r. Übergang in gesunde Bezirke. G Gefäßinfiltrate. S Stäbchenzellen. (Aus K. NEUBÜRGER: Zeitschr. f. d. ges. Neurol. u. Psychiatrie, Bd. 84, 1923.)

Plasmazellen erfüllen die pialen Maschen; und recht oft ziehen hochgradig lymphocytär infiltrierte Gefäße von hier in die obere Rinde.

Die Rinde ist oft auf weite Strecken frei von Veränderungen, dann kommen aber wieder Partien, wo sie ein Bild bietet, das man eigentlich am besten mit einer Paralyse vergleicht. Die Schichten sind verworfen, das ganze Rindenband mit dicht infiltrierten Gefäßen versehen und von Stäbchenzellen, die schon bei schwacher Vergrößerung deutlich zu erkennen sind, durchsetzt. Abb. 130 soll dies illustrieren. Derartige Bilder haben wir bisher bei mit anderem Virus infizierten Tieren noch nicht gefunden."

Sowohl in der Rinde als auch in der Ammonshornregion finden sich nun eigenartige, recht charakteristische Herdchen, „die sich bei Betrachtung von Nißlschnitten mit freiem Auge schon als kleinste, dunkelgefärbte Pünktchen hervorheben, und, auf dem Schnitte in Kreisform erscheinend, im ganzen wohl annähernd Kugelform hatten". Derartige „Knötchen" lagen bald in dieser, bald in jener Rindenzone, ohne eine bestimmte Schicht zu bevorzugen. Auf der Höhe ihrer Entwicklung sahen die besonders typisch erscheinenden Gebilde in Schnitten, die ungefähr den größten Durchmesser getroffen hatten, etwa folgendermaßen aus (vgl. Abb. 131):

„Die Peripherie wird gebildet von lymphocytären Zellen in mehr oder weniger dichter Massierung; es finden sich typische Lymphocyten, Plasmazellen, deren Plasma hier und da (bei leidlich erhaltenen Kernen) grob gekammert erscheinen kann, und allerhand Übergangsformen zwischen diesen beiden Zelltypen. Die Menge der Lymphoidzellen hängt wohl vom Alter der Herde ab, in frischen Herden dürften sie zahlreicher sein als in älteren. Nach innen von diesem Kranz lymphoider Elemente folgt eine bedeutend breitere Schicht von „Epitheloidzellen". Im Nißlpräparat sehen wir pflastersteinartig nebeneinander geordnete scharf begrenzte Zellindividuen, deren Züge fächerförmig nach dem Inneren des Knötchens zustreben, wobei das Volumen der Knötchen häufig mit fortschreitender Entfernung von der Peripherie abnimmt. In den manchmal leicht klaffenden Intercellularräumen sind oft noch Lymphocyten, einzeln oder in kleinen Häufchen. Die Zellen selber sind groß, etwa wie Körnchenzellen und von runder bis ovaler polygonaler Form. Ihr Plasma ist im Eosinpräparat graurot, im Nißlbild deutlich blaßrötlich metachromatisch gefärbt, an der Peripherie dunkler als im Zentrum, fein granuliert und oft mit einigen kleinen Vakuolen versehen. Die Kerne sind groß, bläschenförmig oder oval, blaßblau gefärbt und enthalten einige unregelmäßig angeordnete Chromatinkörnchen. Manchmal sind 2—3 Kerne in einer Zelle,

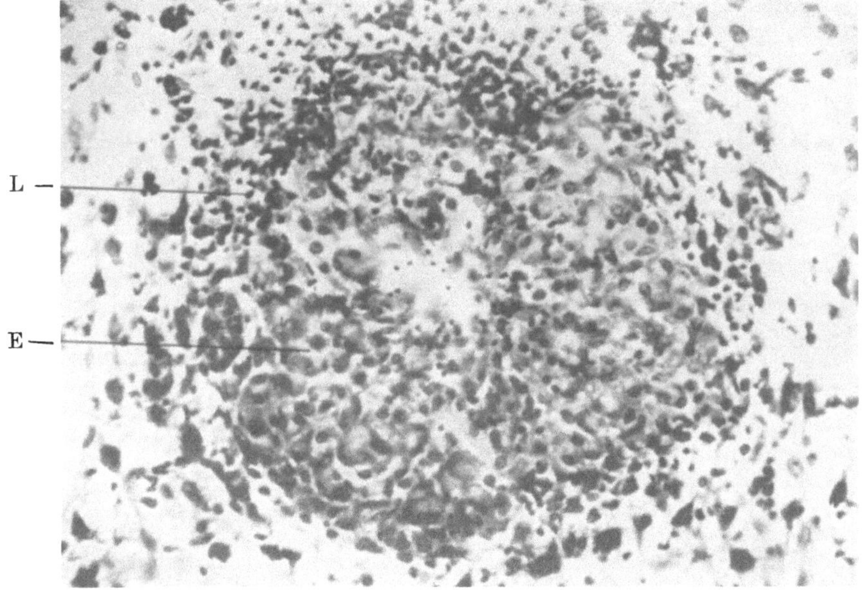

Abb. 131. Knötchen in der Hirnrinde eines Paralysekaninchens mit nekrotischem Zentrum. L Lymphocyten. E Epitheloidzellen. (Aus K. NEUBÜRGER: Zeitschr. f. d. ges. Neurol. u. Psychiatrie, Bd. 84, 1923.)

oder es ist ein Riesenkern mit mächtigem Nucleolus darin. Eigentliche vielkernige Riesenzellen haben wir nicht angetroffen. Vereinzelt trifft man auch Mitosen. Das Scharlachrotpräparat ergibt, daß im Plasma vieler „Epitheloidzellen" (auf die wir später noch zurückkommen) reichliche lipoide Stoffe in Form feinster Tröpfchen bis (seltener) größerer Kugeln abgelagert sind. Das stark eosinfärbbare, im Heidenhainpräparat tiefschwarze, im Nißlpräparat ungefärbt bleibende Zentrum der Knötchen wird von einem mehr oder weniger nekrotischen Bezirk eingenommen, indem sich krümelige und schollige amorphe Massen, sowie einige intensiv gefärbte Kerntrümmer erkennen lassen. Elastische Strukturen, Gefäßwandreste, die schwach bei Resorcin-Fuchsinbehandlung tingiert sind, lassen sich an einigen Schnitten deutlich nachweisen. Kollagene Fasern sieht man nicht im Bereich der Knötchen, ebensowenig primitive Mesenchymfibrillen bei Anwendung der Tanninsilberimprägnation nach ACHUCARRO-KLARFELD. Die Färbung nach HOLZER ergibt schließlich, daß keine faserigen gliösen Strukturen innerhalb der Knötchen vorkommen."

Die weitere Umgebung dieser Knötchen enthielt oft einige hochgradig infiltrierte, kreisförmig sich um die Knötchen gruppierende Gefäße und in das nervöse Parenchym ausgewanderte lymphocytäre Zellen. „Die Nervenzellen in der Umgebung weichen diesen Knötchen gleichsam aus, bzw. werden durch sie verdrängt, ihre Fortsätze erscheinen gegen die Knötchen konkav umgebogen; an einigen Elementen nehmen wir Tigrolyse oder Trabantzellenwucherung mäßigen Grades wahr. Hingegen sind reaktive Prozesse an der Glia in der Umgebung der Herde deutlich zu erkennen."

Diese Knötchen, die NEUBÜRGER als *kleinste Granulome* anspricht, sind denjenigen, die er in der Leber syphilitisch infizierter Tiere fand (s. S. 189) von unbedeutenden, im Bau des Mutterbodens begründeten Differenzen abgesehen, außerordentlich ähnlich. „Es ist uns keine spontane Erkrankung bekannt, die beim Kaninchen zur Entstehung solcher Strukturen im Gehirn führt."

„Somit können unsere Efflorescenzen wohl als etwas Eigenartiges angesehen werden, und es erscheint berechtigt, ihre Entstehung der Impfung mit spezifischem Material zur Last zu legen und sie geradezu als „miliare Gummen" anzusprechen. Hiergegen würde noch nicht sprechen, daß uns der Nachweis von Spirochäten an ihnen nicht gelungen ist; erstens hatten wir nur in einem der nach JAHNEL imprägnierten Blöcke das Glück, ein einziges Herdchen zu treffen, zweitens ist längst bekannt, daß man auch bei menschlichen Gummen nur selten Spirochäten findet. Auf die Frage des Parasitennachweises kommen wir übrigens am Schlusse der Arbeit nochmals zurück.

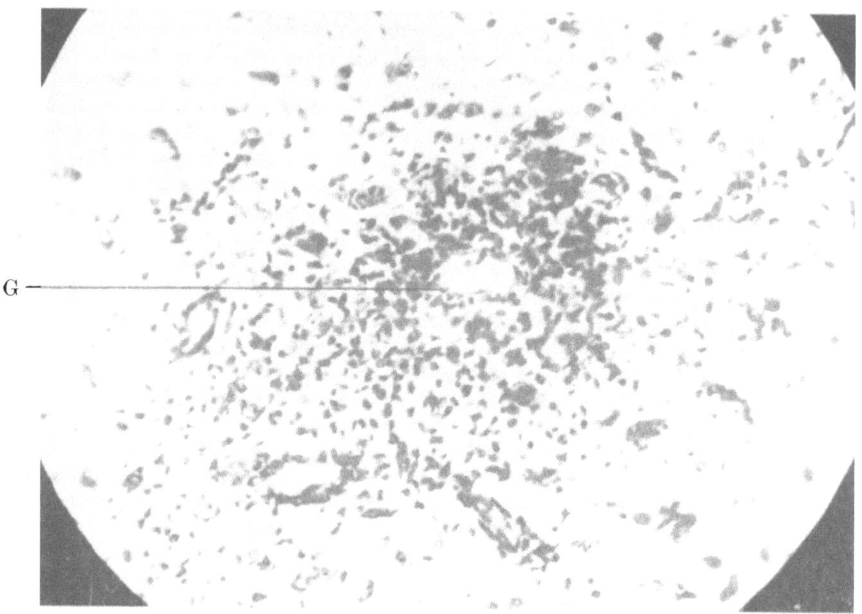

Abb. 132. In Entwicklung begriffenes Knötchen mit zentralem Gefäß (G).
(Aus K. NEUBÜRGER: Zeitschr. f. d. ges. Neurol. u. Psychiatrie, Bd. 84, 1923.)

Die Knötchen unterscheiden sich wohl von gewissen Gebilden, die wir früher bei Tieren, die mit Münchener Virus infiziert waren, und auch bei einem Paralysetier beschrieben haben, und deshalb hier nicht mehr näher erläutern wollen: es hatten sich da um Gefäße herum zellreiche Herdchen gefunden, in denen gewucherte plasmatische Glia mit lymphocytären Elementen vermischt lag. Sie sind also ganz anders aufgebaut als die jetzt in Rede stehenden Knötchen. Diese erinnern auf den ersten Blick an jene „Granulationsherde", die JAKOB bei experimenteller Kaninchensyphilis schildert; doch fehlt u. a. dort die bei unserem Knötchen so charakteristische Epitheloidzellenschicht, es handelt sich mehr um „runde Granulationsherde, die aus zahllosen Lymphocyten und Plasmazellen bestehen, und die nicht selten einen mehrfach geschichteten Bau aufweisen. Im Zentrum solcher Granulationen kommt es häufig zu Zerfall, während sich in der Peripherie zelldichtere Areale abheben, die sich als dicht infiltrierte kleine Gefäße identifizieren lassen. Auch mehrkernige Zellformen vom Charakter der Riesenzellen sind aufzufinden". — „Gebilde, wie sie JAKOB hier beschreibt, und zwar in allen Einzelheiten mit ihnen übereinstimmend, haben wir auch zu wiederholten Malen gesehen, in den verschiedensten Partien des Gehirns lokalisiert, besonders häufig und gut ausgebildet bei den mit Paralysevirus vorbehandelten Kaninchen, aber doch auch bei solchen, die mit anderem Virus infiziert worden waren. Ich kann mir unter Hinweis auf JAKOBs Darstellung eine genauere Schilderung ersparen und möchte nur betonen, daß unsere „Knötchen“ morphologisch von ihnen wohl unterscheidbar sind“. An einigen jüngeren Herden ist deutlich ein in seinen Endothelien deutlich intaktes zentrales Gefäß zu sehen (Abb. 132). „Die Gefäße scheinen anfangs, worauf ja auch die Bilder der zu- und ableitenden Gefäße schließen lassen, die Knötchen ohne wesentliche Schädigung, auch ohne erkennbare Thrombosierung durchziehen zu können. Später scheinen sie dann durch eine fortschreitende Wucherung der Endothelien einem allmählichen Lumenverschluß unterliegen zu können; progressive Intimaveränderungen an manchen zuleitenden Gefäßen sprechen dafür. In welcher Weise dann im einzelnen die Vorgänge sich abspielen, die zum Zerfall der inneren Epitheloidzellenschichten und zur zentralen Nekrose führen, wie wir sie schließlich sehen, dafür haben unsere Bilder keinen Anhalt ergeben.“

Weiterhin beobachtete NEUBÜRGER sowohl bei syphilitischen wie bei „Paralysekaninchen“ auch Veränderungen der Faserglia, und zwar im Sinne einer *Vermehrung derselben* hauptsächlich im Bereiche eines an infiltrierten Gefäßen reichen Bezirkes. Auch plasmatische Gliawucherungen wurden um infiltrierte Gefäße herum gesehen. Ferner kommen noch *Veränderungen an der Faserglia* auch ohne Beziehung zu erkrankten Gefäßen vor. Die

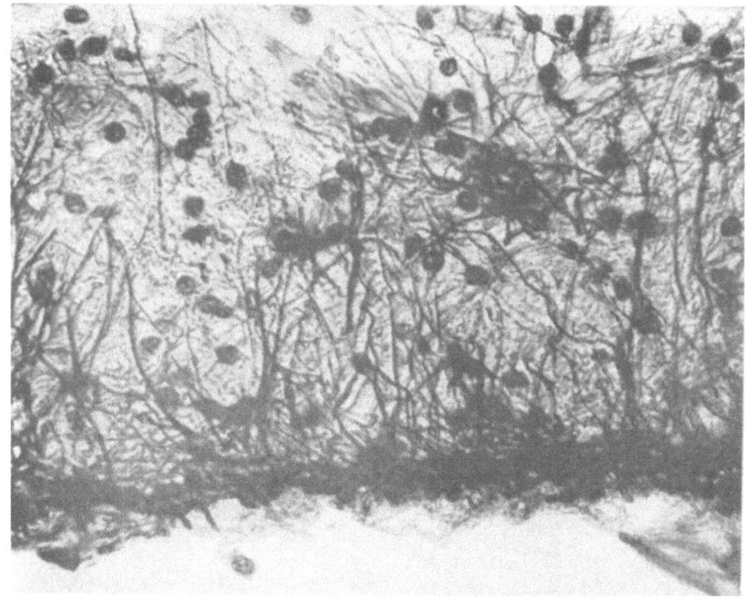

Abb. 133. Gliöse Faserwucherung in der Rinde.
(Aus NEUBÜRGER: Zeitschr. f. d. ges. Neurol. u. Psychiatrie, Bd. 84, 1923).

gliösen Randschichten können pathologisch verstärkt sein (Abb. 133), ein Verhalten, das aber nur bei „Paralysekaninchen“ gesehen worden ist.

„Überblicken wir unsere bisher wiedergegebenen Befunde, so sehen wir demnach ein Nebeneinander eigentlich entzündlicher Vorgänge einerseits und rein degenerative Prozesse anderseits auch bei unseren experimentell-syphilitischen Tieren auftreten und werden dadurch wieder an die menschliche Paralyse erinnert; auch für die Beurteilung des Wesens dieser Erkrankung ist bekanntlich jenes Nebeneinander nach Ansicht der führenden Autoren von grundlegender Bedeutung.“

NEUBÜRGER beschreibt dann noch einen eigenartigen Befund einer *Rindenerkrankung bei mit Paralysevirus geimpften Kaninchen,* die der „schweren Zellveränderung“ NISSLs im wesentlichen entsprach (Abb. 134). Da diese Bilder seiner Ansicht nach bisher noch nicht beschrieben worden sind, sollen sie wörtlich wiedergegeben werden:

„Es zeigt sich die Rinde in weiter Ausdehnung gleichmäßig befallen unter Bevorzugung der zweiten bis vierten Schicht, doch sind auch die unteren Schichten (von deren Zellen ein kleiner Teil die chronische Veränderung NISSLs darbietet) nirgends frei; auch die Stammganglien sind nicht verschont. Auf die Einzelheiten der Lokalisation, die kaum von großem Belang sind, sei hier nicht eingegangen. Der Haupttyp der Veränderungen ist etwa dieser: die Zellen sind geschwollen, leicht abgerundet, das Plasma aufgelöst, so daß unmittelbar perinucleär einige feine Körnchen sich häufen, dem ein großes, leer erscheinendes ungefärbtes Areal folgt und schließlich wieder an der Peripherie Plasmareste in Form kleinster, schmutzig metachromatisch erscheinender Granula und seltener auch der bekannten typischen NISSLschen Ringelchen sich finden. An der Zellbasis ist die Anhäufung dieser Substanzen besonders stark. Frühstadien des Prozesses zeigen sich in mäßiger Schwellung und Tigrolyse, Spätstadien in völliger Einschmelzung — man sieht nur noch eine von großen Löchern und Hohlräumen durchsetzte, allmählich in die Umgebung auslaufende Masse verflüssigter plasmatischer Substanz. An manchen Elementen erkennt man eine Inkrustation der GOLGI-Netze. Scharlachfärbbare Stoffe sind in den Zellen nicht vorhanden. Die Zellfortsätze sind oft weithin gefärbt und vielfach von „Degenerationskugeln“ dicht besetzt, einfach basophilen Abbauprodukten, die sich als intensiv blau gefärbte kleinste kokkenartige Gebilde in großer Menge präsentieren. Die Nervenzellkerne sind oft exzentrisch gelegen, bald verkleinert, bald vergrößert, meist aber von normalen Ausmaßen und etwas entrundet. Am häufigsten befinden sie sich im Zustand der Totalhyperchromatose, sie sind angefüllt von massenhaft fast schwarzblau gefärbten Granulis verschiedener Größe,

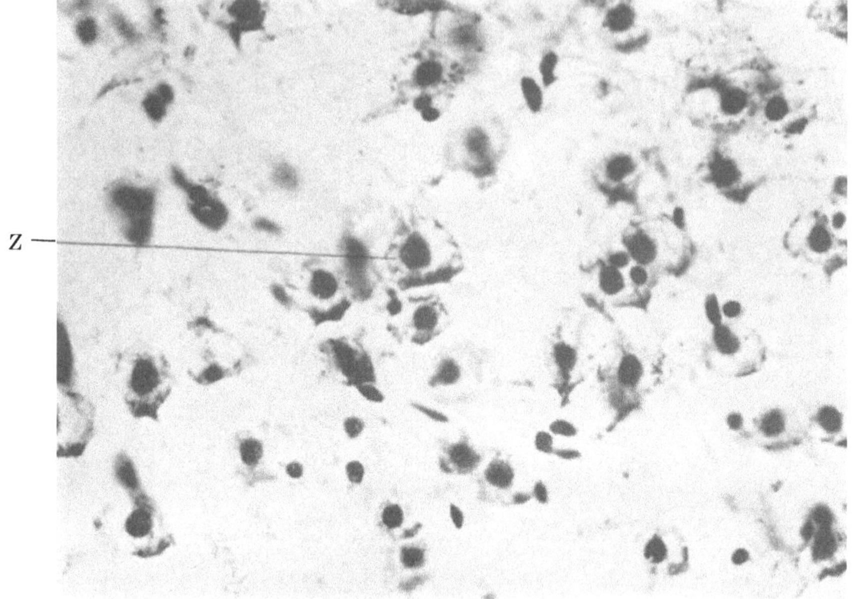

Abb 134. Schwere Zellveränderung NISSLS bei einem Paralysetier der III. Passage. Z Nervenzelle mit hyperchromatischem Kern, perinucleärer Verflüssigung des Plasmas und starker Imprägnation, besonders an der Zellbasis.

(Aus K. NEUBÜRGER: Zeitschr. f. d. ges. Neurol. u. Psychiatrie, Bd. 84, 1923.)

die den Nucleolus oft überlagern bzw. kaum erkennen lassen. Manchmal ist der Kern in toto zu einer ganz gleichmäßigen dunklen Masse, die keine Einzelheiten unterscheiden läßt, zusammengesintert. Andere Kerne wieder zeigen Wandhyperchromatose: sie sind sehr hell, die Körnchen liegen nur an der Peripherie, der Nucleolus erscheint schwarz, verdrängt, entrundet, gebuckelt und zu bizarren Formen auseinander gezogen. Bilder eigentlicher Karyorrhexis mit Ausstreuung der zerborstenen Kernmasse über die Zellreste kommen nur vereinzelt vor. Die Glia ist relativ arm an Zellen, sie hat durchweg kleine, runde, tiefdunkle Kerne, manchmal von schmalem Plasmasaum umgeben, hier und da auch von lappig auseinanderfließenden Plasmazellen. Manchmal sitzt ein Kern in einer zerfallenen Ganglienzelle; Reste zerborstener Gliakerne sind öfter frei im Gewebe zu erkennen. Das Verhalten der Glia, die hochgradigen regressiven Erscheinungen an ihren Elementen charakterisieren sie als amöboid umgewandelt. Auch die Gefäßwandkerne erscheinen vielfach dunkel, schmal, geschrumpft; die (seltenen) Infiltrate bestehen aus kleinen, sehr tief gefärbten Lymphocyten, an denen sich karyorrhektische Prozesse nachweisen lassen. Das ganze histologische Bild läßt auf einen schweren, perakut zum Untergang führenden toxischen Prozeß schließen. Auffallend erschien uns noch, daß in der Niere dieses Tieres verstreute knötchenförmige Herde vorhanden waren, die im Interstitium lagen und aus Lymphocyten und Fibroblasten bestanden; demnach sind wir bei Paralysetieren zum dritten Male qualitativ gleichartigen Nierenveränderungen begegnet."

Bei zwei anderen „Paralysekaninchen", bei denen sich die Liquorveränderungen erst auffallend spät, nach 10 bzw. 8 Monaten kundtaten, sah NEUBÜRGER auch pathologische Veränderungen am Rückenmark.

„Die Rückenmarkserkrankung wird durch Abb. 135 illustriert. In einem größeren Bezirk des oberen Lumbalmarks finden wir schwere einseitige Veränderungen am Hinterhorn und Substantia gelatinosa Rolando, zum Teil übergreifend auf die angrenzenden Abschnitte der weißen Substanz. Es handelt sich um poliomyelitische Vorgänge: die Gefäße aller Kaliber sind oft von massigen lymphocytären Zellmänteln umgeben, häufig sind Lymphocyten und Plasmazellen auch frei im Parenchym anzutreffen. Die Nervenzellen haben zum Teil gelitten, die NISSLsche Substanz ist aufgelöst, der Zelleib vielfach von groben Lücken durchsetzt, an den Rändern abgeschmolzen oder wie angefressen, er verliert sich unscharf in die Umgebung oder ist fast ganz geschwunden. Neuronophage Bilder kommen vor. Die Nervenzellkerne sind oft disloziert und deformiert, das Kernkörperchen kann Sprossungs- oder Fragmentationserscheinungen darbieten. Neben derart erkrankten Gebilden finden sich aber doch in verhältnismäßig großer Zahl normale oder unwesentlich

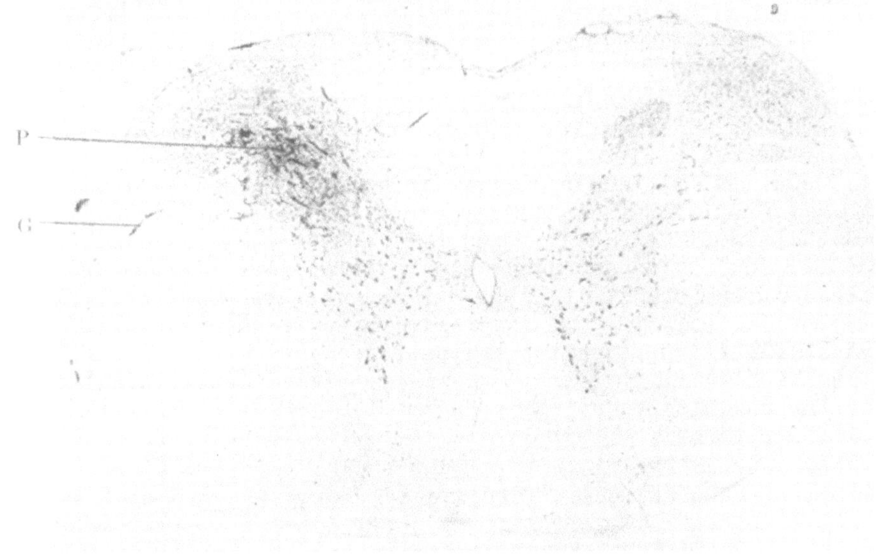

Abb. 135. Poliomyelitischer Herd im Lumbalmark (P). G Gefäßinfiltrate in der weißen Substanz. (Aus K. NEUBÜRGER: Zeitschr. f. d. ges. Neurol. u. Psychiatrie, Bd. 84, 1923.)

veränderte Nervenzellen. Die Glia der befallenen Gebiete ist gewuchert, weist reichlich blasse aktivierte Kerne von verschiedener Größe sowie Stäbchenzellformen auf. Faserige Wucherungen zeigt der Krankheitsherd nicht, weder bindegewebige, noch gliöse Fibrillen ließen sich darstellen.

Abgesehen von diesem groben und sinnfälligen frischen Herd kommen noch viele feinere Veränderungen diffus im ganzen Rückenmark vor. So leichte plasmacytäre Infiltrationen der Pia, ebensolche an manchen Capillaren und Präcapillaren der weißen und auch der grauen Substanz, kleine Gliosen in Rasen- oder Rosettenform, Auftreten einiger großer Astrocyten, meist leichte Veränderungen an manchen großen Vorderhornzellen, dann aber auch neuronophage Vorgänge und Zellausfälle mit Ersatz durch gewucherte Glia."

Zum Schluß dieser seiner Ausführungen weist NEUBÜRGER noch einmal mit Nachdruck auf die über Erwarten weitgehenden Besonderheiten der Virusarten, die er bisher kennen gelernt hat, hin. Ich zitiere wörtlich:

„Es ist nicht nur an dem, daß der eine Stamm beim Versuchstier Nervenlues macht, der andere nicht; sondern sofern überhaupt Stämme neutrop sind, setzen sie je nach ihrer Herkunft ganz verschiedenartige anatomische Veränderungen. Wie sehr die Schnittpräparate der mit Münchener Virus infizierten Tiere einander ähneln, haben wir eingangs schon gesagt und an bereits gut zwei Dutzend Fällen bestätigt gefunden. Man kann einem Präparat bei Übersichtsvergrößerung schon meist ansehen, ob das betreffende Tier mit Münchener

Virus geimpft war oder nicht. Die Erkrankung der mit Paralysevirus geimpften Tiere manifestiert sich in einer davon völlig verschiedenen Weise, sowohl was Lokalisation als was Form der Krankheitsprodukte angeht. Die sieben Fälle, die wir für unsere Darlegung verwertet haben, scheinen das zu beweisen. Es wäre natürlich töricht zu behaupten, daß Paralysevirus irgendwelcher Herkunft immer solche histologische Bilder provozieren muß, wie wir sie sahen. Soviel aber scheint uns nach den bisherigen Resultaten festzustehen: haben wir irgend einen für das Kaninchen neurotropen Stamm, so dürfen wir mit nicht geringer Wahrscheinlichkeit bei den damit geimpften Tieren stets auf gleichartige Veränderungen rechnen, die freilich in Pasagen gewisse Modifikationen erfahren können. Die uns bisher bekannten Virusarten kämpften erfolgreich gegen die Hindernisse, die ihnen die individuelle Dispositon des geimpften Tieres entgegenstellt und verursachen jeweils ziemlich gleichförmige Krankheitsprodukte. Dem scheint bisher nur ein Befund, den ich eingangs der Arbeit erwähnte, zu widersprechen, wo das gleiche Virus einmal degenerative Rindenerkrankung, einmal Endarteriitis der kleinen Rindengefäße verursachte. Eingeschaltet sei hier, daß der Münchener Stamm in den bisher untersuchten Passagen kaum je so charakteristische Reaktionen wie die Knötchen verursacht, sondern nur eine ziemlich uncharakteristische, diffuse, chronische, durch Auftreten von besonders reichlichen Plasmazellen gekennzeichnete und im allgemeinen nicht von selbständigen Degenerationen begleitete Entzündung, die meist die Rinde verschont; das könnte möglicherweise mit dem Virulenzgrad des Stammes zusammenhängen; ferner, daß das Paralysevirus bei Passagetieren zunächst eine weit kräftigere Gewebsreaktion anzuregen scheint, was gleichfalls vielleicht auf Änderungen in der Virulenz zurückgeführt werden darf, natürlich aber auch wohl mit den für uns nicht sicher kontrollierbaren quantitativen Unterschieden zwischen dem auf Originaltier und dem auf Passagetier verimpften parasitenhaltigen Material zusammenhängt."

Die Untersuchungen von PLAUT und MULZER machten nun in der wissenschaftlichen Welt begreifliches Aufsehen und wurden von den verschiedensten Autoren nachgeprüft. Von einer Anzahl derselben wurden sie mehr oder weniger bestätigt. So teilt FRÜHWALD mit, daß er seit 1922 Liquoruntersuchungen an Kaninchen vorgenommen habe. Auf der Naturforscherversammlung 1922 hat er kurz darüber berichtet. Die Untersuchungen hat er dann fortgesetzt und bis Oktober 1924 116 Punktionen an 36 Tieren vorgenommen. Es waren 21 Tiere ohne und 21 Tiere mit Syphilis. Von ersteren erkrankten nachträglich noch sechs an Syphilis, so daß ihre Zahl in beiden Kategorien aufgeführt erscheint. „Zu bemerken ist noch, daß von den als normal bezeichneten Tieren 10 mit Syphilis geimpft worden waren, ohne daß die Impfung anging."

Bei den nichtsyphilitischen Tieren war der Liquor 41 mal normal, 10 mal pathologisch, und zwar 4 mal Pleocytose, 5 mal positiver Liquorwassermann. „Doch ist zu sagen, daß die ersten neun Tiere geimpft waren; es ist daher nicht ausgeschlossen, daß bei diesen Tieren die Liquorveränderungen, so wie es PLAUT und MULZER beschrieben haben, das erste und einzige Zeichen der Infektion waren." Diese Tiere will FRÜHWALD bei der Bewertung des normalen Liquors ausschalten. „So bleibt also bei *gesunden* Tieren nur *ein* pathologischer Befund in Form von 13 Zellen und positivem Wassermann bei zwei- und dreifacher Menge." Die Menge des Liquors reichte indes nur zur Ansetzung der Kontrolle mit einfacher Menge, so daß „eine unspezifische Hemmung nicht ausgeschlossen" ist.

Bei *primärer Kaninchensyphilis* (Schanker, Orchitis) hatte FRÜHWALD etwa *in* $13^1/_2$%, bei *sekundärer* (Keratitis, Papeln) in 26%, bei *latenter* niemals Liquorveränderungen gefunden. „Ich konnte also nicht so häufig Liquorveränderungen feststellen wie PLAUT und MULZER, worauf ich schon bei der Naturforscherversammlung in Leipzig und bei dem Dermatologenkongreß in München hingewiesen habe."

Zur Erklärung dieser Divergenzen glaubt FRÜHWALD den Umstand heranziehen zu können, daß er mit „menschlichem Material impfte, während die genannten Autoren überwiegend mit Passagevirus impften". FRÜHWALD hat unter diesen seinen Fällen übrigens ebenso wie PLAUT und MULZER *Auftreten von*

Liquorveränderungen bei Kaninchen nach Unterbehandlung mit Salvarsan gesehen. Hierauf werde ich gleich noch zurückkommen.

Daß diese „Neurotropie" tatsächlich *in engster Beziehung zu dem zur Impfung verwendeten Virus* steht, das habe ich schon früher, S. 237, erwähnt. Während, wie wir wiederholt gehört haben, das sog. „MULZER-Virus" ausgesprochen neurotrop ist und diese Eigenschaft bis in hohe Passagen ständig behält, finden sich beim „KOLLE-Virus" krankhafte Liquorveränderungen so gut wie niemals.

PLAUT und MULZER haben seinerzeit ebenfalls eine Anzahl *neuer* Stämme angelegt (s. Tabelle auf S. 292 und 293). Wie ich schon auf dem „Münchener Dermatologenkongreß" berichtete, gelangen uns in vier Fällen von Lues I seronegativa und in acht Fällen von Lues II mit manifesten Erscheinungen, sowie einmal bei Lues congenita (mittels Verimpfung von Leberpreßsaft) positive Impfungen. Von fast allen konnten wir auch Hodenpassagen erhalten; nur zwei davon vermochten wir aber bis zur VII. Passage fortführen. Der eine Fall zeigte ein *ausgebreitetes varioliformes Syphilid* und *niemals Liquorveränderungen.* Der andere hatte *Papeln* an den Genitalien und im Munde, sowie Ikterus. Nur bei einem einzigen Tier dieser Reihe fanden sich einmal sieben Monate nach der Impfung vorübergehend 186 Zellen. Sämtliche anderen Kaninchen beider Passagen zeigten stets normale Liquores. Die Hodenerscheinungen waren im allgemeinen mittelstark; es bestand wenig Neigung zu Primäraffektbildung.

In einem Falle von makulo-papulösem Exanthem, das sehr *schlecht auf Hg- und Neosalvarsan reagierte,* sogar nach den ersten Einspritzungen pustulös wurde, konnten wir drei Hodenpassagen anlegen. Es entstanden hier stets mittelstarke diffuse Orchitiden, dagegen niemals Liquorerkrankungen.

Auch in allen anderen Fällen sahen wir keine oder doch nur vorübergehende krankhafte Veränderungen im Liquor. Ich habe mit NOTHHAAS hier in Hamburg ebenfalls eine größere Anzahl Stämme angelegt. Nur bei einem derselben fanden wir während dreier Passagen krankhafte Liquores; in den weiteren Passagen erwiesen sich die Liquorbefunde wieder als normal.

Es muß demnach als eine *Seltenheit* bezeichnet werden, einen *exquisit* „neurotropen" Stamm, wie es der sog. „MULZER-Stamm" ist, zu finden.

Leider ist es mir nicht möglich gewesen, festzustellen, welche Krankheitserscheinungen der Patient, von dem dieser Stamm angelegt wurde, hatte und wie der weitere Verlauf seiner syphilitischen Erkrankung war. Ich weiß nur, daß dieser, ein poliklinisch behandelter Soldat, eine sekundäre Lues mit manifesten Erscheinungen und positiver Wa.R. hatte. Diesbezügliche Versuche von PLAUT und MULZER, einen evtl. *Zusammenhang zwischen dem Krankheitsbild* bzw. der Schwere der Syphilis zu finden, scheiterten, d. h. ein solcher ließ sich bisher wenigstens *nicht* feststellen.

Ich habe soeben kurz erwähnt, daß es PLAUT und MULZER gelang, bei Kaninchen, die mit KOLLE-Virus geimpft worden waren, welches einem erkrankten Tier entstammte, das *mit Neosalvarsan unterbehandelt* war, im Liquor krankhafte Veränderungen nachzuweisen, und daß der größte Teil dieser Tiere relativ kurze Zeit nach der Impfung mit diesem Virus mehr oder weniger ausgedehnte manifeste Erscheinungen einer allgemeinen Syphilis zeigten. Wir haben diesbezüglich geschrieben:

„Das KOLLE-Virus, das sonst, im Gegensatz zum sog. MULZER-Virus, in der Regel keine Einwirkung auf den Liquor hat, scheint jetzt, nach Unterbehandlung des Tieres, von dem es stammt, mit kleinen Neosalvarsandosen, neurotrop geworden zu sein, und zwar in stärkerem Maße nach der zweiten ungenügenden Neosalvarsandosis.

Das Virus aber scheint durch diese „Anbehandlung" auch in sonstiger

Beziehung weit virulenter geworden zu sein. Einmal sind bei sämtlichen Kaninchen, die damit in die Hoden geimpft worden sind, die lokalen Hodenerkrankungen viel intensiver und mächtiger und entschieden auch rascher aufgetreten, als wir das sonst beim KOLLE-Virus, mit dem wir jetzt über drei Jahre arbeiten, zu sehen gewohnt sind. Sodann sind aber bei sämtlichen drei Kaninchen der zweiten Reihe, also bei Tieren, die zweimal eine zu kleine Neosalvarsandosis erhalten hatten, etwa drei Monate nach der Impfung als äußere Zeichen einer Allgemeininfektion auf beiden Augen spezifische Keratitiden und in einem Fall noch außerdem eine Periostitis syphilitica an der Nase eines Kaninchens aufgetreten."

Bei *einem dieser Kaninchen* (Nr. 420), das 5 ccm einer spirochätenreichen Hodenaufschwemmung, 24 Stunden nach der ersten ungenügenden Salvarsandarreichung *intravenös* erhalten hatte, traten *nach auffallend kurzer Inkubationszeit außerordentlich schwere klinische Erscheinungen* in Form von Riesenpapeln im Gesicht und an den Ohren auf, die erst 6 Wochen nach dem ersten Auftreten sich langsam zurückbildeten. Auch das Nervensystem dieses Tieres erkrankte; die Punktionen lieferten Zellwerte des Liquors bis zu 57.

Ich habe, nachtragend, auf dem Münchener Dermatologenkongreß (1923) dann noch berichtet, „daß wir zwei Kaninchen mit Stückchen einer Ohrpapel des intravenös geimpften Kaninchens — Kaninchen Nr. 420 — das zur Zeit übrigens ein Rezidiv in Form einer Orchitis superficialis hat, nach Art der Affenimpfung in der Augenbrauengegend impften. Beide Male entstanden hier teilweise mächtige primäraffektähnliche Impfprodukte mit kleinen Papeln an den oberen Augenlidern (Tarsitis luetica). Bei einem Tier, das auch unter die Haut des Nasenrückens geimpft worden war, fanden sich am Eingang des knöchernen Nasengerüstes zwei erbsengroße typische „Nasentumoren", die meines Wissens bei erwachsenen Kaninchen noch nicht gesehen worden sind. Dieses Tier zeigte auch starke krankhafte Liquorbefunde.

Wir haben ferner zwei Kaninchen mit Stückchen von dieser Papel in die Hoden geimpft.

Bei beiden Tieren traten im Laufe der Zeit stärkste syphilitische Hodenerkrankungen auf und bei beiden kam es später wiederum zur Ausbildung einer beiderseitigen Keratitis. Der Liquor war dagegen bis jetzt stets normal. Dagegen fanden sich bei einem Tier der zweiten Hodenpassage dieses salvarsanisierten Tieres neben starken Hodenerscheinungen vor wenigen Tagen Zellvermehrung im Liquor".

„Erwähnt muß noch werden, daß wir im Verlauf unserer bisherigen tierexperimentellen Untersuchungen aus anderen Gründen eine Anzahl von Kaninchen (9), darunter auch verschiedene Albinos, zum Teil wiederholt mit 5—10 ccm spirochätenhaltiger KOLLE-Hodenemulsion intravenös geimpft haben. Wir sahen bei diesen Tieren vereinzelt wohl Hodensyphilome, dagegen niemals — auch bei Albinos nicht! — syphilitische Erscheinungen im Gesicht oder an den Ohrwurzeln bzw. an anderen Stellen des Körpers auftreten." Ich werde später noch einmal auf die Beobachtungen zurückzukommen haben.

In der Zwischenzeit haben dann auch noch SNEWAREFF und FINKELSTEIN mitgeteilt, daß sie bei einem *intratestikulär* geimpften Kaninchen nach Generalisation der Lues *schwere Schädigungen des Gehirns*, und zwar insbesondere des *Kleinhirns* gesehen haben. Diese äußerten sich *schon während des Lebens* durch eine Reihe von Symptomen, die für eine Erkrankung dieses Organs typisch ist. *Makroskopisch* wurde festgestellt eine fibrinöse, herdförmig verteilte *Meningitis* mit hyaliner Entartung der Gefäße und der Fasern sowie bindegewebiger Wucherung. Ferner fand sich ein *Gumma* des Kleinhirns und eine bedeutende *Degeneration der Hirnsubstanz und der fortleitenden Bahnen.* Spirochäten wurden nicht gefunden; der *spezifische* Charakter dieser Erkrankung schien den Autoren jedoch außer Zweifel zu sein. *Histopathologisch* haben sie die gleichen Veränderungen wie bei syphilitischer Orchitis. „Im Gegensatz zu früheren Befunden von Steiner und Weygandt und Jakob, bei welchen es sich um eine Meningoencephalitis gehandelt hat, geht der Prozeß im vorliegenden Falle in die Tiefe des Parenchyms und hat einen ganz eigenartig chronischen Charakter" (nach einem Referat von Stühmer).

Weitere Beiträge zur Nervensyphilis der experimentell erzeugten Syphilis des Kaninchens hat dann noch Schuster geliefert. Nach einem Autoreferat hat er in fünf Fällen von 75 mit Syphilisschankerreizserum *liquorkranker* Menschen in die Hoden geimpfter Kaninchen *eine nach* 9—18 *Monaten entstandene, schwere Meningitis und in der Rinde zerstreute miliare Gummen, perivasculäre Infiltration und Hydrocephalus chron. int. festgestellt.* Besonders schwer und intensiv war die Läsion *bei weiteren sieben Kaninchen, denen die Schilddrüse exstirpiert wurde, und eine ebenso schwere bei drei Kaninchen nach Entfernung der Nebenniere.* „Es konnten wie nach Umänderung des Stoffwechsels durch Exstirpation der Nebennieren und Schilddrüse *eine schwere Kachexie und äußerst schwere syphilitische Läsion des Zentralnervensystems (Hydrocephalus, schwere Meningitis, Lymphocyten- und Plasmazelleninfiltration, Infiltration der Gefäße der Rinde und des Markes und Gummenbildung in der Rinde) festgestellt werden*" (siehe hier auch die diesbezüglichen Angaben von Brown und Pearce über den tierischen Widerstand und das endokrine System, S. 299).

Schuster legt sehr Gewicht darauf, daß er *Tiere mit Coccidiose* nicht verwendet hat. Er hat dann weiterhin 75 Kaninchen mit *drei Stämmen verschiedener Herkunft* (der *eine* war aus Reizserum eines liquorkranken Menschen gewonnen worden, der *zweite* aus Liquor von Kranken, die die meningitische Frühform der Syphilis des Zentralnervensystems zeigten, der *dritte* aus Papelstückchen von schwer nervösen Kranken, die Liquorveränderungen zeigten). „*Aus allen drei Gruppen gingen die Impfungen an*: aus Gruppe 2 waren 50% der Impfungen negativ geblieben. Kaninchen, die mit Material 1. Gruppe geimpft, eine diffuse knotige Orchitis und einen kleinen, erst in 60—70 Tagen zur Entwicklung kommenden Schanker bekamen und deren Schilddrüse herausgenommen wurde, zeigten Hydrocephalus chron. int. und schwere Meningitis und miliare Infiltrate in der Rinde, ebenso diejenigen Tiere, welche mit Material 3 (s. oben) geimpft worden sind und bei denen eine in 56—60 Tagen aufgehende Orchitis und große primäre Sklerosen entstanden sind. Es wurde sehr darauf geachtet, daß *Tiere, die Coccidiosis hatten, nicht berücksichtigt* wurden; bei der Beurteilung der Befunde war auch der Umstand zu berücksichtigen, daß Jean Oliver eine spontane chronische Meningoencephalitis bei Kaninchen beschrieben hatte" (Arch. f. neurol. a. psychiatry. Vol. 11, Nr. 3, 3. p. 321—327) (Autoreferat).

In der Aussprache, die dem oben erwähnten Berichte von Frühwald auf der Innsbrucker Naturforscher-Versammlung 1924 folgte, teilte Frei mit, daß er gemeinsam mit Trost bei *zehn syphilitischen Kaninchen*, die mit einem alten Spirochätenstamm geimpft worden waren, *2 mal einen pathologischen* und 3 mal einen suspekten Liquor gefunden habe. Er berichtete aber auch, daß er *unter sieben Tieren mit spontaner Spirochätose zweimal einen positiven Liquor* gesehen habe.

Richter hat von 20 syphilitischen Kaninchen den Liquor mittels der von Plaut angegebenen Methode untersucht; er konnte dabei nur einmal bei einem Tier der II. Passage eines durch Verimpfung eines menschlichen Primäraffektes gewonnenen Stammes stärkere Liquorveränderungen feststellen.

In neuerer Zeit haben HOFF und POLLACK mitgeteilt, daß sie nach subduraler Paralytikerliquorinjektion mittels Trepanation bei ihren sämtlichen 7 Versuchstieren nach Ablauf von 4—5 Wochen für Paralyse charakteristische Liquorveränderungen erzeugt hätten. Sie bezeichnen diese Befunde als die „allein für die experimentelle Paralyse pathognomonischen Befunde" und nehmen an, es handle sich um eine „spezifisch luetische Infektion". Dieser für Paralyse typische Befund trete mit absoluter Regelmäßigkeit bei jedem mit Paralyseliquor subdural injizierten Kaninchen auf. Bei Kaninchen, die zur Kontrolle mit normalem, nicht luetisch verändertem Liquor oder mit Tabikerliquor subdural geimpft worden waren, blieb diese Reaktion aus.

PLAUT prüfte die Paralyseliquorversuche an 8 Kaninchen nach, sie *blieben aber sämtlich gesund und zeigten auch histologisch keine Encephalitis.*

Über eine

„spontane beim Kaninchen auftretende encephalitische Erkrankung"

berichtete dann PETTE. Anfangs *März* 1924 fand er zum ersten Male bei einem vier Monate alten, gesund aussehenden Kaninchen, das am Tage vorher auf dem Wochenmarkte gekauft worden war, einen „als krankhaft anzusprechenden Liquorbefund, nämlich eine schwache Globulinreaktion und eine Pleocytose von 62/3."

Bereits einige Wochen später, am 27. 3. 1924, konnte er einen ähnlichen Befund erheben. „Das Tier stammte von einem Züchter in der Stadt, in dessen Stallungen, soweit sich feststellen ließ, keinerlei ansteckende Krankheiten bislang vorgekommen waren." Die mehrfach bei diesem Kaninchen vorgenommenen Punktionen ergaben *fast ständig eine schwache Globulinreaktion* und *stets eine nicht unbeträchtliche Pleocytose.*

Ein drittes derartiges Tier wurde am 29. 3. 1924 ermittelt; seine Herkunft ließ sich nicht feststellen. Dagegen stammte ein viertes liquorkrankes Tier, das am 17. 4. 1924 punktiert wurde, aus dem eigenen Stall, in dem es mit vier anderen gleichen Wurfes aufgewachsen und nachweislich nie mit anderen Versuchstieren in Berührung gekommen war.

Sämtliche Kaninchen boten, soweit sie seziert werden konnten, makroskopisch keinerlei pathologische Befunde weder in den inneren Organen noch in dem Zentralnervensystem dar. Teile des Gehirns des letztgenannten Kaninchens wurden nun gleich nach dem Tode intratestikulär auf ein normales Kaninchen verimpft. Dieses Kaninchen blieb in der Folgezeit völlig gesund; auch die zahlreich vorgenommenen Liquoruntersuchungen ergaben im allgemeinen normale Befunde. Dagegen zeigte ein anderes Kaninchen, das mit dem Gehirn eines 5-Kaninchens, das aus dem Hamburger anatomischen Institut bezogen worden und ebenfalls liquorkrank gewesen war, $4^1/_2$ Wochen nach der Impfung Liquorveränderungen im Sinne von PLAUT und MULZER, die auch in der Folgezeit anhielten.

Dieses Tier wurde getötet und 1 ccm Hirnbrei, „den verschiedensten Hirnregionen und dem Rückenmark entstammend", intratestikulär auf ein gesundes Kaninchen verimpft. Auch dieses Tier wies in der Folgezeit wiederholt außerordentlich hohe Zellwerte auf. PETTE hat nun von dem Liquor dieses Tieres einem anderen Kaninchen corneal eingeimpft. „Eine Reaktion im Sinne einer Conjunctivitis oder Keratitis ist nicht erfolgt, auch blieb der Liquor dieses Tieres bislang normal."

Von dem mit dem Gehirn eines derartig spontan liquorkranken Kaninchens geimpften Tier hat PETTE dann auch noch 1 ccm Liquor in die Zisterne eines normalen Kaninchens injiziert. „Das Tier, das zuerst unauffällig geblieben war, magerte nach einigen Wochen allmählich ab, lag meist abseits im Stall, war unlustig und träge in seinen Bewegungen. Etwa drei Monate nach der Injektion wurden die Hinterbeine lahm und schließlich schlaff paralytisch, so daß es bei den Laufversuchen den ganzen Hinterkörper wie eine leblose Masse nachschleppte. Dazu trat völlige Blasen- und Darmlähmung ein. Weiter ging dann die Lähmung in den nächsten Tagen auf den Vorderkörper über, zunächst auf das rechte Bein, dann auch auf das linke. Die Paresen waren ebenfalls schlaff. Das Tier, das ebenfalls sehr hohe Liquorzellzahlen, sowie Globulinvermehrung wiederholt gezeigt hatte, starb dann nach einiger Zeit."

Zusammenfassend berichtet PETTE, daß *er unter einem Material von rund 120 Kaninchen 5 Tiere gefunden hat, die nach dem Liquorbefund* (Globulinvermehrung, Pleocytose) *eines cerebro-spinalen Prozesses verdächtig erschienen.* Es waren dies Tiere im Alter von 3—6 Monaten, die aus vier verschiedenen Ställen kamen.

Histologisch fanden sich bei einem Teil dieser Tiere ganz ähnliche Veränderungen, wie sie PLAUT und MULZER bzw. NEUBÜRGER an ihren liquorkranken syphilitischen bzw. mit Paralyse geimpften Kaninchen beschrieben haben. Sehr augenfällig waren bei einem Teil der Tiere derartige Veränderungen in der Leber und in den Nerven. So fanden sich „eine starke, oft bis zur umschriebenen Herdbildung sich steigernde Ansammlung lymphocytärer und histogener Zellen im periportalen Gewebe" und in einem Falle außerdem knötchenförmige Gebilde in der Leber, und zwar ganz unabhängig von den periportalen Infiltraten."

Ähnliche, aber mehr streifenförmige Ansammlungen mononucleärer Elemente fanden sich gelegentlich in den *Nieren*, und zwar meist zwischen den abführenden Tubuli gelegen.

„Die am Hirn und Rückenmark erhobenen Befunde sind bei allen Fällen im Prinzip die gleichen, sie unterscheiden sich wohl quantitativ voneinander, aber nicht qualitativ. Meningeale Infiltrate von vorwiegend lymphocytärem Charakter finden sich bald mehr, bald weniger diffus über das ganze Hirn verstreut. Die Hirn-, weniger die Rückenmarksgefäße sind teilweise, und zwar vornehmlich in den basalen Abschnitten von Fall zu Fall an Intensität wechselnd, perivasculär infiltriert. Mononucleäre Elemente beherrschen das Bild. Verstreut besonders in der Rinde, und zwar sowohl in den vorderen wie in den hinteren Abschnitten sieht man eigenartige, bei der Toluidinbehandlung zum Teil schon mit bloßem Auge erkennbare Knötchen, die sich bei mikroskopischer Betrachtung als Zellanhäufungen erweisen. Die Struktur der Knötchen läßt eine Randzone lymphocytärer Zellen erkennen, auf die nach innen eine Schicht gleichförmiger, großer epitheloider Elemente folgt. Ihr Zentrum ist besonders dort, wo der Prozeß offensichtlich längere Zeit bestanden hat, nicht selten nekrotisch zerfallen. Solche knötchenförmige Gebilde liegen stets in unmittelbarer Nähe kleinster Gefäße, so daß man wohl nicht fehlgeht in der Annahme, daß innige Beziehungen zwischen Knötchen und Gefäßsystem bestehen. Es konnten im gleichen Falle die verschiedensten Entwicklungsstadien beobachtet werden: beginnende Zellanhäufungen bis zu den typischen im Zentrum nekrotisierten Knötchen. Neben diesen Gebilden, die zweifellos rein mesodermaler Herkunft sind, finden sich Veränderungen des ektodermalen Gewebes, und zwar sowohl degenerativer wie reaktiver Natur."

PETTE erwähnt, daß ähnliche Beobachtungen schon 1917 von BULL aus London mitgeteilt worden seien. OLIVIER hatte, wie bereits kurz bemerkt, 1922 aus San Francisco berichtet, daß er bei 20% seiner Kaninchen eine derartige chronische, latent verlaufende Spontanencephalitis beobachtet habe. Über akut einsetzende lokal verlaufende Formen berichteten im gleichen Jahre TROST und ARCHERT aus England. Auch JAHNEL und ILLERT machten in Frankfurt a. M. ähnliche Beobachtungen. Am häufigsten hat aber BONFIGLIO derartige Befunde unter seinen anscheinend normalen Tieren gesehen. Er fand nämlich bei 29 von 75 Kaninchen einen krankhaften Liquor (Globulin und Pleocytose) und bei vier von den bis dahin histologisch untersuchten Tieren Veränderungen, die den von PETTE mitgeteilten weitgehend gleichen. Dieser Autor hat in den Gehirnen dieser spontan encephalitischen Kaninchen auch *eigenartige rundliche, ovoide oder sichelförmig gebogene Gebilde mit Chromatinanhäufung bzw. Vakuolenbildung gefunden*, die einzeln oder in größerer Zahl frei oder innerhalb von Zellen, häufiger jedoch in Cysten eingeschlossen waren. Derartige Cysten fanden sich innerhalb der Granulome, in deren Nähe und auch im gesunden Gewebe, LEVADITI und seine

Mitarbeiter haben diesen Parasiten den Namen „*Encephalitozoon cuniculi*" gegeben und halten es für ein Protozoon, das der Gruppe der Mikrosporidien zugehört. Es sei hier erwähnt, daß Dörr diese Gebilde auch bei Passagetieren nachweisen konnte, die mit menschlicher Encephalitis geimpft waren und Levaditi bei Passagetieren der Vira von Kling und Thalimer, sowie auch bei spontaner Kaninchenencephalitis.

Plaut und Mulzer haben, wie bereits erwähnt, diese Gebilde *niemals, weder bei ihren geimpften liquorkranken Tieren, noch auch bei den eine Spontanencephalitis aufweisenden Kaninchen* gesehen.

Auch Pette hat diese Erreger nur bei einem Teil seiner spontan-encephalitischen Tiere gefunden. Pette berichtet weiter, daß Mc Cartnay aus Nordamerika 372 Kaninchen untersucht habe. „Von diesen nur zum Teil mit Hirnbrei von an verschiedensten Krankheiten gestorbenen Menschen geimpften Kaninchen erkrankten $55^0/_0$ an Meningoencephalitis. Dabei ergab sich die erstaunliche Tatsache, daß geimpfte und ungeimpfte Tiere prozentualiter fast gleichstark betroffen waren. In $15^0/_0$ aller untersuchten Hirne fand Cartnay ebenfalls jene knötchenförmige Gebilde. Liquoruntersuchungen scheint dieser Forscher nicht gemacht zu haben."

In einer neueren Mitteilung bestätigt Schuster die Befunde von Pette insofern, als er *unter nicht geimpften 100 Kaninchen 25 an spontaner Encephalitis* klinisch und pathologisch-anatomisch erkrankt gefunden hat. Er konnte weiterhin auch feststellen, daß eine schwere spontane Meningoencephalitis auch *bei normalen, gesunden Katzen* vorkommt. *Histopathologisch* fand Schuster Rundzelleninfiltrate, Plasmazellen und veränderte Ganglienzellen und Gefäßelemente. In der Rinde und im Mark des Gehirns der Katze war das „Encephalitozoon cuniculi" nachweisbar.

In ihrer letzten gemeinsamen Arbeit (Dezember 1924) teilen Plaut und Mulzer mit, daß auch sie selbst sich bemüht hätten, Kaninchen mit spontaner Encephalitis zu finden, „nachdem unser Kaninchenlieferant uns seit vier Jahren nur encephalitisfreie Kaninchen geliefert hatte". Sie beauftragten andere Lieferanten, und so gelang es ihnen, *im Sommer 1924 zwei liquorkranke Kaninchen* zu erhalten, die aus dem gleichen Stall kamen. „Wir gaben Auftrag, den Rest der Tiere dieses Stalles für uns aufzukaufen. Es handelte sich um *vier Kaninchen, die gleichfalls Liquorveränderungen* zeigten. Die *histologische* Untersuchung ergab das Vorliegen von *Encephalitis mit Granulomen.*" Mit den von Pette diesen Autoren damals zugesandten Präparaten von spontaner Kaninchenencephalitis zeigten diese Präparate weitgehende Übereinstimmung.

Plaut und Mulzer erwähnen, daß Levaditi nach dreijährigen, sehr zahlreichen histologischen Untersuchungen erst kürzlich auf ein Kaninchen mit spontaner Encephalitis gestoßen sei. Sie weisen ferner darauf hin, daß Spielmeyer gelegentlich seiner Trypanosomenforschung gegen 100 Kaninchen histologisch bearbeitet habe und „zweifellos hier auch geringfügige Abweichungen von der Norm nicht übersehen hätte, zumal er gerade nach infiltrativen Erscheinungen als Zeichen der Trypanosomiasis fahndete". „Die Zahl der Kaninchengehirne", so fahren sie fort, „die Nissl mikroskopiert hat, beträgt mehrere hundert, doch hat dieser Forscher nur zweimal Encephalitiden bei ungeimpften Tieren gesehen. Zur Zeit untersucht Prof. Saito zu anderen Zwecken Kaninchengehirne an unserer Forschungsanstalt und auch er hat unter 18 Tieren niemals verdächtige Veränderungen angetroffen. Erwähnt sei, daß Kling, David und Liljenquist in Stockholm 100 normale Kaninchengehirne histologisch untersucht haben, und in keinem Falle eine spontane Encephalitis aufzufinden vermochten."

Plaut und Mulzer *lehnen es daher auf das Bestimmteste* ab, daß bei dem Prozeß, den sie als syphilitische Kaninchenencephalitis oder als „Paralyseencephalitis" bezeichnen, *eine Verwechslung mit spontaner Kaninchenencephalitis unterlaufen sei.* Durch die Liquordiagnose kann man, wie aus dem soeben Gesagten hervorgeht, die spontan erkrankten Tiere ermitteln und aussondern. „Es ist somit zu fordern, daß *neugelieferte Kaninchen der Liquoruntersuchung unterzogen werden, bevor man sie in die Laboratoriumsställe einläßt.*"

Plaut und Mulzer betonen auf Grund ihrer erwähnten Erfahrungen und der diesbezüglichen Literaturangaben, daß *die spontane Kaninchenencephalitis in den meisten Kaninchenbeständen nicht vorzukommen scheint.* „An den Stellen, wo besonders ausgedehnt über die Impfencephalitis bei Kaninchen gearbeitet wurde, so in Paris, in Basel, in Stockholm wurde sie jahrelang bei nicht vorbehandelten Tieren ebenso wie bei uns nicht beobachtet." Auch Pette ist übrigens der Ansicht, daß derartige Spontanencephalitiden sich *nur in einem recht kleinen Prozentsatz der untersuchten Tiere* finden. Er *verneint* daher ebenfalls die Frage, ob „*das, was wir hier beobachtet haben, der Ausdruck eines schon im normalen Tierorganismus sich abspielenden, also physiologischen Prozesses*" sei.

Häufige und in kurzen Zwischenräumen wiederholte Punktionen, sowie etwa das vor den Punktionen den Kaninchen injizierte *Morphium* können nach Pette *ebenso wenig* wie nach den Erfahrungen von Plaut und Mulzer Liquorveränderungen, vor allem Lymphocytose oder vielleicht gar reaktive histologische Veränderungen am Gefäßapparat erzeugen.

Auch die von verschiedenen Autoren, insbesondere von E. Hoffmann geäußerte Meinung, daß es sich hier vielleicht um eine *Herpes-Encephalitis* der Kaninchen handle, ist nicht stichhaltig, zumal, da dieses, wie das Virus der menschlichen Encephalitis, der sog. Economoschen Krankheit, bei Kaninchen schnell einsetzende, schwere klinische Erscheinungen hervorruft und häufig innerhalb kurzer Zeit zum Tode führt.

Pette faßt die von ihm serologisch und histologisch erhobenen Befunde bei anscheinend normalen Kaninchen als den *Ausdruck eines krankhaften Geschehens* auf. Er schließt aus seinen Untersuchungen, daß „im Gehirn selbst ein, allgemein gesagt, infektiöses resp. toxisches Agens sein muß; gelang es uns doch, durch Verimpfung von Hirnmaterial auf andere Tiere den Prozeß in Passage zu halten."

„Welcher Art das infektiöse Agens ist, das den Prozeß auslöst resp. ihn unterhält", bleibt für Pette „einstweilen noch unbekannt". „Es wäre somit immerhin möglich, daß es sich hier um eine epidemiologische Eigentümlichkeit der encephalitischen Erkrankung handelt. In gleichem Sinne könnte der Umstand sprechen, daß die Erkrankung der Tiere bislang nur an vereinzelten Orten beobachtet wurde." Pette schließt seine äußerst wichtigen Arbeiten folgendermaßen:

„Das Wesen dieser spontan beim Kaninchen auftretenden Encephalitis weiter zu erforschen, wird eine wichtige und dankenswerte Aufgabe der nächsten Zeit sein. Erst wenn wir hier klarer sehen, werden wir mit Ruhe unsere experimentellen Studien auf dem Gebiete der Lues- und Encephalitis epidemica-Forschung fortsetzen können. Diese Ruhe können wir nicht haben, solange wir in Gefahr laufen, durch jene im Versuchstier selbst ohne unser Zutun sich abspielenden Prozesse irregeführt zu werden. Manche beim vorbehandelten Kaninchen als für Lues resp. Encephalitis epidemica spezifisch angesprochene cerebrale Befunde haben eine täuschende Ähnlichkeit mit den Bildern, die ich oben beschrieben habe. Sollte es sich hier etwa um analoge Prozesse handeln? Das ist die Frage, die wir aufwerfen müssen. Von ihrer Beantwortung hängt für die Bewertung mancher Befunde und der aus ihnen bereits gezogenen Schlußfolgerungen sehr viel ab."

Auch PLAUT und MULZER hielten ja eben auf Grund der erwähnten neu ermittelten Tatsachen „alle Untersuchungen über entzündliche Veränderungen im Nervensystem der Kaninchen, die auf experimentelle Erzeugung bisher zurückgeführt wurden, einer *Revision* bedürftig". Aus diesen Bedürfnissen heraus entstand ihre im vorhergehenden wiederholt zitierte, mit NEUBÜRGER zusammen veröffentlichte Arbeit. Sie enthält auch verschiedene neue, in dieser Richtung vorgenommene Versuchsergebnisse. Über diese, sowie über ihre Schlußfolgerungen überhaupt habe ich ja auch im vorhergehenden ebenfalls ausführlich berichtet.

In einer zweiten größeren Arbeit, die kurze Zeit nach der soeben erwähnten Mitteilung von PLAUT und MULZER und NEUBÜRGER erschien, berichtet PETTE über „*nach intratestikulärer Verimpfung von Paralytikerhirn beim Kaninchen auftretende Gehirnveränderungen*". Er hat im Laufe der Zeit im ganzen 12 Paralytikergehirne, die acht männlichen und vier weiblichen Individuen entstammten, auf Kaninchen intratestikulär verimpft. Irgendwelche krankhafte Erscheinungen, die für Syphilis sprächen oder irgendwie als spezifisch anzusehen gewesen wären, sah PETTE nicht. „Die örtliche Reaktion des Gewebes an der injizierten Stelle war im allgemeinen gering; gewöhnlich zeigte sich lediglich eine leichte diffuse Schwellung, die nach kurzer Zeit wieder zurückging und ein mehr oder weniger derbes Infiltrat hinterließ."

Von den vorgenommenen 12 Impfungen hatten *sieben einen positiven Erfolg* insofern, als es bei den Tieren „nach von Fall zu Fall wechselnder Inkubation, die zwischen zwei und sechs Wochen gelegen war, zu Liquorveränderungen, Lymphocyten- und Globulinvermehrung kam. Ein Teil dieser Fälle, vier im ganzen, konnten *in Passagen weitergeführt* werden. Verglichen mit den Befunden von PLAUT und MULZER konnte PETTE bei diesen seinen Versuchen „eine volle Übereinstimmung in klinischer, serologischer und histologischer Beziehung" feststellen. Es erübrigt sich deshalb für mich, hier auf die diesbezüglichen Befunde von PETTE näher einzugehen. PETTE wirft hier aber die sehr wichtige Frage auf: „*Sind die bei den „Paralysetieren" erhobenen klinischen, serologischen und histologischen Befunde der Ausdruck einer spezifischen, d. h. durch die Paralysespirochäten bedingten Reaktion?*"

Klinisch bieten die Tiere *keine für Lues charakteristischen Zeichen.* Die *Wa.R.* ist im Liquor dieser „Paralysetiere" ebenso *ständig negativ,* wie im Liquor sicher syphilitischer Kaninchen. „*Lymphocytose und Globulinvermehrung im Liquor für sich allein aber sind ja nur ein Ausdruck dafür, daß irgendwo im Zentralnervensystem sich ein entzündlicher Prozeß abspielt, so daß bei Fehlen jedes bakteriologischen Befundes ein Rückschluß auf die Ätiologie der Entzündung nicht erlaubt ist.*" Auch die Hoffnung, daß die *Kolloidreaktionen,* speziell die Mastixreaktion, hier weitere Klärung bringen würde, hat sich nicht erfüllt. *Histopathologisch* fanden sich, wenigstens stellenweise, nach den Untersuchungen von PETTE bei den „Paralysetieren" *ganz die gleichen Veränderungen auch bei Tieren, die niemals mit Paralysematerial, geschweige denn mit der Spirochaeta pallida in Beziehung kamen.* „Daraus ergibt sich, daß wir beim Kaninchen nach dem einfachen Zellbild außerstande sind, Rückschlüsse auf die Ätiologie des Prozesses zu machen."

Das eindeutigste Moment für die Ätiologie eines infektiösen Prozesses, *der Nachweis des Erregers,* also hier der Spirochaeta pallida, ist PETTE *ebensowenig geglückt* wie NEUBÜRGER am PLAUT- und MULZERschen Material.

„*Fassen wir zusammen,* sagt PETTE, *so müssen wir bekennen, daß — hier bei den „Paralysetieren" — der Beweis für die Annahme, es handle sich um einen spezifischen Prozeß, auf Grund der klinischen, serologischen und histologischen Untersuchungen bislang nicht zu erbringen war.*"

PETTE erörtert auch hier wieder die Frage, ob das, was er sowie PLAUT und MULZER bei diesen „Paralysetieren" sahen, nicht vielleicht der *Ausdruck einer Spontanencephalitis*, einer Erkrankung ist, die zufällig in die Ställe eingeschleppt wurde und nun immerfort durch die einzelnen Passagen weitergeführt wird. Ebenso wie PLAUT und MULZER hält er es aber *„für ausgeschlossen, daß eine zufällige Einschleppung von Spontanencephalitis in die Passagen der Paralysetiere uns die mit dieser Krankheit identischen Befunde brachte.* Was an krankhaften Veränderungen bei den Paralysetieren serologisch und histologisch gefunden wurde, ist *Folge der Impfung.*" Und zwar, so füge ich hinzu, *Folge der Impfung mit einem Virus, das ausgesprochen neurotrop ist.* Wir sehen die *gleichen serologischen* und *histologischen*, ja mitunter auch *klinischen Erscheinungen bei Kaninchen*, die mit *dem Virus der* ECONOMO*schen Erkrankung* geimpft wurden, bei solchen, die mit gewissen Stämmen der Syphilis, vor allem *mit dem sog.* „MULZER-*Stamm" geimpft* wurden, *bei den sog. „Paralysekaninchen"* und, relativ selten, auch *spontan bei Kaninchen* oder *bei solchen, die an der originären Kaninchenspirochätose*, die, wie wir noch hören werden, mit der Syphilis absolut nichts zu tun hat, leiden. „Man muß sich", sagen mit Recht PLAUT, MULZER und NEUBÜRGER, „mit der Tatsache abfinden, daß das Nervensystem des Kaninchens auf verschiedenerlei Schädigungen in recht übereinstimmender Weise reagieren kann, so daß von einer histologischen Eigenart, die ein bestimmtes Agens zur Voraussetzung hat, nur in Sonderfällen, wie z. B. bei der Lyssa, gesprochen werden kann." Ich glaube aber, wie soeben gesagt, daß *ein derartiges Agens dann stets engste Beziehungen zum Nervensystem haben muß.*

Liquorbefunde bei mit syphilitischem Material geimpften Affen.

MULZER, NOTHHAAS und PETTE haben nun auch noch festzustellen versucht, ob bei *Affen* durch Impfung mit dem neurotropen Münchener Stamm oder mit Paralysematerial ebenfalls Liquorveränderungen aufträten und ob vielleicht auch bei diesen Tieren Spontanencephalitiden vorkämen. Zu diesem Zwecke haben sie 12 Affen (Cynoceph., Cercopithecus und Makaken) *wiederholt liquorpunktiert, ohne jemals pathologische Werte im Liquor zu erhalten.* Sie haben dann diese Tiere *mit* MULZER- und KOLLE-*Virus* sowie *mit Paralysematerial* geimpft und den Liquor alle 8—14 Tage untersucht. *Krankhafte Veränderungen* fanden sie dabei *niemals.* Merkwürdigerweise *gelang* es ihnen auch *nicht, bei diesen Affen klinische Anzeichen einer Haftung des syphilitischen Virus zu erzielen,* obwohl sie, zum Teil wiederholt, subcutan und intracutan (mit tiefen Scarificationen) in die Augenbrauengegend, intratestal, subscrotal und intravenös impften.

Experimentelle Erzeugung kongenitaler Syphilis.

Die ersten einschlägigen Versuche hat wohl BERTARELLI schon 1908 vorgenommen. Er konnte feststellen, daß *weibliche Kaninchen, die an einer experimentell erzeugten syphilitischen Keratitis litten, leicht abortieren* oder *Junge werfen, welche bald nach der Geburt sterben.* Die überlebenden Jungen zeigten keine Unempfänglichkeit einer syphilitischen Impfung in die Hornhaut gegenüber. Die Jungen eines Muttertieres, das zur Zeit des Wurfes noch syphilitische Erscheinungen aufwies, boten keinerlei luetische Erscheinungen dar. Im Alter von 3 Monaten corneal infiziert, erkrankten sämtliche an typischer Keratitis. BERTARELLI folgerte aus diesen seinen Versuchen, daß Kaninchen mit frischer Hornhautsyphilis ihren Jungen keine Immunität der Syphilis gegenüber verliehen.

SIMONELLI erhielt bei ähnlichen, ebenfalls im Jahre 1908 angestellten Versuchen etwas andere Resultate. Er infizierte Kaninchenweibchen corneal und ließ sie dann belegen. Von den ausgetragenen Jungen erwiesen sich 2 bei einer späteren Impfung dem syphilitischen Virus gegenüber als empfänglich, 3 *dagegen als refraktär.*

WIMAN will im gleichen Jahre noch beobachtet haben, daß unter 8 Jungen, die von einer florid-syphilitischen Häsin (Keratitis parenchymatosa und „harter Tumor“ auf dem Rücken — hier war der Rest eines zur Augenimpfung verwendeten menschlichen Primäraffektes in einer Hauttasche deponiert worden —, der Spirochäten enthielt) stammten, eines, als *es 3 Wochen nach der Geburt* die Augen öffnete, *am linken Auge eine schwere, spontan entstandene Keratitis syphilitica mit positivem Spirochätengehalt* zeigte. WIMAN führt die Entstehung der Keratitis auf eine intrauterine Infektion zurück.

ARMAN hat dann 1910 mehrere Versuche auf dem Gebiete der experimentellen Lues congenita ausgeführt. FISCHL, der diese Experimente ausführlich mitteilt, sagt bezüglich ihrer Ergebnisse: „Luetisch infizierte Weibchen geben mit syphilitischen Böcken normale Gravidität und werfen zum normalen Termin gesunde Junge oder aber es kommt zu keiner Gravidität, oder endlich es tritt Abortus ein. Es scheint also unter solchen Verhältnissen die Potentia generandi zu leiden, während die bei zustande gekommener Gravidität geworfenen Jungen infizierbar sind, so daß weder eine kongenitale Luesübertragung noch eine Immunisierung des Nachwuchses beobachtet werden kann.“

FISCHL erwähnt dann noch einschlägige Versuche von GRAVAGNA und LOMBARDO. Beide Forscher arbeiteten ebenfalls mit experimenteller Kaninchenhornhautsyphilis, und zwar infizierte ersterer 8 Kaninchen mit Initialsklerosenmaterial. Bei diesen Tieren, die *sämtlich eine spezifische Keratitis* bekommen haben und später unter marantischen Erscheinungen eingegangen sind, kam es zu *9 Graviditäten,* von denen eine durch Abort, die anderen mit Totgeburten endeten. Insgesamt wurden hierbei *32 Feten erzeugt,* was GRAVAGNA auf die Wirkung des syphilitischen Giftes zurückführt.

LOMBARDO dagegen sah *unter 21 Graviditäten,* die *durch Kopulation zweier florid-syphilitischer Kaninchen zustande gekommen* waren, *nur zweimal Abort* und einmal eine unausgetragene Totgeburt. Die restlichen lieferten *87 Junge, bei denen er niemals ernsthafte Erscheinungen nachweisen konnte* und bei denen *auch die mikroskopische Untersuchung keine Spirochätenbefunde* lieferte. Ein Teil dieser Tiere stand über 1 Jahr in Beobachtung; niemals zeigten sie syphilitische Symptome. An 30 dieser Tiere wurden Infektionsversuche vorgenommen, die jedoch mit 4 Ausnahmen völlig negativ verliefen. Die bis zur Pubertät überlebenden Tiere erwiesen sich als zeugungsfähig und fruchtbar. „Ein weibliches Tier, das ein Jahr lang steril blieb, wurde dann nach Belegung mit einem von luetischen Eltern stammenden Bocke gravid und warf 7 gesunde Junge. Ein anderes 10 Monate altes Weibchen abortierte zunächst im Dezember und warf im nächsten Jahr 5 gesunde Junge. Ein drittes weibliches Tier, welches einmal mit einem luetischen und ein zweites Mal mit einem gesunden Bocke gepaart wurde, warf beide Male gesunde Junge. Ein anderes, von demselben luetischen Bock belegtes Weibchen warf zunächst 3 gesunde Junge und bei der zweiten Gravidität 5 Junge, von denen 4 gesund, das 5. maceriert zur Welt kamen. Die Verimpfung eines Hodensyphiloms auf die 4 letzterwähnten Tiere war erfolglos“ (FISCHL).

LOMBARDO folgert aus diesen Versuchen: „Die Keratitis beim Kaninchen und die Hautsyphilis beim Männchen scheinen die Fruchtbarkeit und Gravidität nicht zu beeinflussen; die von diesen syphilitischen Kaninchen geworfenen Jungen sterben häufig jung und die, die weiter leben, zeigen eine größere Resistenz gegen die Inokulation von Syphilis als die normalen Kaninchen; sind sie geschlechtsreif geworden, erzeugen sie gewöhnlich Junge, bei denen sich dieselben Facta wiederholen“ (nach Referat der UNNAschen Wochenschrift). Er betont, daß man unter den jetzigen experimentellen Bedingungen über *kein Factum berichten könne, das sicher auf hereditäre Syphilis zurückgeführt werden könne.*

Auch von UHLENHUTH und MULZER sind schon frühzeitig Versuche, die Syphilis auf kongenitalem Wege zu übertragen, vorgenommen worden.

Bei diesen ihren Versuchen, deren sie eine große Zahl, und zwar ausschließlich mit Kaninchen, angestellt haben, verfolgten sie das Prinzip, möglichst die Verhältnisse experimentell nachzuahmen, die beim Zustandekommen der menschlichen Syphilis vorliegen. Von diesem Gesichtspunkte aus gruppierten sie diese Versuche folgendermaßen:

1. Paarung von Böcken, die lokal-syphilitische Erscheinungen (an den Genitalien) aufweisen, mit gesunden Weibchen.
2. Paarung von Weibchen mit lokal-syphilitischen Erscheinungen mit gesunden Böcken.
3. Paarung allgemein-syphilitischer Böcke mit gesunden Weibchen.
4. Paarung gesunder Böcke mit allgemein-syphilitischen Weibchen.
5. Paarung zweier Tiere, die allgemein-syphilitische Symptome aufweisen.
6. Intravenöse Impfung trächtiger Tiere, um die Möglichkeit des Übergangs der Spirochaeta pallida durch die Placenta hindurch in den fetalen Organismus zu prüfen.

Diesen Versuchen stellten sich, wie UHLENHUTH und MULZER mitteilten, *ungeahnte Schwierigkeiten* in den Weg. Vor allem mußten beide Forscher bald die Erfahrung machen, daß Kaninchenböcke mit ausgesprochenen schweren syphilitischen Erkrankungen augenscheinlich *nicht mehr so zeugungsfreudig* sind, wie gesunde Böcke.

Bei schweren Erkrankungen dieser Art scheint sogar *die Zeugungskraft erloschen* zu sein, denn, wie sie wiederholt beobachteten, blieben Weibchen, obwohl sie lange Zeit bei derartig erkrankten Böcken gesessen haben und diese wiederholt angenommen hatten, steril. Das gleiche scheint bei schwerer allgemein erkrankten Tieren der Fall zu sein, denn UHLENHUTH und MULZER beobachteten hier nur äußerst selten Trächtigkeit.

Weiterhin haben dann *Kaninchenmütter* häufig *die Gewohnheit, ihre Jungen gleich* oder *kurz nach der Geburt aufzufressen.* Wiederholt fanden sich gerade bei wichtigen Versuchen nach erfolgter Geburt die Jungen am anderen Morgen bis auf kleine Reste aufgefressen vor. Wahrscheinlich fraßen die Alten auch die Produkte evtl. erfolgter Fehlgeburten auf. Sehr häufig konnte man z. B. bei im Versuch befindlichen Kaninchen eine schon fortgeschrittene Schwangerschaft feststellen. Bald darauf sah man, daß das trächtige Tier unruhig im Käfig hin und her lief, sich Büschel Haare ausriß und ein „Nest" baute. Dies ist bei Kaninchen ein sicheres Zeichen, daß die Geburt unmittelbar bevorsteht. Nach einigen Tagen stellten UHLENHUTH und MULZER dann aber wiederum fest, daß das Tier nicht mehr trächtig war, ohne daß sie Feten oder Reste derselben — trotz eifrigsten Nachsuchens — im Käfig vorfinden konnten. Aus derartigen Vorgängen kann nach Meinung dieser Autoren mit Sicherheit geschlossen werden, daß hier eine vorzeitige Unterbrechung der Schwangerschaft, also ein Abort stattgefunden hatte. SOWADE hat übrigens in einem Falle tatsächlich auch Feten gefunden. Bei UHLENHUTH und MULZER war das zwar niemals der Fall, trotzdem aber glauben diese Autoren, daß bei syphilitisch erkrankten Tieren ähnlich wie beim Menschen Aborte vorkommen können.

Aus den Versuchen von UHLENHUTH und MULZER geht hervor, daß sog. *„lokal"-syphilitische Böcke mit normalen Weibchen gesunde Junge* erzeugen können, *die dauernd gesund bleiben* und *mit Erfolg mit syphilitischem Material geimpft werden* können. Das *gleiche* kann eintreten, wenn sich *lokal- oder allgemein-syphilitische Weibchen mit normalen Böcken paaren.* In einem Falle erzeugten sogar lokal-syphilitische Eltern vollkommen gesunde Junge. Ob bei derartig erkrankten Tieren auch *Aborte* vorkommen, vermochten die Autoren *nicht endgültig zu entscheiden.* Indessen hat es nach ihren Beobachtungen den *Anschein,* als ob dies doch besonders bei allgemein-syphilitischen Kaninchen *vorkommen könnte.* UHLENHUTH und MULZER versuchten auch *durch Kohabitation* bei verschiedenen Tieren, die manifest luetische Erscheinungen an den Genitalien hatten, eine kongenitale Übertragung der Syphilis zu erzielen, die auf diese Weise dem natürlichen Zustandekommen derselben am ähnlichsten hätte sein können. Leider *schlugen alle diese Versuche fehl* (s. a. S. 214).

Ich habe übrigens hier in Hamburg mit NOTHHAAS derartige Versuche wieder aufgenommen. Wir paarten ein mit einem schankriformen Syphilid am Penis, das typische Pallidae enthielt, behaftetes Männchen mit einem am Scheideneingang mittels Glaspapier wundgeriebenen gesunden Weibchen, ohne daß bei diesem letzteren je irgendwelche Erscheinungen am Scheideneingang oder dessen Umgebung beobachtet werden konnten. Ferner paarten wir ein Weibchen, bei welchem es uns gelungen war, an der Vulve einen Primäraffekt zu erzeugen, mit einem am Penis oberflächlich scarifizierten gesunden männlichen Tier. Dieses wies nie krankhafte Erscheinungen am Penis auf. Desgleichen waren die drei Jungen dieses Paares stets erscheinungsfrei geblieben.

ARZT und KERL wollen in zwei Fällen nachgewiesen haben, daß *allgemeinsyphilitische Kaninchenmütter Feten* zur Welt brachten, die *bei Überimpfung auf normale Kaninchen sich als syphilitisch* erwiesen.

LEVADITI hat in den Jahren 1920—1922 ebenfalls ausgedehnte experimentelle Studien über Erbsyphilis vorgenommen. Eine *Vererbung* konnte *er niemals nachweisen*, sei es, daß die Elterntiere mit Spirochaeta pallida (dermatotropes oder neurotropes Virus) oder mit der Spirochaeta cuniculi geimpft waren. Die Mehrzahl der Jungen ging ebenfalls gleich nach der Geburt oder einige Wochen später ein, ohne daß es möglich gewesen wäre, im Blut oder in den inneren Organen Spirochäten nachzuweisen. Von einem Weibchen, das bei der Konzeption von einem syphilitischen Bock infiziert worden war, wurden sieben Junge geworfen. Von diesen blieben zwei am Leben und diese wurden ebenso wie Kontrolltiere später mit elterlichem Virus infiziert.

In einer weiteren, mit MARIE veröffentlichten Schrift teilt LEVADITI die ausführlichen Protokolle seiner Vererbungsversuche mit. Die Autoren betonen hier den *fundamentalen Unterschied zwischen der menschlichen und der Kaninchensyphilis, da bei letzterer nichts von einer erblichen Übertragung der Syphilis beobachtet werden konnte.* Es zeigten sich bei den Jungen nur zuweilen Entwicklungshemmungen, frühzeitiger Tod und Vermehrung der Totgeburten, im übrigen *verhielten sich die Nachkommen syphilitischer Elterntiere wie die Jungen gesunder Eltern.*

LEVADITI glaubt übrigens diese Unterschiede in der Vererbbarkeit der Lues beim Menschen und beim Kaninchen daraus erklären zu können, daß die menschliche Syphilis meist eine Allgemeininfektion sei, während die experimentelle anthropogene Kaninchensyphilis wie auch die originäre Kaninchenlues sich oft auf die Bildung eines Primäraffektes beschränke. Diese Annahme ist aber, wenigstens soweit sie die echte experimentelle Syphilis des Kaninchens betrifft, eine absolut irrige, wie wir aus all dem, was im vorhergehenden gesagt wurde, zur Genüge folgern können.

In neuerer Zeit (1925) haben dann BROWN und PEARCE diese Fragen ebenfalls eingehend tierexperimentell studiert. Beide Autoren äußern sich auf Grund ihrer diesbezüglichen Ergebnisse (nach FISCHL) dahin: „Die Lues könne bei Tieren auf intrauterinem Wege übertragen werden, wenn einer oder beide Zeuger luetisch infiziert sind. Bei Kaninchen gelinge dies selten und mache sich die elterliche Lues meist in der Weise geltend, daß eine Abnahme der Fruchtbarkeit, Häufung von Abortus und Totgeburten, sowie Mißbildungen auftreten und die Zahl der geworfenen Jungen auffallend klein sind. Diese letzteren zeigen in der Regel keine Erscheinungen und erweisen sich gegen nachträgliche luetische Infektion als empfänglich." Von dieser Regel haben BROWN und PEARCE aber eine sehr interessante Ausnahme beobachtet: *2 anscheinend normal zur Welt gekommene Junge zweier längere Zeit syphilitischer Kaninchen* (ZINSSER-NICHOLS-Stamm) *bekamen bald nach der Geburt teils eine spezifische Keratitis, teils eine eigenartige Alopecie.*

FISCHL zitiert die eine dieser Beobachtungen folgendermaßen: „Es handelte sich um ein Kaninchenpaar, von denen das Männchen am 10. Dezember 1918 mit dem ZINSSER-NICHOLS-Stamme in beide Hoden infiziert worden war und in der üblichen Zeit nebst diffuser Infiltration an den Impfstellen in ihrer Umgebung kleine Knötchen längs der Blut- und Lymphbahnen darbot. Nach $2^1/_2$ Monaten stellten sich Papeln an diversen Hautstellen ein, welche

Neigung zu Ulceration zeigten und gegen Ende April 1919 ausheilten. Dann war das Tier einen Monat symptomlos, im Juni kam es zu einem Rezidiv in Form von periostaler Verdickung des Nasengerüstes, welche schnell schwand. Im September neuerlicher Rückfall intensiver Natur und von da ab ständig Erscheinungen. Sexuell war dieser Bock aktiv und wurde zu 2 Fortpflanzungsversuchen benutzt, von denen der eine in der Zeit vom 8.—15. Oktober erfolgte, in welcher Zeit er drei weibliche, gleichfalls vorher infizierte Tiere (A, B, C) belegte. Von diesen wurde A trächtig, B warf 4 Junge, von denen 3 überlebten und gesund blieben, C 5 Junge, von welchen eines mißbildet war, während die anderen sehr schwächlich waren und kurz post partum eingingen. Der zweite Begattungsversuch erfolgte wieder mit dem Weibchen A, das 6 Junge warf, über deren Schicksal nichts mitgeteilt wird. Der Bock ging Ende Juni 1921 ein und zeigte bei der Sektion nichts Bemerkenswertes."

Auch bezüglich der anderen Beobachtung möchte ich die Beschreibung von FISCHL wiedergeben: „Viel ergebnisreicher war das folgende Experiment: Ein 575 g schweres weibliches Kaninchen wird am 14. Januar 1919 mit 1 ccm luetischer Hodenemulsion intravenös infiziert und zeigt außer einer, nach 8 Wochen auftretenden, luetischen Periostitis, welche nach 1 Monat abheilte, keine Erscheinungen. Im September wiegt es 2 kg. Während der sich bis Ende Juni 1920 erstreckenden Beobachtung wird es zweimal mit dem oben erwähnten Bocke gepaart, später mit einem anderen Tiere. Die erste Kuppel bleibt erfolglos, aus der zweiten stammen 6 Junge, aus der dritten mit einem anderen, gleichfalls schwer allgemein-luetischen Bock ebenfalls 6 Junge, von denen 4 bald post partum eingehen, während sich die anderen normal entwickeln. Der letzterwähnte Wurf erfolgte am 26. Dezember 1919 und lieferte 4 Männchen, 2 Weibchen, sämtlich von weißer Farbe. 3 dieser Tiere waren bei der Geburt viel kleiner als die anderen. Bis zum Ende der 3. Lebenswoche war an ihnen nichts zu bemerken. Als sie um diese Zeit, wie dies bei Kaninchen die Regel, die Augen öffneten, bot das kleinste derselben, ein Weibchen, Trübung der ganzen rechten Cornea dar. Später zeigte das Fell dreier Tiere eine eigentümliche Beschaffenheit in Form fleckweiser Alopecie, die nach einigen Wochen schwand. Von da ab entwickelten sich 4 Tiere in ganz normaler Weise, das fünfte, der schon erwähnte Träger der Hornhautaffektion, zeigte Rückgang derselben bis auf kleine Reste und in dem nunmehr aufgehellten Auge eine Iritis. Dabei wuchs das Tier langsam, zeigte eine mangelhafte Skelettentwicklung, Anhäufung von Fett an abnormen Stellen, verzögerte geschlechtliche Reifung, geringe Potenz und Cystenbildungen in den Milchdrüsen und in den Genitalorganen, sowie eine Nabel- und Zwerchfellhernie. Dieses Tier stand durch volle 5 Jahre in Beobachtung, erkrankte dann unter Erscheinungen von seiten der Atmungsorgane und wurde im Januar 1925 getötet. 3 von den in Rede stehenden 5 Tieren wurden am 19. November 1920 mit Luesmaterial im Bereiche der Vulva infiziert und bekamen, wie die Kontrollen, Primäraffekte, keines derselben jedoch, trotz Gravidität und Lactation, allgemeine luetische Erscheinungen. Das weibliche Tier mit der Hornhautaffektion und ein Männchen wurden nicht infiziert. Im Frühjahr 1924 wurde denselben die Poplitealdrüse exstirpiert und zur Infektion anderer Tiere verwendet. Diese fielen negativ aus, doch besagt dies nach dem Ausspruch von BROWN und PEARCE nichts, da eine einmalige Infektion nicht haften muß, wenn z. B. wenige Spirochäten vorhanden sind. Die Verfasser äußern sich dahin, die Cornealaffektion, die Alopecie und die übrigen, an den Tieren beobachteten Veränderungen müßten nicht luetischer Natur gewesen sein, doch bestehe immerhin die Möglichkeit, daß es sich um eine intrauterine Infektion gehandelt habe, die ante partum oder kurz nach der Geburt ausgeheilt war, oder aber um eine luetische Dystrophie. Auf jeden Fall sei die Augenaffektion sehr suspekt auf Lues, was für die sonstigen Versuche nicht in gleicher Weise gilt."

Irgendeine *Beeinflussung der Spirochäten durch Zugabe von Serum von Profeta-Kindern* konnte FISCHL *nicht beobachten.* Er machte zahlreiche diesbezügliche Untersuchungen teils im Dunkelfeld, im hohlgeschliffenen Objektträger, teils prüfte er die Infektiosität des mit derartigem Serum versetzten Impfmaterials im Tierexperiment. Nie hatte er aber irgendwelche Erfolge zu verzeichnen. Auch die von einem während der Schwangerschaft mit Spirochätenaufschwemmung intravenös geimpften Weibchen stammenden Jungen zeigten *keinerlei Immunitätserscheinungen*, als sie im Alter von 3 Monaten corneal infiziert wurden (siehe hier auch S. 262).

Vor kurzem (1927) berichteten UHLENHUTH und GROSSMANN von 2 Fällen, bei denen es sich um *Muttertiere* handelte, *die* bereits *längere Zeit vor der Schwangerschaft intravenös infiziert* worden waren. Bei den Jungen beider Tiere waren *weder manifeste Zeichen* einer kongenitalen Lues nachzuweisen, *noch konnte* durch primäre und sekundäre Verimpfung der Organe und Drüsen *eine latente*

Infektion festgestellt werden. Ebenso war in keinem Falle von 3 Fällen *weder eine durch Sperma hodensyphilitischer Böcke möglicherweise hervorgerufene kongenitale Lues, noch eine evtl. latente Infektion der Mutter* durch diese Böcke nachzuweisen.

Versuche über die Permeabilität der Placenta für die Syphilisspirochaete.

Um die Möglichkeit eines *Übergangs der Spirochaeta pallida durch die normale Placenta hindurch in den Fetus* zu eruieren, haben UHLENHUTH und MULZER trächtigen Kaninchen spirochätenhaltige Hodenemulsion intravenös injiziert. Einige der später von diesem Kaninchen geworfenen Jungen, die zunächst vollkommen gesund erschienen, zeigten *etwa zwei Monate nach der Geburt typische syphilitische Manifestationen.* Auch die *Mutter* wies *später Anzeichen einer allgemeinen Syphilis* auf.

UHLENHUTH und MULZER haben dann derartig vorbehandelte trächtige Kaninchen kurze Zeit nach der Einspritzung getötet, *die inneren Organe der Feten* zu Brei zerrieben und in die Hoden normaler Kaninchen *verimpft.* Aus diesen Versuchen ging hervor, daß *die Spirochaeta pallida, in den Blutkreislauf eingeführt, bereits nach fünf Minuten durch die anscheinend gesunde Placenta hindurch in den fetalen Organismus gelangen kann.*

Aus der Literatur sind hier ähnliche Beobachtungen und Erfahrungen zu erwähnen, die NATAN-LARRIER mit *Recurrensspirillen* machten. Die Autoren konnten feststellen, daß in etwa 80% die OBERMEIERschen sowie die DUTTONschen *Spirillen von der Mutter auf den Fetus übergehen können.* Sie fanden ferner, daß, wenn die Infektion der Mutter zu Beginn der Schwangerschaft stattfindet, die fetale Infektion stärker ist, als wenn die Mutter gegen Ende der Schwangerschaft, bzw. in der zweiten Hälfte derselben infiziert wird. Für den Durchtritt der Spirillen ist es nicht nötig, daß die Placenta irgendwie lädiert ist. Die Spirillen sind imstande, die ektodermalen Elemente der Placenta zu durchdringen und die Endothelien der fetalen Capillaren zu erreichen.

Beweise für die syphilitische Natur der experimentellen Syphilis, insbesondere der Kaninchen.

Wenn es nach all dem, was im vorhergehenden über die experimentelle Syphilis der *Affen* und der *Kaninchen* gesagt worden ist, überhaupt noch einer besonderen *Beweisführung* bedarf, daß das, was wir an diesen Tieren nach Impfung mit menschlichem oder tierischem Material sahen, *wirklich Syphilis* ist, so können nach UHLENHUTH und MULZER folgende Tatsachen hierfür herangezogen werden:

„1. Die *charakteristische,* mehr oder weniger lange *Inkubationszeit,* die den Erkrankungen vorangeht.

2. Das *charakteristische, den menschlichen manifesten Lueserscheinungen sehr ähnliche klinische und pathologische Bild.*

3. Die *Möglichkeit, diese Krankheitsprodukte nicht nur auf andere Kaninchen,* sondern *auch auf Affen* (in letzterer Zeit konnten wir auch bei einem Affen durch lokale Impfung einen typischen Primäraffekt des Penis und der Vorhaut erzeugen), *Meerschweinchen* und *Ziegen überimpfen* zu können und fast regelmäßig *dieselben Krankheitsprodukte nach einer charakteristischen Inkubationszeit zu erzielen. Menschliches syphilitisches Saugserum wurde mit Erfolg auf Kaninchen (Hodenerkrankung) und vom Kaninchen intravenös auf einen Affen verimpft, der mit allgemeinen Erscheinungen (spirochätenhaltige Hauterscheinungen) schwer erkrankte.* Rückimpfungen auf den Menschen hätten nicht beweisender sein können.

4. Einen weiteren Beweis für die syphilitische Natur dieser experimentell erzeugten Erkrankungen erblicken wir, *worauf wir zuerst hingewiesen haben,* endlich darin, daß es gelingt, *die schwersten Formen der Hodenerkrankungen und Allgemeinerkrankungen durch spezifische Heilmittel zum Schwinden zu bringen.* Auffallend ist dabei das schnelle Verschwinden der Spirochäten und die rasche Resorption der wallartigen Randverdickungen der Primäraffekte und des gallertigen und fibrösen Gewebes bei ausgeprägter Orchitis und Periorchitis durch das von UHLENHUTH für die Behandlung der Spirillosen, besonders der Syphilis, zuerst experimentell erprobte Atoxyl und atoxylsaure Quecksilber sowie durch das von EHRLIRCH-HATA angegebene Präparat 606."

Ähnliche Passagen, wie sie UHLENHUTH und MULZER unter 3. anführen, konnte übrigens MÜHLENS schon 1907 erzielen, nämlich: menschliche latent-syphilitische Leistendrüse (Pallida +) auf Kaninchenhornhaut (Pallida +++), diese auf Affenaugenbraue (Pallida +++) und von da weiter wieder zurück auf Kaninchenhornhaut (Pallida +++).

Das *Experimentum crucis, die Verimpfung auf den Menschen* durch gelegentliche Ansteckung bei der Arbeit mit tierischem syphilitischen Material liegt ebenfalls in einer Anzahl einwandfrei beobachteter Fälle vor.

Den *ersten* Fall einer derartigen *Laboratoriumsinfektion* teilte METSCHNIKOFF mit. Bei einem in seinem Laboratorium mit Untersuchungen über experimentelle *Affensyphilis* beschäftigten Diener entwickelte sich plötzlich eine kleine Ulceration an der Unterlippe, die, ohne Drüsenschwellungen hervorzurufen, nach einigen Tagen wieder schwand. Nach einiger Zeit erschien sie indes wieder. Das Sekret derselben wurde auf die Augenbrauengegenden eines Makakus verimpft und dort entstanden nach 35 Tagen ganz typische Infiltrate mit zahlreichen Spirochäten. Auch Weiterverimpfungen dieser Affekte auf andere, niedere und höhere, Affen gelang. Die weitere Beobachtung dieses Dieners durch FOURNIER ergab keinerlei sekundär-syphilitische Symptome mehr. „Die Möglichkeit, daß die ersten syphilitischen Krankheitserscheinungen in diesem Falle mit der Arbeitstätigkeit des Mannes auf dem Gebiete der experimentellen Syphilis nichts zu tun gehabt haben und es sich um anderweitig erworbene Syphilis, die bei Beginn der ärztlichen Beobachtung schon im Sekundärstadium war, gehandelt haben könnte, ist nicht von der Hand zu weisen, infolgedessen erscheint dieser Fall als Laboratoriumsinfektion wenig beweiskräftig" (STEINER).

In einem weiteren Falle überimpfte METSCHNIKOFF syphilitisches Virus, das bereits fünf Passagen durch niedere Affen durchgemacht hatte, direkt auf die Haut des Oberarmes einer 79 Jahre alten Frau. Nach 12 Tagen entwickelten sich an zwei von den drei Impfstellen ganz uncharakteristische kleine rotbraune Papeln, die nach wenigen Wochen spontan wieder schwanden. Trotz einjähriger weiterer Beobachtung konnten an der Kranken keine weiteren syphilitischen Erscheinungen festgestellt werden. Auch dieser Fall ist *nicht beweiskräftig,* da die syphilitische Natur dieser Angabe weder durch den Spirochätennachweis noch durch Überimpfung auf Tiere gesichert ist. METSCHNIKOFF schloß daraus, daß Virus, das mehrere Passagen durch Affen durchgemacht habe, eine abgeschwächte Syphilis erzeuge, ein Irrtum, den wir als solchen bereits bei der Besprechung der Affensyphilis erkannt haben.

Einen *einwandfreien* Fall von Laboratoriumsinfektion hat dagegen BUSCHKE im Jahre 1913 beschrieben. „Am 7. 4. 1913 wurde ein Laboratoriumsdiener bei Untersuchungen über experimentelle *Kaninchensyphilis* mit einer sterilisierten Präpariernadel, die in das syphilitische Hodeninfiltrat eines Kaninchens eingeführt worden war, beim Herausziehen aus diesem in die Haut der Endphalange des linken Zeigefingers gestochen. Das Kaninchenvirus hatte bereits eine Reihe (sicher 6—7) von Kaninchenpassagen durchgemacht. Die Verletzung des Dieners wurde sofort sorgfältig behandelt, ausgeblutet, mit Sublimat desinfiziert und mit reiner Carbolsäure geätzt, dann durch einen Verband und späterhin dauernd bis zur Heilung mit Heftpflaster geschützt.

Nach reaktionsloser Heilung der Wunde traten von Mitte Juni ab Unbehaglichkeitsgefühl, Kopfschmerzen, unbestimmte Allgemeinbeschwerden auf, schon vorher wurde unter der Haut der Endphalange des linken Zeigefingers eine etwa stecknadelkopfgroße Geschwulst bemerkt. Mitte Juli hatte sich hier eine bläuliche Stelle entwickelt, die etwas näßte. Am 4. 8. 1913 sah BUSCHKE zum ersten Male den Kranken und stellte eine ovale, livide, ziemlich scharf begrenzte Hautpartie, die sich ziemlich hart anfühlte, fest. Links wurde eine große indolente Cubitaldrüse nachgewiesen, in den nächsten Tagen entwickelte sich ein ausgedehntes, mittelgroßes papulo-makulöses Exanthem. Im Reizserum einer Papel wurden Spirochäten gefunden, die Wa.R. war positiv. Der Fall verlief weiterhin in der Weise, daß er nach sieben Monaten papulös unter *nervösen* Erscheinungen rezidivierte; noch nach $1^1/_2$ Jahren entwickelten sich Plaques auf der Unterfläche der Zunge" (zitiert nach STEINER).

Der Einwand, daß die bei der Laboratoriumstätigkeit akquirierte Wunde *nachträglich* mit menschlicher Syphilis infiziert wurde, ist wohl nach dem eben Gesagten hinfällig. Von einer Virulenzverminderung des durch viele Kaninchenpassagen gegangenen Virus kann ebenfalls keine Rede sein, denn die durch ihn hervorgerufene Syphilis entwickelte sich hier genau so, wie nach Ansteckung durch einen syphilitischen Menschen.

Einen *weiteren sicheren* Fall haben kurze Zeit vorher schon GRAETZ und DELBANCO berichtet. Auch hier handelte es sich um einen Diener, der sich unvorsichtigerweise durch einen ulcerierten *Kaninchenprimäraffekt* infizierte. Es trat dann an der Infektionsstelle, der Mittelphalange des linken Goldfingers ein typischer Primäraffekt auf, der von dem Diener nicht beachtet und darum nicht behandelt wurde. Erst die anschließende typische indolente Drüsenschwellung in der linken Achselhöhle und das folgende charakteristische Bild einer Allgemeinsyphilis ließ die tatsächliche Erkrankung erkennen. Sie kam unter kombinierter Quecksilber- und Salvarsanbehandlung zur Ausheilung.

Einen *dritten* derartigen Fall geben DANILA und STROE bekannt. Auch hier handelte es sich um einen Diener, der sich beim Impfen von Kaninchen mit *Kaninchenvirus* der 16. Passage am linken kleinen Finger infizierte und darauf in typischer Weise an Syphilis erkrankte.

Endlich hat in jüngster Zeit GALYLLE einen einschlägigen Fall mitgeteilt. Ein Mensch hatte sich mit einer Spritze gestochen, die eben zur Injektion syphilitischen, vom *Kaninchen* stammenden Passagevirus (5. Passage) gedient hatte. Die kleine Wunde an der Einstichstelle heilte rasch ab; eine lokale Erscheinung trat hier in der Folgezeit nicht auf. Zwei Monate nach diesem Unfall zeigte der Patient, der über heftige nächtliche Kopfschmerzen klagte, eine floride Roseola über den ganzen Körper, allgemeine geringe Drüsenschwellung und eine positive Wa.R. Der Autor schließt aus dieser Infektion, daß das Luesvirus, wenn es auch durch mehrere Passagen an das Kaninchen gewöhnt ist, seine Virulenz für den Menschen in keiner Weise verliert und daß der Allgemeininfektion nicht notwendig ein Schanker an der Einstichstelle vorausgehen muß.

Einen gewissen Beweis für die syphilitische Natur der Produkte der experimentellen Kaninchensyphilis bilden schließlich auch noch die

Tierimpfungen mit Kulturspirochäten.

Wenn auch die *Impfversuche mit Kulturen* der Spirochaeta pallida an anderer Stelle dieses Handbuches ausführlich besprochen worden sind, so glaube ich doch aus dem eben erwähnten Grunde wenigstens in aller Kürze auch hier auf sie eingehen zu müssen. SCHERESCHEWSKY, MÜHLENS, LEVADITI, UHLENHUTH und MULZER, ARNHEIM u. a. hatten bei ihren diesbezüglichen Versuchen mit *Mischkulturen* bei niederen und höheren Affen sowie bei Kaninchen *völlig negative Resultate*. Die Tierpathogenität der Kulturspirochäten wurde daher bezweifelt. Dann *gelang* es aber BRUCKNER und GALALESKO im Jahre 1910 durch Impfung einer *Mischkultur* (2. Passage) in den rechten Hoden eines Kaninchens nach einer Inkubationsdauer von 60 Tagen eine *typische syphilitische Orchitis mit positivem Spirochätenbefund* zu erzielen. Auch der nichtgeimpfte Hoden erkrankte syphilitisch.

SOWADE konnte mit den nach seiner eigenen Methode gewonnenen Misch- bzw. *Reinkulturen* — diese bis zur 4. Passage — besonders nach *intrakardialer* bzw. *intraarterieller* Impfung (in die Carotis communis) sowie nach Impfung in die Leber zweifellos *ausgedehnte syphilitische Allgemeininfektionen bei Kaninchen* in einer großen Anzahl hervorrufen. Bei einem in die Hoden geimpften *Makakus rhesus* ging die Impfung ebenfalls an. W. H. HOFMANN konnte mit Spirochätenreinkulturen wie übrigens auch mit der 77. Passage des MÜHLENSschen Pallidastammes beim Kaninchen eine *Orchitis syphilitica* erzeugen und bei Rückimpfung dieses Syphiloms auf Pferdeserum wieder eine Kultur gewinnen. Auch NOGUCHI erzielte mit seinen Reinkulturen zahlreiche positive Impfungen bei Kaninchen und Affen. DOHI und SAGA wollen durch intrakardiale Verimpfung von Kulturen *Allgemeinsyphilis beim Kaninchen* in Form breiter Kondylome am Anus erzielt haben.

ARNHEIM, sowie NOGUCHI wiesen darauf hin, daß Kulturspirochäten in höheren Passagen ihre Pathogenität allmählich verlieren. STEINER ist der Meinung, daß das keine Eigenschaft ist, die den Syphilisspirochäten allein zukommt, sondern daß auch andere Spirochäten, z. B. die Spirochäte der WEILschen Krankheit, durch passagere Fortzüchtung in Kulturmedien ähnliche Veränderungen ihrer Pathogenität durchmachen (UNGERMANN). Der Verlust der Tierpathogenität läßt sich nach STEINER dadurch aufhalten oder hinausschieben, daß zwischen zwei Kulturpassagen eine Tierimpfung eingeschaltet wird. Trotzdem vermochten MULZER und NOTHHAAS vor kurzem durch Verimpfung einer *hohen* Passage der Rein-Kulturen von REITER in die Hoden von Kaninchen in einem Falle eine *umschriebene Orchitis* hervorzurufen. Die Spirochäten waren hier sehr fein und typisch gewunden, im Gegensatz zu denen in der verimpften Kultur, in der sie dick und plump und unregelmäßig gewunden erschienen. Die *Weiterzüchtung im Kaninchen* ist bei den Forschern bis jetzt durch 5 Passagen gelungen. *Die klinischen Erscheinungen bei den geimpften Tieren zeigen keinerlei Besonderheiten* und treten nach einer Inkubationszeit von durchschnittlich etwa 3 Wochen auf. Von ihren biologischen Eigenschaften scheinen sie durch die Züchtung auf dem Reiter-Nährboden nichts eingebüßt zu haben, wie aus dem auf S. 282 u. 283 beschriebenen Versuch hervorgeht. Die *Rückkultivierung aus dem Hodensyphilom* wurde ebenfalls *mit positivem Erfolg* ausgeführt.

Übertragungen der Syphilis auf andere Tiere als auf Affen und Kaninchen.

Unter den Beweisen für die syphilitische Natur der experimentellen Syphilis, insbesondere derjenigen der Kaninchen, habe ich bereits Seite 262 angeführt, daß UHLENHUTH und MULZER die Produkte der experimentellen Kaninchensyphilis nicht nur auf andere Kaninchen, sondern auch auf Affen, *Meerschweinchen* und

Ziegen überimpfen und dabei *fast regelmäßig dieselben Krankheitsprodukte* nach einer charakteristischen Inkubationszeit erzielen konnten. Bei *einem Meerschweinchen* sahen sie nach intratestaler Verimpfung von syphilitischem Kaninchenhoden-Material (6. Passage) nach etwa 3—4 wöchentlicher Inkubationszeit *auf der Scrotalhaut einen kleinen, aber typischen, spirochätenhaltigen Primäraffekt* auftreten. Sie exzidierten denselben und verimpften ihn in die Hoden von fünf weiteren Meerschweinchen, aber mit negativem Erfolg. Auch TRUFFI, HOFFMANN, TOMASCZEWSKI und AUMANN war es möglich, syphilitisches Material in der Scrotalhaut von Meerschweinchen zum Haften zu bringen. TOMASCZEWSKI konnte die erhaltenen Impfaffekte sogar *auf weitere Meerschweinchen und von da wieder auf Affen und Kaninchen zurückverimpfen.* BERTARELLI vermochte Meerschweinchen mit positivem Erfolg *okular* zu impfen. KOLLE ist es, wie bereits erwähnt, vor kurzem gelungen, bei *anscheinend erfolglos geimpften Meerschweinchen* durch Verimpfung der Poplitealdrüsen und der inneren Organe *beinahe regelmäßig* das Vorhandensein einer sog. „*stummen Infektion*" nachzuweisen.

UHLENHUTH und MULZER haben ein gleichfalls *positives* Impfresultat bei einem *Ziegenbock* gesehen, dem sie 10 ccm einer „Hodenaufschwemmung" (7. Passage) in den linken Hoden infizierten. Etwa $2^1/_2$ Monate später fand sich im geimpften Hoden ein *etwa walnußgroßes, typisches, spärlich spirochätenhaltiges Syphilom.* Eine positive Haftung bei einer Ziege sah HOFFMANN nach *intraokularer Impfung* mit syphilitischem Kaninchencorneamaterial. Dieser Autor vermochte eine *syphilitische Keratitis* experimentell auch bei *Schafen* zu erzeugen. HOFFMANN und BRÜNINGS gelang dies bei zwei *Hunden* und LEVADITI und YAMANOUCHI bei *Katzen.* SIMONELLI vermochte auch bei *Füchsen* eine syphilitische *Keratitis* experimentell hervorzurufen.

UHLENHUTH und MULZER haben noch zahlreiche andere Tiere, vor allem *Schweine*, sowie *Hühner, Katzen, Ratten* und *Mäuse* in die Augen wie in die Hoden mit menschlichem und mit tierischem Material geimpft, aber stets *mit völlig negativem Ergebnis.* Auch NEISSER hat in Batavia außer Affen und Kaninchen eine große Anzahl anderer Tiere, wie *Hammel, Ziegenböcke, Ziegen, Schafe, Schweine, Meerschweinchen* und *Hühner* intravenös, intramuskulär und intraperitoneal mit syphilitischem Material geimpft, aber stets mit *negativem* Erfolg.

UHLENHUTH und MULZER haben später mit MENTBERGER derartige Impfungen an Meerschweinchen, Hühnern, Katzen und anderen Tieren *in großer Anzahl* wieder aufgenommen, ohne dabei auch nur ein einziges Mal weitere positive Ergebnisse zu erhalten. Desgleichen schlugen *systematische* Verimpfungen, die ich später sowohl in München wie jüngst auch hier in Hamburg an Meerschweinchen vorgenommen habe, stets fehl.

Über eine ı angeblich *positiven* Impferfolg bei *Schweinen* berichten schließlich noch SCHERESCHEWSKY und HÜGEL.

GRAHAM und GRIGG haben anscheinend die Syphilis mit Erfolg auf *Ratten* übertragen können. Sie berichten, daß *Röntgenbestrahlungen*, wenn sie nur einmal erfolgten, keinen Einfluß auf Inkubationszeit und Entwicklung der experimentellen Rattensyphilis hätten, daß aber *mehrfache*, während der Inkubationszeit vorgenommene diese deutlich beeinflußten. KOLLE hat vor kurzem auch bei *Ratten* und *Mäusen* durch die obenerwähnte Verimpfung von Drüsen und von Organen eine *latente Infektion* nachgewiesen.

Er schreibt diesbezüglich: „Es gelang also, infektionstüchtige Syphilisspirochäten im Organismus der Ratten noch nach 3 Monaten und im Organismus der Maus noch nach 4 Monaten durch Verimpfung von Drüsen bzw. von Drüsen und Milz auf Kaninchen, bei denen sich an den Inokulationsstellen typische Schanker entwickelten, nachzuweisen.“ WORMS konnte dies bestätigen; uns ist aber der Nachweis einer Infektion bei diesen Tieren, obwohl wir Drüsen und Organe verimpft haben, nicht geglückt.

Großes Aufsehen erregten in der wissenschaftlichen Welt die Mitteilungen der beiden argentinischen Ärzte JAURÉGUI und LANCELOTTI über die *Syphilis der Lamas*.

Die in Südamerika, insbesondere in Peru und Bolivien verbreitete Ansicht, daß das Lama die Syphilis leicht erwerbe und auf den Menschen übertragen könne, veranlaßte diese Ärzte solche Tiere zu experimentellen Syphilisstudien heranzuziehen. Es soll ihnen denn auch im Jahre 1913 gelungen sein, Lamaweibchen durch direkte Berührung mit einem Manne, der einen syphilitischen Primäraffekt hatte, zu infizieren. Auch experimentell, durch Impfung, gelang eine syphilitische Infektion; nach durchschnittlich 20 tägiger *Inkubation* trat an der Impfstelle, der Vulvovaginalschleimhaut, ein typischer *Schanker* mit positivem Spirochätengehalt auf, der sehr rasch ulcerierte. Das *Exanthem*, Roseolen, Papeln, Plaques muqueuses, Haarausfall usw. erschien unter dem positiven Ausfall der entsprechenden biologischen Reaktionen ganz wie beim Menschen schon nach etwa 40—50 Tagen. Die Sekundärperiode dauerte 5—6 Monate. Die *Tertiärperiode* manifestierte sich durch schuppende und krustöse Papeln, auch *Gummen* der Leber und der Niere, das Lungengewebe zerstörende Syphilome mit Erweichungsherden und käsiger Einschmelzung traten auf, ferner fand sich *Hypertrophie des linken Herzens*, *Aortitis atheromatosa* mit Zerstörung des Endothels, Kalkeinlagerungen und *Endarteriitis obliterans* in den mittleren und kleinen Gefäßen. Von seiten des *Zentralnervensystems* traten Pachymeningitis, sowie Induration der Gefäße der Basis und der Konvexität auf. Es zeigten sich ferner nekrotische Herde im Bulbus und im Knochensystem *Osteoperiostitis* der langen Knochen und sehr oft auch des Schädeldaches. *Erscheinungen am Hoden und am Ovarium* haben sie *dagegen nie feststellen können.*

25—30 Monate nach dem Verschwinden der Sekundärerscheinungen traten *schwere nervöse Symptome* auf, wie fortschreitende Lähmnug der Glieder, gefolgert von Krämpfen und Contracturen, und in einigen Tagen trat der *Tod* ein. *Erbsyphilis* mit *Aborten* wurde bei der Lamasyphilis ebenfalls beobachtet. Die durchschnittliche *Dauer* der Syphilis soll beim Lama 3 Jahre betragen.

JAURÉGUI und LANCELOTTI vermochten die Lamasyphilis auch *passager weiter zu züchten*. Der Spirochätenstamm hatte bis zu ihrer ersten Veröffentlichung über die Lamasyphilis (Ende des Jahres 1924) 150 Passagen durchgemacht und dabei seine ursprüngliche Virulenz bewahrt, was auch durch eine *Laboratoriumsinfektion* aus dem Jahre 1922 mit der 139. Passage bewiesen wurde. Nach der von ihnen abgeänderten Methode NOGUCHIs gelang den Forschern auch die *Kultur* der Lamaspirochäten und zwar bis zur 300. Passage. Die Erhaltung und Weiterzüchtung der Kulturspirochäten ist angeblich sehr schwierig; man muß bei jeder Passage mit etwa 90—100$^0/_0$ Verlusten rechnen. Die Virulenz der Kulturspirochäten nimmt bald zu, bald ab.

Durch 10—15 subcutane Injektionen zu je $^1/_2$ ccm lebender Spirochätenkulturen mit steigender Virulenz — die Kulturen vermochten sie durch Temperaturveränderungen in ihrer Virulenz abzuschwächen — wollen JAURÉGUI und LANCELOTTI auch ein *Immunserum* hergestellt haben. 15—40 Spritzen dieses Serums zu je 2 ccm sollen sowohl die Syphilis des Lamas wie die des Menschen ausheilen. Hierauf komme ich später noch zurück. Hier möchte ich nur noch erwähnen, daß es weder mir noch HOFFMANN in je einem Versuch und BOSELLINI (Rom) in zahlreichen Verimpfungen *nicht geglückt ist, Lamas mit Lues zu infizieren.* —

„So wichtig und interessant die bisher berichteten Untersuchungen und die gewonnenen Resultate sind, so liegt die wesentliche Bedeutung der Tatsache, daß Affen für Syphilis empfänglich sind und eine der menschlichen Erkrankung so ähnliche Infektion akquirieren, darin, daß wir hoffen können, auf experimentellem Weg den vielen Rätseln beikommen zu können, welche durch die Eigenart der Syphilis als „konstitutionelle". Erkrankung bestehen."

Mit diesen Worten beginnt NEISSER den XI. Abschnitt seines Standardwerkes „Beiträge zur Pathologie und Therapie der Syphilis", das ich im vorhergehenden ja vielfach zitiert habe. Ich glaube diesen Satz auch dem *zweiten* Teil dieser meiner Abhandlung über „Experimentelle Syphilis" voranstellen zu dürfen, denn dieser Teil soll ja im wesentlichen zeigen, welche *praktischen Ergebnisse* die experimentelle Syphilisforschung bisher gezeitigt hat.

Wie NEISSER beginne ich diese Darlegungen mit dem

Problem der Durchseuchung,

das NEISSER in breit angelegten Versuchen zu lösen versucht hat.

NEISSER legte sich zunächst die Frage vor: *Wann beginnt die Verbreitung der Spirochäten?*

Es ist eine alte *klinische Erfahrungstatsache,* daß die Spirochäten schon längst im ganzen Körper verbreitet sein müssen, wenn der Primäraffekt auftritt. Excisionen des Primäraffektes schon ganz kurze Zeit nach seinem Entstehen vermochten nicht die Syphilis zu coupieren. Dies konnte nicht einmal erreicht werden, wenn die Infektionsstelle unmittelbar nach der Ansteckung energisch verschorft (JULLIEN) oder 2 bzw. 5 Stunden später exzidiert (EMERY, HAVAS und REISS) wurde.

Diese Beobachtungen wurden *durch das Tierexperiment in exakter wissenschaftlicher Weise bestätigt.*

NEISSER ist bei seinen diesbezüglichen experimentellen Studien so vorgegangen, daß er *Affen* in üblicher Weise mit syphilitischem Virus impfte und dann *zu verschiedenen Zeiten die Infektionsstelle örtlich beseitigte.*

Die Erfolge dieser Maßnahme glaubte NEISSER, ähnlich wie dies METSCHNIKOFF bei seinen Präventivversuchen getan hat, *durch den jeweiligen Ausfall der Reïnokulation* dieser Tiere beurteilen zu können. NEISSER wählte diese Methode, weil, wie ich schon Seite 141 mitteilte, ja fast *alle seine an syphilitischen Affen angestellten Reïnokulationsversuche negativ ausfielen.* „Wir haben keinerlei als syphilitische Prozesse zu deutende Erscheinungen gesehen, wenn wir sicher syphilitische Tiere wieder impften. Wir sahen weder primäraffektähnliche Prozesse noch den ja gar nicht so seltenen regionären Rezidiven ähnliche Formen."

Diese Excisionen hatten nun, wie NEISSER mitteilt, *Erfolg*

nach	10	Minuten	bei	3	Tieren
„	30	„	„	2	„
„	2	Stunden	„	1	Tier
„	4	„	„	2	Tieren
„	6	„	„	2	„
„	3	Tagen	„	3	„
„	8	„	„	1	Tier
„	12	„	„	1	„
„	16	„	„	1	„
„	27	„	„	1	„

In allen diesen Fällen konnte NEISSER später *positive Reïnokulationen* vornehmen.

Keinen Erfolg hatten die Excisionen:

nach	8	Stunden	bei	3	Tieren
,,	14	,,	,,	1	Tier
,,	24	,,	,,	4	Tieren
,,	3	Tagen	,,	3	,,
,,	12	,,	,,	4	,,
,,	16	,,	,,	2	,,
,,	17	,,	,,	2	,,
,,	22	,,	,,	1	Tier
,,	24	,,	,,	1	,,
,,	27	,,	,,	1	,,

Bei fast allen diesen Tieren wurden *örtliche Rezidive beobachtet* oder *durch mißlungene Reïnokulationen der Mißerfolg der Excision festgestellt.*

Neisser konnte aus diesen Versuchen demnach nur folgern, „daß keinerlei Gesetzmäßigkeit, auf die man sich verlassen könnte, besteht. Bald haben die Excisionen bei verhältnismäßig langen Inkubationszeiten Erfolg, bald bei kürzerer Zeit keinerlei Erfolg“.

Die negativ verlaufenden Versuche glaubte Neisser zunächst dahin deuten zu müssen, daß (bei Affen wenigstens) *das gewünschte Resultat deshalb ausblieb, weil an der Inokulationsstelle nicht alle Spirochäten entfernt worden seien.* „Beweis für diese Deutung sind die fast regelmäßig an der Excisionsstelle beobachteten örtlichen Rezidive.“ Als Bestätigung dieser Anschauung führt Neisser die Untersuchungen von Levaditi und Manouélian an, die bei einem Mac. cyn. zwei 3 und 5 Tage alte Impfstellen exzidierten und die Narben 22 Tage nach der Operation mikroskopisch untersuchten. Sie fanden, daß trotz der Excision die Spirochäten in der Nachbarschaft sich schon reichlichst vermehrt und sogar die submaxillaren Drüsen befallen hatten.

Neisser hat demzufolge weiterhin versucht, *die tiefer in das Gewebe eingedrungenen Spirochäten nach der Excision durch Bepinselung mit Jodtinktur abzutöten.* Auf Grund seiner einschlägigen Versuche glaubte er damit tatsächlich einen *Erfolg* erzielt zu haben. In den meisten Fällen blieb nämlich die Excisionsnarbe weich, und die Tiere konnten später reïnokuliert werden. Hierher gehören auch die Versuche von Metschnikoff und Roux, die durch Einreibung der Inokulationsstelle mit $30^{0}/_{0}$ iger Kalomelsalbe 1—20 Stunden nach der Impfung bei einer großen Reihe von Schimpansen und niederen Affen den Erfolg einer Nachimpfung verhindert haben.

Weitere an Affen angestellte Versuche lehrten aber Neisser, „*daß längst vor dem Auftreten irgendwelcher Veränderungen an der Impfstelle, geschweige denn primärer Indurationen sich verimpfbares Virus im Gesamtorganismus nachweisen läßt*“.

Wie wir bereits (Seite 130) gehört haben, hat Neisser in einer großen Anzahl von Fällen *Blut und Brei von inneren Organen* (Milz, Leber, Knochenmark) *mit Syphilis geimpfter Affen,* die zu verschiedenen Zeiten nach der Impfung getötet worden waren, *auf gesunde Affen verimpft.* Er machte hierbei die Erfahrung, „*daß vom 11. Tage an verhältnismäßig häufig positive Organimpfungen möglich* wurden, also *um diese Zeit eine ziemlich starke Generalisierung des Giftes bereits stattgefunden haben mußte,* und es ist interessant zu sehen, wie die Zahl der positiven Verimpfungen steigt mit der Anzahl der seit der Inokulation verflossenen Tage“. „Aus Versuchen, bei denen gleichzeitig Blut, Milz und Knochenmark untersucht bzw. verimpft worden sind, ergab sich übrigens, daß keinesfalls das Blut eher und häufiger in den ersten Tagen nach der Infektion Parasiten enthält als die Organe.“

Die gleichen Versuche haben bekanntlich Uhlenhuth und Mulzer zum ersten Male bei *Kaninchen* vorgenommen. Sie konnten, wie ja (Seite 187) schon erwähnt, feststellen, daß *das Blut von Kaninchen, die mit syphilitischem Virus in die Hoden geimpft worden waren, schon 8 Tage nach der Impfung mit Erfolg in die Hoden normaler Kaninchen verimpft werden könne.* In annähernder Übereinstimmung mit Neisser fanden auch sie, daß *die inneren Organe* (Leber-Milz-Knochenmarkbrei) *bereits 14 Tage nach der Impfung* infektiös sind, also ebenfalls zu einer Zeit, nach welcher noch keinerlei Anzeichen einer syphilitischen Infektion an der Impfstelle aufgetreten sind. Ich habe ebenfalls schon (S. 187) erwähnt, daß auch Graetz und Delbanco feststellen konnten, daß das syphilitische Virus schon *recht bald* von der Impfstelle bzw. von den lokalen Affekten aus in den übrigen Körper vordringt und daß Eberson gefunden hat, daß das Blut 7, 10 und 14 Tage nach der Impfung der Hoden von Kaninchen mit syphilitischem Virus infektiös sei. Ähnliche Resultate erzielten bei gleichen Versuchen Brown und Pearce.

Excisionen der Impfstelle hat man bei *Kaninchen* übrigens ebenfalls schon sehr bald nach der Infektion vorgenommen. Man kann hier *viel radikaler als bei Affen* vorgehen, da man, bei Impfung in den Hoden oder unter die Scrotalhaut, ja den ganzen geimpften Hoden exstirpieren kann. Die diesbezüglichen Versuche von Brown und Pearce haben gezeigt, daß eine *schon 48 Stunden nach der Impfung vorgenommene Kastration nicht nur nicht eine syphilitische Erkrankung dieser Tiere verhindert,* sondern sogar die Propagation des Virus im Gegenteil ganz bedeutend fördern kann (S. 202).

Äußerst wertvoll für das Problem der Durchseuchung des tierischen Organismus mit syphilitischem Virus sind dann weiter die *Befunde an den Lymphdrüsen syphilitisch infizierter Kaninchen.* Eberson konnte, wie wir wissen, schon *7 Tage nach der Inokulation* des Virus in die Scrotalhaut *Spirochäten in den Leistendrüsen* nachweisen (S. 182). Brown und Pearce fanden die lokalen Lymphdrüsen *bereits 24 Stunden nach der Impfung leicht vergrößert und induriert.* Gelungene Überimpfungen von Inguinaldrüsen, die 48 Stunden nach der Impfung exstirpiert worden waren, zeigten, daß *Spirochäten schon 2 Tage nach der Impfung in diesen Drüsen vorhanden* sein müssen. Nach neueren Mitteilungen von Kolle können bei Kaninchen, die cutan infiziert wurden, schon *30 Minuten später* die Spirochäten in den regionären Lymphdrüsen nachgewiesen werden. Beim Meerschweinchen finden sich auf der scarifizierten Haut verriebene Syphilisspirochäten *bereits nach 5 Minuten* in den regionären Drüsen.

Hierher gehören auch die Seite 170 erwähnten *histologischen Untersuchungen* von Strempell und Armuzzi über die Ansiedlung der Spirochäten in der Scrotalhaut nach Impfung unter dieselbe. Diese Autoren stellen unter anderem fest, daß sie *schon 4 Tage nach der Implantierung Spirochäten im Lumen der perivasculären Lymphräume* fanden, wodurch sie das schnelle Hineingelangen der Pallidae in die Drüsen erklärt wissen wollen. Später konnte Zurhelle mitteilen, daß er sogar schon *24 Stunden nach der Impfung* Spirochäten mit Teilungsfiguren *im Lymphraum der regionären Drüsen histologisch* habe nachweisen können. Bergel will ja ebenfalls durch seine einschlägigen histologischen Untersuchungen (S. 170) bewiesen haben, daß schon lange vor dem Auftreten auch nur der geringsten lokalen Erscheinungen es zu einer Überschwemmung des Blutkreislaufes, bzw. zu einer syphilitischen Allgemeininfektion kommt.

Auch die früheren Untersuchungen von Levaditi und Yamanouchi, Greff und Clausen, E. Hoffmann und Zurhelle an geimpften Kaninchenaugen (S. 146) sprechen dafür, daß *das Virus bald nach der Infektion vom Orte der Impfung aus ins Gewebe vordringt,* und nicht etwa hier liegen bleibt, bis es sich „akklimatisiert“ hat.

In neuerer Zeit hat dann auch noch FONTANA ähnliche Untersuchungen wie STREMPELL und ARMUZZI angestellt. Er stellte ebenfalls fest, daß die Spirochäten schon 2 Tage nach der Infektion in das umgebende Gewebe auswandern. Vom 4. Tage ab findet eine enorme Vermehrung der Spirochäten statt, am 7. Tage fand er Neubildung von Capillaren und massenhaftes Ausschwärmen der Spirochäten sowie Eindringen in die Epidermis. Am 11. Tage drängen die Spirochäten in die Tiefe, am 16. Tage nimmt das Bindegewebe embryonalen Charakter an und reagiert kräftig auf die Eindringlinge. Es findet sich Gefäßinfiltration; am 24.—30. Tag ist der Primäraffekt voll entwickelt.

Schließlich beweisen dies auch noch *die mit Erfolg vorgenommenen Verimpfungen des Blutes syphilitischer Menschen* in der sog. *primären* Periode ihrer Erkrankung *in die Hoden von Kaninchen.*

UHLENHUTH und MULZER haben systematisch das *Blut rezent syphilitischer Menschen* in der Weise auf Kaninchen verimpft, daß sie das aus der Armvene entnommene Blut durch Schütteln mit Glasperlen in einem sterilen Gefäß defibrinierten und davon je 1—2 ccm mittels einer Pravazspritze langsam in die Hoden und unter die Scrotalhaut dieser Tiere einspritzten. Nach einer durchschnittlichen Inbubationszeit von 60 Tagen und darüber zeigte sich die gelungene Haftung fast stets in Form einer *leichten umschriebenen Orchitis.* Diese war, wie auch GRAETZ und FRÜHWALD bestätigten, häufig so wenig ausgeprägt, daß nur eine gewisse Übung ihre Erkennung ermöglichte. Ich habe bereits darauf hingewiesen, daß gerade solche eben beginnenden Orchitiden durch eine zu frühe Punktion schnell, oft über Nacht, wieder verschwinden.

Mittels dieser Impfmethode hatten UHLENHUTH und MULZER *unter 19 Verimpfungen des Blutes primär syphilitischer Menschen* (Primäraffekte mit und ohne lokale Lymphdrüsenschwellungen) 16 mal = 84,2% *positive Erfolge.* Von diesen 16 positiven Fällen hatten *4 noch eine völlig negative Wa.R.* Auch LIEBERMANN, sowie FRÜHWALD hatten bei dieser Impfmethode je einen positiven Befund mit Blut eines primärsyphilitischen Menschen, der eine noch negative Wa.R. aufwies. ARZT und KERL schließlich konnten unter 7 Fällen primärer Lues 4 mal mit positivem Erfolg das Blut verimpfen. Sie vermochten hier genau *die Zeiten* festzustellen, *die zwischen dem infizierenden Coitus und dem Tag der Verimpfung des Blutes lagen.* Diese betrugen: 14 (oder 21 ?), 23, 27 und 37 Tage. Schon bald nach der luetischen Infektion, *am frühesten* also *14 bzw. 21 (?) Tage tritt nach ihren Versuchen die Pallida ins Blut über, bzw. ist eine allgemeine syphilitische Durchseuchung des Menschen festzustellen,* eine Beobachtung, die sich durchaus deckt mit den oben erwähnten einschlägigen tierexperimentellen Ergebnissen.

Auf diese wichtigen Versuche werde ich übrigens noch bei anderer Gelegenheit (S. 328) ausführlicher zurückzukommen haben.

Alle diese Ergebnisse der tierexperimentellen Forschung haben *bewiesen,* daß *ganz wie beim Menschen auch beim Tier die Verbreitung der Spirochäten im Organismus schon sehr bald nach der Infektion stattfindet.*

Sehr bald nach der Infektion kommt es sowohl beim Menschen, wie beim experimentell geimpften Tier aber auch zu einer *Umstimmung des Gewebes.*

Sowohl der menschliche wie der tierische *Primäraffekt* stellen *klinisch und histologisch* eine *spezifische Reaktionsform des Organismus* auf die eingedrungenen Spirochäten dar, die nur zustande kommen kann, wenn bereits eine solche *Umstimmung des Gewebes* stattgefunden hat. Diese vollzieht sich bei Mensch und Tier während der für die Syphilisinfektion so charakteristischen Inkubationszeit. Bezüglich dieser verweise ich auf das S. 171 Gesagte.

Wie beim Menschen scheinen auch beim *Affen Nachimpfungen, die längere Zeit nach dem Bestehen des Primäraffektes vorgenommen werden, nicht mehr*, wenigstens nicht mehr unter dem Bilde eines typischen Primäraffektes, *zu gelingen.* Wir wissen, daß dies hier nur möglich war, wenn diese 9—19 Tage nach der Erstimpfung, also zu einer Zeit, in der gewöhnlich der Primäraffekt aufzutreten pflegt, erfolgte (FINGER und LANDSTEINER). In späteren Stadien konnten weder METSCHNIKOFF und ROUX, noch FINGER und LANDSTEINER bis auf einen Fall — 10 Monate nach der ersten Infektion — positive Nachimpfungen erzielen (S. 141). Über ähnliche experimentelle Ergebnisse berichten KRAUS und VOLK. Nachimpfungen bei schon bestehendem Primäraffekt (der ersten Impfung) ergeben nur zum Teil ein positives Resultat, wobei allerdings nicht immer ein typisches primäraffektähnliches Gebilde zustande kam. *7 Tage nach dem Auftreten des Primäraffektes gelangen Reïnokulatonen nicht mehr* (S. 142). Auch NEISSER erzielte bei seinen Affen keinerlei Haftung einer Nachimpfung, wenn er diese nach dem 21. Tage nach der ersten Impfung vornahm.

Beim *Kaninchen* liegen aber die Verhältnisse hier *ganz anders als beim Affen.*

Reïnfektion bzw. Superinfektion unbehandelter Kaninchen.

Bei syphilitischen *Kaninchen* hat zuerst BERTARELLI Reïnokulationen vorgenommen. Er konnte feststellen, daß *bei Kaninchen die Hornhaut, die schon einmal syphilitisch erkrankt war, wieder durch Nachimpfung syphilitisch infizierbar ist.* Ferner gelang es ihm, 3 Kaninchen, die bereits *auf einem Auge* mit Passagevirus *geimpft* und hier *syphilitisch erkrankt waren*, nach Abheilung dieser Erscheinungen *auch auf dem anderen Auge zu infizieren.* UHLENHUTH und WEIDANZ hatten bei *Nachimpfungen des gesunden Auges* von Kaninchen, die auf dem anderen, geimpften, an einer syphilitischen Keratitis erkrankt waren, *fast regelmäßig positive Erfolge.* Es war dabei gleichgültig, ob das zuerst geimpfte Auge enucleiert war, und ob das Impfmaterial von dem erkrankten Auge stammte oder von einem anderen Kaninchen. Auch FONTANA sah einen positiven Impferfolg bei noch bestehender Keratitis des anderen Auges. NEISSER und PÜRKHAUER beobachteten gleichfalls in drei Fällen eine Empfänglichkeit der Kaninchencornea gegen Reïnokulation. Ähnliche Beobachtungen machten WIMAN, COLOMBO, E. HOFFMANN u. a.

TRUFFI und OSSOLA glaubten auf Grund ihrer ersten Versuche mit *Impfungen in die Scrotalhaut* von Kaninchen annehmen zu können, daß „syphilisierte" Kaninchen eine absolute Immunität gegen neue Inokulationen hätten. Später hat TRUFFI diese seine Ansicht aber dahin eingeschränkt, daß *von einer absoluten, konstanten Immunität beim syphilitischen Kaninchen nicht die Rede sein könne,* doch sei „stets eine relative Immunität vorhanden, welche bewirke, daß die infolge neuer Impfung entstandenen Läsionen mildere Merkmale aufweisen und mit abortiven Formen auftreten". Auch UHLENHUTH und MULZER haben sich eingehend mit dieser Frage beschäftigt. Auf Grund ihrer diesbezüglichen Resultate kommen sie zu folgendem Schlusse: „*Die luetischen Hodenerkrankungen scheinen dem Kaninchen ebenso wenig wie die stärksten syphilitischen Augenerkrankungen einen Schutz gegen weitere Impfungen zu verleihen. Dabei ist es gleichgültig, ob man die Nachimpfungen vornimmt, wenn die syphilitischen Hoden- oder Augenerkrankungen noch bestehen, oder wenn sie, schon spontan oder durch spezifische Mittel beeinflußt, abgeheilt sind.*"

TOMASCZEWSKI zieht auf Grund gleicher Untersuchungen an einem größeren Kaninchenmaterial ganz ähnliche Schlüsse:

1. „*Kaninchen mit syphilitischer Keratitis sind für scrotale Nachimpfungen auch Monate p. inf. ebenso empfindlich wie gesunde Tiere.*

2. *Bei Kaninchen mit scrotalen Primäraffekten scheint in einer Reihe von Fällen 7—9 Wochen p. inf. eine veränderte Reaktionsfähigkeit der Hautdecke, eine sog. Hautimmunität, aufzutreten.*

3. *Kaninchen mit scrotalen Sklerosen bleiben für intraokulare Impfungen auch Monate p. inf. ebenso empfindlich wie gesunde Tiere.*"

Frei macht darauf aufmerksam, daß aus den Protokollen von Uhlenhuth und Mulzer noch insofern eine Abweichung von den Ergebnissen Tomasczewskis hervorgehe, als diese bei derartigen Nachimpfungen doch erheblich seltener Keratitiden beobachteten. Letzterer aber will hierbei ebenso oft wie bei gesunden Tieren Keratitis gesehen haben.

Nach den eben erwähnten Untersuchungen von Tomasczewski gingen *scrotale Reïnokulationen* hodensyphilitischer Kaninchen *nur bis zum 60. Tage nach der Erstimpfung an,* von da ab nicht mehr. Kolle hat bei den gleichen Reïnokulationsversuchen mit dem alten Truffi-Stamm *in den ersten 60 Tagen 50—60%, zwischen dem 60. und 90. Tag nur noch gelegentlich und von da ab in keinem Falle mehr typische Primäraffekte,* sondern höchstens nur in vereinzelten Fällen (nach Kolle, Ruppert und Moebius unter 93 Tieren nur einmal) wenig charakteristische Läsionen gesehen. Bei diesen Versuchen ging Kolle so vor, daß er die Kaninchen zunächst an dem einen Hoden, dann in verschiedenen Zeitabständen am anderen Hoden infizierte. Er teilte mit, daß es bei mehr als 200 Tieren, deren Erstinfektion 90 Tage bis mehrere Jahre zurücklag, durch Nachimpfung mit dem Truffi-Stamm niemals gelungen sei, einen *typischen* Primäraffekt zu erzielen.

Im Gegensatz hierzu konnten Uhlenhuth und Mulzer bei ihren mit Bertarelli-Virus in die Hoden geimpften Kaninchen durch Nachimpfung mit diesem Virus in einigen Fällen *noch 4—5 Monate nach der ersten Impfung typische Primäraffekte* erzeugen. Auch Jantzen sind, wie Frei erwähnt, mit frischen Stämmen intratestale Reïnfektionen noch weitgehend nach Ablauf der durch die erste Impfung hervorgerufenen Hodenerkrankungen geglückt.

Wie soeben bemerkt, will schon Truffi beobachtet haben, daß gelungene *Nachimpfungen* bei Kaninchen einen *viel milderen Verlauf* nehmen, ja zuweilen makroskopisch gar nicht sichtbar sind, weshalb er hier von einer „*relativen Immunität*" spricht. Auch Tomasczewski sah bei seinen oben angeführten Reïnokulationsversuchen neben typischen Primäraffekten als Ergebnis der Nachimpfung *häufig kleine,* 12—19 Tage nach der Impfung auftretende und nur etwa 2 Wochen bestehen bleibende Papeln. Nach Uhlenhuth und Mulzer unterscheiden sich aber die Impfprodukte, die nach derartigen Nachimpfungen auftreten, nicht von denen einer Erstimpfung mit Passagevirus, vor allem sind sie *nicht geringfügiger als diese.*

Brown und Pearce haben bei ihren einschlägigen Versuchen über Superinfektionen von Kaninchen 4 Haupttypen der Reaktion auf die Reïnokulation beschrieben:

1. Einen *milden, akut entzündlichen Prozeß,* der von einer *papulösen Infiltration in der Haut* mit mehr oder weniger ausgeprägter Lymphdrüsenschwellung gefolgert ist. Diese Entzündung *beginnt bereits nach 24 Stunden,* erreicht ihren Höhepunkt nach 5—7 Tagen, *geht rasch wieder zurück,* so daß sie 9—14 Tagen nach der Infektion wieder verschwunden ist.

2. *Einen gleichen Typus* wie vorher, nur mit dem Unterschied, daß beim Zurückgehen der Hauterscheinungen *die Drüsenschwellungen nur teilweise mit zurückgingen, um unmittelbar darauf sich sehr progressiv zu vergrößern und zu verhärten,* so daß man an die Drüsenschwellung einer primären Infektion erinnert wurde. Dieser Zustand blieb *wochen-, ja sogar monatelang bestehen.*

3. Bei einer dritten Gruppe zeigte sich eine andere *Form einer diffusen oder papulösen Infiltration der Haut an der Superinfektionsstelle.* Sie trat 7—14 Tage nach der Reïnokulation auf, *glich der Reaktion auf eine Erstinfektion* und enthielt reichlich sehr lebhaft bewegliche Pallidae. Die Drüsen vergrößerten sich rasch und anhaltend und verhärteten. Nach 2—3 Wochen war die Manifestation wieder abgeheilt.

4. Als vierte Form endlich eine *lange dauernde papulöse Hauterscheinung* bis zu 1 cm Durchmesser oder noch größer, *stark induriert mit Neigung zu* früher und ausgedehnter *Nekrose,* wie bei malignem Verlauf einer Kanincheninfektion. Dabei bestand eine ausgesprochene Lymphadenitis.

BROWN und PEARCE wiesen übrigens noch darauf hin, daß *das Fehlen von Lokalerscheinungen nach Reïnokulationen keineswegs ein Mißlingen derselben darstelle,* da nach ihren Beobachtungen *jede manifeste Lokalisation des Virus an allen Impfstellen ausbleiben und* später *doch eine Allgemeininfektion mit klinischen Erscheinungen auftreten könne.* EBERSON konnte bei Kaninchen, die mit Erfolg in den einen Hoden geimpft worden waren, niemals durch Nachimpfung in den anderen Hoden hier typische primäre syphilitische Hodenerkrankungen hervorrufen, sondern, in etwa 50—75% der Fälle, nur „*primäraffektähnliche*" Scrotalerscheinungen. FREI erwähnt dann noch eine vorläufige Mitteilung von BROWN und PEARCE, nach der diese Forscher nach ein- und doppelseitiger Impfung in die Hoden von Kaninchen in verschiedenen Zeitabständen, vom Beginn des Primäraffektes an bis weit in die späte Latenz hinein, intracutane Reïnokulationen am Praeputium und am Ohr vorgenommen und dabei positive Resultate erzielt habe.

Über eine große Anzahl von *Nachimpfungen unbehandelter syphilitischer Kaninchen* berichtet dann FREI aus der Brelauer Hautklinik. Er hat verwertbare *Nachimpfungen in die vordere Augenkammer* (einseitig) im ganzen bei 25 Kaninchen vorgenommen, von denen zwei 2—3 Monate und die übrigen 7 Monate bis $2^1/_4$ Jahr vorher zum ersten Male *scrotal infiziert* worden waren, und zwar fast durchwegs doppelseitig (rechts in den Hoden, links unter die Scrotalhaut). Von diesen Tieren erkrankten *nur 4 an einer Impfkeratitis,* und zwar lag die Erstimpfung bei einem 2 Monate, bei dem anderen 1 Jahr und darüber (1, $1^3/_4$ Jahre) zurück. „Da, wie erwähnt, bei gesunden Tieren Augenimpfungen mit unserem Virus in der Hälfte der Fälle erfolgreich waren, ergibt sich in Übereinstimmung mit den Protokollen von UHLENHUTH und MULZER, daß *bei einem erheblichen Prozentsatz* der Tiere *durch die erste Haut- und Testikelimpfung ein Schutz gegen eine spätere Wiederimpfung ins Auge erzielt* worden war; und zwar ein Schutz, der *die Abheilung der sichtbaren Krankheitserscheinungen zum Teil um Jahre überdauerte,* der aber, wenn wir zur Ergänzung unserer Versuche die zahlreichen Reïnokulationsversuche TOMASCZEWSKIS bei Nachimpfungen bis zu $3^1/_2$ Monaten heranziehen dürfen, möglicherweise erst *verhältnismäßig spät wirksam wird.*" Die *Primärläsionen* waren bei diesen Tieren *durchaus nicht immer schwächer gewesen als bei den übrigen,* auch *das Impfmaterial* war *ganz das gleiche* geblieben. *Gleichzeitige Scrotalimpfungen* bei Tieren, die das erstemal nur einseitig geimpft worden waren, *mißlangen;* diese Tiere waren also *noch syphilitisch. Die Reïnokulationskeratitis unterschied sich in nichts von den Keratitiden, die sie nach Erstimpfungen in die Augen von Kaninchen zu sehen gewohnt waren.*

MULZER und NOTHHAAS haben die Frage der *Reïnokulation der Augen syphilitischer Kaninchen* ebenfalls an einem größeren Tiermaterial geprüft. Sie haben eine Anzahl *scrotal oder subscrotal mit Erfolg geimpfter Kaninchen* in die Augen bzw. *in die vordere Kammer* nachgeimpft. Diese Versuche ließen sich in *zwei* Gruppen einteilen:

Tabelle 1.

Die in die Hoden mit Erfolg geimpften Kaninchen *hatten beide oder wenigstens einen ihrer erkrankten Hoden behalten.* Nachimpfung mit altem Passagevirus (homologes Virus) in beide Augen.

Tier-Nr.	Tag der Hoden-impfung	Höhepunkt des klinisch. Befundes an d. geimpften Hoden	Intervall zwisch. evtl. Exstirpation *eines* Hodens u. der Nach-impfung	Nachimpfung in beide Augen				Bemerkungen
				Datum	Inter-vall zwisch. 1. u. 2. Impfg.	Resul-tat	In-kuba-tions-zeit	
25	11. 4. 25	11. 8. 25	—	26. 8. 25	137 d	—	—	MULZER-u. MULZER-Stamm
27	11. 4. 25	5. 6. 25	—	26. 8. 25	137 d	—	—	MULZER-u. MULZER-Stamm
34	24. 4. 25	5. 6. 25	—	20. 8. 25	118 d	—	—	KOLLE- u. KOLLE-Stamm
36	24. 4. 25	14. 7. 25	30 d	20. 8. 25	118 d	—	—	KOLLE- u. KOLLE-Stamm (1 Hoden entfernt)
90	15. 4. 25	6. 3. 25	14 d	8. 5. 25	113 d	—	—	KOLLE- u. KOLLE-Stamm (1 Hoden entfernt)
995	22. 10. 24	27. 11. 24	*179 d*	22. 8. 25	*271 d*	+++	*14 d*	KOLLE- u. KOLLE-Stamm (1 Hoden entfernt)
4	24. 2. 25	28. 4. 25	—	20. 8. 25	*178 d*	+++	*50 d*	KOLLE- u. KOLLE-Stamm
13	6. 3. 25	27. 4. 25	—	20. 8. 25	*167 d*	+++	*65 d*	KOLLE- u. KOLLE-Stamm

Tabelle 2.

Den in die Hoden mit Erfolg geimpften Kaninchen wurden *beide Hoden einige Zeit vor der Nachimpfung in die Augen exstirpiert.* Nachimpfung mit altem, meist homologen Passagevirus.

Tier-Nr.	Tag der Hoden-impfung	Excision des letzten Hodens	Intervall zwischen Excision des letzten Hodens und Augen-impfung	Nachimpfung in beide Augen				Bemerkungen
				Datum	Inter-vall zwisch. 1. u. 2. Impfg.	Resul-tat	In-kuba-tions-zeit	
3	23. 1. 24	8. 4. 25	*134 d*	20. 8. 25	209 d	+++	*19 d*	KOLLE- u. KOLLE-Stamm
9	13. 3. 25	22. 5. 25	*59 d*	20. 8. 25	129 d	+++	*18 d*	„
22	8. 4. 25	1. 5. 25	*83 d*	22. 7. 25	105 d	+++	*9 d*	„
52	3. 6. 25	17. 6. 25	*34 d*	22. 7. 25	48 d	+++	*56 d*	„
1045	30. 1. 25	11. 4. 25	*27 d*	8. 5. 25	98 d	+++	*83 d*	MULZER- u. KOLLE-Stamm
23	8. 4. 25	8. 5. 25	75 d	22. 7. 25	105 d	—	—	Panophthalmie!

Bei der *ersten Gruppe* (Tab. I) handelt es sich um *Kaninchen*, die in der üblichen Weise *links in den Hoden* und *rechts unter die Scrotalhaut* mit dem alten KOLLE- oder mit MULZER-Virus geimpft worden waren. Die Impfung hatte im Laufe der Zeit zu lokalen Impfaffekten geführt. Bei 3 Tieren dieser Gruppe war *ein* Hoden zum Zweck der Weiterführung des Stammes entfernt worden, *die anderen hatten ihre beiden erkrankten Hoden behalten*; diese waren *spontan abgeheilt. Zur Zeit der intraokularen* Nachimpfung waren keinerlei syphilitische Erscheinungen mehr wahrnehmbar.

Die Tiere der *zweiten Gruppe* (Tab. 2) waren in der gleichen Weise geimpft worden. *Beide erkrankten Hoden waren aber auf dem Höhepunkt der Erkrankung.* zum Teil schon längere Zeit vor der intraokularen Nachimpfung, *exstirpiert* und weiter verimpft worden.

Als *Kontrollen* zu den intraokularen Nachimpfungen der Kaninchen Nr. 34, 36, 4, 13, 3 und 9 beider Tabellen dienten die *normalen* Kaninchen Nr. 28 und 29. Sie waren mit dem alten KOLLE-Virus, das bei den Tieren der I. und II. Gruppe zur Nachimpfung diente, am 20. 8. 25. in beiden Augen (vordere Kammer) geimpft worden und zeigten *nach einer Inkubationszeit von 14 d beiderseits eine beginnende syphilitische Keratitis.*

Die *Kontrollen* zu den intraokularen Nachimpfungen der Kaninchen Nr 995, 22, 52, und 23 beider Tabellen bildete das normale Kaninchen Nr. 85. Auch dieses zeigte nach einer *14 tägigen Inkubationszeit* beginnende Keratitis specifica.

Die Befunde an den Augen wurden stets von Dr. MYLIUS, Assistent an der hiesigen Universitäts-Augenklinik (Dir. Prof. Dr. BEHR) kontrolliert, bzw. bestätigt.

Aus diesen Reïnokulationsversuchen und den dazu gehörigen Kontrollen ging nun folgendes hervor:

1. *Bei Kaninchen, die mit altem syphilitischen Passagevirus erfolgreich intratestal und subscrotal geimpft worden waren, tritt mehrere Monate nach dieser Impfung ein langdauernder Schutz gegen intraokulare Nachimpfungen mit gleichartigem Virus auf.* Dabei ist es *belanglos, ob einer der erkrankten Hoden einige Zeit vor der Nachimpfung exstirpiert* wurde. *Dieser Schutz scheint aber zu erlöschen, wenn mehr als 5 Monate nach der ersten Impfung vergangen sind.*

Die *Inkubationszeit der okularen Nachimpfungsprodukte ist umgekehrt proportional dem Intervall zwischen Erstimpfung und Nachimpfung,* d. h. je größer dieser ist, desto kürzer ist die Inkubationszeit, *schließlich entspricht sie vollkommen der Inkubationszeit bei intraokularer Impfung normaler Kaninchen.*

Die *Reïnokulationsprodukte glichen vollkommen den primären okularen Impfprodukten normaler Kaninchen mit altem Passagevirus.*

2. Werden Kaninchen, die mit Erfolg in beide Hoden mit altem Passagevirus geimpft worden waren, *beide Hoden auf dem Höhepunkt ihrer Erkrankung entfernt, so erlischt der Schutz,* der nach derartigen Impfungen im Laufe der Zeit für das Auge sich auszubilden pflegt, *ziemlich rasch und regelmäßig.*

Diese Versuche lehren erneut, *daß das Auge tatsächlich das Organ ist, das im Verlauf einer syphilitischen Infektion des Kaninchens am wenigsten geschützt ist.* Wie aus dem S. 173 Gesagten hervorgeht, treten ja am Auge auch am häufigsten Rezidive dieser Erkrankungen auf. Augenerkrankungen bilden auch nach meinen Erfahrungen häufig die einzigen Allgemeinerscheinungen einer luetischen Infektion des Kaninchens (IGERSHEIMER). BROWN und PEARCE sagen daher auch diesbezüglich:

„Es scheint, als wenn der Schutz, der durch Überstehen von Affektionen an anderen Stellen auftritt, nur in geringem Maße sich auch auf die Augen ausdehnt, und als wenn das Überstehen von Affektionen am Auge gleichfalls für dieses nur einen geringen Schutz zurückläßt." (Zitiert nach einem Referat von C. A. HOFFMANN.)

Die eben erwähnten Versuche von MULZER und NOTHHAAS scheinen in gewisser Weise die Auffassung zu bestätigen, daß der *Primäraffekt ein Herd ist, von dem aus Antikörper reichlich gebildet und für den Organismus abgegeben werden*, und daß diese dann wiederum den Zustand der Unempfindlichkeit für weitere Impfungen bedingten, zumal sich wohl beim Menschen wie beim Kaninchen gerade in den primären Impfaffekten am zahlreichsten, „wie in einer Kultur“ (UHLENHUTH und MULZER) Spirochäten finden.

BROWN und PEARCE, SCHAMBERG und in jüngster Zeit auch UHLENHUTH und GROSSMANN sahen, wie S. 206 erwähnt, *nach frühzeitiger Excision der geimpften Hoden ausgedehnte syphilitische Erkrankungen der Haut und der Schleimhäute*, *sowie der Knochen und des Periostes* auftreten. BROWN und PEARCE wollen es bekanntlich sogar dadurch ganz in der Hand haben, welche Organe sie besonders krank machen wollen dadurch, daß sie zu verschiedenen Zeiten die geimpften Hoden ein- oder doppelseitig entfernen. Wenn ich und andere Autoren (FREI, KRANTZ) dies bisher auch durchaus nicht bestätigen konnten, so verdienen diese sicher einwandfreien Beobachtungen doch größte Beachtung. Zeigt sich doch hier, daß *durch die frühzeitige Excision des primären Spirochätendepots der Schutz, den die Haut sonst gegen das Haften und Auskeimen der hier abgelagerten Spirochäten bietet, aufgehoben werden kann.*

REITER hat ebenfalls festgestellt, daß Infektionen mit positivem Ergebnis in der Regel eine „Immunität“ gegen spätere Nachimpfungen schaffen. Von 10 Kaninchen, die durch Impfung in die Hoden syphilitisch infiziert worden waren und die nach mehr als 14 Wochen reïnfiziert wurden, gingen bei 7 diese Nachimpfungen nicht an. 4 Kaninchen machten jedoch eine *Ausnahme*. Von ihnen erkrankte eines, das 29 Wochen nach der Erstinfektion und 3, die später als 73 Wochen nach derselben nachgeimpft worden waren. REITER glaubt daher ebenfalls, daß *die Zeitdauer dieses Schutzes beschränkt ist.*

Nachimpfungen *unter die Scrotalhaut* und *in die Testikel* hat FREI ebenfalls, und zwar sowohl in den früheren als auch in den späteren Stadien der Syphilis vorgenommen.

„Zunächst wurde eine größere Anzahl von einseitig *subscrotal* infizierten Tieren (33 Kaninchen) zu verschiedenen Zeiten *vor Abheilung des Primäraffektes unter die Haut des anderen Hodens* reïnokuliert. Die Reïnokulationen, die 3 Wochen — bei beginnendem Primäraffekt — (4 Tiere) und 4 Wochen nach der ersten Infektion (4 Tiere) vorgenommen wurden, waren *in allen Fällen erfolgreich.* 7 Wochen nach der Infektion ließen sich *nur noch bei der knappen Hälfte* der Tiere (bei 3 von 7) deutliche spezifische Läsionen erzielen, während wir *nach 9 Wochen* (11 Tiere) und *nach 10—14 Wochen* (7 Tiere) *in keinem Fall ein positives Impfergebnis beobachtet haben*, obwohl sich das Impfmaterial bei gleichzeitigen Impfungen normaler Tiere als einwandfrei erwies. Diese Resultate stimmen mit den gleichartigen Untersuchungen von TOMASCZEWSKI und KOLLE annähernd überein, nur wurde von TOMASCZEWSKI eine Resistenz gegen Wiederimpfung nicht nach 9, sondern erst nach $9^1/_2$ Wochen konstatiert, während KOLLE auch dann noch bis zur 13. Woche *gelegentlich* positive Ergebnisse beobachtet hat — Unterschiede, die sich wohl ohne weiteres auf Verschiedenheiten im Virus zurückführen lassen. Ebenso wäre es aber auch möglich, daß sich bei einem noch größeren Umfange unserer Versuche einzelne positive Resultate und damit eine noch größere Annäherung an diese Befunde ergeben hätten.“

Die von FREI erhaltenen *Reïnokulationsprodukte* stellten zumeist „derbe, mitunter ulcerierte, manchmal auch mehr oberflächliche Infiltrate dar, die 12 bis 30 Tage, in einem Fall auch 7 Wochen nach der Inokulation auftraten, meist 2 bis 3 Monate bestanden und von Lymphdrüsenschwellungen begleitet waren, also sich *ähnlich wie die Mehrzahl der primären Impfschanker verhielten*“. Kleine, reiskorn-

bis linsengroße, papelartige Erhebungen hat FREI auch einige Male beobachtet, er hatte aber nicht den Eindruck, „daß sie bei den reïnokulierten Tieren öfters vorgekommen wären als bei frisch infizierten". Auch die leichten papulösen Erhebungen, die BROWN und PEARCE unmittelbar nach der Impfung beobachtet haben, hat FREI öfter gesehen. Er zögert aber, „dieser Erscheinung eine größere Bedeutung beizumessen, weil wir sie auch bei Kontrollversuchen nach gleichartiger Implantation nicht syphilitischen Gewebes, in einzelnen Fällen sogar von einer Anschwellung der Leistendrüsen begleitet, feststellen konnten". Ich möchte hier darauf hinweisen, daß ich, wie ich schon oben erwähnt habe, ebenso wie WORMS, auch bei nicht syphilitischen, bzw. nicht geimpften Tieren die Poplitealdrüsen und bei in die Hoden gebissenen Kaninchen auch die Leistendrüsen zuweilen vergrößert vorfand.

Ebenso wie die subscrotalen verliefen bei FREI auch *alle intratestalen Nachimpfungen 9 Wochen nach der ersten Infektion erfolglos* (7 Tiere).

„*Reïnokulationen in späteren Stadien*, 4 Monate bis 4 Jahre nach der Impfung, stets nach spontaner Abheilung der Primärläsionen, haben wir bei 27 Kaninchen, die ursprünglich doppelseitig — auf der einen Seite unter die Hodenhaut, auf der anderen in den Hoden — infiziert worden waren, bei einzelnen Tieren mehrfach, vorgenommen und zwar gewöhnlich entweder beiderseitig subscrotal oder subscrotal-intratestal, wie bei der ersten Impfung, nur in umgekehrter Anordnung. *In keinem Fall haben wir eine spezifische Läsion feststellen können*, ein Resultat, das mit den Befunden von KOLLE, RUPPERT und MOEBIUS ungefähr übereinstimmt."

FREI zieht aus allen diesen seinen Reïnokulationsversuchen unbehandelter syphilitischer Kaninchen folgenden Schluß: „Soweit Symptome des Auges und der Hoden bei Nachimpfungen ursprünglich subscrotal, bzw. subscrotal-intratestal geimpfter Tiere mit dem *gleichen* Stamm entstanden, ließen sie sich bis auf einen Ausnahmefall (s. o.) *weder in der Inkubationszeit noch in der Dauer oder in der Intensität der Erscheinungen deutlich von Primärläsionen unterscheiden* (vgl. auch die analogen Befunde NEISSERS an Affen). *In den meisten Fällen* war jedoch 7 Monate nach der Impfung (über die früheren Termine fehlen uns Erfahrungen) *ein jahrelang andauernder Schutz gegen intraokulare Wiederimpfung festzustellen*, und *in allen Fällen* von 9 Wochen nach der Impfung an (bei im ganzen 52 Tieren; nach den Untersuchungen von KOLLE, RUPPERT und MOEBIUS an einem noch größeren Material müßte man mit einzelnen Ausnahmen rechnen) *ein gleichfalls dauerhafter Schutz gegen subscrotale und intratestale Reïnokulationen*, zum mindesten insofern, als lokale, irgendwie charakteristische, spirochätenhaltige Läsionen nicht mehr auftraten."

PLAUT und MULZER haben seinerzeit von ihrem Münchener Material eine größere Anzahl Kaninchen, die intra- bzw. subscrotal vor *längerer* Zeit mit Erfolg geimpft worden und deren lokale Erscheinungen abgeheilt waren, nachgeimpft. Sie konnten hierbei feststellen, daß zwar Nachimpfungen 3—4 Monate und länger nach der ersten Impfung im allgemeinen angingen, daß aber doch *auch Ausnahmen von dieser Regel* bestünden. Im Gegensatz zu EBERSON sahen sie hierbei *meist intratestale Krankheitsprodukte* (Orchitis, Periorchitis circumscripta), seltener Primäraffekte.

Auch AKATSU und YOCATA stellten Superinfektions- und Reïnokulationsversuche, und zwar an 30 Kaninchen an. Ihre Ergebnisse präzisieren sie folgendermaßen:

1. *Im Inkubationsstadium* (Zeitdauer bis zum Auftreten des Primäraffektes nach der ersten Inokulation) ist die Empfänglichkeit für die zweite Impfung *leicht* nachweisbar. *Mit dem Auftreten des Primäraffektes nimmt die Möglichkeit* einer Neuimpfung mit positivem Resultate *allmählich ab*. Wenn die zweite

Inokulation später als 10 Tage *nach dem Erscheinen des Primäraffektes* vorgenommen wurde, fielen die Resultate stets *negativ* aus.

2 Wird die zweite Inokulation in einem *frühen* Stadium der Inkubation vorgenommen, so erscheint der Primäraffekt der ersten Impfung in der Regel *etwas früher* und *ausgeprägter* als sonst. Wird die zweite Inokulation hingegen in einem *späteren* Stadium der Inkubationszeit vorgenommen, so wird diese *Inkubationszeit*, welche vor dem Erscheinen des syphilitischen Schankers der zweiten Impfung abläuft, *abgekürzt*.

3. Bei der Reïnokulation entwickeln sich in der Regel *die Primäraffekte der Reïnokulation etwas mangelhaft*, besonders wenn die Reïnokulation erst nach dem Auftreten des von der ersten Impfung herrührenden Primäraffektes stattgefunden hatte.

4. Wenn *die Reïnokulation erst nach der Manifestation* des Primäraffektes geschah und wenn sie negativ ausfiel, *besserten* oder *heilten die Schanker der ersten Inokulation schneller ab*.

Ich habe in meiner Klinik diese Angaben der beiden japanischen Forscher durch NOTHHAAS an 2 Stämmen nachprüfen lassen. Es geschah dies in der Weise, daß von jedem Stamm 8 Kaninchen in der bei uns üblichen Weise auf einer Seite subscrotal mit Gewebsstückchen einer syphilitischen Periorchitis (KOLLE-Virus) geimpft wurden. In Abständen von 8 Tagen wurden 6 dieser Kaninchen dann auf der anderen Seite ebenfalls mit KOLLE-Virus in der gleichen Weise nachgeimpft; 2 dieser Tiere dienten als Kontrolle, sie wurden nicht nachgeimpft.

Durch diesen Versuch wurden die Angaben von AKATSU und YOCATA *nicht bestätigt*, insbesondere *gelangen die Nachimpfungen stets, auch wenn sie später als* 10 *Tage nach dem Auftreten des Primäraffektes der ersten Impfung vorgenommen waren*. Irgendwelche Unterschiede in der Inkubationszeit oder dem klinischen Bilde der Erstimpfungsergebnisse und der Reïnokulationsprodukte oder der der Kontrollimpfungen konnten wir dabei ebenfalls nicht feststellen.

In seiner Monographie „Zur Pathologie und Therapie der Impfsyphilis und der spontanen Spirochätose des Kaninchens", auf die ich mich im vorhergehenden wiederholt bezogen habe, geht FREI ausführlich darauf ein, wie denn diese doch offenbar *weitgehenden Differenzen* in den Befunden der verschiedenen Forscher zu erklären seien. Zusammenfassend sagt er: „Soweit sich die Differenzen in den Befunden der einzelnen Autoren nicht durch Unterschiede im Intervall zwischen 1. und 2. Impfung allein erklären lassen, läßt sich *darüber, worauf sie beruhen, ein klares Bild nicht gewinnen*. Einmal könnte man an *Verschiedenheiten im Impfmaterial* denken: weniger im Passagealter des Virus, da sich die Gegensätze auch bei einem in dieser Richtung verhältnismäßig gleichartigen Material an alten Passagestämmen finden (UHLENHUTH und MULZER, BROWN und PEARCE; auf der anderen Seite KOLLE, RUPPERT und MOEBIUS), als vielleicht in seiner „*Virulenz*", wie sie sich durch den Prozentsatz der hämatogenen Metastasen kennzeichnet. Ferner spielt möglicherweise auch die *Impfstelle* eine Rolle. So wurden die spärlichen Wiederimpferfolge von OSSOLA, TRUFFI, TOMASCZEWZKI (d. h. von letzterem nur bei älteren Primäraffekten), KOLLE, RUPPERT und MOEBIUS nach scrotaler, die häufigen von UHLENHUTH und MULZER, EBERSON, evtl. auch BROWN und PEARCE nach intratestaler Erstimpfung beobachtet. Wenn man von diesem syphilidologisch wie immunobiologisch beachtenswerten Gesichtspunkt aus der Frage nachgehen wollte, hätte man vergleichende Reïnokulationen bei Tieren vorzunehmen, von denen ein Teil scrotal und ein anderer intratestal mit demselben Material geimpft sein müßte."

FREI weist ferner darauf hin, daß nach neueren in der einschlägigen Literatur vorliegenden Untersuchungen unter Umständen *Wiederimpfungen mit fremden*

Stämmen, sog. „*Überkreuzimpfungen*", leichter anzugehen scheinen. NEISSER hat dies bekanntlich (s. S. 142) auf Grund seiner diesbezüglichen Versuche *an Affen in Abrede gestellt.* MARIE und LEVADITI hingegen wollen eine solche Beobachtung bei derartigen Impfungen mit einem gewöhnlichen Passagestamm und ihrem sog. „Virus nerveux", einem neugezüchteten Stamm, gemacht haben. Diese Ergebnisse sind indes nicht beweiskräftig, da insbesondere PLAUT und MULZER, sowie JAHNEL und KLARENBEEK dieses Virus auf Grund der durch dasselbe hervorgerufenen Erscheinungen als identisch mit dem der Kaninchenspirochätose ansehen.

FOURNIER und SCHWARZ kommen aber zu ähnlichen Ergebnissen bei entsprechenden Impfungen mit 2 Stämmen, von denen der eine bei scrotaler Scarification typische Schanker, der andere nur leichte Erosionen von kurzer Dauer — im Gegensatz zur Kaninchenspirochätose — entstehen ließ. *Impfungen übers Kreuz ergaben hier mitunter positive Resultate,* während sich die Tiere gegen *Nachimpfungen mit dem gleichen Stamm refraktär* verhielten.

Nach PEARCE und BROWN ist die Art des Erfolges der Superinfektion abhängig von der *Virulenz der Stämme, die zur 1. und zur 2. Infektion verwendet wurden,* von dem *Stadium der Erstinfektion zur Zeit der zweiten* (erworbener Widerstand) und der *individuellen Konstitution* (angeborener Widerstand). *Starke Angänge der 2. Infektion,* die den primären Schankern völlig glichen, wurden *leicht erzeugt,* wenn *die Erstimpfung mit einem jungen, die Zweitimpfung mit einem alten Stamm* erfolgte, selbst wenn die Reaktion auf die erste Impfung schon abgeheilt war. Die Autoren folgern, daß *die durch Impfung mit jungen Stämmen erzeugte Immunität nicht so hoch ist, wie die durch alte Stämme hervorgerufene.*

„Dadurch, daß sie (BROWN und PEARCE) zu den Nachimpfungen ein Virus mit typischen, vom 1. Stamm unterscheidbaren Merkmalen (in Art und Reihenfolge der Sekundärerscheinungen), sog. „markiertes Virus" (MORGENROTH, BIBERSTEIN und SCHNITZER), verwandten, fanden sie fernerhin, daß *die 2. Infektion nicht auf die Lokalreaktion beschränkt blieb, sondern auch zur weiteren Teilnahme an der Krankheit befähigt* war, da in ihrem weiteren Verlauf die Charakteristica des Reïnokulationsstammes deutlich, wenn auch teilweise in modifizierter Form (verkürzte Inkubation, besondere Zerstörungstendenz bei langer Persistenz) zutage traten" (FREI).

Bei der seinerzeitigen Niederschrift dieses Kapitels habe ich noch einmal eingehend die bereits eben erwähnten Protokolle meiner mit PLAUT in München vor einigen Jahren durchgeführten Reïnokulationsversuche (Hodenimpfung) durchgesehen. Ohne die soeben erwähnte Arbeit von BROWN und PEARCE noch näher zu kennen, also *unabhängig von ihnen,* bin ich dabei *zu ganz ähnlichen Resultaten* wie diese gekommen. Es ergab sich:

1. Wird *die Erstimpfung* mit einem *alten Passagestamm* vorgenommen und *die Nachimpfung mit dem gleichen* oder *mit einem anderen durch zahlreiche Passagen gegangenen, also ebenfalls sehr virulenten Stamm* ausgeführt, so ergibt diese *keinerlei Angänge,* wenn sie *sehr spät* — 4 bis 5 bis 12 Monate — nach der Erstimpfung stattfindet.

2. Wird *zur Erstimpfung* ein *frisch vom Menschen isolierter Stamm,* bzw. einer, der bis dahin *nur wenige Passagen* durchgemacht hat, *zur Nachimpfung* aber ein *alter Passagestamm* verwandt, dann können *diese Reïnokulationen selbst $14^1/_2$ Monate nach der Erstimpfung noch positiv* auszufallen.

3. Wird *die erste Impfung mit frischem* Material, bzw. mit solchem, das noch wenige Passagen durchgemacht hat, vorgenommen und *die Nachimpfung* mit *dem gleichen* oder *mit anderem frischen Material* ausgeführt, so ergibt diese, *mehrere Monate, 7—$14^1/_2$, nach der Erstimpfung* ausgeführt, *ebenfalls keine*

positiven Resultate mehr. Impft man solche Tiere dann aber nach Ablauf einiger Zeit noch *mit altem Virus* nach, so scheint *diese Impfung wieder anzugehen.*

Mit anderen Worten: *Die durch junge Stämme im Laufe der Zeit erzeugte Immunität vermag Kaninchen wohl gegen Neuinfektion mit demselben oder mit einem anderen, gleich jungen Stamm zu schützen, nicht aber gegen alte Stämme. die durch viele Passagen gegangen sind.*

Die Tatsache, daß UHLENHUTH und MULZER seinerzeit *vereinzelte* hodensyphilitische Kaninchen 4—5 Monate nach der Impfung mit Erfolg reïnfizieren konnten (S. 273), widerspricht meines Erachtens nach diesem Gesetz nicht. Beide Autoren verwendeten zu diesen Versuchen wohl einen „alten" Stamm, den BERTARELLI-Stamm. Dieser war aber zunächst nur *von Auge zu Auge fortgezüchtet* worden. Hodenpassageimpfungen waren von UHLENHUTH und MULZER damals aber erst *in wenigen Passagen* vorgenommen worden. Deshalb glaube ich, daß man diesen Stamm *damals* nur als einen *relativ jungen* auffassen mußte, der *noch nicht seine maximale Wirksamkeit für den Kaninchenorganismus erreicht* hatte. Die Nachimpfungen geschahen später dann zwar mit dem gleichen, aber durch Hodenpassagen doch schon wesentlich virulenteren Impfstoff.

Aus den oben erwähnten Protokollen von PLAUT und MULZER geht weiter hervor, daß *das Resultat der Nachimpfung unabhängig ist von der Intensität des Anganges der ersten Impfung.* Selbst mächtige Primäraffekte und Erkrankungen des Hodens (Orchitiden und Periorchitiden) ja sogar mit Sekundärerkrankungen, erzeugt durch *frische* Stämme, schützen nicht vor positiver Nachimpfung mit einem alten Stamm. Umgekehrt fand selbst in Fällen, in denen die mit einem frischen Stamm vorgenommene Erstimpfung nur kleine, umschriebene Periorchitiden hervorgerufen hatte, ein Schutz statt gegen spätere Nachimpfungen mit dem gleich frischen oder mit einem ähnlichen Stamm.

Die *Inkubationszeit,* die einer positiv verlaufenden Nachimpfung vorausging, schien der ersten Inkubationszeit gegenüber meist *deutlich verkürzt* zu sein. Die *manifesten Erscheinungen der Nachimpfungen selbst* waren stets *entschieden geringfügiger als die der Erstimpfung.* Anzeichen dafür, daß die 2. Infektion nicht auf die Lokalreaktion beschränkt blieb, wie das BROWN und PEARCE beobachtet haben — sie verwandten indes auch Stämme (NICHOLS u. a.), die, wie oben erwähnt, ausgesprochene Neigung zur Hervorrufung zahlreicher klinisch manifester Symptome zeigten —, haben wir trotz zum Teil viele Monate anhaltender weiterer Beobachtung nie gesehen.

Daß *frische Stämme,* die noch nicht an den Kaninchenorganismus gewöhnt sind, einen geringeren Schutz gegen Infektionen mit virulentem Material verleihen, zeigt auch folgender Versuch von PEARCE und BROWN: Sie impften ein Kaninchen mit einem relativ schwachem Stamm intratestikulär, wodurch eine spezifische Orchitis entstand. 55 Tage nach dieser Impfung wurde das Tier mit einem virulenten Stamm reïnfiziert. Es entwickelte sich hier eine *Läsion,* die *größer war als an den Kontrolltieren;* die *Orchitis* schien *reaktiviert zu* sein. Weiterhin entstanden eine *bedeutende Adenitis, metastatische Orchitis* im gesunden Testikel, *Keratitis* und *Knochendestruktion.* Diese waren größer als in allen früher beobachteten Fällen von Spirochätenimpfung. Alle diese Läsionen zeigten auch eine geringe Neigung zur Heilung. Auch REITER glaubt auf Grund seiner einschlägigen Versuche feststellen zu können, daß die Möglichkeit einer Haftung der Reïnokulation vorliegt, wenn die Erstinfektion sehr weit zurückliegt und wenn zur 2. Infektion ein *biologisch höherwertiger Stamm verwendet* wird.

Auch im Verlaufe meiner weiteren Forschungen auf diesem Gebiete der experimentellen Syphilis fand ich meine oben erwähnten Schlußfolgerungen immer wieder bestätigt. Ganz besonders aber geschah dies durch folgende, in jüngster Zeit von NOTHHAAS ad hoc durchgeführten Versuche: Der erste Versuch, den Tab. 3 darstellt, zeigt, daß *Nachimpfungen von biologisch alten Stämmen auf biologisch junge,* auch wenn sie später als 90 Tage nach der Erstimpfung erfolgen, *mit unverkürzter Inkubationszeit angehen und intensive Erscheinungen machen.*

Nachimpfungen mit biologisch differentem Passagevirus.

Tabelle 3.
Mit frisch gewonnenen Stämmen infizierte Tiere wurden nach Ablauf von mehr als 90 Tagen im erscheinungsfreien Intervall mit biologisch alten Stämmen nachgeimpft.

Nr.	Datum der I. Impfung	Verwendeter Stamm	Hodenpassage	Datum der II. Impfung	Verwendeter Stamm	Intervall zwischen I. und II. Impfung	Resultat	Inkubation	Bemerkungen
119	24. 3. 26	„Ri.“	2.	14. 11. 26	NICHOLS	235 Tage	+++	23 Tage	kirsch-bis pflaumengroße Orchitiden
239	12. 6. 26	„B.“	2.	26. 11. 26	„	152 „	+++	18 „	
278	2. 8. 26	„B.“	2.	26. 11. 26	„	116 „	+++	18 „	
73	10. 9. 25	„A.“	1.	17. 12. 25	„	98 „	+++	16 „	
319	26. 4. 26	„Ko.“	1.	14. 11. 26	„	202 „	++	20 „	—
279	2. 8. 26	„B.“	2.	26. 11. 26	„	116 „	+	20 „	—
245	29. 6. 26	„H.“	2.	26. 11. 26	„	150 „	verbissen		—

Wie nun Tab. 4 und 5 zeigen, *verhalten sich Kulturspirochäten* (Nährboden nach REITER), nachdem sie 3—4 Passagen wieder im Kaninchen durchgemacht haben, *wie altes Passagevirus.* Bei mit jungen Stämmen erstmals geimpften Kaninchen gehen Nachimpfungen mit durch diese Kultur erzeugten Hodensyphilomen leicht und regelmäßig an, während biologisch altes Virus meist eine Haftung des Kulturspirochätenmaterials verhindert.

Nachimpfungen mit von der Kultur auf das Kaninchen übertragenen Spirochäten.

Tabelle 4.
Tiere, die mit frisch vom Menschen gewonnenen Stämmen infiziert sind, wurden nach Ablauf von mehr als 90 Tagen nach der Infektion mit einem von der Kultur auf das Kaninchen übertragenen Stamm nachgeimpft.

Nr.	Datum der I. Impfung	Verwendeter Stamm	Hodenpassage	Datum der II. Impfung	Hodenpassage	Intervall zwischen I. und II. Impfung	Resultat	Inkubation	Bemerkungen
318	26. 4. 26	„Kr.“	1.	8. 11. 26	3.	196 Tage	+++	21 Tage	kirsch- bis walnußgroße Orchitiden oder Periorchitiden
25	15. 3. 26	„Sch.“	1.	8. 11. 26	3.	238 „	+++	22 „	
230	12. 6. 26	„Ri.“	3.	8. 11. 26	3.	149 „	+++	20 „	
235	15. 6. 26	„Sch.“	2.	11. 11. 26	3.	149 „	+++	22 „	
324	15. 5. 26	„Kr.“	1.	8. 11. 26	3.	177 „	+++	20 „	
391	15. 6. 26	„Sch.“	2.	11. 11. 26	3.	149 „	verbissen		—

Folgende Beobachtungen scheinen die eben genannten Folgerungen aus den PLAUT-MULZERschen Protokollen ebenfalls zu bestätigen. Wir haben in der letzten Zeit gleichzeitig mit Kaninchen auch *Affen* mit frischem menschlichen Virus geimpft. So wurde am 15. 7. 25 ein kleiner Rhesus-Affe (Nr. 31) *mit Stückchen eines breiten Kondyloms* einer rezent-syphilitischen Patientin in beide Augenbrauen und links subscrotal geimpft.

Tabelle 5.

Tiere, die mit biologisch alten Stämmen infiziert sind, wurden nach Ablauf von mehr als 90 Tagen nach der Infektion mit einem von der Kultur auf das Kaninchen übertragenen Stamm nachgeimpft.

Nr.	Datum der I. Impfung	Verwendeter Stamm	Datum der II. Impfung	Hodenpassage	Intervall zwischen I. und II. Impfung	Resultat	Inkubation	Beobachtungszeit	Bemerkungen
179	10 11. 25	R.G.A.	11. 11. 26	3.	357 Tage	—	—	9 Wo.	—
213	18. 5. 26	NICHOLS	11. 11. 26	3.	177 „	—	—	9 Wo.	—
392	31. 3. 26	R.G.A.	11. 11. 26	3.	225 „	—	—	9 Wo.	—
112	2. 9. 25	R.G.A.	11. 12. 26	4.	465 „	+	30 Tage	9 Wo.	rechts erbsengroße Periorch. l. linsengroßes Knötchen
238	28. 6. 26	NICHOLS	11. 12. 26	4.	166 „	—	—	5 Wo.	—
271	22. 7. 26	MULZER	11. 12. 26	4.	142 „	+	30 Tage	5 Wo.	—
356	18. 5. 26	NICHOLS	11. 11. 26	3.	177 „	+	40 Tage	9 Wo.	—

Der Affe bot in der Folgezeit weder klinisch noch im Liquor luetische Erscheinungen. Am 21. 8. 25 trat ein ausgebreitetes Exanthem im Gesicht, am Stamm und an den Extremitäten auf, das den sonst bei Affen beobachteten syphilitischen Exanthemen glich. Spirochäten fanden sich indes nirgends in diesen Produkten, dagegen massenhaft Pilzelemente, vor allen Dingen Sporen. Auch histologisch ließen sich keinerlei Anhaltspunkte für Lues finden, dagegen auch hier wieder massenhaft Pilzelemente, die tief in die Follikel- und Haarscheiden eingedrungen waren. Über diesen *differentialdiagnostisch* sehr interessanten Fall habe ich bereits S. 133 ausführlich berichtet.

Am 10. 9. 25 wurde, wie ebenfalls bereits erwähnt, der Affe getötet und die inneren Organe (Leber-Milz-Knochenmarkbrei) wurden auf 2 Kaninchen (Nr. 73 und 100) in üblicher Weise links subscrotal, rechts in den Hoden verimpft. Der Liquor des Affen sowie der beiden Kaninchen war an diesem Tage negativ. Kaninchen Nr. 100 starb nach 24 Stunden.

Am 15. 10. 25 zeigt Kaninchen Nr. 73 links eine kirschgroße Orchitis circumscripta, rechts eine erbsengroße Periorchitis am unteren Pol. Beide Erscheinungen heilten in der Folgezeit ziemlich rasch ab.

Am 15. 1. 26 erschienen *beide Hoden vollkommen normal.*

Am 18. 1. 26, also 130 *Tage nach der Organbrei-Impfung, wurde dieses Kaninchen* in der gleichen Weise wie vorher mit dem uns durch die liebenswürdige Vermittlung von Herrn WORMS vom Reichsgesundheitsamte überlassenen *alten* NICHOLS-*Stamm in die Hoden nachgeimpft.*

Am 29. 1. 26, also schon *11 Tage* nach der Impfung, fand sich links ein etwa linsengroßer, oberflächlicher Primäraffekt (Spirochäten ++), der rechte Hoden war normal, am rechten Auge beginnende *pericorneale Injektion* und *leichte häufchenförmige Trübung.*

Am 10. 2. 26 war links der Primäraffekt hellergroß.

Am 26. 2. 26 fand sich links eine kirschgroße, umschriebene Periorchitis mit etwa linsengroßer oberflächlicher Erosion (Spir. ++), am rechten Hoden kein sicherer, aber sehr verdächtiger Befund. Am rechten Auge *ausgesprochene Keratitis parenchymatosa.* Liquor o. B.

Aus diesem Versuch geht ebenfalls hervor, daß *die Infektion mit frischem syphilitischen Virus* im obigen Sinne auch 130 Tage nach der Impfung dem Kaninchen *keinen Schutz gewährt gegen Nachimpfung am Hoden mit altem Passagevirus.* Die *Keratitis* betrachten wir als eine *metastatische*, die durch die erste Impfung hervorgerufen worden ist.

Die Inkubationszeit von 11 Tagen erscheint uns zu kurz für die evtl. Annahme, daß sie mit der Nachimpfung in die Hoden in Zusammenhang stehen könne.

Nach unseren bisherigen Erfahrungen zeigen sich die ersten Erscheinungen bei der Vorderkammer-Impfung *normaler Kaninchen* stets erst nach mindestens 14 Tagen. Bei den bereits (S. 276) angeführten Kontroll-Augenimpfungen betrug die Inkubationszeit ebenfalls 14 Tage.

Es wäre natürlich auch möglich, daß diese Keratitis durch die Nachimpfung mit dem NICHOLS-Stamm hervorgerufen worden wäre, da dieser ja nach den Erfahrungen von BROWN und PEARCE besonders zu sekundären Erscheinungen neigen soll. Dagegen sprechen aber wiederum unsere Erfahrungen mit diesem Stamm. Wir arbeiten seit etwa 1 Jahr mit dem NICHOLS-Stamm, ohne bisher nach scrotaler Impfung irgendwelche Allgemeinerscheinungen gesehen zu haben.

In gewisser Beziehung scheint dieser Versuch auch die vor einiger Zeit von KOLLE berichtete Erfahrung zu bestätigen, daß „Überkreuz-Impfungen“ mit *biologisch differenten Stämmen auch 90 Tage nach der Erstimpfung noch positive Resultate ergeben.*

KOLLE und seine Mitarbeiter haben nämlich festgestellt, daß *die Verimpfung des* NICHOLS-*Stammes auf alte syphilitische* TRUFFI-*Tiere,* deren Infektion mindestens 4—5 Monate zurücklag und bei denen alle manifesten Erscheinungen lange abgeklungen waren, in einem hohen Prozentsatz eine *Entwicklung typischer Schanker* ergab. „Während also unter den gleichen Bedingungen TRUFFI-Virus, auf mehr als 200 truffi-infizierte Tiere verimpft, niemals haftete, ging der NICHOLS-Stamm bei den TRUFFI-Tieren häufig (54%) an, und zwar mit Bildung typischer Primäraffekte.“

KOLLE vermutete nun, daß dieses Phänomen dadurch zu erklären sei, daß der NICHOLS-Stamm für Kaninchen viel infektiöser wäre und gewissermaßen eine Ausnahme bilde. Dies wäre nach meinen oben erwähnten Beobachtungen und nach denen von BROWN und PEARCE auch das Wahrscheinliche. Die Fortsetzung der Versuche zeigte KOLLE aber, daß „*auch der* TRUFFI-*Stamm bei den latent mit dem* NICHOLS-*Stamm behafteten Tieren zur Entwicklung von Schankern führte*“.

Auch bei den Verimpfungen des KUZNITZKI-Stammes wurden ganz ähnliche Resultate erzielt. „Sowohl alte TRUFFI-Tiere wie NICHOLS-Tiere erwiesen sich bei der Impfung mit dem KUZNITZKI-Stamm zum Teil wie normale Tiere, d. h. sie reagierten auf die Superinfektion mit dem heterologen Stamm ebenso wie diese *mit der Bildung typischer Primäraffekte in einem erheblichen Prozentsatz.*“

KOLLE folgert, daß aus diesen seinen Versuchen an syphilitischen Kaninchen *bewiesen* sei, „daß bei *dieser Tierart auch in der Latenzperiode, in der eine Reinfektion mit Schankern bei Benutzung des homologen Stammes nicht gelingt, eine Reinfektion unter Entstehung von neuen Primäraffekten mit heterologen Stämmen erzielt wird*“.

PRIGGE, der vor kurzem (Sept. 1926) über die neueren Ergebnisse der experimentellen Syphilisforschung in der „Med. Klinik“ referierte und auch diese Untersuchungen von KOLLE erwähnt, weist darauf hin, daß derartige Überkreuzimpfungen aber *doch nicht so regelmäßig zu positiven Erfolgen* führten: „Während nämlich von normalen Tieren nach syphilitischer Infektion etwa 90% mit Primäraffekten erkranken und nur 10% frei von Erscheinungen bleiben (sog. „Nuller“), lassen sich bei Tieren, die bereits syphilitisch infiziert waren, nur in etwa 50% durch Nachimpfung mit heterologem Material typische Schanker erzeugen.“

KOLLE glaubt übrigens durch diese Kreuzimpfungen den Nachweis erbracht zu haben, daß die syphilitische Infektion dem Kaninchen *keine* „*Panimmunität*“ gegen alle Syphilisstämme, sondern nur eine „*Monoimmunität*“ gegen den zur Infektion verwandten Stamm verleiht.

REITER kam bezüglich der Nachimpfungen mit heterologen Stämmen anscheinend schon vor KOLLE zu den gleichen Resultaten wie dieser. Er schreibt nämlich bereits 1924: „Erfolgt die Wiederinfektion von manifest syphilitisch erkrankt gewesenen Kaninchen im klinisch „negativen“ Stadium jenseits der KOLLEschen Grenze mit *heterologen* Syphilisstämmen, dann verläuft diese in einem Teil der Fälle positiv.“

Nachprüfungen, die ich durch NOTHHAAS an einem alten Tiermaterial vornehmen ließ, ergaben noch *weit ungünstigere Resultate* derartiger „Kreuzimpfungen“ (s. Tab. 6). Verwendet wurden hierbei Kaninchen, die erstmalig mit dem MULZER-, KOLLE-, NICHOLS- und *Reichsgesundheitsamtstamm* mit Erfolg geimpft worden waren. Mit diesen Stämmen, die schon seit Jahren im Kaninchenhoden passager weitergezüchtet worden waren, also als *„alte“*, *biologisch gleichwertige* Spirochätenstämme zu bezeichnen sind, wurden diese Tiere, nachdem die klinischen Erscheinungen schon längst abgeheilt waren — die Intervalle zwischen der 1. und der 2. Impfung betrugen 14—42 Wochen — „übers Kreuz“ nachgeimpft. *In 12 Fällen war auch hier die Nachimpfung völlig ergebnislos. Nur in 2 Fällen wurden durch die Nachimpfung lokale Impfaffekte hervorgerufen,* und zwar einmal bei KOLLE-NICHOLS (Intervall 30 Wochen) mit recht geringfügigen

Tabelle 6.

Kaninchen Nr.	Stamm der 1. Impfung	Stamm der II. Impfung	Intervall zwischen I. und II. Impfung	Resultat
73	neuer Stamm	N.	14 Wochen	+
103	M.	K.	22 „	0
84	N.	K.	28 „	0
61	M.	K.	32 „	0
67	R.G.A.	N.	28 „	0
78	K.	N.	30 „	+
17	K.	N.	30 „	0
16	K.	N.	30 „	0
118	K.	R.G.A.	25 „	0
114	M.	R.G.A.	21 „	0
104	M.	N.	26 „	0
30	K.	N.	28 „	0
150	M.	N.	26 „	+
50	K.	N.	38 „	0
33	K.	N.	42 „	0
49	K.	R.G.A.	42 „	0

Die Beobachtungen erstreckten sich über 12—14 Wochen.

M MULZER-Stamm, K KOLLE-Stamm, R.G.A. Reichsgesundheitsamt-Stamm, N. NICHOLS-Stamm.

und dann bei MULZER-NICHOLS (Intervall 26 Wochen) mit sehr starken Primäraffekten. Sämtliche nachgeimpften Kaninchen waren 12—14 Wochen lang unter Beobachtung geblieben. Natürlich müssen diese Untersuchungen an einem größeren Material noch weiter nachgeprüft werden.

In einem Falle war die Erstinfektion *mit einem direkt vom Menschen gewonnenen Stamm* erfolgt, während die *Nachimpfung* bei einem Intervall von 14 Wochen *mit dem alten* NICHOLS-*Stamm* geschah. Hier traten nun wieder *sehr starke syphilitische Hodenerkrankungen* auf, was die von mir vertretene Ansicht über den geringen Schutz, den „frische“ Stämme dem Kaninchen verleihen, wiederum bestätigt.

Erwähnt sei noch hier, daß STEINFELD zur Reïnfektion *intravenöse Impfungen* angewandt hat. Er impfte Kaninchen lokal in die Hoden und in das Scrotum, exstirpierte nach stärkster Ausbildung der lokalen Impfaffekte diese und spritzte das so gewonnene Material diesen Tieren *wiederholt,* in 2—3 wöchentlichen Intervallen, ein. Aus dem Auftreten multipler syphilitischer Manifestationen auf der Haut, entsprechend denen, die ich bei der syphilitischen

Allgemeininfektion der Kaninchen beschrieben habe, zieht er den Schluß, daß *Superinfektionen derartiger Tiere möglich* seien. Solche will er aber *nur bei Albinos,* nicht bei dunkelhaarigen Kaninchen gesehen haben. Buschke und Króo machen den Einwand, daß es sich bei diesen Tieren um Neuinfektionen bzw. um *Reïnfektionen* gehandelt haben könne, was nach dem bisher Gesagten wohl unwahrscheinlich sein dürfte. Allerdings hätte Steinfeld durch Drüsenverimpfung bei diesen Tieren vor der ersten intravenösen Nachimpfung noch besonders nachweisen können, daß diese tatsächlich *noch krank* gewesen sind. Spontanheilungen kommen doch wohl bei schwer hodenkranken Kaninchen nicht so leicht vor, wie Buschke und Króo meinen.

Wir wissen, daß *auch beim Kaninchen Sekundärerscheinungen* vorkommen, wenn auch *ganz andersartige als beim Affen. Hier, bei Affen,* sehen wir wie beim Menschen *disseminierte papulöse und ulceröse Haut- und Schleimhauteffloreszenzen* (Metschnikoff und Roux, Neisser, Uhlenhuth und Mulzer, E. Hoffmann u. a.). *Beim Kaninchen* aber *unterscheiden* sich, wie wir gesehen haben, die Sekundärerscheinungen, die *meist vereinzelt* auftreten, im allgemeinen *weder klinisch noch histologisch vom Primäraffekt.*

Ganz wie beim Menschen kann *bei Affen wie bei Kaninchen* und, wie Kolle jüngst nachgewiesen hat, auch bei anderen mit Syphilis infizierten Tieren, Meerschweinchen und Ratten, eine **syphilitische Allgemeininfektion ohne sichtbare Primäraffektbildung** vorkommen. Diese macht entweder *gar keine Erscheinungen* und kann nur durch die *Verimpfung der inneren Organe* (Neisser, Uhlenhuth und Mulzer), durch eine *krankhafte Veränderung des Liquors* (Plaut und Mulzer) oder durch die *Verimpfung der Drüsen,* insbesondere der *Poplitealdrüse* (Brown und Pearce, Kolle, Uhlenhuth und Grossmann, Worms) *nachgewiesen* werden (sog. „*stumme Infektion*" Kolles). Sie kann sich aber auch in der Weise äußern, daß *an der Impfstelle keine klinischen Erscheinungen,* also *keine Primäraffekte,* sondern später *nur sekundäre Symptome auftreten.* So setzte Bärmann Buntblutegel auf frische syphilitische Primäraffekte und nässende Papeln des Menschen und impfte mit dem Blute dieser Egel Affen subcutan in der rechten Leistengegend. 2 von 12 derart geimpften Affen bekamen 28 bzw. 32 Tage nachher Haarausfall an Brust, Bauch und Oberschenkeln und an den unbehaarten Stellen *makulo-papulöse Efflorescenzen,* in denen sich Spirochäten nachweisen ließen. Ein primärer Impfaffekt ließ sich nicht nachweisen.

Im Verlauf der experimentellen Syphilis der Affen wie der der Kaninchen gibt es, wie wir wissen, auch

Perioden echter Latenz.

genau wie bei der menschlichen Syphilis. Schon Uhlenhuth und Mulzer konnten bei ihren intravenös geimpften syphilitischen Kaninchen feststellen, daß „auch hier ein *Latenzstadium* der Lues besteht". Das zeigten ihnen „wiederholt Beobachtungen derart, daß nach Abheilung schwerer Hodenerkrankungen oder eines Nasentumors und der Hautgeschwüre schwere typische Keratitiden oder andere luetische Krankheitsprodukte mit positivem Spirochätenbefund auftreten können."

In einer Mitteilung, auf die ich an anderer Stelle schon näher eingegangen bin, betonen Brown und Pearce nochmals ganz besonders, daß *Latenzperioden bei der experimentellen Kaninchensyphilis ganz regelmäßig beobachtet* würden. Die syphilitischen Erscheinungen können völlig abheilen und das Tier kann völlig gesund erscheinen. Auch die sorgfältigste Untersuchung ergibt keinerlei Anzeichen von Syphilis. Beide Forscher exzidierten nun in einer Anzahl derartiger symptomloser Kaninchen, die alle eine wohlcharakterisierte Syphilis überstanden hatten und seit 5—6 Monaten frei von syphilitischen Erscheinungen waren, *leicht indurierte Lymphknoten*, wie sie sich bei solchen Tieren besonders *in der Kniebeuge* vorfinden, emulgierten sie und verimpften sie in den rechten Hoden normaler Kaninchen. *Sämtliche Impfungen waren nach 31 bis 44 Tagen positiv.* BROWN und PEARCE schließen aus diesen Versuchen, daß *die anscheinend geheilten Tiere* in Wahrheit *noch hoch infektiös* waren, und daß das Gewebe, in dem die Spirochäten überdauern, *Lymphdrüsengewebe oder das Gewebe der perivasculären Lymphgefäße* ist.

In einer späteren Arbeit teilen diese Autoren mit, daß sie derartige positive Veränderungen in den *Poplitealdrüsen* bei 7 Kaninchen erzielen konnten, die sich 3—25 Monate in der „*Latenz*" befanden. Parallele Versuche mit Blut dieser Tiere führten nur selten eine Infektion herbei. Freilich verwandten diese Forscher hierzu nur 0,5 ccm, die nach den S. 238 erwähnten Untersuchungen von UHLENHUTH und MULZER an sich schon nicht genügen, eine Haftung zu ermöglichen.

In der gleichen Weise haben dann später KOLLE, WORMS, UHLENHUTH und GROSSMANN, MULZER und NOTHHAAS sowie REITER Poplitealdrüsen solcher latent syphilitischer Kaninchen wiederholt auf gesunde Kaninchen verimpft und dabei ebenfalls noch lange Zeit nach Abheilung der klinischen Symptome positive Impferfolge erzielt. Diese Kniefaltendrüsenverimpfung spielt, wie wir noch sehen werden, eine *große Rolle bei der Verwendung des Tierexperimentes zur Diagnose der menschlichen Syphilis.* Ich werde bei der Besprechung derselben noch einmal ausführlich darauf zurückkommen.

Schließlich sind dann hier noch die bereits S. 168 erwähnten Versuche von EBERSON anzuführen, die ergaben, daß *Emulsionen von Hoden, die lange Zeit nach Abheilung der manifesten Erscheinungen* klinisch unverändert, bzw. *normal erschienen und vollkommen spirochätenfrei waren*, in die Hoden gesunder Kaninchen verimpft, hier dennoch *positive Impfresultate* ergaben. Auf diese Weise vermochte EBERSON *Spirochäten im Hoden länger als 5 Monate* nach Abheilung der primären Impfprodukte noch nachzuweisen.

Die Neigung zu einem so langen Latenzstadium war nach EBERSON aber *nur auf gewisse Stämme beschränkt*, in erster Linie auf solche, die aus *latenter* Syphilis von Patienten und Kaninchen stammten.

EBERSON stellte dann weiterhin bei diesen seinen Versuchen fest, daß die Lebensdauer der Spirochäten im Kaninchenhoden keine Beziehung zur Inkubation und zum Alter der hier aufgetretenen primären Impfprodukte wie auch zur Zahl der Tierpassagen hatte.

Rezidivbildung.

Rezidive werden beim Menschen viel häufiger und in größerer Zahl beobachtet, als bei den Versuchstieren. Hier wie dort finden sie sich aber sowohl an oder in der nächsten Umgebung der Eintrittspforte des Virus in dem Organismus, bzw. der Impfstelle, als auch an anderen Körperstellen.

Die *lokalen* Rezidive gleichen bei *Affen*, ebenso wie beim Menschen, nicht den Primäraffekten, von denen sie „durch einen kaum merklichen Zeitabschnitt getrennt" auftreten können. Sie stellen sich dar als progrediente „serpiginopapulöse Neubildungen" (S. 138). Auch *die späteren*, nicht an der ursprünglichen Impfstelle auftretenden *Rezidive* sind klinisch deutlich von den primären Impfprodukten unterschieden. Bei *Kaninchen* dagegen *unterscheiden sich alle im Verlaufe einer luetischen Erkrankung auftretenden manifesten Symptome*, also auch *alle Rezidive, nicht von den nach der Impfung zuerst auftretenden Erscheinungen.* Die Rezidivkeratitis sowie die Rezidivorchitis und -periochitis gleicht klinisch vollkommen der primären Impfkeratitis oder Orchitis bzw. Periorchitis.

Auch mehrere Jahre nach der Infektion auftretende Rezidive machen hiervon keine Ausnahme.

Seite 269 habe ich bereits erwähnt, daß Neisser nach frühzeitiger Beseitigung des regionären Impfbezirkes *örtliche Rezidive* sah. Ich habe auch schon mitgeteilt, daß sich bei Kaninchen nach Excision der Impfstelle, nach Entfernung des Hodens, regionäre Rezidive bilden können (S. 168). Adachi hat nun besondere experimentelle Studien über *lokale Rezidivbildung beim syphilitisch infizierten Kaninchen nach Excision des primären Impfherdes* unternommen. Er hat festgestellt, daß bei früher als 12 Tage nach dem Erscheinen des Schankers operierten Kaninchen der Schanker regelmäßig rezidiviert, während dies *niemals* eintrat, *wenn die Operation später als 15 Tage nach Auftreten des Schankers ausgeführt* wurde.

Strempel und Armuzzi haben diese Untersuchungen später dann nachgeprüft und sind dabei zu dem Ergebnis gekommen, *daß die „myxomatöse" Umwandlung des Schankergewebes* im Sinne der mucinösen Degeneration von Uhlenhuth und Mulzer im allgemeinen *die zeitliche Grenze darstellt, bis zu der die Möglichkeit einer Rezidivbildung des exzidierten Schankers* besteht. „Diese Umwandlung ist gebunden an die volle klinische und histologische Entwicklung des Syphiloms und stellt unserer Meinung nach den Ausdruck einer erhöhten örtlichen Schutzwirkung gegenüber den Spirochäten und ihren Toxinen dar. Ein zweites Rezidiv ist noch möglich, so lange das erste Rezidivprodukt noch nicht diese Höhe erreicht hat. Diese lokale Schutzwirkung geht der allgemeinen immunisatorischen Umstellung des Gesamtorganismus in ihrer Wirkung voraus und kann die Ausbildung von Lokalrezidiven nach Excision zu einer Zeit vorhindern, wo eine Superinfektion noch möglich ist. Im weiteren Verlauf der syphilitischen Erkrankung treten dann auch mehr und mehr die allgemeinen Abwehrkräfte in Erscheinung, so daß auch die Superinfektion schließlich nicht mehr gelingt."

Strempel und Armuzzi stellten weiterhin ebenfalls fest, daß die Syphilome, die nach Excision des primären Impfbezirkes auftreten, *klinisch und histologisch identisch mit normal entwickeltem Schanker* sind. Auch *nach Excision von symptomlosen Impfbezirken* (bei sog. Nullern) sahen sie *typische Primäraffekte am Orte der Operation* auftreten. „In diesen *asymptomatischen Fällen* bleiben die Spirochäten trotz der klinischen Symptomlosigkeit an der Impfstelle virulent mit geringer Vermehrung und Generalisierung im Sinne Kolles, aber mit kaum wahrnehmbarer Reaktion des befallenen Gewebes."

Nach Brown und Pearce zeigen die Rezidive an, daß *die Abwehrkräfte des Wirtes noch nicht alle Spirochäten vernichtet haben.* Mit den Rezidiven steigt diese aber ihrer Ansicht nach, bis die überlebenden Spirochäten unfähig geworden sind, weiterhin Schaden anzurichten.

Beide Autoren sind nämlich ebenfalls der Meinung, daß die Tatsache, daß ein einmal mit Spirochaeta pallida infiziertes Kaninchen für die Dauer seines Lebens virulente Spirochäten beherberge und trotzdem aktive Zeichen der Infektion nach Ablauf von Monaten nach der Impfung nicht mehr darbiete, nur durch die *Annahme von Abwehrkräften* zu erklären sei. Von diesen Abwehrkräften richten sich nach Ansicht dieser beiden Forscher die einen gegen die Spirochäten, während die anderen die Neutralisation der toxischen oder schädigenden Wirkung derselben zur Aufgabe haben. Zur Zeit aber, in der die Abwehrkräfte den höchsten Grad ihres Einflusses erreichten, ist die Infektion noch keineswegs erloschen.

Auf die Entwicklung und den *weiteren Verlauf* sind nach Brown und Pearce besonders folgende beiden Gesetze von Einfluß, die auch die Tätigkeit der Abwehrkräfte leiten, nämlich (zitiert nach Worms):

1. „Das *Gesetz der umgekehrten Proportionen* („the law of inverse proportions“): Die Dauer einer akuten Krankheitserscheinung ist umgekehrt proportional der Intensität und Ausdehnung der lokalen Reaktion, oder, allgemein: die Wahrscheinlichkeit des Auftretens von Krankheitserscheinungen in irgendeinem Stadium der Infektion vermindert sich ebenso wie die Schwere und Dauer der Läsionen entsprechend der in den vorhergehenden Stadien entwickelten Intensität und Ausdehnung der Reaktion.

2. Das *Gesetz der Progression* oder *der Anordnung* („the law of progression or sequence“): die Anordnung der auftretenden Krankheitserscheinungen kann als eine regelmäßige Progression aufgefaßt werden, deren Richtung durch die relative Empfänglichkeit der Gewebsgruppen bestimmt ist, und deren Grenze durch die Anordnung und Ausdehnung der Abwehrreaktionen gegeben sind.“

Ich habe bereits darauf hingewiesen, daß diese Anschauung nach den Erfahrungen der meisten Forscher *nicht* zutrifft.

Zur Erklärung des Entstehens der syphilitischen Sekundär- und Tertiärerscheinungen des Menschen — *beim Tier* sind bisher mit Sicherheit *noch keine tertiären syphilitischen Produkte beschrieben worden* — sowie der Rezidive ist von verschiedenen Seiten (Hallopeau, Thalmann u. a.) auch die Möglichkeit einer

Änderung der Virulenz der Spirochäten

während des Verlaufes der Syphilis herangezogen worden.

So glaubte Thalmann auf eine *Virulenzverminderung* „tertiärer“ Spirochäten schließen zu können, weil bei Affenimpfungen mit tertiären Produkten die Inkubationszeit deutlich verlängert sei.

Das Vorhandensein derartiger Qualitätsdifferenzen der Spirochäten in den verschiedenen Stadien der Syphilis lehnte indes schon Neisser auf Grund seiner Affenversuche ab. Aus allen weiteren einschlägigen Tierexperimenten geht mit Sicherheit jedenfalls das hervor, daß *Inokulationen von primären, sekundären oder tertiären menschlichen Krankheitsprodukten bei Affen wie bei Kaninchen absolut gleiche Krankheitserscheinungen hervorrufen.* Die Beobachtung von E. Hoffmann, daß die Inkubationszeit bei der Verimpfung tertiärer Manifestationen deutlich verlängert sei, konnte ich nicht bestätigen.

Auch die *Spirochätenarmut* des Impfmaterials ruft, beim Kaninchen wenigstens, keine andersgearteten, etwa den sekundären oder tertiären Produkten der menschlichen Syphilis ähnlichen Krankheitserscheinungen hervor. Das beweisen die *Impfprodukte mit menschlichen Gummen* und mit *anscheinend spirochätenfreiem Blut, Blutserum, Sperma und Liquor* sowie die *Verdünnungsversuche* von Uhlenhuth und Mulzer. *Die mit sehr spirochätenarmem Material erzeugten Impfaffekte gleichen vollkommen denjenigen, die mit spirochätenreichem Material erzielt werden.* Die Produkte der sog. „malignen“ Syphilis, bei der man gewöhnlich keine Spirochäten findet, konnten, wie wir noch sehen werden, in gleicher Weise auf Tiere übertragen werden. Ferner ist hier auf die gelungenen Verimpfungen der *mikroskopisch spirochätenfreien inneren Organe, Drüsen* und *Hoden latent syphilitischer Kaninchen* hinzuweisen. Das klinische Bild der primären Impfprodukte sowie der ganze weitere Verlauf der Syphilis *gleicht bei diesen Tieren ganz genau dem von Tieren, die mit Material geimpft worden waren, das von Spirochäten wimmelte.* Auch hierauf habe ich im ersten Teil dieser Abhandlung (S. 174) ja schon hingewiesen.

Krantz meint indes, daß im Verlaufe einer syphilitischen Infektion evtl. doch eine Virulenzverminderung der Spirochäten eintreten könne. Einen Anhaltspunkt für diese Ansicht glaubt er in der Tatsache erblicken zu müssen, daß es *große Schwierigkeiten* macht, die *Paralytikerspirochäte auf das Kaninchen zu übertragen.* Wie wir noch hören werden, ist das trotz vieler diesbezüglicher Versuche *nur selten gelungen*, selbst bei Verwendung sehr spirochätenreichen Materials. So haben seinerzeit PLAUT und MULZER unter vielen einschlägigen Fällen auch eine Gehirnemulsion, die im Dunkelfeld von außerordentlich beweglichen Spirochäten geradezu *wimmelte, nicht* mit positivem Erfolg in die Hoden von Kaninchen verimpfen können. KRANTZ glaubt übrigens auch, die Entstehung der Rezidive auf das *Vorkommen eines serumfesten Rezidivstammes* zurückführen zu können. Ein solcher ist wohl bei den sog. *Modellinfektionen* (Recurrens, Trypanosomiasis) nachgewiesen worden; für die Syphilisspirochäte ist dies aber noch nicht gelungen, zumal der sog. EBERSONsche Versuch (S. 312), der vielleicht eine solche Annahme zuließe, noch nicht genügend bestätigt wurde.

Eine große Rolle spielt in der Ätiologie der Syphilis weiterhin die Frage, ob es tatsächlich

biologisch differente Spirochätenstämme

gibt oder nicht. So ist es eine alte Streitfrage, ob man mit sog. *neurotropen Stämmen von Spirochäten* rechnen muß, welche die Lues nervosa, insonderheit die Paralyse und die Tabes, hervorrufen. *Klinische* Beobachtungen und Erfahrungen sprechen dafür und dagegen. Namhafte Kliniker und Forscher setzen sich für die Möglichkeit des Vorhandenseins eines neurotropen Virus bei der menschlichen Syphilis ein, die meisten anderen sind dagegen. Doch hierauf wird an anderer Stelle dieses Handbuches ausführlicher eingegangen werden. Hier möchte ich nur erwähnen, daß *das Tierexperiment durchaus für die Tatsache spricht, daß neurotrope Spirochätenstämme existieren.*

In erster Linie sind hier die bereits ausführlich wiedergegebenen diesbezüglichen Erfahrungen von PLAUT und MULZER zu erwähnen, auf die ich noch einmal in aller Kürze eingehen will.

PLAUT und MULZER arbeiteten bekanntlich mit zwei Stämmen, die *biologisch wohl differenziert* waren. Der eine dieser Stämme war der sog. **Frankfurter- oder „KOLLE"-Stamm,** den KOLLE selbst als TRUFFI-*Stamm* bezeichnet.

Dieser wurde nämlich von TRUFFI selbst im Jahre 1908 durch Verimpfung von Saugserum eines menschlichen ulcerierten Primäraffektes in das Scrotum von Kaninchen gewonnen (s. S. 156); EHRLICH hat ihn von TRUFFI selbst erhalten. Dieser Stamm hat dann auch EHRLICH zur Auffindung des Salvarsans gedient. Er wurde, wie PRIGGE jüngst berichtet, im *Speyer*-Haus (bis Mitte des Jahres 1926) in etwa 250 Kaninchenhodenpassagen fortgeführt. PLAUT und MULZER wurde er im Jahre 1921 in liebenswürdiger Weise von KOLLE überlassen und von ihnen im Kaninchen weitergeführt, wie ich Seite 237 mitgeteilt habe. Er ruft, bei scrotaler und intratestaler Impfung, in durchschnittlich 100% nach einer Inkubation von etwa 3—4 Wochen *schwere Hodenerkrankungen, diffuse Orchitiden und besonders über markstückgroße Primäraffekte* hervor, die gewöhnlich auch von starker lokaler Lymphadenitis begleitet waren. Manifeste Erscheinungen einer sekundären Syphilis an der Haut oder an den Schleimhäuten sah ich während der fast 6 Jahre, die ich nun mit diesem Stamm arbeite, niemals auftreten. So gut wie *niemals* fanden sich bei mit ihm geimpften Kaninchen *krankhafte Liquorveränderungen* (S. 237) und auch im Gehirn oder in den inneren Organen waren ähnliche pathologische Prozesse wie bei dem anderen Stamm, dem gleich zu besprechenden *Münchener* oder MULZER-Stamm, nicht nachzuweisen.

Dieser Stamm, mit dem ich auch heute noch arbeite, hat *bis heute* seine charakteristische Eigenschaft, *große und mächtige Primäraffekte und diffuse Orchitiden bzw. Periorchitiden hervorzurufen* (Abb. 34), *bewahrt.* Er unterscheidet sich diesbezüglich derart von dem eben erwähnten Münchener- oder MULZER-Stamm, daß wir beide Stämme schon *aus den nach der Impfung auftretenden primären Krankheitsprodukten erkennen können.* Auch heute noch finden sich, wie soeben bemerkt, *krankhafte Liquorveränderungen* bei den mit dem KOLLE-Virus geimpften Kaninchen *nur äußerst selten.*

Was nun den anderen, den sog. *Münchener* oder MULZER-*Stamm* betrifft, den PLAUT und MULZER ebenfalls verwendeten, so wurde dieser, wie bereits erwähnt, von mir im Jahre 1920 aus dem Blute eines sekundär-syphilitischen Soldaten (makulo-papulöses Exanthem, positiver Wa.R.) gewonnen.

Bis zum Beginn unserer gemeinsamen Arbeit war er etwa bis zur 7. Hodenpassage fortgeführt worden. Dieser Stamm zeichnete und zeichnet sich noch dadurch aus, daß er bei gleichbleibender Impftechnik eine *geringe Neigung zu Primäraffektbildung und zu intensiven Erkrankungen der Hoden und Hodenhüllen* besitzt. Die *Primäreffekte sind meist klein* (Abb. 39). Manifeste Allgemeinerscheinungen leichter Art werden hier jedoch hin und wieder beobachtet. Besonders ausgesprochen war seine *neurotrope Wirkung,* die sich in charakteristischen Veränderungen im Liquor und im Zentralnervensystem kundgab.

Von Mitte 1924 ab schien es, als ob dieser Stamm seine neurotrope Eigenschaft vollständig verloren hätte. PLAUT hat nach seiner letzten Publikation mit JAHNEL diese anscheinend auch nicht mehr gesehen. Auch ich erhielt bei meinen Arbeiten mit diesem Stamm hier in Hamburg (ab Ende 1924) anfänglich auch stets völlig normale Liquorwerte. Im Laufe der Zeit traten diese indes doch *vereinzelt* wieder auf. Dadurch, daß *zur Weiterimpfung* dann *stets Hodensyphilome von Kaninchen mit hohen Zellwerten* verwendet wurden — das Abreißen des Stammes in München führe ich darauf zurück, daß wir bei der passageren Weiterführung dieses Stammes zu wenig darauf geachtet haben, nur Material von Tieren mit *hoher Zellzahl* im Liquor zu verwenden —, *gelang es uns, diese Neurotropie weitgehend wieder herzustellen.*

Wir finden auch jetzt noch bei unseren „MULZER-Tieren" durchschnittlich in 60—70% *krankhafte Liquorveränderungen,* und zwar hauptsächlich im Sinne hoher Zellzahlen. Die Eigenschaft, *relativ kleine Impfaffekte* hervorzurufen, zeichnet diesen Stamm, wie soeben bemerkt, *bis heute noch aus.*

Die immer wieder hervorgetretene Verschiedenheit der beiden von PLAUT und MULZER benutzten Spirochätenstämme hinsichtlich ihrer Neigung, Liquorveränderungen und charakteristische histolopathologische Krankheitsbilder im Zentralnervensystem hervorzurufen, berechtigte wohl beide Forscher zur Annahme, daß hier *biologische Varietäten* vorliegen müssen. „Ob der Frankfurter-Stamm seine neurotropen Neigungen im Verlauf der langjährigen Kaninchenpassage eingebüßt oder ob er sie niemals besessen hat, läßt sich nicht entscheiden. Wie dem auch sei. Von beiden Stämmen hat *der eine zur Zeit eine ausgesprochene Tendenz in das Zentralnervensystem einzudringen, der andere nicht!*" (PLAUT und MULZER).

Zur Klärung der Frage, ob es tatsächlich *neurotrope Stämme* der Syphilisspirochäte gibt, können wir übrigens auch die *Trypanosomenkrankheiten* heranziehen. Sowohl beim Menschen wie ganz besonders auch beim Tier, vor allem *beim Kaninchen* gleichen diese Krankheiten so sehr der Syphilis, daß man sie mit Recht als „*Modellinfektionen*" (s. S. 290) bezeichnet hat. Hier *sind* verschiedene Stämme in exakter wissenschaftlicher Weise nachgewiesen worden. Bei der sog. *Chagas-Krankheit* haben CHAGAS und VILLELA sogar einen *neurotropen Stamm* des Erregers derselben, des *Trypanosoma Cruzi,* festgestellt. Wie weitgehend — abgesehen von den *klinischen* Befunden der Trypanosomiasis an sich — die Analogien dieses neurotropen Trypanosomenstammes mit dem von PLAUT und MULZER isolierten neurotropen Syphilisstamm sind, geht aus folgenden Angaben von CHAGAS hervor:

„Diese Forschungen haben die Entstehungsart der nervösen Form der amerikanischen Trypanosomiasis aufgeklärt, und haben jeglichen Einwand gegen diese ätiopathogene Ausdeutung der Paralysiefälle und der anderen nervösen Syndrome beseitigt, die in den von der Trypanosomiasis verpesteten Gegenden oft beobachtet werden.

Der neurotropische Stamm behält seine besondere Vorliebe für das Nervensystem selbst nach wiederholten Durchgängen durch Hunde, und selbst noch, wenn in andere Tiere inokuliert (Meerschweinchen, Kaninchen u. a.). Von großer Bedeutung waren ferner die Prüfungen des DR. SOUZA CAMPOS, dem es öfters gelungen ist, mittels Inokulation von Trypanosomenkulturen, bis zur 70. Generation, Experimentalparalysien zu erzeugen. Endlich

Tabelle 7.

Stamm (Name des Spenders, Tag der Verimpfung	Syphilis des Spenders			Syphilis des geimpften Kaninchens					Bemerkungen
	Klinische Anamnese, Vorbehandlung	Status am Tage der Verimpfung	Weiterer Verlauf, therapeutische Beeinflussung	Erste klinische Erscheinung	Anzahl der Passagen (im ganzen)	Typus der Hodensyphilis im allgemeinen	Anzahl der positiven Impfungen	Liquorbefund	
1. *Immel* 20. 1. 22	Makulopapulöses Exanthem, P.-A. am Glied Wa.R. ++++ (15. 7. 21) Kombiniert behandelt	*Spezifischer Ikterus und Papeln im Munde* Wa.R. ++++	Prompte Reaktion auf Neosalvarsan	*Orchitis circumscripta*	6	*Mittelstarke Orchitis und Periorchitis;* nur ganz selten (2× in der IV. H.-P.) kleine P.-A.	86% (mit 100% beginnend)	Einmal in der I. Passage 38 Zellen, sonst *stets normal*	
2. *Spigolo* 24. 4. 22	Noch unbehandelt	*Varioliformes syphil. Exanthem* Wa.R. ++++	Prompte Reaktion auf Therapie	„	5	*DiffuseOrchitis,* nur ganz selten P.-A. (2× in der IV. H.-P.)	Beginnend mit $33^1/_3$%; ab III. H.-P. = 100%	Einmal in der II. H.-P. 186 Zellen, sonst *stets normal*	
3. *Michel* 18. 1. 23	Unbehandelt	*Makulopapulöses Exanthem* Wa.R. ++++	„	„	2	*Mittelstarke Orchitis diffusa*	In I. H.-P. = 100%; in II. H.-P. = $66^1/_2$%	*Regelmäßig Pleocytose bis 28 Zellen*	Ein Kaninchen ohne klinische Erscheinungen (II. H.-P.) hat 16 Zellen im Liquor
4. *Rottensteiner* 18. 1. 22	„	*Primäraffekt* mit spez. Hodenadenitis inguinalis	„	„	2	In der I. Passage Orchitis, in der II. nur *ganz kleine Periorchitiden*	100%	*Regelmäßig Pleocytose bis 30 Zellen*	In einem Falle Pleocytose, rasch wieder schwindend, in einem anderen erst 5 Monate nach der Impfung auftretend

5. *Weissenberger* 10. 11. 21	,,	*Papeln* am After und Hoden Wa.R.++++	Normaler Verlauf, dann ständig Wa.R. ++	,,	2	Stets *mittelstarke Orchitis diff. und circumscripta*	In I. H.-P. = 100% in II. H.-P. = $33^1/_3$%	*Fast regelmäßig Pleocytose bis $63^1/_3$ Zellen*	Auffallend war bei sämtlichen Tieren die *lange Inkubationszeit*
6. *Lingel* 2. 11. 22	,,	*Makulopapulöses Exanthem, Papeln a. d. Genitalien* Wa.R. ++++	Reagiert sehr *schlecht auf spezif. Kur;* nach 2× Neos. 10,3 u. 0,6, sowie n. 2 Merzinol-Einspritz. *Exanthem papulös* und bleibt es längere Zeit Wa.R. ständig pos.	,,	3	*Orchitis circumscripta*	100%	*Stets normal*	
7. *Ott* 18. 1. 22	,,	*Papeln* im Mund; Condyloma lata; Wa.R. +	Normaler Kurverlauf, aber Wa.R. ständig ++++	,,	1	,,	$66^1/_3$%	,,	Sehr lange Inkubation
8. *Christof* 17. 2. 22	,,	*Primäraffekt* a. d. Genit. Wa.R. u. S.G. *negativ*	Normaler Verlauf; Wa.R. ständ. negativ	*Periorchitis circumscripta*	1	*Periorchitis circumscripta* (nagelgroß)	$33^1/_3$%	281 Tage nach der Impfung *127 Zellen*	Schwere histologische Veränderungen im Gehirn und an den inneren Organen
9. *Schreier* 17. 2. 22	,,	*Papeln* im Rachen und a. d. Genit. Wa.R.++++	Normaler Verlauf	*Primäraffekt*	1	*Primäraffekt,* schon 10 Tage nach der Impfung auftret.	$33^1/_3$%	*Normal*	
10. *Lutz* 14. 11. 22 Impfung mit *Gewebsstückchen* subcrotal	,,	*Primäraffekt* Wa.R. — S.G. —	Normaler Verlauf; Wa.R. u. S.G. dauernd negativ	,,	2	*Primäraffekt und Periorchitis,* ersterer *überwiegend*	100%	*Normal,* nur einmal 58 Zellen	Nach *Weiterbehandlung mit Neosalvarsan* (0,01 g pro kg Körpergewicht) eines Tieres der II. H.-P. treten 46 Zellen im Liquor auf

ist hervorzuheben, daß der Durchgang dieses Stammes selbst durch den Organismus des übertragenden Insektes dem Parasiten den Neurotropismus nicht entzieht. Und somit kann anschaulich gemacht werden, daß der Neurotropismus eine an das Trypanosom gebundene biologische Eigenschaft ist.

Es muß hinzugefügt werden, daß die Experimentalparalysien kein ausschließliches Vorrecht dieses Stammes sind, sondern auch von irgendeinem anderen Stamme, komme er vom Menschen oder direkt vom übertragenden Insekt, verursacht werden können. Die von anderen Stämmen in Tieren verursachte nervöse Form gehört zu den großen Seltenheiten, während die Inokulation des neurotropischen Stammes in Hunde oder andere Tiere größtenteils Paralysien hervorruft."

Im Hinblick auf diese ihre Beobachtungen an diesen beiden Stämmen erschien es PLAUT und MULZER wünschenswert, eine größere Anzahl von *Stämmen verschiedener menschlicher Herkunft* anzulegen.

Schon frühzeitig haben PLAUT und MULZER mit derartigen Untersuchungen begonnen. Sie wollten eine Reihe von einschlägigen Fragen damit entscheiden. Vor allem die, *ob bei frischen, vom Menschen auf Kaninchen übertragenen Spirochätenstämmen die Fähigkeit, Liquorveränderungen hervorzurufen, die Regel oder die Ausnahme sei*. Sodann, ob sich *Unterschiede* zu erkennen gäben, *je nach der Art und dem Stadium der syphilitischen Erkrankung*, in dem sich der *Kranke* befindet, mit dessen Blut geimpft wird. Sie haben denn auch eine Anzahl von Hodenimpfungen mit defibriniertem *Blut* von verschiedenen Kranken des Primärstadiums und solchen mit schwerer sekundärer Syphilis und Lebersyphilis vorgenommen.

Aus Mangel an Geld, Zeit und Platz mußten diese Versuche indes später abgebrochen werden. Insbesondere war es nicht möglich, alle die hierbei gewonnenen Stämme *passager auf längere Dauer fortzuführen*. Ausdrücklich betonen muß ich hier noch, daß bei allen diesen Verimpfungen *die Impftechnik absolut die gleiche* war. Stets wurden je 2 ccm defibrinierten Blutes links unter die Scrotalhaut und rechts in den Hoden ausgewachsener Kaninchen mit gut entwickelten Hoden geimpft. Sämtliche Tiere waren *vor der Impfung* zum Teil *mehrmals liquor-punktiert* worden; der *Liquor* war bis zum Tage der Impfung *stets völlig normal* gewesen. Regelmäßig wurden 3 Tiere geimpft.

Ich habe den größten Teil dieser einschlägigen Versuche von PLAUT und MULZER in Tabellenform zusammengestellt (s. Tab. 7). Irgend ein abschließendes Urteil läßt sich indes natürlich aus den Ergebnissen derselben nicht bilden. So viel ist indes gewiß, und das haben PLAUT und MULZER in einer ihrer letzten Veröffentlichungen und in letzter Zeit auch PETTE ausgesprochen, daß nämlich *die Liquorveränderungen und die ihnen zugrunde liegenden Erkrankungen des Nervensystems eine Folge der Impfung* waren. „In Hinblick auf diese Erfahrung erschien auch die Voraussetzung für die Annahme gegeben, daß das Virus, welches bei den MULZER-Passagen die nervösen Veränderungen hervorrief, aus dem Blute des Syphilitikers stammte, mit dem die Impfung vorgenommen worden war."

Durch diese Impfungen sowie durch die einschlägigen anderer Forscher, insbesondere der S. 249 erwähnten weiteren Verimpfungen menschlichen syphilitischen Materials von mir und NOTHHAAS ist aber auch bewiesen, daß sich *gar nicht so selten aus dem Blute von menschlichen Syphilitikern Stämme* isolieren lassen, die eine *gewisse neurotrope Eigenschaft* besitzen und diese *schon nach der ersten Impfung* im Kaninchenorganismus erkennen lassen. Diese Eigenschaft scheinen sie *auch bei passagerer Fortzüchtung zu behalten*. Bei anderen Stämmen finden sich nur *vorübergehend* Zeichen einer neurotropen Wirkung. Andere hinwieder entfalten *keinerlei Wirkung auf das Zentralnervensystem* der damit geimpften Kaninchen, auch nicht in vielen Passagen.

Die Hoffnung von PLAUT und MULZER, mittels dieser ihrer Untersuchungen etwas Genaueres über Beziehungen solcher neurotropen Spirochätenstämme mit der Art oder dem Stadium der syphilitischen Erkrankung, in dem sich der *Kranke* zur Zeit der Verimpfung seines Blutes befand, zu erfahren, hat sich, wie ein Blick auf die Tabelle ergibt, als trügerisch erwiesen, ja es scheint, als ob hier *ganz gesetzlose Verhältnisse* herrschten. Es besteht ferner nach *diesen* und übrigens auch nach unseren neueren diesbezüglichen Untersuchungen gar *kein Zusammenhang* zwischen der *Intensität der klinischen Erscheinungen der geeimpften Kaninchen und der Neurotropie des Virus*, wie dies doch so deutlich beim „MULZER-Stamm" und beim „KOLLE-Stamm" in Erscheinung tritt. Freilich muß man auch sagen, *daß sich ein zweiter so klassischer Stamm, wie es der von mir 1920 gewonnene ist, unter unseren neuisolierten nicht befand* und anscheinend bisher auch von keinem anderen Forscher gefunden wurde (s. S. 249).

Was mir aber schon immer bei diesen Untersuchungen aufgefallen ist, ist der Umstand, daß wir bei den Verimpfungen direkt vom Menschen stammenden Blutes *bei absolut gleicher Technik* — stets wurden 1—2 ccm defibriniertes Blut möglichst rasch nach der Entnahme links in den Hoden und rechts unter die Scrotalhaut von Kaninchen verimpft — in manchen Fällen *andere primäre Krankheitsbilder am Orte der Infektion sahen*, als ich sie in Straßburg zu beobachten gewohnt war. Die Blutimpfungen, die ich mit UHLENHUTH in *Straßburg* ausführte, ergaben *stets umschriebene, so gut wie ausschließlich geringgradige palpatorisch erkennbare Orchitiden.* Auch andere Autoren, die derartige Verimpfungen vornahmen, sahen hierbei, soviel ich feststellen konnte, *nur umschriebene Orchitiden.* PLAUT und ich sahen später dann in München *schon nach der ersten Blutverimpfung* auch *typische Primäraffekte* am geimpften Hoden auftreten, eine Beobachtung, die mir bis dahin ein *absolutes Novum* war. Auch in *Hamburg* machte ich die gleiche Beobachtung. Ich glaube daher, daß es *auch bei der Syphilis des Menschen*, wie bei anderen Infektionskrankheiten, *biologische Varietäten der Spirochäten*, bzw. *differente Spirochätenstämme* gibt, die auf das klinische Bild und den weiteren Verlauf der Syphilis wie auf ihre therapeutische Beeinflussung *von größter Bedeutung* sind. Ihr Vorkommen ist sehr wahrscheinlich *regionär verschieden*, wofür die Verschiedenheit der Impfprodukte in Straßburg und in München, bzw. in Hamburg spricht. Auch eine neuerdings mitgeteilte Beobachtung von NÄGELSBACH, der die dermatotrope Syphilis bei Eingeborenen auf dem Lande, die neurotrope in Städten antraf, spricht für diese Möglichkeit. Hier müssen aber noch große *vergleichende Tierversuche im In- und Auslande* angestellt werden, um diese Frage zu klären. Auch die wiederholt erwähnten differenten Ergebnisse der Resultate amerikanischer und insbesondere japanischer Forscher mit den bei uns erzielten, bzw. die von uns nicht gefundenen Übereinstimmungen können *vielleicht auf differente Spirochätenstämme* zurückgeführt werden. Selbstverständlich spielen alle die S. 174 u. 175 erwähnten Momente, wie *Individualität, Konstitution, Ernährung, Vererbung* usw. hierbei auch eine Rolle. Die *größte* scheint mir aber *der besonderen Eigenart des jeweiligen Spirochätenstammes zuzukommen.* Mit der Annahme, daß *die Syphilis des Kulturmenschen durch verschiedene, biologisch differente Spirochätenstämme hervorgerufen wird*, könnten *viele noch unklare Fragen in der Pathologie und Therapie der Syphilis geklärt werden.*

Übrigens hat KOLLE vor kurzem darauf hingewiesen, daß auch er bei Verimpfung syphilitischen Materials, das von *verschiedenen Menschen stammte, verschiedenartige Impfprodukte beim Tier sah.* Auch er ist ja auf Grund seiner oben erwähnten Reinfektionsversuche (S. 284) besonders für die Tatsache eingetreten, daß *zwischen den einzelnen Stämmen charakteristische immunbiologische Unterschiede* bestünden, die durch Überkreuzimpfungen nachgewiesen werden könnten.

KOLLE stellt ja auch die Forderung auf, daß experimentell untersucht werden muß, „ob die durch den Tierversuch nachgewiesenen immun-biologischen Unterschiede der seit Jahren in Tieren fortgezüchteten Syphilisstämme bei allen frisch aus den Menschen gezüchteten Pallidastämmen vorhanden sind". Dies war, wie aus dem oben Gesagten ersichtlich, ja für mich schon lange das Leitmotiv zahlreicher Verimpfungen von menschlichem Material auf Kaninchen. *Derartige Stammesunterschiede scheinen tatsächlich schon bei der ersten Haftung im Tiere zutage zu treten.*

Außer mit dem obenerwähnten TRUFFI-Stamm arbeitet KOLLE noch mit dem sog. **KUZNITZKI-Stamm.**

Diesen Stamm hatte KUZNITZKI bis April 1923 bis zur 86. Kaninchenhodenpassage fortgezüchtet. Seine Wirkung ist aus den im I. Teil angeführten Mitteilungen von FREI zu erkennen. KOLLE sagt diesbezüglich: „Dieser Stamm verhält sich, soweit sich das bis jetzt beurteilen läßt, vollkommen wie der TRUFFI-Stamm. Die Zeit, in der sich die Primäraffekte entwickeln, ihre Größe, die Drüsenschwellungen usw. sind vollkommen so, wie sie als charakteristisch für den TRUFFI-Stamm gelten können.“ Bei der Lektüre der Monographie von FREI, in der er die Wirkung seines Stammes genau schildert, scheint mir dieser doch in manchen Punkten von der des alten TRUFFI-Stammes, wenigstens wie ich ihn kenne, etwas abzuweichen. Experimentell habe ich persönlich jedoch nicht mit diesem Stamm gearbeitet.

Dagegen besitze ich seit längerer Zeit durch die gütige Vermittlung des Herrn Dr. WORMS den sog. NICHOLS-*Stamm* und den *Reichsgesundheitsamtstamm,* mit denen KOLLE ebenfalls arbeitete.

Der **NICHOLS-Stamm** wurde von NICHOLS aus dem Liquor eines mit Salvarsan unterbehandelten Syphilitikers gewonnen.

BROWN und PEARCE haben mit diesem Stamm schwere klinische Allgemeinerscheinungen bei Kaninchen hervorrufen können (S. 199). KOLLE, der ebenfalls mit diesem Stamm arbeitet, sagt von ihm: „Der NICHOLS-Stamm verhält sich in bezug auf Bildung von Schankern und Schwellung der regionären Lymphdrüsen wie der TRUFFI-Stamm, unterscheidet sich aber von diesem durch ein häufiges Auftreten von generalisierter Syphilis bei Benützung der gleichen Kaninchenrassen, an denen die Versuche mit dem TRUFFI-Stamm angestellt wurden. Außerdem weicht er in einem wesentlichen Punkte von dem bisher benutzten TRUFFI-Stamm ab. Es gelingt, bei einem großen Prozentsatz der Tiere die cutane Infektion mit ihm zu erzielen.“ WORMS hat mit diesem Stamm bei percutaner Impfung in $100^0/_0$ große Primäraffekte beobachtet, die in $86^0/_0$ von typischen Leistendrüsenschwellungen begleitet waren. Letzteres kann auch ich bestätigen: *Allgemeinrescheinungen der Syphilis habe ich indes bei den* bisher mit diesem Stamm geimpften *Kaninchen noch nicht gesehen.*

In ähnlicher Weise haftet nach meiner Erfahrung auch der soeben erwähnte **Reichsgesundheitsamtstamm,** den MANTEUFEL seinerzeit vom Menschen gewonnen und im Reichsgesundheitsamt passager fortgezüchtet hat.

Liquorbefunde haben wir übrigens bisher noch *bei keinem* der mit diesen beiden Stämmen geimpften Kaninchen erheben können.

KOLLE verwendet wahrscheinlich auch den alten **BERTARELLI-Stamm.**

Dieser — nicht der „TRUFFI-Stamm“, wie KOLLE irrtümlich annimmt, — war von HOFFMANN, UHLENHUTH und WEIDANZ bis zur 22. Augenpassage fortgezüchtet worden, als ich im November 1908 meine Arbeiten mit UHLENHUTH im Kaiserlichen Gesundheitsamte begann. Dieser Stamm war EHRLICH vom Gesundheitsamt (UHLENHUTH selbst) übergeben worden. Stückchen einer mit der 20. Passage dieses Stammes erzeugten Keratitis impften UHLENHUTH und MULZER zum ersten Male in die Hoden eines Kaninchens. Dieses Tier bildete den Vater des Stammes, mit dem UHLENHUTH und MULZER ihre im vorhergehenden ausführlich angegebenen grundlegenden Befunde auf dem Gebiete der experimentellen Syphilis des Kaninchens machten. Die Art und Weise, wie dieser Stamm in Erscheinung tritt, ist daraus ohne weiteres zu ersehen.

Das sind wohl die in der Literatur besonders bekannten Stämme. Hier in Hamburg arbeitete GRAETZ mit einem Stamm, der aus dem Blute einer Puella publica gewonnen wurde, die sich im Primärstadium der Infektion befand und einen Primäraffekt an typischer Stelle der äußeren Genitalien aufwies. Die Wa.R. war bei der Patientin am Tage der Impfung nur schwach positiv.

Nach *auffallend langer Inkubationszeit,* nach nahezu 10 Wochen, traten in den geimpften Hoden umschriebene Orchitiden auf, die bekanntlich UHLENHUTH und MULZER als typische Form der Haftung des syphilitischen Virus nach Verimpfung menschlichen Blutes ansehen.

Bemerkenswert ist, daß *die Infektiosität* dieses *Stammes*, mit dem ich persönlich noch nicht arbeiten konnte, „schon unmittelbar nach der Züchtung des Virus aus dem menschlichen Körper *eine sehr gute* geworden war, so daß wir schon in den ersten Übertragungen, bei einer durchschnittlichen Verwendung von drei Impftieren für die Einzelpassage fast durchweg in allen Passagen eine Impfausbeute von nahezu 100% erhielten". Das klinische Bild, sowie der weitere Verlauf der mit diesem Stamme erzeugten Kaninchensyphilis ist nach der Beschreibung von GRAETZ im allgemeinen wohl der gleiche, wie ihn UHLENHUTH und MULZER seinerzeit im Gesundheitsamte an ihren Tieren erhoben und beschrieben haben. Typische Allgemeinerscheinungen hat er ebenfalls nur selten, „nur bei etwa 3—4%", hervorgerufen. Auf Grund der histologischen Untersuchungen des Zentralnervensystems der damit geimpften Kaninchen sagt GRAETZ: „Unser eigener Stamm aber gehört offenbar *nicht zu den Virusarten mit neurotropem Einschlag.*"

Von amerikanischen Autoren vermochte EBERSON 7 *Spirochätenstämme* mittels Impfung in die Hoden von Kaninchen zu isolieren, und zwar 3 aus den Inguinaldrüsen von Patienten mit *latenter* Syphilis, 2 aus dem Samen ähnlicher Patienten und 2 aus Penisschankern *frischer Syphilis*. Er legt, um die dabei gewonnenen Impfresultate einigermaßen miteinander vergleichen zu können, besonderen Wert auf eine *möglichst gleichartige Impftechnik.*

Geimpft wurden stets mittelgroße, graue und braune Kaninchen mit wohl entwickelten Hoden, die zur Zeit der Impfung etwa 5—6 Monate alt waren. Das Material wurde mittels Glascapillaren direkt aus dem Hodensyphilom entnommen, mit etwas Kochsalzlösung vermischt, in einer Petrischale verrieben und durch eine dünne Lage von steriler Watte filtriert. Die vollkommen klare Flüssigkeit, welche die Spirochäten gänzlich frei von Gewebsteilen und Verunreinigungen enthielt, war dann zur Einspritzung fertig. Sie wurde in der Weise verdünnt, daß durchschnittlich 3 Spirochäten im Gesichtsfeld waren. Von diesem Material wurden je 0,5 ccm mittels einer LUERschen Spritze direkt in die Mitte des Hodens eingespritzt. Nach Ablauf von 2 Wochen wurden die Tiere täglich untersucht, punktiert und in verschiedenen Zeitabständen von demselben Tier, wie von je einem Tier irgendeiner anderen Reihe, welche dieselbe Generation (H.-P.) darstellte, Überimpfungen gemacht. Der Spirochätennachweis in den Punktaten geschah mittels des Dunkelfeldes. Außerdem wurden Hoden, die spirochätenfrei waren, emulgiert und auf andere normale Kaninchen verimpft.

EBERSON sah nun bei den mit diesen verschiedenen Spirochätenstämmen geimpften Kaninchen *alle nur möglichen Bilder der lokalen Impfsyphilis des Hodens* (diffuse oder interstielle Orchitis, Periorchitiden verschiedener Art und Größe und alle möglichen Zwischenstufen). *Innerhalb jeder Versuchsreihe* konnten diese Unterschiede beobachtet werden. Bei einem Schankerstamm z. B. pflegte eine diffuse Schwellung aufzutreten und es folgte nur eine noduläre Manifestation. Einer kompakten Infiltration folgte immer eine Rückbildung; später waren nur noch kleine Knötchen mehr fühlbar, die allmählich auch schwanden. Ein anderes Mal zeigte sich ein bestimmter Kreislauf der Erscheinungen. Der diffusen Induration pflegte, nachdem die Rückbildung begonnen hatte, die Entwicklung umschriebener Stellen zu folgen. Primäraffektähnliche Schanker traten in 6 Fällen auf, und zwar sowohl bei drei Stämmen, die aus primären Schankern stammten, und dreimal bei einem Spirochätenstamm, der von einer *latenten Lues* gewonnen worden war.

Dieser Stamm schien EBERSON aber doch dadurch charakterisiert, daß bei den mit ihm angelegten Passagen mitunter sog. „spontane Inokulationen" auftraten, d. h. nachdem an dem geimpften Hoden ein Primäraffekt aufgetreten war, zeigte sich einige Zeit später (28—40—44 Tage) ein neuer Primäraffekt auch an dem anderen, nicht geimpften Hoden, eine Beobachtung, die bekanntlich auch schon UHLENHUTH und MULZER in Berlin gemacht haben.

Obgleich die syphilitischen Manifestationen am Kaninchenhoden große Unterschiede in ihrer Periodizität aufweisen können, glaubt EBERSON doch aus diesen seinen Ergebnissen schließen zu können, daß „*uns noch unbekannte Eigenschaften gewissen Spirochätenstämmen anhaften können*".

Eine *chronisch proliferierende* Reaktionsform kennzeichnete z. B. Organismen, die aus Fällen von *latenter* Syphilis stammten. Auch die Neigung zu *Latenz* war beschränkt auf jene *Fälle, die aus latenter menschlicher Syphilis* oder *Kaninchen* gewonnen worden waren. Es sei hier noch einmal darauf hingewiesen, daß Plaut und Mulzer bei ihren wenigen, oben (S. 292 u. 293) in Tabellenform niedergelegten Impfungen mit frischem Menschenblut *keinerlei Beziehungen zwischen dem Krankheitsbild bzw. Stadium und dem Verlauf der Lues des Spenders* und *der des geimpften Tieres* feststellen konnten. Auch weiterhin ist mir das bisher *nicht* gelungen.

Eberson hat, wie ich soeben betonte, bei diesen vergleichenden Versuchen mit Recht strenge darauf gesehen, daß *stets möglichst gleiche Arbeitsbedingungen* eingehalten wurden. Wo dies nicht der Fall war oder ist, kann man diesbezüglich natürlich auch keinerlei bindende Schlüsse ziehen. Man kann wohl, wie z. B. wir bei unseren beiden Hauptstämmen, den *allgemeinen Eindruck* haben, daß hierbei Unterschiede in der oben erwähnten Richtung bestehen, mehr kann und darf man aber nicht daraus schließen.

Etwas anders scheinen mir die Verhältnisse zu liegen, wenn man *Blut direkt vom Menschen verimpft.* Dabei kann man, worauf ich oben schon wiederholt hinwies, *stets die gleiche Versuchsanordnung* einhalten und die gewonnenen Resultate doch einigermaßen miteinander vergleichen und verwerten. Auf die Schlüsse, die ich aus den Ergebnissen dieser Impfungen ziehe, bin ich weiter oben schon eingegangen.

Plaut und Mulzer haben seinerzeit versucht, *chemotherapeutische Unterschiede* zwischen ihren beiden differenten Stämmen festzustellen. Ich habe mich darüber gelegentlich des Münchener Dermatologenkongresses folgendermaßen geäußert:

„Wir haben auch versucht, Stammesunterschiede zwischen diesen und einigen anderen Stämmen, die wir gegenwärtig noch besitzen, zu finden durch Behandlung von kranken Tieren mit der gleichen kleinsten, eben noch wirksamen Neosalvarsandosis. Auch diese Versuche haben, bis jetzt wenigstens, noch nichts Sicheres ergeben, doch schien es, als ob das mit „Mulzer-Virus“ geimpfte Kaninchen klinisch am schlechtesten von allen Tieren auf das Neosalvarsan reagierte, während bei dem Kolle-Kaninchen sowohl die Spirochäten wie die klinischen Erscheinungen am raschesten schwanden. Dieses Tier, dessen Liquor bis zur Behandlung stets normal gewesen war, wurde 3 Wochen nach dieser Behandlung auch liquorkrank.“

Auch Kolle hat dann später die gleichen Untersuchungen an den einzelnen Stämmen, mit denen er arbeitete, vorgenommen. Diese ergaben bezüglich des „Nichols-Stammes“, daß dieser Stamm genau so durch die bekannten Antisyphilitica, namentlich durch Salvarsan und Wismut, beeinflußt werden kann, wie der „Truffi-Stamm“.

Plaut und Mulzer haben auch nach *serologisch feststellbaren Unterschieden* zwischen ihren beiden Stämmen gefahndet. Sie schreiben: „Da sich diese Versuche noch ganz im Anfangsstadium befinden, läßt sich hierüber noch nichts Sicheres sagen. Es scheint aber, daß Sera alter Kolle-Tiere die Spirochäten in Hodenaufschwemmungen von solchen Tieren schnell und stark agglutinieren, während sie die Spirochäten des Mulzer-Stammes nicht beeinflussen.“ Über die Resultate, die Blum erzielte, der diese Untersuchungen fortsetzte, werde ich noch S. 305 berichten.

Erwähnen muß ich schließlich noch, daß Noguchi sowie andere Forscher (siehe den Handbuchbeitrag von Hoffmann und Hofmann) *Stammesunterschiede auch durch die Kultur* der Pallida festgestellt haben wollen. So vermochte z. B. Noguchi *drei verschiedene Pallidatypen* kulturell zu isolieren, die verschiedene Dickendurchmesser und verschiedene Windungsarten zeigten, Unterschiede, die sie *auch in weiteren Passagen beibehalten* haben sollen. Der sog. „NICHOLS-Stamm" soll sich durch eine besonders dicke Form der Spirochäten auszeichnen.

Bei dieser Gelegenheit möchte ich aber darauf hinweisen, daß sich die dicken und plumpen Spirochäten einer mir von REITER freundlichst überlassenen Kultur, mit der mir, wie ich S. 265 schon erwähnte, ein positiver Impferfolg glückte, *in der erhaltenen umschriebenen Orchitis als außerordentlich feine und regelmäßig gewundene Spirochäten entpuppten.* Auch ich glaube daher, daß man *auf Unterschiede der Spirochäten in der Kultur nicht viel geben kann.*

Ich habe im vorhergehenden wiederholt darauf hingewiesen, daß natürlich auch andere Einflüsse als die biologische Eigenart des bei der Infektion in Betracht kommenden Spirochätenstammes das klinische Bild wie den ganzen Verlauf der experimentell erzeugten Syphilis beeinflussen können. Auch BROWN und PEARCE sind in einer ihrer letzten Mitteilungen dieser Meinung. Im Laufe ihrer in den letzten 8 Jahren am Rockefeller-Institut ausgeführten tierexperimentellen Syphilisstudien ist es ihnen, wie sie sagen, sogar immer klarer geworden, daß *die Spirochäten für Art und Verlauf der Syphilis weniger wichtig* sind *als eine Anzahl anderer Einflüsse.* Eine der *wichtigsten* Rollen soll hierbei spielen der

tierische Widerstand und das endokrine System.

Dies wird, ihrer Ansicht nach, in überraschender Weise durch die tierexperimentelle syphilitische Infektion bei Kaninchen veranschaulicht, die nach ihren Erfahrungen gewöhnlich verhältnismäßig mild verläuft, aber in Ausnahmefällen eine maligne Form annehmen oder in einen aktiven Zustand mit schweren Allgemeinerscheinungen monate- oder sogar jahrelang bestehen und endlich den Tod herbeiführen kann. Nach ihrer Auffassung ist der *Widerstand, den ein Tier im Kampfe gegen eine Krankheit entwickelt, eine Funktion des Körperhaushaltes und denselben Einflüssen unterworfen, welche die Regulierung des Wachstums und der Entwicklung sowie der Aufrechterhaltung des allgemeinen Wohlbefindens bewirken.* Weiterhin bestanden für sie gewisse Anhaltspunkte, die dafür sprachen, daß der Widerstand bis zu einem gewissen Grade *durch das endokrine System beeinflußt* werde. Dies erschien ihnen zuerst wahrscheinlich, als sie *ausgesprochene Unterschiede* in der Schwere der Infektion mit dem *Wechsel der Jahreszeiten* feststellten. Während des Sommers verlief die Syphilis oft relativ leicht, die schwersten Erkrankungen fielen in das Frühjahr und in den Herbst. Ferner spielte diesbezüglich auch das *Geschlecht* der Kaninchen eine große Rolle. Weibchen waren widerstandsfähiger als Männchen; schwangere und lactierende Weibchen waren noch schwerer zu infizieren als nichtschwangere. Ich möchte aber hier darauf hinweisen, daß UHLENHUTH und MULZER diese Beobachtung bei ihren Untersuchungen über die intravenöse Infektion trächtiger Weibchen nicht machen konnten. Auch hier in Hamburg impfte ich gelegentlich anderer Versuche wiederholt trächtige Kaninchen und die noch säugende Mutter samt ihren Jungen intravenös und intracardial. Diese Tiere bekamen *sämtlich die gleichen manifesten Erscheinungen, wie* ich sie *sonst bei Kaninchen* zu sehen gewohnt war.

BROWN und PEARCE stellten folgende Versuche an:

Seit November 1921 wurden im ganzen 139 *mit virulentem Trep. pall. infizierte Kaninchen* getötet und *in verschiedenen Stadien* ihrer Syphilis untersucht, von der ersten Woche nach der Inokulation bis zu einigen Monaten nach Entwicklung der vollständigen Latenz. Alle Organe wurden gewogen, makroskopisch und mikroskopisch studiert und das Gefundene in bezug auf den tierischen Widerstand, wie ihn der Verlauf der Krankheit und der zur Zeit der Tötung bestehende Befund anzeigte, verwertet.

Die erhaltenen Resultate wurden durch eine ähnliche größere Serie (182) *normaler* Kaninchen kontrolliert, die von derselben Quelle bezogen waren und an Alter, Geschlecht, Rasse, Dauer der Gefangenschaft, Diät, Zeit und Ort der Tötung vergleichbar waren. Zur weiteren Kontrolle wurden an *51 Kaninchen* ähnliche Beobachtungen ausgeführt *mit verschiedenen Formen und Graden von akuten und chronischen Infektionen spontanen Ursprungs* und ein Vergleich angestellt zwischen durch Inokulationen *eines spontan bei einem Kaninchen entstandenen Hodentumors* hervorgebrachten Wirkungen und den durch Spirochäten-Inokulation mit folgender Tumorentwicklung und umgekehrt.

Die Ergebnisse dieser Versuche zeigten, daß neben irgendwelchen lokalisierten Erscheinungen, die der Syphilis zugeschrieben werden konnten, sich *bestimmte Veränderungen* zeigten *im Gewicht von Organen*, wie *Thyreoidea, Epithelkörperchen, Nebenniere, Hypophyse und Thymus*, als auch in der *Leber*, der *Milz* und den *lymphoiden Geweben* im allgemeinen. Die Mehrzahl dieser Organe zeigte deutliche Veränderungen in Erscheinung und Struktur, die besonders merklich in Thyreoidea, Epithelkörperchen und Thymus waren. Organe, wie Thyreoidea, Epithelkörperchen, Nebenniere und Thymus, nahmen nicht wieder ihre normale Größe und normales Aussehen an, sondern behielten einen Zustand bei, der auf eine *erhöhte Funktion* und auf eine *Veränderung in den allgemeinen Beziehungen zu den anderen Organen* hinwies.

Bei schweren Infektionen trugen *einige dieser Drüsen den unzweifelhaften Anschein der Schädigung*. Dies war besonders deutlich bei Thyreoidea und Epithelkörperchen. Aber im ganzen schien es, daß die Veränderungen auf Änderungen in der Funktion zurückzuführen seien, die in Beziehung steht zur Entwicklung und Aufrechterhaltung des Widerstandes gegen Infektionen.

Auf Grund dieser Befunde wurde eine weitere Reihe von Untersuchungen von L. PEARCE und C. M. VAN ALLEN unternommen in der Absicht, zu bestimmen, ob der Verlauf der Krankheit geändert werden könnte durch *operatives Eingreifen an irgendeiner endokrinen Drüse* oder durch *Anwendung chemischer Mittel.* Diese Experimente sind nach Angabe der Autoren nicht vollständig, aber sie zeigen ihrer Ansicht nach schon, daß durch irgendeine der erwähnten Methoden der allgemeine Charakter und der Verlauf der Krankheit sehr geändert werden kann, daß der Widerstand infizierter Tiere erhöht oder erniedrigt werden kann und daß die unmittelbare Wirkung proportional der Erhöhung oder Erniedrigung der Funktion dieses Organsystems ist. Mit anderen Worten: *Beide Forscher glauben gefunden zu haben, daß die Entwicklung und Rückbildung syphilitischer Erscheinungen denselben Einflüssen unterworfen sind, wie Wachstum und Reife.* Hierbei ist es von Interesse zu hören, daß das lymphoide Gewebe mit den endokrinen Drüsen zusammen arbeitet, als ob es ein Teil jenes Organsystems wäre, das durch dieses gemeinsame Verhalten zusammengeschlossen ist.

Daß das endokrine System eine gewisse Rolle bei der Syphilis spielt, scheinen auch die bereits erwähnten Beobachtungen von BROWN und PEARCE wie von UHLENHUTH und GROSSMANN über den Verlauf der syphilitischen Infektion bei *kastrierten* Kaninchen zu zeigen. Letztere haben bekanntlich mitgeteilt, daß von 49 nicht kastrierten hodengeimpften Kaninchen $25 = 51\%$ allgemein-syphilitisch wurden, von 20 (darunter 13 doppelseitig) kastrierten hingegen $14 = 70\%$.

Beide Autoren schließen ferner aus der Tatsache, daß immer die prominenten Stellen wie Nase, Ohren, Beine, Schwanz bei der syphilitischen Infektion des Kaninchens zuerst erkranken, auf Einflüsse von seiten der Hypophyse, vielleicht auf *Wechselbeziehungen zwischen Keimdrüsen und Hypophyse,* und damit ebenfalls auf eine Mitbeteiligung des endokrinen Systems bei der syphilitischen Infektion.

Derartige experimentelle Studien habe ich seit einigen Monaten mit NOTHHAAS in Angriff genommen. Irgendwelche verwertbaren Resultate haben sich aber bis jetzt noch nicht ergeben, insbesondere hat sich uns bisher noch *kein Unterschied im Ablauf einer syphilitischen Infektion bei Kaninchen* ergeben, die etwa 10—12 Wochen nach der Geburt *beiderseits kastriert* (Hodenexstirpation) und 4 Wochen später intrakardial geimpft wurden. Wir haben übrigens auch bei einigen Kaninchen *die Milz entfernt* und diese Tiere später *in die Hoden geimpft.* Auch hier zeigte sich *bisher noch kein Unterschied* hinsichtlich der Haftung des Virus *nicht entmilzten Tieren gegenüber,* Befunde, die sich mit ähnlichen *Versuchsergebnissen* von UHLENHUTH und GROSSMANN decken.

Erwähnt sei in diesem Zusammenhang noch, daß UHLENHUTH und GROSSMANN Untersuchungen über die Bedeutung des retikulo-endothelialen Systems vorgenommen haben. Hodenimmune Tiere wurden entmilzt und mit Eisenzucker bzw. Trypanblau gespeichert. Diese Eingriffe waren nicht von deutlichem Einfluß auf die im Anschluß daran vorgenommene Reïnfektion. Auch nach intravenöser Impfung zeigten sich keine Unterschiede in der Stärke der Erscheinungen zwischen in dieser Weise behandelten und normalen Tieren. Übrigens will auch SCHUSTER, der auf Grund seiner experimentellen Erfahrungen ebenfalls annimmt, daß es *verschiedene Stämme von Syphilis* gibt, *die verschiedenartige Läsionen an der Impfstelle hervorrufen,* festgestellt haben, daß *durch Umstimmung des Organismus (Exstirpation der Schilddrüse und einer Nebenniere) die Virulenz der Infektion und dabei auch die der Neurotropie* steigt.

PEARCE und VAN ALLEN fanden bei teilweise thyreoidektomierten Kaninchen einen benigneren, bei total thyreoidektomierten Kaninchen einen maligneren Verlauf der Impfsyphilis als bei den Kontrolltieren.

Auf ähnliche Zusammenhänge zwischen Innersekretion und Verlauf der Impfsyphilis des Kaninchens weisen auch die Versuche von ITO SHIRO hin, der fand, daß bei Verimpfung von Hodenstücken sowohl wie auch von Spirochätenemulsion subscrotal, intratestikulär und intraokular einige Monate nach der Impfung *der Gesamtfettsäuregehalt im Serum erhöht* und *der Cholesteringehalt herabgesetzt* ist. Dieser Zustand stellte sich bei den Augenimpfungen schon vor Auftreten einer Keratitis parenchymatosa ein und hielt in allen Fällen einige Monate an.

Schließlich möchte ich noch erwähnen, daß CHAGAS bei der oben (S. 291) zum Vergleiche schon einmal herangezogenen Trypanosomiasis, der sog. *Chagas-Krankheit,* oft Krankheitszeichen beobachtet hat, „die gewisse *Schädigungen der Nebennieren* kennzeichnen, vor allem die Melanodermie, als Ausdrucksform chronischer Entzündungsprozesse dieser Drüsen". Er schreibt weiter: „In den Gegenden, wo die Trypanosomiasis verheerend ist, habe ich den da endemisch vorkommenden Kropf in die Symptomatologie derselben Krankheit eingeschlossen, und zwar als eine der Folgen der häufigen Parasitenschädigung der Schilddrüse."

Auch die Untersuchungen von GRAHAM und GRIGG über das *Vorkommen einer basophilen Leukocytose bei experimenteller Kaninchensyphilis* möchte ich hier erwähnen. Beide Forscher fanden nämlich, daß bei allen erfolgreich infizierten Kaninchen eine beträchtliche Leukocytose auftritt, die bereits am Ende der ersten Woche nach der Impfung beginnt und am Ende der zweiten Woche ihren Höhepunkt (25—35%) erreicht. Im Laufe der nächsten zwei Wochen sollen dann wieder normale Werte eintreten. Die Intensität dieser Leukocytose soll der Intensität der syphilitischen Erscheinungen entsprechen. GRAHAM und GRIGG erblicken in dieser basophilen Leukocytose den *Ausdruck einer toxischen Einwirkung der Spirochäte auf das Knochenmark.*

Symptomlose Superinfektion.

Aus der Tatsache, daß alte syphilitische Kaninchen bei Nachimpfungen mit *heterologen* Stämmen nur in etwa 50% mit Entstehung typischer Schanker reagierten, schloß, wie ich schon kurz bemerkte, KOLLE, daß die andere Hälfte, bei der die Schankerbildung ausgeblieben war, eine *Immunität auch gegen heterologe Stämme besitzen* müsse. KOLLE legte sich nun zwei miteinander zusammenhängende Fragen vor, nämlich einmal die, ob die Spirochäten, die bei einem syphilitischen Tier die nochmalige Bildung eines Primäraffektes bewirkt haben, in den Gesamtorganismus eindringen und wie sie sich dort verhalten. Und dann die, ob die Tiere, bei denen die Nachimpfung mit heterologen Stämmen keinen Schanker bewirkt, tatsächlich immun seien, ob die neu eingedrungenen Spirochäten verringert würden oder ob diese Tiere nur eine Scheinimmunität besäßen, die zwar die Entstehung neuer Primäraffekte verhindere *(„Schankerimmunität“)*, ein Eindringen der neuen Spirochäten in den Körper aber gestatte *(„symptomlose Superinfektion“)*.

KOLLE und seine Mitarbeiter (SCHLOSSBERGER, EVERS, ALBRECHT und PRIGGE) verimpften, um diese Fragen lösen zu können, die Poplitealdrüsen von syphilitischen Kaninchen, die auf eine Superinfektion mit heterologem Material teils mit Primäraffekten reagiert hatten, teils ohne Krankheitserscheinungen geblieben waren, auf normale Kaninchen. Sie untersuchten dann, ob in den sich danach entwickelnden Schankern sowohl die zur Erstimpfung als die zur Nachimpfung verwandte Spirochätenart oder nur eine davon vorhanden war.

Als *Beispiel* führt PRIGGE folgenden Fall an:

„Bei Kaninchen 2865 entwickelte sich nach subcutaner Impfung mit TRUFFI-Virus ein typischer Schanker. Als dieser nach Injektion einer kleinen Dosis „Albert 102“ (0,003 g pro Kilogramm) abgeheilt war, wurde das Tier zweimal mit NICHOLS-Virus nachgeimpft (210 bzw. 352 Tage nach der Erstimpfung und 104 bzw. 246 Tage nach der Behandlung): beide Male ohne Schankerentwicklung. 210 Tage nach der zweiten Nachimpfung wurden die Poplitealdrüsen des Tieres auf Kaninchen 293 und 294 verimpft; bei beiden entwickelten sich typische Schanker. Der Schanker des Kaninchens 294 wurde nun weitergeimpft:

a) auf 5 alte TRUFFI-Kaninchen deren Schanker nach längerem Bestehen teils spontan, teils unter der Einwirkung geringer Dosen von Arsenobenzolderivaten abgeheilt waren, also Tiere, die eine Immunität gegen den homologen Stamm besaßen: Nr. 2780, 2876, 3469, 3579, 3580,

b) analog auf 5 alte NICHOLS-Tiere: Nr. 67, 165, 209, 233, 235.

Unter den ersteren entwickelte sich bei Nr. 2780 und 3579 ein typischer Schanker, unter den NICHOLS-Tieren bei Nr. 209. Da die TRUFFI-Tiere gegen TRUFFI-Virus immun waren, d. h. auf eine Nachimpfung mit TRUFFI-Spirochäten nicht mit Schankerbildung reagieren konnten, kann der bei den Tieren 2780 und 3579 entstandene *Schanker* nur durch *heterologe Spirochäten* bewirkt worden sein, im vorliegenden Fall also durch NICHOLS-*Spirochäten*. Umgekehrt muß der bei Kaninchen 209 entstandene Primäraffekt durch TRUFFI-*Spirochäten* verursacht worden sein.“

Damit ist, wie PRIGGE meint, *der Nachweis erbracht*, daß in den Poplitealdrüsen des Kaninchens 2865 die *beiden Spirochätenarten in virulentem Zustand nebeneinander enthalten waren*, die zur Impfung des Tieres verwandt worden waren.

Obwohl diese Ergebnisse noch sehr der Nachprüfung bedürfen — wir wissen ja, daß keineswegs alle Tiere 90 Tage nach der Erstimpfung nicht mehr reïnokulabel sind, und daß, wie insbesondere die Resultate von NOTHHAAS (S. 283) gezeigt haben, auch die Nachimpfungen mit heterologen Stämmen durchaus nicht so regelmäßig in so hohem Prozentsatz zu manifesten Erscheinungen führen —, sind sie doch *hinsichtlich der Pathogenese auch der menschlichen Syphilis von größter Bedeutung*. PRIGGE hat dies sehr gut zusammengefaßt. Ich zitiere wörtlich das, was er in seiner betreffenden Mitteilung hierüber sagt:

„Aus dem Gesagten ergibt sich ein wichtiger Hinweis auf die Pathogenese der menschlichen Syphilis. Wenn eine chemotherapeutische Sterilisation nicht nur im Frühstadium der Syphilis, sondern auch noch zu einer Zeit möglich ist, zu welcher der Organismus bereits eine Syphilisimmunität besitzt, und wenn diese „Immunität“ auch nach der Sterilisation bestehen bleibt, wie dies z. B. von CHESNEY und KEMP angenommen wird, so ist nach den bei der experimentellen Syphilis des Kaninchens gewonnenen Erfahrungen die Möglichkeit vorhanden, daß es sich auch beim Menschen nur um eine *Scheinimmunität* handelt; bei abermaliger Infektion können trotz Ausbleibens der Schankerbildung die Spirochäten möglicherweise von neuem in den sterilisierten Organismus eindringen. Bei Tabes, Paralyse, Aortitis und anderen syphilitischen Späterkrankungen lassen sich oftmals keine anamnestischen Daten über eine frühere Syphilisinfektion erzielen; eine symptomlos gebliebene Infektion dürfte in zahlreichen Fällen den Ausgangspunkt derartiger Erkrankungen darstellen. Aber ebenso muß nach den neueren Forschungsergebnissen die für Prophylaxe, Diagnostik und Therapie gleich bedeutsame Möglichkeit erwogen werden, daß behandelte und *sicher sterilisierte Syphilitiker eine symptomlos verlaufende zweite Infektion durchmachen, daß diese ohne Erscheinungen verlaufende Erkrankung nicht bemerkt wird und zu syphilitischen Späterkrankungen führt.*"

Einen breiten Raum in der modernen tierexperimentellen Syphilisforschung nimmt naturgemäß die Beantwortung der Frage ein, ob es sich bei den zweifellos auch bei der Syphilis vorhandenen Schutzstoffen des Organismus um *echte*

Antikörper

handle. Solche sind bisher wohl vermutet, aber noch nicht mit Sicherheit nachgewiesen worden.

Beim *Menschen* wollen zuerst E. HOFFMANN und v. PROWAZEK beobachtet haben, daß syphilitisches Serum die Spirochäten unbeweglich macht und schwach agglutiniert. Die Autoren wollen aber, da es sich um vereinzelte Versuche handelt, ihre Befunde mit Vorsicht beurteilt wissen. ZABOLOTNY und MASLAKOWITZ bestätigten diese Beobachtung. Sie sehen in der spezifischen Agglutination der Spirochaete pallida durch das Serum von Syphilitikern „ein wichtiges Hilfsmittel zum Studium der Immunität gegen Syphilis". LANDSTEINER und MUCHA stellten fest, daß normales wie syphilitisches Serum die Bewegung der Spirochäten hemme, aber *keine Agglutination* hervorrufe. Das Serum eines durch intraperitoneale Injektion spirochätenreicher Materialien vorbehandelten Kaninchens verhinderte die Beweglichkeit stärker als das Serum von „normalen" Kaninchen; dabei zeigen die Spirochäten „abnorme Bewegungsformen (Kontraktionen) und zum Teil sehr irreguläre Ruhestellungen". In anderen Versuchen fanden diese Autoren aber auch, daß sich im unverdünnten Safte von Primäraffekten und Papeln Agglutinationserscheinungen nachweisen lassen, insbesondere einige Stunden nach der Entnahme fanden sich hier zu Häufchen und Sternfiguren vereinigte Spirochäten.

Hierher gehören auch die Beobachtungen von BABES und PANEA, BANDI und SIMONELLI, METSCHNIKOFF und ROUX, MULZER, BRÖNUM und ELLERMANN u. a., die in den syphilitischen Krankheitsprodukten erworbener wie angeborener Syphilis alle möglichen Zopf-, Knäuel- und Haufenbildungen auffinden konnten.

FORNET, SCHERESCHEWSKY u. a. wollen *präcipitierende* Substanzen im Luetikerserum nachgewiesen haben. Im Gegensatz hierzu und in Übereinstimmung mit NEISSER haben UHLENHUTH und MULZER im Luetikerserum der verschiedensten Stadien, das sie sowohl mit spirochätenhaltigem Saugserum wie mit spirochätenreichem Hodenpreßsaft versetzten, niemals Agglutination oder Präcipitation beobachten können.

TOURRAINE machte Versuche mit vom Serum befreiten Gewebsspirochäten. Er konnte eigentümliche sternförmige Agglutinationen dieser Spirochäten mit Syphilitikerserum nachweisen, nicht aber mit Normalserum; diese Agglutination will er von der „Agglomeration" unterschieden wissen. Sie verschwand öfter unter antisyphilitischer Behandlung.

MÜHLENS sah keine Immobilisierung und keine Agglutination der Spirochäten durch Syphilitikerserum. SCHARNKE und RUETE konnten bei derartigen Versuchen ebenfalls keine Agglutination wahrnehmen, doch glaubten sie *deutliche Unterschiede* zwischen dem Serum Gesunder und Syphilitischer *hinsichtlich der Immobilisierung* feststellen zu können.

KOLMER untersuchte normale Menschensera, Sera von Syphilitikern aller Stadien mit positiver Wa.R. und Liquores von syphilidogenen Erkrankungen des Zentralnervensystems in verschiedenen Verdünnungen. Agglutination wurde hierbei nicht beobachtet. In späteren, mit BROADWELL und MATSUNAMI ausgeführten Arbeiten über die Agglutination von *Kulturspirochäten* — von NOGUCHI bezogen — konnte er feststellen, daß doch eine Agglutination mit menschlichem Syphilitikerserum möglich sei, und zwar *steigend mit dem Alter der Infektion.* Die Fälle von tertiärer und spätlatenter Syphilis und mit Affektionen des Zentralnervensystems agglutinierten in 84% der Fälle; hier war auch der Titer am höchsten. KOLMER glaubt übrigens, daß *verschiedene Pallidastämme* in ihrer Empfindlichkeit gegenüber der Agglutination variieren.

ARNHEIM prüfte ebenfalls aktive syphilitische Sera mit stark positiver Wa.R. an *Reinkulturen* und *in verschiedenen Verdünnungen.* Er sah dabei in keinem Fall Agglutination auftreten. Gleich negative Versuche hatten W. H. HOFFMANN sowie SCHERESCHEWSKY zu verzeichnen.

Bei der *experimentellen Tiersyphilis* haben meines Wissens nach zum ersten Male UHLENHUTH und MULZER **Agglutinine und Präcipitine** nachzuweisen versucht.

Die Prüfung der einzelnen Sera wurde von UHLENHUTH und MULZER in der Weise vorgenommen, daß „wir entweder gleiche Mengen (1 Tropfen bzw. 1 Normalöse) einer spirochätenhaltigen frischen Hodenemulsion mit ebensoviel Serum auf einem Objektträger innig vermengten und dann mit einem Deckglas bedeckten, oder daß wir gleiche Teile oder auch eine Mischung von 1 : 3 in sog. UHLENHUTHsche Gläschen brachten und von da viertelstündlich Präparate anlegten. Auf Präcipitation prüften wir durch Überschichtung solcher Hodenemulsion mit den betreffenden Seren".

Ihre zahlreichen diesbezüglichen Untersuchungen ergaben, „*daß sich Agglutinine und Präcipitine auch bei derartig erkrankten* — id est syphilitischen Kaninchen der verschiedensten Stadien ihrer Erkrankung — *nicht nachweisen lassen*".

NAKANO behandelte *Kaninchen* mit mehrmaligen Einspritzungen von gewaschenen und abgetöteten Kulturspirochäten. Im Stamm dieser Tiere konnte er *Agglutinine gegenüber den Kulturspirochäten* (hängender Tropfen) nachweisen. Nach KRANTZ hat auch KOLMER bei der gleichen Versuchsanordnung selbst in hohen Verdünnungen Agglutinine nachgewiesen.

Sehr ausführlich hat dann KISSMEYER die Frage der Agglutinationen der Spirochaeta pallida durch Normalserum von Menschen und *Tieren* als auch von Seren syphilitischer Menschen behandelt. Als Testobjekt verwendete er ebenfalls Aufschwemmungen nicht zu alter *Kulturen.* Er stellte dabei fest, daß Serum von Syphilitikern die Spirochaeta pallida in spezifischer Weise agglutinierte. Dies Phänomen war zwar nicht konstant, doch in allen Stadien der Syphilis nachweisbar. KISSMEYER verlangt dabei einen Titer von mindestens 1 : 100, da er bei 1 : 50 auch bei Nichtsyphilitikern gelegentlich eine schwache Reaktion fand.

Später haben dann ZINSSER, HOPKINS und MC BURNEY die Frage der Agglutination von Spirochäten, und zwar sowohl solcher aus Kulturen als auch solcher aus syphilitischen Produkten erörtert. Hierbei fanden sich große Unterschiede, die sie zum Teil auf die Veränderungen zurückführen, die die Spirochäten im Tierkörper erleiden. *Seren von syphilitischen* Kaninchen *agglutinierten Kulturspirochäten nicht.* Sehr unsicher waren auch ihre Ergebnisse mit Kultur- und Gewebsspirochäten einerseits und *menschlichem Syphilitikerserum* anderseits. Wenn auch letztere, insbesondere von älteren Stadien in einem höheren Prozentsatz agglutinierten, so waren *die Titerhöhen doch so gering, daß sichere diagnostische Folgerungen nicht gezogen werden* konnten.

PLAUT und MULZER haben, wie bereits bemerkt (S. 298), seinerzeit an ihrem großen Münchener Material diese Versuche von neuem aufgenommen, und zwar hauptsächlich, um auf diese Weise vielleicht Unterschiede zwischen ihren beiden Hauptstämmen (KOLLE- und MULZER-Stamm) feststellen zu können. Letzterer berichtete auf dem Münchener Dermatologenkongreß hierüber wie folgt:

„Wir versuchen gegenwärtig Unterschiede zwischen den beiden Stämmen auch *serologisch* festzustellen. Da sich diese Versuche noch ganz im Anfangsstadium befinden, läßt sich hierüber *noch nichts Sicheres* sagen. Es scheint aber, daß *Sera alter* KOLLE-*Tiere* die *Spirochäten in Hodenaufschwemmungen von solchen Tieren* schnell und stark *agglutinieren,* während sie die Spirochäten des MULZER-*Stammes nicht beeinflussen.*"

BLUM hat diese Untersuchungen dann fortgesetzt und auf eine breitere Basis gestellt. Seine Ergebnisse sind folgende:

„Zusammenfassend wäre demnach zu sagen, daß agglutinierende Wirkungen in Seren von experimentell mit Syphilis infizierten Kaninchen *nur sehr langsam und in geringen Mengen auftreten,* wobei wir annehmen, daß auch virulente Gewebsspirochäten sich für solche Versuche eignen. Das Auftreten agglutinierender Stoffe scheint abhängig zu sein von dem Alter der Erkrankung und von dem Grade ihrer klinischen Manifestation, d. h. je stärker die klinischen

Erscheinungen der Generalisierung des Virus, desto eher gelingt der Nachweis agglutinierender Serumwirkungen. Dem entspricht auch der Immunitätszustand solcher Tiere, soweit er in dem Nichthaften oder Haften von Nachimpfungen zum Ausdruck kommt."

„Mit diesen Ergebnissen", so fährt BLUM fort, „befinden wir uns insofern nicht in Widerspruch mit früheren Untersuchungen (UHLENHUTH und MULZER, ZINSSER, HOPKINS und MC BURNEY), als diese nur Tiere berücksichtigt haben, bei denen die Infektion *jünger als 3 Monate war.* Nach neueren diesbezüglichen Untersuchungen von UHLENHUTH finden aber also auch bei *älteren* Tieren *keinerlei agglutinierende oder präcipitierende Stoffe* im Blutserum. ZINSSER, HOPKINS und MC BURNEY haben allerdings auch die Sera von 2 Kaninchen geprüft, bei denen seit dem ersten Erscheinen der syphilitischen Läsion 11 Monate verflossen waren. Über den klinischen Verlauf der Impfsyphilis bei diesen beiden Tieren wird nichts mitgeteilt. Immerhin war das Resultat (mit Kulturspirochäten) +++ (1 : 10), + (1 : 25), Ø (1 : 50), Ø (1 : 100) bzw. ++ (1 : 10), ++ (1 : 25), + (1 : 50), Ø (1 : 100), also doch wohl außerhalb der Grenze dessen, was man bei normalen Tieren zu sehen gewohnt ist." UHLENHUTH und GROSSMANN teilen neuerdings mit, daß sie im Serum von allgemeinsyphilitischen Kaninchen, die lange mit großen Dosen von Hodenemulsionen vorbehandelt waren, in vitro keine Antikörper nachweisen konnten.

Auch **Anaphylatoxine** konnten bei experimenteller Syphilis bisher *nicht* nachgewiesen werden. UHLENHUTH und MULZER gingen bei ihren diesbezüglichen Versuchen in der Weise vor, daß sie Meerschweinchen 3 und 5 ccm Serum syphilitischer Kaninchen intraperitoneal einspritzten und am nächsten Tage etwa 1 ccm einer in üblicher Weise hergestellten spirochätenhaltigen Hodenaufschwemmung. *Sämtliche Versuche schlugen fehl.*

Ich habe in letzter Zeit diese Versuche mit NOTHHAAS wieder aufgenommen, aber hierbei Serum *alter* syphilitischer Kaninchen, bzw. solcher verwendet, bei denen die Infektion schon *älter als 1 Jahr war.* Auch hierbei waren die Resultate *gleich negativ.*

Mit syphilitischem Serum von *Menschen* sollen derartige Versuche dagegen *gelungen* sein. So mischte NAKANO Syphilisserum mit syphilitischem Leberextrakt und spritzte diesen nach 2 stündiger Digerierung ein. Er will dann typische anaphylaktische Erscheinungen (Krämpfe, Temperatursturz, Harn- und Kotlassen und Tod des Tieres) beobachtet haben. Kontrollversuche waren stets negativ. Die Anaphylaxiesymptome traten *um so sicherer und schwerer auf, je älter* der syphilitische Krankheitsprozeß war. Nach Zusatz von Komplement zu der Mischung von Serum primärer und sekundärer Syphilis mit dem spezifischen Extrakt traten dann auch hierbei anaphylaktische Erscheinungen auf. Außerdem riefen auch Spirochätenreinkulturen nach Zusatz von Komplement anaphylaktische Erscheinungen hervor, und zwar die Spirochäten selbst (Bodensatz), sowie der Abguß, der die von den Spirochäten „produzierten Gifte" enthielt (zitiert nach STEINER).

MISCH will, wie STEINER weiterhin mitteilt, ebenfalls nachgewiesen haben, daß syphilitisches menschliches Serum für mit menschlichem Serum sensibilisierte Meerschweinchen giftiger sei, als nichtsyphilitisches Serum. Ferner erwähnt der gleiche Autor noch Versuche von MARAYAMA, der Meerschweinchen erst subcutan 0,02 ccm Menschenblutserum einspritzte, dann 2—3 Wochen später Paralyseliquor in Mengen von 1,2—2,0 ccm pro 100 g Körpergewicht des Meerschweinchens. Bei Paralyse soll das Meerschweinchen eingehen, bei anderen Psychosen nicht.

Komplementbindende Stoffe hat man bei der experimentellen Syphilis ebenfalls vielfach nachzuweisen versucht, und zwar mittels der *Wa.R.* Die Frage, ob diese Reaktion, im Original oder in Form mehr oder weniger von dieser abweichender Modifikationen, beim syphilitischen Tier, insonderheit des *Kaninchens* — beim Affen liegen keine systematischen derartigen Untersuchungen vor — überhaupt brauchbar ist, ist noch nicht entschieden. Ich will daher im folgenden ausführlich die diesbezüglichen Untersuchungen mitteilen.

Die Wa.R. im Serum normaler und syphilitischer Kaninchen.

UHLENHUTH und MULZER haben mittels der WEIDANZschen Modifikation der Wa.R., deren klinische Zuverlässigkeit und Brauchbarkeit bei Verwendung von nicht zu kleinen Serummengen (möglichst nicht unter 0,057) von MULZER an einer großen Anzahl von gleichzeitig mit der Originalmethode von WASSERMANN untersuchten Serien nachgewiesen worden ist, eine Reihe von normalen und syphilitischen Kaninchen untersucht. Sie fanden bei diesen Untersuchungen, die später von SCHOENBURG fortgesetzt wurden, „*daß die Wa.R. bei Kaninchen kaum zu verwerten ist, da häufiger schon normale Tiere positiv reagieren, anderseits sicher syphilitische Tiere eine positive Reaktion nicht immer aufweisen*".

Zuerst hat wohl MICHAELIS festgestellt, daß die Wa.R. im Serum eines Kaninchens, das sicher nicht syphilitisch war, eine positive Reaktion gab. Dieser Befund ist in der Folgezeit von zahlreichen Autoren (LEVADITI und YAMANOUCHI, LANDSTEINER und MÜLLER, FLEISCHMANN, TRUFFI und OSSOLA, SCHUCHT, BLUMENTHAL, LOREDA, CITRON und MUNK, SCHILLING und v. HOESSLIN, MANTEUFEL und WOITHE u. a.) bestätigt worden. Auch PLAUT und MULZER machten die gleichen Beobachtungen. Sie fanden, daß die Wa.R. bei *normalen* Kaninchen *außerordentlich inkonstant* ist, und daß *bei dem gleichen Tier an zwei aufeinander folgenden Tagen verschiedene Ausschläge vorkommen* können.

BLUM, der diese Untersuchungen von PLAUT und MULZER teilweise mit ausführte, ist in seiner Arbeit „Über die WASSERMANNsche Reaktion im Serum normaler und syphilitischer Kaninchen" ausführlich auf die *Ursachen*, die nach dem Urteil der verschiedenen Autoren dieser Erscheinung zugrunde liegen können, eingegangen. Ich will, seinen Ausführungen folgend, die wichtigsten hier erwähnen.

LANDSTEINER und MÜLLER, SCHILLING und v. HOESSLIN, sowie v. WASSERMANN fassen diese auf als eine *physiologische Eigentümlichkeit des Kaninchenserums*. Letzterer glaubt, daß sie mit dem „lipoiden Stoffwechsel" zusammenhängt und durch die Eigenart des Stoffwechsels der Kaninchen und anderer Tiere bedingt ist. Für diese Annahme sprechen auch die Versuche einer Anzahl von Forschern, wie CITRON und MUNK, L. MEYER, BLUMENTHAL, PRAUSNITZ und STERN, MUCH und SCHMIDT und F. M. MEYER, die durch *Vorbehandlung mit luetischen Organextrakten* verschiedener Art, anderen *Lipoiden* (lc.-Antigen) und *Aminokörpern* (Leucin) vorher *seronegative Tiere seropositiv* machen konnten. SCHWARZ und FLEMMING konnten die *positive* Wa.R. durch *Hungern* der Tiere negativ werden lassen. v. WASSERMANN sah die positive Reaktion durch *Veränderung des Futters* spontan *negativ* werden. F. GEORGI vermochte auch durch *Immunisierung mit Hammel- und Rinderblut* die Fähigkeit normalen Kaninchenserums, bei der Wa.R. positiv zu reagieren, zu steigern. Er glaubt, daß es sich bei diesen Experimenten lediglich um eine *Labilitätssteigerung bestimmter Serumeiweißkörper* handelt. Andere Autoren glauben als Ursache der positiven Wa.R. im Serum normaler Kaninchen *Infektionen* (Dourine, Nagana und Schlafkrankheit) oder *Folgen von Immunisierungsvorgängen* annehmen zu müssen. BLUMENTHAL und F. M. MEYER wollen *durch Herabsetzung der Dosen des Extraktes und des Serums Versuchsbedingungen* geschaffen haben, *bei denen ihre nicht vorbehandelten Tiere stets negativ reagierten*. WEIL und BRAUN *führen die positive Wa.R. auf die geringe, den Tieren mit dem infektiösen Material injizierte Menge fremdartigen Blutes zurück*. BLUMENTHAL fand bei allen sezierten Kaninchen, die positiv reagierten, *Coccidiose*. Auch CALCATERRA glaubt die Coccidiose in vielen Fällen dafür verantwortlich machen zu können. Ferner will auch KUCZYNSKI festgestellt haben, daß nur an Coccidiose leidende Kaninchen seropositiv waren. Fütterte er seronegative Kaninchen mit infektiösen Coccidiencysten, so bekamen alle Tiere 4—8 Tage später eine positive Wa.R. Die *Einwirkung von Hg und Salvarsan auf die positive Wa.R. der Kaninchen*, die von verschiedenen Autoren festgestellt worden war, *führt er auf eine direkte Beeinflussung der Coccidiose durch diese Mittel zurück*. Kaninchen, die an anderen Leberschmarotzern litten, zeigten übrigens nach seiner Beobachtung diese Reaktion nicht, so daß eine *relativ spezifische Beziehung zwischen Coccidiose und Wa.R.* bestehen soll. MARKUSE konnte indes einen derartigen Zusammenhang nicht feststellen. Seiner Erfahrung nach können coccidienfreie Tiere positiv, schwer an Coccidiose leidende negativ reagieren. Er ist geneigt, das Schwanken der Wa.R. mit *Unterschieden in der Fütterung der Tiere* in Zusammenhang zu bringen. Auch

PLAUT und MULZER lehnen einen Zusammenhang mit Coccidien und positiver Wa.R. auf Grund ihrer reichlichen diesbezüglichen Sektionsprotokolle vollkommen ab.

Verschiedene Autoren haben nun, ähnlich wie BLUMENTHAL, Versuche unternommen, *die Versuchsbedingungen zu ändern und ein für die Serodiagnostik der experimentellen Kaninchensyphilis brauchbares Modell zu finden.* BLUM hat in seiner oben erwähnten Arbeit einige dieser Versuche mitgeteilt. So haben PRAUSNITZ und STERN die *Serummengen auf ein Viertel* und die *Extraktmenge auf ein Achtel herabgesetzt.* Aber selbst dann fanden sie unter 173 Normalkaninchen zwei deutliche, wenn auch nicht vollkommene Hemmungen. ILLERT *titrierte das Serum allein aus unter Verwendung gleicher Extraktverdünnungen bei 4 Amboceptor- und 2 Komplementeinheiten.* Aber auch er fand dabei beträchtliche Schwankungen der allein hemmenden Serumfunktion bei nicht syphilitischen Kaninchen. HALBERSTAEDTER empfahl die Untersuchung der Kaninchensera in *frischem, aktiven Zustand.* Er hatte nämlich beobachtet, daß die Sera normaler Kaninchen in aktivem Zustande fast immer negative Reaktionen und nur bisweilen geringe Hemmung der Hämolyse gaben. PRAUSNITZ und STERN, sowie WENDTLAND fanden, daß von 31 normalen Kaninchenseren 20 in aktivem und inaktivem Zustand eine negative Wa.R. geben, von den 11 übrigen 8 inaktive und 4 aktive Sera eine mehr oder weniger starke Hämolyse aufwiesen, während die übrigen Sera positiv reagierten. SACHS und GEORGI *fällten vor Anstellung der Wa.R. die labilsten Globulinanteile im Serum durch verdünnte Salzsäure aus.* Fast alle normalen Sera reagierten nach dieser Vorbehandlung dann negativ, während die positive Wa.R. im Serum syphilitischer Kaninchen bestehen blieb, wenn die Reaktion auch mehr oder weniger abgeschwächt war. Im großen und ganzen entsprachen die auf diese Weise gefundenen positiven Reaktionen dem jeweiligen Stärkegrad der klinischen Erkrankung der Kaninchen. F. GEORGI und STEINFELDT kamen später zu den gleichen Ergebnissen; doch berichten sie auch über ein syphilitisches Kaninchen, das bei $4^1/_2$ monatlicher Beobachtung stets eine negative Wa.R. mit der „Albuminfraktion" ergab. Endlich hat ILLERT für die Serodiagnostik der experimentellen Kaninchensyphilis *die Verwendung von proteinfreien und glykogenfreien Antigenen* empfohlen, wie sie von NOGUCHI schon lange zum Arbeiten mit aktiven Menschenseren benützt worden waren. ILLERT konnte dabei feststellen, daß die Wa.R. bei der Spontanspirochätose und bei anderen Erkrankungen des Kaninchens, wie bei normalen Kaninchen stets negativ ausfiel, während syphilitische Tiere auch in fallenden Serummengen (1 : 10 — 1 : 50) spezifisch reagierten. „Bei aller Einfachheit hat die Methode einen heute sehr ins Gewicht fallenden Nachteil; man muß nämlich bei der Herstellung des Extraktes mit $50^0/_0$ Versagern rechnen, so daß das Verfahren unter Umständen sehr kostspielig werden kann" (BLUM).

BLUM hat nun bei den Untersuchungen an dem Material von PLAUT und MULZER im allgemeinen die *Mikromethode* von PLAUT (Zeitschr. f. d. ges. Neurol. u. Psychiatrie, Bd. 65, S. 377. 1921) angewandt und nebeneinander *das 10 fache verdünnte inaktivierte Kaninchenserum* und die *Albuminfraktion* im Sinne von SACHS und GEORGI untersucht. Er hat auf diese Weise 330 Reaktionen an 250 Seren ausgeführt. 130 von diesen Seren stammten von normalen, eben vom Züchter erhaltenen Kaninchen. Sie wiesen einen guten Ernährungszustand auf und boten klinisch keinerlei Krankheitssymptome dar. Von diesen reagierten im Original-WASSERMANN-Versuch $23^0/_0$ mehr oder weniger stark positiv, $65^0/_0$ negativ und $12^0/_0$ zweifelhaft. Nach Salzsäurevorbehandlung des Serums nach SACHS und F. GEORGI waren 125 einwandfrei negativ und 5 zweifelhaft. Von diesen Tieren wurde eine Anzahl untersucht, nachdem sie mit syphilitischem Material intratesticulär geimpft worden waren. Bei Tieren, bei denen der klinische Befund durch Spirochätennachweis im Dunkelfeld sichergestellt werden konnte, waren die Beziehungen zwischen dem klinischen Verlauf und dem Ausfall der Wa.R. mit dem gefällten Serum unverkennbar. *Eine Gesetzmäßigkeit im Auftreten der positiven Wa.R. beim syphilitischen Kaninchen konnte aber* Blum *ebenso wenig feststellen, wie frühere Untersucher. Zusammenfassend* sagt er, „daß die Methode der Salzsäurevorbehandlung nach Sachs und F. Georgi zweifellos eine wertvolle Bereicherung der Serodiagnostik der experimentellen Kaninchensyphilis ist. Sicher positive Reaktionen kommen mit diesem Verfahren bei normalen Tieren nicht vor. Auch bei syphilitischen Kaninchen sind Parallelen zwischen dem klinischen Verlauf und dem Ausfall der Reaktion mit dem gefällten Serum unverkennbar. Dieser Parallelismus ist besonders deutlich bei der lokalen „Impfsyphilis", während das Verfahren bei den rezidivierenden Erkrankungen zu versagen scheint. Auch hier wird es unmöglich sein, Sicheres über die Leistungen einer neuen Methode zu sagen, solange wir nicht wissen, wann wir bei der experimentellen Syphilis des Kaninchens eine positive Wa.R. überhaupt erwarten dürfen. In dieser Beziehung ohne weiteres Parallelen zur menschlichen Syphilis zu ziehen, verbietet schon die Verschiedenheit des klinischen Verlaufs der Erkrankung bei Mensch und Tier. Auch ist die von uns gewählte Einteilung der serologisch untersuchten Tiere in: Tiere mit lokaler Impfsyphilis, klinisch ausgeheilte Dauertiere und Tiere mit rezidivierenden Erkrankungen durchaus willkürlich. Wir wissen ja nicht, ob die klinisch ausgeheilten Tiere nicht doch noch Spirochäten beherbergen. — Die positive Wa.R. im gefällten Serum scheint sich beim syphilitischen Kaninchen nur ganz vorübergehend und keineswegs so gesetzmäßig zu finden wie bei der menschlichen Syphilis; bemerkenswert sind in diesem Zusammenhang auch die gelegentlichen negativen Reaktionen bei „lokaler Impfsyphilis" und Keratitiden mit der Originalmethode.

Wenn die „Albuminfraktion" des Kaninchenserums eine positive Wa.R. gibt, so kann man jedenfalls mit der wünschenswerten Sicherheit sagen, daß das betreffende Tier syphilitisch ist. Negativer Ausfall besagt aber nichts gegen das Bestehen einer Syphilis".

Weiterhin haben dann Manteufel und Beger eine größere Anzahl teils gesunder, teils mit spontaner Kaninchenspirochätose und teils mit menschlicher Syphilis infizierter Kaninchen mittels der *Original-Wa.R.*(Verfahren der amtlichen Anleitung), der Flockungsreaktionen von Dold und Meinicke, sowie nach dem von Sachs und Georgi angegebenen Verfahren der vorherigen Globulinausfällung mittels verdünnter Normalsalzsäure untersucht. Ihre vorläufige Mitteilung kommt im wesentlichen zu dem Ergebnis, daß *die* Meinicke-*Trübungsreaktion* (Inaktivmethode) *bezüglich der Diagnose der Kaninchensyphilis allen anderen der geprüften Verfahren überlegen und eine für den Sonderzweck brauchbare Methode ist.*

Sato kommt auf Grund seiner Untersuchungen, allerdings nur weniger (16) syphilitisch infizierter Kaninchen, ebenfalls zu dem Schluß, daß *die M.T.R.*, sowie *die S.G.R.*, beide mit *aktivem* Serum ausgeführt, *zur Diagnose der experimentellen und spontanen Kaninchensyphilis brauchbar* seien, obwohl von 25 untersuchten normalen Kaninchen 6 = 24% eine positive, bzw. eine schwach positive M.T.R. mit aktivem Serum zeigten.

Zwei andere japanische Forscher, Matsumoto und Takenaka hatten schon früher diesbezügliche Untersuchungen mit einem *Ochsenherzextrakt* (1 : 10 Alkohol), der mit 4 Teilen Kochsalzlösung verdünnt worden war, angestellt. Der Amboceptor wurde in Stärke von 2 Einheiten, die Hammelblutaufschwemmung $2^1/_2$%ig angewandt. Sie wollen festgestellt haben, daß *im Verlaufe einer Kaninchen-infektion die Wa.R. mit dem Auftreten des Schankers positiv wird, daß sie nach der Behandlung abklingt und unter Umständen mit Rückfällen wieder auftritt. Excision des Schankers soll die Stärke der Reaktion wieder abnehmen lassen.* Sie fassen die *positive Wa.R. mehr als ein Zeichen ausgedehnter bestehender Läsionen als der allgemeinen Durchseuchung auf.* Hier sei nochmals erwähnt, daß ADASHI und MATSUMOTO mitteilen, daß das Serum von Häsinnen mit typischem Genitalschanker auch bei wiederholten Untersuchungen nach WASSERMANN negativ reagierte. Das gleiche war nach ADASHI und MASAKOTO auch stets der Fall bei Böcken mit Präputialschankern mit Ausnahme von 2 Fällen, bei denen aber schon Metastasen an Testes oder Scrotum vorhanden waren.

Einer neueren Arbeit von TAKENAKA entnehme ich die Bemerkung, daß die Häufigkeit der unspezifischen Reaktion bei experimenteller Kaninchensyphilis in Europa vielleicht mit der *andersartigen Ernährung* dieser Tiere in Japan zusammenhängen könnte. Diese wird genau beschrieben; die Tiere werden mit „Tofukasa", kleinen Tofubohnen, etwas „Fusuma" (Kleie) und Heu gefüttert und erhalten einmal in der Woche eine geringe Menge von Vegetabilien. Auch in dieser Arbeit betont TAKENAKA wieder, daß *die Infektion des Hodens eine große Bedeutung für die Auslösung einer positiven Wa.R. bei der Kaninchensyphilis zu haben scheine.*

HEUSINKVELD und CAROLL verwandten zu diesen Untersuchungen ein aktives Serum und ein Hammelblutsystem. Als Antigen nahmen sie ein nach NOGUCHI hergestellten *Herzextrakt*; das *Serum* wurde *austitriert.* Mit ihrer Methode hatten sie stets positive Resultate bei infizierten Kaninchen, niemals dagegen bei normalen. Die Behandlung beseitigte die positive Wa.R. zuweilen früher als die klinischen Symptome.

WECKERLIN und CAROLL haben, von diesen Untersuchungen ausgehend, bei ihren diesbezüglichen Untersuchungen *nur den acetonunlöslichen Teil des Organextraktes* und außerdem *nicht inaktiviertes* Kaninchenserum verwendet. Sie fanden, daß die Wa.R., nach dieser Methode ausgeführt, ein brauchbares Hilfsmittel für die Diagnose der experimentellen Kaninchensyphilis darstelle und auch bei der Prüfung eines Heilmittels zu verwerten sei, dagegen nichts aussage bezüglich der Sterilisierung eines Kaninchens.

In neuerer Zeit haben dann noch LAUBENHEIMER und HÄNSEL die verschiedenen Methoden der Serodiagnostik in bezug auf ihre Brauchbarkeit bei der experimentellen Kaninchensyphilis an dem überreichen Material des Staatsinstitutes für experimentelle Therapie in Frankfurt a. M. geprüft. Sie *glauben die von* SACHS *und* GEORGI *angegebene Salzsäurefällungsmethode als Maßstab für die Bewertung spezifischer Heilversuche am syphilitischen Kaninchen nicht ansehen zu können, da sie bei normalen Kaninchen auch nach der Globulinfällung eine auffallende hohe Zahl von positiven Reaktionen erhielten, während bei den syphilitischen Kaninchen die Abschwächung der Reaktionsfähigkeit augenscheinlich eine zu große war.* Auch andere Versuchsanordnungen (Kohlensäurefällung, Trennung der Serumfraktionen durch Gefrieren und Titrationsversuche sowie die Anwendung von Ammonsulfat) führten nicht zu den gewünschten Resultaten. Etwas günstiger schienen die Ergebnisse bei halbstündigem Erhitzen der Sera auf 60° zu sein. Die M.T.R. wurde ebenfalls geprüft, genügte aber auch nicht den zu stellenden Ansprüchen, wenngleich sie etwas bessere Resultate ergab als die Komplementbindung.

Als *Forderung für eine brauchbare Methode* formulieren die Verfasser: Das Serum normaler Kaninchen darf höchstens in 2—5% der Fälle, das infizierter Tiere mit manifesten Erscheinungen muß in 95—98% der Fälle positiv reagieren, und die Methode muß bei infizierten behandelten Tieren den Grad der Heilwirkung anzeigen. Legt man einen derartig strengen Maßstab an, dann *genügen* nach der Überzeugung von LAUBENHEIMER und HÄNSEL *die bisher geprüften Verfahren den zu stellenden Ansprüchen nicht.*

GRAETZ *widerspricht* aber auf das entschiedenste der wohl sonst allgemein gültigen Anschauung, daß die Wa.R. für den Nachweis der Syphilis bei Kaninchen ungeeignet sei, weil auch das normale, vollkommen gesunde Kaninchen wahllos bald positive, bald negative Wa.R. aufweisen soll, da er sich „an der Hand umfangreicher Serienversuche mit Eindeutigkeit davon überzeugen konnte, daß das normale Kaninchenserum ebenso wie das normale Menschenserum eine positive Wa.R. nicht zeigt". Das, was man beim Kaninchen als positive Wa.R. ganz allgemein bezeichnet, „hat mit den Vorgängen, die erfahrungsgemäß zur Entstehung der Wassermannreagine führen, nicht das geringste zu tun, vielmehr handelt es sich hierbei um Erscheinungen, die, nach meinen Erfahrungen, lediglich einer technischen Unzulänglichkeit bei der serologischen Untersuchung des Kaninchenserums zur Last gelegt werden müssen". Man darf nach der Ansicht von GRAETZ die beim Menschen geübte Technik nicht ohne weiteres auf das Kaninchenserum übertragen, sondern muß, ähnlich wie das BLUMENTHAL getan hat, die Versuchsbedingungen den Verhältnissen des Kaninchenorganismus anpassen. Durch *genaueste Titration des hämolytischen Systems* im Sinne von KAUP konnte er jede Autotropie des Kaninchenserums beseitigen und erreichte, „daß das Serum des normalen Kaninchens bei uns grundsätzlich negativ reagiert, gleichgültig, welche Modifikation der Wa.R. bei unseren Versuchen zur Verwendung gelangt". Jedes Serum wurde prinzipiell mit drei verschiedenen auf der Wirkung der Temperaturvariation aufgebauten Modifikationen der Original-Wa.R. untersucht und gleichzeitig wurde auch jede der Methoden mit aktivem und mit inaktivem Serum angestellt.

„Wir haben uns dann des weiteren überzeugen können, daß es mit Hilfe der von uns geübten Untersuchungstechnik möglich ist, die allmähliche Entwicklung der positiven Wa.R. bei unseren syphilitisch infizierten Kaninchen bis zum Höhepunkt der Reaktion zu verfolgen, und haben dabei gleichzeitig feststellen können, daß die Entwicklung der positiven Wa.R. in den meisten Fällen gleichzeitig mit oder unmittelbar nach dem Auftreten der spirochätenhaltigen Primärläsion beginnt, daß aber diese Entwicklung in einem anderen Teil der Fälle sogar der sichtbaren Entwicklung des Primärherdes vorauseilt und die Infektion des Kaninchens bereits zu einer Zeit anzeigt, wo klinischer Befund und Spirochätennachweis noch vollkommen im Stich lassen."

GRAETZ konnte bei seinen Versuchen weiterhin einen *weitgehenden, meist sogar vollkommenen Parallelismus zwischen den Ergebnissen der Flockungsreaktionen und der Wa.R. feststellen.*

„Kaninchen, die auf dem Höhepunkt der Infektion standen, ergaben dabei so kräftige und bestimmte Reaktionen, daß die Verwendung des positiv reagierenden Serums syphilitischer Kaninchen geradezu als die Methode der Wahl gelten könnte, wenn es sich um die Neueinstellung von Extrakten für die eine oder andere der beiden Flockungsmethoden handelt."

Die serologische Untersuchung des Blutes eignet sich nach den Ergebnissen von GRAETZ *nur zur Feststellung des manifesten Primär- oder Sekundärstadiums.* In der *Spätlatenz* wird die Reaktion meist *negativ*, „ohne daß etwa mit einem Ausheilen der Infektion zu rechnen wäre". Auch die *antisyphilitische Behandlung*, speziell mit Wismutpräparaten, *vermag die positiven Serumreaktionen in beschleunigtem Maße zum Schwinden zu bringen.* Flockungsreaktionen, die häufig auch in der Spätlatenz noch positiv befunden werden, erweisen sich auch der Therapie gegenüber im Vergleich zur Wa.R. als erheblich widerstandsfähiger. „Unseren experimentellen Erfahrungen entsprechend können also auch die serologischen Veränderungen des Blutes syphilitisch infizierter Kaninchen als charakteristische

Merkmale für einen positiven Impferfolg gelten, und sie können gleichzeitig als Unterscheidungsmerkmal gegenüber andersartigen Erkrankungen, und zwar speziell gegenüber der spontanen Kaninchenspirochätose, Verwendung finden, *da diese letztere Erkrankung auch bei manifesten Symptomen eine positive Wa.R. bzw. positive Flockungsreaktionen nicht aufzuweisen pflegt*" (GRAETZ).

Bemerken möchte ich noch, daß LEVEN bei 7 von 11 normalen Kaninchen durch Lipoideinspritzung (Leber- und Ochsenherzextrakt) *die vorher negative Wa.R. in eine positive umzuwandeln* vermochte, im Gegensatz zu der konstant negativ bleibenden S.G.R. Die die positive Wa.R. auslösenden Körper zeigten übrigens keinerlei Schutzwirkung bei nachfolgender Hodenimpfung, die bei sämtlichen 7 Tieren positiv ausfiel.

Hier sei auch erwähnt, daß PLAUT und MULZER experimentell durch Zusatz von Kaninchenliquor zum Paralytikerliquor nachwiesen, daß der normale wie der pathologische „*Kaninchenliquor* die antikomplementäre Wirkung, die der positiven Wa.R. zugrunde liegt, abzuschwächen bzw. aufzuheben vermag".

Bei dem enormen Spirochätenreichtum der experimentell erzeugten Kaninchenhodensyphilis, die gewissermaßen eine „Reinkultur von Spirochäten in vivo" darstellte, versuchten UHLENHUTH und MULZER *komplementbindende Antikörper mittels Antigenen festzustellen, die aus solchen Hoden gewonnen worden waren.* Aus ihren diesbezüglichen Untersuchungen ging aber klar hervor, daß *sowohl der alkoholische wie der wässerige Kaninchenhodensyphilom-Extrakt* bei größerem Prüfungsmaterial unspezifische Hemmungen und Lösungen ergibt und somit *zur Verwendung für die Wa.R. unbrauchbar ist.*

Aus der einschlägigen Literatur liegt nur eine Mitteilung von LANDSTEINER vor, nach der SIMONELLI brauchbare Resultate mit einem aus syphilitischen Hoden hergestellten Antigen erhalten haben will.

NOGUCHI verwendete anscheinend mit Erfolg zu diesen Untersuchungen *wässerige Extrakte von Kulturspirochäten.* Wie KRANTZ bemerkt, fanden diese Ergebnisse indes *keine praktische Verwertung.*

REITER hat in jüngster Zeit mitgeteilt, daß KLOPFSTOCK mit seinen Kulturen brauchbare Extrakte für die *Wa.R.* hergestellt hat. Die Bestätigung dieser Angaben muß noch abgewartet werden. Dieser Autor hat übrigens auch festgestellt, daß die *M.T.R.* wohl den Beginn einer syphilitischen Infektion beim Kaninchen anzeigt, aber, unabhängig vom Immunitätszustand dieser Tiere, dann wieder allmählich negativ wird. „Haftet eine Wiederinfektion, dann wird auch die M.T.R. wieder positiv." MANTEUFEL, RICHTER und WORMS haben in letzter Zeit ebenfalls weitere Untersuchungen über die Brauchbarkeit der *Wa.R.* und der *M.T.R.* bei der experimentellen Syphilis angestellt. Diese führten sie zu folgenden Ergebnissen:

1. Für die Serodiagnose der Kaninchensyphilis ist auch die Wa.R. brauchbar, wenn man cholesterinarme Extrakte benutzt und außerdem mit geringem Komplementüberschuß arbeitet, also für jeden Versuch und jeden Extrakt die erforderliche Komplementmenge in einem Vorversuch auswertet.

2. Nach der spontanen Abheilung der äußeren Erscheinungen schlägt die positiv gewordene Seroreaktion (Wa.R. und M.T.R.) wieder in eine negative um, auch wenn man zu der betreffenden Zeit durch Tierversuch eine latente Drüseninfektion feststellen kann. Eine dauernde negative Seroreaktion ist also beim Kaninchen kein Beweis für die Heilung der Infektion."

Sehr eingehend hat EBERSON die *Immunitätsverhältnisse* bei experimenteller Kaninchensyphilis studiert. Auf Grund seiner diesbezüglichen Beobachtungen und des Studiums der einschlägigen Literatur schien auch ihm die *Bildung von Antikörpern ihr Maximum im Spätstadium der Infektion zu erreichen.* Sie prädestiniert zu einem *Latenzstadium*, in welchem trotz der Abwesenheit von Erscheinungen die Spirochaeta pallida nachgewiesen werden konnte. EBERSON vermutete, daß *während der Latenzzeit ein Stoff* vorhanden sein müsse, *der die Spirochäten abtöte.* Diesen **spirochätociden Antikörper** hoffte er nachzuweisen dadurch, daß er das Serum latent-syphilitischer Kaninchen mit lebenden, virulenten Spirochäten aus aktiven syphilitischen Erscheinungen von Kaninchen zusammenbrachte. Dieser

EBERSONsche Versuch

gestaltet sich folgendermaßen:

EBERSON vermischte 0,1 ccm Spirochätenemulsion aus Kaninchenhoden mit 2 ccm Serum von geimpften Kaninchen und injizierte das Gemisch in Kaninchenhoden. Er konnte hierbei eine *Schutzwirkung des Serums* nur dann feststellen, wenn die Syphilis der Kaninchen, die das Serum lieferten, *schon verhältnismäßig latent* war und *keine manifesten Erscheinungen am Hoden mehr zeigte.* Eine Schutzwirkung konnte nie festgestellt werden bei Seren, die weniger als 144 Tage vor der Entblutung syphilitisch infiziert worden waren. Eine Schutzwirkung war dagegen *regelmäßig* vorhanden, wenn zwischen Impfung und Entblutung der das Serum liefernden Tiere *mehr als 171 Tage lagen.*

EBERSON hat diese Versuche auch ausgedehnt auf *Serum latent syphilitischer Menschen* und dabei *ganz ähnliche Resultate* erhalten.

Die *Technik* dieser Versuche ist folgende:

Das *Patientenserum* wurde aus Venenblut, das *Kaninchenserum* mittels der Herzpunktion aus Herzblut gewonnen. Bis zur Gerinnung blieben die Blutproben bei Zimmertemperatur stehen; vor dem Zentrifugieren wurden sie $^1/_2$ Stunde in den Eisschrank gestellt. Das klare Serum wurde dann auf 54° C 20 Minuten lang erwärmt und in hermetisch verschlossenen Gläsern bis zum Gebrauch aufbewahrt. Bis dahin vergingen nie mehr als 6 Wochen.

Die *Spirochätenemulsionen* mußten *völlig frei von Gewebsbestandteilen sein.* Um dies zu erreichen wurde das mittels einer feinen Glascapillare aus den Hodensyphilomen entnommene Material mit etwas warmer Kochsalzlösung versetzt. EBERSON machte dies in der Weise, daß er den Punktionssaft mittels eines an einer capillarartig ausgezogenen Pipette angebrachtem Gummihütchens in eine sterile Petrischale ausblies und die zähe Masse mittels eines sterilen Glasstabes mit der Kochsalzlösung innig verrieb. Dieses Gemisch wurde dann durch eine dünne Lage steriler Baumwolle, die in die homogene Emulsion gelegt war, in eine neue Pipette aufgezogen. Die vollkommen klare Flüssigkeit enthielt dann *die Spirochäten frei von irgendwelchem Gewebe oder fremdem Material* und wurde dem zu prüfenden Serum zugesetzt. Sie enthielt durchschnittlich 15—20 Spirochäten im Gesichtsfeld.

Zur Bestimmung der spirochätociden Eigenschaften von Seren vermischte EBERSON je 2 ccm Serum mit 0,1 ccm dieser Hodenemulsion. Diese Mischungen wurden dann für $1-1^1/_2$ Stunden in ein Wasserbad von 37° gestellt und dann *normalen Kaninchen intratestikulär injiziert.* Normale Menschen- und Kaninchenseren dienten als *Kontrolle* und wurden jeder Stufe der Zubereitung der Versuchsseren unterworfen.

Die geimpften Kaninchen wurden nach Ablauf von 2 Wochen täglich untersucht. Zwei Monate oder länger negativ gebliebene Hoden wurden in verschiedenen Intervallen punktiert und das Punktat im Dunkelfeld untersucht. In einer Anzahl von Fällen wurden auch Verimpfungen innerer Organe, sowie der Hoden vorgenommen.

EBERSON konnte auf diese Weise *bei 18 latenten Syphilitikern spirochätocide Eigenschaften im Blutserum nachweisen.* Es handelte sich dabei um Patienten, deren Infektion 3—25 Jahre zurücklag, um Patienten, die bis zum Negativwerden ihrer Seroreaktion behandelt worden waren und um Patienten, die ohne luetische Anamnese und ohne bisherige Behandlung eine *schwachpositive Wa.R.* aufwiesen, und endlich um ein Kind, dessen Serum ebenso wie das der Mutter negativ reagierte.

EBERSON stellte dabei weiterhin fest, daß zuweilen eine negative Wa.R. nach spezifischer Behandlung im spirochätociden Serum gefunden werden kann. *Kontinuierliche Behandlung*, welche die Wa.R. negativ macht, scheint irgendwelche *im Serum existierende spirochätocide Eigenschaften nicht aufzuheben.*

Daß diese von der Wa.R. unabhängige Qualität des Serums nur ein *Produkt der Zeit* ist und von dem Grade abhängt, bis zu dem der Patient die langsam sich bildenden Antikörper produziert und verteilt hat, zeigte nach EBERSON eine Gruppe von 7 Patienten mit *frischer* Infektion in der Anamnese. Ihr Serum besaß *keinerlei spirochätocide Eigenschaften.*

Die Tierversuche mit *latent-syphilitischem Kaninchenserum* wurden in entsprechender Weise *mit 23 Seren kranker* und mit 9 Kontrollseren vorgenommen. Sie zeigten, daß spirochätocide Eigenschaften bei latent-syphilitischen Kaninchen *erst 6 Monate bis 1 Jahr nach der Infektion gebildet werden.*

Bei den zur Gewinnung der Immunseren verwandten 4 Spirochätenstämme (2 aus Inguinaldrüsen und Serumflüssigkeit latent-syphilitischer Menschen, 2 aus Primäraffekten) zeigte es sich, daß das Serum der mit von der Lueslatenz stammenden Spirochäten geimpften Kaninchen sowohl gegen heterologe wie gegen homologe Stämme schützte, im Gegensatz zu den mit Schankerstämmen inokulierten Tieren. Bei Menschenimmunserum wurden derartige Differenzen nicht beobachtet.

Das Blut der Kaninchen, die durch Vermischung der Spirochätenemulsion mit schützendem Serum *keinen Primäraffekt bekommen* hatten, zeigte sich frei von Spirochäten, bzw. war *nicht infektiös*, dagegen gelang es stets mit Blut von Kaninchen, die durch gewöhnliche Impfung einen Primäraffekt erhalten hatten, neue Tiere zu infizieren. Daraus schließt EBERSON, daß *das spirochätocide Serum auch die gewöhnliche Dissemination der Spirochäten vom Primärherd aus verhindere.*

Nachprüfungen des EBERSON*schen Versuchs* wurden zunächst von FRÜHWALD angestellt. Dieser vermischte in 3 Fällen das Serum latent syphilitischer Menschen mit spirochätenhaltigen Hodenemulsionen von Kaninchen und verimpfte diese entsprechend der EBERSONschen Versuchstechnik. In einem Falle, bei dem das Serum aus der *Frühlatenz* stammte, erhielt er ein *positives Resultat*, in den beiden anderen Fällen, in denen ein Serum der *Spätlatenz* und eines von *Lues II nach Beendigung der Kur* verwendet wurde, erhielt er *keine Angänge.*

MANTEUFEL, RICHTER und WORMS haben bei ihren diesbezüglichen Versuchen die Technik von EBERSON insofern etwas abgeändert, daß sie *gleiche Teile Virus* (spirochätenhaltige Hodenaufschwemmung) *und Serum* verwandten und diese Mischung, die 2 Stunden bei Zimmertemperatur im Dunkeln gehalten wurden, dann sowohl intratestal als auch *percutan* mittels Scarification auf die Hodenhaut verimpften. Wie aus ihrer beigegebenen Tabelle ersichtbar ist, „war auch durch diesen Versuch keine Spur einer Schutzwirkung des Immunserums feststellbar, obwohl das Immunserum von Tieren stammte, die nach spontaner Abheilung der Primärerscheinungen zweimal ohne Erfolg reïnfiziert waren“.

Die eben genannten Autoren haben übrigens auch eine Anzahl *Kaninchen mit manifesten Primärerscheinungen* verschiedenen Stadiums mit einem von den zu ihren EBERSONschen Versuchen dienenden Immuntieren gewonnenen *Mischserum intravenös behandelt.* „Obwohl relativ große, sehr große Gaben zur Verwendung kamen, konnten wir im Vergleich mit unbehandelten Kontrollen und mit Tieren, die gleichzeitig normales inaktiviertes Kaninchenserum erhielten, keine deutliche Heilwirkung erkennen.“

Ferner wurde ein Anzahl Kaninchen mit Primärerscheinungen am Scrotum *mit inaktiviertem Mischserum von kranken Kaninchen*, die teils in der Ausbildung und teils in der Rückbildung begriffene Primärerscheinungen zeigten, *zu wiederholten Malen und in sehr großen Dosen behandelt*, endlich auch ein krankes

Kaninchen *mit Eigenblut* nach SPIEETHOFF einer Behandlung unterzogen: „Gänzlich negative Ergebnisse".

Wie WAGNER v. JAUREGG mitteilt, haben HOFF und SILBERSTEIN in Analogie zum EBERSONschen Versuch nachgewiesen, daß luetische Hodenpartikel, die der Wirkung von Liquor und Leukocyten *malariabehandelter Paralytiker* ausgesetzt waren, nicht mehr auf andere Kaninchen verimpft werden konnten.

In jüngster Zeit haben UHLENHUTH und GROSSMANN ein *vor 6 Monaten intratestal geimpftes* und *später mehrmals mit Hodenemulsion intravenös nachgeimpftes* Kaninchen zum EBERSONschen Versuch verwendet. Die Impfung *gelang* hier aber ebenso wie in einem weiteren Versuch, bei dem eine Mischung der Spiochätenemulsion mit *Paralytikerserum* erfolgt war.

In ähnlicher Weise haben übrigens 1907 schon LEVADITI und MARIE *wassermannpositiven Paralytikerliquor*, mit Spirochäten aus frühsyphilitischen Krankheitsprodukten vermischt, auf *Affen* verimpft. Auch hier ging die Infektion an.

STEINER verimpfte ebenfalls mit Paralyseliquor Spirochätenaufschwemmungen ohne Erfolg auf *Kaninchen*. JAHNEL konnte bei der gleichen Versuchsanordnung keinen deutlichen Einfluß von Serum und Liquor von Paralytikern und Syphilitikern auf die Spirochäten finden.

Die Nachprüfungen des EBERSONschen Versuches haben also, vorläufig wenigstens, *keinen Beweis* dafür ergeben, *daß spezifische Antikörper gegen die Pallida im Serum syphilitischer Menschen oder Tiere vorkommen.*

„Vorhanden sein muß irgendwelche Gegenwirkung des Organsimus, sagt aber KRANTZ mit vollem Rechte, denn sonst müßte ja, wie wir schon erwähnten, die Vermehrung der Spirochäten schrankenlos vor sich gehen. Selbst wenn man das Wesen dieser Gegenwirkung in Veränderungen der Eigenschaften des Gewebes („Umstimmung") suchen wollte, so müßte man im Serum, in dem vermittelnden Medium zwischen den Zellen, einen Antikörper nachweisen können."

Der EBERSONsche Versuch leitet über zu den *Versuchen, für die Syphilis ein wirksames*

Immunserum

zu gewinnen.

Was nun zunächst die Versuche einer

aktiven Immunisierung

mit **lebendem,** *virulentem Material* betrifft, so schreiben NEISSER und BRUCK auf Grund ihrer Versuche an *Affen* in ihrer oben erwähnten Arbeit hierüber folgendes: „Diese Versuche mußten eo ipso als aussichtslos erscheinen, da unsere subcutanen und intravenösen Injektionsversuche gezeigt hatten, daß subcutan seltener, intravenös häufig Luesinfektionen erzeugt werden können. Wir haben aber dennoch *eine ganze Reihe von Tieren subcutan oder intravenös injiziert,* um festzustellen, ob etwa, falls einmal eine Infektion durch die Vorbehandlung nicht erfolgt, eine Immunisierung gegen cutane Infektion erreicht wird.

Es ergibt sich daraus, daß fast immer dann, *wenn bei der nach der Vorbehandlung vorgenommenen cutanen Nachprüfung ein Primäraffekt ausbleibt,* auch eine *Infektion des Tieres* durch die Vorbehandlung nachgewiesen werden kann (Organe sind verimpfbar). In anderen Fällen jedoch *geht die cutane Infektion trotz der Vorbehandlung* an. Hier ist also *keine* subcutane oder intravenöse Infektion erzielt worden und infolgedessen das Tier auch noch subcutan empfänglich.

Bei der Vorbehandlung mit *lebendem* virulenten Material sind also folgende zwei Möglichkeiten vorhanden:

1. Das Tier wird durch die Vorbehandlung *infiziert* und ist dann „*immun*“ = „*anergisch*“ oder

2. das Tier wird durch die Vorbehandlung *nicht infiziert*, und es *verhält sich dann wie ein normales, überhaupt nicht vorbehandeltes*, d. h. es ist cutan „*infizierbar*“.

Uhlenhuth und Mulzer, die derartige Versuche an *Kaninchen* anstellten, um dadurch evtl. ein wirksames Immunserum zu gewinnen, weisen ebenfalls darauf hin, daß als aktive Immunisierungsversuche in gewissem Sinne alle ihre einmaligen intravenösen Impfungen mit lebendem virulenten Material („Hodenemulsionen“) zu gelten haben. „*Der Erfolg dieser Impfungen war allerdings fast regelmäßig eine Infektion bzw. eine Generalisierung des luetischen Virus im Kaninchenorganismus.*“

Den Bemerkungen von Neisser muß aber hier das gleiche entgegengehalten werden, wie oben bei seinen Reïnokulationsversuchen (S. 272): *Beim Kaninchen liegen die diesbezüglichen Verhältnisse ganz anders als beim Affen.* Hier beweist, wie wir gesehen haben, das Angehen einer Reïnokulation nicht ohne weiteres, daß diese Tiere „nicht infiziert“ seien und durchaus nicht alle noch syphilitischen Kaninchen sind nicht mehr reïnokulabel.

Uhlenhuth und Mulzer fanden bei weiteren diesbezüglichen Versuchen, daß sie „durch *wiederholte* intravenöse Vorbehandlung von verschiedenen nichtsyphilitischen Tieren — außer Kaninchen haben sie mit frischem Material wiederholt geimpft Affen, Ziegen, Schweine und 1 Fohlen — mit frischem syphilitischen Material (Hodensyphilome von Kaninchen) *niemals eine deutliche agglutinierende oder präcipitierende Wirkung der Sera dieser Tiere feststellen* konnten. *Intravenöse Vorbehandlung mit größeren Mengen frischer Hodenaufschwemmung schützt die Kaninchen nicht gegen eine syphilitische Hodeninfektion*, wenigstens nicht, so müssen wir auf Grund unserer *heutigen* Erfahrung hinzufügen, wenn die Nachimpfung kurze Zeit nach ihrer Vorbehandlung stattfindet.“

In neuerer Zeit hat Reiter das Problem der Syphilisimmunisierung „unter Berücksichtigung der in der letzten Zeit bearbeiteten Frage der stummen Infektion“ erneut in Angriff genommen. Er hat Kaninchen unmittelbar oder einige Zeit nach der Infektion *mit Kaninchensyphilisimmunserum intravenös* einmal oder wiederholt behandelt. Das Ergebnis dieser Versuche faßt er folgendermaßen zusammen:

„Es ist ohne weiteres erkenntlich, daß eine einmalige gleichzeitige intravenöse Applikation von Immunserum imstande ist, den manifesten Ausbruch der Infektion zu verzögern, also mit anderen Worten das Inkubationsstadium, in dem sich die Infektion innerhalb der Grenze einer stummen Form bewegt, zu verlängern. Dagegen gelang es nicht eine völlige Unterdrückung der manifesten Infektionsform zu erzielen. — Wurde die intravenöse spezifische Serumbehandlung etwa 10 Tage nach der Infektion eingeleitet und in wiederholter Serumzufuhr fortgesetzt, dann gelang es ebenfalls den Beginn des manifesten Stadiums aufzuschieben. Dieser Aufschub trat besonders deutlich in Erscheinung, wenn man in Parallelversuchen mit der Applikation von Kaninchennormalserum arbeitete. Eine gänzliche Beschränkung auf die stumme Infektionsform war aber auch hier bei der gewählten Versuchsanordnung jedoch nicht zu erreichen. Neuere Versuche, in etwas modifizierter Art angesetzt, werden zeigen, ob dies nicht doch zu erzielen ist.“

Aus weiteren Versuchen von Uhlenhuth und Mulzer, Kaninchen durch subcutane Applikation größerer Mengen von frischem virulenten Spirochätenmaterial *unter die Rücken- oder Bauchhaut* zu immunisieren, geht hervor, daß *auch die subcutane Einführung großer Mengen frischen syphilitischen Virus das*

Kaninchen nicht gegen eine syphilitische Infektion schützt. UHLENHUTH und GROSSMANN teilen neuerdings mit, daß sie Schutz- und Heilversuche mit Serum von syphilitischen und mehrmals mit großen Dosen von Hodenemulsion vorbehandelten Kaninchen mit negativem Erfolg vorgenommen haben.

Immunisierungsversuche mit in der Virulenz abgeschwächtem Material.

Hier sind zunächst die Versuche von METSCHNIKOFF bei seinen Rhesusaffen in Betracht zu ziehen. Dieser Forscher will nämlich, wie NEISSER mitteilt, eine *Virulenzabschwächung des syphilitischen Virus auf dem Wege der Passage durch niedere Affen* beobachtet und auf diese Weise ein zu Immunisierungszwecken geeignetes *Vaccin* hergestellt haben. In seinem oben erwähnten Standardwerk beschäftigt sich NEISSER ausführlich mit diesen Angaben METSCHNIKOFFS, erörtert eingehend das Für und Wider und lehnt diese Möglichkeiten ab. Seine eigenen Versuche haben ihm *keinerlei Anhaltspunkte für das Vorkommen einer Virulenzabschwächung durch Tierpassagen ergeben.*

Wir wissen bereits, daß auch beim *Kaninchen durch passagere Weiterimpfung keine Virulenzabschwächung*, sondern im Gegenteil stets eine Steigerung der Virulenz beobachtet wird.

Auch durch physikalische oder chemische Maßnahmen vermochte NEISSER bei *Affen* kein Vaccin zu gewinnen. „Das chemisch oder physikalisch beeinflußte Virus bleibt *entweder wirksam*, d. h. fähig zur Infektion und Generalisation, oder es *bleibt unwirksam*, d. h. erzeugt keine cutane Infektion mehr, hinterläßt aber dann auch keine Immunität."

Vorbehandlung mit abgetötetem Syphilisvirus.

Abgetötetes syphilitisches Virus hat bereits NEISSER ausgiebig bei *Affen* zu Immunisierungsversuchen verwendet. Er spritzte diese Tiere mit in vitro aus Syphilismaterial hergestellten Extrakten und impfte sie dann nach. Die Immunisierung hatte bis auf einen anscheinend positiven Fall, den NEISSER ausführlich erörtert, keinen Erfolg. Später hat er dann in Breslau eine größere Anzahl Affen mit sehr reichlichen Injektionen von syphilitischem Organextrakt behandelt, aber stets mit negativem Erfolg.

UHLENHUTH und MULZER haben ebenfalls Versuche angestellt, normale Tiere mit abgetötetem syphilitischen Virus zu behandeln bzw. *hochzutreiben.* Sie benützten dazu entweder *spirochätenhaltige Hodenaufschwemmungen*, die 24 Stunden lang mit und ohne Carbolzusatz geschüttelt und dann filtriert wurden. Die Spirochäten waren dann bewegungslos, aber gut erhalten. Oder sie töteten in derartigen Hodenaufschwemmungen die Spirochäten durch Antiformin ab, neutralisierten die Lösung in üblicher Weise und verwendeten sie dann. In den meisten Fällen wurden derartig vorbehandelte Tiere später noch mit frischem Virus nachgeimpft. Aus diesen Versuchen ergab sich, daß *auch wiederholte subcutane Vorbehandlung mit größeren Mengen von Hodenaufschwemmungen, deren Spirochäten durch Antiformin abgetötet bzw. aufgelöst worden waren, keine agglutinierende oder präcipitierende Substanzen im Serum von Kaninchen gegen Syphilis entstehen* ließ, und daß *solche Tiere dadurch nicht gegen eine syphilitische Infektion geschützt werden können.*

Beide Autoren behandelten auch einige *Kaninchen* mit einem folgendermaßen hergestellten Vaccin:

„Der syphilitische Hoden (Orch. diff. et Periorch. circumscript.) eines Kaninchens wurde am 19. Mai 1911 entfernt, mit dem Wiegemesser zerkleinert und auf einer Glasplatte eintrocknen lassen (24 Stunden lang bei 37°). Aufbewahrung der von der Glasplatte abgeschabten und fein zerriebenen Substanz im Exsiccator. Am 27. Mai 1911 wurden 2 g des trockenen Pulvers mit 0,5% NaCl-Lösung emulgiert; auf 40 ccm aufgefüllt und 24 Stunden geschüttelt. Am 28. Mai 1911 wurde dieses Gemenge durch angefeuchteten Mull (doppelte

Lage) filtriert; der Rest wieder getrocknet im Brutschrank. Gleichzeitig wurde ein Normal-Hodenvaccin in ähnlicher Weise hergestellt: 3 g Normalhoden + 60 g 0,5% NaCl-Lösung wie oben behandelt, jedoch nur 24 Stunden im Exsiccator. Der Rückfall des Extraktes wird nun ebenfalls im Brutschrank bei 37° getrocknet.

Die Untersuchung des luetischen Vaccins auf Spirochäten ergab

a) im Rückstand } hier und da vereinzelte stark deformierte, aber noch als Spiro-
b) im Filtrat } chäten deutlich erkennbare Gebilde."

Aus ihren Versuchen ging hervor, daß mit einem derartigen Vaccin *keine nennenswerten schützenden Effekte* erzielt werden konnten.

Endlich haben sie noch Tiere mit einem *Trockenvaccin* vorbehandelt. Dieses stellten sie in der Weise her, daß sie syphilitische Hoden von Kaninchen fein wiegten und sie in dünner Schicht auf einer Glasplatte ausgebreitet bei 37° und bei 56° trocknen ließen. Nach ein bis zwei Tagen wurde dann diese Masse mit einem Skalpell abgekratzt, im Porzellanmörser möglichst fein zerrieben und das Pulver mehrere Tage im Exsiccator getrocknet.

Das Pulver wurde zur Vorbehandlung in der Weise verwendet, daß sie mit physiologischer Kochsalzlösung zu einem Brei angerührt und dieser subcutan den Tieren unter die Rückenhaut injiziert wurde.

Leider entstanden bei etwa 4 Kaninchen, die so in oben beschriebener Weise mit derartigem Vaccinebrei vorbehandelt worden waren, schon nach der ersten Einspritzung ausgedehnte Abscesse, so daß diese Tiere nicht weiter verwendet werden konnten bzw. bald starben.

Nur ein einziges Kaninchen, das am 1. 11. 10, am 15. 11. 10 je 5 ccm dieses Vaccinebreies subcutan unter die Rückenhaut injiziert erhalten hatte, konnte am 5. 12. 10 mit Hodenvirus in beide Hoden geimpft werden. Am 12. 1. 11 fand sich am linken Hoden eine typische syphilitische Periorchitis, womit die *Erfolglosigkeit auch derartiger Vorbehandlungen* erwiesen schien.

Lokale Immunisierung.

Von dem Gedanken ausgehend, daß durch aktive Immunisierung zwar nicht ein Impfschutz des ganzen Körpers, aber vielleicht eine lokale Immunität erzeugt werden könne, hat NEISSER normale *Affen mit subcutanen Injektionen von Luesvirusaufschwemmungen und Extrakten unter die Augenbrauen vorbehandelt* und nach Abschluß der Behandlung *an diesen Stellen cutan infiziert.* Die *cutane Infektion haftete* aber hier *ebenso wie bei unvorbehandelten Tieren.*

Versuche mit passiver Immunisierung.

METSCHNIKOFF hat nach NEISSER von einem wirksamen *Serum* berichtet, das er von Makaken und Pavianen gewonnen hatte, denen nach Abheilung des Primäraffektes längere Zeit hindurch große Dosen Syphilitikerblut subcutan injiziert worden waren. Dieses Serum genügte zwar nicht, um, subcutan appliziert, Schimpansen gegen Infektion zu schützen, aber in vitro mit Syphilisvirus vermischt hatte es einige Male abtötende Wirkung auf das Syphilisgift, so daß Inokulationen damit resultatlos blieben. METSCHNIKOFF hat, wie NEISSER mitteilt, auch aus dem eingetrockneten Serum der entsprechend vorbehandelten Affen ein *Trockenserum* hergestellt, das ebenfalls wirksam zu sein schien, wenn es 45 Minuten nach der Impfung auf die inokulierten Stellen aufgestreut wurde.

FINGER und LANDSTEINER berichten, ebenfalls nach NEISSER, über zwei Patienten, die mit *Affen-„Immunserum"* behandelt worden waren. Einen Erfolg haben sie dabei nicht gesehen. Ebenso fanden CASGRANDI und DE LUCA das Serum eines längere Zeit *mit filtriertem Syphilisgift vorbehandelten Hundes* beim Menschen unwirksam. Beide Autoren hatten übrigens auch 6 Personen *durch intramuskuläre Injektionen von Filtraten aus Primäraffekten* behandelt. Trotzdem erkrankten später zwei dieser Personen an einer auf natürlichem Wege erworbenen Syphilis.

Risso und Cipollino wollen dagegen durch therapeutische Anwendung eines *Serums von Hunden, Eseln und Ziegen, die mit menschlichem Syphilisblut* behandelt worden waren, günstige Resultate gesehen haben. Truffi wiederum konnte mit aktiven und passiven Immunisierungsversuchen bei Kaninchen keinerlei Resultate erzielen (Neisser).

„Unsere eigenen Versuche zeigten", so äußert sich Neisser diesbezüglich, „daß *eine passive Immunisierung bei Syphilis trotz der verschiedensten Versuchsanordnungen ebensowenig gelingt als die andere.*" Bezüglich seiner Versuchsanordnungen und deren Ergebnisse im einzelnen verweise ich auf seine „Beiträge".

Auch Uhlenhuth und Mulzer haben einschlägige *Schutz- und Heilversuche* vorgenommen. Eine Anzahl von *Kaninchen* haben sie mit virulentem Hodenmaterial intrascrotal geimpft und einigen davon gleichzeitig mit dieser Impfung Serum von Kaninchen injiziert, die wiederholt mit Hodenaufschwemmung vorbehandelt worden waren.

Aus diesen Versuchen ergab sich, „*daß selbst wiederholte Injektionen größerer Mengen von „Immunseren" den Ausbruch einer Syphilis beim Kaninchen nicht verhindern konnten; gleichzeitig aber zeigten sie auch die therapeutische Nutzlosigkeit einer Behandlung bereits syphilitisch erkrankter Kaninchen mit Serum vorbehandelter Tiere.*

Hierher gehören dann noch Versuche von Manteufel, Richter und Worms, nach welchen Sera von Kaninchen deren Schankeraffekt spontan abgeheilt und bei denen die Reïnfektion zweimal negativ verlaufen war, *keinerlei Schutz- oder Heilaffekte* bewirkte. Auch das gleich zu besprechende Quéry-*Serum* ist nach einschlägigen Versuchen dieser Autoren bei der experimentellen Kaninchensyphilis *wirkungslos*.

Mit einigen Worten muß ich hier dann auch noch das sog. **Quéry-Serum** erwähnen, das Quéry durch wiederholte subcutane Injektion von filtrierten Fleischbrühkulturen seines „polymorphen" Syphilisbacillus gewinnt. Die Affen werden in den ersten 4 oder 6 Tagen nach der letzten Injektion — die Einspritzungen werden in Abständen von 3—5 Tagen vorgenommen — getötet, „denn die Erfahrung hat uns bewiesen, daß der Wassermann an diesem Zeitpunkte am positivsten ist, d. h. daß das Serum am reichsten an spezifischen Gegengiften ist".

Wie die „Klinische Wochenschrift", 4. Jahrgang, S. 982. 1925 mitteilt, hat einer der ersten Pariser Syphilidologen Pr. Bloch-Zürich gegenüber dahin geäußert, „daß das Serum Quéry weder in einer dermatologischen Gesellschaft noch in den Pariser Hospitälern je Gegenstand einer ernsten Mitteilung gewesen, daß es hauptsächlich durch die politischen Journale bekannt geworden ist; er persönlich habe es nie angewendet; bei damit behandelten Kranken, die er gesehen habe, seien bemerkenswerte Resultate nicht vorhanden gewesen".

Trotzdem haben auch deutsche Syphilidologen (Ledermann, Lesser u. a.) dieses Serum hinsichtlich seiner Wirkung beim syphilitischen Menschen eingehend geprüft, sind aber, wie aus ihren Mitteilungen in der „Berliner dermatolog. Gesellschaft", Sitzung vom 9. VI. 25, hervorgeht, zu einer *völligen Ablehnung* desselben gekommen. Sie *warnen* zudem noch aufs eindringlichste vor seiner Anwendung, da diese *schwerste Schädigungen nach sich* ziehen kann (vgl. Zentralbl. f. Haut- u. Geschlechtskrankh., Bd. 17, S. 849. 1925).

Lama-Heilserum.

In einem im Dezember 1924 vor der medizinischen Fakultät in Buenos-Aires gehaltenen Vortrage berichteten Jauréqui und Lancelotti über *sehr* gute Erfolge, die sie mit einem *von Lamas* durch 10—15 subcutane Injektionen zu je $^1/_2$ ccm lebender Spirochätenkulturen — die Kulturen vermochten sie durch Temperaturveränderungen in ihrer Virulenz für das Lama abzuschwächen — *gewonnenen Immunserum* bei der Syphilis erzielt hatten. *15—40 Spritzen dieses Serums zu je 2 ccm sollen sowohl die Syphilis des Lamas wie die des Menschen ausheilen.*

Im Primärstadium des *Menschen* verabreicht soll uns das Lama-Heilserum von Jauréqui und Lancelotti die Entwicklung des Schankers verkürzen und die Schwellung der regionären Lymphdrüsen verkleinern. Die wiederholte Zufuhr soll das Erscheinen der sekundären Symptome beschleunigen, doch sollen diese dann nur sehr oberflächlich und kaum sichtbar auftreten. Die Seroreaktionen sollen negativ werden. Bei 14 sekundär-syphilitischen Personen verschwand das Exanthem nach 8 Tagen, die Seroreaktion wurde nach 30 bis 40 Tagen negativ und blieb es während der folgenden 2 Jahre. Ähnliches berichtet DOBÉRIS in Bulletin de l'académie de médecine 93, NR. 10. In Nr. 13 der „Semana medica" teilte PIERANGELI mit, daß 6 Fälle von ausgesprochener *Tabes dorsalis*, die durchschnittlich 30—40 Seruminjektionen erhalten hätten, in weitgehendstem Maße gebessert worden wären.

JAURÉGUI und LANCELOTTI halten die Behandlung der primären und sekundären Syphilis des Menschen mit ihrem Lamaserum bezüglich ihrer Erfolge *der Chemotherapie insofern überlegen, als sie damit schnellere und günstigere Erfolge erzielt haben wollen.*

In liebenswürdigster Weise übersandten mir nun die Herren JAURÉGUI und LANCELOTTI eine größere Versuchsmenge dieses Serums.

Mit NOTHHAAS habe ich zunächst mehrere mit großen, auf der Höhe ihrer Entwicklung stehenden Primäraffekten behaftete *Kaninchen* (TRUFFI- und Reichsgesundheitsamt-Stamm) mit Lamaheilserum behandelt. Diese Tiere erhielten 4—6 mal in 3—4 tägigen Abständen je 2 ccm des Serums in die Muskulatur der Hinterschenkel injiziert. Wir sahen *absolut keinen Heilerfolg*. Die Primäraffekte dieser Tiere zeigten ebenso wie die des *mit Normallamaserum in gleicher Weise behandelten Kontrolltieres* weder klinisch noch bezüglich des Spirochätengehaltes irgendwelche Beeinflußbarkeit.

Wir prüften ferner das Lamaheilserum auf seinen evtl. *Gehalt an Antikörpern* den Spirochäten des Kaninchens sowie Kulturspirochäten (REITER) gegenüber, konnten aber *weder Agglutinine noch Präcipitine feststellen*. Auch *Anaphylaxieversuche* am Meerschweinchen *schlugen vollkommen fehl*. UHLENHUTH, dem ich einige Ampullen des Lamaserums übersandte, hatte, wie er mitteilte, damit auch *keinen Erfolg*.

Trotzdem haben wir *auch 3 Patienten* mit diesem Serum behandelt; sie erhielten entsprechend der Vorschrift 2 ccm Serum jeden 2. Tag intramuskulär eingespritzt. Irgendwelche unangenehme Nebenwirkungen sahen wir dabei nicht.

Auffallend war bei 2 Patienten die *starke Herdreaktion*, die schon nach der ersten Einspritzung auftrat. Sie äußerte sich bei dem einen Patienten, der an der Vorhaut einen markstückgroßen *Primäraffekt* mit mäßig viel Spirochäten im *Preßsaft* aufwies, in *Rötung und Schwellung* des Geschwürs und seiner Umgebung und vor allem in einer geradezu *enormen Zunahme der Spirochäten*. Nach der 2. Serumeinspritzung *trat* bei diesem Patienten *eine Roseola auf*, die sich *in der Folgezeit immer mehr verstärkte*. Nach der 5. Seruminjektion war der ganze Körper von roten, leicht erythematösen Roseolen übersät. Auch *der Primäraffekt* hatte sich in dieser Zeit *deutlich vergrößert*, *Spirochäten* waren *noch massenhaft vorhanden*. Vor allen Dingen aber *reagierten die lokalen Lymphdrüsenschwellungen in keiner Weise auf diese Behandlung*. Nach JAURÉGUI und LANCELOTTI sollen sie bei ihrer Serumbehandlung in 8 Tagen völlig geschwunden sein. Auch *die Wa.R.*, die von Anfang an stark positiv war, *änderte sich nicht*.

Bei dem zweiten Patienten, der *bereits anbehandelt* in die Klinik gekommen war, fanden sich 3 teilweise überhäutete Primäraffekte an der Glans und im Sulcus coronarius, starke lokale Lymphdrüsenschwellung und eine positive Wa.R. Im Sekrete der Primäraffekte waren keine Spirochäten nachweisbar. Solche fanden sich auch nicht mehr während der Serumbehandlung, die *Primär-*

affekte verkleinerten sich aber auch nicht, ebensowenig wie die Lymphdrüsen. Die Wa.R. war auch nach der 5. Seruminjektion stark positiv geblieben.

Der dritte Patient, eine Frau, hatte ein ausgebreitetes *großpapulöses Exanthem,* Papeln an den Genitalien, Skleradenitis universalis und eine stark positive Wa.R. Die Papeln des Exanthems, die vor der Behandlung trocken, meist von glatter Oberfläche, nur hier und da leicht psoriasiform waren, zeigten schon nach den ersten Seruminjektionen *deutliche Schwellung, konfluierten* dann *vielfach* und *zerfielen zentral.* Nach der 5. Lamaseruminjektion fanden sich *in der Mehrzahl die Papeln* mit einer dünnen Borke oder Kruste bedeckt. Nach Abhebung derselben trat eine *leicht erodierte oder ulcerierte Fläche* zutage, in deren Sekret sich *zahlreiche Pallidae* nachweisen ließen. Die Papeln an den Genitalien enthielten noch massenhaft Spirochäten. Wa.R. und Lymphdrüsenschwellungen waren *absolut unbeeinflußt* geblieben.

Angesichts der *völligen Nutzlosigkeit des Lamaserums* bei diesen drei Fällen — sie waren über 14 Tage damit behandelt worden, und die Erscheinungen hatten nicht nur keinen Rückgang, sondern im Gegenteil eine starke Zunahme gezeigt — glaubten wir es *nicht verantworten zu können, diese oder andere Patienten noch weiterhin mit dem sog. „Lama-Heilserum" zu behandeln.* Wir unterwarfen diese 3 Patienten einer kombinierten *Bi-Neosalvarsan-Behandlung,* die Spirochäten schwanden prompt aus den Papeln und Primäraffekten, diese verkleinerten und überhäuteten sich und nach etwa 14 Tagen waren sämtliche Hauterscheinungen restlos geschwunden. Interessant war, daß sämtliche 3 Fälle auf die erste Neosalvarsaninfusion, einer schon auf die erste Embialinjektion *deutliche Allgemeinreaktion mit stark erhöhter Abendtemperatur* zeigten. Im ersten Falle fand sich nach der ersten Injektion eine deutliche HERXHEIMER*sche Reaktion* an den Roseolen; nach 24 Stunden blaßten diese ab und nach 48 Stunden waren sie bereits nur noch undeutlich zu sehen.

Meinem Erachten nach ist die Wirkung des Lamaserums analog, wie die aller bisher bei der menschlichen Syphilis verwendeten „Heilsera", *die einer unspezifischen Reizkörpertherapie, hervorgerufen durch das parenteral eingeführte artfremde Serum.* Die Herdwirkung ist aber hier *so schwach, daß sie die Spirochäten nur reizt* und *dadurch zu ungeheurer Vermehrung derselben und Zunahme der klinischen Erscheinungen führt.* Da hierdurch sicher auch eine *stärkere Propagation der Spirochäten im Organismus* stattfindet, *halte ich die Verwendung des „Lama-Heilserums" bei der menschlichen Syphilis für gefährlich,* zumal *da durch exakte Tierversuche eine spezifische Wirkung desselben nicht nachgewiesen werden konnte.*

Ob die von REITER in jüngster Zeit in Angriff genommenen Versuche mittels seiner *Reinkulturen* der Spirochaeta pallida des Menschen ein tatsächlich wirksames *Immunserum* zu gewinnen, erfolgreich sein werden, bleibt abzuwarten. Auch hierbei handelt es sich aber wahrscheinlich um Vorbehandlung von Tieren mit *virulentem* Spirochätenmaterial. Entgegen der bisherigen Annahme, daß diese Kulturspirochäten nicht tierpathogen wären, konnte ich nämlich, wie bereits erwähnt, mit NOTHHAAS bei einem Kaninchen durch Impfung mit den mir von REITER freundlichst zur Verfügung gestellten Kulturen eine spezifische Orchitis circumscripta mit positivem Spirochätengehalt erzeugen (S. 265).

Immunisierungsversuche mit pallidaähnlichen Krankheitserregern.

UHLENHUTH und MULZER haben zum ersten Male einwandfrei festgestellt, daß eine Vorbehandlung normaler *Kaninchen mit größeren Mengen spirillenhaltigen Hühnerblutes diese nicht gegen eine Infektion mit Spirochaeta pallida schützt. Mit spirochätenhaltigen Aufschwemmungen aus Hodensyphilomen vorbehandelte Hühner erkrankten an Hühnerspirillose ebenso schnell und schwer wie nicht vorbehandelte Hühner.*

Diese Versuche wurden gemacht im Anschluß an Versuche von UHLENHUTH, mit Rattentrypanosomen gegen Dourine zu immunisieren.

UHLENHUTH und MULZER haben auch *Schutz- und Heilversuche mit Serum von Hühnern, die die Hühnerspirillose überstanden hatten, angestellt.* „Dieses Serum vermochte Kaninchen weder gegen eine Infektion mit syphilitischem Hodenmaterial zu schützen, noch auch schon bestehende syphilitische Produkte irgendwie therapeutisch zu beeinflussen."

HIDAKA hat dann bei 2 *Affen* kreuzweise Immunisierungsversuche mit den Erregern der *afrikanischen Recurrens* der *Spirochaeta Dutoni* und der Spirochaeta pallida vorgenommen. Der mit Syphilis infizierte Affe war gegen die Nachimpfung mit Rückfallfieber empfänglich. Umgekehrt ließ sich der gegen Recurrens immunisierte Affe mit Syphilis infizieren.

SCHLOSSBERGER und PRIGGE schließlich infizierten einige *Kaninchen mit gut ausgebildeten Syphilis- bzw. Framboesieschankern* mit dem stark spirochätenhaltigen Blute je zweier *recurrenskranker* Mäuse. Es *gelang nur in einigen Fällen, diese Tiere mit Rückfallfieber zu infizieren,* während *normale* Kaninchen *regelmäßig* durch den von ihnen verwendeten arsenfesten Recurrensstamm infiziert werden können. Die Recurrensspirochäten fanden sich bei diesen Tieren *nur kurze Zeit im Blute*; *in den Schankern* waren sie indes *wochenlang* neben den Framboesie- bzw. Syphilisspirochäten nachweisbar.

Irgendwelche antagonistische Wirkungen zwischen Recurrens- und Syphilis- bzw. Framboesiespirochäten ließen sich *nicht feststellen.* Durch das intraperitoneale Verimpfen von Schankerreizserum derartiger Kaninchen auf Mäuse wurde der Recurrensstamm wieder gewonnen, der seine Menschenpathogenität nicht eingebüßt hatte (durch Verimpfung auf Paralytiker festgestellt). Durch die einige Wochen nach dem spontanen Abheilen der Primäraffekte vorgenommene Verimpfung der Poplitealdrüsen auf normale Kaninchen entwickelten sich später typische Framboesie- bzw. Syphilisschanker. *Durch die bestehende hochgradige Recurrensimmunität wurde* also *das Verhalten des Kaninchenorganismus den Syphilisspirochäten gegenüber in keiner Weise beeinflußt.*

Auch die Versuche einer

ätiologischen Therapie der Syphilis

von KRAUS und SPITZER seien hier kurz erwähnt. Diese Autoren haben seit dem Jahre 1905 Experimente dahingehend ausgeführt, daß sie *durch eine post infectionem einsetzende aktive Immunisierung* die Generalisierung des Virus und damit den Ausbruch der allgemeinen Symptome verhüten wollen. KRAUS will bei einer großen Anzahl von Menschen, denen er möglichst bald nach der Infektion, sobald die Diagnose gesichert war, *subcutan frisches Syphilisgift zuführte,* erreicht haben, daß sekundäre Erscheinungen nicht auftraten. Zu ähnlichen Resultaten kam SPITZER. Von seinen zu einem mittels des Spirochätennachweises festgestellten sehr frühen Termin behandelten Kranken bekamen 35% keine Allgemeinerscheinungen, während 60 andere Kranke mit Primäraffekten, die dauernd in Beobachtung gehalten worden waren, alle sekundäre Erscheinungen bekamen.

Die Beobachtungen von KRAUS und SPITZER wurden von BRANDWEINER, KREIBICH und von NEISSER *nicht bestätigt.* Diesbezügliche tierexperimentelle Untersuchungen, die letzterer vornahm, ergaben, daß eine subcutane oder intravenöse Behandlung, die erst gleichzeitig mit der Infektion einsetzt, keine besseren

Resultate hat, als wenn dies vor der Infektion geschieht. Schon dadurch kann der Primäraffekt nicht verhütet werden.

NEISSER hat sowohl mit virulentem Material gearbeitet, als auch Tiere mit Extrakten behandelt, und zwar vor der Impfung, nach der Impfung und nach der Entwicklung des Primäraffekts. *Bei keinem dieser Tiere wurde die Entwicklung des Primäraffekts oder die Allgemeininfektion durch diese Behandlung verhindert.*

In neuerer Zeit ist diese Therapie wieder von HILGERMANN propagiert worden, der syphilitischen Patienten *lebendes Spirochätenmaterial*, und zwar in *nativer* Form (spirochätenhaltiges Sekret von Primäraffekten sowie Lymphdrüsenpunktat) ohne jeden Zusatz von Konservierungsmitteln neben Salvarsan einspritzte.

Schon FINGER hat indes nachdrücklichst darauf hingewiesen, daß es für den syphilitischen Organismus nicht gleichgültig ist, wenn eine neue syphilitische Infektion hinzutritt. Die neuesten experimentellen Arbeiten von KOLLE und seinen Mitarbeitern zeigen, daß sehr wohl zwei syphilitische Infektionen bei dem gleichen Tier nebeneinander herlaufen können. Aus diesen Gründen muß das Verfahren von HILGERMANN schärfstens abgelehnt werden.

Cutireaktion bei experimenteller Kaninchensyphilis.

UHLENHUTH und MULZER sind meines Wissens die einzigen, die eine *Cutanreaktion* bei syphilitischen Kaninchen zu erzielen versucht haben. Sie schreiben darüber:

„Durch Scarification der Cornea, der Augenbogenhaut und der Bauchhaut lokalsyphilitischer und junger, allgemein syphilitischer *Kaninchen* und nachheriges Einreiben dieser Stellen mit Hodensyphilomstückchen oder durch cutane Injektion oder Implantierung dieses Materials haben wir versucht, ob sich auf diese Weise vielleicht eine Cutanreaktion erzielen ließe. Auch haben wir in derselben Weise bei verschiedenen Tieren ein ähnliches, wie das im vorhergehenden beschriebene Vaccin verwandt, *aber niemals irgendein verwertbares Resultat dabei erzielt.*“

Prüfung der Infektiosität der verschiedenen Erscheinungsformen der menschlichen Syphilis sowie des Blutes, des Liquors, der Se- und Exkrete syphilitischer Menschen durch das Tierexperiment.

Schon frühzeitig hat man das Tierexperiment zur *Prüfung der Infektiosität der verschiedenen Manifestationen der menschlichen Syphilis* verwendet. So hat NEISSER bezüglich der **primären** und der **sekundären Syphilis** an *Affen* festgestellt, daß *nässende Papeln* und *breite Kondylome* am infektiösesten sind. Dann folgen *frische, noch nässende Primäraffekte.* NEISSER macht aber darauf aufmerksam, daß man gerade bei Benutzung sehr ausgebildeter und breiter Sklerosen nicht selten Mißerfolge haben könne. Er führt dies zurück auf die unregelmäßige Verteilung der Spirochäten innerhalb der Primäraffekte, wie sie von BLASCHKO und anderen mikroskopisch nachgewiesen worden ist. Auch mit *trockenen Papeln* gelingen nach NEISSER Infektionen noch ganz gut, zumal, wenn es sich um frische Eruptionen handelt.

Daß menschliche Primäraffekte und frische, spirochätenhaltige Krankheitsprodukte der sekundären Periode der menschlichen Syphilis, insbesondere nässende Papeln mit Erfolg auf *Kaninchen* übertragen werden können, haben wir zur Genüge aus dem 1. Teil dieses Handbuchbeitrages ersehen können.

Mit *in Abheilung begriffenen* Primäraffekten hatte NEISSER nur unsichere, mit *abgeheilten Primäraffekten* überhaupt *keine* Angänge erzielen können. SANDMANN dagegen gelang es nach NEISSER in nicht weniger als 8 Fällen von geheilten Sklerosen und in einem Fall aus einem geheilten Papelrest positive Impfresultate zu erhalten. Die Zeit zwischen der Infektion des Patienten und der Impfung schwankte zwischen 3 und 17 Monaten, die Zeit zwischen Heilung der Sklerosenreste und Impfung zwischen einigen Tagen bis ungefähr 14 Monaten. In keinem Falle war irgendeine spezifische Erscheinung an dem Sklerosenrest zu erkennen. Die meisten Patienten waren zudem noch *reichlich mit Quecksilber behandelt* worden.

Diese Resultate werden bestätigt durch die *Spirochätenbefunde,* die verschiedene Autoren *in alten abheilenden oder abgeheilten syphilitischen Prozessen* erhoben. So konnte PASINI zahlreiche Spirochäten in einem atrophischen und pigmentierten Fleck, der *2 Jahre* nach einem papulösen Syphilid zurückgeblieben war, nachweisen. E. HOFFMANN fand in frischeren oder älteren *Sklerosenarben,* sowie in *Exanthemresiduen* gar nicht so selten gut bewegliche Spirochäten. ARNING und KLEIN hatten bei diesbezüglichen Untersuchungen von ganz oder fast verheilten Primäraffekten 17 mal ein positives und nur 2 mal ein negatives Resultat. GUZMANN fand sogar in *symptomfreien Stellen* des Körpers Spirochäten, wenn diese längere oder kürzere Zeit *vorher* der Sitz spezifischer Veränderungen gewesen waren. Vorwiegend waren es die *Tonsillen,* in welchen er selbst nach völligem Verschwinden der klinischen Symptome noch immer Pallidae nachweisen konnte. Ja selbst wenn nie klinische Erscheinungen an den Tonsillen aufgetreten waren, konnte er 3—8 Monate nach der Infektion unter 5 Fällen 3 mal typische Spirochaetae pallidae nachweisen. CAMPBELL bestätigte diese Befunde. Erwähnt sei hier, daß SOWADE mit dem exzidierten Stückchen eines Kondylomrestes (hyperämischer Fleck an der rechten großen Schamlippe) nach ausgedehnter spezifischer Behandlung der sekundären Syphilis mittels seiner Kulturmethode ein massenhaftes Wachstum von Pallidae erzielen konnte.

NEISSER macht an dieser Stelle darauf aufmerksam, daß LEVADITI und YAMANOUCHI 113 Tage nach Abheilung einer durch direkte Impfung erzeugten *Kaninchenkeratitis* ein Rezidiv mit erneuter Cornealtrübung konstatieren konnten. „So lange Zeit hatten sich in *makroskopisch durchaus intakt* erscheinender Cornea virulente Spirochäten erhalten.“ Ganz analoge Beobachtungen sind, wie wir aus der Besprechung der experimentellen Kaninchensyphilis wissen, ja auch von verschiedenen anderen Autoren gemacht worden.

Die *praktische Bedeutung* dieser Ergebnisse liegt einmal darin, daß sie betreffs der *Kontagiosität* lehren, auch den unbedeutendsten Resten von primären und sekundären Efflorescenzen, namentlich wenn sie an den Genitalien oder an den Mundlippen sitzen, die größte Aufmerksamkeit zu schenken (A. NEISSER). „Namentlich so lange noch irgendwelche Infiltrate nachweisbar sind, ist die Möglichkeit, daß die immer noch nicht normal gefügte Hornschicht leicht lädiert wird und so den in der Tiefe gelagerten Spirochäten den Austritt gestattet, zu berücksichtigen.“

Bezüglich der *Rezidive* beweisen die Spirochätenbefunde und die positiven Impfresultate die Richtigkeit der Deutung, die man längst bekannten klinischen Beobachtungen gegeben hatte, daß sich nämlich Rezidive, sekundärer wie tertiärer Art, häufig an solchen Orten, wo früher primäre und sekundäre Erscheinungen gesessen haben, einstellen (NEISSER).

Nach STEINER haben diese Tatsachen auch eine große Bedeutung für die Frage der *Pathogenese der Spätsyphilis des Nervensystems,* „weil es hiermit erwiesen ist, daß Spirochäten verhältnismäßig lange Zeit, ohne irgendwelche klinische Erscheinungen zu machen, im Gewebe in einem gewissen Ruhezustand (biologisch, nicht morphologisch gesprochen!) verharren können, und daß dann späterhin plötzlich ein Aufflackern der Spirochätenentwicklung und damit ein Auftreten von Gewebsreaktionen und klinischen Erscheinungen an Ort und

Stelle stattfindet.“ Auch die, allerdings weniger wahrscheinliche Möglichkeit besteht nach STEINER, daß von solchen mehr oder weniger latenten, außerhalb des Nervensystems gelegenen Spirochätendepots aus Spirochäten in das Nervensystem hineinwandern.

Nach NEISSER ergibt sich schließlich aus diesen Befunden auch die Notwendigkeit einer sehr sorgfältigen und intensiven *Lokalbehandlung* aller einer solchen zugänglichen Prozesse, um das Zurückbleiben von Spirochäten zu verhüten.

NEISSER zieht übrigens die Tatsache, daß man *latente*, der klinischen Untersuchung nicht zugängliche Herde als Ausgangspunkte für *Rezidive* nachweisen kann, auch als Erklärung für die Entstehung gewisser *klinischer* Erscheinungen der Syphilis, wie des *Leukoderms* und des *fleckförmigen Haarausfalls* heran. Auch hier scheinen ihm die Ursache dafür, das Primäre, solche latent verborgen tiefsitzende Prozesse zu sein, deren *Folgeerscheinungen* eben diese Prozesse sind. Eine Unterlage für diese Annahme und Erklärung der einschlägigen Resultate, insbesondere der S. 326 erwähnten positiven Resultate der *Verimpfung von Blaseninhalt aus anscheinend völlig normaler Haut von Syphilitikern* geben die von NEISSER erwähnten Untersuchungen von HEFTER. Dieser untersuchte von 4 Luetikern $^1/_2$— 1 Jahr nach der Infektion pathologisch nicht veränderte Hautstückchen (Bauchhaut) mikroskopisch und fand in allen 4 Fällen Veränderungen — in der Papillar- und Subpapillarschicht streifen- und gruppenförmig angeordnete Lymphocyten und spindelförmige Bindegewebszellen, geschwollene Endothelien, die in das Innere der Gefäßlichtung vorspringen, keine Plasmazellen —, die sich in der normalen Haut nicht finden.

„Diese Beobachtungen mahnen auch zur Vorsicht in der Beurteilung von Fällen, in denen *Rezidive (Exantheme!) nicht zur Beobachtung gelangen.* Es können anscheinend sehr wohl in der Haut exanthematische Vorgänge sich abspielen, ohne daß wir sie mit unseren klinischen Methoden erkennen können.“

Verimpfungen von Primäraffekten, die *oberflächlichen Zerfall, Gewebseiterung und Erweichung* zeigen, mißlingen meistens, wenn man den eitrigen Belag selbst verimpft, während man bei Verwendung der mehr in der Tiefe gelegenen Partien oder des aus der Tiefe gewonnenen „Reizserums“ gewöhnlich positive Impfungen erzielt (NEISSER). Impft man Saugserum aus solchen Primäraffekten in die Hoden von Kaninchen, so *vereitern* diese nach meinen Erfahrungen in der Regel. Man vermeidet daher am besten die Verimpfung derartiger Produkte oder *reinigt* diese zum mindesten vorher, indem man sie nach E. HOFFMANN mit steriler physiologischer Kochsalzlösung abspült und mit steriler Gaze unter Vermeidung von Blutungen abrupft.

Durch Abimpfung von *Chancre mixte* vermochte NEISSER einmal bei einem Mac. cyn. einen typischen Primäraffekt zu erzielen.

Was die *ulcerösen Formen* der sog. *malignen Syphilis* betrifft, so verfügt NEISSER über *7 negative und 5 positive Inokulationen.* Die erzeugten Primäraffekte unterschieden sich durch nichts von den gewöhnlichen Primäraffekten. Auch BUSCHKE und FISCHER haben über gelungene Inokulationen berichtet, und zwar hatten sie unter 6 Fällen, die sie verimpften, zweimal positive Impfresultate an den Augenbögen. Auch später vorgenommene Impfungen waren erfolgreich. Im Impfmaterial fanden diese Autoren, wie das ja wohl stets der Fall zu sein pflegt, keine Spirochäten. Aber auch in den damit erzeugten Affenprimäraffekten konnten sie keine Spirochäten nachweisen, vermochten sie aber weiterhin auf gesunde Affen zu übertragen. Dagegen fand TOMASCZEWSKI bei fünf gelungenen Übertragungen der Krankheitsprodukte maligner Syphilis in den Primäraffekten der Affen häufig und recht zahlreiche Pallidae. Es sei hier auch bemerkt, daß UHLENHUTH und MULZER in 2 Fällen das *Blut* derartiger

Kranker mit Erfolg in Kaninchenhoden verimpften. Die erhaltenen spirochätenreichen Syphilome glichen vollkommen denen, die sie auch sonst nach Blutverimpfungen Latentsyphilitischer zu sehen gewohnt waren. Auch hinsichtlich der Inkubationszeit zeigten sie keinerlei Unterschiede.

Durch diese Impfresultate ist *experimentell bewiesen*, daß es sich *bei der sog. malignen, besser frühulcerösen Syphilis nicht um eine besondere Varietät der Spirochäte* oder *um irgendwelche Umwandlungen derselben handelt.*

JADASSOHN und NEISSER fassen sie ja bekanntlich auch auf als Ausdruck einer individuellen Idiosynkrasie gegen sonst ganz „normale" Spirochäten und ihre Toxine. SELLEI zieht zur Erklärung der Malignität die ungenügende Produktion von spezifischen Antikörpern heran, und BUSCHKE erklärt sie durch eine besondere biologische Reaktionsfähigkeit (Allergie?) des befallenen Organismus gegenüber dem Syphilisgift.

Pustulöse, resp. *papulös-pustulöse Efflorescenzen* hat NEISSER nur einmal und mit positivem Erfolg verimpft. FONTANA konnte mit dem Eiter einer syphilitischen „Acne"-Pustel typische Keratitis parenchymatosa beim Kaninchen erzeugen.

Tertiäre Syphilis.

NEISSER führt folgende Ergebnisse der Verimpfung *tertiärer Produkte* an: *positive* 6 von ihm selber, 2 von E. HOFFMANN, 1 von BUSCHKE-FISCHER und *negative* von SALMON, METSCHNIKOFF, NEISSER, HOFFMANN, TSCHLENOW und GABRITSCHEWSKY, TOMASCZEWSKI und SOBERNHEIM. An die positiven Befunde schließt NEISSER auch die oben erwähnten Versuche von HÄNSELL, sowie die von SIMONELLI und CHIRIVINO an, welche mit Gummen am Kaninchen eine spezifische Keratitis erzeugten. NEISSER folgerte aus diesen experimentellen Ergebnissen: „*Die frühe, bzw. noch nicht durch Nekrose und Vereiterung zerstörte syphilitische Neubildung (also unversehrte Gummata, die Randpartien serpiginöser Formen) enthält, auch wenn sie als sog. tertiäre Form auftritt, Parasiten, die auf Affen überimpft, typische Primäraffekte erzeugen.*"

NEISSER stellte bei seinen diesbezüglichen Impfungen fest, daß selbst, wenn man ein und dasselbe tertiäre Material zu einer Anzahl von Tierimpfungen benützte, immer nur ein Teil der Versuche positiv ausfiel. Hieraus schloß er, daß *verhältnismäßig wenig lebendes Virus* in den tertiären Neubildungen vorhanden sein müsse, eine Anschauung, die ja auch durch den mikroskopisch geringen Spirochätengehalt bestätigt wird.

Für das Angehen der Impfung ist *das Alter der Syphilis gleichgültig*. E. HOFFMANN konnte in einem Falle mit einem Gumma, das 24 Jahre nach der luetischen Infektion aufgetreten war, ein positives Impfresultat erzeugen. NEISSER stellte ebenfalls schon fest, daß *die mit tertiärem Material erzeugten Primäraffekte sich nicht von den gewöhnlichen Primäraffekten der Impftiere unterscheiden* und ebensowenig der *weitere Verlauf* dieser Syphilis. Dies bestätigt auch der von UHLENHUTH und MULZER erhobene positive Befund nach der Verimpfung von *Blut* einer tertiär syphilitischen (Zungengumma) Frau. Damit also ist *experimentell bewiesen*, daß „*die Eigenart der tertiären Prozesse nicht auf Veränderungen der Spirochäten* (wie das früher MICHAELIS, LANG, LESSER u. a. annahmen), sondern wesentlich auf *Veränderungen der Gewebe* und deren spezifisch-modifizierte Reaktionsweise im tertiären Stadium" zurückzuführen ist (NEISSER).

Außerordentlich wichtig ist die *praktische Folgerung*, die aus diesen Versuchsergebnissen hervorgeht. Sie formuliert NEISSER folgendermaßen:

1. „*Jeder Träger eines tertiären Prozesses ist als Träger vollvirulenter Spirochäten anzusehen.*

2. *Jeder tertiäre Prozeß kann kontagiös sein.*“

Diese in exakter wissenschaftlicher Weise durch das Tierexperiment gewonnenen Tatsachen stellen ein *Novum* dar. Gestützt auf zahlreiche Impfversuche mit tertiärem Material auf gesunde Menschen, die völlig negativ verliefen (s. Neisser), nahm man bisher an, daß Syphilitiker, wenn sie in das tertiäre Stadium ihrer Erkrankung eingetreten sind, nicht mehr infektiös seien. Dies ist aber, wie wir nun *wissen*, nicht der Fall.

Kongenitale Syphilis.

Da die inneren Organe syphilitischer Feten und bald nach der Geburt gestorbener Neugeborener bekanntlich stets massenhaft Spirochäten enthalten, so stellen sie auch ein vorzügliches Impfmaterial dar. Neisser konnte denn auch bei der Verimpfung von *Knochenmark, Hoden, Ovarien, Lunge, Niere, Nebenniere, Leber, Milz* und *Herzblut* kongenital-luetischer Feten und Neugeborener auf niedere Affen regelmäßig *positive* Impferfolge mit besonders schön ausgeprägten Primäraffekten erzeugen. Auch *Coryzasekret* hat Neisser erfolgreich auf Affen übertragen. Koch konnte mit der *syphilitischen Lebergeschwulst*, Plaut und Mulzer vermochten mit Leberbrei eines syphilitischen Fetus Hodensyphilome bei Kaninchen hervorzurufen.

Ebenso wie in letzter Zeit auch Reiter habe ich schon vorher des öfteren den *Inhalt* von durch Auflegen von Cantharidenpflaster bei syphilitischen Säuglingen erzeugten *Blasen* mit Erfolg auf Kaninchen verimpft und damit einige *neue Stämme* erhalten.

Bei der *kongenitalen Spätsyphilis* (Syphilis hereditaria tarda) haben Uhlenhuth und Mulzer in 4 Fällen (manifeste Symptome und positive Wa.R.) *Blut* auf Kaninchenhoden verimpft. Mit Hanau haben sie auch in 4 Fällen von Keratitis parenchymatosa derartige Blutimpfungen vorgenommen; sie fielen indes sämtlich *negativ* aus. Ebenso waren auch 11 gleiche Impfungen, die Igersheimer bei Keratitis parenchymatosa ausgeführt hatte, negativ.

Virulenz der Drüsen.

Mit *Drüsen*, von primären wie von sekundären Syphilitikern stammend, und zwar sowohl mit Punktionssaft wie mit exstirpiertem Material sind von Neisser, Finger-Landsteiner, Hoffmann, Metschnikoff, Engman und Eberson eine ganze Anzahl *positiver* Befunde erhoben worden. Die bisher untersuchten Drüsen rühren aber immer von *verhältnismäßig frischen Syphilisfällen* her mit Ausnahme eines Falles von Hoffmann, bei dem zur Zeit der Impfung die Syphilis klinisch noch nicht sicher zu diagnostizieren war. Neisser gibt die Anregung, von ganz alten Fällen Drüsen auf ihren Gehalt an Virus zu untersuchen, um dadurch Aufschluß über die diagnostische Bedeutung solcher zu gewinnen, die seiner Ansicht nach zu sehr überschätzt werde.

Latente Syphilis.

Hier sind vor allen Dingen die gleich noch ausführlicher zu besprechenden *Blutverimpfungen* von Uhlenhuth und Mulzer zu erwähnen. Beide Autoren haben in 2 Fällen das *Blut latent syphilitischer Frauen* mit *positivem* Erfolg auf Kaninchenhoden übertragen können. Die eine Frau war die symptomlose Mutter eines 18 Tage alten syphilitischen Kindes (Pemphigus syphiliticus, Mann hatte vor 4 Jahren Syphilis; Frau seit dieser Zeit 3 Aborte, unbehandelt; Wa.R. positiv). Der andere Fall betraf eine Prostituierte mit positiver Wa.R., die 3 Tage nach der Verimpfung ihres Blutes ein makulo-papulöses Rezidivexanthem bekam. Einen weiteren positiven Fall gleicher Art erzielte LIEBERMANN, der das Blut einer symptomlosen Frau mit positiver Wa.R. verimpfte, die 6 Wochen vorher ein syphilitisches Kind geboren hatte. Die Syphilis hatte hier 4 Jahre bestanden; vor 3 Jahren hatte die Frau einmal abortiert, behandelt war sie nie worden. Drei positive Fälle hatte ferner noch FRÜHWALD zu verzeichnen. Im ersten handelte es sich um einen Mann mit etwa einjähriger Dauer seiner Syphilis, die wiederholt behandelt worden war. Im zweiten Falle war die Syphilis etwa $1^1/_4$—$1^1/_2$ Jahre alt. Bei keinem dieser beiden Fälle trat in der Folgezeit (Beobachtung $^1/_4$ Jahr und bis fast 1 Jahr nach der Überimpfung) ein Rezidiv auf. Im 3. Falle endlich handelte es sich um eine Prostituierte, die bei ihrer ersten Krankenhausaufnahme Primäraffekte an den Genitalien aufwies. Die Wa.R. war positiv gewesen. Sie erhielt 4 $\times$ 0,75 Neosalvarsan intravenös und 20 intramuskuläre Hg. cyan.-Injektionen. Dadurch wurde die Wa.R. negativ. 7 Monate später war diese jedoch wieder positiv, ohne daß klinische Symptome vorhanden gewesen wären. 10 Tage später war die Wa.R. *negativ* und da wurde die Blutüberimpfung gemacht. Sie fiel, wie bereits bemerkt, positiv aus. 4 Wochen nach der Impfung trat bei der Kranken ein geringfügiges Syphilisrezidiv auf.

Diesen positiven Impfresultaten stehen eine ganze Anzahl *negativer* dieser und anderer Autoren gegenüber. Dies beweist, daß die *positive Wa.R. nicht für die Anwesenheit und die negative nicht für die Abwesenheit von Spirochäten im Blute spricht.* Dieser Satz wird, wie wir noch hören werden, auch durch andere, von UHLENHUTH und MULZER vorgenommene Blutüberimpfungen bestätigt werden. Der positive Ausfall der Überimpfung von Blut Latentsyphilitischer spricht nicht ohne weiteres dafür, daß in solchen Fällen ein Rezidiv bald eintreten müsse. *Auch ohne klinische Erscheinungen können* offenbar von irgendwelchen in den inneren Organen vorhandenen Spirochätendepots aus *Spirochäten* schubweise, in unregelmäßigen Intervallen, *ins Blut übertreten. Experimentell bewiesen* ist aber damit die alte Erfahrungstatsache, daß *auch der latente Syphilitiker ein Spirochätenträger ist.*

Dies beweisen übrigens auch die Übertragungsversuche, die von UHLENHUTH und MULZER mit der *Milch* schwangerer oder säugender syphilitischer Frauen vorgenommen worden sind. Sämtliche *positiv* verlaufende derartige Fälle — im ganzen sind es 3 — betrafen *symptomlose Frauen mit positiver Wa.R.*

EBERSON und ENGMANN haben in 75 Fällen von *Lues latens* die Lymphdrüsen, den Samen, das Blut, die Spinalflüssigkeit und das Nasensekret auf ihre *Infektiosität* teils durch Verimpfung auf das Kaninchen und teils durch Spirochätennachweis untersucht. Unter den 14 Lymphdrüsenverimpfungen fielen 3 positiv aus. Zwei Samenimpfungen von 17 ergaben positive Resultate; zweimal fanden sich im Samen sichere Spirochäten. Impfungen mit Blut, Spinalflüssigkeit und Nasensekret waren stets negativ. Von Interesse ist es, daß *nicht alle Fälle mit positivem Impf- resp. Spirochätenbefund eine positive Wa.R.* ergeben. Der Zeitraum bei den 5 positiven Impfungen *zwischen dem Auftreten der Syphilis und dem Impftermin* variierte zwischen 1 und 40 Jahren.

Weitere Impfversuche mit Se- oder Exkreten latent-syphilitischer Menschen sind meinem Wissen nach nicht angestellt worden.

Verimpfung von Blut und Blutserum syphilitischer Menschen.

Der erste, der experimentelle Übertragungen von Blut *rezent-syphilitischer Menschen* auf Tiere (niedere Affen) vornahm, war E. HOFFMANN. Er rieb große Mengen Blutes mit einer starken Platinöse 5—20 Minuten lang in die tief scarifizierten Augenbrauen und Lidränder der Affen ein und konnte zunächst in 2 Fällen (1. Fall: 6 Monate nach der Infektion mit ausgesprochenen sekundär-syphilitischen Symptomen ohne Behandlung; 2. Fall: 40 Tage nach der Infektion, etwa 3—4 Wochen vor Ausbruch der Roseola) *positive* Impfresultate erhalten. In einem dritten Fall ist ihm die Blutimpfung dann ebenfalls geglückt, und zwar bei 3 Monate alter unbehandelter Lues. Zwei weitere Fälle, 9 und 15 Wochen nach dem Tage der Infektion, verliefen negativ. HOFFMANN ist der Ansicht, daß die Spirochäten im strömenden Blut ihre Virulenz, vielleicht durch die Gerinnung oder durch die stärkere Sauerstoffsättigung des der gestauten Cubitalvene entnommenen Blutes an der Luft, sehr bald einbüßen und daß sie nur in geringer Menge hier vorhanden sind. Schon HOFFMANN hat auf Grund dieser seiner Versuchsergebnisse an *Affen* darauf hingewiesen, daß Blutimpfungen nur gelingen bei *sehr schneller* und *tiefer* Einimpfung größerer Mengen (2—5 ccm), eine Ansicht, die, wie wir noch sehen werden, durch die zahlreichen einschlägigen Versuche von UHLENHUTH und MULZER am Kaninchen nur teilweise bestätigt werden konnte.

Ähnliche Versuche von FINGER und LANDSTEINER, sowie von NEISSER blieben alle negativ. Auch mit Serum von menschlichem Syphilitikerblut hatte NEISSER bei Affen *keine positiven Impferfolge.*

Diese Blutimpfungen wurden nun später von UHLENHUTH und MULZER in großem Maßstabe und in systematischer Weise wieder aufgenommen, und zwar bedienten diese sich hierzu des *Kaninchens.* Sie gingen, wie ich schon S. 271 erwähnte, hierbei in der Weise vor, daß sie durchschnittlich 2 ccm des durch Schütteln mit Glasperlen defibrinierten Blutes mittels einer Pravazspritze langsam *in die Hoden* von Kaninchen einspritzten, und zwar meist auf einer Seite intratestal und auf der anderen subscrotal. Die *Inkubationsdauer* betrug in den UHLENHUTH-MULZERschen Versuchen im Durchschnitt etwa 60 Tage, doch kamen auch längere und kürzere Inkubationszeiten vor. Die erhaltenen *Impfaffekte* waren, worauf auch GRAETZ und FRÜHWALD hinwiesen, häufig so wenig ausgeprägt, daß nur eine gewisse Übung sie als ganz kleine, umschriebene, mäßig derbe Verdickungen *(Orchitis circumscripta)* im Hoden erkennen ließ. Der Punktionssaft, der mittels Glascapillaren entnommen wurde, war klar und fadenziehend. Er enthielt stets massenhaft lebhaft bewegliche Pallidae.

Diese primären Hodenerkrankungen *verschwinden spontan wieder,* oft schon nach ganz kurzer Zeit. Trotzdem tritt auch hier *eine Generalisierung des syphilitischen Virus im Kaninchenorganismus* ein, da Leber-Milz-Knochenmarkbrei solcher Tiere mit Erfolg auf gesunde Kaninchen verimpft werden kann. *Zu frühe Punktion der kleinen Hodensyphilome beschleunigt ihren Rückgang.* Häufig, auch bei meinen in München vorgenommenen Studien, konnte ich feststellen, daß schon 24 Stunden nach der Punktion einer solchen beginnenden Orchitis keine Spirochäten mehr im erneut gewonnenen Punktionssaft vorhanden waren und daß die Orchitis einige Tage später vollkommen verschwunden war. UHLENHUTH und MULZER wollen aus der Tatsache, daß diese Impfaffekte meist klein und unbedeutend sind, schließen, daß *die direkt vom Menschen stammenden Spirochäten noch nicht ihre maximale Virulenz für das Kaninchen besitzen.* Freilich muß man dem gegenüberhalten, daß, wie wir früher gesehen haben, Impfungen mit Saugserum oder Gewebsstückchen von menschlichen Primäraffekten und nässenden Papeln gewöhnlich doch recht stark ausgeprägte Primäraffekte am Kaninchenhoden ergeben. FRÜHWALD will beobachtet haben, daß bei Impfungen mit einem Material, das offenbar an Spirochäten noch ärmer ist als das Blut florid-syphilitischer Menschen, wie Liquor oder Blut von Latentsyphilitischen, die Impfaffekte noch viel weniger deutlich sich darstellen. Dem widerspricht aber eine Beobachtung, die ich bei meinen Versuchen mit PLAUT machte. Wir impften mehrere Kaninchen mit *Leberbrei eines syphilitischen Fetus*. In ihm waren mittels des Dunkelfeldes *massenhaft äußerst bewegliche Spirochäten* nachweisbar gewesen. Nur ein Kaninchen wies nach einer Inkubationszeit von Monaten eine etwa haselnußgroße, *mäßig derbe Orchitis* auf, in deren Punktionssaft sich zahlreiche Spirochäten fanden. Als ich *am übernächsten Tage* diese Orchitis verimpfen wollte, fand sich davon *keine Spur mehr* vor. Auch *Spirochäten* wurden *nicht mehr* gefunden. Trotzdem wurde der Hoden sowohl wie die inneren Organe auf je 3 normale Kaninchen verimpft, um den neuen Stamm zu retten. *Keines dieser Tiere erkrankte* indes.

Uhlenhuth und Mulzer stellten weiterhin fest, daß man zu derartigen Impfungen *mindestens* 1 *ccm* Blut nehmen müsse, um positive Resultate zu erhalten, was Frühwald bestätigte, ferner, daß bei einer Verdünnung desselben von 1 : 100 mindestens 2 ccm dazu notwendig wären. Versuche dieser Autoren mit Stehenlassen des Blutes ergaben, daß nach 24 und 48 Stunden ein Impferfolg beim Kaninchen noch zu erzielen war, nicht mehr dagegen nach 72 Stunden. Damit war bewiesen, daß das florid-syphilitischen Menschen entnommene, defibrinierte und bei Zimmertemperatur und Tageslicht aufbewahrte Blut *mindestens 48 Stunden lang seine Infektiosität bewahren* kann. In einem früheren Versuch konnte allerdings Blut, das, unmittelbar nach der Entnahme verimpft, infektiös gewesen war, nach 24 stündigem Stehen nicht mehr mit Erfolg verimpft werden. Auch nach Frühwald erwies sich Blut, das bei Zimmer- und Eisschranktemperatur noch nach einer Stunde infektiös war, nach $3^1/_2$ und 24 Stunden als nicht mehr infektiös. Aumann hatte bei Impfungen 2 Stunden nach der Blutentnahme noch positive Impferfolge und Graves, wie Steiner erwähnt, bei seinen Paralytikerblutverimpfungen noch mit Blut, das er 4 Tage im Brutschrank aufbewahrt hatte. Wir werden noch hören, daß die Untersuchungen von Graves indes mit recht großer Reserve betrachtet werden müssen.

Was die *Impfresultate* selbst betrifft, so hatten Uhlenhuth und Mulzer von 19 Impfungen mit Blut von sog. *Primärsyphilitischen* (Primäraffekte mit und ohne lokale Lymphdrüsenschwellungen) 16 mal = *84,2%* *positive* Erfolge. Von diesen 16 positiven Fällen hatten *4 noch einen negativen Wassermann.* Von den 3 ergebnislos verimpften Fällen betraf einer einen wassermannpositiven Fall, die beiden anderen wassermannnegative Fälle.

Von 36 Impfungen des Blutes *Sekundärsyphilitischer* waren 27 = *75%* *positiv.* Es handelte sich dabei meist um frühsekundäre Fälle, Primäraffekte und Exantheme oder erstes Exanthem allein, doch befanden sich auch frühe Rezidivexantheme darunter.

Uhlenhuth und Mulzer konnten, im Gegensatz zu Neissers Affenversuchen, auch mit dem Blut*serum* floridsyphilitischer Personen *positive* Impfangänge verzeichnen. *Impfversuche 8 Tage nach einer spezifischen Behandlung* (36 Inunktionen mit grauer Salbe, 30 subcutane Einspritzungen von Hg. succinimidat., 12 Injektionen von Hg. atoxyl. oder 2—3 mal 0,4 Altsalvarsan) fielen *sämtlich negativ aus*, während das Blut *vor der Behandlung* in einem großen Prozentsatz der Fälle — alle waren vorher nicht verimpft worden — *positiv* gewesen war. Auch Aumann hatte mit Serum und mit defibriniertem Blut von floriden Syphilitikern bei 11 Impfungen 7 mal = 63% positive Resultate erhalten. Die Inkubationsdauer betrug hier regelmäßig 6—8 Wochen. Graetz konnte unter 7 Fällen nur 2 mal (fortgeschrittene sekundäre Fälle) derartige positive Impfergebnisse mit auffallend langer Inkubation, 3 und 5 Monate, feststellen.

Liebermann hatte unter 3 von 4 floridsyphilitischen Fällen, darunter einen primären mit positiver Wa.R., positive Resultate. Auch E. Hoffmann will mittels dieser von Uhlenhuth und Mulzer inaugurierten Methode der Blutverimpfung die Infektiosität des Blutserums floridsyphilitischer Menschen festgestellt haben.

HARTWELL wies in mehr als 40% der Fälle von frischer Syphilis mittels dieser Impfmethode die Infektiosität des Blutes nach. FRÜHWALD verimpfte 4 Fälle primärer Syphilis, darunter einen mit noch negativer Wa.R. Sämtliche Fälle ergaben Angänge. Von drei Fällen mit älteren Primäraffekten fielen 2 positiv aus; von 4 Rezidivfällen im Sekundärstadium mit Exanthem blieb nur einer negativ. Ebenso blieben 2 Fälle mit lokalem Rezidiv negativ. ARZT und KERL schließlich hatten bei der Verimpfung des Blutes Primärsyphilitischer in Kaninchenhoden 4 mal unter 7 Fällen positive Impfresultate. Sie vermochten hier genau die Zeiten festzustellen, die zwischen dem infizierenden Coitus und dem Tage der Blutverimpfung lagen; diese betrugen: 14 (oder 21 ?), 23, 27 und 37 Tage. Nach diesen Resultaten *tritt die Pallida schon bald* nach der Infektion, *am frühesten also 14 bzw. 21 (?) Tage in das Blut über*, eine Beobachtung, die sich mit den einschlägigen Versuchen von UHLENHUTH und MULZER (s. S. 270) vollkommen deckt.

Aus allen diesen Versuchen geht *für die Praxis* vor allem *hervor*, daß *die Pallida schon sehr frühzeitig, ehe noch ausgesprochene Drüsenschwellungen aufgetreten sind und bei noch völlig negativer Wa.R., im strömenden Blut vorhanden ist.* Diese experimentell in verschiedener Hinsicht wohl begründete Tatsache ist meines Erachtens nach zu wenig insbesondere bei der Frage nach der Möglichkeit des Gelingens einer Abortivkur berücksichtigt worden. Die *alte Erfahrungstatsache*, daß das syphilitische Virus schon im Körper verbreitet ist, wenn der Primäraffekt erscheint, ist dadurch *von neuem in exakter wissenschaftlicher Weise bestätigt worden*. Auch die Tatsache, daß das *Blut Rezentsyphilitischer infektiös sein* kann, hat eine große *praktische Bedeutung* namentlich für Operateure und Geburtshelfer. Es ist damit schließlich noch *bewiesen*, daß, und zwar recht häufig, auch das Blut*serum* infektiös sein kann. Die so apodiktisch ausgesprochene Ansicht von NEISSER, daß „das Serum unter allen Umständen unschädlich sei und unter keinen Umständen Syphilis zu übertragen geeignet sein könne", ist damit widerlegt.

Verimpfungen von Sperma.

Mit *Sperma* floridsyphilitischer Personen erzielten FINGER in einem Fall von früher Syphilis mit manifesten Erscheinungen bei Affen und UHLENHUTH und MULZER in 2 von 6 Fällen solcher Patienten durch Impfung in den Kaninchenhoden positive Impferfolge. NEISSER hatte in 7 Fällen verschieden alter Syphilis bei Affen nur negative Ergebnisse und ebenso E. HOFFMANN in 3 Fällen von $2^1/_2$, 11 Monate und $1^1/_2$ Jahre alter Syphilis. Im übrigen siehe auch die positiven Spermaüberimpfungen von EBERSON und ENGMAN bei latenter Lues (S. 327).

Erwähnt sei auch hier noch, daß PINARD schon im Jahre 1910 *Spirochäten* im Samen eines Luetischen ohne Genitalaffektion nachweisen konnte. Im Jahre 1920 vermochte er mit HOCH zusammen in 3 Fällen von 11 mittels der FONTANA-TRIBOUDEAUschen Silbermethode Spirochäten im Sperma zu finden. Auch LAKAYE konnte Spirochäten im Spermaflorid-syphilitischer Menschen nachweisen und zwar 5 mal unter 22 Fällen. In 9 Fällen ergab die Verimpfung des Samens dieser Menschen ein positives Resultat.

Diese experimentell festgestellte Tatsache, daß das Sperma syphilitischer Männer infektiös sein kann, läßt *die Möglichkeit einer paternen Infektion nicht ganz in Abrede stellen*. Auch manche klinische Beobachtungen und Erfahrungen, die in einwandfreier Weise gemacht worden sind, können eigentlich *nur* durch die Infektiosität des Spermas erklärt werden. Freilich kann man sich die Art und Weise, wie die Übertragung des Syphiliserregers durch den Samen auf das Ei stattfinden soll, nicht recht vorstellen. Doch hierauf wird an anderer Stelle dieses Handbuches wohl ausführlich eingegangen werden.

Infektiosität der Milch.

Daß auch mit *Milch* syphilitischer Schwangerer und Säugender von verschiedenen Autoren *positive* Impfresultate bei Kaninchen erzielt worden sind, ist an anderer Stelle schon erwähnt worden (S. 327). Hier sei nur noch auf die *große praktische Bedeutung* dieser Impfergebnisse für die *Ammenauswahl* hingewiesen.

Verimpfung von Spinalflüssigkeit.

E. HOFFMANN hat mit *Liq. cerebrospinalis* eines Falles von ausgebreiteter papulöser Syphilis bei *Affen einen positiven* Impferfolg erzielt. Die Inkubationszeit betrug 32 Tage. Ein zweiter Impfversuch von HOFFMANN sowie zwei von NEISSER ergaben negative Resultate. Auch Versuche von THIBIERGE und RAVAUT, die in 5 Fällen den zentrifugierten Rückstand von stark lymphocytenhaltiger Lumbalflüssigkeit sekundärer (und hereditärer) Syphilis verimpften, waren völlig negativ. *Kaninchen* haben nach STEINER zum ersten Male NICHOLS und HOUGH mit dem sehr zellreichen (828 Zellen) Liquor eines Syphilitikers geimpft, der nach ungenügender Behandlung mit Salvarsan 8 Monate nach der Infektion ein schweres *Neurorezidiv* bekommen hatte. Sie hatten in beide Hoden je 3 ccm Liquor eingespritzt und konnten bei einem Tier 50 Tage später eine *spirochätenhaltige Orchitis* feststellen. Dieses Tier bildete den Ausgangspunkt des früher schon erwähnten NICHOLS-*Stammes*.

Größere Reihenuntersuchungen haben dann UHLENHUTH und MULZER, sowie MULZER und STEINER ausgeführt. Unter 20 Fällen von Frühsyphilis konnte in *3 Fällen* von frischer sekundärer Syphilis die Lumbalflüssigkeit *mit Erfolg* auf den Kaninchenhoden verimpft werden. Der erste Fall betraf ein 20 jähriges Mädchen mit Papeln an der Zunge, der zweite ein 18 jähriges Mädchen mit Papeln und breiten Kondylomen und der dritte einen 30 jährigen Mann mit allgemeinem papulösen Syphilid. Von weiterhin noch geimpften 7 Fällen frischer sekundärer Syphilis kurz nach Ausbruch des Exanthems waren *noch zwei positiv*, im ganzen unter *27 Fällen 5 positive* $= 18{,}5\,^0/_0$. Die Autoren weisen darauf hin, daß vielleicht ein noch größerer Prozentsatz positiver Erfolge sich ergeben hätte, wenn nicht eine Reihe der geimpften Kaninchen noch innerhalb der Inkubationszeit an Seuche gestorben wäre. Die Wa.R. des Liquors war in allen positiv verimpften Fällen negativ, auch eine Globulinvermehrung fand sich in keinem Falle und nur in einem eine sehr geringe Lymphocytose an der Grenze des Normalen. Die Impfungen wurden jedesmal an 3 Kaninchen vorgenommen, und zwar erhielten diese je 2 ccm Liquor in jeden Hoden. Gewöhnlich erkrankte nur 1 Tier und von diesem nur 1 Hoden. Die Inkubationszeit war auffallend lang (über 4 bzw. 3 Monate) und die Impfaffekte waren nur geringfügig. STEINER glaubt die auffällige Verlängerung der Inkubationszeit damit erklären zu können, daß „entweder das Medium, in dem sich die Spirochäten befinden, diese schädigen oder (in Anbetracht der Tatsache, daß von den 3 geimpften Tieren nur eines und dieses nur in dem einen Hoden ein kleines Syphilom zeigt) die Anzahl der Spirochäten im Liquor eine verhältnismäßig geringe ist, so daß die eine Impfportion wenig Spirochäten enthält, die andere gar keine". Daß bei Verdünnungen des Impfstoffes die Inkubationszeiten sich tatsächlich verlängern, haben, wie bereits erwähnt, UHLENHUTH und MULZER experimentell nachgewiesen. Erwähnt sei noch, daß sämtliche Patienten, von denen die positive Impfresultate ergebenden Liquors stammten, *keinerlei objektive Erscheinungen am Zentralnervensystem* darboten.

Weiterhin haben dann ARZT und KERL *11 mal* den Liquor von Frühsyphilitikern, darunter einmal auch im primären Stadium, verimpft und dabei *zweimal* (in einem Fall von Genitalsklerose und syphilitischer Alopecie, 7 Wochen nach der Infektion, und das andere Mal bei einer Tonsillarsklerose mit großmakulösem Exanthem) *einen positiven Erfolg* erzielt. Der Blutwassermann war in diesen beiden Fällen positiv, der Liquorwassermann negativ. Sehr zahlreiche derartige Verimpfungen haben dann auch FRÜHWALD und ZALOZIECKI vorgenommen. Unter 8 Fällen *primärer* Lues hatten sie *stets ein negatives* Resultat. Von 5 verimpften Fällen von *sekundärer Syphilis mit frischen Eruptionen* war *nur einer positiv*, von 8 Fällen *späterer sekundärer Syphilis* waren *2 positiv*. Bei beiden war der Liquor normal, sie litten aber unter spezifischem Kopfschmerz. Unter den negativ gebliebenen Fällen fand sich auch eine etwa $^1/_2$ Jahr bestehende Syphilis mit objektiven nervösen Symptomen (beiderseitige Nervenschwerhörigkeit). Die Autoren haben jedesmal nur 2 Kaninchen geimpft. Sie ziehen aus ihren Versuchen den Schluß, daß eine *Gesetzmäßigkeit für die Infektiosität des Liquors sich nicht erkennen lasse*, bei frischer und älterer Syphilis (einmal ohne Nervensymptome, einmal mit frühsyphilitischer Meningitis, geschlossen aus dem positiven Liquorwassermann) seien Spirochäten durch Verimpfung nachweisbar, Wassermann im Blut sei stets positiv gewesen" (STEINER).

KEMP und CHESNEY verimpften 3 ccm Liquor eines Falles, dessen 14 Tage alter Primäraffekt bei negativer Wa.R. mit 2 Salvarsaninjektionen behandelt worden war und der, ohne jemals irgendwelche Sekundärerscheinungen aufgewiesen zu haben, *als syphilitische Meningitis rezidiviert* war. Es bildete sich bei diesem Kaninchen ein *typischer Primäraffekt*, in dem 82 Tage nach der Impfung Spirochäten gefunden werden konnten. Bei diesem Tier traten später dann noch eine *metastatische Hodenentzündung* und eine *rezidivierende Keratitis* auf. Diese Autoren haben dann später mittels des Kaninchenexperimentes noch festgestellt, daß in *15%* von 35 Patienten mit *frischer* Lues *der Liquor infektiös* war.

Durch die serologischen und chemischen Untersuchungen des Liquors wissen wir, daß schon in frühen Stadien der Syphilis der Liquor krankhaft verändert sein kann, ohne daß klinisch irgendwelche Anzeichen einer Erkrankung des Nervensystem vorhanden zu sein brauchen. Durch das Experiment wissen wir nun, daß *auch ganz normaler Liquor von Syphilitikern Spirochäten enthalten* kann, und daß *diese schon sehr frühzeitig in den Liquor eindringen.*

Harn, Speichel und Schweiß.

Harn, Speichel und *Schweiß* floridsyphilitischer Personen haben UHLENHUTH und MULZER wiederholt, aber stets mit *negativem* Erfolg auf Kaninchen verimpft. ARZT und KERL haben einmal den Urin bei einer schweren syphilitischen Nephritis ebenfalls ohne positives Resultat verimpft.

Die im vorhergehenden besprochenen Forschungsergebnisse geben ein interessantes Bild von der *Infektiosität der Körperflüssigkeiten syphilitischer Menschen*. „*Die Syphilis ist eben eine chronische Septicämie*, eine Tatsache, die durch unsere Befunde erst in das richtige Licht gesetzt wird", sprechen UHLENHUTH und MULZER schon sehr frühzeitig aus. Sie weisen auch darauf hin, daß es bis jetzt noch nicht gelungen ist, auch im Sediment von scharf zentrifugiertem und aufgelösten Blut (im Dunkelfeld) sowie bei Untersuchung von „dicken Tropfen" (gefärbt nach GIEMSA) Spirochäten nachzuweisen. Sie sind der Ansicht, daß schon geringe Mengen von Spirochäten, die sich dem mikroskopischen Nachweis entziehen, zu einer Infektion genügen, vermuten aber auch, daß sich im Blute vielleicht nur bestimmte Entwicklungsstadien der Spirochäte finden, die wir noch nicht kennen.

Aus der einschlägigen Literatur ist noch nachzutragen, daß auch LICHATSCHEFF in den Jahren 1913/14 über 4 gelungene Übertragungen von menschlichem syphilitischen Virus *(Saft der Drüsen, Blut* und Teilchen von Ulcus durum) auf den Hoden von Kaninchen berichtet. In 3 Fällen beobachtete er dabei eine Generalisierung der Syphilis bzw. manifeste Symptome einer solchen.

Verimpfung von Blut, Liquor und Gehirn bei progressiver Paralyse und Tabes dorsalis.

STEINER betrachtet es als einen „Akt historischer Gerechtigkeit" hier an erster Stelle auf eine Mitteilung von LANDSTEINER aus dem Jahre 1907 hinzuweisen, nach der ihm die Verimpfung von Hirnsubstanz eines Falles von progressiver Paralyse auf Affen geglückt war. Die Überimpfung dieser Knötchen gelang in drei Passagen. Der histologische Befund entsprach ganz dem von syphilitischen Infiltraten, der Spirochätennachweis ist indes nicht gelungen. Die Inkubationsdauer soll auffallend kurz gewesen sein. STEINER sagt diesbezüglich: „Es unterliegt wohl keinem Zweifel, daß damals schon, 2 Jahre nach Entdeckung der Pallida und 6 Jahre vor Auffindung der Pallida im Gehirn des Paralytikers, LANDSTEINER den Syphiliserreger aus dem Gehirngewebe des Paralytikers auf Affen verimpfen und auf diesen Tieren weiterimpfen konnte."

Im Anschluß an die Entdeckung der Spirochaeta pallida im Paralytikergehirn durch NOGUCHI im Jahre 1913 sind dann eine große Anzahl von Impfversuchen vorgenommen worden.

So will GRAVES unter 5 Fällen **Blut** *von Paralytikern zweimal* (18 und 14 Jahre alte Syphilis) *auf den Kaninchenhoden übertragen* haben. Das Blut wurde beim ersten Fall 4 Tage bei 37° im Brutschrank gehalten und dann in Mengen von 2 ccm in die Hoden von Kaninchen eingespritzt. Es entstand eine *Orchitis mit reichlichem Spirochätengehalt* (9 Wochen nach der Impfung), zugleich traten krustige Veränderungen an der Lidhaut und feuchte Papeln am Anus und am Perineum auf, die sämtlich Spirochäten enthielten (Kaninchenspirochätose ?!). Im zweiten Falle wurde das Blut sofort verimpft. 7 Wochen nach der Impfung zeigte sich eine *Primärsklerose* am Hoden mit massenhaft Spirochäten. ARZT und KERL wollen unter 3 Fällen von Paralyse das Blut *einmal* mit positivem Erfolg auf den Kaninchenhoden verimpft haben. Auch MATTAUSCHEK hat nach STEINER anscheinend einen derartigen positiven Erfolg mit der Blutverimpfung eines Paralytikers erhalten, „während die Liquorverimpfung negativ verlief".

MARIE und LEVADITI berichten ebenfalls über einen *positiven* Impferfolg mit Blut eines Paralytikers. Die damit erzeugten Veränderungen traten aber nur in Form *oberflächlicher Erosionen* mit massenhaft Spirochäten auf, die mit Schuppen bedeckt und von einer Infiltrationszone in der Haut umgeben waren. Wirkliche Geschwürbildungen und Induration, wie sie der TRUFFI-Stamm erzeugte, fehlten hier regelmäßig. Die Inkubationszeit war auffallend lang; sie betrug 127 Tage bei Überimpfung vom Menschen auf das Tier und 94, 46 und 49 Tage bei passagerer Weiterzüchtung im Kaninchen. Die Spirochäten zeitigten histologisch auffallende Wucherungen in der Epithelschicht. Die Veränderungen heilten sehr langsam in 169 und 195 Tagen. MARIE und LEVADITI nennen diesen Stamm *P.G.-Stamm*; im Gegensatz zum TRUFFI-Stamm, mit dem sie sonst arbeiteten, war dieser *nicht pathogen für niedere Affen und Schimpansen*, sondern schien sich nur auf Kaninchen übertragen zu lassen. Er erzeugte auch keine Immunität gegen den TRUFFI-Stamm und umgekehrt dieser nicht gegen den P.G.-Stamm. MARIE und LEVADITI erklären diesen Stamm als eine besondere *neurotrope Abart*.

Diesen Befunden gegenüber wird man aber *berechtigte Zweifel* haben müssen.

So ist STEINER besonders auch deshalb sehr skeptisch, „weil bekanntlich bei der Überimpfung von Blut aller Stadien der Syphilis auf den Kaninchenhoden, ebenso bei Überimpfung von Liquor, sehr gern eine erhebliche Verlängerung der Inkubationsdauer und eine Kleinheit der Impfaffekte eintritt, die wohl kaum mit der Virulenz der Spirochäten in Zusammenhang gebracht werden kann, sondern von der geringen Anzahl der überimpften Spirochäten abhängt. Diese sind naturgemäß bei der Überimpfung von Blut und Liquor in den Impfflüssigkeiten viel spärlicher, als etwa bei der Überimpfung eines Saugserums eines Primäraffektes oder einer sekundären Papel. Auch zeigt sich ja bei den LEVADITIschen Versuchen eine Verkürzung der Inkubationszeit bei den Weiterimpfungen von Tier zu Tier".

Auffallend ist für STEINER dann noch die fehlende Überimpfbarkeit des P.G.-Stammes auf niedere und anthropomorphe Affen. „Den LEVADITI-MARIEschen Versuchen kann jedenfalls bis jetzt noch keine sichere Beweiskraft bezüglich der Annahme einer neurotropen Abart der Paralyse-Pallida zugesprochen werden."

Daß STEINER mit dieser Annahme recht hatte, macht die spätere Entdeckung der *Kaninchenspirochätose* sehr wahrscheinlich. Ich habe schon darauf hingewiesen, daß diese manche Irrtümer gezeitigt hat. Auch bei den oben beschriebenen Befunden von GRAVES und wohl auch bei ARZT scheint es sich um eine solche zu handeln. Ziemlich sicher aber sind LEVADITI und MARIE dieser Täuschung zum Opfer gefallen, was schon aus der Beschreibung der mit dem sog P.G.-Stamm erzeugten *oberflächlichen* Krankheitsprodukte hervorgeht. PLAUT und MULZER schreiben diesbezüglich:

„Bei der Betrachtung der den Veröffentlichungen von LEVADITI und A. MARIE beigegebenen Zeichnungen und Photogrammen drängte sich uns der Gedanke auf, daß es sich hier gar nicht um menschliche Syphilis, sondern um die Erscheinungen der sog. Kaninchenspirochätose handelt, die von ARZT und KERL zuerst beschrieben, an vielen Orten später bestätigt und auch von uns beobachtet wurde. JAHNEL hat die gleiche Auffassung kürzlich geäußert und dargelegt, daß alle von den Pariser Forschern dem Paralysevirus zugeschriebenen Eigenschaften, aus denen sie die Berechtigung ableiten, eine besondere, die Paralyse erzeugende Pallidaform, ihren „neurotropen Typus" aufzustellen, den Kaninchenspirochäten zukommen. Es ist daher nicht nur keine biologische Sonderstellung der Paralysespirochäten durch die französischen Autoren erwiesen worden, sondern es scheint LEVADITI und A. MARIE, wie so vielen anderen Forschern überhaupt nicht gelungen zu sein, die Syphilis mit Paralytikerblut auf Kaninchen zu übertragen."

PLAUT und MULZER haben in einer erheblichen Anzahl von Fällen das Blut von Menschen, die an echter progressiver Paralysis litten, auf, resp. in Kaninchenhoden verimpft und dabei *niemals* irgendwelche klinische Symptome einer gelungenen Haftung gesehen.

„Da es — so schreiben diese Autoren, — wie man annehmen muß, bei Überimpfung mit Paralysematerial nicht oder nur ausnahmsweise zur Ausbildung äußerlich erkennbarer syphilitischer Erscheinungen kommt, war es von besonderem Interesse, darauf zu fahnden, ob *bei derartig geimpften Tieren vielleicht Liquorveränderungen zu erzeugen wären und auf diesem neuen Wege eine etwa gelungene Infektion aufgedeckt werden könnte.*

Bei zwei Impfversuchen kam es nun *in der Tat zur Zellvermehrung im Liquor.*

Am 21. 8. 21 wurde Emulsion aus Hirnrinde eines juvenilen Paralytikers 5 Kaninchen in die Hoden bzw. unter die Scrotalhaut inijziert. Bei einem der Tiere trat nach 2 Monaten Zellvermehrung auf. Das Tier wurde am 28. 10. 21 getötet und Leber-Milz-Knochenmarkbrei sowie das Rückenmark auf je 3 neue Tiere überimpft. Bei einem der mit Rückenmark geimpften Kaninchen ließ sich nach Verlauf von 5 Wochen gleichfalls Liquorpleocytose nachweisen. Alle übrigen Tiere, sowohl der ersten wie der zweiten Serie behielten normalen Liquor. Bei keinem Kaninchen, auch nicht bei den liquorkranken, traten an der Injektionsstelle syphilitische Reaktionen auf. Für die histologische Untersuchung des Rückenmarks des Kaninchens Nr. 154 war nur wenig Material übriggeblieben, da fast das ganze Rückenmark zur Überimpfung verbraucht worden war. An den Teilen, die noch vorhanden waren, ließen sich keine pathologischen Veränderungen erkennen, hingegen fand sich eine interstitielle Hepatitis.

Bei dem anderen Versuch stammte das Impfmaterial von einem im paralytischen Anfall am 7. 11. 1921 verstorbenen erwachsenen Paralytiker. Überimpfung mit Hirnrinde auf 4 Kaninchen. 4 Wochen nach der Impfung zeigte ein Kaninchen (Nr. 186) Liquorpleocytose. Das Kaninchen wurde am 3. 1. 1922 getötet und die inneren Organe wurden wie bei dem ersten Versuch auf 6 neue Kaninchen überimpft. Auch hier trat bei einem Tier der 2. Serie, das mit Leber, Milz, Knochenmark geimpft worden war, Liquorpleocytose auf. Bei keinem der Tiere traten sonstige klinische Äußerungen von Syphilis in Erscheinung. Die histologische Untersuchung von Kaninchen Nr. 186 zeigte entzündliche Vorgänge im Nervensystem und in der Leber.

Wir glauben annehmen zu dürfen, daß die liquorkrank gewordenen Tiere syphilitisch sind und *daß wir somit Syphilis mit menschlichem Paralysematerial auf Kaninchen haben übertragen können.* Wie wir weiter zeigen konnten, ließ sich die Syphilis dieser Tiere auf gesunde Kaninchen unter Hervorrufung einer analogen Liquorveränderung überimpfen. Es ist an die Möglichkeit zu denken, daß ein Impferfolg mit paralytischer Hirnrinde, wenn er überhaupt eintritt, sich *in vivo im allgemeinen nur in Liquorveränderungen der Kaninchen kundgibt.* Damit wäre ein Hinweis auf eine *biologische Eigentümlichkeit der Paralysespirochäten gegeben.*"

Inwieweit diese Anschauungen von Plaut und Mulzer aber später eine *ganz wesentliche Korrektur* erfuhren, habe ich schon im ersten Teil dieses meines Handbuchbeitrages zeigen können.

Impfversuche mit **Liquor** *von Paralytikern* wurden von Volk und Pappenheimer am Kaninchenhoden vorgenommen. Sie wollen unter 5 Fällen *einmal* einen positiven Erfolg (4 Monate Inkubationszeit) gesehen haben. Auch Arzt und Kerl haben 6 mal den Liquor von Paralytikern verimpft und wollen dabei *zweimal* Erfolg gehabt haben. In einem Falle konnten sie eine zweite Passage erhalten. Da aber *sämtliche anderen Impfversuche* mit Liquor paralytischer Menschen, die in großer Zahl (19 Fälle) Steiner mit Uhlenhuth und Mulzer und später auch Plaut und Mulzer, sowie andere Autoren (Pette) ausführten, *klinisch absolut negativ* ausfielen, glaube ich, daß es sich *auch bei diesen* anscheinend positiven Erfolgen *um Verwechslungen mit Kaninchenspirochätose gehandelt hat.*

Außer dem oben erwähnten positiven Impferfolg von Landsteiner vermochte Berger **Gehirngewebe** *von Paralytikern in 3 von 20 Fällen mit positivem Erfolg* auf den Kaninchenhoden zu verimpfen.

Nach Steiner verimpfte dieser Autor vom März 1913 ab *durch Hirnpunktion* von 20 verschiedenen Paralytikern gewonnenes Material in den linken Hoden von 20 Kaninchen. „Bei zwei Kaninchen konnte er lokale syphilitische Veränderungen feststellen. Bei dem einen Kaninchen zeigte sich nach 32 Tagen ein Knötchen in der Nachbarschaft des Hodens. Levaditi-Präparate ergaben sichere und typische Spirochäten in der Umgebung der Infiltrate. Das Hirnmaterial rührte von einem 39 Jahre alten, seit 2 Jahren paralytischen Offizier mit vielen paralytischen Anfällen her, der mit 22 Jahren, also vor 17 Jahren, eine syphilitische Infektion durchgemacht hatte und viel behandelt worden war. Bei einem anderen Kaninchen, das am 81. Tage nach der Einimpfung getötet wurde, fanden sich im Nebenhoden kleinzellige Infiltrate, in deren Nachbarschaft mit der Levaditischen Versilberungsmethode die Pallidae nachgewiesen wurden. Das Gehirnmaterial rührte von einem 40 jährigen Kaufmann her, der seit 2 Jahren an Paralyse und paralytischen Krampfanfällen litt und sich vor 18 Jahren syphilitisch infiziert hatte. Außerdem berichtet Berger an anderer Stelle noch über einen weiteren positiven Impffall" (Steiner).

Im Gegensatz hierzu haben Forster und Tomasczewski mit dem Gehirnpunktionmaterial *lebender* Paralytiker unter 53 auf 60 Kaninchen verimpften Fällen *keinen* Impferfolg gesehen, obwohl sie *im Dunkelfelde in dem Hirnbrei sehr häufig und sehr zahlreiche Spirochäten* nachweisen konnten. Beide Autoren glaubten daher auch, der *Paralysespirochäte eine besondere biologische Eigenart zuschreiben zu müssen.*

Mit *Gehirnsubstanz aus der Leiche* eines Paralytikers vermochte Noguchi 1913 im Kaninchenhoden eine *typische syphilitische Orchitis* mit positivem Spirochätengehalt in *zwei* Fällen nachzuweisen. Die Inkubationszeit betrug 92 und 105 Tage. Uhlenhuth und Mulzer konnten ebenfalls ein derartiges positives Impfresultat erzielen.

Am 18. Juli 1913 wurden einem Kaninchen in beide Hoden je 2 ccm eines aus Kochsalzlösung und Gehirn (hauptsächlich Rindensubstanz des Stirnhirns und der ersten Zentralwindungen) eines *Frühparalytikers* 3 Stunden nach dem Tode hergestellten Organbreies verimpft. Am 6. 9., also schon *nach 50 Tagen* fühlte man im linken Hoden dieses Kaninchens an der ventralen Seite eine *etwa linsengroße oder hanfkorngroße* derbe Stelle, deren Punktionssaft fadenziehend war und *ziemlich viel lebende Pallidae* enthielt. Auf dem Durchschnitt des Hodens fand sich an der oberen Peripherie desselben noch eine weitere umschriebene, hellere, glasige Stelle, in der sich ebenfalls lebende Spirochäten nachweisen ließen (Abb. 136).

STEINER erwähnt dann noch folgenden *positiven* Verimpfungsversuch, den WILL im Jahre 1916 erzielte:

WILL machte bei 6 Paralytikern Hirnpunktionen und entnahm Hirnsubstanz aus dem Kleinhirn; in 5 von den 6 Proben fanden sich lebende Pallidae. Das gesamte Material wurde auf die Hoden von Kaninchen verimpft. Schon nach *2 Wochen* fanden sich hier *kleine Knoten,* in denen 4 Wochen später *Spirochäten nachgewiesen* werden konnten, die etwas kürzer und dicker als die gewöhnliche Pallida zu sein schienen. Die passagere Weiterverimpfung gelang, ebenso wie die Kultivierung.

Weitere positive Verimpfungen von Gehirnsubstanz von Paralytikern liegen meines Wissens in der Literatur nicht vor.

Was endlich die **Verimpfung von Blut und Liquor von Tabikern** betrifft, so wollen ARZT und KERL in *einem* Falle das *Blut* und unter 3 Fällen zweimal die *Lumbalflüssigkeit* von Tabikern mit Erfolg auf Kaninchen übertragen haben. Auch hier gilt meines Erachtens nach aber das, was ich bezüglich einer *evtl. Verwechslung mit Kaninchenspirochäten* sagte.

Ich möchte am Schluß dieses Kapitels bemerken, daß *sämtliche negativ ausgefallenen Versuche noch einmal in Hinsicht auf die Tatsache des Vorkommens*

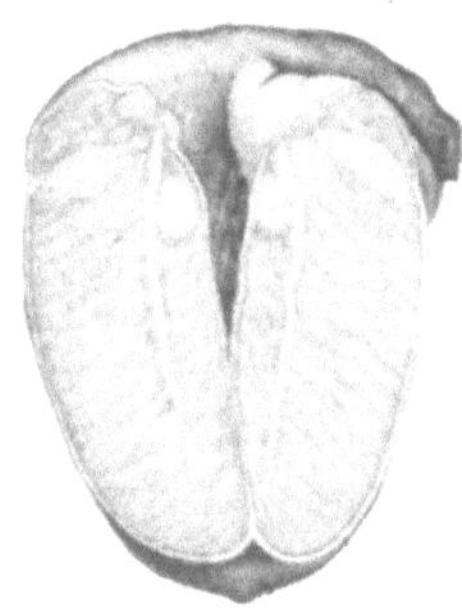

Abb. 136. Längsschnitt durch den linken Hoden eines mit Paralytikerhirn geimpften Kaninchens (mit zwei kleinen, etwa linsengroßen, spirochätenhaltigen Syphilomen innerhalb des Parenchyms). (Aus UHLENHUTH u. MULZER, Atlas.)

einer symptomlosen Syphilis nachgeprüft werden müssen. Bei „Nullern" müssen dann Verimpfungen der Popliteaeldrüsen evtl. in zweiter und dritter Passage verimpft werden.

An dieser Stelle möchte ich noch erwähnen, daß durch systematische Tierversuche von ZURHELLE und STREMPEL auch die **Infektiosität von Leichenvirus** bis über 48 Stunden post mortem erneut bewiesen wurde.

Bedeutung des Tierexperimentes für die Diagnose der Syphilis.

Das Tierexperiment hat, wie wir bereits gesehen haben, *indirekt* dazu beigetragen, *die ätiologische Bedeutung der Spirochaete pallida für die Syphilis zu sichern.* Der Umstand, daß wir regelmäßig diese Mikroorganismen in so scharf charakterisierten und der menschlichen Syphilis so ähnlichen Krankheitsprodukten der tierischen Syphilis nachweisen und diese hinwiederum nur durch syphilistisches Virus experimentell erzeugen können, spricht doch mit aller Bestimmtheit dafür, daß die Spirochaeta pallida der Erreger der Syphilis sein muß. Von besonderer Bedeutung sind dann hier noch die von UHLENHUTH und MULZER vorgenommenen Versuche über die *Filtrierbarkeit der Spirochaeta pallida.*

Aus diesen Versuchen geht hervor, daß die *Spirochaeta pallida das* BERKEFELD-*Filter nicht passiert und daß ein ultravisibles Virus als Erreger der Syphilis nicht in Betracht kommen kann.*

Diese Autoren haben einen unter dem Bilde einer diffusen Orchitis syphilitica erkrankten Hoden eines Kaninchens entfernt und in üblicher Weise aus ihm eine spirochätenhaltige Hodenaufschwemmung hergestellt. Diese wurde durch doppelt gelegte sterile Gaze filtriert. Im Filtrat befanden sich zahlreiche lebende, gut bewegliche Spirochäten, etwa in jedem Gesichtsfeld 2—3 Exemplare. Mit dieser Flüssigkeit wurden nun fünf mittelgroße männliche Kaninchen in beide Hoden geimpft, und zwar in der Weise, daß mittels einer PRAVAZschen Spritze in jeden Hoden 1 ccm des Quetschsaftes langsam eingespritzt wurde.

Die Hälfte des Restes der gewonnenen Hodenaufschwemmung wurde nun nach Zusatz von Testbakterien (Pyocyaneus) durch ein frisches BERKEFELD-Filter, das vorher in üblicher Weise sterilisiert worden war, filtriert. Zur Prüfung der Sterilität wurden 5,0 ccm des Filtrats in einem Röhrchen mit Bouillon 14 Tage in den Brutschrank bei 37° gestellt. *Das Röhrchen blieb vollkommen steril.*

Da diese Flüssigkeit sehr zähflüssig war, wurde sie vor dem Filtrieren durch die Kerze noch durch einen mit Asbest zur Hälfte gefüllten Trichter geschickt. Mit dem klaren, jetzt leicht durch die Kerze laufenden Filtrat, in dem sich weder im Dunkelfeld, noch im GIEMSA-Trockenpräparat Spirochäten nachweisen ließen, wurden in genau derselben Weise wie oben — in jeden Hoden wurde 1 ccm des Filtrates gespritzt — weitere fünf männliche Kaninchen geimpft.

Die andere Hälfte der Flüssigkeit wurde nur durch das BERKEFELD-Filter, nicht vorher noch durch Asbest filtriert. Auch hier wieder fanden sich weder im Dunkelfeld, noch im GIEMSA-Präparat Spirochäten. In derselben Weise wie vorher wurden nun auch hier 5 Kaninchen intrascrotal geimpft.

Für den ganzen Versuch wurden also zusammen 15 Tiere in drei Serien geimpft, und zwar die beiden ersten, je 5 Tiere, mit dem durch Asbest und durch ein BERKEFELD-Filter, bzw. durch das Filter allein filtrierten *spirochätenfreien* Quetschsaft; als dritte Serie wurden 5 Kaninchen als Kontrolle mit dem nicht filtrierten, also *Spirochäten enthaltenden* Quetschsaft geimpft.

Daß das Tierexperiment zur Feststellung der Diagnose bei zweifelhafter syphilitischer Erkrankung des Menschen mit Erfolg verwendet werden kann, zeigte schon die S. 326 erwähnte Mitteilung von E. HOFFMANN, nach der er *die Drüsen eines Menschen,* von dem es fraglich war, ob er syphilitisch sei, *mit positivem Resultat auf Affen verimpfen* konnte. Ich habe auch bereits erwähnt, daß NEISSER die Anregung gab, Drüsen von ganz alten Syphilitikern auf Affen zu verimpfen, um festzustellen, ob diese noch infektiös seien.

UHLENHUTH und MULZER schlossen ihre anfangs 1912 erschienene erste Mitteilung über „Gelungene Verimpfung von Blut, Blutserum und Sperma syphilitischer Menschen in die Hoden von Kaninchen" mit folgenden Worten:

„Wir werden nunmehr versuchen, ob wir auf diese Weise — vielleicht hauptsächlich durch Blutimpfung — entscheiden können, *ob in einem fraglichen Krankheitsfalle Syphilis vorliegt oder nicht, ob eine bestehende Lues durch eine spezifische Kur geheilt worden ist, und wie sich der Ausfall des Tierexperimentes zur Wa.R. verhält.*"

Da es UHLENHUTH und MULZER bald darauf gelang, auch bei symptomloser menschlicher Syphilis positive Angänge im Kaninchenhoden mittels der von ihnen inaugurierten Blutverimpfung zu erzielen, verimpften sie in einigen Fällen auch *fragliche,* d. h. für Syphilis verdächtige menschliche *Krankheitsprodukte,* sowie *das Blut* von Menschen, die derartige Erscheinungen aufwiesen. *Diese Impfungen verliefen indes sämtlich negativ.* Allerdings handelte es sich in diesen Fällen stets um solche, bei denen *auch das klinische Bild nicht für Syphilis sprach.*

Aus den zahlreichen Verimpfungen, die UHLENHUTH und MULZER und später auch andere Autoren (S. 333) mit dem Blute und mit manifesten Erscheinungen rezent-syphilitischer Menschen in die Hoden vorgenommen haben, ging aber einwandfrei hervor, daß *durchaus nicht in allen Fällen die damit geimpften Kaninchen syphilitisch wurden.* Nur ganz selten erkrankten alle drei Kaninchen — soviel wurden gewöhnlich bei einer Verimpfung verwendet —, gewöhnlich nur eins, *mitunter* aber *gab die Impfung selbst mit spirochätenreichem Material vollkommen negative Resultate.*

In der Folgezeit habe ich mich nun immer wieder mit der Frage beschäftigt, ob man nicht doch das Tierexperiment, bzw. *die Verimpfung von fraglichen Krankheitsprodukten oder von Blut suspekter Menschen in die Hoden von Kaninchen* praktisch zum Syphilisnachweis verwenden könne. So habe ich sowohl in München, wie hier in Hamburg eine Anzahl derartiger Verimpfungen vorgenommen. Ich habe hierzu in erster Linie solche Fälle gewählt, in denen *klinisch ziemlich sichere Primäraffekte vorlagen, aber der Spirochätennachweis dauernd mißglückte.* Sie verliefen *bis auf zwei Fälle sämtlich negativ.* In diesen waren inzwischen schon typische sekundär-syphilitische Erscheinungen aufgetreten, so daß *die Diagnose hier schon gesichert war, ehe das Tierexperiment positiv ausfiel.*

Aber *auch unter den negativ verlaufenden Fällen* waren *solche*, bei denen *später die Lues unzweifelhaft manifest wurde.*

In einem einzigen Falle habe ich bisher mit der Blutimpfung einen *wirklichen praktischen Erfolg* erzielt.

Es handelte sich dabei um einen jungen Kollegen, der auf einer Infektionsabteilung beschäftigt war, auf der zufällig viele rötelkranke Kinder und auch einige derart erkrankte Erwachsene lagen. Er selbst zeigte ein ausgedehntes makulöses Exanthem, das er mit einigen anderen Kollegen *für „Röteln" hielt. Ich stellte jedoch die Diagnose auf Roseola syphilitica*; die *gleichzeitig vorhandene Skleradenitis universalis* sprach ebenfalls für diese Diagnose, und auch die *Wa.R. war stark positiv.* Schleimhauterscheinungen waren jedoch nicht vorhanden, auch *kein Primäraffekt* und *keinerlei Reste desselben.* Nur schwer konnte ich den Kollegen von der Richtigkeit meiner Diagnose überzeugen, da er *mit Bestimmtheit die Möglichkeit einer genitalen Infektion ablehnte.* Die positive Wa.R. glaubte er auf eine Verwechslung zurückführen zu müssen.

Bei der ersten Entnahme des Blutes — sie wurde auf Wunsch des Kollegen noch zweimal wiederholt — wurden *3 Kaninchen mit dem Blute dieses Patienten* in üblicher Weise *in beide Hoden geimpft.*

Der Patient vertrug die beiden ersten Salvarsaninfusionen schlecht, fieberte hoch und zeigte schwere Erscheinungen des angioneurotischen Symptomenkomplexes, so daß sein Widerwille gegen eine weitere Behandlung wuchs, zumal da er *innerlich noch immer nicht von der Richtigkeit meiner Diagnose überzeugt* war.

Acht Wochen nach der Impfung erkrankte eines der geimpften Kaninchen an einer typischen Periorchitis diffusa mit massenhaften Spirochäten, was viel zur Beruhigung des Patienten beitrug.

Nun hatte NEISSER schon in den Jahren 1907—1908 den Beweis erbracht, daß es *beim Kaninchen eine symptomlose Lues gibt*, indem er mit dem Leber-Milz-Knochenmarkbrei eines mit Syphilis geimpften, aber ohne klinische Erscheinungen gebliebenen Kaninchens *bei Affen Primäraffekte* hervorrufen konnte (S. 130). Auch UHLENHUTH und MULZER hatten ähnliche Organverimpfungen, anscheinend nichtsyphilitischer Tiere, *in die Hoden von Kaninchen vorgenommen* und dabei bekanntlich festgestellt, daß das syphilitische Virus schon 14 Tage nach der Infektion in den inneren Organen vorhanden sein muß.

Es lag daher nahe, derartige *Verimpfungen von Leber-Milz-Knochenmarkbrei in die Hoden normaler Tiere* auch *in solchen Fällen vorzunehmen, in denen wider Erwarten die Infektion* mit virulentem menschlichen Syphilismaterial *anscheinend nicht angegangen war.*

Ich habe bei meinen mit PLAUT in München ausgeführten Versuchen eine Anzahl derartiger Organverimpfungen auch ausgeführt. *In zwei Fällen deckte diese tatsächlich bei Kaninchen,* die *mit dem Blute rezent-syphilitischer Menschen erfolglos geimpft worden waren*, und in *einem Falle* bei einem Kaninchen, *bei dem das* MULZER-*Virus anscheinend nicht gehaftet hatte*, *die latente syphilitische Infektion auf.* Auch hier in Hamburg habe ich gemeinsam mit NOTHHAAS wiederholt die inneren Organe anscheinend erfolglos geimpfter Kaninchen in der eben angegebenen Weise in die Hoden von gesunden Kaninchen verimpft und *manchmal* positive Angänge gesehen in Fällen, in denen klinisch keine Spur einer Haftung des syphilitischen Virus vorhanden war. UHLENHUTH teilte vor kurzem mit, daß er von einem Kaninchen, das zweimal mit größeren Mengen spirochätenhaltiger Hodenemulsion intravenös geimpft worden war und bei dem in der Folgezeit keinerlei syphilitische Erscheinungen aufgetreten waren, bei dem *sogar die* später (S. 340) noch zu besprechende *Verimpfung der Poplitealdrüsen keine Erfolge* ergeben hatte, *mit positivem Ergebnis andere Lymphdrüsen, wie Mesenterial-, Leisten- und Submaxillardrüsen verimpft* hatte, während die Verimpfung von Leber-Milz-Knochenmarkbrei ebenfalls negativ verlief.

PLAUT und MULZER haben, wie ich oben schon berichtete (S. 291), um weitere neurotrope Stämme zu erhalten, in einer größeren Anzahl das Blut rezent syphilitischer Menschen in die Hoden von Kaninchen verimpft und diese dann wiederholt occipital punktiert. Wie aus der S. 292 u. 293 wiedergegebenen Tabelle ersichtlich ist, haben sie in einer Anzahl der Fälle auch *pathologische Liquorveränderungen feststellen* können, und zwar *auch bei Kaninchen, die keine oder noch keine sichtbaren Impfaffekte zeigten.* Einer dieser Fälle — es war das Blut eines *latenten Syphilitikers* verimpft worden — war besonders interessant:

Der Kranke hatte sich vor 5 Jahren syphilitisch infiziert und war im Primärstadium kombiniert mit *einer* Kur behandelt worden. Eine Blutuntersuchung war damals nicht vorgenommen worden, so daß sich nicht feststellen ließ, ob die Möglichkeit des Gelingens einer Abortivkur vorgelegen hat. *Nach* der Kur war *die Wa.R. völlig negativ* und *blieb es in der Folgezeit* auch. Trotzdem erfolgten vier weitere Kuren. *Rezidive* waren *nie aufgetreten.* Zwei von uns in Abständen von 6 Wochen vorgenommene Blutuntersuchungen waren *bei völlig negativem klinischen Befund schwach positiv* ausgefallen.

Von drei mit dem Blute dieses Menschen geimpften Kaninchen blieben *zwei liquorgesund* und zeigten *nie klinische Erscheinungen einer Syphilis an den geimpften Hoden,* bei dem dritten aber fanden wir *drei Wochen nach der Impfung* im *Punktat des Liquors Zellvermehrung.* Dieses Tier, das ebenfalls in der Folge *keinerlei syphilitische Erscheinungen zeigte,* wies bei der histologischen Untersuchung auch charakteristische Veränderungen im Gehirn auf.

Da PLAUT und MULZER aus Gründen, die ich bereits mitgeteilt habe, die *krankhaften Liquorbefunde bei mit syphilitischem Material geimpften Kaninchen als syphilitisch ansehen* zu dürfen glaubten, zogen sie aus diesen Befunden folgenden Schluß:

„Es ist ersichtlich, daß hier sich ein Weg zeigt, *die Punktion gewissermaßen als Sucher zu verwerten, um aus Liquorveränderungen der Kaninchen auf die Anwesenheit von Spirochäten im Blute der betreffenden Blutspender zu schließen.* Wir haben hier *eine Ergänzung des Tierexperimentes zur Feststellung menschlicher Syphilis* vor uns, die bei Fällen brauchbar werden kann, wo Überimpfungen von Blut auf Kaninchen scheinbar negativ verlaufen, d. h. wo die Ausbildung von lokaler Impfsyphilis noch nicht nachweisbar ist.“

Von wirklicher *praktischer Bedeutung* für die Diagnose einer latenten Lues erwies sich in der Folgezeit indes *auch dieses Verfahren nicht.* Wie wir bereits früher gesehen haben, finden sich *bei einer großen Anzahl* von Kaninchen, die *mit sichtbarem Erfolg* mit Blut rezent syphilitischer Menschen in die Hoden geimpft worden sind, *keinerlei krankhafte Liquores* und auch *bei den Tieren, bei denen man infolge der Impfung mit virulentem Material klinische Angänge hätte erwarten müssen,* findet man *nur selten krankhafte Liquorbefunde.*

Eine symptomlos beim Kaninchen verlaufende Infektion läßt sich weiterhin dadurch noch aufdecken, daß man von diesen Tieren *die Hoden in die Hoden normaler Kaninchen verimpft.* Trotz *negativer Spirochätenbefunde* in den Hoden von Kaninchen, die *seit vielen Monaten keine syphilitischen Erscheinungen* mehr hatten, vermochte bekanntlich Eberson mit der Verimpfung dieser Hoden bei gesunden Tieren *positive Ergebnisse* zu zeitigen.

Von größter Bedeutung für die Frage, *ob man das Tierexperiment für die Diagnose der menschlichen Syphilis verwenden kann,* sind nun aber die neueren Ergebnisse, die Kolle sowie Uhlenhuth und Grossmann mit der *Verimpfung der Poplitealdrüsen* anscheinend syphilisfreier Kaninchen erzielen konnte.

Wir wissen (S. 184), daß Brown und Pearce, sowie auch Nichols feststellten, daß nach perscrotaler Verimpfung des Nichols-Pallidastammes in 87,5% eine Infektion der Drüsen, insbesondere der *Poplitealdrüsen,* erfolgt. Das ist insbesondere durch Verimpfung dieser Drüsen, bei der man die Tiere nicht zu töten braucht, festgestellt worden. Manteufel und Worms bestätigten in der Folgezeit diese Befunde. Sie zeigten aber auch, daß diese Eigenschaft nicht nur dem Nichols-Stamm zukäme, sondern daß auch die meisten anderen, gut kaninchenpathogenen Stämme nach percutaner Impfung in einem hohen Prozentsatz spezifische Drüsenerkrankungen hervorriefen. Chesney hat darauf hingewiesen, daß die Poplitealdrüsenverimpfung im wesentlichen die gleichen Resultate ergebe wie die Organverimpfung.

Kolle machte ebenso wie alle, die auf dem Gebiete der tierexperimentellen Syphilisforschung arbeiten, die Wahrnehmung, daß selbst bei Verwendung sehr virulenter und an den Kaninchenorganismus maximal angepaßter Stämme doch immer einmal wieder „*Versager*" vorkommen, d. h. *sich Kaninchen finden, die anscheinend immun gegen eine syphilitische Infektion* sind. Er schreibt diesbezüglich:

„Infiziert man 100 Kaninchen mit infektiösem Syphilismaterial unter die Hodenhaut, so haftet die Infektion mit der Bildung von Schankern und Drüsenschwellungen bei etwa 90 der geimpften Tiere. 10 Impflinge zeigen aber keinerlei Erscheinungen, selbst geringfügige Infiltrate an der Infektionsstelle können fehlen, obwohl die Schankerstückchen, die verimpft werden, Millionen von Spirochäten enthalten. Diese Tiere bezeichnet man als sog. „*Nuller*"."

Kolle weist darauf hin, daß bisher angenommen wurde, daß die Syphilisinfektion bei solchen Tieren nicht hafte, weil sie eine natürliche Resistenz gegen die Infektion besäßen. „Als wir die Methode der Verimpfung der Poplitealdrüsen bei derartigen Nullern anwandten, da zeigte sich, daß *fast sämtliche „Nuller", deren Poplitealdrüsen wir verimpften, syphilitisch infiziert waren.* Die mit den Drüsenstücken geimpften Tiere erkrankten — abgesehen von einigen Nullern, die immer wieder vorkommen — mit typischen Primäraffekten und Drüsenschwellungen, reichem Spirochätenbefund usw.

Kolle folgerte aus diesen seinen Versuchen die wichtige Tatsache, „daß bei Verimpfung syphilitischen Materials von Kaninchen zu Kaninchen 100% der Tiere mit Syphilis infiziert werden, daß aber nur etwa 90% mit typischen Schankern erkranken, während die übrigen 10% wohl infiziert sind, aber eine *symptomlose Infektion* aufweisen. Daß es sich nicht etwa um verschleppte Spirochäten, die bei den Tieren einfach liegen geblieben sind, sondern um eine echte chronische Infektion handelt, geht daraus hervor, daß die Spirochäten bei den sog. Nullern noch bis zu 6 Monaten nach der Infektion in den Drüsen nachweisbar waren".

Die meisten Kaninchen, deren Drüsen mit Erfolg auf andere, normale Tiere verimpft worden waren, blieben *noch monatelang in Beobachtung*; sie zeigten *niemals irgendwelche klinische Erscheinungen.* Nur bei *einzelnen* dieser Tiere kam es später an der Impfstelle oder sonst irgendwo zur Entwicklung syphilitischer Manifestationen.

Auch bei der Verimpfung *direkt vom Menschen stammenden Materials* konnte dann KOLLE analoge Befunde beobachten. Es ist also nicht notwendig, daß die Spirochaeta pallida erst an den Kaninchenorganismus gewöhnt sein muß, um derartige allgemeine Drüsenerkrankungen hervorzurufen. Im Gegenteil, die Methode der Drüsenverimpfung zeigte, „*daß auch in diesen Fällen die menschlichen Syphilisspirochäten bei den Tieren gehaftet und zu einer chronischen, symptomlosen Infektion geführt hatten, und daß nur die Schankerbildung nicht erfolgt war*".

KOLLE nennt, wie wir wissen, diese symptomlos verlaufende chronische Syphilis „*stumme Infektion*". Er weist auf Grund dieser seiner Beobachtungen darauf hin, daß sich hier *erneut die große Ähnlichkeit zeige, welche die experimentelle Kaninchensyphilis mit der menschlichen Syphilis in bezug auf biologische Vorgänge der Infektion habe.* Mit Recht betont er, daß der Nachweis, daß es auch bei *massivster Infektion* eine symptomlose Infektion der Kaninchen gibt, *von Bedeutung für die Entscheidung klinischer Fragen in der Pathologie der menschlichen Syphilis sei.* „Die zur Erklärung fehlender anamnestischer Angaben über Syphilisinfektion so häufig herangezogenen Worte: „omnis syphiliticus mendax" werden durch den Nachweis der symptomlosen Syphilis der Kaninchen und die Verfolgung des Verlaufs, wie es hier geschehen ist, bis zu einem gewissen Grade erschüttert. Es dürfte auch beim Menschen in einem höheren Prozentsatz, als es bisher geschehen ist, mit dem Vorkommen einer symptomlosen Syphilisinfektion zu rechnen sein."

„Trotzdem ist auch das Drüsenverimpfungsverfahren in *nur einer Passage* und *nur an einem Tier kein absolut zuverlässiges Mittel* zur Entscheidung, ob ein Kaninchen spirochätenfrei ist oder nicht," sagt WORMS auf Grund folgender Beobachtung:

Eine Anzahl mit dem NICHOLS-Stamm geimpfter Kaninchen wurde nach spontanem Abheilen der klinischen Erscheinungen, d. h. in der Latenz mit Neosalvarsan, bzw. mit irgendeinem anderen Chemotherapeuticum behandelt (Reihe A). Mehrere Wochen nach der Behandlung wurden diesen Tieren die Poplitealdrüsen exstirpiert und jede Drüse auf je ein gesundes Kaninchen beiderseits subscrotal verimpft (Reihe B). Nachdem alle diese Tiere, im ganzen 9, nach Ablauf von mehr als 3 Monaten gesund geblieben waren, wurden die Poplitealdrüsen auch dieser Tiere auf je ein gesundes Kaninchen verimpft (Reihe B). *Von allen diesen Tieren erkrankte ein einziges* mit einem *typischen* Primäraffekt, „wobei noch zu bemerken ist, daß das zugehörige Ausgangstier der Reihe A 3 × 0,1 Neosalvarsan pro Kilo (d. h. 3 mal das 5 fache der Heildosis) erhalten hatte".

Auf diese letztere Bemerkung werde ich bei der Besprechung der Therapie noch zurückkommen.

Aus diesem Befund folgert WORMS, daß die „Drüsenkontrollverimpfung in nur einer Passage zur Feststellung der Ausheilung der Syphilis, bzw. des Freiseins von Spirochatäen nicht genügt, da die Möglichkeit, daß die Drüsenverimpfung in der ersten Passage bei dem vielleicht spärlichen Vorhandensein von Spirochäten zu einer latenten Infektion führt, durchaus besteht und nur durch die Verimpfung in einer weiteren Reihe ausgeschlossen werden kann." WORMS fügt noch hinzu: „Ob es auch nötig sein wird, noch eine weitere, dritte Drüsenpassage anzureihen, wird das Ergebnis der an den genannten Tieren noch in Gang befindlichen Versuche zeigen."

UHLENHUTH und GROSSMANN sind auf Grund ihrer zahlreichen Drüsenverimpfungen zu der Ansicht gekommen, daß positive Drüsenverimpfungen in 2. Passage bei negativer 1. Passage nur sehr selten vorzukommen scheinen und daß daher die Notwendigkeit einer 3. Passage höchst unwahrscheinlich sei.

WORMS konnte übrigens auch bei einem nach der Syphilisimpfung *erscheinungsfrei gebliebenen Affen durch Verimpfung einer* nicht regionären *Drüse den Nachweis einer latenten Infektion erbringen.*

Auch KOLLE hat unabhängig von WORMS in einem Falle mit Poplitealdrüsen eines Kaninchens, bei dem die Verimpfung der Poplitealdrüsen eines „Menschenstammnullers“ negativ verlaufen war — also in der *dritten* Kaninchenpassage — ein positives Impfresultat erzielt.

Uhlenhuth und Grossmann haben bei ihren subcutan oder intravenös anscheinend erfolglos geimpften Kaninchen ebenfalls *Poplitealdrüsenimpfungen* vorgenommen, und zwar bei Tieren, die 6, 7 und 9 Monate nach der Impfung keine Erscheinungen aufwiesen. Bei drei dieser Kaninchen haben sie 139, 162 und 188 Tage nach der Impfung *positive Impfresultate* erhalten. Bei anderen Tieren versagte aber auch die Poplitealdrüsenimpfung. So zeigte ein Kaninchen, das innerhalb des letzten Jahres 2 mal mit 5 resp. 6 ccm Hodenmaterial intravenös infiziert worden war, keinerlei Erscheinungen *(Nuller). Die mit den Poplitealdrüsen geimpften Kaninchen blieben gesund.* Das Kaninchen wurde getötet und *die Organe und andere Drüsen verimpft.* Das Resultat der Drüsenverimpfung war *positiv,* während die Organverimpfung negativ verlief.

Uhlenhuth folgert daraus, daß man zur Feststellung, ob ein Kaninchen noch krank sei, *beide Methoden,* die Poplitealdrüsenimpfung und die Verimpfung der inneren Organe, *kombinieren* müsse.

Kolle hat dann, worauf ich schon im ersten Teil dieses Buches hingewiesen habe, weiterhin mittels der Verimpfung der Popliteal- und Axillardrüsen von *Meerschweinchen, Mäusen* und *Ratten* nachweisen können, daß *auch diese Tiere,* von denen die beiden letzteren Tierarten bisher als absolut refraktär der Syphilis gegenüber galten, *Syphilisspirochäten ohne Virulenzverlust in ihren Drüsen monatelang am Leben zu halten vermögen.*

Auch ich habe nun gemeinschaftlich mit Nothhaas in einer Anzahl von Fällen bei unseren *„Menschennullern“ die Poplitealdrüsen,* und zwar auch in der 2. und 3. Passage auf normale Kaninchen verimpft. Trotzdem wir uns *genau an die Impfvorschriften hielten* und trotzdem wir uns in jedem Falle, den wir verimpften, durch Ausstriche des zu verimpfenden Materials, id est der Drüse, *vergewisserten,* daß wir *wirklich Drüsengewebe verimpften, haben wir bisher hier nur negativ verlaufende Poplitealdrüsenverimpfungen gesehen.* Die im vorhergehenden kurz erwähnten *Verimpfungen menschlichen syphilitischen Materials,* die ich hier in Hamburg vorgenommen habe, umfaßten *sieben Fälle,* und zwar wurde 6 mal Blut von rezent syphilitischen Menschen und einmal Flüssigkeit einer Blase, die mittels Cantharidenpflaster auf der Haut eines florid syphilitischen Säuglings gewonnen war, in üblicher Weise links in den Hoden, rechts unter die Scrotalhaut verimpft. Die Wa.R. war in allen Fällen +++ gewesen. *In sechs Fällen erhielten wir bisher mit Sicherheit positive Impfresultate, aber durchaus nicht immer gleich bei der ersten Impfserie.*

Ich lasse die *Protokolle* auszugsweise folgen:

1. Fall (*Lues II,* impetiginöses Syphilid): Erst *Organverimpfung* eines „Nullers“ der ersten, direkt vom Menschen geimpften Kaninchenserie ergab ein *positives Resultat* (Orchitis circumscripta). *Der Liquor* hatte allerdings schon vorher *17/3 Zellen* enthalten.

3. Fall (Lues II, papulo-ulceröses Syphilid).

Mit je 2 ccm *defibrinierten Blutes* 2 Kaninchen (Nr. 142 und 143) *links in den Hoden, rechts subscrotal* am 18. 12. 25 geimpft.

Nr. 142 — Klin.: o. B. — Liquor: o. B.

Nr. 143 — † (14 Std. nach der Impfung)

Nr. 142:

- Poplitealdrüsen verimpft (26. 5. 26)
  - Nr. 110 — Klin.: o. B.
  - Nr. 220 — Klin.: o. B.
- Emulsion des anscheinend normalen und spirochätenfreien Hodens verimpft (je 1 ccm) (29. 6. 26)
  - Nr. 245 — Klin.: o. B.
  - Nr. 246 — Kirschkerngroße Orchitis (+++ Spir.) am 24. 8. 26.

4. Fall (*Lues congenita*, Hautblaseninhalt). I. Passage (1 Tier): *Orchitis circumscripta*; *Liquor* 313/3 Zellen. II. Passage: 3 Kaninchen, eines klinisch o. B., das andere *linsengroße Periorchitis* und das dritte *hellergroße Periorchitis*. *Liquorbefunde* bei allen 3 Kaninchen: 17/3, 21/3 und 17/3 Zellen.

5. Fall (*Lues* II, circinäres Syphilid auf Brust, Papeln ad anum et ad genitalia): gleich in der I. Serie *Orchitis circumscripta* bei einem der beiden geimpften Tiere.

6. Fall (*Lues* II, Reïnduration am Penis, großfleckige Roseola, Papeln ad genitalia, Periostitis spezif.): bei dem einen geimpften Tier *Orchitis circumscripta*, Liquor 9/3 Zellen, bei dem anderen klinisch o. B., aber *20/3 Zellen* im Liquor.

7. Fall (*Lues* II, Roseola ohne Primäraffekt, Skleradenitis universalis). Es ist dies der S. 338 erwähnte Fall eines jungen Kollegen, der sein Exanthem für „Röteln" hielt. Die Impfung gestaltete sich folgendermaßen:

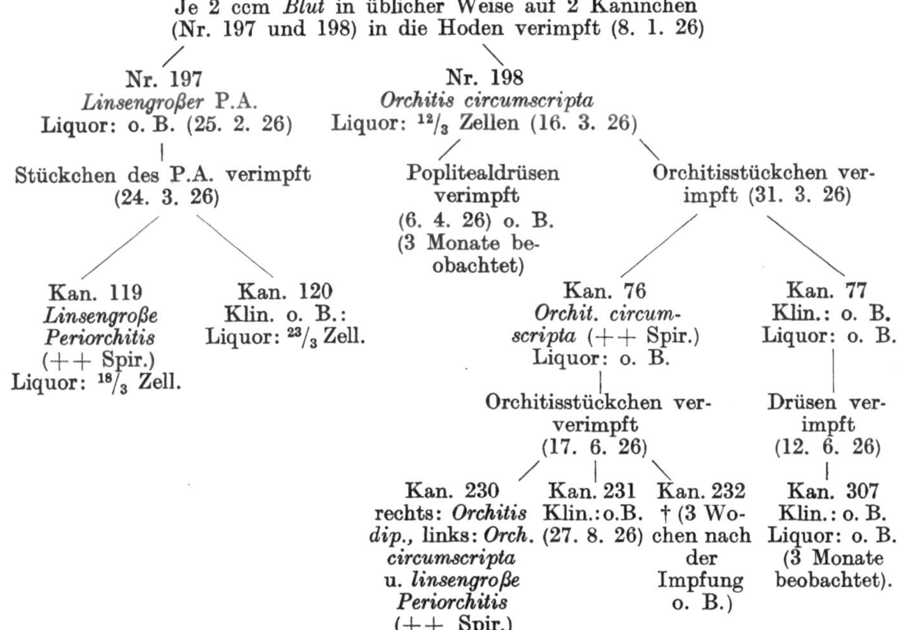

Von diesen 6 Fällen konnten wir demnach einen Fall lediglich *durch Verimpfung der inneren Organe und einen anderen durch Verimpfung eines völlig normalen Hodens* von Tieren, bei denen anscheinend eine Infektion nicht zustande gekommen war, *sichern*.

Im 2., dem 7. Falle dieser Versuchsserie, in dem das Blut eines *sekundärluetischen* Menschen (Monorezidiv am Penis und Iritis specifica nach reiner Salvarsanbehandlung) leider *nur auf ein* Kaninchen verimpft worden war, ergab sich *kein klinischer* Befund. Im *Liquor* fanden sich aber 22/3 *Zellen*. Nach dem oben Gesagten ist dies *zum mindesten verdächtig für eine trotzdem bestehende syphilitische Erkrankung dieses Kaninchens*. Die *Drüsenverimpfung* (12. 4. 26) verlief bisher *negativ*, doch ist dieser Versuch noch nicht abgeschlossen, die inneren Organe sind vor kurzem verimpft worden.

Diese Versuche werden natürlich fortgesetzt; irgendwelche Schlüsse erlauben sie bis jetzt noch nicht. Ich glaube aber die Frage, ob man mittels des *Tierexperiments auch beim Menschen eine vorhandene Lues feststellen kann, doch schon bejahen* zu können. Man muß nur unter Umständen Blutimpfung, Liquorpunktion, Poplitealdrüsenimpfung, bei der man das Tier nicht zu töten braucht, evtl. in 2. und 3. Passage wiederholt mit Verimpfung der inneren

Organe, sowie der Hoden *kombinieren*, um zu entscheiden, ob bei „Nullern" und damit bei dem Menschen, von dem das Impfmaterial stammt, keine Syphilis vorliegt oder ob nicht doch bei den Tieren eine latente Infektion besteht, die dann natürlich auch bei dem Spender aktive Syphilis noch anzeigen würde. Ob man gleich bei der Verimpfung der menschlichen syphilitischen Krankheitsprodukte bzw. des Blutes auch je eines oder einige *Meerschweinchen, Mäuse* oder *Ratten mitimpft* und dann *deren Drüsen bzw. innere Organe auf Kaninchen weiterimpft*, bleibt noch bis zur Bestätigung der diesbezüglichen Impfresultate von KOLLE abzuwarten. Jedenfalls würde der ganze Versuch *dadurch wesentlich abgekürzt.*

Tierexperiment und Therapie der Syphilis.

Die für die Praxis wertvollsten Ergebnisse der tierexperimentellen Syphilisforschung liegen aber auf dem Gebiete der Therapie dieser Krankheit. Vor allem beruht auf ihr die Erkenntnis, *daß gewisse organische Arsenpräparate eine spezifische Heilwirkung der Syphilis gegenüber besitzen.*

Der erste, der nach dieser Richtung hin tierexperimentelle Untersuchungen anstellte, war PAUL UHLENHUTH. THOMAS in Liverpool hatte über günstige Ergebnisse der Behandlung der Schlafkrankheit mit *Atoxyl* berichtet, das bekanntlich FERDINAND BLUMENTHAL im Jahre 1902 in die ärztliche Praxis eingeführt hatte. KOCH bestätigte diese Erfahrungen bei der praktischen Bekämpfung der Schlafkrankheit in Afrika im vollsten Maße. Diese Wahrnehmungen gaben UHLENHUTH die Anregung, schon im Jahre 1906 im kaiserl. Gesundheitsamte zu Berlin Versuche in Angriff zu nehmen, die sich zunächst auf die Behandlung der *Dourinekrankheit*, einer Trypanosomenerkrankung der Pferde, mit **Atoxyl** erstreckten.

Wie UHLENHUTH und seine Mitarbeiter HÜBENER, WOITHE und BICKEL mitteilten, hatten nach dieser Richtung hin unternommene Schutz- und Heilungsversuche außerordentlich günstige Ergebnisse gezeitigt (Januar 1907).

Die von SCHAUDINN vertretene Ansicht, daß manche Spirochäten besondere Entwicklungsstadien der Trypanosomen darstellten, veranlaßte nun UHLENHUTH und seine Mitarbeiter das Atoxyl auch bei anderen Protozoenkankheiten und insbesondere bei *Spirillosen* anzuwenden.

Als ersten Versuch wählten sie die *Spirillosen der Hühner*, eine durch die von MARCHOUX und SALIMBENI entdeckte Spirochaeta gallinarum hervorgerufene Infektionskrankheit der Hühner, die meist unter dem Bilde einer akuten Septicämie tödlich verläuft. Es gelang den Autoren, in absolut einwandfreier Weise festzustellen, daß das Atoxyl bei der Spirillose der Hühner eine *schützende* und *heilende* Wirkung besitzt und die im Blute der kranken Hühner auf dem Höhepunkt der Erkrankung stets in großen Massen vorhandenen Spirochäten abtötet, bzw. zum Verschwinden bringt und die Tiere von der sonst sicher tödlichen Krankheit heilen. (Originalversuch UHLENHUTHs, Abb. 139—142.)

Diese überraschenden Erfolge, die bald darauf von LEVADITI u. a. bestätigt wurden, legten UHLENHUTH den Gedanken nahe, das Atoxyl auch bei anderen Spirochätenkrankheiten zu versuchen.

UHLENHUTH, GROSS und BICKEL schließen ihre diesbezügliche, am 24. Januar 1907 in Nr. 4 der Dtsch. med. Wochenschr. erschienene Mitteilung mit den Worten: „Da das Atoxyl auf die verschiedensten Trypanosomen abtötend wirkt, so liegt es auch nahe, daran zu denken, daß es auch auf andere Spirochäten eine ähnliche Wirkung wie auf die Spirochaeta gallinarum entfaltet.

Einschlägige Versuche mit der Spirochäte der Recurrens und der Syphilis, deren positiver Ausfall für die Bekämpfung dieser Krankheiten von praktischer Bedeutung sein würde, sind im Gange."

Auf Veranlassung von UHLENHUTH hatte GLAUBERMANN Versuche einer

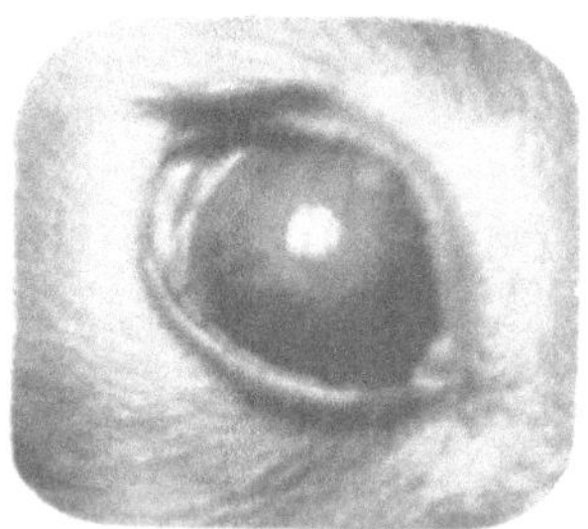

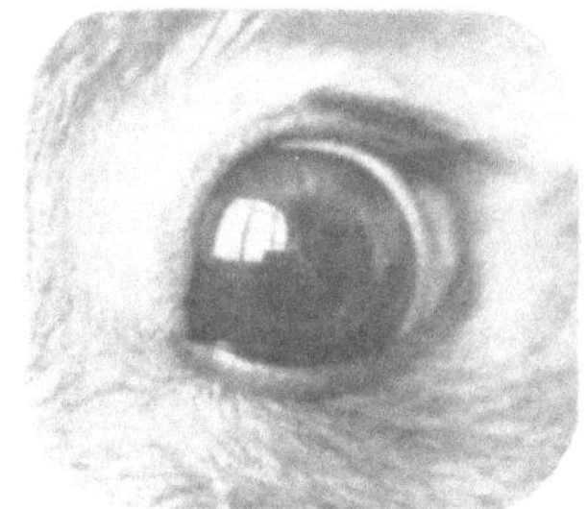

Abb. 137. Abb. 138.
Präventivbehandlung bei Keratitis syphilitica des Kaninchen mit Atoxyl.
Die Augen der Kaninchen (Abb. 137 u. 138) wurden gleicherweise mit syphilitischem Hodenmaterial intraokular geimpft. Das Kaninchen (Abb. 138) wurde sofort in Atoxylbehandlung genommen (0,1 mehrere Male an verschiedenen Tagen), das Auge blieb dauernd gesund. Das Kaninchen (Abb. 137) blieb unbehandelt. Es entwickelte sich eine schwere Keratitis. (Beispiel aus zahlreichen Versuchen.)

Atoxylbehandlung bei der *russischen Recurrens* angestellt, die im allgemeinen günstig ausfielen.

Bereits im *Dezember 1906* hatte UHLENHUTH zusammen mit HOFFMANN, ROSCHER und WEIDANZ im *Tierversuch* die Frage zu entscheiden versucht, ob dem Atoxyl ein nachweisbarer Einfluß auf den *syphilitischen Krankheitsprozeß*

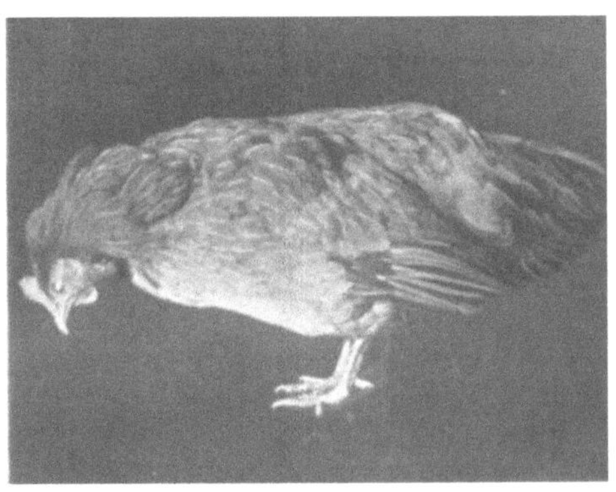

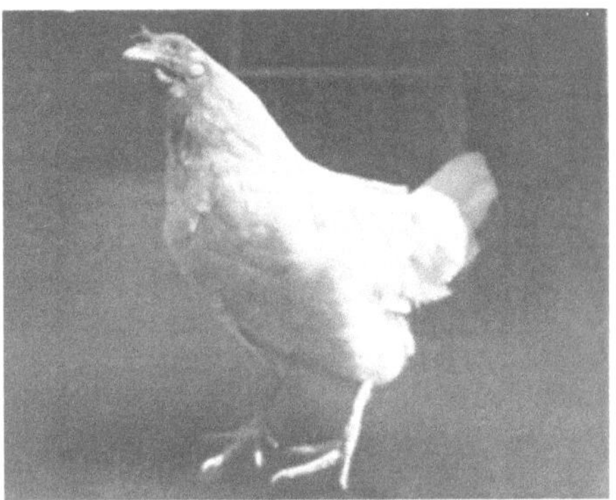

Abb. 139. Abb. 140.
Abb. 139 u. 140. Schutzwirkung des Atoxyls bei der Spirochätose der Hühner.
(Originalversuch UHLENHUTH, angestellt im Jahre 1907.)
Beide Hühner gleichzeitig infiziert.
5. Tag: post infectionem unbehandelt; *schwer krank*. Am Tage der Infektion und 24 Stunden später 0,05 g Atoxyl. 5. Tag: post infectionem *gesund*.
(Abb. 137–140 aus UHLENHUTH und MULZER, Atlas.)

zukomme. Diese Autoren infizierten *Affen*, deren Syphiliserscheinungen durch Atoxyleinspritzungen zum Verschwinden gebracht worden waren, etwa sieben Monate später durch eine neue Impfung mit syphilitischem Virus. Nach der gewöhnlichen Inkubationszeit beobachteten sie dann deutlich das Auftreten eines spezifischen Primäraffektes. Da nach den Erfahrungen NEISSERs die Nachimpfung bei noch syphilitischen Affen so gut wie niemals haftet, war die

Annahme berechtigt, daß es sich im vorliegenden Falle um eine völlige Heilung der Affensyphilis durch das Atoxyl gehandelt habe.

UHLENHUTH, HOFFMANN und WEIDANZ konnten dann ferner beweisen, daß das Atoxyl bei der experimentellen Affen- und Kaninchensyphilis nicht nur ein spezifisch wirkendes Heilmittel, sondern vor allem auch ein ausgezeichnetes *Präventivmittel* sei. So fanden diese Autoren, daß bei keinem der von dem Tage der Impfung ab mit Atoxyl behandelten Affen weder in der sonst üblichen Zeit, noch auch späterhin ein Primäraffekt auftrat.

Diese Tatsache wurde übrigens nicht unabhängig auch von METSCHNIKOFF und SALMON an der Hand einer größeren Versuchsreihe völlig betätigt.

Auch bei *Kaninchen* haben UHLENHUTH und seine Mitarbeiter Präventivversuche in größerem Maßstabe angestellt. Etwa 40—50 Tiere impften sie mit syphilitischem Virus in die *vordere Augenkammer* und behandelten einen Teil derselben intravenös mit Atoxyl. Bei keinem der mit Atoxyl regelmäßig

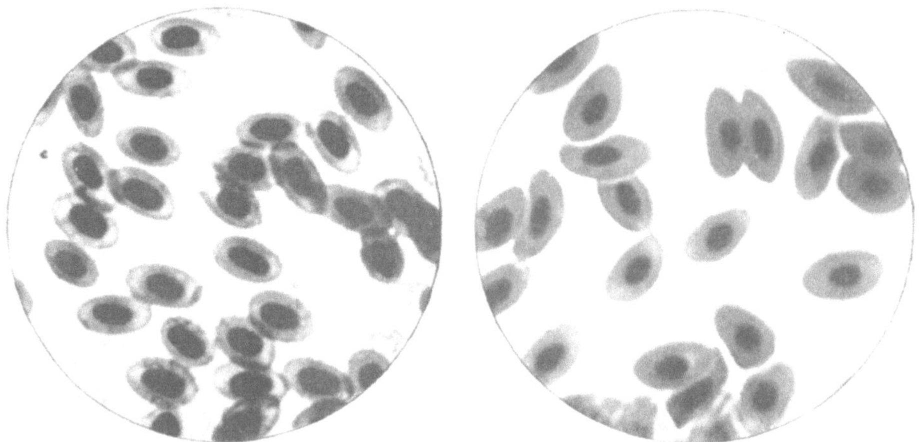

Abb. 141. Blutpräparat von Huhn auf Abb. 139. Am 5. Tag: + + +, Spir. † am 7. Tag.
Abb. 142. Blutpräparat von Huhn auf Abb. 140. Am 5. Tag: — Spir., lebt und ist gesund.
(Abb. 141 u. 142 aus UHLENHUTH und MULZER, Atlas).

behandelten Tiere zeigte sich eine spezifische Keratitis, während die Mehrzahl der nicht behandelten Kontrolltiere eine solche im Laufe der Zeit aufwies (Abb. 137 u. 138).

NEISSER hat übrigens dann bei Affen auch schützende und heilende Versuche mit *Atoxyl* sowie mit *Acidum arsenicosum* angestellt, das bekanntlich von O. ROSENTHAL als ein recht gutes Heilmittel der Syphilis empfohlen wurde. Während NEISSER aber die gute Wirkung des Atoxyls bei Syphiliskranken bestätigte, konnte er feststellen, daß es durch Behandlung mit Acidum arsenicosum auf keine Weise gelingt, so schnelle und auffallende Heilungen herbeizuführen, wie durch die organischen Arsenpräparate.

Auch die *Tierversuche* bewiesen NEISSER, daß es bei der Wirkung der Arsenpräparate nicht allein auf das Arsen ankommt, sondern auf die gesamte chemische Konstitution. „So leicht es ist, mit den *organischen* Arsenpräparaten die Syphilis der Affen *wirklich* zu heilen, in so wenig sicherer Weise gelingt dies mit Acidum arsenicosum."

Auf Grund dieser seiner Tierversuche sagt schon NEISSER: „Ich habe entschieden den Eindruck, daß das Arsen höchstens ein symptomatisches Mittel ist, während den organischen Präparaten ein *spezifisch abtötender Einfluß auf die Spirochäten zukommt.*"

Die auf Anregung von UHLENHUTH in der LESSERschen Hautklinik in Berlin an *Menschen* ausgeführten therapeutischen Versuche hatten nach anfänglichen Mißerfolgen bei Anwendung zu kleiner Dosen außerordentlich günstige Erfolge bei richtiger, genügend großer Dosierung auch in Fällen, wo andere Mittel versagt hatten. Die Resultate dieser Behandlung teilten UHLENHUTH, HOFFMANN, ROSCHER und WEIDANZ in einer ausführlichen Arbeit mit.

Die Beobachtungen über die Atoxylfestigkeit, auf die P. EHRLICH zuerst hingewiesen hat und die Erfahrung aus der Praxis der Syphilisbekämpfung ließen erkennen, daß nur große Dosen von Atoxyl imstande sind, günstige Erfolge zu erzielen.

Da nun aber *diese großen, therapeutisch wirksamen Dosen beim Atoxyl den toxischen ziemlich nahe liegen*, so bestand die Gefahr, daß man bei der therapeutischen Verwendung des Atoxyls die individuell verschiedene Grenze der Unschädlichkeit dieses Präparates leicht überschreiten könne. Daß dies tatsächlich der Fall war, bewiesen bald die Mitteilungen, vor allem von KOCH, von bei der Behandlung der Schlafkrankheit beobachteten schweren Schädigungen nervöser Zentralorgane, insbesondere über vorübergehende Sehstörungen, die bis zur Erblindung, bzw. bis zur totalen Sehnervenatrophie führten.

Nach Bekanntwerden der Möglichkeit von Augenschädigungen als Folgeerscheinung einer allerdings sehr intensiven Atoxylbehandlung mußte selbstverständlich bei der Syphilis die allgemeine Verwendung des Atoxyls aufhören. UHLENHUTH selbst war der erste, der dies forderte und die Anwendung des Atoxyls nur für solche Fälle der Syphilis reserviert haben wollte, die sich dem Quecksilber gegenüber refraktär verhielten oder nur wenig von demselben beeinflußt würden. Um sich aber der als außerordentlich günstig erkannten Wirkung des Atoxyls bei der Behandlung der Trypanosomenkrankheiten und der Syphilis nicht gänzlich zu begeben, wurden verschiedene *Kombinationen des Atoxyls mit anderen Präparaten* oder *Änderungen der chemischen Struktur desselben* versucht, die dann weniger giftig wirken sollten.

Atoxylsaures Quecksilber.

Auf Grund guter Erfolge mittels kombinierter Anwendung von Atoxyl und Sublimat, die UHLENHUTH, HÜBENER und WOITHE bei der experimentellen Dourine zu verzeichnen hatten und unter Berücksichtigung der Tatsache, daß Quecksilber erfahrungsgemäß im Organismus auf die Spirochäten einzuwirken vermag (UHLENHUTH und MANTEUFEL), schlug UHLENHUTH eine Kombination von Atoxyl und Quecksilber, das sog. *atoxylsaure Quecksilber* zur Behandlung der Syphilis vor, das dem Atoxyl allein überlegen war. Interessant ist, daß UHLENHUTH schon damals auf die Kombinationsbehandlung, die ja auch später mit As + Hg ausgeführt wurde, auf Grund experimenteller Erfahrungen hingewiesen hat.

Versuche, die UHLENHUTH und MANTEUFEL mit diesem Präparat bei der *Spirochätensepticämie der Hühner* vorgenommen hatten, bewiesen, daß das atoxylsaure Quecksilber auf Spirochäten tatsächlich eine sehr energische Wirkung ausübe. Weiterhin angestellte Versuche bei der *Hornhautsyphilis der Kaninchen* bestätigten vollkommen die beim Studium der Hühnerspirillosen gewonnenen Vorstellungen.

Als es UHLENHUTH und MULZER gelungen war, bei Kaninchen in fortgesetzten Hodenpassagen ein der menschlichen Syphilis ähnliches Krankheitsbild mit typischen Schankern und durch intrascrotale Impfungen typische Primäraffekte mit charakteristischer, äußerst spirochätenreicher Randverdickung zu erzeugen, prüften wir das atoxylsaure Quecksilber auch an diesen Krankheitsprodukten.

UHLENHUTH und MULZER teilten am 12. Januar 1910 in der Berliner medizinischen Gesellschaft mit, daß es ihnen gelungen sei, *schwere syphilitische Primäraffekte der Kaninchen durch atoxylsaures Quecksilber in 6 bzw. 16 Tagen vollständig zur Ausheilung zu bringen.*

Wie aus den ausführlichen Protokollen der damals von diesen Autoren vorgestellten Kaninchen (Abb. 143 u. 144) und aus weiteren einschlägigen Mitteilungen von UHLENHUTH und MULZER in der Med. Klinik 1909, Nr. 43 und in

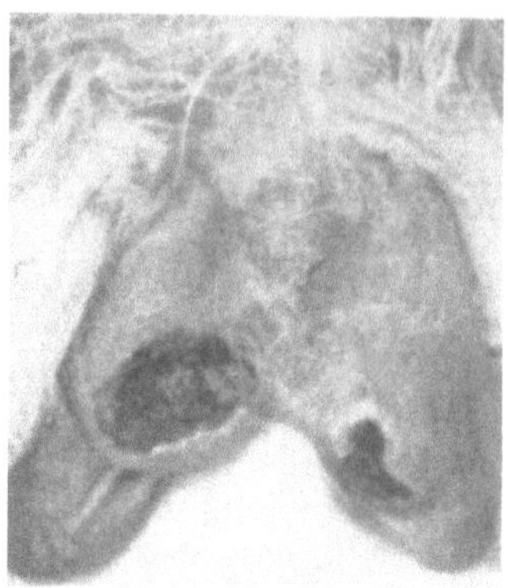

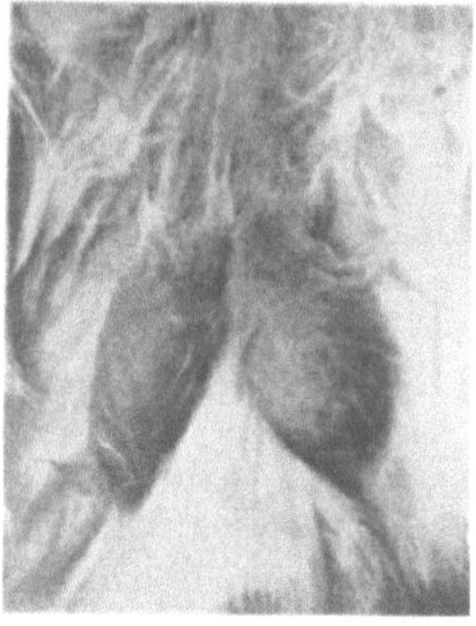

Abb. 143. Abb. 144.

Heilwirkung des atoxylsauren Quecksilbers (UHLENHUTH) auf syphilitische Hodenerkrankungen der Kaninchen.

„Dieses Kaninchen wies am 15. August 1910 eine beiderseitige derb-elastische Orchitis diffusa und zwei typische Primäraffekte mit stark infiltrierter Randzone auf. Die beide Geschwüre bedeckende Kruste war ziemlich dick und saß auf der Unterlage fest auf. In der Randpartie dieser Geschwüre sowohl wie im zähen Punktionssaft aus den Hoden fanden *sich massenhaft typische Pallidae* (Abb. 142). Es erhielt 0,06 *atoxylsaures Quecksilber* intramuskulär. Am 16. August 1910 war bei diesem Tier die derb infiltrierte Randzone der Geschwüre teilweise noch erhalten, an einigen Stellen aber bereits geschwunden. Die Hodentumoren selbst waren bedeutend weicher geworden. Während hier der Punktionssaft nur noch schwach fadenziehend war und nur wenige unbewegliche, meist leicht deformierte, kurze Spirochäten enthielt, war der *Punktionssaft aus den noch verdickten Randpartien noch fadenziehend und enthielt lebende,* gut erhaltene *Spirochaetae pallidae,* wenn auch entschieden nicht mehr in so großer Anzahl wie am Tag vorher. Die Krusten schienen besonders am Rand des Geschwürs etwas gelockert. Die Temperatur war normal. Am 17. August 1910 waren bei diesem Kaninchen beide Hodentumoren bis auf einen ganz kleinen zentralen Herd geschwunden. Hier fanden wir jedoch ebenso wie in den übrigen anscheinend normalen Hodenpartien in *dem dünnflüssigen Punktionssaft keine Spirochäten mehr.* Während links die Ränder des Geschwürs nicht mehr infiltriert waren, fand sich bei dem rechten Geschwür lateral noch ein schmaler, etwas derber Randsaum, *in dessen noch etwas zähem Punktionssaft sich hin und wieder einige anscheinend unbewegliche, aber doch gut erhaltene Spirochäten fanden.* Die Borken begannen sich abzustoßen. Am 18. August 1910 war auch der Rest der Randpartie vollkommen geschwunden; Spirochäten wurden nicht mehr gefunden. Am 20. August 1910 *starb dieses mit atoxylsaurem Quecksilber* behandelte Tier. Es war in den letzten Tagen etwas abgemagert. Das Geschwür rechts war bis auf eine linsengroße, kaum wahrnehmbare Borke vollständig geschwunden, links zeigte sich nur noch ein kleiner oberflächlicher Rest, dessen Abklatschpräparat keine Spirochäten enthielt. Im Hoden fanden sich keine Spirochäten mehr (Abb. 144). *In gleicher Weise verliefen Versuche mit Atoxyl.*" (Aus UHLENHUTH u. MULZER, Atlas.)

der Zeitschr. f. Immunitätsforsch. u. exp. Therapie, Orig. Bd. 1, S. 41 hervorgeht, *war bereits nach 0,01 + 0,02 = im ganzen 0,03 g dieses Präparates ein auffallender Heilungserfolg wahrzunehmen.* Bei beiden Tieren war am 6. Tage nach der ersten, bzw. 3. Tage nach der zweiten Einspritzung die infiltrierte Randzone der Geschwüre fast vollkommen resorbiert. *In diesem Gewebe, das sonst Spirochäten geradezu in Reinkultur beherbergt, waren zu dieser Zeit nach der Behandlung nur noch spärliche, wenig bewegliche Spirochäten nachweisbar.*

Vielleicht hätte diese Dosis von 0,03 genügt, um die einmal eingeleitete Heilung auch zu vollenden. Es wurden jedoch damals noch weitere Dosen dieses Präparates injiziert, und man konnte, wie auch die Protokolle zeigen, feststellen, daß es gelang, schwere syphilitische Primäraffekte durch 0,14 g atoxylsaures Quecksilber in 8, bzw. 13—18 Tagen *vollkommen zu heilen. Spirochäten waren schon, laut Protokoll, bei beiden Tieren am 8. Tage nach der Injektion bei einer bis dahin verabreichten Dosis von 0,06 g atoxylsaurem Quecksilber nicht mehr nachzuweisen gewesen.*

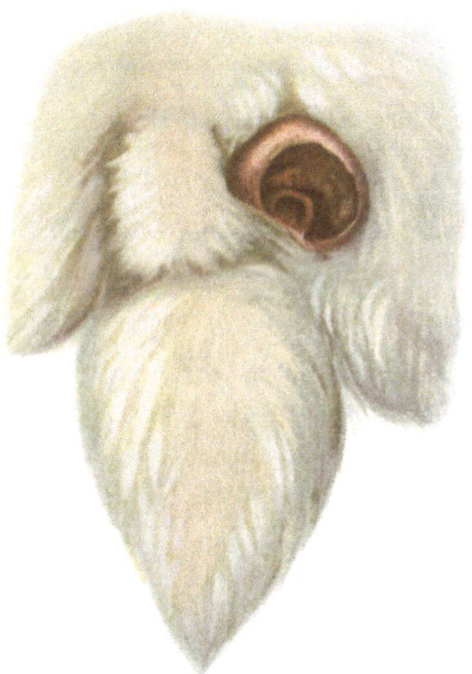

Abb. 145.

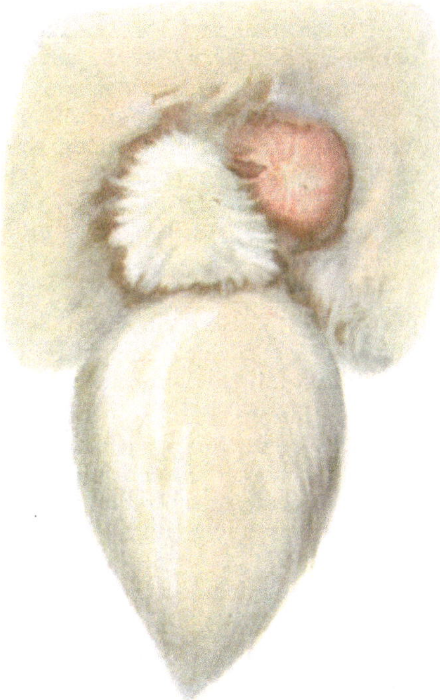

Abb. 146.

Abb. 145 u. 146. Heilwirkung des atoxylsauren Quecksilbers (UHLENHUTH) auf syphilitische Hodenerkrankungen des Kaninchens.

„Am 29. August 1910 erhielt Kaninchen 347 2600 g, das am 11. Juni mit virulentem Hodenmaterial in den linken Hoden geimpft worden war und am 23. Juli einen etwa zehnpfennigstückgroßen Primäraffekt der Scrotalhaut aufwies (Abb. 145), 0,08 *atoxylsaures Quecksilber*. Das Geschwür hatte sich bis Markstückgröße ausgebildet und war mit einer dicken, festsitzenden Borke bedeckt. Es war lediglich auf der Scrotalhaut lokalisiert und hatte eine Dicke von etwa $^3/_4$ cm. In dem zähen Punktionssaft der wallartigen Randverdickung fanden sich zahlreiche typische Pallidae. Am 30. August 1910 war die wallartige Randverdickung auf der lateralen Seite gänzlich geschwunden, ebenso war die verdickte Scrotalhaut derartig verändert, daß das Geschwür hier nur aus der Borke und einem dünnen Geschwürsgrund bestand. *Weder hier noch in der geringen Menge Punktionssaft, der aus der restierenden Randpartie gewonnen werden konnte, ließen sich Spirochäten nachweisen.* Am 31. Aug. 1910 erschien das Geschwür bedeutend verkleinert. Die Borke haftete zwar noch fest, aber jede Verdickung, bzw. das für die Anwesenheit von Spirochäten so charakteristische derb-elastische Gewebe fehlte. Das Geschwür war beinahe kartenblattdünn und bestand nur aus Borke und Scrotalhaut. Spirochäten fanden sich nicht. Am 1. September 1910 war im allgemeinen derselbe Krankheitszustand zu konstatieren. Am 3. September 1910 wurde die Kruste entfernt. Im Abklatschpräparat der Kruste sowohl wie der unter derselben befindlichen Geschwürsfläche fanden sich keine Spirochäten. Am 5. September 1910 war eine neue, aber ganz oberflächliche leicht ablösbare Kruste entstanden. Keine Spirochäten. Allgemeinbefinden des Tieres gut. Am 15. September 1910 nur noch kleine, dünne, leicht entfernbare Borke. Am 20. September 1910 Tier vollkommen geheilt (Abb. 146) aus dem Versuch entlassen.“ (Aus UHLENHUTH und MULZER, Atlas.)

Bei der damaligen Demonstration in der Berliner medizinischen Gesellschaft sagten UHLENHUTH und MULZER wörtlich: „*Wir können nunmehr alle unsere, bei Syphilis in Frage kommenden Heilmittel am Kaninchen auswerten*; *wir bewegen uns so auf sicherer experimentell-wissenschaftlicher Basis und brauchen nicht mehr empirisch umherzutasten.*“ „*Ferner geben diese spezifischen Reaktionen zwischen der Spirochaeta pallida und den Arsen- und Quecksilberpräparaten einen sichtbaren Beweis für die Erregernatur der Spirochäte bei der Syphilis des Menschen und des Kaninchens.*"

Aus diesem Heilungsvorgang schlossen sie, daß das atoxylsaure Quecksilber in erster Linie auf diese derbe, knorpelartige Randzone, die ja am meisten Spirochäten enthält, einwirke, daß also diese Krankheitsformen am geeignetsten zur experimentellen Prüfung solcher spezifischer Heilmittel sein müßten.

UHLENHUTH und MULZER haben damit *zum ersten Male* den Weg angegeben, den *man einschlagen muß, um neuere Heilmittel der Syphilis am Kaninchen auswerten und prüfen zu können.*

Auch HATA bevorzugte die Scrotumsyphilis der Kaninchen für derartige Versuche. In seinem mit EHRLICH herausgegebenen Buche „Die experimentelle Chemotherapie der Spirillosen", das im Jahre 1910 erschien, schreibt er diesbezüglich: „*Das Arbeiten mit Scrotumsyphilis hat vor der Hodensyphilis den Vorzug, daß man hier auf das Vorhandensein von Spirochäten häufig untersuchen kann.*"

Ich werde noch später, bei der Methodik der Prüfung von Arzneimitteln mittels des Tierexperimentes, ausführlicher auf die diesbezüglichen Angaben von HATA zurückkommen. Hier möchte ich nur folgenden, S. 63 des eben erwähnten Buches von EHRLICH und HATA befindlichen Absatz zitieren:

„Die jüngst von UHLENHUTH und MULZER beschriebene Orchitis syphilitica eignet sich ganz ausgezeichnet für die Stammerhaltung, weil sie eine Reinkultur darstellt; chemotherapeutische Studien lassen sich aber mit ihr schlecht ausführen, weil die Anschwellung des Hodens ganz von selbst bald zu-, bald abnimmt und sie besonders für wiederholte Untersuchungen der Spirochäten nicht bequem ist."

Dem ist zunächst gegenüberzuhalten, daß wir, UHLENHUTH und ich, die Orchitis syphilitica nicht erst „jüngst", sondern schon lange vor dem Erscheinen des EHRLICH-HATAschen Buches, nämlich im Januar 1909 (UHLENHUTH und MULZER, Arbeiten aus dem kaiserl. Gesundheitsamt. Bd. 33, H. 1. 1909) beschrieben haben. Ferner könnte der Anschein erweckt werden, als ob wir die *Orchitis* zur Vornahme chemotherapeutischer Versuche empfohlen hätten. Dem ist nicht so! Im Gegenteil: wie aus dem oben Gesagten hervorgeht, haben wir ja *gerade den Primäraffekt als Reagens für derartige Versuche empfohlen* und zwar *ebenfalls ehe das erwähnte Buch* erschien bzw. irgendeine ähnliche Mitteilung von EHRLICH oder HATA in der Literatur vorlag.

Auf Grund dieser guten Resultate des Tierexperimentes wurde das atoxylsaure Quecksilber von einer Anzahl von Klinikern (FABRY, BOETHKE, LESSER, MICKLEY, HÜGEL) auch zur Behandlung der menschlichen Syphilis empfohlen. Es vermochte sich jedoch keine Dauerstellung in der Therapie der Syphilis zu erringen.

Ganz analog den von UHLENHUTH und seinen Mitarbeitern angestellten experimentellen Prüfungen des Atoxyls haben dann PAUL EHRLICH und seine Mitarbeiter, insbesondere HATA, die Wirkung einer großen Zahl neuer organischer Arsenpräparate bezüglich ihrer Wirkung auf die Spirillen des Rückfallfiebers, der Hühnerspirillose und der Kaninchensyphilis im Tierexperiment geprüft.

So hat EHRLICH, der mit BERTHEIM zunächst feststellen konnte, daß die bisherige Auffassung, das Atoxyl sei ein „Meta-Arsensäure-Anilid", falsch sei — es ist, wie diese Forscher bewiesen, das *Mononatriumsalz der Paramidophenylarsinsäure* — aus der Grundsubstanz des Atoxyls die Acetylverbindung hergestellt, deren Natronsalz das acetyl-para-amido-phenyl-arsinsaure Natron ist. Dieses Präparat wurde kurz

Arsacetin

genannt. Dieses Präparat sollen nach den Untersuchungen von EHRLICH, BREINL, BLUMENTHAL-JACOBI u. a. gesunde wie kranke Tiere in sehr viel größeren Dosen vertragen als das Atoxyl. NEISSER, der viele Monate lang in Batavia mit dem Arsacetin experimentell gearbeitet hatte, konnte ebenfalls auf Grund dieser Versuche sich dahin aussprechen, daß dieses Mittel für Affen viel ungiftiger sei als das Atoxyl und daß es *bei der Syphilis dieser Tiere zum mindesten die gleiche Heilkraft wie das Atoxyl besitze.*

Leider bewährte sich auch dieses Präparat in der Praxis nicht, da es alle störenden Nebenwirkungen des Atoxyls, namentlich die Opticusatrophien, wenn vielleicht auch seltener (NEISSER) wie dieses hervorrufen kann.

EHRLICH hat dann weiterhin organische Arsenverbindungen ausgeprüft, die durch fortgesetzte Reduktion des Atoxyls derartig gestaltet sind, daß der Arsenrest nur dreiwertig substituiert ist. Das erste dieser Präparate, das nach Versuchen EHRLICHs die von ihm angestrebten *Eigenschaften einer stark parasitotropen Wirkung bei geringer oder völlig ausgeschalteter organotropen Wirkung* in hohem Maße zu besitzen schien, war das

Arsenophenylglycin.

EHRLICH vermochte durch eine *einmalige* genügend starke Applikation dieses Präparates sämtliche Parasiten bei spirillosekranken Hühnern und syphilitischen Kaninchen abzutöten und den Organismus, im Tierexperiment wenigstens, gewissermaßen zu „*sterilisieren*".

In gleicher Weise ist dies ja auch UHLENHUTH und MULZER wiederholt gelungen, derartig kranke Tiere durch eine *einmalige*, genügend große Dosis von *Atoxyl* und *atoxylsaurem Quecksilber* vollständig zu heilen.

EHRLICH bezeichnete dieses bei der Behandlung solcher Krankheiten neue therapeutische Vorgehen bekanntlich als „*Therapia magna sterilisans*", gegenüber der bis dahin üblichen Etappenbehandlung der Syphilis mit kleineren, in kürzeren Zeiträumen wiederholt angewendeten Dosen.

Nach UHLENHUTH *wirkt das Arsenophenylglycin* bei der Hühnerspirillose *schlechter als das Atoxyl.* NEISSERs Versuche an experimenteller Affensyphilis ließen eine recht gute präventive und therapeutische Wirkung dieses Präparates erkennen. Störend wirkten dabei aber die selbst bei relativ geringen Dosen auch eintretenden *Intoxikationen*, die NEISSER auf die chemische Unreinheit der damaligen Präparate zurückführte. Auch dieses Präparat fand keinen Eingang in die Therapie der menschlichen Syphilis.

Gelegentlich eines im Wintersemester 1909/10 für ärztliche Fortbildung in Berlin gehaltenen Vortrages hat EHRLICH zum ersten Male Mitteilung davon gemacht, daß er ein neues Präparat gefunden habe, das an chemotherapeutischer Wirkung das Arsenophenylglycin übertreffe. Dieses Präparat, das *Dioxydiamidoarsenobenzol*, oder, wie es kurz genannt wurde, das

„Ehrlich-Hata 606" = Salvarsan (1910)

atte nach zahlreichen tierexperimentellen Untersuchungen HATAs unter einer Reihe anderer, von BERTHEIM im Georg Speyer-Haus in Frankfurt a. M. auf EHRLICHs Anregung hergestellter organischer Arsenpräparate die stärkste Wirkung auf die Erreger des Recurrens der Mäuse und Ratten, der Hühnerspirillose und der Kaninchensyphilis.

Mäuse, die mit *Recurrensspirillen infiziert* worden waren, heilten schon bei einer Dosis, die $^1/_3$ der Dosis maxima tolerata betrug. Ganz ausgezeichnet waren aber die Resultate bei der *Hühnerspirillose*. Es genügten von diesem Präparat schon 1,5 mg pro Kilo, um ein Tier zu heilen. Diese Dosis würde, auf Menschen übertragen, einer Dosis von nur $^1/_{10}$ g entsprechen. Auch bei der *Kaninchensyphilis* konnte HATA ganz eklatante Heilerfolge erzielen. Bei 6 Kaninchen wurde eine ausgesprochene syphilitische *Keratitis* durch intravenöse Applikation von 0,006—0,04 pro Kilogramm Körpergewicht innerhalb 2 bis 3 Wochen zur dauernden Heilung gebracht. 15 Kaninchen mit *Scrotumsyphilis* (TRUFFI-Stamm, großer Schanker) wurden durch eine einzige Injektion von genügender Stärke innerhalb 2—3 Wochen glatt zur Heilung gebracht. „Bei einer Dose von 0,015 waren bei zwei damit behandelten Tieren die Spirochäten schon am nächsten Tage verschwunden, bei der Dose von 0,01—0,005 waren die Spirillen noch zwei Tage in ganz geringer Zahl vorhanden, eine noch geringere Dosis (0,004—0,002) verminderte zwar in einem Versuch die Spirillen, brachte sie aber nie zum Verschwinden. Entsprechend war auch die Wirkung dieser Dosen auf das klinische Bild des Schankers, dessen Ausdehnung etwas abnahm, der aber nicht geheilt wurde."

HATA weist mit Recht darauf hin, daß bei dem Studium der Wirkung eines Heilmittels *das Verschwinden der Spirochäten ein weit sichereres Merkmal für die Heilung ist als die Zeit, die das vollständige Abheilen in Anspruch nimmt.*

Die *Grenze der sofort sterilisierenden Dosis* liegt nach HATA für das *Salvarsan zwischen 0,015 und 0,01 pro Kilogramm Körpergewicht.* Der „*chemotherapeutische Index*", d. h. *das Verhältnis von Dosis curativa zur Dosis tolerata* $\left(\frac{c}{t}\right)$ ist, da bei intravenöser Applikation die ertragene Dosis 0,1 pro Kilogramm des Kaninchens ist, $\frac{1}{7}$—$\frac{1}{10}$. „Bei den bisherigen Versuchen kamen bei den mit diesen Dosen behandelten Tieren keine Rezidive vor" (HATA).

TOMASCZEWSKI konnte ebenfalls eine gute Wirkung des Arsenobenzols auf die Produkte experimenteller Kaninchensyphilis wahrnehmen. Spätestens 36 Stunden nach der Injektion, frühestens nach 12 Stunden waren die Spirochäten verschwunden. Die Symptome bildeten sich nach 10—14 Tagen zurück.

Weniger günstige Heilerfolge hatte NEISSER bei der experimentellen Affensyphilis. Von zwölf syphilitischen Affen, die intramuskulär mit 0,025 pro Kilo, intravenös mit 0,015 pro Kilo behandelt wurden, waren bis zur Zeit der ersten Veröffentlichung nur drei als sicher geheilt, zwei als möglicherweise geheilt, die übrigen sieben vorderhand als ungeheilt zu betrachten gewesen. In späteren, im Verein mit KUZNITZKI veröffentlichten Mitteilungen spricht sich NEISSER dahin aus, daß es mit Leichtigkeit gelingt, infizierte Affen bei rechtzeitiger Behandlung mit einer hinreichenden Dosis des Arsenobenzols vor dem Zustandekommen des Primäraffektes und damit der allgemeinen Infektion zu schützen. Die Heilungsziffer von insgesamt neun brauchbaren diesbezüglichen Versuchen ergab fast $90^0/_0$.

UHLENHUTH und MULZER konnten bei ihren derartigen Tierversuchen keinen erheblichen Unterschied in der Wirkung des Arsenols und des Atoxyls sowie des atoxylsauren Quecksilbers feststellen. Bei Recurrens ist 606 nach ihren Erfahrungen im Tierexperiment den anderen Präparaten sicher überlegen.

Wenn es sich nun auch im Laufe der Zeit herausgestellt hat, daß das *Salvarsan* durchaus nicht alle die Hoffnungen, die man auf dasselbe insbesondere hinsichtlich einer „Heilung der Syphilis auf einen Schlag", einer „Therapia magna sterilisans" und einer „absoluten Schadlosigkeit" erfüllten, wenn man auch bei der Anwendung des Salvarsans und seiner Abkömmlinge wieder zur alten Etappenbehandlung zurückkehrte, so besitzen wir doch im *Salvarsan die mächtigste Waffe der Gegenwart im Kampfe gegen die Syphilis.*

Vergegenwärtigen wir uns noch einmal den Weg, der zur Entdeckung dieses neuen Syphilisheilmittels geführt hat, so sehen wir, daß es seinen Ausgang genommen hat vom Atoxyl, dessen spirillocide und spezifisch antisyphilitische Wirkung bei Tieren und Menschen von UHLENHUTH *und seinen Mitarbeitern in den Jahren 1907—1909 festgestellt worden ist.* UHLENHUTH *war der erste,* der auf Grund experimenteller Erfahrung die Möglichkeit, das syphilitische Virus auf Tiere zu übertragen, nach dieser Richtung hin *praktisch verwertete* und damit *den Weg zu einer wirklichen, rationellen, auf exakten wissenschaftlichen Beobachtungen beruhenden Behandlung der menschlichen Syphilis gezeigt* hat. P. UHLENHUTH *hat damit die Grundlage der modernen Chemotherapie der Syphilis geschaffen,* eine Tatsache, die in der einschlägigen Literatur vielfach in unverantwortlicher Weise verschleiert worden ist, aber im Interesse der historischen Wahrheit hier *mit allem Nachdruck* hervorgehoben werden muß.

EHRLICHS *großes Verdienst ist es, aus dem Atoxyl, dessen chemische Formel er mit* BERTHEIM *richtig erkannt hat, durch chemische Modellierung das Salvarsan hergestellt zu haben (1910), dessen Wirksamkeit er in gleichen Tierexperimenten, an Hühnern und Kaninchen, ausprobiert hat, wie vor ihm* UHLENHUTH *das Atoxyl.*

In dem Bestreben das *Salvarsan* noch zu verbessern, gelangte EHRLICH dann später zu dem *Präparat 914*, dem

Neosalvarsan.

Dieses Präparat ist das *Natriumsalz der Dioxydiaminoarsenobenzolmonomethansulfinsäure*, mithin ein echter Abkömmling des Salvarsans. Es enthält jedoch nur 21,7% Arsen (Salvarsan 31%), so daß etwa *0,9 g Neosalvarsan 0,6 g Altsalvarsan entsprechen.*

Das Neosalvarsan ist ein gelbbräunliches Pulver, das gleich dem Altsalvarsan in zugeschmolzenen Glasampullen in den Handel gebracht wird. Es *löst sich sehr leicht in Wasser*, und zwar in *neutraler Lösung*, doch darf das Wasser nicht wärmer als höchstens 21° C sein, da das Präparat sich sonst leicht zersetzt und giftig wirkt.

Salvarsannatrium.

Das *Salvarsannatrium* enthält den gleichen Arsengehalt wie das Neosalvarsan und stellt in seinem Prinzip ein bereits bei der Fabrikation alkalisch gemachtes Altsalvarsan dar. Die wässerige Lösung des goldgelben Pulvers reagiert also alkalisch, während bekanntlich die des Neosalvarsans neutral und die des Altsalvarsans sauer reagiert.

Das Salvarsannatrium wird wie das Neosalvarsan dosiert und angewendet. In seiner Wirkung soll es nach E. HOFFMANN ein wenig stärker als das Neosalvarsan, dem Altsalvarsan aber unterlegen sein.

Beide Präparate wurden in analoger Weise wie die vorhergehenden *tierexperimentell geprüft.*

Im Verfolg der Ideen von EHRLICH und KARRER wurde von den Höchster Farbwerken dann das

Silbersalvarsannatrium, kurz Silbersalvarsan

hergestellt, das KOLLE 1918 auf Grund seiner diesbezüglichen Tierversuche als mächtigstes Antisyphiliticum empfohlen hat. Es ist ein dunkelbraunes Pulver, das sich leicht im Wasser mit neutraler Reaktion löst und im *Tierversuch wirksamer als das Altsalvarsan* ist. Es besitzt hier eine etwa dreimal so starke Heilwirkung wie dieses. Die spirillocide Komponente ist besonders ausgesprochen.

Gleichzeitig mit dem Silbersalvarsan wurde von Höchst das

Sulfoxylatsalvarsan,

das Präparat Nr. 1495, herausgegeben, das Kolle ebenfalls tierexperimentell geprüft hatte. Es ist dies eine *nicht oxydable* und daher in gelöster Form haltbare Arsenobenzolsulfoxylatverbindung, die in 20 %iger gelber Lösung, in Ampullen eingeschmolzen, in den Handel kommt.

Das Sulfoxylatsalvarsan vermochte sich nicht in die Praxis einzubürgern, trotzdem Voegtlin und Dyer mittels des Tierexperimentes — Verimpfung der Poplitealdrüsen — festgestellt haben wollen, daß syphilitische Kaninchen *durch eine einzige Sulfosalvarsaninjektion sterilisiert werden können.* Dieses Präparat ist, so viel mir bekannt ist, jetzt aus dem Handel zurückgezogen worden.

Ferner ist hier dann noch zu erwähnen das

Neosilbersalvarsan,

das ebenfalls im Speyer-Haus gefunden wurde, und zwar durch Einwirkung von Neosalvarsan auf Silbersalvarsan unter Einhaltung bestimmter Mengenverhältnisse. Es handelt sich hier um eine einheitliche Verbindung, welche im Gegensatz zum Neosalvarsan selbst nach längerem Stehen an der Luft keine Zunahme der Giftigkeit erfährt.

Das *Neosilbersalvarsan* ist ein braunschwarzes Pulver, das in evakuierten Röhrchen in den Handel kommt und sich sehr leicht und klar mit hellbrauner Farbe und schwach alkalischer Reaktion in Wasser löst. Sein Arsengehalt beträgt etwa 20 %, der Silbergehalt etwa 6 %. Hinsichtlich der Toxicität nimmt es nach Kolle im *Tierversuch* eine Mittelstellung zwischen dem Silbersalvarsan und dem Neosalvarsan ein; sein chemotherapeutischer Index ist derselbe wie der des Silbersalvarsans. Kolle bezeichnet es daher als *ein durch Einführung der Silberkomponente biologisch aktiviertes Neosalvarsan.*

Auch das sog. „**Albert 102**“, ein von Albert in gleicher Weise mittels tierexperimenteller Prüfung gefundenes und von Arning in die Therapie der Syphilis eingeführtes organisches Arsenpräparat, muß ich hier erwähnen.

Es ist nicht meine Aufgabe, hier auf die klinische Wirkung, die Art und Weise der Applikation, der Dosierung und der Nebenwirkungen der einzelnen Salvarsanpräparate einzugehen oder Indikationen und Kontraindikationen der Salvarsanbehandlung aufzustellen. Das wird in anderen Kapiteln des „Handbuches für Haut- und Geschlechtskrankheiten“, von dem ja die vorliegende Abhandlung einen Teil bildet, ausführlich besprochen werden.

Sehr frühzeitig ist man auch dazu übergegangen, die Wirkung der

Quecksilberpräparate

bei der experimentellen Syphilis der Affen und der Kaninchen zu studieren.

So konnte Neisser ebenso wie schon Metschnikoff und Roux feststellen, daß das altbewährte *Quecksilber* (Sublimat, Salicylquecksilber, kolloidales Quecksilber) tatsächlich ein spirochätentötendes, also wirkliches Heilmittel und nicht nur ein die Symptome beseitigendes Medikament sei. „Quecksilberbehandlung heilte nicht nur die mit manifesten Krankheitssymptomen behafteten Affen, sondern auch solche anscheinend gesunde Tiere, in deren Organismus sich irgendwo Spirochäten befanden, ohne daß irgendwelche Krankheitsprozesse vorhanden zu sein schienen. *Der langdauernde Streit, ob eine Anwendung des Quecksilbers auch im Latenzstadium nützlich sei, ist damit ein für allemal im positiven Sinne entschieden.*“

Uhlenhuth und Manteufel vermochten die Wirksamkeit des Quecksilbers bei der Spirochätenkrankheit der Hühner einwandfrei zu beweisen, doch wirkt hier das (salicylsaure) Quecksilber, im Gegensatz zum Atoxyl, besser im Präventivversuch. Versuche dieser Autoren bei der Hornhautsyphilis der Kaninchen bestätigten ihre bei dem Studium der Hühnerspirillose gewonnenen Vorstellungen, verliefen jedoch so, daß weder mit Sublimat allein, noch mit salicylsaurem Quecksilber allein, noch mit Atoxyl allein ein so reicher Erfolg erzielt worden war wie mit dem atoxylsauren Quecksilber.

Auch Tomasczewski hat die Wirkung des Quecksilbers auf die experimentell bei Kaninchen erzeugte Keratitis geprüft und sich auf Grund seiner Ergebnisse folgendermaßen geäußert: „Kaninchen erkranken ohne Verlängerung der normalen Inkubationszeit an syphilitischer Keratitis, wenn sie im Moment der Impfung und noch kurze Zeit nachher unter der Wirkung von Sublimatinjektionen stehen. Unter dem Einfluß längere Zeit (5—9 Wochen) fortgesetzter Sublimatinjektionen erkrankt nur ein Teil der Tiere in der gewöhnlichen Zeit, ein Teil später, ein kleiner Teil überhaupt nicht. Steigert man aber den Quecksilbergehalt der Sublimatinjektionen um das acht- bis zehnfache, so bleiben fast alle Impftiere ohne klinisch erkennbare Krankheitserscheinungen, auch wenn man mit den Einspritzungen schon nach einer Woche aufhört."

Schereschewsky konnte in seinen mit Worms angestellten Untersuchungen über die *originäre Kaninchensyphilis* zeigen, daß bei Tieren, die nicht mit Hg. salicylicum vorbehandelt waren, durch eine einzige Injektion dieses Mittels die Spirochäten zum Schwinden gebracht werden konnten. Diese Tiere konnten sogar später mit Erfolg reïnfiziert werden.

Neuere *organische Quecksilberverbindungen* wurden von Levaditi und Launoy, Blumenthal und dann von Kolle und seinen Mitarbeitern Rottermund, Pechié, Dale, sowie von Schilling und Hahn und Kostenbader tierexperimentell untersucht. Als Testobjekte dienten die Hühnerspirillose, Mäuserecurrens und die experimentelle Kaninchensyphilis. Kolle fand unter einer Anzahl von Quecksilberverbindungen einige wenige, die in sicher erträglichen Dosen ein Verschwinden der Spirochäten und sogar ein Ausheilen des Schankers herbeiführten, d. h. einen, wenn auch *geringen chemotherapeutischen Index* aufwiesen. Gemeinsam mit Bleyer habe auch ich in München derartige chemotherapeutische Untersuchungen mit dem sog. *Mercedan*, einem paranucleinsauren Quecksilberpräparat, ausgeführt. Wir kamen hier zu dem gleichen Ergebnis wie F. Blumenthal, der seine diesbezüglichen Ergebnisse folgendermaßen zusammenfaßte: „Mit dem paranucleinsauren Quecksilber gelingt es also mit einer einmaligen Injektion, die experimentelle Syphilis des Kaninchens zur Heilung zu bringen. *Allerdings liegt die Dosis, die hierzu nötig ist, direkt an der toxischen.*"

Auch Frey hat umfassende Studien über die Einwirkung von Quecksilberpräparaten auf die experimentelle Syphilis des Kaninchens, sowie auf originäre Kaninchenspirochätose angestellt. Er fand, daß hier die *wirksame Dosis hart an der Grenze der tödlichen liegt*, konnte aber ebenfalls eine *deutliche spirochätocide Wirkung der Quecksilberpräparate feststellen.* „Diese Versuche sprechen in der Tat dafür, *daß dem Quecksilber eine primäre Wirkung auf das syphilitische Gewebe zukommt.*"

Nach der Auffassung von Frey bedeutet auch die von Launoy und Levaditi experimentell gemachte Feststellung, daß es *quecksilberfeste Spirochäten* gibt, die diese ihre Eigenschaft in mehreren Passagen beibehalten, „eine *starke Stütze für die Auffassung von einer direkten Wirkung des Quecksilbers auf die Parasiten*, da ohne eine derartige „Verankerung" das Zustandekommen einer übertragbaren spezifischen Festigung kaum vorstellbar sein dürfte".

In jüngster Zeit hat dann noch LEE auf die direkte spirillocide Wirkung des Quecksilbers hingewiesen.

NEISSER hat auch die Wirkung der

Jodpräparate

tierexperimentell an Affen studiert. Die allgemein vorherrschende Anschauung, daß die Jodpräparate keine spirochätentötenden Eigenschaften hätten, sondern im wesentlichen nur dazu dienten, die namentlich im Spätstadium auftretenden Syphilisprodukte schnell zur Resorption zu bringen, glaubt NEISSER auf Grund dieser seiner Versuche nicht völlig bestätigen zu können. *Große Dosen* von *Jodkalium* zeigten nämlich im Tierversuch *doch eine gewisse Beeinflussung der Spirochäten.* NEISSER schließt aus diesen seinen Ergebnissen, daß man *doch häufiger als bisher auch in der Frühperiode der Syphilis energische Jodkuren machen soll.* Nach MESSERSCHMIDT kommt den Jodpräparaten eine wesentliche spirillocide Wirkung bei der Hühnerspirillose nicht zu. LOUISE PEARCE hat in letzter Zeit ebenfalls experimentell an Kaninchen festgestellt, daß hier eine *gewisse Wirkung des Jodes* unzweifelhaft vorhanden ist. Diese dürfte jedoch im wesentlichen auf einer Vermehrung der Abwehrreaktionskraft des Körpers beruhen.

Die

Versuche einer Chininbehandlung,

die NEISSER ebenfalls vorgenommen hat, ergaben *weder eine präzise präventive noch eine einigermaßen sichere Heilwirkung.*

UHLENHUTH ist schon frühzeitig dazu übergegangen, auch

Antimonpräparate

in den Bereich seiner chemotherapeutischen Studien zu ziehen. Auf seine Veranlassung haben bereits 1908 die chemischen Werke in Charlottenburg ein dem Atoxyl ähnlich zusammengesetztes Antimonpräparat, „*Antimon-Atoxyl*“ hergestellt, das auch bei Hühnerspirillose und Kaninchensyphilis recht günstige Erfolge ergab. In weiterem Verfolg der chemischen Synthese derartiger Präparate gelang es dann Dr. SCHMIDT (Chemische Fabrik von Heyden) zahlreiche weitere Präparate, bei denen das Antimon an den Benzolkern gebunden war, herzustellen.

Gemeinsam mit HÜGEL und AOKI haben UHLENHUTH und MULZER im Jahre 1913 diese *organischen Antimonpräparate* systematisch bei der experimentellen Trypanosomiasis, der Hühnerspirillose und der Kaninchensyphilis ausgeprüft. Diese Versuche zeitigten insbesondere bei drei Derivaten, der p-Aminophenylstibinsäure, dem *benzol-sulfonparaamidophenylstibinsauren Natron*, dem *p-urethanophenylstibinsauren Natron* und außerdem bei dem inzwischen von der Fa. Heyden unter dem Namen „*Stibenyl*“ in den Handel gebrachten *acetyl-p-aminophenylstibinsaurem Natron recht bemerkenswerte Erfolge*, besonders insofern, als stärkste Hodentumoren nach 1—2 Injektionen dadurch zum Schwinden gebracht wurden.

Wie UHLENHUTH mitteilt, sind *auch beim Menschen* mit diesen Präparaten therapeutische Versuche angestellt worden, die jedoch nicht recht befriedigend ausfielen. Auch KOLLE hat experimentell auf diesem Gebiete gearbeitet. Später hat dann UHLENHUTH diese Versuche in Marburg mit SEIFFERT wieder aufgenommen und eine Anzahl neuerer Antimonpräparate geprüft. Diese Präparate lassen sich in 3 Gruppen zusammenfassen. Es wurden zunächst solche Antimonpräparate geprüft, die *mit Silber kombiniert* waren. In Wasser lösliche *komplexe Silbersalze des Stibenyls* befriedigten aber nur wenig. Die zweite Serie umfaßte *Kombinationspräparate des Antimons mit Arsen*, die ähnlich dem Salvarsan gebaut waren. Auch sie wurden verlassen, da einerseits die toxische Grenze der wirksamen hier sehr nahe lag, anderseits aber bald neuere, mehr Erfolg versprechende

Antimonpräparate geschaffen worden waren. Das Präparat, von dem die dritte Versuchsreihe ausging, war ein *m-chlor-p-acetylaminophenylstibinsaures Natrium* = „*Stibosan*" (*Heyden*), mit einem Antimongehalt von 30,5%, also eine Verbindung, die *dem Stibenyl recht ähnlich* ist.

UHLENHUTH faßt die mit diesem Präparat bei 18 syphilitischen Kaninchen erzielten Resultate folgendermaßen zusammen:

„Wir haben hier ein Präparat vor uns, welches, in den richtigen Gaben appliziert, die experimentelle Kaninchensyphilis binnen wenigen Tagen, auch bei dem schwersten lokalen Befund — desgleichen übrigens auch bei den gelegentlichen Allgemeinerscheinungen, wie syphilitische Keratitis (2 Tiere) — mit Sicherheit zu völliger Ausheilung bringt, ohne in dieser sicheren Heildosis auch nur die geringsten Nebenerscheinungen auszulösen. Wie weit dieses Präparat durch weitere chemische Modellierung noch einer Verbesserung fähig ist und wie sich seine Wirkung gegenüber menschlicher Syphilis äußert, wird Gegenstand weiterer Untersuchungen sein. Jedenfalls bietet der weitere Ausbau der Antimontherapie der Syphilis ebenso wie anderer Infektionskrankheiten manche interessanten und wichtigen Ausblicke."

Auch GROSSMANN hat später atoxylsaures Antimon und atoxylsaures Wismut in der Wirkung auf die experimentelle Kaninchensyphilis untersucht und wenn auch nicht voll befriedigende Ergebnisse, so doch derartige erzielt, daß die Kombination von As und Bi ihm nicht aussichtslos erscheint.

In neuerer Zeit hat dann noch KLAUDER verschiedene *Antimonpräparate* tierexperimentell geprüft, nämlich das *Kaliumantimonyltartrat* und das *Antimontartrat*. Er fand, daß diese bei intravenöser Applikation *nur ein vorübergehendes Verschwinden* der in den Schankern enthaltenen Spirochäten bewirken.

Wismut.

Wismut wurde zum ersten Male anscheinend von BALZER im Jahre 1889 zur Behandlung der Syphilis angewandt. Einige Jahre später haben MASUCCI und RAYNOLD diese von BALZER aufgegebenen Behandlungsmethoden wieder versucht. Näheres hierüber findet sich nicht in der Literatur. Die Wismuttherapie der Syphilis geriet in Vergessenheit.

Mit dem Aufschwung der modernen Chemotherapie der Syphilis wurden auch die Versuche mit *Wismut* wieder aufgenommen. So hat bereits UHLENHUTH im Jahre 1908 *Wismut in Verbindung mit Arsen* erfolgreich bei Trypanosomenkrankheiten angewandt. 1913 stellten EHRLICH und KARRER ein leider unbeständiges und deshalb unbrauchbares *Wismut-Arsenobenzol* her. 1916 konnten SAUTON und ROBERT zeigen, daß Wismut, und zwar das *Wismut-Kalium-Natriumtartrat* eine präventive und bis zu einem gewissen Grade auch heilende Wirkung auf die Spirillose der Hühner und auf die Trypanosomiasis entfalte. Auf Grund dieser Versuche vermuteten schon diese Autoren, daß dieses Mittel auch einen günstigen Einfluß auf die Recurrens und auf die Schlafkrankheit entfalten werde. 1919 hatten KOLLE und RITZ *kolloidales Wismut* bei der experimentellen Syphilis der Kaninchen geprüft, die Versuche aber wegen der zu großen Toxizität des *intravenös* verabreichten Mittels wieder aufgegeben.

Nach dem Tode von SAUTON im Felde nahmen 1920 LEVADITI und SACERAC in Paris die Versuche desselben wieder auf. Sie verwendeten *Bi-K-Na-Tartrat* subcutan, später intramuskulär in 10%iger öliger Suspension. Als Versuchstiere dienten ihnen *syphilitische Kaninchen*, sowie Kaninchen, die an der sog. *originären Kaninchenspirochäte* litten.

LEVADITI und SACERAC stellten fest, daß die tödliche Dosis der alkalischen wässerigen Lösung dieses Mittels 0,2 betrage, die toxische 0,1 und die Dosis bene tolerata 0,05—0,06 pro Kilogramm Kaninchen. Intravenös wirkten schon 0,005 g pro Kilogramm nach etwa 7 Tagen tödlich. Die 10%ige ölige Suspension des Bi-K-Na-Tartrat erwies sich als noch weniger toxisch als die wässerige und wirkte *schon in kleinen Dosen, die weit unterhalb der toxischen*

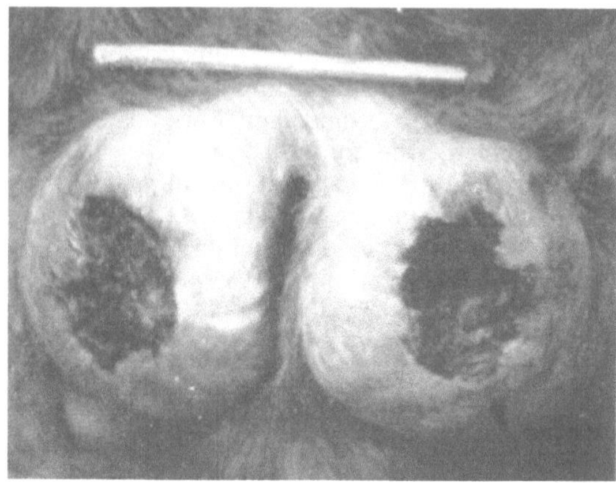

Abb. 147. Aufgenommen am 4. 3. 24, kurz vor der ersten Einreibung. Spirochäten + + +, lebhaft beweglich. (Nach G. GIEMSA.)

Dosis lagen, bei diesen Versuchstieren ausgezeichnet, und zwar in erster Linie spirochätocid.

LEVADITI und SACERAC haben dann dieses Präparat, das sie *Trépol* nannten, *auch bei der Syphilis des Menschen* versucht. Sie behandelten damit 1 Fall von primärer, 2 Fälle von sekundärer und 2 Fälle von tertiärer Syphilis. Im ersten Falle schwanden die Spirochäten nach 3 Tagen, die Wa.R. wurde und blieb negativ. Bei den sekundären Fällen bildeten sich die Erscheinungen (Primäraffekt, Plaques, Lymphdrüsen, Exanthem) rasch zurück, die Wa.R. dagegen blieb positiv. Bei der tertiären Syphilis (Gummen und ein tuberoserpiginöses Syphilid) trat Abheilung der Erscheinungen nach je 6 Injektionen ein; die Seroreaktion im Blute blieb in einem Falle positiv. Als Komplikationen sahen sie in einem Falle eine fuso-spirilläre Stomatitis und eine Zahnfleischveränderung ähnlich dem Bleisaum. Die Autoren forderten auf Grund dieser günstigen Ergebnisse ihrer Versuche zur Nachprüfung auf. Diese nahmen in Frankreich zunächst FOURNIER und GUÉNOT, in Belgien DUHOT und in Deutschland HUGO MÜLLER vor. Die Resultate dieser Autoren ermutigten bald zur allgemeinen Verwendung dieses Mittels, und so wurde denn auch die *Wismutbehandlung der Syphilis zunächst in Frankreich und in den valutastarken Ländern* auf der ganzen Linie aufgenommen. Aber *auch in Deutschland* fand diese

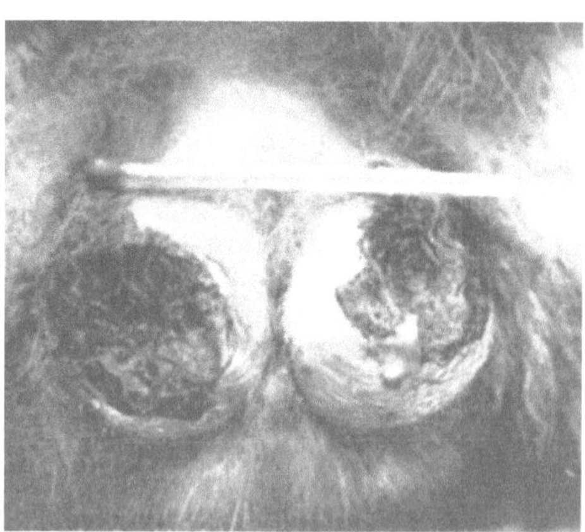

Abb. 148. Aufgenommen am 14. 3. 24 (Spirochätenbefund am 8. 3. +, beweglich, am 10. 3. +, unbeweglich, vom 11. 3. ab 0). Vom 7. 3. ab keine Einreibung mehr. (Nach G. GIEMSA.)

Therapie bald Eingang, zumal die deutsche chemische Industrie eigene Wismutpräparate fand, welche die französischen Präparate nicht nur vollständig ersetzen, sondern sie in vielen Fällen noch weit übertreffen.

GIEMSA hat übrigens auch Versuche über die Wirkung von *Wismutschmierkuren* bei experimenteller Kaninchensyphilis angestellt. Er verwendete hierbei eine 10%ige völlig klare „Lösung" von *Triphanylwismut*, die er in die Haut der Hinterschenkel energisch einrieb, nachdem die Haare hier kurz geschnitten worden waren. Diese Partien sollen sich für eine *vollkommene* Einreibung besser eignen als die nachgiebige Bauchhaut. Auch das Ablecken des Medikamentes soll dadurch verhütet werden. Seine guten Resultate sind aus den von ihm gebrachten Abbildungen (Abb. 149–150) ohne weiteres ersichtlich. ALBRECHT und EVERS haben später gleichfalls derartige Wismutschmierkuren bei syphilitischen Kaninchen vorgenommen, hierbei aber Wismut*salbe* und die Bauchhaut gewählt, worauf GIEMSA ihre geringen Erfolge — sie traten erst nach Verwendung von toxischen Dosen ein — zurückführt.

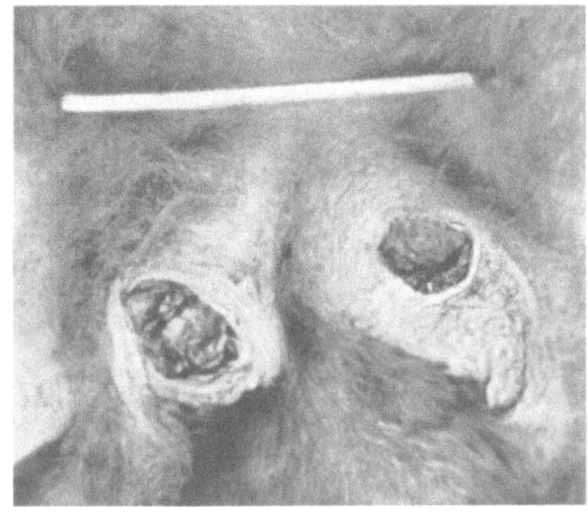

Abb. 149. Aufgenommen am 27. 3. 24. Hoden unterhalb des Schorfrestes völlig normal. (Nach G. GIEMSA.)

Wie wir soeben gehört haben, ist bezüglich des *Wirkungsmechanismus des Bi* und seiner Verbindungen von LEVADITI, aber auch von anderen Forschern, tierexperimentell festgestellt worden, daß *die Wismutpräparate ausgesprochen spirochätocid wirken.* Auch diesbezügliche Arbeiten, die PLAUT und MULZER in München über die Wirkung neuer Wismutpräparate bei der experimentellen Kaninchensyphilis ausführten, bestätigten uns dies. Sie zeigten uns aber auch, daß diese Wirkung *vom Salvarsan weit übertroffen* wird, während *das Quecksilber dem Wismut hierin entschieden nachsteht.* MILIAN bezeichnete hinsichtlich der Wirkung auf die Spirochäten und die klinischen Erscheinungen die *Aktionskraft des Quecksilbers mit der Zahl 4, die des Salvarsan mit 10 und die des Wismuts mit 7*, ein Verhältnis, das im allgemeinen für alle gut wirkenden Wismutpräparate auch tierexperimentell zutreffen dürfte.

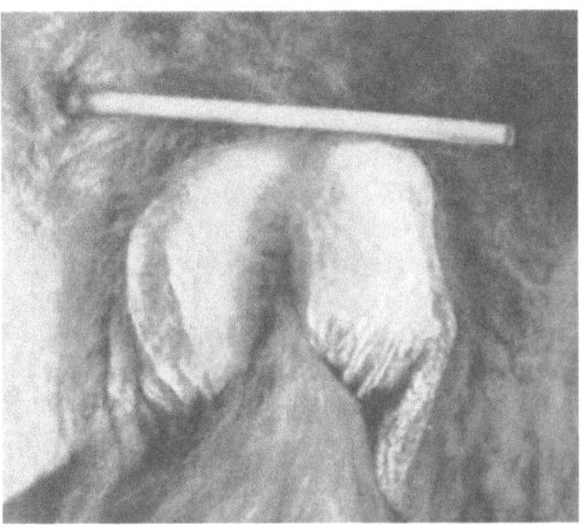

Abb. 150. Aufgenommen am 22. 4. 24. Hoden wieder völlig normal. (Nach G. GIEMSA.)

KOLLE stellt allerdings das Wismut in seiner Wirkung auf die Spirochäten in scharfen Gegensatz zu den Arsenobenzolpräparaten. Da diese innerhalb kurzer Zeit von den Parasiten verankert werden, wirken sie in erster Linie durch ihre Affinität zu den lebenswichtigen Organen der Parasiten und lösen in zweiter Linie durch diese rapide Wirkung den Ictus therapeuticus aus. Das Vorhandensein von Chemoreceptoren ist für Bi nicht erwiesen. Nach KOLLE besitzen die Wismutpräparate (bei intravenöser Einverleibung) nur einen *sehr geringen chemotherapeutischen Index*, wirken zumeist sehr langsam und nur indirekt. Sie gleichen seiner Ansicht nach in der chemotherapeutischen Dynamik sehr dem Quecksilber, dessen Wirkung nach KOLLE neben der protoplasmaaktivierenden und katalytischen vorwiegend auf *Entwicklungshemmung* durch das vom Lymphstrom aufgesaugte Quecksilber zurückzuführen ist.

Übrigens wurden auch noch eine Reihe *anderer* Präparate, *Metallsalze*, tierexperimentell geprüft, so z. B. von PLAUT und MULZER, sowie von amerikanischen Autoren *Vanadiumsalze*. Diese Präparate erwiesen sich hier *sehr wirksam*, selbst in kleinen Dosen, waren jedoch *zu toxisch* um beim Menschen versucht werden zu können. *Chininpräparate* entfalteten nach Versuchen dieser Autoren bei der Kaninchensyphilis *gar keine Wirkung*.

KLAUDER hat folgende Präparate geprüft: *Zinksulfat, Calciumchlorid, Zinnchlorid, Strontiumchlorid, Ceriumnitrat, Cadmiumjodid, wolframsaures Natrium, Uraniumacetat, Goldchlorid, Bariumchlorid, Platinchlorid, Thoriumchlorid und Germaniumoxyd*. Die Salze wurden in Dosen von 0,1—0,2 g pro Kilogramm Körpergewicht intramuskulär injiziert, nur das Germaniumoxyd wurde in Mengen von 0,025 g pro Kilogramm intravenös gegeben. Eine Beeinflussung der Spirochäten und der Primäraffekte selbst war nur nach intramuskulärer Applikation von 0,13 g *Goldchlorid* pro Kilogramm (toxische Dosis = 0,2 g pro Kilogramm) bzw. von 0,125 g *Thoriumchlorid* (toxische Dosis = etwa 0,15 g) feststellbar. Die therapeutische Dosis der beiden Salze war nach dem Referat dieser Arbeit von SCHLOSSBERGER indes *bedeutend schwächer als diejenige des Salvarsans*, das schon in Dosen von 0,006 g pro Kilogramm Körpergewicht intravenös (Dosis tox. = 0,1 g pro Kilogramm) ein Verschwinden der Spirochäten innerhalb 24—48 Stunden und einen völligen Rückgang der Krankheitsprodukte innerhalb einer Woche bewirkte.

FELDT hat chemotherapeutische Versuche mit *Gold* bei experimenteller Kaninchensyphilis vorgenommen und festgestellt, daß auch das *Krysolgan* hier einen *deutlichen Heileffekt* (therap. Index 1 : 2) besitze, der sich durch chemische Variationen erheblich steigern läßt. Ein als Sulfoxylat I bezeichnetes Präparat erwies sich als fast ebenso wirksam wie das Salvarsan (Index 1 : 10). Auch LEVADITI, GIRARD und NICOLAU haben verschiedene *Gold-* sowie *Platin*verbindungen bezüglich ihrer Wirkung auf die experimentelle Kaninchensyphilis aufgestellt und gefunden, daß diese weitgehend von der Form, in welcher sie angewandt werden, abhängig sind. LEVADITI und NICOLAU prüften auch das *Tellur* und fanden dabei gute Beeinflussung bzw. Dauerheilungen. LACASSAGUE, LEVADITI, LATTES und NICOLAU injizierten syphilitischen Kaninchen je 200 elektrostatische Einheiten *Polonium* (Radium, F.) intravenös, konnten aber dabei nur eine geringe Beeinflussung der Spirochäten beobachten.

Im vorhergehenden haben wir gesehen, daß das Tierexperiment und vor allem *die experimentelle Kaninchensyphilis* berufen war, neue, außerordentlich wirksame Mittel im Kampfe gegen die Syphilis des Menschen zu schaffen. Noch immer sind aber diese Mittel verbesserungsfähig und die chemische Industrie aller Kulturländer arbeitet denn auch emsig daran, neue und noch wirksamere Mittel zu finden. *Nicht immer sind aber die Präparate*, die oft mit apodiktischer Reklame von chemischen Fabriken auf den Markt geworfen werden, *genügend tierexperimentell und klinisch erprobt*. KOLLE und PERRIN warnen daher mit Recht ganz entschieden davor, daß derartige Präparate, die aus spekulativen Gründen in den Handel gebracht werden, ohne ausgedehnte tierexperimentelle und praktische Erfahrung kritiklos angewendet werden.

Wie die

tierexperimentelle Prüfung

eines evtl. für die Behandlung der Syphilis in Betracht kommenden Mittels vor sich zu gehen hat, ist teilweise aus dem bereits Gesagten ersichtlich. Ich möchte sie an der Hand meiner mit PLAUT in München vorgenommenen Arbeiten über die Prüfung der Wirkung neuer Wismutpräparate bei der experimentellen Kaninchensyphilis kurz noch einmal zusammenfassend und ergänzend schildern.

Zunächst stellt man die *Verträglichkeit des zu prüfenden Mittels für gesunde* Kaninchen fest, bzw. ermittelt die *toxische Dosis* und im Anschluß daran *die gerade noch* bzw. *die gut vertragene Höchstdosis* = *Dosis tolerata*, bzw. *Dosis bene tolerata*. Die toxische Dosis muß möglichst hoch über der *Dosis efficax* liegen.

So verursachten z. B. bei einem Bi-Präparat, Nr. M/B 8, das wir in München prüften, 80 mg pro Dosis, d. h. das Vierfache der *Dosis efficax*, keinerlei Störungen bei damit behandelten Kaninchen. Normale Tiere von annähernd gleichem Gewicht — die Versuchstiere wurden am Morgen vor der Injektion und täglich in der Folgezeit *nüchtern* gewogen — vertrugen diese Dosis pro Kilogramm ohne jede Schädigung und Gewichtsabnahme. Beim *Embial*, unserem neuen Wismutpräparat, wurde als *toxische* Dosis für das Kaninchen bei einem Bi-Gehalt von 0,5% 70 mg pro Kilogramm Körpergewicht ermittelt. Bei Anwendung des *14%igen* Präparates betrug die toxische Dosis beim Kaninchen 407 mg, während *150 mg pro Kilogramm Körpergewicht ohne jegliche Reaktion vertragen wurden.* Aus unseren weiteren Versuchen ergab sich dann, daß bei Verwendung einer 10%igen öligen Lösung dieses Präparates 20—10 mg pro Kilogramm Körpergewicht *die Spirochäten* in den krankhaften Produkten *nach 3 Tagen vollkommen zum Schwinden brachte.* Fast ganz die gleiche Wirkung wurde mit nur 5 mg Bi pro Kilogramm Körpergewicht erzielt. Auch mit 3 mg und 1 mg wurden im Laboratorium der Merkschen Fabrik noch Rückgang und Heilung erzielt, während 0,5 mg des 5%igen Präparates versagten. Das Verhältnis von Dosis curativa (c) zur Dosis tolerata (t) nennt man bekanntlich den „*chemotherapeutischen Index*". Dieser beträgt demnach für unser Präparat $\frac{1}{15}$, ist mithin ein *ganz ausgezeichneter*, ja übertrifft sogar den von Hata (S. 352) für das Salvarsan angegebenen ($\frac{1}{7}$—$\frac{1}{10}$).

Selbstverständlich ist die Verträglichkeit eines Präparates abhängig von der individuellen Empfindlichkeit der Tierart. *Kaninchen vertragen* z. B. *Quecksilber außerordentlich schlecht.* Hier liegt bei allen Präparaten die wirksame Dosis der Dosis toxica meist recht nahe. Dies muß man natürlich berücksichtigen, wenn man das Kaninchenexperiment zu chemotherapeutischen Studien über Quecksilberpräparate heranzieht.

Zur *therapeutischen Prüfung* selbst verwendet man am besten den *Kaninchenschanker*.

Ich habe bereits erwähnt, daß Uhlenhuth und Mulzer schon am 12. 1. 10, und zwar *zum ersten Male*, darauf hingewiesen haben, „daß wir nunmehr alle unsere bei Syphilis in Frage kommenden Heilmittel am Kaninchen auswerten können und uns so auf sicherer experimentell-wissenschaftlicher Basis bewegen und nicht mehr empirisch umherzutasten brauchen".

Ehrlich und Hata haben dann ebenfalls, wie wir schon wissen, ihre zahlreichen Präparate, die schließlich zur Entdeckung des Salvarsans und des Neosalvarsans führten, in der Hauptsache am Kaninchenschanker geprüft. Ebenso wie Uhlenhuth und Mulzer fanden auch sie, daß in erster Linie das sklerotische, derbe Gewebe der Primäraffekte am deutlichsten und auffallendsten auf organische Arsenpräparate reagiere. Blumenthal, der, wie oben erwähnt, verschiedene chemotherapeutische Versuche mit Quecksilberpräparaten bei experimenteller Kaninchensyphilis anstellte, erklärte, daß sich speziell bei der Hodensyphilis des Kaninchens die Wirkung eines Präparates auf den syphilitischen Prozeß und die Spirochäte leicht erkennen lasse, und daß man bei derartigen Studien „als Testobjekt ausschließlich die Kaninchensyphilis nehmen muß". Kolle endlich spricht sich dahin aus, daß der Kaninchenschanker geradezu als „notwendiger Indicator zur Ausprüfung der in Frage stehenden Präparate diene".

Ich habe aber schon im ersten Teil dieses meines Handbuchbeitrages darauf hingewiesen, daß man zur Prüfung neuerer Syphilisheilmittel am besten nur *Primäraffekte benutzt, die sich auf dem Höhenstadium der Erkrankung befinden*, d. h. Primäraffekte, die noch nicht zu lange bestehen. *Die Entscheidung, ob ein Präparat wirkt oder nicht, fällt innerhalb der ersten 8—10 Tage.* Ist innerhalb dieser Zeit der Primäraffekt nicht bedeutend zurückgegangen, d. h. ist nicht das spezifisch indurierte Gewebe, die Rand- und Grundinfiltration ganz oder fast gänzlich geschwunden, dann taugt das Präparat nichts!

KOLLE steht bekanntlich hier auf einem etwas anderen Standpunkt. Er sagt diesbezüglich: „*Die Schanker sind, solange sie noch in der Entwicklung begriffen sind, meist innerhalb der ersten 6 Monate, nur außerordentlich schwer zu beeinflussen. Sie stellen die hartnäckigsten und intensivsten lokalen, syphilitischen Veränderungen dar*, deren Heilwirkung nur nach längerer Zeit, 6—8 bis 12 Monate, und nur in einem kleinen Prozentsatz der Tiere spontan erfolgt — die meisten gehen interkurrent zugrunde —, sich aber erzielen läßt durch die spezifische Therapie."

Wie ich bereits bemerkte, teile ich diesen Standpunkt von KOLLE auf Grund meiner Erfahrungen nicht. Ich möchte deshalb auch nicht von einer spezifischen Wirkung sprechen, wenn nach Applikation eines Mittels die Schanker erst nach 51 Tagen oder noch später abheilen.

Der Schanker wird *photographiert* und am besten mittels des Tasterzirkels oder des Nonius *gemessen*, und zwar wenn möglich nach Längen- und Breitendurchmesser, sowie bezüglich der Dicke. Es empfiehlt sich auch die ulcerierte Stelle, bzw. den Durchmesser der zentralen Borke festzustellen und zu notieren. Den Schwund des infiltrierten Randgewebes kann man dann später leicht aus der Differenz zwischen Gesamtdurchmesser und Durchmesser des ulcerierten Zentrums ermitteln.

Eine hübsche Methode, den Rückgang der Schanker unter der Einwirkung des spezifischen Mittels bildlich zu veranschaulichen, benutzte GIEMSA, indem er, wie Abb. 147—150 zeigt, über die Schanker ein Streichholz legte.

Außer Primäraffekten kann man für diese Zwecke auch die derben und außerordentlich beständigen *spezifischen Periorchitiden* verwenden. Der Rückbildungsprozeß läßt sich indes hier nicht so gut photographisch und auch meßbar feststellen; er ist, wenigstens anfangs, mehr Gefühlssache.

Umschriebene oder diffuse *Orchitiden* eignen sich im allgemeinen *nicht* zu chemotherapeutischen Versuchen, höchstens zu „Vorversuchen".

Jetzt wird der *Spirochätenreichtum* in den Primäraffekten oder Periorchitiden der noch unbehandelten Tiere festgestellt. Man *punktiert* die sklerotische Randpartie der Primäraffekte oder die derben periorchitischen Schwielen mittels einer sterilen Glascapillare oder mit der Kanüle einer PRAVAZschen Spritze und untersucht den Punktionssaft im Dunkelfeld. In unseren Tabellen (S. 365ff.) haben wir stets folgende Bezeichnungen angewendet, welche die *Zahl der gefundenen Spirochäten* betreffen:

— = keine Spirochäten zu finden,
\+ = sehr wenig Spirochäten; im ganzen Präparat oft nur sehr wenig Spirochäten,
++ = in jedem Gesichtsfeld 1—2 Spirochäten,
+++ = 5—10 Spirochäten im Gesichtsfeld,
++++ = das Gesichtsfeld wimmelt von Spirochäten.

Ich möchte hier aber doch bemerken, daß diese Bezeichnungen bei der experimentellen Kaninchensyphilis *etwas willkürlich* gewählt sind, bzw. nicht so exakte Angaben darstellen, wie z. B. die ähnlichen Bezeichnungen bei der Hühnerspirillose und der Recurrens. Selbst in stark ausgebildeten Kaninchenschankern und Periorchitiden *schwankt der Spirochätengehalt schon normalerweise oft in beträchtlichen Grenzen.* Macht man, was oft notwendig ist, an verschiedenen Stellen der Infiltrate Punktionen, so findet man in dem Inhalt der einen mitunter nur spärliche, fast unbewegliche Spirochäten, in dem der anderen dagegen zahlreiche, mehr oder minder bewegliche.

Nach Applikation des zu prüfenden Mittels gestaltet sich *die weitere Beobachtung* am besten folgendermaßen:

Alle 24 Stunden nach der Einspritzung oder der sonstigen Applikation wird das Kaninchen im nüchternen Zustand *gewogen*, um evtl. Gewichtsverlust oder Gewichtszunahme festzustellen. Der Primäraffekt oder die periorchitische Schwiele wird untersucht einmal auf *Veränderung ihrer Konsistenz.* Unter der Einwirkung eines spezifischen Mittels wird das knorpelharte Infiltrat gewöhnlich bald *weicher.* Hand in Hand damit *schwindet es* auch, bzw. wird *resorbiert.* Dies ist zunächst nur rein palpatorisch, mehr gefühlsmäßig, später aber auch *deutlich meßbar festzustellen.* Sodann wird dieses Infiltrat, das evtl. weicher geworden und im Rückgang begriffen ist, *punktiert* und *der Spirochätengehalt notiert.* Bei negativem Befund ist unbedingt *wiederholt zu punktieren,* ehe bindende Schlüsse auf den Spirochätengehalt gemacht werden. *Sorgfältig ist jede noch vorhandene Infiltration, evtl. wiederholt, auf Spirochäten zu untersuchen.* Mitunter, besonders nach Verwendung von Hg-Präparaten, findet man noch wochenlang nach der Applikation eines Medikamentes in dem letzten noch vorhandenen Restchen dieser Infiltration lebende Spirochäten.

Die *Grundinfiltration,* wenigstens Reste derselben, bleibt nach meinen Erfahrungen *am längsten bestehen.* Sie muß darum am gründlichsten nach Spirochäten durchsucht werden!

Sehr wichtig ist es auch, im weiteren Verlauf der Erkrankung *das Verhalten der Borke zu beobachten.* Gewöhnlich sitzt diese fest auf der Unterlage auf. Die infiltrierten Ränder überragen sie in der Regel. Unter der Einwirkung des spezifischen Mittels schwindet das Randinfiltrat, *die Borke liegt im Niveau der Ränder* und *beginnt sich an der Peripherie abzulösen.* Zuletzt *haftet* sie *nur noch in ihrem zentralen Teil und fällt schließlich von selbst ab.* Der ulcerierte Primäraffekt *heilt mit einer weißlichen, strahligen Narbe*; jede Spur einer Grundinfiltration fehlt.

In den nachstehenden *Tabellen* (Tab. 8 und 9), die aus der oben erwähnten Arbeit von PLAUT und mir zusammengestellt ist, ersieht man, wie *derartige Protokolle am besten angelegt werden.* Man kann aus derselben übrigens auch sehr schön die Wirkung des Wismuts und des Quecksilbers im Vergleich zu der des Salvarsans erkennen.

WAKERLIN und LOEVENHART machten folgenden Vorschlag für eine *Standardmethode* zur Prüfung von chemischen Mitteln bei experimenteller Kaninchensyphilis:

Bevor ein neues Heilmittel bei experimenteller Kaninchensyphilis angewendet wird, müssen seine *Giftigkeit für Ratten und Kaninchen,* die durch das Mittel verursachten makroskopischen und mikroskopischen Organveränderungen und seine *trypanozoiden* Eigenschaften bei beiden genannten Tierarten festgestellt werden. Dann werden *die heilenden und sterilisierenden Wirkungen* bei Kaninchensyphilis untersucht. Die Behandlung beginnt während der 8. Woche nach einseitiger intratestaler Impfung mit dem NICHOLS-Stamm. Sie besteht in dreimaliger, durch wöchentliche Intervalle getrennter intravenöser Einspritzung des Mittels, die etwa $^1/_4$ der kleinsten toxischen Dosis betragen.

Der *Erfolg wird bezeichnet* nach der *Rückbildung der Orchitis* bzw. der *Verkleinerung des Schankers* und dem *Einfluß auf die Wa.R.* Nach den Feststellungen der Autoren ist diese nämlich in diesem Stadium der Syphilis bei Kaninchen fast immer positiv. Wenn möglich, wird das Bild im Heilungsverlauf photographiert. Nach Ablauf der klinischen und serologischen Erscheinungen wird *die Abkürzung* des Krankheitsverlaufes und der serologischen Befunde durch die Behandlung festgestellt und *mit der Heilwirkung des Neosalvarsans verglichen,* die *gleich 100* gesetzt wird.

Die *spirochätocide Wirkung* des neuen Mittels wird bestimmt

a) nach dem *Spirochätenbefund im Reizserum des Schankers vor und 24 Stunden nach der Behandlung,*

b) auf Grund der *minimalen prophylaktischen Dosis* bei der Einverleibung 24 Stunden nach der intratestalen Infektion,

c) durch weitere *viermonatliche Beobachtung der geheilten Tiere* bezüglich des Auftretens von Rezidiven und Allgemeinerscheinungen und schließlich

d) durch *Verimpfung der Lymphdrüsen,* die bei den mit Neosalvarsan behandelten Tieren keine positiven Ergebnisse mehr ergibt.

Mit Recht hat man sich nun schon sehr frühzeitig gefragt, *ob denn Tiere, bei denen die manifesten Erscheinungen durch spezifische Mittel zum Schwinden gebracht worden sind, auch wirklich von ihrer Syphilis gänzlich befreit sind.*

Zur Entscheidung dieser wichtigen Frage hat bekanntlich NEISSER die

Reïnokulation geheilter Tiere,

und zwar der *Affen* vorgenommen. Wie ich bereits im 1. Teil dieses Buches ausführte, konnte NEISSER bei diesen Versuchen feststellen, daß *alle von ihrer Syphilis befreiten Affen wieder reïnokulabel* wären. Er glaubte daher, den Ausfall der Nachimpfung als einen entscheidenden Faktor für die Beurteilung eines therapeutischen Effektes bei der experimentellen Affensyphilis ansehen zu können.

Wir haben bereits gehört, daß bei *Kaninchen* die Dinge hier *ganz anders* liegen.

KOLLE ist dann später bei seinen einschlägigen Untersuchungen davon ausgegangen, daß *unbehandelte* experimentell-syphilitische Kaninchen sich vom 90. Tage nach der Infektion an während ihres ganzen Lebens nicht wieder mit dem gleichen Stamme (TRUFFI-Stamm) unter dem Bilde eines syphilitischen Primäraffektes infizieren lassen (s. S. 273). Sie weisen, ebenso wie der Mensch, eine sog. *Infektionsimmunität* auf. Die Methode der Nachimpfung muß demnach die Möglichkeit bieten, auf experimentellem Wege festzustellen, *ob und bis zu welchem Zeitpunkt eine abortive Heilung der Syphilis mit chemischen Substanzen, insbesondere mit Salvarsanpräparaten, durchführbar* ist. Gemeinsam mit RUPPERT und MOEBIUS hat er syphilitisch infizierte Kaninchen 3, 15, 20, 25, 45, 60, 90 und 120 Tage nach der Impfung *mit drei großen*, $^2/_3$ der erträglichen, *Salvarsandosen*, zum Teil auch *in Kombination mit Quecksilber* (Novasurol) *behandelt* und dann *nach einem entsprechenden Intervall, frühestens* am 110. Tage nach der Erstinfektion, in der üblichen Weise mit dem gleichen Stamm *nachgeimpft.* Als Beweis für eine gelungene Nachimpfung wurde die Entwicklung eines *typischen* Primäraffektes betrachtet. KOLLE vermochte auf diese Weise festzustellen, daß *bis zu 4 Wochen*, bzw. bis zum 45. Tage nach der Infektion, *eine derartige Abortivheilung mit Salvarsan in etwa 85 $^0/_0$ der Kaninchen tatsächlich möglich ist.* Hunderte von Kontrollversuchen hatten, wie KOLLE ausdrücklich gelegentlich der Tagung der südwest-deutschen dermatologischen Versammlung in Frankfurt a. M. am 22.—23. 3. 24 noch einmal betonte, gezeigt, daß bei mit Syphilis infizierten Kaninchen, wenn sie nicht behandelt oder nicht sterilisiert sind, eine zweite Infektion, die nach $4^1/_2$ Monaten oder später gesetzt wird, niemals haftet.

Nach dem 45. Tag konnten *nur wenige Tiere noch vollkommen geheilt werden,* und *nach dem 90. Tage* war es *überhaupt unmöglich, eine Sterilisierung in dem obigen Sinne durchzuführen.* Die Ergebnisse der kombinierten Hg-Salvarsanbehandlung waren derjenigen der reinen Salvarsantherapie keineswegs überlegen.

Durch diese Untersuchungen hat KOLLE *experimentell bewiesen*, daß das Salvarsan *tatsächlich die Kaninchensyphilis zur Ausheilung bringt, daß das Schwergewicht der Salvarsanbehandlung aber in der Frühbehandlung der Syphilis liegt.* Wie beim Menschen, so entscheidet sich das Schicksal des syphilitischen Kaninchens quoad Heilung in den ersten Wochen der Erkrankung. Dies hat EHRLICH ja auch immer betont, und auch UHLENHUTH hat schon 1908 auf Grund seiner ausgedehnten experimentellen Studien über die Wirkung des Atoxyls bei der Dourine, der Hühnerspirillose und der Syphilis der Affen und Kaninchen festgestellt, daß „*die Vorbedingung für eine nachhaltige Wirkung einer derartigen Behandlung sind:*

Tabelle 8.

Tier	Datum	Gewicht kg	Befund am Tage der Behandlung			Befund nach 24 Stunden		Befund nach 48 Stunden		Befund nach 3—4 Tagen		Befund nach 5—10 Tagen		Bemerkungen
			Klinisch	Spir.	Medikamentmenge	Klinisch	Spir.	Klinisch	Spir.	Klinisch	Spir.	Klinisch	Spir.	
293	29. 7. 22	3,2	links oberflächliche Erosion	++	1,2ccm Trépol = 24 mg Bi pro kg Kan.	links Stat. id.,	(+)	links keine Induration	–	links Stat. id.	–	links völlig vernarbt,	–	—
			rechts kirschkerngroße Periorchitis	++++		rechts Stat. id.	+	rechts Stat. id.	+	rechts kleiner und weicher	–	rechts erbsengroßes weich. Infiltr.	–	
371	27. 9. 22	2,1	links mächtige Periorchitis und P.A., rechts Hoden entfernt	++++	1 ccm Trépol = 30 mg Bi pro kg Kan.	Stat. id.	++++	deutlicher Schwund der Randinfiltrate	++++	Stat. id.	– (+)	Rand- und Grundinfiltrat geschwunden	– (+)	vereinzelte gute formerhaltene unbewegliche Spir. bis 2. 10. nachweisbar
400	15. 11. 22	2,4	links großer P.A.	++++	0,5 ccm Neotrépol = 20 mg Bi pro kg Kan.	links Stat. id.	++++	links kein wesentlicher Rückgang	–	links Stat. id.	–	beiderseits weiterer Rückgang, aber noch deutliche Infiltration	++	—
			rechts mantelartige starke Periorchitis	++++		rechts Stat. id.	+	rechts Stat. id.	++++	rechts deutl. Rückgang u. Weicherwerd. d. Infiltr.	++++		–	
343	27. 9. 22	2,7	links knotenförmige Periorchitis und P.A, rechts Hoden extirpiert	+++	1 ccm Bismogenol = 5—6 cg Bi	Stad. id.	++	deutlicher Rückgang, insbesondere des Randinfiltrats	– (+)	Stat. id.	– (+)	Randinfiltrat d. P.A. völlig geschwunden, Knoten weicher und kleiner	– (+)	am 2. 10. 22 noch massenhaft gut formerhalten. aber unbewegliche Spir.
360	16. 1. 23	2,5	links daumenkuppengroße Periorchitis,	+++	1 ccm Bismogenol = 5—6 cg Bi	beiderseits Stat. id.	++	beiderseits deutlicher Rückgang	++	links Infiltr. kleiner und weicher	–	links nur noch erbsengroßes Infiltrat,	–	—
			rechts haselnußgroße Periorchit., P.A.	+++			+++		++	rechts do.	–	rechts P.A. in Vernarbung	–	

Tabelle 9.

Tier	Datum	Gewicht kg	Befund am Tage der Behandlung			Befund nach 24 Stunden		Befund nach 48 Stunden		Befund nach 3—4 Tagen		Befund nach 5—10 Tagen		Bemerkungen
			Klinisch	Spir.	Medikament (Menge)	Klinisch	Spir.	Klinisch	Spir.	Klinisch	Spir.	Klinisch	Spir.	
1057	16. 2. 25	2,3	Links haselnuß-große Periorchitis und spezifische Erosion	++++	Embial 20 mg Bi pro kg Kan.	beiderseits Stat. id.	++	links bedeutender Rückgang	+	beiderseits weiterer Rückgang, Infiltration weicher	–	links weiterer Rückgang	–	27. 2. fast gänzlich geschwunden
			rechts linsen-große Periorchitis	++++			++	rechts do.	+		–	rechts vernarbt	–	
1056	16. 2. 25	2,1	beiderseits kirsch-kerngroße P.A.	+	Embial 15 mg Bi pro kg Kan.	Stat. id.	+	beiderseits weicher und kleiner	+	beiderseits deutlicher Rückgang	–	beiderseits erheblicher Rückgang	–	27. 2. links keine Spur von Induration rechts völlig erweicht
				+++			+++		+		–		–	
862	24. 2. 25	2,5	links mächtiger P.A. mit starker Rand- und Grundin-duration rechts Hoden fehlt	++	Embial 10 mg Bi pro kg Kan.	Stat. id.	++	bedeutender Rückgang und weicher	–	keine Spur von Induration	–	keine Induration, Borke fällt ab	–	Vernarbung

932	24. 2. 25	2,5	beiderseits etwa markstückgroße P.A.	+ +	Embial 10 mg Bi pro kg Kan.	Stat. id.	+++ ++	deutlicher Rückgang und Erweichung beiderseits	(+) +	weiterer Rückgang	– –	fast völlig erweicht, Borken in Ablösung	– –	4. 3. Induration völlig geschwunden; Borken abgefallen
967	16. 2. 25.	2,1	beiderseits große Schanker	++	Embial 5 mg Bi pro kg Kan.	Stat. id.	+	links Randinduration verschmälert	+	beiderseits deutlicher weiterer Rückgang	+	links nur noch geringe Grundinfiltration	–	27. 2. Induration beiderseits völlig geschwunden; Borken abgefallen
				+			+	rechts etwas kleiner und weicher	+		(+)	rechts Randinfiltration völlig geschwunden Borke im Ablösen	–	
291	4. 2. 22	2,1	links erbsengroße Periorchitis	+++	0,5 KH, 0,005 Hg, 2,4 ccm Hg pro kg Kan.	beiderseits Stat. id.	+++	beiderseits Stat. id.	+++	beiderseits Stat. id.	++	Stat. id.	–	—
			rechts 2 erbsengroße Periorchitis	+++			+++		+++		+		–	
340	13. 9. 22.	2,6	links Orchitis diff. und P.A.,	+++	Neosalvarsan (intravenös) 0,04 g pro kg Kan.	beiderseits keinerlei klinische Veränderungen	–	links kleiner, weicher	–	links Infiltration fehlt bis auf kleines zentrales Knötchen	–	links Borke abgefallen, keinerlei Infiltration	–	—
			rechts P.A.	++++			–	rechts Randinfiltrat fast völlig geschwunden	–	rechts keine Spur Infiltration	–	rechts nur noch Borke, keine Spur Infiltration	–	

a) *die Verwendung großer Dosen,*

b) *möglichst frühzeitige Behandlung*".

Eine weitere Versuchsreihe, über die KOLLE gleichfalls in der oben erwähnten Versammlung in Frankfurt berichtete, bezog sich darauf, festzustellen, *in welchem Prozentsatz in späteren Stadien der Infektion, wenn die Behandlung 3, 4, 5 und 6 Monate nach der Infektion beginnt, noch eine Sterilisierung erzielt werden kann.* Zu diesem Zwecke wurden syphilitisch infizierte Kaninchen 6—7 Monate lang 4 Kuren mit großen Salvarsan- und Quecksilberdosen unterworfen. Von 22 Tieren, welche diese Behandlung überlebten, und die einige Monate nach der letzten Behandlung *reïnfiziert* worden waren, hatte *die Reïnfektion nur bei zweien einen Erfolg.* Es gelang also *nur bei 10%* *in den Spätstadien noch eine völlige Heilung* durch diese Behandlung zu erzielen. Diese Versuche zeigen, daß trotz der geringen Prozentzahlen von Abortivheilungen in den späteren Stadien der Syphilis der Versuch einer Sterilisierung durch langdauernde Behandlung mit Salvarsan in Kombination mit Quecksilber- bzw. Wismutpräparaten versucht werden muß. Auch beim *Menschen* dürften nach KOLLE *ähnliche Verhältnisse* vorliegen, so daß von 1000 Syphilitikern, die in der Frühperiode nicht abortiv geheilt wurden, doch noch etwa 100 auf diese Weise einer Heilung entgegengeführt würden.

Schließlich berichtete KOLLE damals noch über Versuchsergebnisse, die er bei der *Abortivheilung mit Wismut- und Quecksilberpräparaten* an syphilitischen Kaninchen erzielt hat. Die Kaninchen wurden 15 Tage nach der Infektion mit verschiedenen Quecksilber- und Wismutpräparaten intramuskulär infiziert. Es ergab sich, daß *sowohl mit Wismut wie mit Quecksilber 14 Tage nach der Infektion Kaninchen abortiv geheilt werden* konnten, *aber im Gegensatz zum Salvarsan in einem viel geringeren Prozentsatz. Es wurden mit Quecksilber etwa* 30%, *mit Wismut nur etwa 20% der Tiere sterilisiert.*

Aus diesen Versuchen ergibt sich nach KOLLE, daß *für die Abortivheilung Wismut und Quecksilber nicht in Frage kommen können,* eine Anschauung, die heute wohl von allen Klinikern geteilt wird.

KOLLE sagt auf Grund dieser seiner Versuche: „In der Versuchsanordnung, die hier zum Nachweis der Sterilisierung der syphilitisch infizierten Tiere benützt wurde, ist eine Methodik gegeben, um die Wirksamkeit der für die menschliche Therapie empfohlenen Antisyphilitica im Vergleich zum Salvarsan experimentell zu prüfen und zu bewerten."

Über eine große Anzahl von *Reïnokulationsversuchen mit Salvarsan behandelter Kaninchen hat dann noch* FREI *berichtet.* Im allgemeinen *bestätigt* er die Befunde von KOLLE. Umgekehrt wie dieser hat er aber *in den späteren Stadien der Kaninchensyphilis längere Kuren,* dagegen *in den früheren nur einmalige Injektionen* spezifischer Mittel vorgenommen, nämlich teils Silber- und teils Neosalvarsan allein, nur vereinzelt in Kombination mit Quecksilber. Als Prüfung des Behandlungseffektes hat er teilweise auch *Augenimpfungen* mit herangezogen. Unter 35, meist im Latenzstadium befindlichen Kaninchen, die einer intensiven Silbersalvarsankur unterzogen worden waren, hat er nur in 2 Fällen bei späterer Nachimpfung scrotale, bzw. intratestale Syphilome erzeugen können. „Berücksichtigt man, daß wir unter unserem entsprechenden Material von 45 unbehandelten Tieren kein und KOLLE, RUPPERT und MÖBIUS bei 93 Tieren nur ein positives Resultat erzielt haben, so könnte man vielleicht in diesem Ergebnis einen bescheidenen Behandlungserfolg erblicken, wenn nicht gleichzeitig die Nachimpfungen ins Auge jeden wahrnehmbaren Einfluß der vorangegangenen Therapie vermissen ließen."

FREI hat auf Grund dieser seiner Untersuchungsergebnisse ebenfalls die Frage aufgeworfen, ob diese Tiere trotz der vorangegangenen Behandlung zur Zeit der Nachimpfung noch *ungeheilt* gewesen sind, bzw. Spirochäten beherbergt haben. „Die Annahme einer Heilung würde die Voraussetzung in sich schließen, daß sich zwischen Vernichtung der Spirochäten und Wiederauftreten der Reïnfektionsfähigkeit ein Stadium echter, nicht an die Anwesenheit der Parasiten gebundener Immunität eingeschoben hätte, in das unsere Nachimpfungen gerade gefallen wären.“ Diese Möglichkeit will Frei für solche intensiv behandelten Tiere nicht von der Hand weisen, sie müßte indes noch durch entsprechende Verimpfung der inneren Organe und der Lymphdrüsen solcher Tiere erwiesen werden.

Zur Beurteilung dieser Frage zieht Frei auch die oben schon teilweise erwähnten Erfahrungen Neissers bei der experimentellen Affensyphilis heran.

„Neisser hat festgestellt, daß niedere Affen, die durch entsprechende Heilmethoden von ihrer Krankheit befreit worden waren, sofort wieder infizierbar waren, auch Tiere, die zur Zeit der Behandlung 300—500 Tage nach Beginn des Primäraffektes standen, also sich bereits längere Zeit in der Latenz befanden. Um den Heileffekt zu prüfen, hat er sich nicht auf Reïnokulationen beschränkt, sondern hat meist auch einen Teil der behandelten Tiere getötet und ihre Organe weiterverimpft. Während sich nun die Organe unbehandelter Affen in der weit überwiegenden Zahl der Fälle — auch in späteren Latenzstadien — als infektiös erwiesen, verliefen die Organübertragungen von behandelten, wenigstens bei der Mehrzahl der Versuche, annähernd in dem gleichen Verhältnis negativ, in dem bei dem lebend erhaltenen Teil die Reïnokulationen angingen (vgl. seine Versuche mit Hydrarg. salicyl., Atoxyl, Arsacetin, Arsenophenylglycin).“

Hieraus geht hervor, daß Neisser ein *Zwischenstadium der Immunität zwischen Heilung und Reïnfizierbarkeit, auch zur Zeit der Latenz, nicht hat feststellen können.*

Frei macht allerdings mit Recht darauf aufmerksam, daß Neisser bei seinen Affenexperimenten stets mit *frischem* Material arbeitete, während er mit einem viele Jahre alten Passagevirus arbeitete. „Freilich müßte das Zwischenstadium echter Immunität, wenn es in unseren Fällen die Reïnokulation verhindert haben sollte, schon von beträchtlicher Dauer sein, da wir die Nachimpfung bei unserer ersten Serie erst 4—7 Monate nach Abschluß der Behandlung vorgenommen haben. Wir haben sogar bei drei von diesen Tieren $1^1/_2$ Jahre später die Nachimpfung vorgenommen, wiederholt gleichfalls mit negativem Erfolg.“

Es sei aber kurz darauf hingewiesen, daß Schilling bei gewissen Trypanosomenkrankheiten (Nagana) eine mehr oder weniger lange andauernde, deutliche Immunität der mit Arsenophenylglycin geheilten Tiere gegen Neuinfektion und Browning mit paramidophenyl-arseniger *Säure* eine 10 Tage dauernde Immunität gegen Neuinfektion bei Mäusen erzielen konnte (Steiner).

Weiterhin hat Frei dann noch eine Anzahl Tiere in *frühen Stadien* der Infektion, 4—8 Wochen nach der Impfung, bei bestehendem Primäraffekt, *mit verschieden großen einmaligen Dosen von Silber- oder Neosalvarsan,* gelegentlich *in Kombination mit Quecksilber, behandelt.* Die Reïnokulationen erfolgten in einigen Fällen 4—12 Monate, in den meisten aber 3—8 Wochen nach der Behandlung, bzw. 9—13 Wochen nach der Infektion, „also jedenfalls schon zu einer Zeit, zu der bei unserem Stamm ohne das Dazwischentreten der Behandlung eine Nachimpfung, wenigstens unter die Haut oder in den Hoden, nicht mehr erfolgreich gewesen wäre“.

Unter den hinreichend lange beobachteten Tieren befanden sich 10 intraokular geimpfte, von denen 4 an einer spezifischen Augenveränderung, eines auch noch mit einer Metastase am anderen Auge, erkrankten. 5 von den intraokular geimpften Tieren, darunter ein positives, waren 7—8 Wochen, die anderen, darunter 3 positive, 4—6 Wochen nach der Infektion behandelt worden.

„Bei einem Vergleich dieser Zahlen mit den Reïnokulationsergebnissen nach der Behandlung in der Latenzperiode (s. o.) könnte man den Eindruck gewinnen, daß Nachimpfungen ins Auge nach einer Behandlung im Stadium des Primäraffektes häufiger erfolgreich verlaufen (hier 4 : 10, dort 3 : 25), und daß auch während dieses Stadiums die Aussichten um so größer sind, je frühzeitiger die Behandlung einsetzt (3 : 5 nach 4—6 Wochen, 1 : 5 nach 7 bis 8 Wochen). Jedoch bestand bei dieser Versuchsreihe — ganz abgesehen von ihrem geringen Umfange — insofern keine Gewähr dafür, daß die positiven *Augenimpfungen* überhaupt der Behandlung zuzuschreiben waren, als die Nachimpfungen meist schon zu einem Zeitpunkt stattfanden, zu dem die Immunisierung der okularen Gewebe von der Erstinokulation her noch nicht vollzogen zu sein brauchte (9—13 Wochen nach der Infektion; s. o. TOMASCZEWSKI).

Dieses Bedenken bestand für die *subscrotalen und intratestalen Nachimpfungen* nach den eindeutigen Ergebnissen unserer Kontrollversuche am unbehandelten Tier (s. o.) nicht. Hier konnte man daher die positiven Ergebnisse mit der Behandlung in Zusammenhang bringen.

Von den 18 an diesen Stellen reïnokulierten Kaninchen, von denen sich zur Zeit der Behandlung sieben 4—6 Wochen und elf 7—8 Wochen nach der Infektion befanden, bekamen drei Tiere Impfsyphilome; davon zwei im Hoden und in der Haut, das 3. nur im Hoden. Diese unterschieden sich gleichfalls nicht von Primärerkrankungen, wiesen auch reichlich Spirochäten auf und führten auch teilweise, und zwar die scrotalen, zu einer Induration der regionären Lymphdrüsen. Die Behandlung hatte im 1. Falle (0,04 g Neosalvarsan pro Kilogramm) 4 Wochen, im 2. (0,1 g Neosalvarsan pro Kilogramm) 6 Wochen und im 3. (0,1 g Neosalvarsan 5 mal 0,001 g Hg in HgCl pro Kilogramm) 7 Wochen nach der Infektion eingesetzt.“

FREI hat auch Kaninchen, deren manifest luetischer Schanker teils durch *eine* intramuskuläre *Quecksilberinjektion,* teils durch *Serienbehandlung* mit organischen und anorganischen Hg-Präparaten zur Abheilung gebracht worden waren, nachgeimpft. In den Fällen, in denen diese Behandlung bei *vollentwickeltem* Schanker eingesetzt hatte, hatten Reïnokulationen unter 12 Fällen je einmal im Auge und im Hoden einen positiven Erfolg. „Die *Serienbehandlung* schien beim Quecksilber *mitunter günstigere Resultate* zu geben.“ Wenn die Behandlung aber *frühzeitig,* 18—33 Tage nach der Infektion begann, dann „verliefen *Reïnokulationen,* vorgenommen nach Ablauf des beim unbehandelten Tier zur Ausbildung einer völligen Gewebsresistenz erforderlichen Zeitraums, bei *7 frühbehandelten Tieren ausnahmslos positiv* und führten zu Scrotal- und Hodensyphilomen, die zumeist *durchaus das Verhalten von Primärläsionen* zeigten. Trotzdem war vorher *eine Heilung der 1. Infektion nicht erfolgt,* da von einer Anzahl gleichbehandelter, aber nicht reïnokulierter Tiere *die überwiegende Mehrzahl nach mehrmonatiger Latenz an Rezidiven erkrankte.*“

FREI äußert sich hinsichtlich der Frage, ob *das Reïnokulationsverfahren als Methode eines therapeutischen Effektes verwendet werden* könne, auf Grund dieser und anderer einschlägiger Versuche folgendermaßen:

„Wird *eine positive Reïnokulation mit allen Merkmalen einer Erstinfektion kürzere Zeit nach Abschluß einer Frühbehandlung,* wenn auch schon zu einem Termin, zu dem ohne das Dazwischentreten der Behandlung eine Resistenz gegen Wiederimpfungen bestehen müßte, erzielt, so ist damit noch *kein Beweis für eine Heilung der Erstinfektion* gegeben, sondern es kann sich auch um einen Stillstand evtl. sogar Rückgang derselben handeln.

Die Frage, wieweit man unter anderen Verhältnissen den Reinokulationsversuch zur Bewertung therapeutischer Maßnahmen heranziehen kann, vor allem, ob sonst ein positives Ergebnis den unbedingten Beweis für eine Heilung gibt, ob ein negatives unter allen Umständen für ein Fortbestehen der Infektion spricht, bedarf bei der experimentellen Kaninchensyphilis noch weiterer Prüfung unter Zuhilfenahme der Methode der Organverimpfung auf nichtsyphilitische Tiere.

(Eine Übertragung der am Kaninchen erhobenen Befunde *auf den Menschen* würde besagen, daß *das Zustandekommen einer zweiten Infektion kürzere Zeit nach Abschluß einer Frühbehandlung mit allen Merkmalen einer Erstinfektion für sich allein noch keinen Beweis für eine vorangegangene Heilung liefere.*)“

Brown und Pearce sind auf Grund diesbezüglicher Versuche ebenso wie früher schon Uhlenhuth und Mulzer der Meinung, daß *das Reïnokulationsverfahren als Methode zur Feststellung eines Herdeffektes* nicht in Betracht kommen könnte. Dafür sprechen, wenn man überhaupt Recurrens und Syphilis bezüglich ihrer Immunitätsverhältnisse vergleichen darf, auch die bereits erwähnten Versuche von Buschke und Kroó mit experimenteller Mäuserecurrens, die ergaben, daß sich im Organismus (Gehirn) derartig erkrankter Mäuse, die mit Salvarsan anscheinend geheilt und *mit Erfolg reïnfiziert* wurden, *doch noch lebende und infektionstüchtige Spirillen vorfanden.*

Weiterhin hat Adachi 55 Kaninchen 23—361 *Tage nach der ersten Scrotum- oder Hodenimpfung mit ausreichenden Dosen Salvarsan, bzw. Salvarsan mit Wismutkombination behandelt.* Sie waren *weder klinisch noch bakteriologisch* geheilt, denn *Nachimpfungen,* die 3 Wochen bis mehrere Monate später in die Hoden, bzw. in das Scrotum ausgeführt worden waren, waren bei einer viermonatlichen Beobachtungszeit *völlig negativ geblieben.* 11—25 Monate nach der ersten Infektion wurden diese Tiere *in die Augen reïnokuliert.* 14 Tiere schieden wegen frühzeitigen Todes von der Behandlung aus. Bei 15 = 36% trat eine spezifische Keratitis auf. 22 = 53% blieben erscheinungsfrei und bei den restlichen 4 Tieren = 9,7% trat nur eine leichte Corneaveränderung auf, bei der es fraglich blieb, ob sie spezifisch war. Bei diesen Tieren zeigte sich nun, daß die *corneale Reïnfektion besonders dann positiv* ausfiel, *wenn die Tiere innerhalb der ersten 50 Tage nach der Infektion behandelt worden waren.* Diese Reïnokulationskeratitis verlief gewöhnlich leichter und hatte eine längere Inkubationszeit (23—120 Tage) als die primäre Hornhautveränderung. Ferner wurden 18 scrotal oder testal geimpfte Kaninchen mit noch bestehenden oder schon abgeheilten Hodenerscheinungen 37—808 Tage nach der ersten Impfung auf einem oder auf beiden Augen reïnokuliert. Bei 13 Kaninchen verlief die Reïnokulation negativ, während bei drei am 37. Tage nach der ersten Infektion reïnfizierten und bei weiteren zwei am 87. Tage nach der ersten Impfung reïnokulierten Kaninchen sich in nichts von den primären syphilitischen Augenveränderungen unterscheidende Hornhautveränderungen auftraten. 17 Kaninchen mit primären spezifischen Augenveränderungen wurden einseitig subscrotal vom 46.—120. Tage nachgeimpft, während die Scrotalhaut des anderen Hodens nur scarifiziert wurde. Nur bei 8 von diesen Tieren ging die Reïnokulation an, während bei drei der restlichen 9 Kaninchen eine doppelseitige metastatische Orchitis beobachtet wurde, die der Autor als Folge der Augen-, aber nicht der Hodenimpfung ansieht.

Fünf intraokular geimpfte Kaninchen wurden mit Salvarsan (wöchentlich 6 mal 3—4 cg pro Kilogramm Körpergewicht) klinisch wie bakteriologisch geheilt und ohne Erfolg auf dem abgeheilten Auge nachgeimpft.

Die Erfolge zeigen wiederum, wie übrigens auch die von Frei, daß *das Gewebe des Auges von Kaninchen, die Syphilis hatten,* mit *Sicherheit eine gewisse Immunität* zeigt, *daß deren Stärke im Vergleich zu der von anderen Geweben* (Scrotum, Testis) *entwickelten Immunität verhältnismäßig gering ist und daß sie durch therapeutische Maßnahmen irgendwelcher Art leicht wieder beseitigt werden kann.*

REITER glaubt übrigens, durch diesbezügliche Versuche festgestellt zu haben, daß es unter Umständen doch gelingen kann, *durch eine genügend wirksame Behandlung die erworbene Immunität zu zerstören, selbst in solchen Fällen, in denen die Wiederimpfung weit später als 13 Wochen nach der Erstimpfung erfolgte.*

UHLENHUTH und GROSSMANN konnten ebenfalls unter Heranziehung der Organ- und Poplitealdrüsenimpfung *bei drei sehr schwer allgemein syphilitischen Kaninchen* $3^1/_2$—5 Monate nach der letzten Einspritzung von Neosilbersalvarsan (3 mal 0,11 g pro Kilogramm) resp. nach zwei Dosen atoxylsauren Wismuts (0,06 g bis 0,1 g pro Kilogramm) eine *völlige Heilung* feststellen, da die Organimpfung (Leber-Milz-Knochenmarkbrei) sowohl wie die Drüsenverimpfung negativ ausfiel. Die Kontrollverimpfungen unbehandelter Kaninchen verliefen positiv. Ein weiterer Versuch der kombinierten Anwendung beider Methoden gestaltete sich in der gleichen Weise. „Es ist durch diese Versuche erwiesen, daß *auch schwerste Allgemeinsyphilis* des Kaninchens durch intensive Behandlung restlos ausgeheilt werden kann, soweit man dies überhaupt feststellen kann.“ Sie halten daher gleichfalls *die Methode der Reïnfektion zum Nachweis der Heilung der Syphilis nicht für brauchbar.*

CHESNEY und KEMP haben nun beide Methoden, die der Reïnfektion und der Organverimpfung, an ein und demselben Tier angewandt, um diese widersprechenden Ergebnisse zu klären. Ihre Ergebnisse stimmen mit denen von KOLLE überein insofern, als sich erwies, daß schon sehr frühzeitig, vom 5. Tage nach der Infektion an, behandelte Kaninchen regelmäßig für eine 2. Infektion empfänglich werden und solche, bei denen die Behandlung erst nach dem spontanen Abklingen der Primäraffekte einsetzte, sich einer Nachimpfung gegenüber fast regelmäßig refraktär verhielten. Die *Lymphdrüsenüberimpfung* ergab aber *bei allen spätbehandelten Kaninchen völlig negative Resultate, desgleichen die Verimpfung der inneren Organe.* Die beiden Autoren schließen aus diesen ihren Versuchen, daß *Unempfänglichkeit gegen die zweite Infektion nicht das Fortbestehen der ersten beweise,* obwohl das gelegentlich vorkommen könne, sondern nur darauf hindeute, daß *eine vom Tier erworbene Immunität noch über die Heilung hinaus bestehen könne.* Nach ihren Erfahrungen kann die Syphilis der Kaninchen ganz bestimmt *durch Salvarsan geheilt werden, auch wenn dieses erst ein halbes Jahr nach der Infektion angewandt wird.*

CHESNEY und KEMP sind auf Grund dieser ihrer Versuche der Ansicht, daß *Lymphdrüsenübertragung bei der experimentellen Prüfung eines antisyphilitischen Mittels der Reïnfektionsmethode überlegen sei.* Letztere führen sie durch Impfung mit spirochätenhaltiger Hodenemulsion *intracutan an der Ohrwurzel aus.*

Sie glauben auf Grund dieser ihrer Versuchsergebnisse eine *aktive Immunität* bei Syphilis nachgewiesen zu haben.

UHLENHUTH, der ja, wie wir soeben gesehen haben, mit GROSSMANN zu ganz ähnlichen Resultaten kam, schreibt diesbezüglich: „Man könnte sich vorstellen, daß die Spirochäten im Laufe der Infektion die Körperzellen so umstimmen, daß sie gegen von *außen* kommende Spirochäten immun sind, nicht aber fähig sind, die eigenen Spirochäten, die sich an den Körper gewöhnt haben, abzutöten. Sie hätten nach Umstimmung des Körpers ihre Schuldigkeit getan, wären aber für den eigenen Organismus nicht indifferent geworden und könnten aus der Latenz jederzeit heraustreten (Keratitis usw.). Ähnlich wären vielleicht auch beim Menschen im Spätstadium der Syphilis die Verhältnisse zu erklären, der gegen Neuinfektion relativ geschützt ist. Wird nun durch die Behandlung der Körper von den Spirochäten befreit, nachdem sie ihre Schuldigkeit (Umstimmung des Körpers) getan haben, so bestände dieser Zustand weiter fort. Über die Dauer dieses Zustandes liegen Beobachtungen noch nicht in genügender Zahl vor (bis jetzt 4—7 Monate).“

Zu ähnlichen Schlüssen kommt übrigens auch MANTEUFEL auf Grund einschlägiger, von WORMS ausgeführter Versuche. Dieser hat syphilitischen Kaninchen weit jenseits der Grenze, in der nach KOLLE Heilungen mit Salvarsan noch möglich sind, mit Neosalvarsan ausgiebig behandelt. Die Tiere waren bis auf eine Ausnahme nicht zu reïnfizieren, ebensowenig war in ihren Drüsen Virus nachzuweisen. MANTEUFEL meint, daß die Unmöglichkeit der Reïnfektion nicht ohne weiteres das Fortbestehen der Erstinfektion beweise, sondern daß es möglicherweise doch eine echte Immunität geben könne. „Damit wäre auch die Beurteilung eines therapeutischen Heilaffektes auf Grund einer Reïnfizierbarkeit trügerisch oder wenigstens nur bei *positiver* Reïnfizierbarkeit beweisend."

NICHOLS ist sogar der Meinung, daß diese Immunität, die nach ausgiebiger Salvarsanbehandlung syphilitischer Kaninchen eintrete, auch eine *partielle Immunität gegen Framboesie, bzw.* umgesetzt, daß framboesiekranke Kaninchen, die mit Salvarsan anscheinend geheilt worden seien, teilweise gegen eine Infektion mit Syphilis geschützt seien. Auch epidemiologische Beobachtungen, namentlich in Samoa, sollen darauf hindeuten, daß *Framboesie gegen Syphilis schütze* (s. a. S. 321).

VOEGTLIN und DYER haben sich weiterhin mit der Frage, ob die Wiederimpfung als ein Kriterium der Heilung der experimentellen Syphilis in bezug auf Salvarsan, Neosalvarsan und Sulfosalvarsan ist, beschäftigt. Sie haben hierzu sowohl *Reïnokulationen* wie die *Verimpfung von Lymphdrüsen* verwendet. Mittels letzterer Methode hatten sie sowohl wie NICHOLS und WALKER, CHESNEY und KEMP und ARMSTRONG im Gegensatz zu KOLLE festgestellt, daß eine Heilung der Syphilis noch möglich ist, auch wenn die Behandlung später als 60 oder 90 Tage nach der Impfung stattfindet. Um diesen Widerspruch zu klären, stellten die Autoren folgende Versuche an: Eine Reihe von 36 Kaninchen wurde mit Spirochätenemulsion (NICHOLS-Stamm) geimpft. 32 entwickelten spirochätenhaltige Primäraffekte und wurden 2 Monate nach der Impfung mit einer einzigen Injektion von 5 oder 10 ccm Salvarsan, Neosalvarsan oder Sulfosalvarsan behandelt, die pro Kilogramm Körpergewicht $^1/_{100}$ Äquivalentmenge Arsen enthielt, so daß alle Tiere relativ gleichviel Arsen bekamen. $2^1/_2$ Monate nach der Behandlung, als alle Primäraffekte abgeheilt waren, erfolgte die Reïnokulation mit Hodenemulsion, die denselben Spirochätenstamm enthielt, der bei der Erstimpfung angewendet worden war, und abermals 11 Wochen später erfolgte eine Impfung mit Pertenuis. Bei einer anderen, 6 Tiere umfassenden Reihe wurde 3 Monate 10 Tage nach der 1. Reïnokulation eine 2. vorgenommen und $8^1/_2$ Monate nach der Behandlung die Lymphdrüsenverimpfung ausgeführt. Alle Nachimpfungen fielen negativ aus. Die Ergebnisse stimmen also mit denen KOLLEs überein. Jedoch ergaben 4 Tiere ein positives Resultat der Lymphdrüsenüberimpfung. Die Autoren werfen nun die Frage auf, ob die erste Infektion nicht geheilt war, oder ob die zweite nach vollständiger Ausheilung der ersten ohne Lokalerscheinungen haftete. Sie deuten die Ergebnisse ihrer eigenen Versuche und derjenigen KOLLEs dahin, daß wahrscheinlich die erste Infektion einen Zustand der Gewebe hervorrief, der die Entwicklung eines zweiten Schankers verhindert, der aber den Nachweis einer latenten Infektion durch Lymphdrüsenüberimpfung nicht unmöglich macht. *Demnach besagt eine positiv ausgefallene Reïnokulation, daß eine Heilung der Erstinfektion erfolgt ist. Der negative Ausfall aber besagt entweder 1., daß das Tier nicht geheilt war, oder 2., daß zwar eine Heilung erzielt worden war, daß aber auf Grund einer erworbenen relativen Immunität das Gewebe gegen die Neuentwicklung eines Schankers geschützt ist. Die Lymphdrüsenverimpfung besagt, wenn sie erfolgreich war, daß das Tier nicht geheilt war. War sie ohne Erfolg, so müssen die Überimpfungen öfter wiederholt werden.* Auch diese Autoren *ziehen die Methode der Lymphdrüsenverimpfung der der Reïnokulation vor.*

Hier sind dann noch neue Versuche von KOLLE zu erwähnen. Dieser Forscher hat festgestellt, daß Kaninchen, die ein *Wismutdepot* haben, *auf eine nachfolgende Infektion mit Syphilis nicht mehr mit Bildung von Primäraffekten und Drüsenschwellungen reagieren.* Diese Wirkung wurde bis zu 6 Monaten experimentell bei einer großen Zahl von Tieren festgestellt. Sie *dauerte* im allgemeinen *so lange an, als Wismutdepots vorhanden* waren und das Wismut in kleineren oder größeren Mengen von ihnen aus resorbiert in den Kreislauf gelangt.

Um zu eruieren, *ob nicht doch, trotz Fehlens der Schanker und der Drüsenschwellungen, eine Infektion stattgefunden haben könnte,* wurden einer größeren Anzahl von Kaninchen Wismutdepots teils in die Ohrmuschel, teils unter die Haut der Oberschenkel, gesetzt und 4 Wochen später wurde eine Infektion durch Einschieben von Stückchen syphilitischen Materials unter die Hodenhaut vorgenommen. Die Depots wurden dann 2—3 Monate später entfernt, und zwar entweder durch Abschneiden der Ohren oder durch einen chirurgischen Eingriff am Schenkel. Durch Röntgenphotographie wurde in letzterem Falle festgestellt, daß tatsächlich das Bi-Depot restlos entfernt worden war. „Es zeigte sich nun, daß die Tiere, solange sie die Depots hatten, keine Anzeichen einer Syphilisinfektion aufwiesen; es traten weder Infiltrate an der Impfstelle, noch Drüsenschwellungen oder Sekundärerscheinungen auf, während bei den Kontrollen, die in jeder Versuchsserie angesetzt wurden, sich die Schanker in der normalen Zeit nach der Impfung mit Drüsenschwellungen usw. entwickelten. Etwa 8 Wochen nach der Entfernung der Depots bildeten sich nun bei den Tieren, bei denen scheinbar die Infektion nicht gehaftet hatte, typische Schanker aus.“

„*Die mitgeteilten Versuche werfen,* so folgert KOLLE, *zunächst ein Licht auf die Wirkung der Wismutdepots* und bestätigen die bei Heilversuchen der experimentellen Syphilisinfektion der Kaninchen gemachten Beobachtungen, wonach das Wismut kein direkt die Spirochäten in vivo tötendes, sondern ein durch Entwicklungshemmung therapeutisch auf die Syphiliserscheinungen und auch auf die Spirochäten wirkendes Mittel ist. Es führt in Heilversuchen in einem großen Prozentsatz nicht zur Heilung der Syphilis bei syphilisinfizierten Tieren, sondern nur zur Herbeiführung eines Latenzzustandes. Nur bei einem Teil der Tiere kommt durch diese entwicklungshemmende Tätigkeit der Bi-Verbindungen eine Sterilisierung zustande.“

STREMPEL und ARMUZZI fanden, daß bei syphilisgeimpften Kaninchen mit Wismutdepots in den Ohrmuseln, die einen in dem oben erwähnten Sinne symptomlosen Infektionsverlauf zeigten, in *Excisionen* sowohl im Dunkelfeld als auch in den Silberschnitten *Spirochäten enthielten, ohne daß sich hier jemals ein Schanker ausbildete.*

Daß trotz der Wismutdepots die Spirochäten nicht nur etwa an der Infektionsstelle liegen geblieben sind, sondern auch *zu einer Allgemeininfektion ohne Symptome* geführt haben, bewiesen KOLLE die positiven Verimpfungen der Poplitealdrüsen derartiger Tiere.

Die Ergebnisse dieser Versuche führten KOLLE dann zu weiteren Experimenten, die an sog. „Nullern“ angestellt wurden und über die bereits S. 340 dieses Handbuchbeitrages berichtet worden ist. Hier möchte ich nur noch folgenden Abschnitt aus dieser Arbeit von KOLLE wörtlich zitieren:

„*Aufs neue zeigen die mitgeteilten Untersuchungen, wie außerordentlich ähnlich in bezug auf die biologischen Vorgänge der Infektion die experimentelle Syphilis der Kaninchen der menschlichen Syphilis ist.* Der Nachweis, daß es auch bei *massivster Infektion* eine symptomlose Infektion der Kaninchen gibt, dürfte, da es sich um exakte Nachweise handelt, von Bedeutung für die Entscheidung klinischer Fragen in der Pathologie der menschlichen Syphilis sein. Die zur Erklärung fehlender anamnestischer Angaben über Syphilisinfektion so häufig herangezogenen Worte: „omnis syphiliticus mendax“ werden durch den Nachweis der symptomlosen Syphilisinfektion der Kaninchen und die Verfolgung des Verlaufes der Infektion, wie es hier geschehen ist, bis zu einem gewissen Grade erschüttert. Es dürfte auch beim Menschen in einem höheren Prozentsatz, als dies bisher geschehen ist, mit dem Vorkommen einer symptomlosen Syphilisinfektion zu rechnen sein.“

Über den

Wert der prophylaktischen Salvarsaninjektion

hat ADACHI interessante Untersuchungen angestellt. Er spritzte Kaninchen 0,3 g Salvarsan pro Kilogramm Körpergewicht ein und infizierte diese Tiere dann 1—144 Stunden später mit Syphilis. *Die Tiere, welche innerhalb der ersten 60 Stunden nach der Salvarsaninfusion geimpft worden waren, blieben gesund,* die übrigen, zwischen der 72. und 144. Stunde nach der Injektion infizierten, erkrankten. Eine intravenöse Injektion von 0,01 g pro Kilogramm Tier bot keinen Schutz gegen nachträgliche Syphilisinfektion.

Wirkung ungenügender Salvarsanbehandlung auf die experimentelle Syphilis der Kaninchen.

PLAUT und MULZER veröffentlichten folgende Beobachtung über die *Wirkung ungenügender Salvarsanbehandlung bei experimenteller Kaninchensyphilis*:

Bei Kaninchen, die mit KOLLE-Virus geimpft worden waren, das einem erkrankten Tier entstammte, welches *mit Neosalvarsan unterbehandelt* worden war, traten im Liquor krankhafte Veränderungen auf; der größere Teil dieser Tiere zeigte relativ kurze Zeit nach der Impfung mit diesem Virus mehr oder weniger ausgeprägte manifeste Erscheinungen einer allgemeinen Syphilis.

Das KOLLE-*Virus*, das sonst, im Gegensatz zum sog. MULZER-*Virus*, in der Regel keine Einwirkung auf den Liquor hat, schien *jetzt, nach Unterbehandlung des Tieres*, von dem es stammte, *mit kleinen Neosalvarsandosen, neurotrop geworden zu sein*, und zwar in stärkerem Maße *nach der zweiten ungenügenden* Neosalvarsandosis.

Das Virus schien aber durch diese „Anbehandlung“ *auch in sonstiger Beziehung weit virulenter geworden zu sein.* Einmal sind bei sämtlichen Kaninchen, die damit in die *Hoden* geimpft worden sind, die *lokalen Hodenerkrankungen viel intensiver und mächtiger* und *entschieden auch rascher aufgetreten*, als wir das sonst beim KOLLE-Virus, mit dem wir jetzt über 3 Jahre arbeiten, zu sehen gewohnt sind. Sodann sind aber bei sämtlichen 3 Kaninchen der *zweiten* Reihe, also bei Tieren, die *zweimal eine zu kleine Neosalvarsandosis erhalten hatten*, etwa 3 Monate nach der Impfung als äußere Zeichen einer Allgemeininfektion auf beiden Augen *spezifische* Keratitiden und in einem Fall doch außerdem eine *Periostitis syphilitica* an der Nase eines Kaninchens aufgetreten.

Zwei Kaninchen wurden mit Stückchen einer Ohrpapel des intravenös geimpften Kaninchens, das später übrigens ein Rezidiv in Form einer Variolitis superficialis zeigte, nach Art der Affenimpfung *in die Augenbrauengegend geimpft.* Beide Male entstanden hier teilweise *mächtige primäraffektähnliche Impfprodukte mit kleinen Papeln an den oberen Augenlidern* (Tarsitis luetica). Bei einem Tier, das auch *unter die Haut des Nasenrückens* geimpft worden war, fanden sich am Eingang des knöchernen Nasengerüstes zwei erbsengroße typische „*Nasentumoren*“. Dieses Tier zeigte auch *starke krankhafte Liquorbefunde.*

Es wurden ferner 2 Kaninchen mit Stückchen von dieser Papel *in die Hoden geimpft.*

Bei beiden Tieren traten im Laufe der Zeit stärkste syphilitische Hodenerkrankungen auf und bei beiden kam es später wiederum zur Ausbildung einer beiderseitigen Keratitis. Der *Liquor* aber war *stets normal.* Dagegen fanden sich *bei einem Tier der II. Hodenpassage dieses salvarsanisierten Tieres* neben starken Hodenerscheinungen *vor* wenigen Tagen Zellvermehrung im Liquor.

Auf Grund dieser ihrer Beobachtung, über die ich auch S. 249 schon berichtet habe, glaubten PLAUT und MULZER wohl mit Recht behaupten zu können, daß sie mittels des Tierexperiments in *exakter wissenschaftlicher Weise bewiesen haben, daß eine ungenügende Behandlung der Syphilis, insbesondere mit Salvarsan, die Virulenz der Spirochäten zu steigern und ihre Neurotropie zu erhöhen vermag.*

Einen Versuch, ob die syphilitischen Manifestationen dieser Kaninchen etwa schwerer durch Salvarsan beeinflußt werden könnten, bzw. *salvarsanfest* geworden seien, haben PLAUT und MULZER leider nicht gemacht. Dagegen hat FREI bei einem Kaninchen, das nach Kalomelbehandlung im Frühstadium $2^1/_2$ Monate nach dem völligen Rückgang des Primäraffekts eine Reïnduration bekommen hatte, eine einmalige Dosis von 4 mg Sublimat = 3 mg Hg pro Kilogramm intramuskulär verabfolgt. Der Schanker hatte zur Zeit der Injektion etwa die Größe einer kleinen Walnuß. Die gleiche Dosis erhielt ein bisher unbehandeltes Tier, bei dem sich zur selben Zeit wie bei dem anderen der Chancre redux, ein frischer scrotaler Primäraffekt zu entwickeln begonnen hatte, der zur Zeit der Behandlung etwa halbwalnußgroß war.

Die Spirochäten waren *bei beiden Tieren gleichzeitig,* 4 Tage nach der Injektion, verschwunden; die Infiltrate bildeten sich bei dem vorbehandelten Tier *mindestens so gut* zurück wie bei dem anderen.

In einem anderen Versuch hatte FREI das gleiche Resultat erhalten.

„Es handelte sich diesmal um ein Tier mit älteren, vollentwickelten scrotalen Primäraffekten, bei dem nach einer nicht vollständig ausreichenden Behandlung mit einem neuen organischen Quecksilberpräparat eine Reïnduration aufgetreten war. Diese sowie die in ihr enthaltenen Spirochäten reagierten auf eine spätere erneute Zufuhr des gleichen Präparates ebensogut wie ein bisher unbehandelter gleich alter Primäraffekt."

Eine Festigung gegen Quecksilber war also durch die Vorbehandlung nicht eingetreten. Daß eine solche aber doch zustande kommen kann, beweisen nach FREI Versuche von LAUNOY und LEVADITI.

„Diese Autoren hatten nach unvollständiger Behandlung mit einem ihrer organischen Quecksilberpräparate am Kaninchenschanker eine Festigung gegen erneute Quecksilberzufuhr erzielt, hatten diese Eigenschaft in mehreren Passagen auf andere Tiere zu übertragen vermocht und hatten endlich ihren spezifischen Charakter durch den Nachweis einer ungestörten Empfindlichkeit der Schanker gegenüber anderen Medikamenten, und zwar gegenüber dem Salvarsan, dargetan. LAUNOY und LEVADITI selbst fassen die Erscheinung mit Recht *als Beweis dafür* auf, *daß die Spirochäten gegen das Quecksilber fest geworden sind.* Wenn FELKE derartige Tierexperimente eher in dem Sinne erklären will, daß unter dem Einfluß des Medikaments eine Festigung der Parasiten gegen Antikörper eingetreten sei, so wird er der Spezifität bzw. Gruppenspezifität dieser Erscheinungen sowie der Tatsache, daß arzneifeste Parasitenstämme diese Eigenschaft unter Umständen auch im Reagensglas der Substanz gegenüber beibehalten können, nicht ganz gerecht."

HOFFMANN und ARMUZZI haben in jüngster Zeit nachgewiesen, daß eine *beim Menschen bestehende hochgradige Resistenz der Spirochaeta pallida im Tierkörper nicht erhalten bleibt.* Sie verimpften Stückchen einer menschlichen Genitalpapel, in der sich *nach 6 Salvarsannatriuminjektionen* (zusammen 3,05 g) *noch zahlreiche lebende Pallidae* fanden, in die Hodenhaut von 3 Kaninchen. Bei allen diesen Tieren entstanden nach 1 Monat *je 2 große Schanker, die absolut normal auf die übliche spezifische Therapie reagierten.* HOFFMANN glaubt durch dieses Experiment die Richtigkeit seiner Annahme, daß *die Salvarsanresistenz durch ein Versagen des betreffenden Organismus* im wesentlichen bedingt werde, erwiesen. NOVARRO MARTIN und in letzter Zeit auch JESSNER hatten bei ähnlichen Experimenten die gleichen Ergebnisse gehabt: beim Menschen therapieresistent befundene Spirochäten verloren diese Eigenschaft im Tierexperiment. Desgleichen bestätigen ähnliche an meiner Klinik durch NOTHHAAS vorgenommene Untersuchungen die Beobachtungen von HOFFMANN und ARMUZZI.

GIEMSA hat Versuche darüber angestellt, ob sich die Spirochaeta pallida *an Wismut gewöhnen läßt.* Er hat ein syphilitisches Kaninchen auf der Höhe der Infektion innerhalb eines längeren Zeitabschnittes mit ungenügend wirksamen, langsam steigenden, intravenösen Dosen Bi behandelt. Dann wurde das Virus auf gesunde Kaninchen übertragen. Sobald sich ein starker Schanker hier gebildet hatte, wurde diesen Tieren die bei dem ersten Tier verwendete größte subtherapeutische Bi-Dosis appliziert und später langsam gesteigert. Dann wurde eine neue Passage angelegt; die positiven Tiere wurden in der gleichen Weise unterbehandelt. Hierbei konnte *der beim unbehandelten Ausgangsstamm noch zur Heilung führende untere Grenzwert* (= Index 1 : 4,0) *sehr erheblich,* bis zum Index 1 : 6,5, *gesteigert* werden, *ohne daß die Spirochäten restlos abgetötet wurden.* GIEMSA konnte bei diesen Versuchen eine *relative Arzneifestigkeit* erreichen, aber nie eine absolute. Diese partielle Arzneiangewöhnung scheint auch beim Übergang auf andere Tiere erhalten zu bleiben.

Sehr interessant ist, daß Überimpfungen von Material, das von Kaninchen stammte, die lange Zeit mit subtherapeutischen Dosen behandelt worden waren, auf normale Tiere *auffallend schnell* neue Schanker hervorriefen, die eine *abnorme Größe* erreichten.

Auch die *Wirkung einer Fieberbehandlung* hat man beim syphilitischen Kaninchen experimentell festzustellen versucht. So wollen WEICHBRODT und JAHNEL bei Kaninchen, die sie mehrere Tage hindurch täglich 1—2 mal je $^{1}/_{2}$ Stunde *in einem Brutschrank Temperaturen von 41° C aussetzten,* deutlichen Rückgang, ja völlige Heilung von Primäraffekten und Hodensyphilomen festgestellt haben. Die Spirochäten sollen schon vom 2. Tage ab nicht mehr nachweisbar gewesen sein. Gemeinsam mit NOTHHAAS habe ich zahlreichen syphilitischen Kaninchen wiederholt intravenös *abgetötete Bakterienkulturen* (Aerogenes), die bei Mensch und Tier regelmäßig hohe (etwa 41° C) Temperaturen hervorriefen, eingespritzt, aber dabei *nicht die geringste Einwirkung* auf die syphilitischen Krankheitsprodukte oder auf den Spirochätengehalt derselben beobachten können. UHLENHUTH und GROSSMANN haben ähnliche Versuche angestellt, indem sie bei syphilitischen Kaninchen-„Pyrifer“ (HUNDESHAGEN), ein saprophytische Bakterien enthaltendes Präparat, das regelmäßig hohe Fieberreaktionen (40—41°) hervorruft, ausgiebig, aber *ohne jeden Effekt* anwandten.

Zum Schluß sei noch darauf hingewiesen, daß das Tierexperiment noch eine sehr große Bedeutung für die

Prophylaxe der Syphilis

hat. Die Versuche von METSCHNIKOFF und ROUX sind grundlegend für die Frage nach Gewinnung eines geeigneten Schutzmittels gegen diese Krankheit. Ihnen verdanken wir die $33^{1}/_{3}\%$ige Kalomelsalbe, die lange Zeit als das beste Prophylakticum dieser Art galt. In der Folgezeit wurden aber andere, bessere Schutzmittel gefunden auf Grund von Methoden der Prüfung derartiger Mittel, die besser und sicherer waren als diejenigen, die METSCHNIKOFF und ROUX anwandten (SCHERESCHEWSKY, MANTEUFEL, WORMS). An anderer Stelle dieses Handbuches wird die ganze Prophylaxe der Syphilis ausführlich abgehandelt und auch auf ihre experimentelle Grundlage entsprechend eingegangen werden.

Die originäre Kaninchenspirochätose.

Durch zwei Veröffentlichungen der Wiener Forscher ARZT und KERL in den Jahren 1914 und 1919 wurde die Aufmerksamkeit weitester Kreise auf eine *bei Kaninchen vorkommende Genitalerkrankung* gelenkt, die *durch Spirochäten vom Typus der Pallida hervorgerufen* wurden. Nach WORMS handelt es sich hierbei um ein Krankheitsbild, das zum ersten Male von dem Engländer H. ROSS 1912 beobachtet und von H. BAYON im Jahre 1913 näher beschrieben wurde. Da die Krankheitserscheinungen hauptsächlich am Genitale auftraten, bezeichnete sie ROSS als „natural rabbit syphilis".

Diese Mitteilungen schienen zunächst geeignet, die Ergebnisse der experimentellen Syphilisforschung, wenigstens soweit sie das Kaninchen betrafen, aufs schwerste zu erschüttern. Es stellte sich aber doch bald heraus, daß dies nicht der Fall ist, wenn man auch, worauf ich wiederholt im vorhergehenden Teil dieses Handbuches hingewiesen habe, zugeben muß, daß einzelne Feststellungen auf dem Gebiete der experimentellen Kaninchensyphilis auf das Konto dieser originären Kaninchenspirochätose zu setzen sind und zu abwegigen Schlüssen geführt haben.

Ich werde am Ende dieser Ausführungen noch näher darauf eingehen. Hier möchte ich nur besonders hervorheben, daß *jeder, der auf dem Gebiete der experimentellen Kaninchensyphilis arbeitet, das Krankheitsbild dieser originären oder spontanen Kaninchenspirochätose genauestens kennen muß, um schwerwiegende Irrtümer zu vermeiden.* Mit Recht widmet ihr daher die Schriftleitung dieses Handbuches ein besonderes Kapitel.

Wie wir schon aus dem Wenigen des bisher Gesagten ersehen konnten, führt das Krankheitsbild, von dem im folgenden ausführlich die Rede sein soll, in der Literatur eine verschiedene

Bezeichnung.

So spricht ROSS von „*natürlicher Kaninchensyphilis*" (natural rabbit syphilis), ARZT ganz allgemein von „*Kaninchenspirochätose*", JACOBSTHAL von „*Paralues cuniculi*" und der „*Spirochaeta paraluis cuniculi*", SCHERESCHEWSKY mit WORMS von der „*originären geschlechtlich übertragbaren Kaninchensyphilis*". KLARENBEEK bezeichnet diese Erkrankung als „*Kaninchentreponemose*" oder „*Lues cuniculi*" und ihren Erreger als „*Treponema pallidum varietas cuniculi*", KOLLE, RUPPERT und MOEBIUS sprechen von „*spontaner Kaninchensyphilis*" und „*Treponema cuniculi*", bzw. KOLLE und RUPPERT von „*spontaner Kaninchenspirochätose*". MULZER hat sie „*originäre Kaninchenspirochätose*" benannt, SEITZ „*Kaninchensyphilis*", NOGUCHI „*venerische Kaninchenspirochätose*", durch *Treponema cuniculi* hervorgerufen, ADACHI nennt sie „*Pseudosyphilis des Kaninchens*" und LERSAY und KUCZYNSKI sowie auch ZUELZER nennen sie „*Genitalspirochätose des Kaninchens*". Neuerdings spricht auch FREI von der

„*spontanen Kaninchenspirochätose*“, eine Bezeichnung, die ihr später auch Worms in einem Sammelreferat im Zentralblatt für Haut- und Geschlechtskrankheiten, das meiner folgenden Beschreibung zugrunde gelegt ist, gegeben hat.

Erreger der originären Kaninchenspirochätose, Spirochaeta cuniculi.

Morphologie.

Arzt und Kerl berichten in ihrer ersten, 1914 erfolgten Mitteilung, daß die Spirochäten, die sie in genitalen Veränderungen von Kaninchen, welche niemals mit Syphilis geimpft worden waren, nachweisen konnten, „*morphologisch von der Spirochaeta pallida nicht abzutrennen*“ wären (Abb. 219).

Arzt beschreibt dann später (1919) das Aussehen dieser Spirochäten in *Giemsapräparaten* folgendermaßen: Es handelt sich „um eine außerordentlich zarte und feine Spirochäte, die einem dünnen Faden von beträchtlicher Länge entspricht, welcher korkzieherartig gewunden ist, der in je einen Endfaden (nach Hoffmann) oder eine Geißel (nach Schaudinn) ausläuft. Die Größe der einzelnen Spirochäten ist außerordentlich variabel. Nach der Zahl ihrer Windungen ist vielleicht ein objektiver Maßstab gegeben; neben solchen mit nur 7 Windungen finden sich solche mit 15—20. Die Windungen selbst sind außerordentlich zart und fein, steil gestellt und nehmen von den zentralen Anteilen gegen die beiden Pole hin allmählich etwas an Höhe ab.

Von diesem Grundtypus abweichend findet man Exemplare, bei denen die Lagerung der Spirochäte eine bogenförmige, ja mitunter direkt eine kreisrunde sein kann. Andere zeigen wieder — insbesondere große Formen — im zentralen Anteil ein Fehlen der zarten Windungen und sind dieselben nur in den seitlicheren Partien deutlich ausgeprägt. Dann wieder kann man V- oder Y-Formen unterscheiden, wobei eine genaue Differenzierung, ob es sich um eine oder mehrere Exemplare, durch deren Aneinanderlagerung diese Formen zustande kommen, handelt, unmöglich ist. Bevorzugt ist auch das Anlagern einzelner Spirochäten an rote Blutkörperchen, an welch’ letztere sie dann wie festgehaftet erscheinen.

Im *Dunkelfeld* läßt sich auch über *die Bewegungen* dieser Spirochäten, die in einer rotierenden in der Längsachse, einer seitlichen und in einem Zusammenziehen jedes einzelnen Exemplars bestehen, ein ziemlich klares Bild gewinnen.

Fassen wir die auf Grund der Färbeverhältnisse und mikroskopischer Untersuchung erhobenen Einzelergebnisse zusammen, so müssen wir sagen, daß es sich um eine Spirochätenart handelt, die wir derzeit von der Spirochaeta pallida nicht zu differenzieren in der Lage sind.“

Im *gefärbten Präparat* konnten dann später Schereschewsky und Worms, Klarenbeek, Lersay und Kuczynski, Noguchi, Klauder, sowie Adachi die diesbezüglichen Angaben von Arzt völlig bestätigen. Auch sie fanden hier eine *völlige Gleichheit der Spir. cuniculi mit der Spir. pallida.*

Die *Länge* der Spirochaeta cuniculi gibt Klarenbeek mit durchschnittlich 8—13 μ (minimal 4 μ, maximal 22 μ) an. Nach Noguchi beträgt diese 10—16 μ und die *Breite* 0,25 μ. Die Länge regelmäßiger Windungen ist 1—1,2 μ und ihre Tiefe 0,6—1 μ. Eine 10 μ lange Spirochäte habe demnach 9—10 Windungen. Die letzten Windungen nahe den Enden sind oft flacher als in der Mitte, die *Enden* selbst scharf ausgezogen, manchmal befinden sich an einem, aber zuweilen auch an beiden Enden dünne Endfäden. Die *Spirochaeta cuniculi* ist nach Noguchi *etwas länger als die Pallida* der *experimentellen Kaninchensyphilis*, eine Feststellung, die unabhängig von Noguchi auch Mulzer gemacht hat.

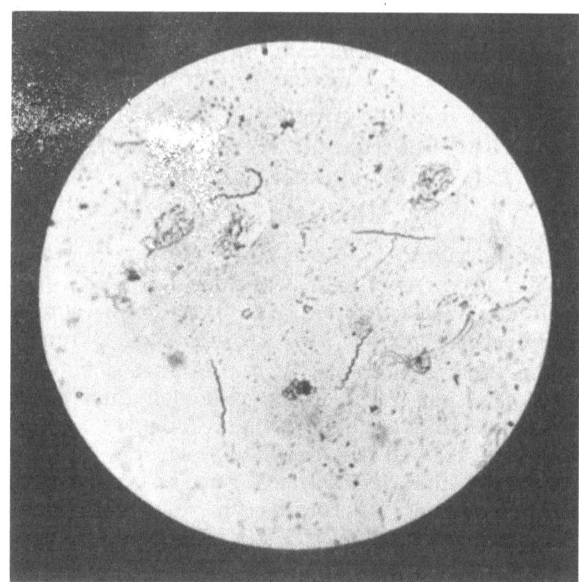

Abb. 218. Treponema pallidum.

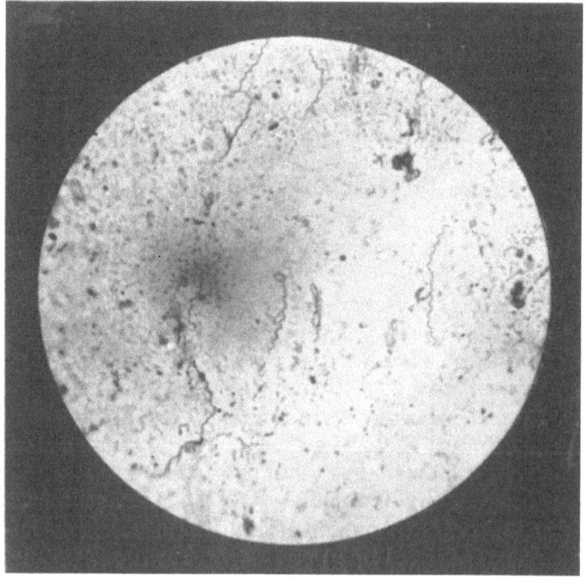

Abb. 219. Treponema cuniculi.
(Abb. 218 und 219 aus W. KOLLE, F. RUPPERT und TH. MOEBUS, Untersuchungen über das Verhalten von Spirochaeta cuniculi und Spirochaeta pallida im Kaninchen. Arch. f. Dermatol. u. Syphilis. Bd. 135. Berlin: Julius Springer 1921.)

Nach den Messungen von WARTHIN und seiner Mitarbeiter beträgt die durchschnittliche Länge von Spir. cuniculi-Exemplaren 11—12 μ, die Windungszahl 8—9, die Windungslänge 1,0—1,2 μ, die Windungstiefe 0,6—0,8 μ, die Breite

0,2 μ; Längenvariationen von 6—21 μ und Windungsvariationen von 6—17 μ kommen vor, im allgemeinen werden aber die eben erwähnten Unterschiede von Noguchi bestätigt. Die *Enden der Spir. cuniculi* sollen aber nach den Feststellungen dieser Autoren *stumpf* sein und *nicht spitz zulaufen, wie die der Pallida.*

Über *Teilungsformen* berichtet schon Bayon, desgleichen später auch Kolle mit Ruppert und Moebus. Letztere sowie M. Zuelzer wollen das sichere Vorkommen von *Querteilungen* festgestellt haben.

Unterschiede im färberischen Verfahren zwischen der Spirochaeta pallida und der Spirochaeta cuniculi wollen vor allem Kolle, Ruppert und Moebus beobachtet haben. Nach ihrer Ansicht „gelingt es mit der von Becker angegebenen Methode für Spirochätenfärbung gewisse Unterschiede nachzuweisen, die relativ konstant sein dürften". „In so gefärbten Präparaten erscheint das Treponema pallidum meistens steiler gewunden und zarter und feiner als das Treponema cuniculi, seine Windungen sind anscheinend konstanter und regelmäßiger. Das Treponema cuniculi scheint dagegen wieder mehr flexibel zu sein als die Spirochaeta pallida." Die Autoren „betonen, daß die Unterschiede allerdings sehr geringe sind und daß sie nicht so charakteristisch konstant sind, daß sie eine sichere Trennung von Treponema

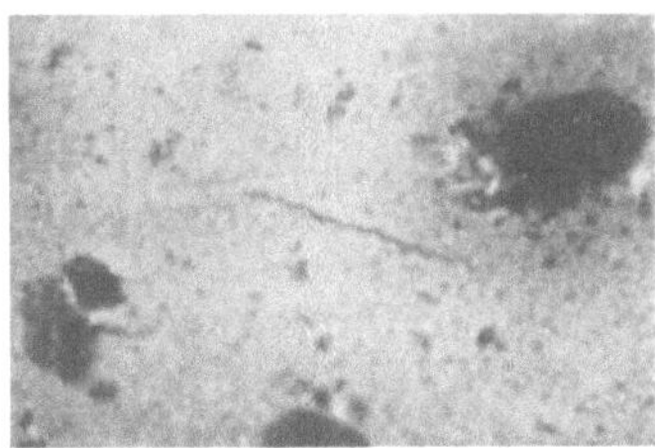

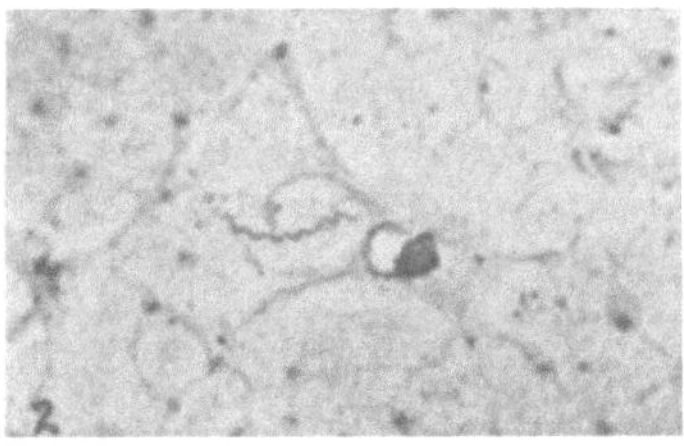

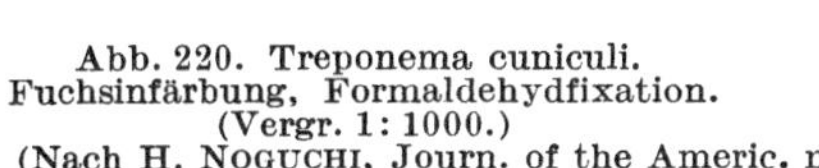

Abb. 220. Treponema cuniculi. Fuchsinfärbung, Formaldehydfixation. (Vergr. 1 : 1000.)

Abb. 221. Treponema pallidum aus menschl. Schanker. Gefärbt nach gleicher Methode, zum Vergleich. (Vergr. 1 : 1000.)

(Nach H. Noguchi, Journ. of the Americ. med. assoc. Vol. 77, p. 2052, Fig. 1 u. 2. 1921.)

pallidum und cuniculi ohne weiteres zulassen". Weiterhin betonen Kolle und seine Mitarbeiter, daß sich die Spir. cuniculi im Gegensatz zur Pallida nach Fixieren über der Flamme oft mit Ziehlschem Carbolfuchsin färben lasse und daß sich nach dem Beckerschen Verfahren die Spir. pallida nur in 50%, die Spir. cuniculi jedoch in 100% im schätzungsweisen Vergleich zu ihrem Vorkommen im Dunkelfeld färben lasse, Beobachtungen, die indes Schereschewsky und Worms nicht bestätigen konnten. Warthin Scott, Buffington und Wandstrom fanden, daß in Deckglasausstrichen von Reizserum die mittels der Warthin-Starryschen Silberagarmethode schön gefärbten Spir. cuniculi mehr den *Mund*spirochäten als den Pallidae glichen, eine Beobachtung, die auch M. Zuelzer gemacht haben will. Die Spir. cuniculi soll gewöhnlich dicker und länger, weicher und biegsamer und leichter in Ausstrichen auszustrecken sein als die Pallida. Cuniculispirochäten, welche dieselbe Länge und Windung haben wie die Pallida, sollen (zitiert nach Worms) immer den Eindruck der Steifheit und Enge der Windungen der letzteren vermissen lassen.

Seitz hat festgestellt, daß die Spir. cuniculi sich nur schwer mit Anilinfarbstoffen färbt; „selbst die Giemsafärbung versagte" im Gegensatz zu den diesbezüglichen Wahrnehmungen anderer Autoren (Arzt und Kerl, Schereschewsky und Worms, Klarenbeek). Sogar bei 24stündiger Einwirkung der Giemsalösung gelingt es nach Seitz kaum, eine schwach rosagefärbte Spirochaeta cuniculi zur Darstellung zu bringen. Im Gegensatz zu Kolle meint

SEITZ übrigens, daß mittels der BECKERschen Färbung die Spir. cuniculi sich weit weniger intensiv färbe, so daß sie nur als ein zarter, dünner, violetter Faden erscheine, von dem die Pallida regelmäßig durch ihre starke färberische Darstellung sich unterscheiden ließe. Im BURRI-Verfahren soll sich die Spir. cuniculi ebenfalls durch ihre regelmäßigen steilen Windungen von der Pallida mit ihren doch manchmal unregelmäßigen, zuweilen weit ausgezogenen Windungen und ihren fadenförmigen Enden unterscheiden lassen. Diese soll im ganzen einen leichter geschwungenen Eindruck hervorrufen.

Im Dunkelfeld soll nach der Ansicht der meisten Autoren eine Unterscheidung beider Spirochätenarten nicht möglich sein (BAYON, ARZT und KERL, SCHERESCHEWSKY und WORMS, LEVADITI, KOLLE, RUPPERT und MOEBIUS, NEUMANN, LERSAY und KUCZYNSKI, ADACHI, WARTHIN, SKON, BUFFINGTON und WANDROM). JACOBSTHAL will indes hier doch geringe Abweichungen festgestellt haben. So soll die Spir. cuniculi vielleicht eine Spur dicker als die Pallida sein, eine Ansicht, die auch M. ZUELZER teilt, dann soll ihr jene für die Pallida so charakteristische wogende, von einem Ende zum anderen gehende Bewegung fehlen. MULZER meint, daß die außerordentlich langen und feinen Spir. cuniculi zwar den Typus der Pallida weitgehend zeigten, „aber viel lebhafter wie diese erschienen und auch einen anderen Bewegungstypus, so mehr das bekannte aalartige Durchschlängeln der Refringens durch das Gesichtsfeld zeigten.“ Endlich schreibt SEITZ noch (zitiert nach WORMS): „Die Beobachtung im Dunkelfeld, im Reizserum des Tieres suspendiert, bestätigt den Eindruck, den wir im Färbepräparat von der Spirochaeta cuniculi erhalten haben, sie ist im Verhältnis zur Pallida relativ starr und von geringerer Elastizität. Kräftige wellenförmige Bewegungen nach KLARENBEEK und KOLLE sehen wir nur auftreten, wenn sich die Spirochäten in nicht adäquatem Medium, z. B. NaCl-Lösung, befinden; sie scheinen entschieden als nicht normale Bewegungen der absterbenden Spirochäten aufzufassen zu sein.“

Nach all dem im Vorhergehenden Gesagten wird man WORMS zustimmen müssen, wenn er *zusammenfassend* meint, „daß im ganzen die morphologischen und tinctoriellen Befunde, die ein übereinstimmendes Verhalten der Spir. cuniculi mit der Spir. pallida zu berichten haben, überwiegen, und daß die Differenzen, die speziell in färberischer Hinsicht gefunden sind, nicht sehr ins Gewicht fallen, da sie sich zum Teil auch untereinander widersprechen.“

Kulturversuche.

JACOBSTHAL, der als einer der ersten versucht hat, die Spir. cuniculi zu züchten, berichtet ebenso wie SCHERESCHEWSKY und WORMS nur über *negative* Ergebnisse. Auch Mischkulturen sind bisher nicht gelungen. NOGUCHI vermochte nach KLAUDER die Spir. cuniculi gleichfalls nicht zu züchten. SEITZ scheint nach den Angaben von WORMS zwar keine eigentliche Kultur gelungen zu sein, doch aber konnte er „eine starke Anreicherung derselben und eine Übertragung und Vermehrung in der zweiten Generation im gallertigen Pferdeserum aerob und anaerob mit einem Zusatz wachstumsfördernder Keime“ erzielen.

Häufigkeit der originären Kaninchenspirochätose.

Die ersten Fälle dieser Erkrankung sind, wie eingangs erwähnt, *in England* von ROSS und BAYON 1912 und 1913 beschrieben worden. Ein Jahr später, 1914, fanden ARZT und KERL unter 853 Tieren aus *Zuchten*, die sich teils *in Wien oder in der nächsten Umgebung der Hauptstadt befanden*, 72 = 26,9%

spirochätosekranker Kaninchen. ARZT hat dann im Frühjahr 1919 gelegentlich einer Kaninchenausstellung *in Innsbruck* nach derartig erkrankten Kaninchen gefahndet. Es gelang ihm, eine sich seit Jahren in Innsbruck befindende Zucht ausfindig zu machen, in der sich kranke Tiere, und zwar sowohl Männchen wie Weibchen, befanden. Diese Zucht bestand aus 35 Tieren; von 16 jungen, noch nicht ausgewachsenen zeigte kein Tier irgendwelche krankhaften Erscheinungen am Genitale oder in der Umgebung desselben.

Von 19 *erwachsenen* Kaninchen fanden sich unter 6 Rammlern 3, unter 13 Häsinnen ebenfalls 3, die klinische Symptome der Genitalspirochätose darboten. Auf die erwachsenen Tiere berechnet, waren also 31% krank. Nach Erkundigungen, die ARZT auch in Innsbruck anstellte, glaubte er mit Sicherheit *ausschließen zu können, daß diese Tiere jemals experimentell mit Syphilis infiziert worden seien,* eine Möglichkeit, die damals und auch später noch vielfach diskutiert wurde.

1919 konnte SCHERESCHEWSKY die originäre Kaninchenspirochätose in *Berlin* feststellen. Er wies auch nach, daß diese Krankheit *durch den Geschlechtsverkehr übertragen und weiter verbreitet wurde.* JACOBSTHAL fand dann in *Hamburg* derartig erkrankte Kaninchen, KOLLE und seine Mitarbeiter RUPPERT und MOEBIUS stellten sie in *Frankfurt a. M.* fest, FREI in *Breslau,* UHLENHUTH in *Marburg,* NEUMANN in *Dresden,* MULZER in *München* und SEITZ in *Leipzig.* In *Belgien* fand KLARENBEEK gelegentlich einer Kaninchenausstellung in Antwerpen unter 160 Kaninchen 4% erkrankt, LEVADITI beobachtete diese Seuche in Paris, DANILA und STROE fanden sie in *Rumänien,* RETSCHMENTZKY und PAWLOW in *Moskau,* NOGUCHI in den Vereinigten Staaten und ADACHI in *Japan.* Den höchsten Prozentsatz, nämlich unter 450 älteren Tieren in 90%, stellten LERSAY und KUCZINSKY fest, auch UHLENHUTH fand diese Krankheit in 30% unter allen frisch angekauften und aus eigenen Ställen stammenden Tieren. PERKEL hat jüngst auch in *Odessa* unter 44 Kaninchen, mit denen sicher noch nie jemand experimentell gearbeitet hatte, die Genitalspirochätose 13 mal, also in 30% nachgewiesen.

Nach meinen Erfahrungen kommt die originäre Kaninchenspirochätose *überall* vor, bald mehr, bald weniger häufig. Man muß *stets mit der Möglichkeit rechnen, daß ein derartig krankes Tier in die eigenen Stallungen eingeschleppt wird und die Krankheit da verbreitet.* Deshalb muß man beim Einkauf der Tiere stets darauf achten, kein krankes Tier zu bekommen, aber auch während der Tiervisiten die bereits vorhandenen Kaninchen genauestens darauf hin untersuchen. Wenn heute auch, wie ich später noch zeigen werde, der wirkliche Kenner der experimentellen Kaninchensyphilis und ihrer typischen Symptome wohl kaum durch die Krankheitsprodukte der originären Kaninchenspirochätose mehr getäuscht werden dürfte, ist es doch besser, *jedes Kaninchen, das an dieser Spirochätose leitet, sofort zu entfernen oder zum mindesten doch gut zu isolieren.*

Alle irgendwie *verdächtigen* Kaninchen, insbesondere solche, die entzündliche Erscheinungen an der Vorhaut, bzw. dem Penis oder der Vulva zeigen, müssen darum *sofort und evtl. wiederholt genauestens auf Spirochätose untersucht* werden.

Klinisches Bild der originären Kaninchenspirochätose.

Das *klinische Bild* der originären Kaninchenspirochätose wird von allen Autoren der verschiedenen Länder ziemlich übereinstimmend geschildert. Wie bei der echten, experimentellen Kaninchensyphilis unterscheiden wir auch hier zunächst

Primärerscheinungen,

die *am Orte der Infektion, zumeist der Genitalien,* auftreten, und zwar ganz gleichgültig, ob diese auf natürlichem Wege oder experimentell entstanden ist.

Nach WORMS beginnt die originäre Kaninchenspirochätose am Genitale oder in der Genito-Anal-Region mit kaum sichtbaren Flecken auf der Haut oder der Schleimhaut, die „allmählich deutlicher und größer werden, geringgradige Infiltration aufweisen, oder erodieren, papulös werden und oft exulcerieren. Diese Efflorescenzen zeigen die Tendenz zur Ausbreitung und Konfluenz, überlagern sich auch häufig borkig und bleiben vor allem sehr lange Zeit bestehen".

Beim *Weibchen* sitzt die primäre Affektion nach LERSAY und KUCZINSKI zumeist hart am Eingang der Vulva, mitunter etwas seitlich nach außen oder am Introitus vaginae selbst (Abb. 222). An der äußeren Haut sieht man zuerst in der Regel ein kleines, nicht ulceriertes Knötchen. „Etwas später zeigt sich ein

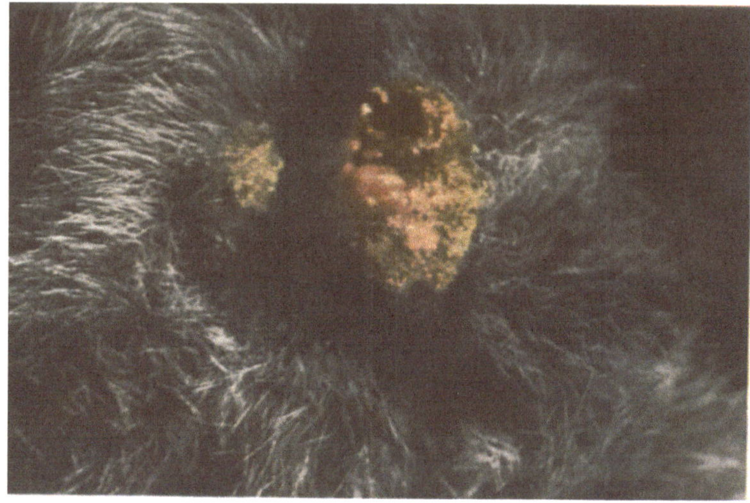

Abb. 222. Vaginal-Primäraffekt nach spontaner Infektion mit Spirochaeta cuniculi. (Nach W. KOLLE, F. RUPPERT u. TH. MOEBUS. Arch. f. Dermatol. u. Syphilis. Bd. 135. Berlin: Julius Springer 1921.)

charakteristisches Ödem und die Oberfläche des Knötchens verschorft. Jetzt kann der Prozeß zweifellos zurückgehen, häufiger jedoch breitet er sich weiter aus Ödem und Starre des Gewebes — WORMS macht mit Recht darauf aufmerksam, daß LERSAY und KUCZINSKI mit dem Hinweis auf diese Starre vereinzelt dastehen! — nehmen an Umfang zu, so daß ein äußerst bezeichnendes Oedema indurativum zustande kommt. Schließlich erhalten wir ein häufiges und daher als charakteristisch zu bezeichnendes Bild der genitalen Affektion, das sich in folgender Weise darstellt: der Mons veneris und die wenig behaarte Umgebung der Labia majora wird im genzen von dem starren Ödem eingenommen, das sich auch auf die Umgebung des Afters ausdehnen kann. Die Haut ist trocken und schuppend, mit unregelmäßigen, von gelben, oft festhaftenden Krusten bedeckten Geschwürsbildungen. Die ganze Gegend kann auch von einer einzigen krustös bedeckten Geschwürsfläche eingenommen werden. Auch diese kann sich auf die ganze Umgebung des Afters erstrecken und mindestens bis zum Sphincter externus hineinreichen. Der Prozeß kann sich in die Tiefe der Vulva in Gestalt eines Katarrhes mit oder ohne sehr deutliche Geschwürs- und Knötchenbildung fortsetzen, auch hier allein und vorzüglich ausgebildet sein. (Die Primäraffekte entwickeln sich nicht unähnlich denjenigen an der Innenfläche des männlichen Praeputiums.) In diesem Falle finden sich zahlreiche Spirochäten im Schleim der Vagina. Im Anschluß an Gravidität und Geburt kommt es ganz offensichtlich zum Aufflackern der Erscheinungen. Beim *Männchen* sitzt der Primäraffekt häufig an der Glans penis, noch häufiger jedoch am Limbus praeputii. Er kann einfach oder vielfältig sein. Je nach seinem Sitz entwickelt er sich etwas verschieden. Am Praeputium nimmt die Krankheit einen ähnlichen Verlauf wie beim Weibchen." „Auf der Glans penis kommen zuerst Knötchen, dann flache Geschwüre zustande, die oft regelmäßig, seltener

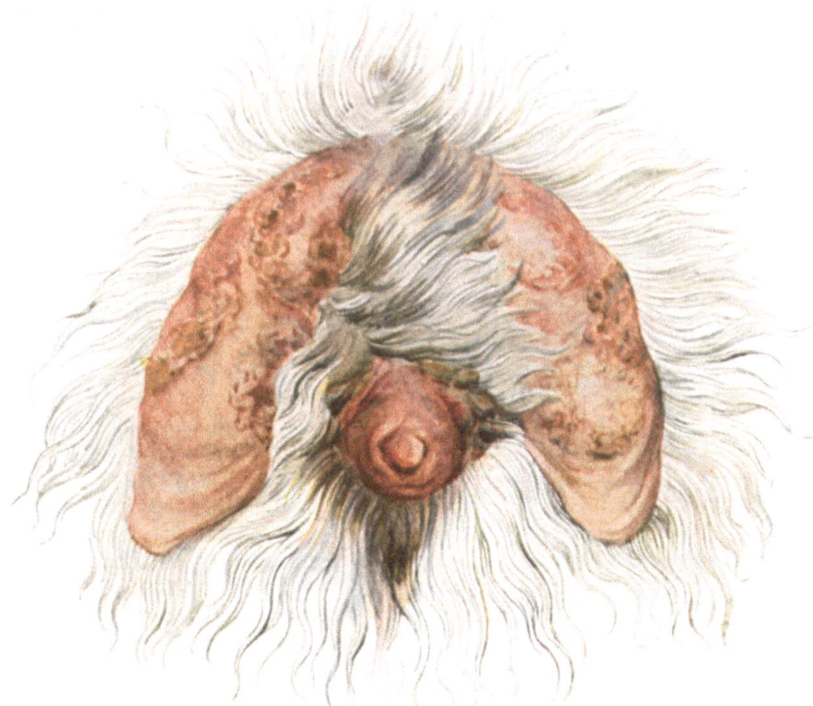

Abb. 223. Typisches Bild der Kaninchenspirochätose am Scrotum.
(Nach ARZT, Dermatolog. Zeitschr. Bd. 29. 1920.)

polyzyklisch begrenzt sind." „Eine charakteristische Begleiterscheinung schon der ersten Veränderungen ist auch hier ein Ödem der Vorhaut, das sich weiter bis zu einer ausgeprägten entzündlichen Phimose steigern kann. Sodann kann der indurativ ulceröse Prozeß auf die Außenfläche der Vorhaut und die Nachbarschaft übergreifen, so daß schließlich um das Genitale herum eine Veränderung zustande kommt, welche den beim Weibchen beschriebenen täuschend ähnelt." (Zitiert nach WORMS.)

ARZT beschreibt das ausgeprägte Krankheitsbild der originären Kaninchenspirochätose an der Hand zweier *typischer* Fälle folgendermaßen:

„Die Veränderungen *beim Kaninchenbock*, einem stark entwickelten, außerordentlich kräftigen Tier, waren teils am Penis, teils aber auch am Scrotum lokalisiert.

Das Praeputium des Penis ist ödematös geschwollen, eine Darstellung der Glans nicht möglich, eine Paraphimose bestand. Gegen die Peniswurzel zu fanden sich von Epithel entblößte Stellen, die mitunter von Borken und Krusten bedeckt waren und außerordentlich leicht bluteten.

Der Hodensack des rechten und linken Testikels zeigte zahlreiche Efflorescenzen, die meist gyriert oder kreisförmig angeordnet waren. Vorwiegend mit Schuppenkrusten bedeckt, trat bei ihrer Abheilung reichlich Gewebsflüssigkeit, oft auch untermengt mit Blut, zutage (Abb. 223).

In allen diesen Excoriationen, sowohl am Penis als ganz besonders am Scrotum ließen sich *zu wiederholten Malen* — meist sogar sehr reichlich — die schon erwähnten *Spirochäten nachweisen.*

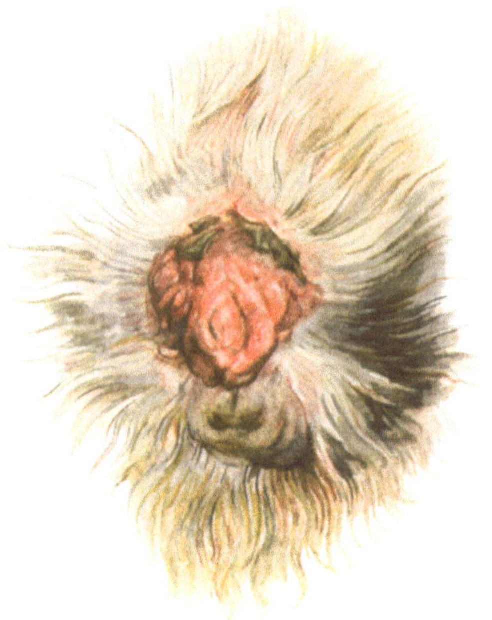

Abb. 224. Klinisches Bild der Kaninchenspirochätose an der Vulva. (Nach ARZT, Dermatolog. Zeitschr. Bd. 29. 1920.)

Vielleicht etwas weniger deutlich, deshalb aber noch weniger intensiv waren die Veränderungen *beim weiblichen Tier.* Die ganze Vulva ist lebhaft gerötet, teilweise excoriiert. Insbesondere die Gegend der Klitoris zeigt vorübergehend deutliche Schuppenauflagerungen (Abb. 224). Schon durch geringe mechanische Reize kommt es teils zum Austritt von Gewebsflüssigkeit, teils auch zu Blutextravasaten. Auch in diesem Falle konnte *der gleiche mikroskopische Befund* des öfteren erhoben werden."

Nach NEUMANN zeigen sich die Primärerkrankungen der Kaninchenspirochätose beim *Männchen* darin, daß der Penis mäßig, das Praeputium stark, um das 3 bis 4fache des Normalen, geschwollen, infiltriert und von blutig rotem Aussehen ist. „Aus der Präputialöffnung sickert ein schleimig-eitriges Sekret, das beim Eintrocknen diese zeitweilig verklebt. In den Falten zwischen Scrotum und Penis befinden sich auf beiden Seiten flach erhabene, ekzematöse Papeln, in Ausdehnung von Pfennig- bis Talergröße, die mit Borken bedeckt sind und auf Druck nässen."

Beim *weiblichen* Tier ist die Vulva mäßig entzündet und kranzförmig von sehr kleinen Geschwüren umgeben, die mit trockenen Borken belegt sind. Das Serum unter den Borken ist beim Abkratzen stark mit Blut vermischt.

Dieses *leichte Bluten* der klinischen Erscheinungen der Spirochätose ist nach WORMS, KLARENBEEK, KOLLE u. a. sehr charakteristisch für diese Krankheit. Auch *das Fehlen jeglicher starker Infiltration* ist nach WORMS typisch für diese Krankheitsprodukte. Von KOLLE und seinen Mitarbeitern wird angegeben, daß diese auch durch eine *größere Schmerzhaftigkeit* beim Anstechen sich auszeichnen sollen. WORMS, SEITZ, sowie ich selbst können dies indes *nicht* bestätigen. Nach SEITZ spricht für eine absolute Schmerzlosigkeit der (Spir. cuniculi-haltigen) Primäraffekte der Umstand, „daß ein Nachlassen des Begattungstriebes bei den Kaninchen mit Primäraffekten am Penis nicht festzustellen war."

Im Anschluß an die primären Veränderungen treten nach KLARENBEEK mitunter *erbsengroße Knötchen* am Praeputium auf. SUSTMANN sah an den Genitalien öfter *brombeerähnliche Wucherungen* entstehen.

Mitunter hat es den Anschein, als ob alle diese Erscheinungen wieder spontan verschwinden könnten. Nach SCHERESCHEWSKY und WORMS genügt aber eine kleine Läsion, durch den Coitus oder durch leichtes Kratzen mit einer Glascapillare hervorgerufen, um *die Erscheinungen von neuem an der gleichen Stelle wieder entstehen zu lassen.* Auch KLARENBEEK vermochte eine latente Krankheit durch Scarification der Perinealgegend wieder zum Entstehen zu bringen; WARTHIN und seine Mitarbeiter konnten nach WORMS die gleiche Beobachtung machen. Auch LEVADITI spricht, wie WORMS erwähnt, von einer „scheinbaren Heilung, während der nur das Fortbestehen der Spirochäten anzeigt, daß der Krankheitsprozeß noch nicht erloschen ist".

Der *Verlauf* der originären Kaninchenspirochätose gleicht überhaupt sehr dem der experimentellen Kaninchensyphilis; wie diese ist *auch die Spirochätose eine enorm chronische Krankheit.* Mit und ohne Rezidiv kann er sich über Jahre — FREI berichtet über 3 jährige Krankheitsdauer — erstrecken, ohne daß das Allgemeinbefinden dieser Tiere irgendwie Not leidet.

Im Verlauf der spontan erworbenen wie auch der experimentell erzeugten Kaninchenspirochätose kommt es nun nicht selten auch zu *weiteren Erscheinungen an anderen Körperstellen,* wie *Papeln und Geschwüren an den Lippen, an den Nasenöffnungen* (spezif. Rhinitiden), *an den Augenliddrüsen, an der Ohrbasis, an den Mammae, auf der Rückenhaut und auf der Scrotalhaut* (KLARENBEEK, SCHERESCHEWSKY und WORMS, FREI, KOLLE, LERSAY und KUCZINSKY u. a.). „An all diesen Stellen sind von den verschiedensten Autoren auch durch direkte Beimpfung die gleichen Erscheinungen erhalten worden, und zwar bei sonst gesunden Tieren, wie auch als Superinfektion (ADACHI, KLARENBEEK, SCHERESCHEWSKY und WORMS) und Reïnfektionen (ADACHI, KLARENBEEK und WORMS) bei noch anderweitig kranken Kaninchen bzw. solchen mit klinisch abgeheilten Erscheinungen. Es konnte nun besonders nach den Super- und Reïnfektionsversuchen mit der Möglichkeit gerechnet werden, daß die eben genannten im Verlaufe der Erkrankung auftretenden Erscheinungen *als das Ergebnis spontaner Super- bzw. Reïnfektionen* aufgefaßt werden konnten und *nicht als Zeichen der Generalisation des Virus*" (WORMS). Doch ist, wie wir gleich sehen werden, die Möglichkeit einer solchen ebenfalls mit absoluter Sicherheit festgestellt worden.

Infektionsmodus.

Der *natürliche* Infektionsmodus ist wohl in der weitaus größten Mehrzahl der Fälle der, daß spirochätosekranke Kaninchen ihre ja hauptsächlich am Genitale lokalisierte Erkrankung gelegentlich des *Geschlechtsverkehrs* auf den gesunden Partner übertragen. Auf diesen Infektionsweg hat besonders SCHERESCHEWSKY nachdrücklich hingewiesen; er kommt sicher auch in erster Linie für die Weiterverbreitung dieser Erkrankung in Betracht. SCHERESCHEWSKY, sowie LERSAY und KLARENBEEK beobachteten, daß zuweilen Häsinnen, die monatelang mit spirochätosekranken, spirochätenreiche Manifestationen an den Genitalien aufweisenden Böcken im Käfig zusammen gelebt hatten, *nicht infiziert* wurden. NEUMANN schließt hieraus, „daß auch für die Genitalspirochätose der Kaninchen die allgemeinen Gesetze der Disposition auf der einen und der Virulenz des Erregers auf der anderen Seite beim Zustandekommen einer Infektion eine bedeutsame Rolle spielen". Nach WORMS ist der Prozentsatz positiver Infektionen durch den Coitus bei den einzelnen Stämmen *verschieden*; bei einigen Stämmen konnte er *durch Passagen erhöht* werden, zuweilen bis zu 100% positiver Impferfolge.

SCHERESCHEWSKY und WORMS konnten die Infektionsergebnisse durch den Geschlechtsakt ferner dadurch steigern, daß sie *kleine Rhagaden und Erosionen* am Geschlechtsapparat des gesunden Partners *anlegten*. „Es ist durchaus wahrscheinlich, daß entsprechend den Verhältnissen beim Menschen solche normalerweise beim Kaninchen vorkommenden Läsionen (auch banale entzündliche Prozesse des Genitale und Verletzungen beim Coitus) die Ausbreitung der Infektion begünstigen" (WORMS).

Aber auch auf *extragenitalem* Wege, durch einfache Berührungen, kann die Infektion gesunder Tiere durch kranke vermittelt werden. So sah WORMS eine Infektion eines gesunden Bockes durch eine kranke Häsin, die eine spirochätenhaltige Papel an der Lippe hatte. Dieses Tier war, wie auch der Bock, in einem besonderen, mit Eisenstäben vergitterten Käfig gesessen. Beide Käfige standen aber so nahe, daß die Tiere sich mit den Schnauzen berühren konnten. Die Primärläsion des Bockes befand sich an der Nasenöffnung. WORMS weist darauf hin, daß KLARENBEEK über die Infektion junger, $1^1/_2$—2 Monate alter Kaninchen berichtet und daher ebenfalls der Ansicht ist, daß „ohne Kohabitation die Infektion eines gesunden Kaninchens sehr wohl möglich ist". WORMS konnte sich ferner selbst davon überzeugen, daß absolut gesunde Kaninchen durch Unterbringung in Käfigen, in denen sich vorher spirochätosekranke Tiere befunden haben und die nicht ausgedüngt worden waren, infiziert wurden. NEUMANN vermochte allerdings scarifizierte Kaninchen in 10 Versuchen durch Stalldünger nicht zu infizieren.

Eine weitere natürliche Übertragungsweise ergibt sich, wie WORMS anführt, aus den histologischen Untersuchungen von LEVADITI, MARIE und ISAICU. Aus diesen geht nämlich hervor, daß die Erreger dieser Genitalspirochätose *aus den Haarfollikeln der erkrankten Körperstellen eleminiert werden und in die Haarfollikel gesunder Tiere eindringen können.*

Bei der *experimentellen* Übertragung auf indirektem Wege wird zumeist auch die Genitalgegend gewählt. Man nimmt spirochätenhaltiges Sekret und verreibt dieses in den zweckmäßig vorher scarifizierten oder mit Sandpapier abgeriebenen (MULZER) Stellen. Sehr gut eignet sich zu derartigen Impfungen die von SCHERESCHEWSKY und WORMS angegebene und Seite 181 beschriebene Glascapillarpipettenmethode. Positive Erfolge wurden damit außer an den Genitalien am Damm, Anus, Augenlidrändern, Schnauze, Rückenhaut und Scrotum so gut wie regelmäßig erzielt. KOLLE, RUPPERT und MOEBUS exzidierten die Geschwüre, preßten sie in einer von RITZ konstruierten Presse aus und injizierten den spirochätenhaltigen Preßsaft in die Hoden, unter die Scrotalhaut, bei weiblichen Tieren in die Vaginalhaut.

Analog den Impfungen bei experimenteller Kaninchensyphilis hat man von verschiedenen Seiten versucht, auch andere Organe, insbesondere die *Augen* und *die Hoden* von Kaninchen durch die Spir. cuniculi zu infizieren. Diese Organe stellen ja, wie wir wissen, geradezu Prädilektionsstellen für die Haftung der Spirochaeta pallida dar. Nach WORMS kommt gerade diesen Versuchen „für die Identitätsfrage der beiden in Rede stehenden Spirochäten ein besonderer Wert zu".

Die *Impfungen am Auge* — Einreiben des Virus in die Cornea nach Scarifizierung derselben oder Impfung in die vordere Kammer — waren *sämtlich negativ* (JACOBSTHAL, KOLLE und seine Mitarbeiter, WORMS, NOGUCHI, UHLENHUTH, DANILA und STROE, ADACHI). Nur KLARENBEEK will nach Überimpfung von Stückchen einer Spirochätenkeratitis in die vordere Kammer nach einer

Inkubationszeit von 41—43 Tagen wiederum eine derartige Keratitis gesehen haben.

Impfungen in die Hoden von Kaninchen, die mit Spir. cuniculi-haltigem Material ausgeführt wurden, verliefen ebenfalls fast *durchweg negativ* (JACOBSTHAL, NOGUCHI, UHLENHUTH, MULZER, DANILA und STROE, ADACHI). KLARENBEEK will jedoch nach intratestikulärer Impfung mit Spir. cuniculi-Material einen „linsengroßen Tumor, welcher verschiebbar und mit der Hodenhaut oder dem Testikel nicht verwachsen war", beobachtet haben. „In der fein zerriebenen Tumormasse ließen sich zahllose Spirochäten erkennen." Auch SCHERESCHEWSKY und WORMS ist es gelungen, durch Verimpfung einer Spir. cuniculi-haltigen Papel „in den Hoden eines gesunden Tieres nach 6 wöchiger Inkubation eine circumscripte spirochätenhaltige Hodeninduration zu erzielen, die dem typischen Bilde der mit vom Menschen stammenden Spirochäten erhältlichen Kaninchen-Hodensyphilis im wesentlichen" entspricht. WORMS weist aber mit Recht darauf hin, daß diese beiden Befunde *vereinzelt* dastehen und daß von allen Autoren übereinstimmend betont wird, daß *nach Scrotalimpfungen stets nur oberflächliche, wenig infiltrierte Affektionen entstehen, die sich wesentlich von den entsprechenden Erscheinungen bei experimenteller Kaninchensyphilis unterscheiden* (KLARENBEEK, KOLLE, NOGUCHI, MULZER, ADACHI).

Inkubation.

Die *Inkubation* entspricht hier im allgemeinen der bei der experimentellen Kaninchensyphilis festgestellten Zeit. Nach BAYON beträgt sie 25 Tage, ARZT und KERL geben 27 Tage an, JACOBSTHAL $3^1/_2$—4 Wochen, SCHERESCHEWSKY und WORMS 14—25 Tage, KOLLE 20—72 Tage und NOGUCHI 20—80 Tage, DANILA und STROE, sowie auch SEITZ 3—4 Wochen, ADACHI 1—5 Wochen, RUPPERT 61—123 Tage. Nach FREI betrug die Inkubationszeit bei Impfungen an Genitalien und am Anus 2—5, meist 3—4 Wochen, an den Lippen gelegentlich etwas mehr. Ähnliche Unterschiede in der Inkubationszeit fand auch KLARENBEEK bei Impfungen in verschiedenen Körpergegenden: in der Perinealgegend treten die Erscheinungen am schnellsten, etwa 11 Tage nach der Impfung, auf, Spirochäten ließen sich aber meist erst nach 3—4 Wochen nachweisen. 5—8 Wochen dauerte es, bis subcutane Impfungen in das obere Augenlid angingen und bis eine Impfkeratitis auftrat. Am längsten war die Inkubationszeit bei Impfungen unter die Rückenhaut; hier treten spezifische Erscheinungen meist erst nach 2 Monaten auf. NOGUCHI sah in einem Fall einer dritten Passage eine Inkubationszeit von nur 5 Tagen. Ähnliche Beobachtungen machten zuweilen auch SCHERESCHEWSKY und WORMS; beide Forscher konnten im übrigen aber nicht finden, daß, wie bei der echten Kaninchensyphilis auch hier in höheren Passagen die Inkubationszeit verkürzt und die klinischen Erscheinungen intensiver wären.

Nach WARTHIN spielt hinsichtlich der Inkubationszeit auch der *Impfmodus* eine gewisse Rolle; bei einfacher Inokulation ohne Scarification ist diese deutlich verlängert. In 2 Fällen betrug sie 56 Tage gegenüber 22, 81 Tagen, der Durchschnittszeit nach Impfung mit Scarification.

Histopathologie der klinischen Erscheinungen.

Histologische Untersuchungen der Krankheitsprodukte der originären Kaninchenspirochätose wurden von verschiedenen Autoren vorgenommen (JACOBSTHAL, LEVADITI, MARIE und ISAICU, BRIESE, ADACHI, NOGUCHI). „Übereinstimmend wird die Oberflächlichkeit des Prozesses und das Fehlen der perivasculären Infiltration betont" (WORMS).

WARTHIN, SKOTH, BUFFINGTON und WANSTROM geben folgende Darstellung ihrer histologischen Befunde (nach einem Referat von WORMS): „Die lokale Läsion zeigt das Bild eines chronisch infektiösen Granuloms, das einen papillomatösen oder kondylomatösen Charakter anzunehmen sucht. In den Frühstadien sind die oberen Lagen der Submucosa oder des Corium mit Lymphocyten und Polynucleären infiltriert, gelegentlich auch mit Eosinophilen, und bilden eine schmale entzündliche Zone unter dem Epithel. Oberhalb dieser Zone ist das Epithel verdickt und zeigt mehr oder weniger leukocytäre Infiltration. Bei den mehr oder weniger hyperämischen Blutgefäßen besteht keine perivasculäre Infiltration wie bei den durch die Spir. pallida verursachten Affektionen. Die Läsionen ähneln nicht Frühstadien der Schanker. Im verdickten Epithel sind die Spirochaetae cuniculi in enormen Mengen zu finden, unterhalb der Epidermis finden sie sich selten tiefer als 1 mm. Bemerkenswert ist die entzündliche Infiltration immer in der Nähe des Epithels, und nicht perivasculär; niemals zeigt sich endotheliale Proliferation wie bei Syphilis. Stets bleibt die Läsion oberflächlich, und die Infiltration erstreckt sich nicht tiefer als 3—5 mm; die Infiltration des Epithels ist polynucleär und eosinophil, die des Bindegewebes ist mehr lymphocytär. In den chronischen Stadien ist die polynucleäre Infiltration weniger ausgeprägt, Plasmazellen und Fibroblasten erscheinen in den Papillen, das interpapilläre Epithel wird verhornt und zeigt weniger Wanderzellen. Die Blutgefäße zeigen eine Obliteration und sind nur wenig verdickt. In den fast geheilten Bezirken sind die Papillen zusammengezogen, plump oder verschwunden; das Epithel ist gewöhnlich ganz verhornt und ausgestreckt über einer schmalen Zone von Narbengewebe, in dem Inseln von hyperplastischem Epithel noch persistieren. In scheinbar ganz abgeheilten Bezirken ist die einzige Veränderung eine schmale Zone von Narbengewebe unter dem Epithel. Der ganze Prozeß ähnelt sehr der Entwicklung und Resolution eines Condyloma acuminatum beim Menschen. Riesenzellen waren niemals zu finden."

WARTHIN und seine Mitarbeiter meinen auf Grund dieser ihrer histologischen Befunde, daß *allein durch das histopathologische Bild eine exakte Diagnose*, ob echte Kaninchensyphilis oder Spirochätose vorliege, *möglich* sei.

WORMS teilt mit, daß LEVADITI und seine Mitarbeiter auch *die inneren Organe* bei dieser Erkrankung untersucht, aber nur unspezifische Veränderungen, periportale Infiltration der Leber und Dilatation der Milzsinus gefunden haben. NEUBÜRGER hat nach PLAUT und MULZER das Gehirn und das Rückenmark von Kaninchen, bei denen Spirochätose festgestellt worden war, untersucht; dabei aber keinerlei pathologische Veränderungen gesehen. BRIESE dagegen machte im Gehirn derartig erkrankter Kaninchen ähnliche Befunde, wie sie NEUBÜRGER bei den sog. „Paralyse-Kaninchen" von PLAUT und MULZER fand. Er meint, daß diese Veränderungen durch die Spirochäten hervorgerufen würden.

Generalisierung des Virus der Kaninchenspirochätose.

Im vorhergehenden habe ich schon darauf hingewiesen, daß die bei spirochätosekranken Kaninchen gelegentlich auch an anderen Körperstellen wahrgenommenen manifesten Erscheinungen dieser Seuche von verschiedenen Autoren als die *Produkte einer Autoinfektion* und nicht als Zeichen einer Allgemeininfektion angesehen werden. Diese Forscher glauben, daß die originäre Kaninchenspirochätose eine *rein lokale* Erkrankung sei, bei der es nicht zu einer Generalisierung des Virus komme. LEVADITI und seine Mitarbeiter begründen diese ihre Ansicht damit, daß die histologische Untersuchung der inneren Organe niemals irgendwelche spezifische Veränderungen ergebe und daß es auch nicht gelinge, hier Spirochäten nachzuweisen. Aus den gleichen Erwägungen und vor allem auch deshalb, weil es nicht möglich sei, erwachsene Kaninchen mit Blut lokal oder „allgemein" erkrankter Kaninchen intravenös zu infizieren, vertritt, wie WORMS erwähnt, auch KLARENBEEK den Standpunkt: „Die Kaninchentreponematose oder Lues cuniculi ist nahezu jedesmal nur eine lokale Erkrankung." Als Anhänger dieser gleichen Auffassung führt WORMS ferner noch ADACHI an, sowie auch WARTHIN und seine Mitarbeiter. Er macht aber mit Recht darauf aufmerksam, daß es diesem Forscher doch gelungen war, mittels der WARTHIN-STARRY-Silbermethode in Blutausstrichen, die vom Kaninchenohr abgenommen worden waren, bei 6 von 9 Kaninchen Spirochäten, wenn auch nur in einzelnen Exemplaren aufzufinden. Diese Spirochäten mußten dem *strömenden* Blute entstammen, da bei der Anfertigung der Präparate es peinlich vermieden worden war, daß evtl. die Spirochäten aus der Haut des Kaninchenohres hätten herrühren können. Aus der Spärlichkeit ihrer Befunde folgern diese Autoren aber, daß Spirochäten nur *gelegentlich* im Blute zu finden und nicht als der Ausdruck einer Generalisierung aufzufassen seien. Eine weitere Bestätigung dieser ihrer Ansicht glauben diese Autoren darin zu erblicken, daß sie niemals Spirochäten in den inneren Organen gefunden haben. WORMS, der diese Arbeit im Zentralblatt für Haut- und Geschlechtskrankheiten referierte, weist aber mit Recht darauf hin, das die mikroskopische Untersuchung der inneren Organe allein nicht genügt, um derartige Schlußfolgerungen zu ziehen, sondern daß man auch Verimpfungen solcher mikroskopisch spirochätenfreien Organe vornehmen müsse, um diese Frage zu entscheiden. Aus der experimentellen Syphilis des Kaninchens wissen wir ja, daß auch hier in den inneren Organen so gut wie niemals Spirochäten gefunden werden, und daß trotzdem die Verimpfung dieser Organe so gut wie regelmäßig stärkste syphilitische Erscheinungen im geimpften Organ gesunder Kaninchen hervorruft.

Nach MULZER ergab bei spirochätosekranken Kaninchen „die Verimpfung von Leber-Milz-Knochenmarkbrei in allen Fällen keinerlei Befunde, die denen der experimentellen Kaninchensyphilis auch nur annähernd glichen", und UHLENHUTH teilt mit, daß „auch die Verimpfung von Blut solcher Kaninchen in die Hoden gesunder Kaninchen nie eine Hodenaffektion zur Folge hatte, was bei echter Syphilis der Fall ist."

Für die Möglichkeit eine Generalisierung sprechen indes die unzweifelhaft beobachteten

Erkrankungen der regionären Lymphdrüsen.

bei der originären Kaninchenspirochätose. Schon ARZT und KERL berichten 1914, daß sie unter 72 derartig erkrankten Kaninchen 4mal *Schwellungen der Leistendrüsen* beobachtet hätten. Einmal konnten sie sogar, wenn auch sehr spärlich, *Spirochäten in diesen Drüsen* nachweisen. WORMS weist darauf hin, daß dieser Befund in der Folgezeit nur noch von FREI erhoben worden sei. Dieser vermochte bei 4 Kaninchen mit besonders stark entwickelten genitalen Primärläsionen eine Anschwellung der Leistendrüsen festzustellen. In einem dieser Fälle konnte FREI *die Infektiosität der Drüse auch durch den Tierversuch nachweisen,* „der trotz negativen mikroskopischen Befundes im Drüsensaft bei 3 von 4 mit diesem Material geimpften Tieren positiv ausfiel".

Von den Autoren, die eine Beteiligung der Lymphdrüsen *nicht* feststellen konnten, erwähnt WORMS zunächst KLARENBEEK; „er konnte bei der Sektion lokal oder generalisiert erkrankter Tiere niemals Lymphknotenschwellungen beobachten, ferner SEITZ und NOGUCHI. Letzterer schreibt, daß er weder spontan noch bei experimentell infizierten Tieren merkliche Lymphdrüsenvergrößerung feststellen konnte. Die Verimpfung von Kniekehlen- und Leistendrüsenemulsionen von 10 Spir. cuniculi-infizierten Kaninchen in beide Hoden von 4 normalen Kaninchen erzeugte innerhalb dreier Monate keine Orchitis. Anderseits gab die Verimpfung entsprechender Aufschwemmung von pallida-infizierten Kaninchen innerhalb eines Monats Anlaß zu typischer Orchitis'.

Wie ich weiter oben erwähnt habe, hat KLARENBEEK auf Grund negativer Versuche, *erwachsene* Kaninchen mit Blut spirochätosekranker Kaninchen intravenös zu infizieren, angenommen, daß es bei dieser Erkrankung nicht zu einer Generalisierung des Virus kommt. In diesem Zusammenhange erwähnt WORMS nun einige noch nicht veröffentlichte ähnliche Versuche, die er aber bei *jungen* Tieren — analog der Seite 218 erwähnten UHLENHUTH-MULZERschen Versuche — vorgenommen hat. Er schreibt: „Fünf etwa 2 Monate alte gesunde Jungtiere gesunder Eltern wurden intravenös mit einer NaCl-Gewebsaufschwemmung einer exzidierten, reichlich Spir. cuniculi-haltigen

Augenlidpapel gespritzt, wobei, wie auch bei der folgenden Versuchsreihe, besondere Vorsicht darauf verwandt wurde, daß nichts von dem injizierten Material die Körperhaut des Tieres infizieren konnte; 1 Tier starb interkurrent, die übrigen 4 Tiere zeigten 75, 77 bzw. 95 Tage nach der Injektion spirochätenhaltige Papeln am Genitale, Damm und Anus. Eines dieser 4 Tiere bekam 12 Tage nach dem ersten Auftreten der Erscheinungen bzw. 107 Tage post infectionem spirochätenreiche Papeln auch an der Schnauze und den Lidrändern beider Augen. Ein zweiter gleichsinniger Versuch wurde wieder an 5 gesunden 2 Monate alten Jungtieren gesunder Elterntiere ausgeführt; 3 Tiere wurden intravenös, 1 Tier intrakardial gespritzt. Zwei der intravenös gespritzten Tiere starben interkurrent, die übrigen 3 Tiere bekamen sämtlich 60 bzw. 72 bzw. 90 Tage nach der Injektion spirochätenhaltige Allgemeinerscheinungen. Die intrakardiale Injektion einer Herzblut-NaCl-Aufschwemmung eines dieser Tiere auf 5 gesunde junge Kaninchen führte bei 6 monatiger Beobachtung bei keinem dieser Tiere zur Entstehung der Krankheit. Die Versuche zeigen also, daß *eine Allgemeininfektion mit Cuniculi-Spirochäten vom Blutweg durchaus möglich ist,* und daß bei einer solchen Infektionsart die Prädilektionsstelle, die Genitalregion, zuerst und zum Teil auch nur allein affiziert wird, daß dagegen auf diesem Wege ein Gehalt des Blutes allgemeinkranker Tiere an Spirochäten nicht nachweisbar war.“

Von anderen Autoren werden nun aber auch manifeste

Sekundärerscheinungen

bei dieser Erkrankung angenommen, bzw. solche Erscheinungen, die im Anschluß an eine natürliche oder künstliche lokale Infektion auftreten, als *Zeichen einer Generalisation des Virus der orginären Kaninchenspirochätose* gedeutet. Ruppert unterscheidet nach Neumann *zwei Stadien* bei der originären Kaninchenspirochätose, nämlich eines, das durch Veränderungen am Genitale charakterisiert sein, und eines, das sich durch Übergreifen dieser Erscheinungen auf den After und (in seltenen Fällen) auf das Gesicht kennzeichnen soll.

Nach Frei treten derartige *Sekundärerscheinungen* gewöhnlich etwa 4 Wochen nach der Infektion auf, sie sind meist ebenfalls sehr hartnäckig und zeigen ebenso wie die Primäraffekte mitunter starke Intensitätsschwankungen. Frei hat derartige Erscheinungen „bei einer großen Zahl der Tiere beobachtet, und zwar, abgesehen von den häufig auftretenden Papeln an den Lippen, die von anderer Seite (Schereschewsky und Worms) als Superinfektionsprodukte aufgefaßt wurden, vor allem *spezifische Rhinitiden* — Spirochäten im Geschabsel von der Nasenschleimhaut, nicht im Nasensekret —, wie sie auch Ruppert beschrieben hat, teils mit, teils ohne Beteiligung der Conjunctiven (vgl. oben Rhinitis spec. bei Impfsyphilis). Ferner kamen *Papeln* an Extremitäten, Ohren, Naseneingang, Augenlidern und besonders Augenwinkeln vor. Im Anschluß an eine Papel am Augenwinkel trat eine *Keratitis mit Pannusbildung* und Conjunctivitis auf (massenhaft Spirochäten im Pannus, keine im Kammerwasser), die — ähnlich wie Papeln am Naseneingang im Anschluß an eine Rhinitis — vielleicht nur eine Kontaktinfektion und keine metastatische Erkrankung darstellte. Bei 2 von 8 untersuchten Tieren — beide mit manifesten sekundären Erscheinungen behaftet — konnten wir auch mittels der Methode von Plaut und Mulzer eine *pathologische Zusammensetzung des Liquor* nachweisen (12 bzw. 8 Lymphocyten mit schwach, aber deutlich positiver Nonnescher Reaktion). Nach diesen Befunden bestand kein Zweifel, *daß jedenfalls unser Stamm, zum mindesten bei einem erheblichen Teil der Tiere, zu einer Allgemeinerkrankung führte*“.

„Positive *Superinfektionen,* wie sie Klarenbeek sowie Schereschewsky und Worms beobachtet haben, würden, so fährt Frei fort, somit weniger gegen eine Allgemeininfektion als dafür sprechen, daß bei der Kaninchenspirochätose die Immunitätsverhältnisse andere sind als bei der Impfsyphilis. Außerdem liegt es im Hinblick auf den gegensätzlichen Befund von Kolle, Ruppert und Möbus nahe, anzunehmen, daß vielleicht ähnlich wie bei der Impfsyphilis der Ausfall der Reïnokulation von dem Zeitpunkt, zu dem sie vorgenommen wird, abhängig ist. Bei uns ist sie in 3 Fällen nach Abheilung der Krankheitserscheinungen ebenso wie bei Kolle *negativ* verlaufen. Dagegen konnten auch wir *in allen Fällen an syphilitischen Tieren* (9 Kaninchen: 1 mit bestehendem Primäraffekt, 2 mit metastatischer Keratitis, 6 in der Spätlatenz) bei Nachimpfungen mit Spirochaeta cuniculi positive Resultate erzielen, die in der Beschaffenheit der lokalen Veränderungen denen bei syphilisfreien Tieren glichen, jedoch bisher in keinem Fall zu wahrnehmbaren hämatogenen Metastasen geführt haben."

Sonst wurden derartige, evtl. als Sekundärerscheinungen anzusprechende Manifestationen *ziemlich selten* beobachtet. Ross sah solche einmal an der Schnauze, Schereschewsky beobachtete einmal eine Keratitis und dreimal borkige Papeln an der Schnauze und Lersay sah viermal spirochätenhaltige Produkte an der Lippenspalte, die den breiten Kondylomen der menschlichen Syphilis glichen. Einen Fall „generalisierter Infektion" stärksten Ausmaßes beschreibt dann noch Klarenbeek bei einem Kaninchen, das etwa 10 Wochen vorher intraokulär und 2 Wochen vorher intratestikulär mit spirochätenhaltiger Gewebsemulsion geimpft worden war. „Abgesehen von einer etwa 6 Wochen später auftretenden Keratitis (Spir. +) entstanden auf der Rückenhaut, an der Ohrbasis, der Nasenseitenfläche und der Augenregion starke und ausgebreitete Ulcerationen." „Auch die Haut der Extremitäten ist affiziert; in der Cubital- und Kniegegend sind sehr ausgebreitete Ulcerationen in der Größe einer Haselnuß nachweisbar. Ferner befinden sich viele Ulcerationen auf dem Rücken; das größte Ulcus ist pfenniggroß. Die Testikel, das Praeputium und der Penis sind spirochätenfrei." Die spätere Sektion ergab, daß die Hodenimpfung „ohne Erfolg geblieben war; der Hoden war wohl etwas sklerotisch, doch frei von Spirochäten. Nur im Scrotum befanden sich unter geringen Schuppen kleine flache Geschwüre mit einigen Spirochäten" (zitiert nach Worms). Auch Seitz berichtet nach Worms einen Fall, bei dem durch ausgiebige corneale Impfscarification eine Allgemeinerkrankung ohne Primäraffekt erzielt wurde. „Daß bei der Kaninchenspirochätose nach Resorption des Materials in die Lymphbahn des Auges eine generalisierte Erkrankung des Tieses erfolgen kann, geht aber aus einem Fall hervor, wo wir nach einer ausgiebigen cornealen Impfscarification, ohne daß eine parenchymatöse Keratitis erfolgt wäre, nach vier Wochen über dem medialen Augenwinkel bei geringer conjunctivaler Reizung einen Primäraffekt erzielten. Nach weiteren 4—5 Wochen traten auch Induration und Geschwüre am Genitale auf."

Die von Frei (siehe S. 394) und Trost bei originärer Kaninchenspirochätose gefundenen *Liquorveränderungen* sind wohl nicht als ein Zeichen einer Generalisation des Virus dieser Erkrankung aufzufassen, sondern bedingt durch die auch bei völlig gesunden Kaninchen auftretende Encephalitis (s. S. 252).

„Faßt man", sagt Worms in seinem Referat über die spontane Kaninchenspirochätose, „das Ergebnis der hinsichtlich der Frage, ob die Spir. cuniculi zu einer Allgemeinerkrankung führt, angestellten Beobachtungen zusammen, so läßt sich sagen, daß die spontane Kaninchenspirochätose wohl zuweilen zu einer Generalisierung des Virus führen kann, besonders dann, wenn große Mengen des Virus dem Kaninchen einverleibt werden (Schereschewsky und Worms), daß aber keineswegs immer bei nur lokaler Affektion eine Allgemeindurchseuchung, wie bei den meisten der experimentellen Kaninchensyphilisstämmen, erfolgt."

Serologische Reaktionen bei originärer Kaninchenspirochätose.

Die *Wa.R.* ist nach den in der Literatur vorliegenden Mitteilungen (FREI, NOGUCHI, WARTHIN, MANTEUFEL und BEYER, SATO, ADACHI, SEITZ) bei der originären Kaninchenspirochätose wohl so gut wie ausnahmslos *negativ*. Nur FREI fand bei einem Kaninchen mit Allgemeinerscheinungen eine positive Wa.R. und eine positive MEINICKE-*Reaktion*. Nach MANTEUFEL und BERGER ist aber auch diese Reaktion (Inaktivmethode) bei der originären Kaninchenspirochätose stets *negativ*. Im Gegensatz zu den in 100% positiven Ausschlägen, welche diese Autoren bei experimentell-syphilitisch infizierten Kaninchen mit manifesten Erscheinungen erzielten, reagierten 17 mit Kaninchenspirochätose infizierte Kaninchen sämtlich negativ.

Übertragung der Kaninchenspirochätose auf die Nachkommenschaft.

ARZT teilt diesbezüglich folgendes mit: Das Seite 386 beschriebene spirochätosekranke Kaninchen warf während der Beobachtung drei junge Tiere. „Die Geburt erstreckte sich über fast 24 Stunden. Alle 3 Tiere machten einen außerordentlich schwächlichen Eindruck und gingen innerhalb der ersten 24 Stunden zugrunde. Makroskopisch konnten an denselben pathologische Veränderungen nicht festgestellt werden.“

Ähnliche Beobachtungen wurden von SCHERESCHEWSKY und WORMS gemacht: „Es wurden 2 kranke Häsinnen durch Kopulation mit 2 gesunden Böcken und in einem Falle ein gesundes Weibchen durch Kopulation mit einem kranken Bock trächtig. In allen 3 Fällen kamen lebende Junge zur Welt, die jedoch nach einer Lebensdauer von höchstens 4 Wochen sämtlich verstarben, und zwar infolge versiechender Milchnahrung der Mütter, welche alle den Gebärakt sehr gut überstanden. Die Sektion der Jungen ergab keine direkten Befunde, aus denen die Diagnose Lues zu stellen gewesen wäre; bei einigen Jungen jedoch bestand Leber- und Milzvergrößerung; Spirochäten waren nicht nachweisbar“ (WORMS).

Auch UHLENHUTH sowie LERSAY und KUCZINSKY sind auf Grund ihrer diesbezüglichen Wahrnehmungen der Meinung, daß diese Infektion einen *Einfluß auf die Fruchtbarkeit und die Nachkommenschaft habe*, bzw. *diese beeinträchtige*. WORMS teilt mit, daß sich in der von den beiden letztgenannten Autoren untersuchten Großzucht innnerhalb eines Zeitraums von etwa 6 Monaten in einem außerordentlich hohen Prozentsatz für die Zuchtweibchen ein fast schematisches Verhalten nachweisen ließ. „Zunächst kam es ein- oder zweimal trotz vollzogenem Coitus nicht zur Geburt. Selten kam es zu Aborten. Dann sah man sehr häufig einmal Totgeburten oder tote neben lebenden Jungen, die bald zugrunde gingen, also wenig lebensfähig waren. Weiterhin, man möchte annehmen, relativ später, wie es auch tatsächlich oft genug beobachtet wurde, kam es zur Geburt lebender, aber lebensschwacher Früchte, die im Verlauf von 2—18 Tagen eingingen, während des öfteren untergeschobene Säuglinge gesunder, aber nicht stillfähiger oder verstorbener Mütter aufgezogen werden, so daß man an einen Zusammenhang mit der venerischen Erkrankung der Mutter kaum zweifeln kann. Diese Entwicklung nahm in der Regel 5—6 Monate in Anspruch, dann kam es zu ganz normalen Geburten. Wenn also in züchterischem Sinne eine Dauerschädigung vielleicht zunächst nicht erkennbar ist, so ist doch eine schwere Beeinträchtigung der Großzucht durch die seuchenhaft auftretende Krankheit unzweifelhaft vorhanden, indem zumindest jedes befallene Tier für eine Reihe von Monaten für das Zuchtgeschäft untauglich oder minderwertig wird.“

WORMS selbst aber konnte an einem etwa 400 Tiere umfassenden, genau kontrollierten Kaninchenmaterial des Instituts für Vererbungsforschung der Landwirtschaftlichen Hochschule zu Berlin diese Beobachtungen von LERSAY und KUCZINSKY *nicht* bestätigen. „Auch nach Beobachtungen, die CHODZIESNER auf einer großen bayerischen Kaninchenfarm, auf der $90^0/_0$ der Tiere erkrankt waren, anstellte, hat die Genitalspirochätose der Kaninchen keinen erheblichen Einfluß auf die Fruchtbarkeit. Wurfzahl und Wurfhöhe zeigen keine Unterschiede von den durchschnittlich bei gesunden Tieren erreichten Werten. Oft sind unter den Jungen genitalspirochätosekranker Häsinnen ausgesprochen kräftige, große Tiere. Anderseits sind allerdings die schwachen, kränklichen Jungtiere Abkömmlinge kranker Eltern.“ Allgemein kann gesagt werden, daß für diese Frage allein Untersuchungen Wert haben, die ihre Ergebnisse nur aus einem unter besten hygienischen Verhältnissen lebenden Tiermaterial schöpfen, da die Sterblichkeit der Jungtiere, die Gebärlichkeit der Mütter usw. in hohem Maße von solchen Faktoren abhängt.“

KLARENBEEK fand auf Grund einschlägiger experimenteller Untersuchungen, daß mit Treponema cuniculi infizierte Kaninchen nicht steril zu sein brauchen. Die Kinder infizierter Eltern brauchen nicht immun zu sein und können spontan oder experimentell infiziert werden (zitiert nach WORMS). LEVADITI, MARIE und ISAICU stellten ähnliche Untersuchungen an, welche im allgemeinen die gleichen Resultate ergaben. SEITZ endlich konnte feststellen, daß die Würfe erkrankter Kaninchenweibchen spirochätenfrei bleiben.

Vergleicht man alle diese mit den diesbezüglichen Beobachtungen bei der *experimentellen Kaninchensyphilis,* so ergibt sich, wie aus dem S. 257 Gesagten hervorgeht, hier eine *weitgehende Übereinstimmung.*

Therapie der spontanen Kaninchenspirochätose.

ARZT und KERL berichten, daß die Züchter dieses ihnen wohlbekannte Krankheitsbild an den Genitalien durch Pinselungen mit Lysol behandeln. CHOZIESNER brachte, wie WORMS mitteilt, durch wiederholte, alle 3—4 Tage vorgenommene Pinselungen mit wässeriger Kreolinlösung die äußeren Erscheinungen zum völligen Verschwinden.

Wichtiger ist das Bestreben verschiedener Autoren, die Kaninchenspirochätose *chemotherapeutisch* zu beeinflussen. Die ersten derartigen Versuche machten SCHERESCHEWSKY und WORMS. In einem in der Berliner dermatol. Gesellschaft im April 1920 gehaltenen Vortrag berichtete ersterer, daß *Fütterung* kranker Tiere *mit Eukupin oder Chin. muriaticum* in bestimmten Zeiträumen die Spirochäten schädige. In diesem Augenblick konnte dann mit einer einmaligen unterkurativen Salvarsanapplikation eine völlige Sterilisation herbeigeführt werden. Chemotherapeutische Versuche mit *Neosalvarsan* ergaben KLARENBEEK recht gute Resultate: „Viele Tiere, welche zur Behandlung zugesandt wurden und die im allgemeinen schon Wochen und sogar Monate an einer infizierten Perinealgegend litten, erhielten eine Injektion von 250 bis 350 mg (0,25—0,35) Neosalvarsan, das in 1,5 ccm destilliertem Wasser oder physiologischer Kochsalzlösung gelöst wurde. Die lauwarme sterile Flüssigkeit wurde intramuskulär in die Hinterschenkelmuskel beiderseits eingespritzt. Die Schmerzreaktion ist dabei nicht sehr stark. Schon nach 24 Stunden waren die sehr zahlreichen Spirochäten fast völlig aus dem entzündeten Gewebe verschwunden, so daß meistens vergebens in dem Silberpräparat danach gesucht wurde. Ohne weitere lokale Behandlung heilt dann die Entzündung vollkommen in etwa 14 Tagen, die Krusten trocknen sehr schnell ein, fallen ab, und eine blasse, trockene Hautfläche wird sichtbar. Fördert man die Heilung mit einer indifferenten emollierenden Behandlung, z. B. mit Oleum olivarum, dann lösen sich die Krusten schon bald (in ein paar Tagen) ab, und die Haut bleibt auch später vollkommen normal. Heilung kann auf diese Weise in 4—5 Tagen eintreten. Auch die experimentell erzeugten Ulcerationen heilen in derselben Weise nach Behandlung mit Neosalvarsan. Geschwüre des Oberaugenlides und der Vulva wurden nach einer Einspritzung geheilt, ebenfalls eine conjunctivale Entzündung" (zitiert nach WORMS). KLARENBEEK sah in einem Falle allerdings auch einen deutlichen Mißerfolg dieser Therapie; 8 Wochen nach intramuskulärer Applikation von 300 mg Neosalvarsan trat ein lokales Rezidiv auf.

Auch nach ADACHI können die Erscheinungen der originären Kaninchenspirochätose leicht durch Neosalvarsan zum Verschwinden gebracht werden. KOLLE, RUPPERT und MOEBUS haben nun bei ihren einschlägigen chemotherapeutischen Versuchen die ihrer Ansicht nach auch in *differentialdiagnostischer* Hinsicht wichtige Beobachtung gemacht, daß *die Spir. cuniculi* bzw. *die durch sie hervorgerufenen Krankheitserscheinungen durch Silbersalvarsan,* wie überhaupt die Salvarsanpräparate, *viel schwerer therapeutisch zu beeinflussen sind als die Produkte der experimentellen Kaninchensyphilis.* Während es mit 4, 5 oder 6 mg (pro Kilo Körpergewicht) Silbersalvarsan stets gelingt, die Spirochaeta pallida in Kaninchenschankern (TRUFFI-Stamm) stets zum Verschwinden und diese selbst zur Abheilung zu bringen, vermögen dies bei der Kaninchenspirochätose regelmäßig erst 10 mg; bei 7 mg tritt nur manchmal eine solche Wirkung ein. Sehr instruktiv waren folgende diesbezüglichen Experimente dieser Forscher: Sie infizierten Kaninchen sowohl mit Spirochaeta pallida als auch mit Spirochaete cuniculi und behandelten diese Tiere, als sie Krankheitsprodukte beider Spirochätosen zeigten, mit Silbersalvarsan. Es gelang „in solchen Fällen immer, mit Dosen von 4, 5 oder 6 mg Silbersalvarsan die Spirochaeta pallida zum Verschwinden und die Schanker zur Ausheilung zu bringen, während die Spirochaeta cuniculi in den flachen Erosionen und etwaigen Sekundärefflorescenzen gut beweglich bleibt und die durch sie gesetzten krankhaften Veränderungen zunehmen". Auch FREI scheint dieses von KOLLE zur Differenzierung beider Spirochätenarten angegebene Verfahren praktisch brauchbar zu sein unter der Voraussetzung, daß es „sich bei einer Anzahl *verschiedener* Stämme beider Gattungen bestätigt." Der Stamm, mit dem FREI arbeitete, der sog. KUCZINSKY-Stamm (S. 296) verhielt sich ungefähr ebenso wie der TRUFFI-Stamm, mit dem KOLLE die obenerwähnten Ergebnisse zeitigte. Übrigens hat auch UHLENHUTH die gleiche Beobachtung wie KOLLE gemacht und auch WORMS konnte diese Angaben „im großen ganzen" bestätigen. In einem Falle sah WORMS jedoch nach Darreichung von 5 mg Silbersalvarsan pro Kilo zunächst „promptes Verschwinden der klinischen Erscheinungen wie auch der Spirochäten, dann ein Rezidiv nach 25 Tagen und seitdem in $2^1/_2$ monatiger weiterer Beobachtungszeit völliges Fehlen jeglicher klinischer Erscheinungen und Spirochäten, andererseits bei einem anderen Cuniculi-Stamm nach 10 mg ein Spirochätenrezidiv am 22. Tage nach der Injektion". In Übereinstimmung mit den Befunden von KOLLE und RUPPERT wie auch von FREI zeigten zwei von WORMS ausgeführte Versuche mit 4 und 6 mg Silbersalvarsan „sowohl beim NICHOLS- wie auch beim Reichs-Ges.-Amt-Stamm rasches Verschwinden der klinischen Erscheinungen und auch der Spirochäten, und in einer anderen Silbersalvarsanversuchsreihe zeigten sich beim Reichs-Ges.-Amt-Stamm 4, 5, 6 und 7 mg wirksam, beim NICHOLS-Stamm 4 und 5 mg." Bemerkenswert ist, so fährt WORMS fort, daß bei dem Reichs-Ges.-Amt-Stamm-Kaninchen dieser letzteren Serie, das 4 mg erhalten hatte, entsprechend gleichartigen Versuchen von KOLLE und RUPPERT, nicht die nebenbei bestehenden, durch Spir. cuniculi verursachten Erscheinungen beeinflußt wurden.

Wie WORMS weiter erwähnt, beschäftigte sich auch NOGUCHI mit derartigen vergleichenden Salvarsantherapieversuchen. „In je einem Versuch an Spir. cuniculi wie Spir. pallida des NICHOLS-Stammes fand er, daß 0,2 g pro Kilo Salvarsan die Spirochäten in gleicher Weise beeinflußte.“ Eine gleiche Wirkung auf beide Spirochätenarten beobachteten LEVADITI und seine Mitarbeiter nach Verabfolgung von *Stovarsol*. WORMS selbst prüfte Stovarsol und *Spirocid* diesbezüglich; er fand, daß die Cuniculi-Stämme und das Virus des NICHOLS-Stammes eine stärkere, der TRUFFI- und der Reichs-Ges.-Amt-Stamm eine geringere Empfindlichkeit diesen Mitteln, bei stomachaler Applikation, gegenüber entfalteten. „Diese Ergebnisse sind von besonderem Interesse, schreibt WORMS, als sie einmal zeigen, daß verschiedene Pallidastämme auch im Tierexperiment eine bemerkenswerte Verschiedenheit hinsichtlich ihrer Widerstandsfähigkeit gegen dasselbe chemotherapeutische Mittel zeigen können, und andererseits darauf hinweisen, daß eine Spirochätenart, z. B. Spirochaeta cuniculi, die sich gegenüber Silbersalvarsan (KOLLE) widerstandsfähiger zeigt als das TRUFFI-Virus, durch ein anderes chemotherapeutisches Mittel (in diesem Falle: Stovarsol und Spirocid) viel leichter beeinflußbar ist als der TRUFFI-Stamm.“

FREI hat nun auch eine Anzahl von spirochätosekranken Kaninchen mit voll ausgebildeten Primärerscheinungen, meist 4 Monate nach der Infektion *mit Quecksilberpräparaten,* Cyarsal, Sublimat und Kalomel behandelt. Er sah aber „weder *beim Cyarsal noch beim Kalomel einen Unterschied gegenüber der Impfsyphilis,* wie ihn KOLLE an seinen Stämmen bei Behandlung mit *Silbersalvarsan* in der Richtung einer schwereren Beeinflußbarkeit konstatiert hatte“. SCHERESCHEWSKY und WORMS haben schon früher versucht, die Kaninchenspirochätose durch Quecksilberpräparate, und zwar durch Injektionen 10%igen Hg. salicyl., zur Ausheilung zu bringen. SCHERESCHEWSKY berichtete, wie WORMS erwähnt, darüber bereits 1921: „Mit 0,2 Hg. salicyl. pro Kilo Kaninchen ließen sich in 2—3 mal 24 Stunden Spirochäten zum Schwinden bringen und nachträgliche Ausheilung der Erscheinungen bewirken, jedoch nur bei solchen Tieren, die vorher nicht mit Hg behandelt waren. Einmalige Einführung von Hg-Unterdosen reichte schon aus, um nachträglich mit der genannten sterilisierenden Dosis keinen Erfolg zu erzielen. Demnach ist eine sterilisierende Hg-Therapie bei Lues möglich, jedoch in Dosen, die für den Menschen so lange nicht in Betracht kommen werden, bis ein weniger organotropes Hg-Präparat gefunden werden wird, das möglichst durch einmalige Applikation zu sterilisieren imstande wäre, da die Spirochäten sehr rasch Hg-fest werden.“

SAZERAC und LEVADITI haben auch *Wismutpräparate* bei der Spirochätose angewandt. Sie konnten, wie WORMS berichtet, mit 0,1 g pro Kilo Körpergewicht Wismuttartrat in wässeriger Lösung „bei je einem mit dermatotropen Spirochäten und Spir. cuniculi infizierten Tier die Spirochäten am 3. bzw. 4. Tage zum Verschwinden und die Erscheinungen zur Ausheilung bringen“.

SEITZ endlich hat hier noch therapeutische Versuche durch *parenterale Eiweißzufuhr* vorgenommen. „Während Aolan gar keine Einwirkung hatte, verschwanden die Spirochäten nach subcutaner Caseosaninjektion auf einige Tage, erschienen dann aber wieder massenhaft, so daß nach SEITZ diese Methode zur Unterstützung der Diagnose herangezogen werden kann“ (WORMS).

Übertragungsversuche mit Spirochaeta cuniculi auf Menschen und auf andere Tiere als Kaninchen.

Impfversuche am *Menschen* sind von LEVADITI und NICOLAU in je einem Falle an sich selbst und mit exakter Kontrolle an Kaninchen ausgeführt worden. Beide Forscher impften sich in der Weise, daß eine Stelle der Außenfläche des

Armes scarifiziert und in diese sehr spirochätenreiches Material von einem an der originären Spirochätose erkrankten Kaninchen eingerieben wurde. „Die Blutkrusten, die die Scarificationsstriche bedeckten, lösten sich nach 5 Tagen ab. Seitdem weder lokale noch allgemeine Reaktion. Die BORDET-Wa.R. blieb negativ" (WORMS).

Einen weiteren einschlägigen Versuch haben 2 Jahre später DANILA und STROE wiederholt; einer von ihnen infizierte sich künstlich mit Kaninchenspirochätose-Virus. Aber auch dieser Versuch schlug völlig fehl. „La spirochétose du Lapin n'est pas pathogène pour l'Homme, nos expériences faites sur l'un du nous confirment celle de LEVADITI" (zitiert nach WORMS).

Übertragungsversuche der Kaninchenspirochätose auf *2 Affen* haben schon ARZT und KERL ausgeführt, aber *ohne jeden Erfolg*. Auch die weiteren Versuche anderer Autoren, SCHERESCHEWSKY, KLARENBEEK, NOGUCHI sowie LEVADITI und seiner Mitarbeiter verliefen völlig negativ.

Diese und andere Forscher (JACOBSTHAL, KOLLE, RUPPERT und MOEBUS, LEVADITI) haben versucht, *weiße Mäuse und Meerschweinchen* mit Kaninchenspirochätose zu infizieren. Sie hatten stets ebenso *negative* Ergebnisse, wie KLARENBEEK bei der diesbezüglichen Impfung eines *Hundes,* einer *Katze* und *weißer Ratten.* Nur SEITZ scheint *die Infektion weißer Ratten* durch intravenöse Schwanzwurzelimpfung *gelungen* zu sein; nach einer Inkubation von etwa 2 Monaten traten an der Impfstelle zuerst eine kaum bemerkbare Induration und später dann rötliche papulöse Efflorescenzen auf dem Schwanz und dann auch an den Ohren auf. „Leider fehlt bei diesem sehr auffälligen Befund die Angabe, daß diese Erscheinungen Cuniculispirochäten enthielten", bemerkt WORMS, der diese Angaben von SEITZ referiert, mit vollem Recht.

KOLLE, RUPPERT und MOEBUS glaubten den Beweis, daß es sich bei dieser spontanen Spirochätenerkrankung der Kaninchen um eine *besondere,* von der echten Kaninchensyphilis verschiedene Krankheit handelt, auch durch sog.

Überkreuzimpfungen

erbringen zu können. „Die kreuzweise ausgeführten Impfungen mit Material, das Treponema pallidum von dem TRUFFI-Stamm des Speyerhauses, bzw. solchem, das Treponema cuniculi von spontan oder experimentell mit der spontanen Kaninchenlues infizierten Tieren enthielt, bei Kaninchen, die mit den betreffenden Stämmen infiziert waren, ergab, daß die mit menschlicher Syphilis infizierten Tiere mit Treponema cuniculi, die mit Treponema cuniculi infizierten mit Treponema pallidum unter Hervorrufung von den für jede Treponemenart charakteristischen Primäraffekten in 80—85% infiziert werden konnten. Bei korespondierenden Kontrollversuchen mit dem gleichen Material bei den homologen Stämmen, Trep. pallidum bei den damit infizierten Tieren und Trep. cuniculi bei den damit behafteten Tieren, blieb die Infektion aus" (zitiert nach WORMS).

Mit Recht weist aber WORMS darauf hin, daß der Wert derartiger Kreuzimpfungen einmal dadurch beeinträchtigt werde, daß „der Prozentsatz der erfolgreichen Nachimpfungen bei der experimentellen Kaninchensyphilis wechseln kann" — dies geht wohl aus dem der Super- und Reïnfektion gewidmeten Kapitel des vorigen Handbuchbeitrages deutlich hervor — und dann, daß man auch feststellen müsse, ob sich die gleichen Resultate auch bei Verwendung heterologer Stämme ergeben. „Wenn aber KOLLE, so führt WORMS weiterhin aus, der Meinung ist, daß bei korrespondierenden Versuchen mit dem gleichen Material auch bei Trep. cuniculi die Nachimpfungen negativ ausfallen, so muß dabei auf die große Reihe gelungener Superinfektionen bei noch kranken Tieren verwiesen werden, selbst wenn dieselbe mehr als 3 Monate nach der ersten Impfung ausgeführt wurde, desgleichen auf die Reïnfektionen spontan oder medikamentös geheilter Tiere (SCHERESCHEWSKY und WORMS). Derartige Super- und Reïnfektionen gelangen SCHERESCHEWSKY und WORMS sowohl mit Material desselben Tieres als auch mit Cuniculispirochäten, die von anderen Tieren stammten. Eine sog. Kreuzimpfung war übrigens schon vor Erscheinen der KOLLEschen Arbeit von SCHERESCHEWSKY mitgeteilt, die besonders deswegen unternommen worden war, um festzustellen, ob das Bestehen einer Spontan-Spirochätose-Affektion die Kaninchen vor der Infektion mit der vom Menschen stammenden experimentellen Kaninchensyphilis schützen könne, ob sich also die spontane Spirochätose zur experimentellen Kaninchensyphilis verhielte wie die Kuhpocke zur Variola vera. Die positiv ausfallende Nachimpfung an der Cornea mit syphilitischem, vom Menschen stammenden Material bei einem Kaninchen mit Spir. cuniculi-haltigen Erscheinungen am Genitale zeigte, daß ein solches Verhältnis nicht besteht.“

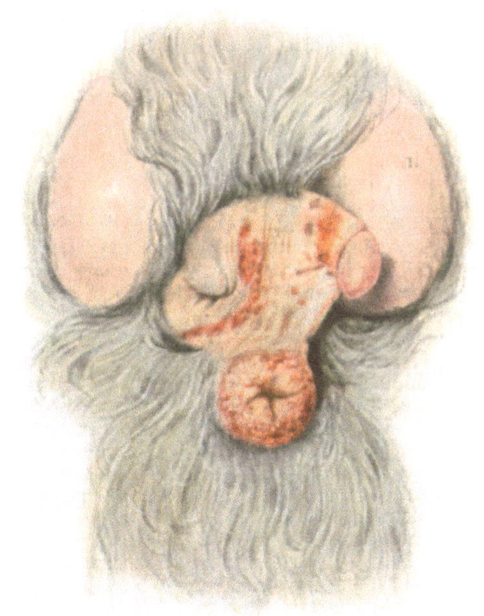

Abb. 225. Erklärung s. im Text, S. 399 unten. (Aus ARZT und KERL, Dermatolog. Zeitschr. Bd. 29.)

Zum Schlusse dieser meiner Ausführungen über die originäre Kaninchenspirochätose möchte ich doch noch einmal darauf hinweisen, daß man anfangs durch die Entdeckung dieser neuen, der Pallida so sehr ähnlichen, ja kaum von ihr zu unterscheidenden Spirochäte *den Wert des Kaninchens als für die experimentelle Syphilis geeignetes Versuchstier* mit Recht *anzuzweifeln* schien. Je mehr man aber das Krankheitsbild, welches durch diese *von der echten Pallida biologisch unbedingt scharf zu trennende* Spirochaeta cuniculi hervorgerufen wird, und den ganzen Verlauf dieser sog. Kaninchenspirochätose kennen gelernt hat, desto mehr wird man diesen Zweifel aufgeben. Ich habe in dem vorhergehenden Handbuchbeitrag über die experimentelle Kaninchensyphilis und eingangs dieses Kapitels wiederholt darauf hingewiesen, daß *tatsächlich verschiedene Forscher sich durch Befunde,* die höchstwahrscheinlich, ja wohl ganz sicher der damals noch unbekannten *originären Kaninchenspirochätose zur Last fallen,* haben täuschen lassen (s. S. 197, 215, 334 u. a.). Selbst die Entdecker dieser neuen Spirochätenkrankheit, ARZT und KERL, ließen sich dadurch täuschen. In demselben Bande der „Dermatol. Zeitschr.“, Bd. 29. 1920, in dem ARZT seine oben wiederholt erwähnte Mitteilung über „Spirochätenbefunde in Genitalveränderungen ungeimpfter Kaninchen“ bringt, finden sich „Beiträge zur experimentellen Kaninchensyphilis“ dieser Autoren, die ganz unzweifelhaft *zwei als „syphilitisch“ gebuchte Befunde einer Genitalspirochätose* enthalten. Beide Autoren geben zwar zu, daß insbesondere der in einem Falle erhobene (und in Abb. 225 wiedergegebene) Befund eine „außerordentlich weitgehende Ähnlichkeit" mit den Bildern der von ihnen im Jahre 1914 gebrachten Genitalspirochätosen besitzen, glauben aber doch, hier keiner Täuschung zum Opfer gefallen zu sein. Nach allem, was wir *heute* aber über die klinischen Bilder der echten Kaninchensyphilis und über die der originären Spirochätose *wissen*, muß hier ein solcher Irrtum vorgelegen haben. Er wird in Zukunft keinem Experimentator mehr unterlaufen, wenn er, wie MULZER fordert, *stets nach spirochätosekranken Kaninchen unter seinen Beständen fahndet, diese rechtzeitig beseitigt, bzw. isoliert,* und *wenn er sich genau an das besonders von* UHLENHUTH *und* MULZER *aufgestellte klinische Bild der experimentellen Kaninchensyphilis hält, insbesondere an die auch für Papeln so charakteristische knorpelartige Induration.*

Literatur.

Experimentelle Syphilis.

ABELIN: Dtsch. med. Wochenschr. 1912. Nr. 39, S. 1822. — ADACHI: (a) Comparative studies in exp. syphilis and pseudosyphilis of the rabbit. Acta dermato-venereol. Vol. 2, H. 3. 1924. (b) On experimental reinoculation of syphilis in rabbits. Acta dermato-venereol. Vol. 4, H. 5 u. Vol. 5, H. 1. 1925. (c) Acta dermato-venereol. Vol. 4, p. 488. 1925 u. Vol. 5, p. 42. 1925. Ref. Zentralbl. f. Haut- u. Geschlechtskrankh. Bd. 17. — ADACHI und MASAKOTA: Contribution to the study of experimental syphilis of the rabbits. III. The experimental chancre of the female genitals. Acta dermato-venereol. Vol. 3, H. 1. 1924. — AKATSU und YOKOTA: Über die Immunitätsfrage bei der experimentellen Syphilis. Acta dermato-venereol. Vol. 1, H. 4. 1923. — ALBRECHT und EVERS: Über die Wirkung von Wismut- und Quecksilber-Schmierkuren bei der experimentellen Kaninchensyphilis. Med. Klinik. Jg. 21, Nr. 48. 1925. — ARMUZZI s. HOFFMANN und ARMUZZI. — ARNHEIM: Spirochätenuntersuchungen. Zeitschr. f. Hyg. u. Infektionskrankh. Bd. 76, S. 407. 1914. — ARNING und KLEIN: Die praktische Durchführung des Nachweises der Spirochaeta pallida im großen Krankenhausbetrieb. Dtsch. med. Wochenschr. Nr. 37, S. 1482. 1907. — ARZT: Dermatol. Zeitschr. Bd. 29, S. 65. 1920. — ARZT und KERL: (a) Zur Kenntnis der parasitotropen Wirkung des Atoxyls und des Neosalvarsans. Wien. klin. Wochenschr. 1913. Nr. 1 u. 2. (b) Über experimentelle Kaninchensyphilis und ihre praktische Bedeutung. Wien. klin. Wochenschr. 1914. S. 775 u. 1052. (c) Weitere Mitteilungen über Spirochätenbefunde bei Kaninchen. Wien. klin. Wochenschr. 1914. S. 1053. (d) Dermatol. Zeitschr. Bd. 29, S. 65. 1920. (e) Dermatol. Wochenschr. Bd. 71, S. 1047. 1920. (f) Dermatol. Zeitschr. Bd. 32, S. 326. 1921. (g) Über die Virulenz der Spirochaeta pallida an der Infektionsstelle nach vorangegangener Therapie. Weitere Beiträge zur experimentellen Kaninchensyphilis. Dermatol. Zeitschr. Bd. 32, H. 5 u. 6. 1921. (h) Über Spirochätenbefunde im Blute von Frühluetikern. Dermatol. Zeitschr. Bd. 32, H. 4. 1921. — AUMANN: (a) Kaninchenimpfung mit Syphilitikerblut und Blutserum. Med. Klinik. 1912. Nr. 42, S. 1710. (b) Weiteres über die Infektiosität des Blutes Syphilitischer für Kaninchen. Dermatol. Wochenschr. Bd. 56; Med. Klinik. 1912. Nr. 42, S. 1710. — AUSPITZ: Die Lehre vom syphilitischen Contagium. Wien: W. Braumüller 1866. — BACHMANN: Zeitschr. f. Immunitätsforschung u. exp. Therapie, Orig. Bd. 34, S. 319. 1922. — BAERMANN: Zur subcutanen Syphilisimpfung niederer Affenarten. Münch. med. Wochenschr. 1911. Nr. 30, S. 1614. — BARBAGLIA: Contributio allo studio della sifilide sperimentale. Giorn. ital. d. malatt. vener. e d. pelle. Vol. 62, H. 5. 1921. Ref. Zentralbl. f. Haut- u. Geschlechtskrankh. Bd. 4, S. 57. 1922. — v. BENEDEK s. SCHERBER und v. BENEDEK. — BERGEL: Klin. Wochenschr. 1922. Nr. 5, S. 204. — BERGER: Über den Nachweis der Spirochäten des Paralytikergehirns im Tierexperiment. Münch. med. Wochenschr. 1913. Nr. 35, S. 1931. — BERTARELLI: (a) Über die Transmission der Syphilis auf das Kaninchen. Zentralbl. f. Bakteriol., Parasitenk. u. Infektionskrankh., Abt. II. Bd. 41, H. 3, S. 320. 1906; Bd. 43, H. 2, S. 167. 1907; H. 3, S. 238. 1907. (b) Das Virus der Hornhautsyphilis des Kaninchens und die Empfänglichkeit der unteren Affenarten und der Meerschweinchen für dasselbe. Zentralbl. f. Bakteriol., Parasitenk. u. Infektionskrankh., Abt. II. Bd. 43, S. 238 u. 448. 1907. c) Über die Empfänglichkeit der Fleischfresser und der Wiederkäuer für experimentelle Syphilis. Zentralbl. f. Bakteriol., Parasitenk. u. Infektionskrankh., Abt. II. Bd. 43, H. 8, S. 790. 1907. (d) Über die Immunisierung des Kaninchens gegen Hornhautsyphilis. Zentralbl. f. Bakteriol., Parasitenk. u. Infektionskrankh. Bd. 46, S. 51. 1908. — BARTARELLI und

MELLI: Über eine seltene, spätsyphilitische Erscheinung beim Kaninchen. Zentralbl. f. Bakteriol., Parasitenk. u. Infektionskrankh., Abt. II. Bd. 70, S. 187. 1913. — BETTINGER (Pfälzer Anonymus) s. WOLFF-MULZER: Lehrbuch für Haut- und Geschlechtskrankheiten. Stuttgart. — BIOCH: Diskussionsbemerkungen zu dem Vortrag von ARZT und KERL. Wien. klin. Wochenschr. 1914. Nr. 20, S. 668. — BLASCHKO: Berlin. klin. Wochenschr. 1921. Nr. 41, S. 1206. — BLUM: (a) Über die WASSERMANNsche Reaktion im Serum normaler und syphilitischer Kaninchen. Zeitschr. f. Immunitätsforsch. u. exp. Therapie, Orig. Bd. 40, H. 3. 1924. (b) Zeitschr. f. d. ges. Neurol. u. Psychiatrie. Bd. 65, S. 377. 1921. — BLUMENTHAL: (a) Serodiagnostik der Syphilis. Dermatol. Zeitschr. Bd. 17, H. 1. 1910. (b) WASSERMANNsche Reaktion und experimentelle Kaninchensyphilis. Berlin. klin. Wochenschr. 1919. Nr. 32, S. 462. — BLUMENTHAL und F. M. MEYER: (a) Über den Ausfall der WASSERMANNschen Reaktion bei experimenteller Kaninchensyphilis. Arch. f. Dermatol. u. Syphilis. Bd. 113. 1912. (b) Chemotherapeutische Versuche mit Quecksilberpräparaten bei experimenteller Kaninchensyphilis. Zeitschr. f. Immunitätsforsch. u. exp. Therapie, Orig. Bd. 20, S. 378. 1914. — BOECK: Erfahrungen über Syphilis. Stuttgart 1875. — BONFIGLIO: (a) Reperti del liquor in coniglio „normal". Policlinico, sez. prat. Jg. 30, H. 26. 1923. Jg. 32, H. 11. 1925. (b) Note e riv. di psych. Vol. 13, Nr. 3. 1925. — BOSSALINO: Neue Untersuchungen über experimentelle Keratitis parenchymatosa. Ann. di ottalmol. 1909. Nr. 11—12; MICHELs Jahresber. 1909. S. 301. — BOVERI: Lésions aortiques d'origine syphilitique chez le singe. Cpt. rend. des séances de la soc. de biol. Tom. 75, p. 102. 1913. — BRAUER: Dtsch. Zeitschr. f. Nervenheilk. Bd. 12, S. 189. (Habilitationsschr. Heidelberg.) — BRIESE: Altérations rappelant celles da la paralysie générale dans le bulb d'un lapin. Bull. de la soc. des psychiatr. roumains. Jg. 5. 1923. — BROWN und PEARCE: (a) Neoplasia in experimental syphilis. Proc. of the soc. f. exp. biol. a. med. Vol. 18, Nr. 6. 1921; Arch. of dermatol. a. syphilol. Vol. 2, p. 470 a. 635. 1920; Vol. 3, p. 254. 1921. (b) Journ. of the Americ. med. assoc. Vol. 77, p. 1619. 1921. (c) Latent infections with the demonstration of spirochaete pallida in lymphoid tissues of the rabbit. Americ. journ. of syphilis. Vol. 5, Nr. 1. 1921. (d) Journ. of exp. med. Vol. 31, p. 475, 709, 729, 749. 1920; Fol. 32, p. 445, 473, 497. 1920; Vol. 33, Nr. 4. 1921. (e) Experimental production of clinical types of syph. in the rabbit. Arch. of dermatol. a. syphilol. Vol. 3, Nr. 3. 1921. (f) The penetration of normal mucous membranes of the rabbit by Treponema pallidum. Proc. of the soc. f. exp. biol. a. med. Vol. 18. 1921. (g) Superinoculation-experiments with treponema pallidum. Proc. of the soc. f. exp. biol. a. med. Vol. 18, Nr. 7. 1921. (h) Note on the perservation of stock strains of Treponema pallidum and on the demonstration of infection in rabbits. Journ. of exp. med. Vol. 34, Nr. 2. 1921. (i) Experimental syphilis in the rabbit. VII Affections of the eyes. Journ. of exp. med. Vol. 34, Nr. 2. 1921 a. Vol. 35, Nr. 1. 1922. (k) Animal resistance and the endocrine system of the rabbit in the exp. syph. Proc. of the soc. f. exp. biol. a. med. Vol. 20, Nr. 8. 1923. (l) Factors concerned in the production of missions of the eye in experimental syph. New York state journ. of med. Vol. 23. 1923. (m) Penetration of normal mucous membranes of the rabbit by Treponema pallidum and the infuence of this mode of infection upon the course of the disease. Journ. of exp. med. Vol. 39, Nr. 5. 1924; Vol. 41, Nr. 6. 1925. — BROWN, PEARCE and WITHERBEE: Exp. Syph. in the rabbit VI Affections of bone, cortilage, tendons and synovial membranes Part. I. Lesions of the skeletal system. Journ. of exp. med. Vol. 33, Nr. 4. 1921. — BROWN, WADE, PEARCE and WITHERBEE: Part. II: Clinical aspects of syphilis of the skeletal system. Affections of the facial and cranial bones and the bones of the forearm. Journ. of exp. med. Vol. 33, Nr. 24. 1926. — BROWNING: Experimental chemotherapy in Trypanosome infections. Brit. med. journ. 1907. p. 1405. — BRUCK: Handbuch der Serodiagnose der Syphilis. Berlin 1924. — BRUCK und SOMMER: Dermatol. Zeitschr. Bd. 29, S. 129. 1920. — BRUCKNER und GALALESKO: Orchite syphilitique chez le lapin par cultures impures de spirochètes. Cpt. rend. des séances de la soc. de biol. Tom. 68, p. 684. 1910. — BRUHNS: Die bisherigen Resultate der experimentellen Syphilisforschung. Berlin. klin. Wochenschr. 1906. Nr. 48 u. 49, S. 1548 u. 1573. — BRÜNING s. HOFFMANN und BRÜNING. — BURNEY MC s. ZINSSER, HOPKINS und MC. BURNEY. — BUSCHKE und FISCHER: Sog. Syphilisimmunität und syphilitische Hodeninfektion bei Affen. Berlin. klin. Wochenschr. 1909. Nr. 15. — BUSCHKE und LANGER: Klin. Wochenschr. 1922. Nr. 3, S. 122. — BUSCHKE und SKLARZ: Dtsch. med. Wochenschr. 1922. Nr. 46, S. 1538. — CAMPANA: La cornea del coniglio inoculata de prodotti sifilitici. Giorn. ital. d. malatt. vener. e d. pelle. Vol. 50, H. 1. 1909. — CAMPELL: The Spir. pall. its relation to the tonsils. Journ. of the Americ. med. assoc. Vol. 54, Nr. 20. 1910. — CHESNEY und KEMP: (a) Experimental observation on the „cure" of syphilis in the rabbit with arsphenamine. Journ. of exp. med. Vol. 38, p. 627. 1923; Vol. 39, Nr. 4. 1924; Vol. 42, p. 33. 1925. (b) Transact. of the assoc. of Americ. physic. Vol. 40. 1925. — CHIRIVINO: Übertragung von syphilitischem Virus auf Kaninchen. Rif. med. Vol. 25, Nr. 26. 1909. — CLAUSEN: (a) Demonstration zur Kaninchensyphilis. Heidelberger Ophthalmologen-Kongr.-Ber. 1907. (b) Ätiologische, experimentelle und therapeutische Beiträge zur Kenntnis der Keratitis parenchymatosa. Arch. f. vergl. Ophth. Bd. 83.

1912. — Clausen s. Greef und Clausen. — Collier: Zentralbl. f. Haut- u. Geschlechtskrankh. Bd. 6, S. 129. 1922. — Colombo: (a) Ref. Dermatol. Wochenschr. Bd. 60, S. 213 u. Bd. 61, S. 213 u. Bd. 61, S. 1085. 1915. (b) Richerche sperimentale sulla sifilide oculare. Ann. di ottalmol. Vol. 43. Ref. Zentralbl. f. Bakteriol., Parasitenk. u. Infektionskrankh., Abt. II. Bd. 64. 1916. — Copelli: Ein Vergleich zwischen Salvarsan und Neosalvarsan bezüglich ihrer Wirkung bei experimenteller Syphilis. Dermatol. Wochenschr. Bd. 61, S. 908. 1915. — Danila und Stroe: (a) Syphilis généralisée du lapin. Cpt. rend. des séances de la soc. de biol. Tom. 74, p. 912. 1913. (b) Quelques formes rares de Kératite syphilitique chez le lapin. Cpt. rend des séances de la soc. de biol. Tom. 74, p. 1241. 1913. (c) Infection syphilitique accidentelle de l'homme par le virus de passage du lapin. Cpt. rend. des séances de la soc. de biol. Tom. 77, p. 167. 1914. (d) Rectite syphilitique primäre et secondaire chez le lapin. Cpt. rend. des séances de la soc. de biol. Tom. 77, p. 170. 1914. — Dehio: Mitt. a. d. Grenzgeb. d. Med. u. Chirurg. Bd. 35, S. 241. 1922. — Delbanco s. Graetz und Delbanco. — Döhring: Arch. f. Dermatol. u. Syphilis. Bd. 121, S. 330. 1916. — Dohi: Experimentelle Studien über das Wesen der Wassermann-Neisser-Bruckschen Reaktion bei Syphilis. Arb. a. d. Kaiserl. Gesundheitsamte. Bd. 37, S. 514. 1911. — Dohi und Saga: Allgemeine Syphilis der Kaninchen durch kardiale Injektion der Spirochätenkultur. Zeitschr. f. Dermatol. u. Urol. Bd. 13, Nr. 9. 1913. — Doléris: Syphilis expérimentale. Bull. de l'acad de méd. Tom. 93, Nr. 10. 1925. — Dubois: Zeitschr. f. Chemotherapie u. verwandte Gebiete. Orig. Bd. 1, S. 203. 1913. — Eberson: Arch. of dermatol. a. syphilol. Vol. 3, p. 111 u. 775; Vol. 4, p. 490. 1921. — Eberson s. Engmann und Eberson. — Ehrlich: (a) Aus Theorie und Praxis der Chemotherapie. Leipzig 1911. (b) Chemotherapie. 17. internat. med. Kongr. London 1913. (c) Die experimentelle Chemotherapie. Zu Friedberger-Pfeiffer: Lehrbuch der Mikrobiologie. Bd. 1, S. 211. Jena: Fischer 1919. — Ehrlich und Hata: Die experimentelle Chemotherapie der Spirillosen. Berlin 1910. — Engmann und Eberson: Arch. of dermatol. a. syphilol. Vol. 3, Teil I, p. 347. 1921. Ref. Zentralbl. f. Haut- u. Geschlechtskrankh. Bd. 9, S. 44. 1924. — Evening: Dtsch. med. Wochenschr. 1923. Nr. 3, S. 87. — Evers und Albrecht: Versuche mit Salluen und kolloidalen Wismutpräparaten bei experimenteller Kaninchensyphilis. Dtsch. med. Wochenschr. Jg. 51, Nr. 40. 1925. — Evers s. Kolle und Evers. — Feldt: Chemotherapeutische Versuche mit Gold. Klin. Wochenschr. Jg. 5, Nr. 8. 1926. — Finger: Arch. f. Dermatol. u. Syphilis. Bd. 113, S. 285. 1912. — Finger und Jadassohn: Handbuch, Bd. 2. — Finger und Landsteiner: (a) Verhandl. d. dtsch. dermatol. Ges. 9. Kongr. Bern 1906. S. 251. (b) Arch. f. Dermatol. u. Syphilis. Bd. 81, S. 147. 1906. (c) Über verschiedene Ergebnisse der experimentellen Syphilis. Arch. f. Dermatol. u. Syphilis. Bd. 129, S. 460. 1921. (d) Untersuchungen über Syphilis an Affen. Arch. f. Dermatol. u. Syphilis. Bd. 78, S. 335; Bd. 81, S. 147. 1906. — Finkelstein: (a) Über experimentelle Syphilis bei Kaninchen. Berlin. klin. Wochenschr. Nr. 32, S. 1519. (b) Ein Fall von atypischem Verlauf der experimentellen Kaninchensyphilis. Venereologica i dermatologija. 1925. Bd. 1. — Finkelstein s. Snessarew und Finkelstein. — Fontana: (a) Contributo allo studio della sifilide corneale del coniglio. Riv. di Jgiene e di Sanita publica. 1907. Nr. 21, p. 646. (b) Ancora sulla revidivita della cheratite sifilitica del coniglio. Gazetta degli Ospedali e delle Cliniche. November 1908. — Fontana und Sangiorgi: Reperto di treponema pallidum del cerevello di un coniglio sifilitico. Pathologica. 1913. Nr. 121. — Forster und Tomasczewski: Untersuchungen über die Spirochäte des Paralytikergehirns. Dtsch. med. Wochenschr. 1914. S. 694. — Fournier: Traité de la syphilis. Tom. 1, p. 216. Paris 1899. — Fournier, Levaditi, Navarro und Schwartz: Action préventive dans la syphilis, du dérivé acétylé de l'acide oxyaminophenylarsinique. Cpt. rend. hebdom. des séances de l'acad. des sciences. Tom. 174, Nr. 21. 1922. — Fournier, Levaditi und Schwartz: Du vanadium dans la syphilis expérimentale du lapin et dans la syphilis humaine. Cpt. rend. des séances de la soc. de biol. Tom. 87, Nr. 23. 1922. — Fournier und Schwartz: (a) Pluralité des tréponèmes. Ann. de l'inst. Pasteur. Tom 37, Nr. 2. 1923. (b) Bull. de la soc. franç. de dermatol. 1923. Nr. 9, p. 482. — Frei: (a) Zur Pathologie und Therapie der Impfsyphilis und spontanen Spirochätose des Kaninchens. Arch. f. Dermatol. u. Syphilis. Bd. 144, H. 3. 1923. (b) Arch. f. Dermatol. u. Syphilis. Bd. 134, S. 119. 1921. (c) Zeitschr. f. Hyg. u. Infektionskrankh. Bd. 75, S. 433. 1913. (d) Zur experimentellen Syphilisforschung. Klin. Wochenschr. Jg. 2, Nr. 27. 1923. — Frühwald: (a) Demonstration eines Kaninchens mit wahrscheinlich syphilitischer Paraplegie. Münch. med. Wochenschr. 1911. Nr. 39, S. 2091. (b) Über die Infektiosität des Blutes Syphilitischer. Wien. klin. Wochenschr. 1913. Nr. 42, S. 1709. (c) Über die Infektiosität des Blutes im latenten Stadium der erworbenen Syphilis. Dermatol. Wochenschr. Bd. 59, S. 1319. 1914. (d) Über die Infektiosität des Blutes Syphilitischer. Arch. f. Dermatol. u. Syphilis. Bd. 119, S. 374. 1914. (e) III. Tagung mitteldeutscher Dermatologen. Halle a. S. Sitzung am 22. 1. 1922. (f) Die Übertragung der (experimentellen ?) Kaninchensyphilis durch den Coitus. Beitr. z. pathol. Anat. u. z. allg. Pathol. Bd. 71, H. 3. 1923. (g) Einige Ergebnisse der experimentellen Syphilisforschung. Arch. f. Dermatol. u. Syphilis. Bd. 148, H. 3. 1925. — Frühwald und ZALOZIECKI: Über die Infektiosität des Liquor cerebrospinalis bei Syphilis. Berlin. klin. Wochenschr. Nr. 1. 1916. — GALALESKO s. BRUCKNER und GALALESKO. — GEORGI und STEINFELD: Zur Serodiagnostik der Kaninchensyphilis. Klin. Wochenschr. Jg. 2, Nr. 51. 1923. — GIEMSA: Über die Wirkung von Wismutschmierkuren bei experimenteller Kaninchensyphilis. Med. Klinik. Jg. 22, Nr. 2. 1926. — GRAETZ: (a) Berlin. klin. Wochenschrift. 1913. Nr. 33, S. 1542. (b) Ergebnisse bei der Verimpfung von Blut usw. Dermatol. Wochenschr. Bd. 58, S. 281. 1914. (c) Beiträge zur allgemeinen und speziellen Pathologie der experimentellen Kaninchensyphilis. Virchows Arch. f. pathol. Anat. u. Physiol. Bd. 254, H. 2. 1925. — GRAETZ und DELBANCO: (a) Beiträge zum Studium der Histopathologie der experimentellen Kaninchensyphilis. Med. Klinik. Nr. 9 u. 10. 1914. (b) Weitere Beiträge zum Studium der Histopathologie der experimentellen Kaninchensyphilis. Dermatol. Wochenschr. Bd. 58. 1914. Ergänzungsheft. — GRAHAM und GRIGG: Southern med. journ. Vol. 18, Nr. 9. 1925. — GRAVES: (a) Can rabbits be infected with syphilis directly from the blood of general paretics? Journ. of the Americ. med. assoc. Vol. 61, p. 1504. 1913. (b) Two successful inoculations of rabbits directly from the blood of general paretics. Interstate med. journ. 1913. Nr. 6, p. 536. — GREEF und CLAUSEN: Spirochaeta pallida bei experimentell erzeugter interstitieller Hornhautentzündung. Dtsch. med. Wochenschr. 1906. Nr. 36, S. 1454. — GRIGG s. GRAHAM und GRIGG. — GROSSMANN: (a) Beiträge zur experimentellen Kaninchensyphilis (besonders Allgemeinerscheinungen). Zentralbl. f. Bakteriol., Parasitenk. u. Infektionskrankh., Abt. I, Orig. Bd. 97. 1926. (b) Zur experimentellen Kaninchensyphilis mit besonderer Berücksichtigung der Allgemeinsyphilis. Klin. Wochenschr. 1926. Nr. 10, S. 434. — GROSSMANN s. UHLENHUTH und GROSSMANN. — GROSSMANN s. UHLENHUTH, GROSSMANN und BICKEL. — GROUVEN: (a) Über positive Syphilisimpfung am Kaninchenauge. Med. Klinik. 1907. Nr. 26, S. 774. (b) Verhandl. d. dtsch. dermatol. Ges. 10. Kongr. Frankfurt a. M. 1908. S. 212. (c) Über bemerkenswerte Resultate der Syphilisimpfung beim Kaninchen. Med. Klinik. 1908. Nr. 8, S. 267. (d) Über klinisch erkennbare Allgemeinsyphilis beim Kaninchen. Dermatol. Zeitschr. Bd. 15, H. 4. 1908. (e) Experimentelles zur Kaninchensyphilis. Dermatol. Zeitschr. Bd. 17, H. 3, S. 161. 1910. (f) Zur Sekundärsyphilis niederer Affen und des Kaninchens. Münch. med. Wochenschrift. 1911. S. 909. (g) Vaccinationsversuche beim syphilitischen Kaninchen. Dtsch. med. Wochenschr. 1911. Nr. 36, S. 1647. — GRÜNBAUM Syphilis bei Schimpansen. JACKSONsche Epilepsie. Münch. med. Wochenschr. 1907. S. 1560. — GRÜNBAUM s. STEINER und GRÜNBAUM. — HAENSELL: Vorläufige Mitteilung über Versuche von Impfsyphilis der Iris und Cornea des Kaninchenauges. Arch. f. vergl. Ophth. Bd. 27, S. 93. 1881. — HAHN und KOSTENBADER: Berlin. klin. Wochenschr. 1913. Nr. 47, S. 2185. — HALBERSTAEDTER: Die WASSERMANNsche Reaktion beim Kaninchen. Berlin. klin. Wochenschr. 1912. Nr. 13. — HÄMEL s. LAUBENHEIMER und HÄMEL. — HARTWELL: The isolation of Spirochaete pallida from the blood in Syphilis. Journ. of the Americ. med. assoc. Vol. 63, p. 142. 1914. — HASHIMOTO: Ref. Zentralbl. Bd. 19, S. 58. — HATA s. EHRLICH-HATA. — HENSINKVELD und CAROLL: The Wassermann test in rabbit syphilis. Journ. of laborat. a. clin. med. Vol. 9, Nr. 12. 1924. — HIDAKA: Zur Frage der Beziehungen zwischen Syphilis und Recurrensimmunität. Zeitschr. f. Immunitätsforsch. u. exp. Therapie, Orig. Bd. 17, S. 443. — HOFFMANN, E: (a) Spirochaeta pallida bei einem mit Blut geimpften Makaken. Berlin. klin. Wochenschr. 1905. Nr. 46. (b) Experimentelle Syphilis, Spirochaeta pallida und andere Spirochätenarten. Dermatol. Zeitschr. Bd. 13, H. 8. 1906. (c) Demonstration eines Kaninchens mit Keratitis syphilitica. Dtsch. med. Wochenschr. 1907. S. 1194. (Vereinsbericht.) (d) Gelungene Übertragung der Syphilis auf Hunde. Dtsch. med. Wochenschr. 1907. S. 553. (e) Experimentelle Granuloma corneale beim Kaninchen in der 18. u. 19. Tierpassage. Münch. med. Wochenschr. 1910. Nr. 1, S. 18. (f) Zur Histologie der experimentellen syphilitischen Keratitis und der dabei beobachteten umschriebenen Granulome (Granuloma syphilit.). Münch. med. Wochenschr. 1910. S. 608. (g) Die neuesten Fortschritte in der Erforschung des Syphiliserregers. Berlin. klin. Wochenschr. 1910. Nr. 1, S. 18. (h) Mitteilungen über experimentelle Syphilis. Münch. med. Wochrnschr. 1911. Nr. 13, S. 665. (i) Zur Frage der Affen- und Kaninchensyphilis. Sitzungsbericht. Münch. med. Wochenschr. 1911. Nr. 21. — HOFFMANN und ARMUZZI: Experimentelle Untersuchungen über salvarsanresistente Syphilisspirochäten. Dtsch. med. Wochenschr. 1927. Nr. 2. — HOFFMANN, LÖHE und MULZER: (a) Syphilitischer Initialaffekt der Bauchhaut an der Einstichstelle nach Impfung in den Hoden von Affen und Kaninchen. Dtsch. med. Wochenschr. 1908. Nr. 27. (b) Allgemeine disseminierte Hautsyphilide bei niederen Affen nach Impfung in den Hoden. Berlin. klin. Wochenschr. 1908. Nr. 41. — HOFFMANN und MERGELSBERG: Dermatol. Zeitschr. Bd. 35, S. 1. 1922. — HOFFMANN und PROWACZEK: Dermatol. Zeitschr. Bd. 13, S. 565. 1906. — HOFFMANN und ZURHELLE: (a) Zum klinischen und histologischen Bilde der syphilitischen Impfkeratitis (des primären Hornhautsyphiloms) beim Kaninchen. Klin. Wochenschr. Jg. 2, Nr. 41. 1923. (b) Über das primäre Hornhautsyphilom des Kaninchens, seine klinische und histologische Eigenart und seinen ersten Beginn. Dermatol. Zeitschr. Bd. 41, H. 4—5. 1924.

— HOFMANN, W. H.: (a) Erfolgreiche Übertragung von Syphilisspirochäten auf Meerschweinchen. Dtsch. med. Wochenschr. 1910. Nr. 22. (b) Die Übertragung der Syphilis auf Kaninchen mittels rein gezüchteter Spirochäten vom Menschen. Dtsch. med. Wochenschrift. 1911. Nr. 34, S. 1546. — HOPKINS s. ZINSSER und HOPKINS. — HOPKINS s. ZINSSER, HOPKINS, MC BURNEY, MALCOLM. — HOUGH s. NICHOLS und HOUGH. — HÜGEL: Ann. des maladies vénér. 1908. p. 737. — IGERSHEIMER: (a) Über die experimentelle metastatischluetische Keratitis und die Bedeutung der Spirochäten für den syphilitischen Prozeß an der Hornhaut. Arch. f. vergl. Ophth. Bd. 109, H. 3/4. 1922. (b) Demonstration zur experimentellen Syphilis. Bericht über die Versammlung der Ophthalm. Ges. Heidelberg 1911. S. 364. (c) Experiment. ophthalm. Bericht. 1912 und Münch. med. Wochenschr. 1912. Nr. 39, S. 2089. (d) Experimentelle und klinische Untersuchungen mit dem Dioxydiamidoarsenobenzol (Salvarsan) unter besonderer Berücksichtigung der Wirkung am Auge. Münch. med. Wochenschr. 1910. Nr. 51, S. 2633; 1912. Nr. 39, S. 2089; 1922. Nr. 5, S. 177. (e) Syphilis und Auge. Berlin: Julius Springer 1918. — IGERSHEIMER: Über die Beziehungen der Spirochaeta pallida zum Erkrankungsherd nach Untersuchungen am Auge und an der Sehbahn. Zentralbl. f. d. ges. Neurol. u. Psychiatrie. Bd. 27, H. 2—3. 1921. — ILLERT: Beitrag zur Serodiagnostik der experimentellen Kaninchensyphilis. Klin. Wochenschr. Jg. 2, Nr. 25. 1923. — ITO SHIRO: On the content of total fatty acid and cholesterol in the serum of syphilitic rabbits. Acta dermatol. Vol. 6, H. 3. 1905. — JACOBI: Arch. of dermatol. a. syphilol. Vol. 2, p. 493. 1920. — JACOB und WEYGANDT: Münch. med. Wochenschr. 1913. Nr. 37, S. 2037. — JACOBSTHAL: Dermatol. Wochenschr. Bd. 71, S. 569. 1920. — JADASSOHN: Handbuch. Bd. 2. Münch. med. Wochenschr. 1921. Nr. 27, S. 852. — JAHNEL: (a) Studien über die progressive Paralyse. Arch. f. Psychiatrie u. Nervenkrankh. Bd. 56, H. 3; Bd. 57, H. 2/3. (b) Arch. f. Dermatol. u. Syphilis. Bd. 135, S. 232. 1921. (c) Über einige Beziehungen der Spirochäten zu dem paralytischen Krankheitsvorgang. Zeitschr. f. d. ges. Neurol. u. Psychiatrie. Bd. 42, S. 21. 1918. (d) Beobachtungen an Paralysespirochäten. 44. Wanderversammlung der südwestdeutschen Neurologen und Psychiater. Neurol. Zentralbl. 1919. — JAUREGUI und LANCELOTTI: (a) Rev. med. latino Americ. Vol. 16, p. 313. 1924. Ref. Zentralbl. f. Haut- u. Geschlechtskrankh. Bd. 17, S. 691. (b) Semana méd. Vol. 32, p. 9. 1925. Ref. Zentralbl. f. Haut- u. Geschlechtskrankh. Bd. 18, S. 816. (c) Bull. de l'acad. de méd. Tom. 92, Nr. 40. 1924. — KEMP s. CHESNEY und KEMP. — KERL s. ARZT und KERL. — KISSMEYER: Agglutination der Spirochaeta pallida. Dtsch. med. Wochenschr. 1915. Nr. 306. — KLARENBEEK: Zentralbl. f. Bakteriol., Parasitenk. u. Infektionskrankh., Abt. I, Orig. Bd. 86, S. 472. 1921 und Bd. 88, S. 73. 1922. — KLAUDER: The experimental production of an arsenic resistent strain of spirochaeta pallida in rabbit. Arch. of dermatol. a. syphilol. Vol. 9, Nr. 24. 1924. — KLEBS: Arch. f. exp. Pathol. u. Pharmakol. 1879. — KLEIN s. ARNING und KLEIN. — KLOPSTOCK: Dtsch. med. Wochenschr. Jg. 51, Nr. 41. 1925. — KOCH: Experimentelle Hodensyphilis beim Kaninchen durch Verimpfung kongenital-syphilitischen Materials. Berlin. klin. Wochenschr. 1910. Nr. 6. — KOCH s. UHLENHUTH, MULZER und KOCH.— KOLB und RUPPERT: Med. Klinik. 1922. Nr. 20, S. 620. — KOLLE: (a) Syphilisübertragung auf Kaninchen. Med. Klinik. 1910. Nr. 6. (b) Experimentelle Studien zu EHRLICHs Salvarsantherapie der Spirochätenerkrankungen und über neue Salvarsanpräparate. Dtsch. med. Wochenschr. 1918. Nr. 43 u. 44. (c) Dtsch. med. Wochenschr. 1918. Nr. 43, S. 1177. (d) Arch. f. Dermatol. u. Syphilis. Bd. 135, S. 260. 1921; Dtsch. med. Wochenschr. Jg. 14, S. 557. 1926. (e) Arch. f. Dermatol. u. Syphilis. Bd. 138, S. 97. 1922. (f) Dtsch. med. Wochenschrift. 1922. Nr. 39, S. 1301. (g) Zentralbl. f. Haut- u. Geschlechtskrankh. Bd. 7, S. 171. 1923; Bd. 18, S. 488. 1925. (h) Experimentelle Studien über Syphilis und Recurrensspirochätose. I. Über biologische Unterschiede verschiedener Syphilisstämme, Infektionsimmunität und wahre Immunität bei Syphilis. Dtsch. med. Wochenschr. Jg. 52, Nr. 1. 1926. — KOLLE und EVERS: Dtsch. med. Wochenschr. Jg. 14, S. 557. 1926. — KOLLE und RITZ: (a) Dermatol. Zeitschr. Bd. 27, S. 319. 1919. (b) Dtsch. med. Wochenschr. 1919. Nr. 18, S. 481. — KOLLE, RUPPERT und MOEBUS: Arch. f. Dermatol. u. Syphilis. Bd. 135, S. 260. 1921. — KOLMER: Concerning agglutination of treponema pallid. Journ. of exp. med. Vol. 18, p. 18. 1913. — KOLMER und LUCKE: (a) Histologic changes produces experimentally in rabbits by the ioid of potassium and sodium. Arch. of dermatol. a. syphilol. Vol. 9, p. 22. 1924. (b) Eine experimentelle Studie über die histologischen Veränderungen der Organe von Kaninchen nach intravenöser Zufuhr von Salvarsan. Arch. of dermatol. a. syphilol. Vol. 3, H. 2, Nr. 4, S. 483 u. S. 515 u. 531. 1921. (c) Proc. of the pathol. soc. of Philadelphia. Vol. 23. 1921. — KOSTENBADER s. HAHN und KOSTENBADER. — KRANTZ: Studien über Immunitätsvorgänge bei Spirochäteninfektionen. Arch. f. Dermatol. u. Syphilis. Bd. 151. 1926. — KRAUS und VOLK: Verhandl. d. dtsch. dermatol. Ges. Bern 1906. Arch. f. Dermatol. u. Syphilis. Bd. 82. 1906. — KRAUSE: Die Anatomie des Kaninchens. 2. Aufl. Leipzig 1884. — KRÓO s. BUSCHKE und KRÓO. — KUCZINSKY: (a) Über die WASSERMANNsche Reaktion beim Kaninchen. Berlin. klin. Wochenschr. Jg. 38, Nr. 6. 1921. (b) NEISSERs Beiträge zur Pathologie und Therapie der Syphilis. Berlin 1911. —

LACASSAGNE und PICEAUD: Ann. des malades vénér. 1923/24. — LACASSAGNE s. THIBIÈRGE et LACASSAGNE. — LAKOYE: Le tréponème dans le sperme. Arch. méd. belges. Jg. 75, Nr. 5. 1922. — LANCELOTTI s. JAUREGUI und LANCELOTTI. — LANDSTEINER: Experimentelle Syphilis. Im Handbuch für Geschlechtskrankheiten v. E. FINGER. Bd. 2. Leipzig 1912. — LANDSTEINER s. FINGER und LANDSTEINER. — LANG, W.: Vorlesungen über Syphilis. Wiesbaden 1896. — LASSAR: Berlin. klin. Wochenschr. 1903. S. 1189; 1904. S. 801. — LAUBENHEIMER und HÄMEL: Zeitschr. f. Hyg. u. Infektionskrankh. Bd. 104, S. 591. 1925. — LAUNOY et LEVADITI: (a) Cpt. rend. hebdom. des séances de l'acad. des sciences. 1911. p. 304. (b) Cpt. rend. des séances de la soc. de biol. Vol. 72, p. 653. 1912 u. p. 74, Vol. 18. 1913. (c) Cpt. rend. des séances de la soc. de biol. 1913. p. 18. — LENNHOFF: Dermatol. Zeitschr. Bd. 36, S. 148. 1922. — LEVADITI s. FOURNIER und LEVADITI, NAVARRO-MARTIN und A. SCHWARTZ. — LEVADITI s. LAUNOY, LEVADITI. — LEVADITI s. MARIE et LEVADITI. — LEVADITI et MARIE: (a) Étude expérimentale de la transmission sexuelle de la syphilis et de l'hérédité syphilitique. Arch. internat. de ven. Tom. 1, Nr. 1. 1923. (b) Le tréponème de la paralysie générale. Cpt. rend. heptom. des séances de l'acad. des sciences. Tom. 158, p. 1595. 1914 u. Allg. Zeitschr. f. Psychiatrie u. psych.-gerichtl. Med. Bd. 71, S. 834. 1924. — LEVADITI, MARIE et ISAICU: (a) Étude experimentale de l'hérédité syphilitique. Cpt. rend. des séances de la soc de biol. Tom. 85, p. 51 et 342. 1921. (b) Étude experimentale de l'hérédité syphilitique. Arch. internat. de neurol. Tom. 1, Nr. 3. 1922. — LEVADITI, MARIE et NICOLAU: (a) Ref. Zentralbl. f. Haut- u. Geschlechtskrankh. Bd. 2, S. 285. 1921. (b) Cpt. rend. hebdom. des séances de l'acad. des sciences. Tom. 172, Nr. 24. 1921. — LEVADITI et MONOUÉLIAN: Histologie pathologique du chancre syphilitique du singe dans ses rapports avec le spirochaete pallida. Cpt. rend. des séances de la soc. de biol. Tom. 59, p. 529. Paris 1908. — LEVADITI and NICOLAU: Journ. of state med. Vol. 33, Nr. 10. 1925. — LEVADITI et YAMANOUCHI: (a) Recherches sur l'inoculation dans la syphilis inoculée a l'oeuil. Rev. gén. d'opht. Tom. 105. 1908. (b) Recherches sur l'incubation de la syphilis. Ann. de l'inst. Pasteur. 1908. Nr. 10. (c) La Transmission de la syphilis au chat. Cpt. rend. hebdom. des séances de l'acad. des sciences. Tom. 146, p. 1120. 1908. (d) Inoculation de la syphilis au prépuce du lapin. Cpt. rend. des séances de la soc. de biol. Tom. 64, Nr. 19. 1908. (e) Récidive de la kératite syphilitique du lapin. Mode de division du tréponème. Cpt. rend. des séances de la soc. de biol. 1908. p. 408. — LEVEN: Zur experimentellen Syphilisforschung. Dtsch. med. Wochenschr. Jg. 48, Nr. 36. 1922. — LIEBERMANN: Dermatologia. Bd. 1 (russisch). — LÖHE: Disseminierte Hautsyphilide bei niederen Affen nach Impfung in die Mamma. Charité-Annalen. Bd. 33, S. 721. 1909. — LÖHE s. HOFFMANN, LÖHE und MULZER. — LOEWENHART s. WAKERLIN und LOEWENHART. — LOMBARDO: Giorn. ital. d. malatt. vener. e d. pelle. 1911. p. 278. — LUCKE s. KOLMER und LUCKE. — MANOUÉLIAN s. LEVADITI und MANOUÉLIAN. — MANTEUFEL und BERGER: Die Serodiagnose der Kaninchensyphilis. Dtsch. med. Wochenschr. Jg. 50, Nr. 9. 1924. — MANTEUFEL, RICHTER und WORMS: Beiträge zur experimentellen Syphilisforschung. Arb. a. d. Reichsgesundheitsamt. Bd. 57. — MANTEUFEL und WORMS: (a) Über die Bedeutung der Percutaninfektion für die experimentelle Spirochätenforschung. Arch. f. Schiffs- u. Tropenhyg. Bd. 29, Beiheft 1. 1925. (b) Beiträge zur experimentellen Syphilisforschung. I. Der NEISSERsche Lehrsatz. Zentralbl. f. Bakteriol., Parasitenk. u. Infektionskrankh., Abt. I, Orig. Bd. 102. 1927. — MARCUSE: WASSERMANNsche Reaktion und Coccidiose beim Kaninchen. Zentralbl. f. Bakteriol., Parasitenk. u. Infektionskrankh., Abt. I, Orig. Bd. 87, H. 5. 1921. — MARIE und LEVADITI: Allg. Zeitschr. f. Psychiatrie u. psych.-gerichtl. Med. Bd. 71, S. 834. 1914. — MARIE s. LEVADITI und MARIE. — MARIE s. LEVADITI, MARIE und ISAICU. — MASAKOTA s. ADACHI und MASAKOTA. — MASLAKOWETZ s. ZABOLOTNY und MASLAKOWETZ. — MATSUMOTO und TAKENAKA: Concerning the specifity of seroreaction in experimental syphilis. Acta dermatol. Vol. 1 H. 3. 1923. — MATSUMOTO, ADACHI und TRUFFI: Contribution to the study of experimental syphilis of the rabbit. I. The experimental chancre of the eyelid. Acta dermatol. Vol. 2, H. 4. 1924. — MENZINZESCU: Hodensyphilome bei Kaninchen nach Impfung mit syphilitischem Virus. Dtsch. med. Wochenschr. 1909. S. 1188. — METSCHNIKOFF: (a) Etiologie de la syphilis. XIV. internat. Kongr. f. Hygiene. Berlin 1905. (b) Die experimentelle Syphilis. XV. internat. med. Kongr. Lissabon, 21. 6. 1906. Ref. Arch. f. Dermatol. u. Syphilis. Bd. 81. 1906. — METSCHNIKOFF und ROUX: Études expérimentales sur la syphilis. Ann. de l'inst. Pasteur. 1903. p. 809; ferner 1904 u. 1905. — MEYER, L.: Dermatol. Zeitschr. Bd. 19, S. 393. 1912. — MIBELLI: Giorn. ital. d. malatt. vener. e d. pelle. 1907. p. 393 e 1909. p. 293. — MILHIT: Experimentelle Lebersyphilis. Semana méd. 1907. Nr. 39. Dtsch. med. Wochenschr. 1907. Nr. 43. — MISCH: Über die Giftigkeit des Blutserums von Luetikern für anaphylaktisierte Meerschweinchen. Zeitschr. f. Immunitätsforsch. u. exp. Therapie, Orig. Bd. 24, S. 380. 1916. — MOEBUS s. KOLLE, RUPPERT und MOEBUS. — MUCHA: Syphilis und Reizung. Wien. klin. Wochenschr. 1909. — MÜHLENS: (a) Beitrag zur experimentellen Kaninchenhornhautsyphilis. Dtsch. med. Wochenschr. 1907. S. 1207. (b) Zentralbl. f. Bakteriol., Parasitenk. u. Infektionskrankh., Abt. II. Bd. 43, H. 6 u. 7.

(c) Über Züchtungsversuche der Spirochaeta pallida und Spirochaeta refringens sowie Tierversuche mit den kultivierten Spirochäten. Klin. Jahrb. Bd. 23, S. 339. 1910. (d) Treponema pallidum in PROWOZEKs Handbuch der pathogenen Protozoen. Leipzig 1912. — MÜHLENS und LÖHE: Über Züchtungsversuche der Spirochaeta pallida. Zentralbl. f. Bakteriol., Parasitenk. u. Infektionskrankh., Abt. I, Orig. Bd. 47. 1908. — MULZER: Zur Serumbehandlung der Syphilis. Klin. Wochenschr. 1926. Nr. 41. — MULZER und BLEYER: Münch. med. Wochenschr. 1920. Nr. 41, S. 1163. — MULZER s. HOFFMANN, LÖHE und MULZER. — MULZER und NOTHHAAS: (a) Über einen Fall von ausgedehnter Mikrosporie der Haut bei einem syphilitischen Affen. Wien. med. Wochenschr. 1926. Nr. 30. (b) Zur Frage der Reinokulation syphilitischer Kaninchen. Arb. a. d. Reichsgesundheitsamt. Bd. 57. — MULZER s. PLAUT und MULZER. — MULZER s. SCHUBERG und MULZER. — MULZER und UHLENHUTH: Demonstration von syphilitischen Kaninchen. Berlin. med. Ges. v. 1. Dezember 1909. Berlin. klin. Wochenschr. 1909. Nr. 51. — MULZER s. UHLENHUTH und MULZER. — MULZER s. UHLENHUTH, MULZER und KOCH. — MUTTERMILCH und NICOLAU: Séro-diagnostic de la syphilis expérimentale du lapin. Cpt. rend. des séances de la soc de biol. Tom. 93, Nr. 37. 1925. — NAKANO: (a) Experimentelle und klinische Studien über Cutireaktion und Anaphylaxie bei Syphilis. Arch. f. Dermatol. u. Syphilis. Bd. 6, S. 281. 1913. (b) Die Immunisierungsversuche mit Spirochäten-Reinkulturen. Arch. f. Dermatol. u. Syphilis. Bd. 116, S. 265. 1913. — NAVARRO-MARTIN s. FOURNIER, LEVADITI, NAVARRO-MARTIN und A. SCHWARTZ. — NEISSER: (a) Beitrag zur Lehre von der Kaninchensyphilis. Dermatol. Zeitschr. Bd. 15, H. 2, S. 73. 1908. (b) Arb. a. d. Kaiserl. Gesundheitsamt. Bd. 37. 1911. (c) Bericht über die in Batavia und Breslau ausgeführten Arbeiten zur Erforschung der Syphilis. Berlin: Julius Springer 1911. (d) Beiträge zur Pathologie und Therapie der Syphilis. Berlin 1911. — NEUBÜRGER: Zentrale Veränderungen beim Kaninchen nach Überimpfung von Paralytikergehirn. Zeitschr. f. d. ges. Neurol. u. Psychiatrie. Bd. 84. 1923. — NEUBÜRGER s. PLAUT, MULZER und NEUBÜRGER. — NEUBÜRGER und TERPLAN: (a) Nachtrag zur Frage der experimentellen Lues der Kaninchenleber und -niere. Virchows Arch. f. pathol. Anat. u. Physiol. Bd. 253, H. 3. 1924. (b) Über histologische Befunde an inneren Organen bei experimenteller Kaninchensyphilis. Virchows Arch. f. pathol. Anat. u. Physiol. Bd. 247, H. 3. 1924. — NICHOLS: Experimental immunity in syphilis and yaws. Americ. journ. of trop. med. Vol. 5, Nr. 6. Journ. of exp. med. Vol. 19, p. 362. 1914. — NICHOLS und HOUGH: Demonstration der Spirochaeta pallida im Liquor cerebrospinalis eines Patienten mit Neurorezidiv nach Salvarsananwendung. Journ. of the Americ. med. assoc. Vol. 60, p. 108. 1913. Ref. Münch. med. Wochenschr. 1913. Nr. 22, S. 1223. — NOGUCHI: (a) Zeitschr. f. Immunitätsforsch. u. exp. Therapie, Orig. Bd. 7, Teil I, S. 353. 1910. (b) Serumdiagnosis of syphilis. 1912. (c) Zur Züchtung der Spirochaeta pallida. Berlin. klin. Wochenschr. Nr. 33, S. 1554. 1912. (d) Dementia paralytica und Syphilis. Berlin. klin. Wochenschr. 1913. Nr. 41, S. 1884. (e) Certain alterations in biological properties of spirochaetes through artificial cultivation. Ann. de l'inst. Pasteur. Tom. 30, H. 1. 1916. (f) Veneral spirochetosis in American rabbits. Journ. of exp. med. Vol. 35, Nr. 3. 1922. (g) A note on the veneral spirochetosis of rabbits. A new technic of staining treponema pallidum. Journ. of the Americ. med. assoc. Vol. 77, Nr. 26. 1921. Ref. Zentralbl. f. Haut- u. Geschlechtskrankh. Bd. 40, S. 444 u. Bd. 5, S. 244. 1922. — NOTHHAAS: Reinfektionsversuche an syphilitischen Kaninchen. Dtsch. med. Wochenschr. 1927. Nr. 3. — NOTHHAAS s. MULZER und NOTHHAAS. — OELZE: Münch. med. Wochenschr. 1921. Nr. 9, S. 271. — OSSOLA: (a) Sifilome allo scroto di coniglio attemuto con materiale di cheratite sifilitica sperimentale di coniglio. Bollet. d. Asc. med. chirurg. di Pavia. 1908. (b) Sulla sifilide del coniglio. Giorn. ital. d. malatt. vener. e d. pelle. 1909. Vol. 50, Nr. 1 u. Vol. 51, Nr. 1. (c) Un caso de sifilide del testicolo nel coniglio. Boll. d. soc. med.-chirurg. d. Pavia. 1909. — PAPPENHEIM s. VOLK und PAPPENHEIM. — PARODI: Übertragung der Syphilis auf den Hoden des Kaninchens. Zentralbl. f. Bakteriol., Parasitenkunde u. Infektionskrankh., Abt. II. Bd. 44, S. 428. — PEARCE und BROWN: (a) Multiple Infections with Treponema pallidum in the rabbit. Proc. of the soc. f. exp. biol. a. med. Vol. 18, Nr. 7. 1921. (b) Journ. of exp. med. Vol. 35, p. 39. 1922. — PEARCE s. BROWN und PEARCE. — PETTE: (a) Ergebnisse bei der Verimpfung von Paralytikerhirn auf Kaninchen. Allg. Zeitschr. f. Psychiatrie u. psych.-gerichtl. Med. Bd. 79, H. 5/6. (b) Klin. Wochenschrift. Jg. 4, Nr. 25. 1925. (c) Klin. Wochenschr. Jg. 4, Nr. 27. 1925. (d) Dtsch. Zeitschr. f. Nervenheilk. Bd. 89, H. 1—3. 1926. — Pfälzer Anonymus s. WOLFF-MULZER: Lehrbuch der Haut- u. Geschlechtskrankh. Stuttgart. — PLAUT und JAHNEL: Münch. med. Wochenschrift. 1926. Nr. 13. — PLAUT und MULZER: (a) Über Liquorbefunde bei normalen und syphilitischen Kaninchen. II. Mitt. Münch. med. Wochenschr. Jg. 68, Nr. 38. 1921. (b) Über die Wirkung verschiedener Spirochätenstämme auf Liquor und Nervengewebe von Kaninchen, insbesondere nach Überimpfung von Hirnrinde menschlicher Paralytiker. Münch. med. Wochenschr. Jg. 69, Nr. 52. 1922. (c) Münch. med. Wochenschr. 1921. Nr. 27, S. 833 u. Nr. 38, S. 1211. 1922; Nr. 14, S. 496 u. Nr. 52, S. 1779. (d) Über die Wirkung ungenügender Salvarsanbehandlung bei experimenteller Kaninchensyphilis. Münch. med. Wochenschrift. 1923. Nr. 20. (e) Über die Wirkung neuer Wismutpräparate bei der experimentellen Kaninchensyphilis. Münch. med. Wochenschr. 1923. Nr. 16. (f) Der tierexperimentelle Nachweis der Syphilisspirochäte bei Encephalitis syphilitischer Kaninchen. Münch. med. Wochenschr. Jg. 71, Nr. 1. 1924. — PLAUT, MULZER und NEUBÜRGER: (a) Münch. med. Wochenschr. 1922. Nr. 14, S. 498. (b) Über die Frage der Impfencephalitis der Kaninchen und ihrer Beziehungen zur Syphilis. Münch. med. Wochenschr. Jg. 71, Nr. 51. 1924. (c) Zur Ätiologie der entzündlichen Erkrankungen des Nervensystems bei syphilitischen Kaninchen. Münch. med. Wochenschr. Jg. 70, Nr. 47. 1923. — PRIGGE: Med. Klinik. 1926. Nr. 9. — VON PROWACEZK: Vergleichende Spirochätenuntersuchungen. Arb. a. d. Kaiserl. Gesundheitsamt. Bd. 26, H. 1. 1907. — VON PROWACZEK s. HOFFMANN und VON PROWACZEK. — PÜRKHAUER: (a) Die bisherigen Resultate der an Kaninchen angestellten Syphilisversuche. Arb. a. d. Kaiserl. Gesundheitsamt. Bd. 37, S. 569. 1911. (b) NEISSERS Beiträge zur Pathologie und Therapie der Syphilis. Berlin 1911. — RAVAUT s. THIBIÈRGE und RAVAUT. — REITER: (a) Dtsch. med. Wochenschr. 1925. S. 1102 u. 1400. (b) Experimentelle Syphilisstudien über Wiederinfektion, Immunität usw. Klin. Wochenschr. 1926. S. 30. (c) Zentralbl. f. Bakteriol., Parasitenk. u. Infektionskrankh., Abt. I, Orig. Bd. 92. (d) Untersuchungen über den serologischen Nachweis experimenteller Kaninchensyphilis. Zentralbl. f. Bakteriol., Parasitenk. u. Infektionskrankh., Abt. I, Orig. Bd. 94, H. 5. 1925. — RICHTER s. MANTEUFEL, RICHTER und WORMS. — RISI: Nuovi resultati nella sifilide sperimentale e sulla terapia bismutica. Ref. med. Jg. 41, Nr. 18. 1925. — RICORD: Recherches sur le chancre. Rédig. et publ. par Fournier. Paris 1858. — RITZ s. KOLLE und RITZ. — ROSCHER: Untersuchungen über das Vorkommen von Spirochaeta pallida bei Syphilis. Berlin. klin. Wochenschr. 1905. Nr. 44—46. — ROUSSEL: (a) La syphilis expérimentale de l'oeil du lapin. Progr. méd. 1908. Nr. 31. (b) La syphilis du lapin. Thèse de Paris. Nagels Jahresber. Bd. 40. 1909. — ROUX s. METSCHNIKOFF und ROUX. — RUPPERT: Berlin. tierärztl. Wochenschrift. 1921. Nr. 42. — RUPPERT s. KOLLE, RUPPERT und MOEBUS. — SAGA s. DOHI und SAGA. — SALMON: Cpt. rend. des séances de la soc. de biol. 1904. Nr. 29; 1907. p. 254; 1908. p. 327. — SALMON s. ARNELT und SALMON. — SALOMON: (a) Syphilis expérimentale de la conjunctive. Cpt. rend. des séances de la soc. de biol. 1904. Nr. 21. (b) Syphilis expérimentale de la cornée et de la conjonctive. Arch. d'opht. Tom. 25, p. 263. 1905. — SANDMANN: Impfung mit Resten von syphilitischen Efflorescenzen. Dermatol. Zeitschrift. Bd. 15, H. 5. 1908. — SANGIORGI s. FONTANA und SANGIORGI. — SATO: Zur Serodiagnostik der Syphilis beim Kaninchen. Zeitschr. f. Hyg. u. Infektionskrankh. Bd. 101, H. 3. 1924. — SCHAMBERG: A rabbit showing large fibroid syphiloma of the legs. Arch. of dermatol. a. syphilol. Vol. 10, Nr. 2. 1924. — SCHAUDINN und HOFFMANN: Vorläufiger Bericht über das Vorkommen von Spirochäten in syphilitischen Krankheitsprodukten. Arb. a. d. Kaiserl. Gesundheitsamt. Bd. 22, H. 2. 1905. — SCHERBER: Durch Syphilisimpfung erzeugte Keratitis parenchymatosa beim Kaninchen. Wien. klin. Wochenschr. 1906. Nr. 24. — SCHERBER und v. BENEDEK: Verhandl. d. dtsch. dermatol. Ges. Bern 1906. Arch. f. Dermatol. u. Syphilis. Bd. 82. 1906. — SCHERESCHEWSKY: (a) Syphilitische Allgemeinerkrankung beim Kaninchen durch intrakardiale Kulturimpfung. Dtsch. med. Wochenschr. 1911. Nr. 20. (b) Übertragung der Syphilis auf Kaninchen mittels rein gezüchteter Spirochäten vom Menschen. Dtsch. med. Wochenschr. 1911. Nr. 39. (c) Syphilisimmunversuche mit Spirochätenreinkulturen. Dtsch. med. Wochenschr. 1913. Nr. 35, S. 1676. (d) Experimentelle Beiträge zum Studium der Syphilis. Zentralbl. f. Bakteriol., Parasitenk. u. Infektionskrankh., Abt. II. Bd. 47, H. 1. (e) Primäraffekt und Keratitis parenchymatosa beim Kaninchen, bewirkt durch Reinkulturen von Syphilisspirochäten. Dtsch. med. Wochenschr. 1914. S. 1835. (f) Berlin. klin. Wochenschr. 1920. Nr. 48, S. 1142. — SCHERESCHEWSKY und WORMS: (a) Über percutane Infektion mit Spirochäten des russischen Rückfallfiebers, der Hühnerspirochätose und der Kaninchensyphilis. Arb. a. d. Kaiserl. Gesundheitsamt. Bd. 40, S. 78. 1912. (b) Dermatol. Zeitschr. Bd. 33, S. 10. 1921. (c) Berlin klin. Wochenschr. 1921. Nr. 44, S. 1305. — SCHIEK: Die Bedeutung der von J. SCHERESCHEWSKY angeblich durch Syphilisspirochäten hervorgerufenen Keratitis parenchymatosa. Dtsch. med. Wochenschr. 1914. S. 2039. — SCHILLING: Chemotherapeutische Versuche bei Trypanosomeninfektionen. Arch. f. Schiffs- u. Tropenhg. Bd. 13, S. 1 u. 525. 1909. — SCHUBERG und MULZER: Ein Sauger zur Entnahme von Saugserum. Arb. a. d. Kaiserl. Gesundheitsamt. Bd. 33, H. 1. 1909. — SCHUCHT: Zur experimentellen Übertragung der Syphilis auf Kaninchenaugen. Münch. med. Wochenschr. 1907. Nr. 3, S. 110. — SCHULZE, W.: (a) Impfungen mit Cytorrhyctes. Lues an Kaninchenaugen. Med. Klinik. 1905. Nr. 19 u. 1907. Nr. 19. (b) Ferner Beiträge zur pathologischen Anatomie. Bd. 39. 1906. (c) Impfung von Kaninchenaugen mit Luesmaterial. Klin. Monatsblatt f. Augenheilk. Bd. 2. 1905. — SCHUSTER: Über eine spontan beim Kaninchen auf tretende encephalitische Erkrankung. Bemerkungen zur Arbeit von H. PETTE in Jg. 4, Nr. 6 dies. Wochenschr. Klin. Wochenschr. Jg. 4, Nr. 12. 1925. — SCHWARTZ s. FOURNIER und SCHWARTZ. — SCHWARTZ s. FOURNIER, LEVADITI, NAVARRO-MARTIN und SCHWARTZ. — SEIFFERT s. UHLENHUTH und SEIFFERT. — SÉZARY: Lésions histologiques du foie dans la syphilis secondaire. Cpt. rend. des séances de la soc. de biol. 1908. p. 378. — SIEBERT: Experimentelle Untersuchungen und praktische Vorschläge zur persönlichen Syphilisprophylaxe. Arb. a. d. Kaiserl. Gesundheitsamt. Bd. 37, S. 530. 1911. — SIEGEL, J.: (a) Untersuchungen über die Ätiologie der Pocken, der Maul- und Klauenseuche, des Scharlachs und der Syphilis. Med. Klinik. 1905. S. 446. (b) Münch. med. Wochenschr. 1905. Nr. 29; 1906. Nr. 2. (c) Experimentelle Studien über Syphilis. (Impfsyphilis der Affen.) Zentralbl. f. Bakteriol., Parasitenk. u. Infektionskrankh., Abt. II. Bd. 43, H. 4—6. 1907. — SIMONELLI: (a) Giorn. ital. d. malatt. vener. e d. pelle. 1908. p. 213. (b) Sulla contagiosita delle gomme sifilitiche. Giorn. ital. d. malatt. vener. e d. pelle. Vol. 50, p. 190. 1909. (c) Nuove richerche sulla recettivita dei carnivori alla sifilide sperimentale. Giorn. ital. d. malatt. vener. e d. pelle. Vol. 50, H. 1. 1909. — SNESSAREW und FINKELSTEIN: (a) Zur Frage der experimentellen Syphilis des Nervensystems beim Kaninchen. Zeitschr. f. d. ges. Neurol. u. Psychiatrie. Bd. 84. 1923. (b) Zur Frage der experimentellen Neurosyphilis der Kaninchen. Venereol. u. Dermatol. 1924. Nr. 3. — SOBERNHEIM: Syphilisspirochäte. KOLLE-WASSERMANN. Handbuch der pathogenen Mikroorganismen. Bd. 7, II. Aufl. 1913. — SOWADE: (a) Syphilitische Allgemeinerkrankungen beim Kaninchen durch intrakardiale Kulturimpfung. Dtsch. med. Wochenschr. 1911. Nr. 15 u. 42. (b) Kulturspirochäte und Impfversuche mit unreinen Spirochätenkulturen. Ärzteverein Halle, 4. 5. 1911. Ber. Münch. med. Wochenschr. Nr. 30, S. 1640. (c) Über Spirochaeta pallida-Kulturimpfungen nebst Bemerkungen über die Wassermann-Reaktion beim Kaninchen. Dtsch. med. Wochenschrift. 1911. Nr. 42, S. 1934. (d) Die Kultur der Spirochaeta pallida und ihre experimentelle Verwertung. Arch. f. Dermatol. u. Syphilis. Bd. 114, S. 247. 1913. — SPIELMEYER: Experimentelle Tabes bei Hunden. Trypanosomentabes. Münch. med. Wochenschr. Bd. 53, S. 2338. 1906. (b) Die Trypanosomenkrankheit und ihre Beziehungen zu den syphilitischen Nervenkrankheiten. Jena: Fischer 1908. (c) Über experimentelle Schlafkrankheit. Dtsch. med. Wochenschr. 1909. Nr. 51. (d) Paralyse, Tabes, Schlafkrankheit. Ergebn. d. Neurol. u. Psychiatrie. Bd. 1, H. 1 u. 2. 1911. — STEINER: (a) Experimentelle Syphilis. Zeitschr. f. d. ges. Neurol. u. Psychiatrie. Bd. 20. (b) Impfexperimente mit Spinalflüssigkeit von Syphilitikern. 43. Vers. süd-westdtsch. Irrenärzte 1923. Allg. Zeitschr. f. Psychiatrie u. psych.-gerichtl. Med. Bd. 71, S. 326. (c) Histopathologische Befunde am Zentralnervensystem syphilitischer Kaninchen. Dtsch. med. Wochenschr. 1913. Nr. 21, S. 984. (d) Moderne Syphilisforschung und Neuropathologie mit besonderer Berücksichtigung der pathologischen Histologie des Zentralnervensystems syphilitischer Kaninchen. Arch. f. Psychiatrie u. Nervenkrankh. Bd. 52, H. 1, S. 1. 1913. (e) Beiträge zur experimentellen Syphilis des Nervensystems. Dtsch. Verein f. Psychiatrie. Straßburg 1914. (f) Zeitschr. f. d. ges. Neurol. u. Psychiatrie. 1914. Referatenteil X, S. 43. (g) Zur Erzeugung und Histopathologie der experimentellen Syphilis des Zentralnervensystems beim Kaninchen. Neurol. Zentralbl. Bd. 33, Nr. 9, S. 546. 1914. (h) Experimentelle Liquoruntersuchungen. Arch. f. Psychiatrie u. Nervenkrankh. Bd. 56, S. 370. 1915. (i) Moderne Syphilisforschung und Neuropathologie. Berlin 1913. (k) Neurol. Zentralbl. Bd. 33, S. 546. 1914. (l) Zeitschr. f. d. ges. Neurol. u. Psychiatrie. Ref. Bd. 20, S. 229. 1920. — STEINER und STEINFELD: Experimentelle Untersuchungen zur Pathologie und Therapie der Spirochätenkrankheiten. I. Die Immunitätsverhältnisse des Gehirns und des Serums in ihren Beziehungen zu einander bei experimenteller Recurrens. Klin. Wochenschr. 1925. Nr. 42 u. 1926. Nr. 12. — STEINFELD: (a) Zur Frage der Superinfektion bei experimenteller Kaninchensyphilis. Klin. Wochenschr. Jg. 2, Nr. 10. S. 446. 1923. (b) Superinfektion bei experimenteller Kaninchensyphilis. Bemerkungen zu den Entgegnungen von BUSCHKE, KRÓO und FREI. Klin. Wochenschr. Jg. 2, Nr. 28. 1923. — STEINFELD s. STEINER und STEINFELD. — STERN: (a) Dermatol. Zeitschr. Bd. 14, S. 197. 1907. (b) Med. Klinik. 1907. Nr. 32, S. 949. (c) Dtsch. med. Wochenschr. 1925. S. 397. — STREMPELL und ARMUZZI: (a) Histobiologie der ersten Inkubationsperiode der Kaninchensyphilis. Dermatol. Zeitschr. Bd. 46. 1926. (b) Experimentelle Untersuchungen über lokale Rezidivbildung beim syphilitisch infizierten Kaninchen nach Excision des primären Impfherdes. Dermatol. Zeitschr. Bd. 48. 1926. — TAKENAKA: (a) Acta dermato-venereol. Vol. 4, p. 75. 1924. Ref. im Zentralbl. f. Haut- u. Geschlechtskrankh. Bd. 16, S. 810. 1925. (b) Acta dermatol. Vol. 4, H. 5. 1925. — TAKENAKA s. MATSUMOTO und TAKENAKA. — TEREBINSKY: Über die reaktiven Prozesse in verschiedenen Hautschichten beim Affen. Arch. f. Dermatol. u. Syphilis. Bd. 95, S. 251. 1909. — TERPLAN: Über Leber- und Nierenveränderungen am Kaninchen nach Impfung mit Syphilisvirus. Nach Untersuchungen von NEUBÜRGER und TERPLAN in der deutschen Forschungsanstalt für Psychiatrie in München. Zentralbl. f. allg. Pathol. u. pathol. Anat. Bd. 23, Orig., H. 1923. — TERPLAN s. NEUBÜRGER und TERPLAN. — THIBIÈRGE et LACASSAGNE: Les inoculations expérimentales de la syphilis de l'homme. Ann. de dermatol. et de syphiligr. Tom. 4, Nr. 8—9 u. Nr. 10. 1923. — THIBIÈRGE et RAVAUT: Études de vénérologie expérimentale. I. Inoculation de produits syphilitiques au bord libre de la paupière chez les singes macaques. Ann. de dermatol. et de syphiligr. 1905. p. 575. — THOMAS: Some experiments in the treatment of Trypanosomiasis. Brit. med. journ. 1905. p. 1140. — TILP: Protokoll der Sitzung des naturwissenschaftlich-medizinischen Vereins in Straßburg. Münch. med. Wochenschr. 1914. Nr. 13. — TOMASCZEWSKI: (a) Berlin. klin. Wochenschr. 1910. Nr. 31, S. 1447. (b) Dtsch. med. Wochenschr. 1910. Nr. 14, S. 653 u. Nr. 22, S. 1025. (c) Übertragung der experimentellen Augensyphilis des Kaninchens von Tier zu Tier. Münch. med. Wochenschr. 1907. Nr. 21, S. 1023. (d) Syphilitische Affektion der Kaninchenhaut. Dermatol. Zeitschr. Bd. 16, S. 802. 1909. (e) Über eine einfache Methode, bei Kaninchen Primäraffekte zu erzeugen. Dtsch. med. Wochenschr. 1910. Nr. 22, S. 1025. (f) Über die Ergebnisse der Superinfektion bei der Syphilis des Kaninchens. Berlin. klin. Wochenschr. 1910. S. 1447. (g) Untersuchungen über die Wirkung des Quecksilbers und Jods bei der experimentellen Syphilis. Dtsch. med. Wochenschr. 1910. Nr. 14. (h) Demonstration in der Berliner dermatologischen Gesellschaft. 14. 3. 1911. Ref. Dermatol. Zeitschr. 1911. Nr. 7, H. 18. (i) Über Impfungen an Affen mit maligner Syphilis. Berlin. klin. Wochenschr. 1911. Nr. 20, S. 890. (k) Über Kaninchen- und Meerschweinchensyphilis. Dermatol. Zeitschr. Bd. 18, H. 1, S. 1. 1911. (l) Über subcutane Impfung von Affen mit maligner und tertiärer Syphilis. Arch. f. Dermatol. u. Syphilis. Bd. 113, S. 1132. 1912. — TOMASCZEWSKI s. FORSTER und TOMASCZEWSKI. — TRUFFI: (a) Über die Übertragung eines menschlichen Primäraffektes auf die Scrotalhaut des Kaninchens. Zentralbl. f. Bakteriol., Parasitenk. u. Infektionskrankh., Abt. I, Orig. Bd. 48, S. 597. 1909. (b) Übertragung der Syphilis auf das Kaninchen. Zentralbl. f. Bakteriol., Parasitenk. u. Infektionskrankh., Abt. I, Orig. Bd. 52, H. 5, S. 555. 1909. (c) Sulla transmissibilita della sifilide alla cute del coniglio. Giorn. ital. d. malatt. vener. e d. pelle. Vol. 50, H. 1. 1909. (d) Richerche sulla transmissibilita della sifilide agli animali. Giorn. ital. d. malatt. vener. e d. pelle. Vol. 51, H. 1. 1909. (e) Neue Untersuchungen über die Syphilis des Kaninchens. Med. klin. Wochenschr. 1910. S. 26. (f) Über die Empfänglichkeit des Kaninchens gegenüber syphilitischen Reinfektionen. Zentralbl. f. Bakteriol., Parasitenk. u. Infektionskrankh., Abt. II. Bd. 54, S. 337. 1910. (g) Immunisierungsversuche gegen Syphilis beim Kaninchen. Zentralbl. f. Bakteriol., Parasitenk. u. Infektionskrankh., Abt. I, Orig. Bd. 54, H. 2. 1910. (h) Sulla rapidita di passagio del virus sifilido alle ghiandole linfatiche. Pathologica. 1913. Nr. 110, p. 310. (i) Azione dell' oro nella sifilide sperimentale. Pathologica. 1913. Nr. 112, p. 397. (k) Sifilome tardivo di testi colo vel coniglio. Pathologica. 1914. Nr. 25. — TRUFFI s. OSSOLA und TRUFFI. — UHLENHUTH: (a) Diskussion in der Berliner med. Ges. v. 13. 2. 1907. Berlin. klin. Wochenschr. 1907. Nr. 12, S. 349. (b) Berlin. med. Ges. v. 15. 5. 1907. Ebenda 1907. Nr. 22. (c) Diskussion zur Spirochäten- und Trypanosomenfrage. Vereinsbeil. Berlin. med. Ges. 21. 3. 1907. (d) Über die präventive Wirkung des Atoxyls bei experimenteller Affen- und Kaninchensyphilis. Dtsch. med. Wochenschr. 1907. Nr. 39. (e) Die Behandlung der Syphilis mit dem EHRLICHschen Präparat 606. Dtsch. med. Wochenschr. 1910. Nr. 41. (f) Neuere Ergebnisse der Syphilisforschung. Die Umschau. 4. 10. 1913. Nr. 41. (g) Zentralbl. f. Bakteriol. u. Parasitenk. u. Infektionskrankh., Abt. I, Orig. Bd. 89, S. 109. 1922. (h) Ergebnisse der experimentellen Syphilisforschung. Med. Klinik 1922. Nr. 38—40. (i) Zur experimentellen Kaninchensyphilis. Zentralbl. f. Haut- u. Geschlechtskrankh. Bd. 20, H. 9—10. 1926. — UHLENHUTH und BRIEGER: Über Versuche der Übertragung der Syphilis auf Tiere und über Serumtherapie bei Syphilis. Klin. Jahrb. 1899. S. 7. — UHLENHUTH und EMMERICH: Über das Verhalten des Kaninchenhodens bei Trypanosomen- und Spirochäteninfektion. Dtsch. med. Wochenschr. 1913. Nr. 14. — UHLENHUTH und GROSSMANN: (a) Beobachtungen über schwere Allgemeinsyphilis bei Kaninchen nach testikularer, intravenöser und subcutaner Impfung. Arch. f. Dermatol. u. Syphilis. Bd. 152, H. 3. 1926. (b) Experimentelle Untersuchungen zur Frage der chemotherapeutischen Ausheilung der Kaninchensyphilis. Dtsch. med. Wochenschrift. 1926. (c) Untersuchungen über das Haften der intravenösen Infektion bei der experimentellen Syphilis des Kaninchens. Med. Klinik. 1926. Nr. 6. (d) Weitere Untersuchungen zur Frage der latenten (symptomlosen) Infektion bei der experimentellen Syphilis des Kaninchens. Klin. Wochenschr. 1927. Nr. 7. (e) Untersuchungen zur Frage der Vererbung, der experimentellen Kaninchensyphilis. Med. Klinik 1927. Nr. 1. — UHLENHUTH, GROSSMANN und BICKEL: Untersuchungen über die Wirkung des Atoxyls auf Trypanosomen und Spirochäten. Dtsch. med. Wochenschr. 1907. Nr. 4. — UHLENHUTH und HÜGEL: Weitere Mitteilungen über die chemotherapeutische Wirkung neuerer Antimonpräparate bei Spirochäten- und Trypanosomenkrankheiten. Dtsch. med. Wochenschr. 1913. Nr. 50. — UHLENHUTH und MANTEUFEL: (a) Über die Wirkung von atoxylsaurem Quecksilber bei Spirochätenkrankheiten, insbesondere bei experimenteller Syphilis. Med. Klinik. 1908. Nr. 43. (b) Chemotherapeutische Versuche mit einigen neueren Atoxylpräparaten bei Spirochätenkrankheiten mit besonderer Berücksichtigung der experimentellen Syphilis. Zeitschr. f. Immunitätsforsch. u. exp. Therapie, Orig. Bd. 1, H. 1. 1908. — UHLENHUTH und MULZER: (a) Demonstration einer experimentellen Hodensyphilis des Kaninchens. Zentralbl. 1909. S. 44. (b) Demonstration in der Berlin. med. Ges. vom 8. 12. 1909. Berlin. klin. Wochenschr. 1909. Nr. 51. (c) Über experimentelle Kaninchensyphilis mit besonderer Berücksichtigung der Impfsyphilis des Hodens. Arb. a. d. Kaiserl. Gesundheitsamt. Bd. 33,

H. 1. 1909. (d) Die experimentellen Grundlagen chemotherapeutischer Versuche mit neueren Arsenpräparaten usw. Dtsch. med. Wochenschr. 1910. Nr. 27. (e) Über experimentelle Kaninchensyphilis. Zentralbl. 1910. S. 47. (f) Syphilitische Allgemeinerkrankungen bei Kaninchen. Dtsch. med. Wochenschr. 1911. Nr. 2, S. 51. (g) Über die Infektiosität von Milch syphilitischer Frauen. Dtsch. med. Wochenschr. 1913. Nr. 19. (h) Weitere Mitteilungen über die Infektiosität des Blutes und anderer Körperflüssigkeiten syphilitischer Menschen für das Kaninchen. Zentralbl. 1913. S. 57 u. Berlin. klin. Wochenschr. 1913. Nr. 17. (i) Beiträge zur experimentellen Pathologie und Therapie der Syphilis mit besonderer Berücksichtigung der Impfsyphilis der Kaninchen. Arb. a. d. Kaiserl. Gesundheitsamt. Bd. 44, H. 3. 1913. (k) Atlas der experimentellen Kaninchensyphilis. Berlin: Julius Springer 1914. (l) Kurze Mitteilungen über experimentelle Arbeiten aus dem Institut für Hygiene u. Bakteriologie zu Straßburg. Münch. med. Wochenschr. 1914. Nr. 13. Naturwiss. med. Verein zu Straßburg, 20. 2. 1914. (m) Weitere Mitteilungen über Ergebnisse der experimentellen Syphilisforschung. Berlin. klin. Wochenschr. 1913. Nr. 44. (n) Weitere Beiträge zur experimentellen Syphilis. Ebenda. 2. 7. 1917. — Uhlenhuth, Mulzer und Hügel: Die chemotherapeutische Wirkung von organischen Antimonpräparaten bei Spirochäten und Trypanosomenkrankheiten. Dtsch. med. Wochenschr. 1913. Nr. 9. — Uhlenhuth, Mulzer und Koch: Über die histopathologischen Veränderungen bei experimenteller Kaninchensyphilis. Dtsch. med. Wochenschr. 1912. Nr. 23. — Uhlenhuth und Seiffert: Zur Chemotherapie der Kaninchensyphilis mit organischen Antimonpräparaten. Zentralbl. f. Bakteriol., Parasitenk. u. Infektionskrankh., Abt. II. Bd. 89, H. 1—3. 1922. — Ullmann: Zur Frage der Parasitotropie und Toxizität des Salvarsans. Wien. klin. Wochenschr. 1913. Nr. 5, 6. — Ungermann: Züchtung der Weilschen Spirochäten, der Recurrens- und Hühnerspirochäten, sowie Kulturversuche mit der Spirochaeta pallida und Trypanosomen. Arb. a. d. Kaiserl. Gesundheitsamt. Bd. 51, H. 1. 1918. — Vanzetti: (a) Richerche sulla meningo-encefalite sifilica provocata sperimentalmente. Pathologica. 1912. Nr. 83. (b) Richerche sperimentali sulla meningo-encefalite sifilitica. Arch. di. biologia normale e pathologica. Vol. 62, fasc. 4, Suppl. 1913. — Vignolo-Lutati: Klinischer und experimenteller Beitrag zum Studium der Immunität bei Syphilis tarda mit besonderer Berücksichtigung des auslösenden Einflusses des Trauma in der Latenzzeit. Centralbl. f. Dermatol. Bd. 15, Nr. 12, S. 354. 1912. — Voegtlin und Dyer: Reinoculations as a criterion of cure of exper. syphilis with reference to arsphenamine, neoarsphenamine und sulpharsphenamine. Public health reports. Vol. 40, Nr. 46. 1925. — Volk s. Kraus und Volk. — Volk und Kraus: Verhandlungen der deutschen dermatologischen Gesellschaft Bern 1906. Arch. f. Dermatol. u. Syphilis. 1909. — Volk und Pappenheim: Sitzungsbericht. Wien. klin. Wochenschr. 1913. S. 1824. — Wakerlin and Caroll: Arch. of dermatol. a. syphilol. Vol. 12, p. 670. 1925. — Wakerlin und Loewenhart: Journ. of pharmacol. a. exp. therap. Vol. 25, p. 167. 1925. — Wakerlin, Lorenz und Loewenhart: A proposed standardized method for the therapeutic study of compounds in experimental rabbit syphilis. Journ. of pharmacol. a. exp. therapeut. Vol. 26, Nr. 3. 1925. — Wassermann: Neue experimentelle Forschungen über Syphilis. Berliner klin. Wochenschr 1921. Jg. 58, Nr. 9. — Weidanz s. Uhlenhuth und Weidanz. — Weidanz s. Hoffmann und Weidanz. — Weygandt und Jacob: (a) Mitteilungen über experimentelle Syphilis des Nervensystems. Münch. med. Wochenschr. 1913. Nr. 37. (b) Warum werden Syphilitiker nervenkrank? Dermatol. Wochenschr. 1914. Ergänzungsh. (c) Beiträge zur experimentellen Syphilis des Nervensystems. Zeitschr. f. d. ges. Neurol. u. Psychiatrie. Referatenteil. Bd. 10. 1914. — Wile, Udo: Experimental syphilis in the rabbit produced by the brain substance of the living paretic. Journ. of exp. med. Vol. 23. 1916. — Wimann: (a) Ein Fall von Keratitis bei einem jungen Kaninchen. Arch. f. Dermatologie u. Syphilis. Bd. 93. 1908. (b) Über experimentelle Syphilis beim Kaninchen. Hygiea 1908. (c) Beiträge zum Studium der experimentellen Kaninchensyphilis. Arch. f. Dermatol. u. Syphilis. Bd. 107. 1911. — Wilmanns und Steiner: Syphilis und Metasyphilis. Zeitschr. f. d. ges. Neurol. u. Psychiatrie. Bd. 101. 1926. — Wolff: Experimentelle Beiträge zur Ätiologie der akzidentellen Syphilis. Inaug.-Diss. Straßburg i. E. 1914. — Worms: (a) Die spontane Kaninchenspirochätose. Zentralbl. f. Haut- u. Geschlechtskrankh. Bd. 17, S. 821. 1925. (b) Erscheinungslos verlaufende experimentelle Syphilisinfektion bei Kaninchen und Affen. Dtsch. med. Wochenschr. Bd. 19. 1926. (c) Weitere Untersuchungen über Luesprophylaxe auf Grund von Versuchen mit experimenteller Kaninchensyphilis. Arch. f. Dermatol. u. Syphilis. Bd. 151. 1926. (d) Die experimentellen und praktischen Grundlagen der persönlichen Syphilisprophylaxe. Zentralbl. f. Haut- u. Geschlechtskrankh. Bd. 9, H. 6/7. 1923. — Worms s. Manteufel. — Worms s. Manteufel, Richter und Worms. — Worms s. Schereschewsky und Worms. — Yamanouchi s. Levaditi und Yamanouchi. — Yokota s. Akatsu und Yokota. — Zabolotny: Experimentelle Lues bei Kaninchen. IX. Kongr. d. dtsch. dermatol. Ges. in Bern, 13. 9. 1906. Ref. Arch. f. Dermatol. u. Syphilis. Bd. 82, S. 292. 1906. — Zabolotny und Maslakowetz: Beobachtungen über Beweglichkeit und Agglutination der Spirochaeta pallida. Zentralbl. f. Bakteriol., Parasitenk. u. Infektionskrankh., Abt. I, Orig. Bd. 44. 1907. — ZALOZIECKI: Demonstration in der med. Ges. zu Leipzig am 3. März 1914. Münch. med. Wochenschr. 1914. S. 795. — ZINSSER und HOPKINS: Antibody formations against Treponema pall. Agglutination. Journ. of exp. med. Vol. 21. 1915. — ZINSSER, HOPKINS und Mc BURNEY MALCOLM: Studies on treponema pall. a. syphilis. Journ. of exp. med. Vol. 24. 1916. — ZURHELLE s. HOFFMANN und ZURHELLE.

Originäre Kaninchenspirochätose.

ADACHI, Y.: Acta dermatol. Vol. 2, H. 3, p. 294—297. 1924. — ARZT, L. und W. KERL: (a) Wien. klin. Wochenschr. Bd. 27, Nr. 29, S. 1053. 1914. (b) Dermatol. Zeitschr. Bd. 29, H. 2, S. 65. 1920. (c) Dermatol. Wochenschr. Bd. 71, S. 1047. 1920. — BAYON, H.: Brit. med. journ. 1913. p. 1159. — BERTARELLI, E.: Zentralbl. f. Bakteriol., Parasitenk. u. Infektionskrankh., Abt. I, Orig. Bd. 41, H. 3, S. 320. 1906; Bd. 43, H. 2, S. 167. 1907; H. 3, S. 238. 1907. — BRIESE, M.: Bull. de l'assoc. des psych. roumains. Jg. 5, p. 28. 1923. — BUSCHKE, A.: (a) Dtsch. med. Wochenschr. 1913. S. 1783. (b) Arch. f. Dermatol. u. Syphilis. Bd. 123, S. 278. 1916. — BUSCHKE, A. und M. GUMPERT: Klin. Wochenschr. Bd. 3, Nr. 45, S. 2068 u. Nr. 46, S. 2109. 1924. — DANILA, P. et A. STROE: (a) Cpt. rend. des séances de la soc. de biol. Tom. 77, p. 167. 1914. (b) Ibid. Tom. 88, Nr. 12, p. 892. 1923. — DELBANCO s. GRAETZ. — DITTHORN, F. und E. NEUMARK: Zeitschr. f. Hyg. u. Infektionskrankh. Bd. 100, S. 170. 1923. — FOURNIER, L. und A. SCHWARTZ: Ann. de l'inst. Pasteur. Tom. 37, Nr. 2, p. 183. 1923. — FREI, W.: (a) Schles. dermatol. Ges. Breslau, 28. 1. 1922. Ref. Zentralbl. f. Haut- u. Geschlechtskrankh. Bd. 4, H. 6, S. 324. 1922. (b) Hundertjahrfeier dtsch. Naturforscher und Ärzte. 21. 4. 1922. Ref. Zentralbl. f. Haut- u. Geschlechtskrankh. Bd. 7, H. 3/4, S. 162. 1923. (c) Arch. f. Dermatol. u. Syphilis. Bd. 144, H. 3, S. 365. 1923. (d) Schles. dermatol. Ges. Breslau, 14. 2. 1925; Zentralbl. f. Haut- u. Geschlechtskrankh. Bd. 17, H. 5/6, S. 273. 1925. — FREI, W. und TROST: Schles. dermatol. Ges. Breslau, 8. 7. 1922. Ref. Zentralbl. f. Haut- u. Geschlechtskrankh. Bd. 6, H. 5/6, S. 227. — FRÜHWALD, R.: (a) 3. Tagung mitteldeutscher Dermatologen. Halle a. S., 22. 1. 1922. Ref. Zentralbl. f. Haut- u. Geschlechtskrankh. Bd. 5, S. 434. 1922. (b) Beitr. z. pathol. Anat. u. z. allg. Pathol. Bd. 71, H. 3, S. 627. 1923. — GAHYLLE, D.: Soc. belge de biol., Bruxelles, Scalpel. Jg. 77, Nr. 44, p. 1164. — GRAETZ, FR. und E. DELBANCO: Med. Klinik. 1914. S. 420. — HAENSELL: v. Graefes Arch. f. Ophth. Bd. 27, S. 93. 1881. — JACOBSTHAL, E.: Dermatol. Wochenschr. Bd. 71, S. 569. 1920. — HOFFMANN, W. H.: Dtsch. med. Wochenschr. 1911. S. 1546. — JAHNEL, F.: (a) Zeitschr. f. d. ges. Neurol. u. Psychiatrie. Bd. 73, H. 1/3. (b) Arch. f. Dermatol. u. Syphilis. Bd. 135, S. 232. 1921. — JAHNEL, F. und E. ILLERT: Klin. Wochenschr. 1923. Nr. 37/38, S. 1731. — JANTZEN, W.: Zeitschr. f. Immunitätsforsch. u. exp. Therapie, Orig. Bd. 33, H. 2, S. 156. 1921. — KLARENBEEK, A.: Zentralbl. f. Bakteriol., Parasitenk. u. Infektionskrankh., Abt. I, Orig. Bd. 86, H. 6, S. 886. 1923. — KLAUDER, J.: Proc. of the pathol. soc. of Philadelphia. Vol. 25, p. 39. 1923. — KOLLE und HETSCH: Die experimentelle Bakteriologie und die Infektionskrankheiten. Bd. 2, 6. Aufl. — KOLLE und W. RITZ: Dermatol. Zeitschr. Bd. 27, H. 6, S. 319. 1919. — KOLLE und F. RUPPERT: Med. Klinik. Bd. 18, Nr. 20, S. 620. 1922. — KOLLE, W., F. RUPPERT und TH. MÖBUS: Arch. f. Dermatol. u. Syphilis. Bd. 135, S. 260. 1921. — LERSEY, P., H. DOSQUET und M. KUCZYNSKI: Berlin. klin. Wochenschr. 1921. Nr. 21, S. 546. — LERSEY, P. und M. KUCZYNSKI: Ibid. 1921. Nr. 25, S. 664. — LEVADITI, C. und BANU: Cpt. rend. hebdom. des séances de l'acad. des sciences. Tom. 170, p. 1021. 1920. — LEVADITI, C. et A. MARIE: Ann. de l'inst. Pasteur. Tom. 37, p. 189. 1923. Arch. de neurol. Tom. 42, Nr. 1, p. 1. 1923. — LEVADITI, C., A. MARIE et L. ISAICU: Cpt. rend. des séances de la soc. de biol. Tom. 85, p. 51. 1921. Ibidem. Tom. 85, p. 342. 1921. — LEVADITI, C., A. MARIE et NICOLAU: Cpt. rend. hebdom. des séances de l'acad. des sciences. Tom. 172, Nr. 24, p. 1542. 1921. — MEIER, TH.: Dermatol. Zeitschr. Bd. 10, S. 161. 1903. — MANTEUFEL, P. u. H. BEGER: Dtsch. med. Wochenschr. Bd. 50, S. 269. 1924. — MATSUMOTO, SHIRN-ICHI und ADACHI YOGORO: Acta dermatol. Vol. 2, H. 4, p. 415. 1924. — MULZER, P.: 13. Kongr. d. dtsch. dermatol. Ges. München 1923. Arch. f. Dermatol. u. Syphilis. Bd. 145, S. 243. 1924. — NEUMANN, F.: (a) Dissertations-Auszug. Dresden 1922. (b) Hygien. Inst. d. tierärztl. Hochschule. Klin. Wochenschr. Bd. 2, Nr. 18, S. 836. 1923. (c) Zentralbl. f. Bakteriol., Parasitenk. u. Infektionskrankh., Abt. I, Orig. Bd. 90, H. 2, S. 100. 1923. — NOGUCHI, H.: (a) Journ. of the Americ. med. assoc. Vol. 77, Nr. 26, p. 2052. 1921. (b) Journ. of exp. med. Vol. 35, Nr. 3, p. 391. — RETSCHMENSKY und PAWLOW: Zentralbl. f. Haut- u. Geschlechtskrankh. Bd. 16, S. 527. 1925. — ROSS, H.: Brit. med. journ. 1912. p. 1651. — RUPPERT, F.: Berlin. tierärztl. Wochenschr. Bd. 37, Nr. 42, S. 493. 1921. — SATO, G.: Zeitschr. f. Hyg. u. Infektionskrankh. Bd. 101, H. 3, S. 362. 1924. — SCHERESCHEWSKY, J.: (a) Berlin. klin. Wochenschr. 1920. Nr. 48, S. 1142. (b) Verhandl. d. Berlin. dermatol. Ges. Sitzung v. 13. 12. 1921. — SCHERESCHEWSKY, J. und W. WORMS: (a) Dermatol. Zeitschr. Bd. 33, H. 1/2, S. 10. 1921. (b) Berlin. klin. Wochenschr.

1921. Nr. 44, S. 1305. (c) Dtsch. med. Wochenschr. 1921. Nr. 7, S. 176. (d) Zentralbl. f. Haut- u. Geschlechtskrankh. Bd. 4, S. 445. 1922. — Seitz, A.: Münch. med. Wochenschrift. 1924. Nr. 30, S. 1012. — Truffi, M.: Zentralbl. f. Bakteriol., Parasitenk. u. Infektionskrankh., Abt. I, Orig. Bd. 54, H. 4, S. 337. 1910. — Uhlenhuth, P.: Med. Klinik. 1922. Nr. 38, 39, 40, S. 1210, 1246, 1273. — Uhlenhuth und Mulzer: Arb. a. d. Kaiserl. Gesundheitsamt. Bd. 44, H. 3. 1913. — van der Valk: (Diskussionsbemerkung): Zentralblatt f. Haut- u. Geschlechtskrankh. Bd. 6, H. 9/10, S. 464. 1922. — Warthin, Aldred Scott, Estella Buffington und Ruth C. Wanstrom: Journ. of infect. dis. Vol. 32, Nr. 5, p. 315. 1923. — v. Wassermann, A. und M. Ficker: Klin. Wochenschr. 1922. Nr. 22, S. 1101. — Worms, W.: (a) Berlin. klin. Wochenschr. 1921. Nr. 5, S. 103. (b) Klin. Wochenschr. Bd. 2, Nr. 18, S. 836. 1923. (c) Med. Klinik. 1923. Nr. 40. (d) Zentralbl. f. Haut- u. Geschlechtskrankh. Bd. 9, H. 6/7, S. 273. 1923. Bd. 17. (e) Zeitschr. f. klin. Med. Bd. 99, H. 1/3, S. 313. 1923. (f) Zentralbl. f. Bakteriol., Parasitenk. u. Infektionskrankh., Abt. I, Orig. Bd. 93, S. 188. 1924. (g) Dtsch. med. Wochenschr. Bd. 51, S. 428. 1925. — Zuelzer, M.: Anhang zum Handbuch der pathogenen Protozoen von Prowazek-Nöller. Leipzig 1925.

Namenverzeichnis.

(Die schrägen Zahlen verweisen auf die Literaturverzeichnisse.)

BLUM, K. 23. *96, 112,* 304, 305, 306, 307, *401.*

Zweig, L. *114*.

Sachverzeichnis.

Druck der Universitätsdruckerei H. Stürtz A. G., Würzburg.

Handbuch der Serodiagnose der Syphilis. Von Professor Dr. C. **Bruck**, Leiter der Dermatologischen Abteilung des Städtischen Krankenhauses Altona, Privatdozent Dr. E. **Jacobsthal**, Leiter der Serologischen Abteilung des Allgemeinen Krankenhauses Hamburg-St. Georg, Privatdozent Dr. V. **Kafka**, Leiter der Serologischen Abteilung der Psychiatrischen Universitätsklinik und Staatskrankenanstalt Hamburg-Friedrichsberg, und Oberarzt Dr. J. **Zeißler**, Leiter der Serologischen Abteilung des Städtischen Krankenhauses Altona. Herausgegeben von **Carl Bruck**. Zweite, neubearbeitete und vermehrte Auflage. Mit 46 zum Teil farbigen Abbildungen. VIII, 546 Seiten. 1924. RM 30—; gebunden RM 32.—

Lehrbuch der Haut- und Geschlechtskrankheiten. Von Dr. **Edmund Lesser** †, Geh. Med.-Rat, o. Professor an der Universität und Direktor der Universitätsklinik und Poliklinik für Haut- und Geschlechtskrankheiten in Berlin. Vierzehnte, erweiterte Auflage, bearbeitet von Geh. Med.-Rat Prof. Dr. **J. Jadassohn**, Breslau.
I. Band: **Geschlechtskrankheiten.** Mit 95 zum großen Teil farbigen Abbildungen und Tafeln. *Erscheint im Herbst 1927*
II. Band: **Hautkrankheiten.** *In Vorbereitung*

Hautkrankheiten und Syphilis im Säuglings- und Kindesalter. Ein Atlas. Herausgegeben von Prof. Dr. **H. Finkelstein** in Berlin, Prof. Dr. **E. Galewsky** in Dresden, Privatdozent Dr. **L. Halberstaedter** in Berlin. Zweite, vermehrte und verbesserte Auflage. Mit 137 farbigen Abbildungen auf 64 Tafeln. Nach Moulagen von F. Kolbow, A. Tempelhoff, M. Landsberg und A. Kröner. VIII, 80 Seiten. 1924. Gebunden RM 36.—

Die Syphilis des Zentralnervensystems. Ihre Ursachen und Behandlung. Von Professor Dr. **Wilhelm Gennerich** in Kiel. Zweite, durchgesehene und ergänzte Auflage. Mit 7 Abbildungen. VIII, 295 Seiten. 1922. RM 9.—

Syphilis und Auge. Von Professor Dr. **Josef Igersheimer**, Oberarzt an der Universitätsaugenklinik zu Göttingen. Mit 150 zum Teil farbigen Abbildungen. XVI, 625 Seiten. 1919. RM 31.—

(W) **Syphilis und innere Medizin.** Von Hofrat Professor Dr. **Hermann Schlesinger**, Vorstand der III. Medizinischen Abteilung des Allgemeinen Krankenhauses in Wien.
I. Teil. Die Arthro-Lues Tardiva und ihre Therapie. Mit 8 Abbildungen im Text. IV, 165 Seiten. 1925. RM 9.90
II. Teil. Die Syphilis der Baucheingeweide. Mit 17 Abbildungen im Text. VI, 283 Seiten. 1926. RM 19.50
III. Teil. *Wird die syphilitischen Veränderungen der Brustorgane und der Drüsen mit innerer Sekretion umfassen.* *In Vorbereitung*

Die Salvarsanbehandlung der Syphilis. Versuch einer gemeinverständlichen Darstellung. Vortrag, gehalten in der Ortsgruppe Breslau der Deutschen Gesellschaft zur Bekämpfung der Geschlechtskrankheiten. Von Professor Dr. **J. Jadassohn**, Direktor der Universitätshautklinik in Breslau. 20 Seiten. 1923. RM 0.40

(W) **Die Geschlechtskrankheiten als Staatsgefahr und die Wege zu ihrer Bekämpfung.** Von Professor Dr. **Ernst Finger**, Vorstand der Klinik für Syphilidologie und Dermatologie der Universität Wien. („Abhandlungen aus dem Gesamtgebiet der Medizin“). 69 Seiten. 1924. RM 1.70
Für Abonnenten der „Wiener klinischen Wochenschrift“ ermäßigt sich der Bezugspreis um 10%

Lehrbuch der Gonorrhöe nebst einem Anhang: Die Sterilität des Mannes. Bearbeitet von Fachgelehrten, herausgegeben von Prof. Dr. **A. Buschke**, dirig. Arzt am Rudolf Virchow-Krankenhaus, Berlin und Dr. **E. Langer**, Oberarzt am Rudolf Virchow-Krankenhaus Berlin. Mit 112 darunter zahlreichen farbigen Abbildungen. XII, 570 Seiten. 1926. RM 46.50; gebunden RM 49.50

Die mit (W) bezeichneten Werke sind im Verlage von Julius Springer in Wien erschienen.

G. Jochmann's Lehrbuch der Infektionskrankheiten für Ärzte und Studierende. Zweite Auflage unter Mitwirkung von Dr. **B. Nocht**, o. ö. Prof., Direktor des Instituts für Schiffs- und Tropenkrankheiten zu Hamburg, und Prof. Dr. **E. Paschen**, Oberimpfarzt, Direktor der Staatsimpfanstalt zu Hamburg. Neu bearbeitet von Dr. **C. Hegler**, a. o. Professor der Universität, Stellvertretender Direktor des Allgemeinen Krankenhauses Hamburg-St. Georg. Mit 464 zum großen Teil farbigen Abbildungen. XI, 1077 Seiten. 1924. RM 54.—; gebunden RM 58.50

Infektionskrankheiten. Von Professor **Georg Jürgens**, Berlin. („Fachbücher für Ärzte", Bd. VI, herausgegeben von der Schriftleitung der „Klinischen Wochenschrift".) VI, 341 Seiten. 1920. Gebunden RM 7.40

Die Bezieher der „Klinischen Wochenschrift" erhalten die „Fachbücher" mit einem Nachlaß von 10%

Exotische Krankheiten. Ein kurzes Lehrbuch für die Praxis. Von Prof. Dr. med. **Martin Mayer**, Abteilungsvorsteher am Institut für Schiffs- und Tropenkrankheiten, Privatdozent an der Universität Hamburg. Mit 210 zum großen Teil farbigen Textabbildungen und 2 Tafeln. VI, 304 Seiten. 1924.
RM 24—; gebunden RM 26.40

Die experimentelle Chemotherapie der Spirillosen. (Syphilis, Rückfallfieber, Hühnerspirillose, Frambösie.) Von **Paul Ehrlich** und **S. Hata**. Mit Beiträgen von H. J. Nichols-New York, J. Iversen-St. Petersburg, Bitter-Kairo und Dreyer-Kairo. Mit 27 Textfiguren und 5 Tafeln. VIII, 164 Seiten. 1910.
RM 6.—; gebunden RM 7.—

Ⓦ **Grundriß der Serologie.** Von Professor Dr. **Alberto Ascoli.** Deutsche Ausgabe von Primararzt Dr. **Rudolf Stephan Hoffmann.** Dritte, verbesserte und vermehrte Auflage. Mit 29 Figuren und zahlreichen Tabellen im Texte und 8 farbigen Tafeln. IV, 272 Seiten. 1921. RM. 5.90; gebunden RM 6.75

Grundriß der theoretischen Bakteriologie. Von Dr. phil. **Traugott Baumgärtel**, Privatdozent für Bakteriologie an der Technischen Hochschule München. Mit 3 Abbildungen. XXXVIII, 259 Seiten. 1924. RM 9.60; gebunden RM 10.50

Repetitorium der Hygiene und Bakteriologie in Frage und Antwort. Von Professor Dr. **W. Schürmann**, Universität Gießen. Vierte, verbesserte und vermehrte Auflage. 9. bis 15. Tausend. VIII, 224 Seiten. 1922. RM 4.50

Leitfaden der Mikroparasitologie und Serologie. Mit besonderer Berücksichtigung der in den bakteriologischen Kursen gelehrten Untersuchungsmethoden. Ein Hilfsbuch für Studierende, praktische und beamtete Ärzte. Von Prof. Dr. **E. Gotschlich**, Direktor des Hygienischen Instituts der Universität Gießen und Prof. Dr. **W. Schürmann**, Privatdozent der Hygiene und Abteilungsvorstand am Hygienischen Institut der Universität Halle a. S. Mit 213 meist farbigen Abbildungen. VIII, 361 Seiten. 1920. RM 9.40; gebunden RM 12.—

Mikrobiologisches Praktikum. Von Professor Dr. **Alfred Koch**, Direktor des Landwirtschaftlich-Bakteriologischen Instituts der Universität Göttingen. Mit 4 Textabbildungen. VIII, 110 Seiten. 1922. RM 3.50

Die mit Ⓦ bezeichneten Werke sind im Verlage von Julius Springer in Wien erschienen.